제4판 |

의료보장론

이론과 제도 비교

이 규 식

계축문화사

| 제4판 머리말 |

2016년 8월에 『의료보장론』 초판 발간 이후 2023년 제3판 발간을 발간하고 2026년에 제4판을 발간하게 되었다. 국내에서 발간되는 많은 저술이 있으나, 이 책과 같이 단독으로 발간하면서 제4판까지 발간하는 것은 처음인 것 같다. 개정판을 계속 발간하게 된 것은 세계 각국의 제도가 변화되는 것이 많았기 때문에 가급적 이러한 변화를 독자에게 알리기 위한 목적이었다. 특히 1990년대 이후 각국이 지속적인 의료개혁을 단행하고 있어 제도의 변화를 빠르게 소개할 필요도 있었다.

이번 제4판에서 많은 수정을 한 부분이 제1부와 제2부이다. 제1부 의료보장제도의 기본이론을 다룬 제1장에서 의료보장의 이념과 의료보장의료의 성격으로 의료의 사회화에 대한 설명을 하였다. 특히 사회연대와 소득재분배에 개념을 명백히 하였다.

2019년 1월에 개정판을 발간한 이후 외국의 제도에 관한 새로운 문헌을 구하여 개정판에서 제대로 다루지 못한 내용들을 소개하였다. 그러다 보니 제2부에서도 대폭적인 보완이 이루어졌다. 구체적으로 NHS제도와 RHS제도를 택한 국가들의 개혁의 내용을 많이 보완하였다. 특히 외국의 사례를 보다 상세히 소개하려고 애를 쓴 이유는 이 책이 많은 대학에서 '비교의료제도론'의 교재로 사용하고 있기 때문에 내용을 보다 충실히 하도록 유의하였다. 그리고 여러 대학에서 ODA사업의 하나로 우리나라 건강보험제도를 외국에 소개하는 등의 활동이 이루어지고 있다. 한국 제도를 소개하려면 다른 국가의 의료보장제도와 비교하는 노력도 필요할 것 같아 다양한 외국 제도의 이해를 위한 정보 제공 차원에서 가급적 많은 정보의 소개에 유의하였다. 특히 이번에는 영국의 최근 변화 동향을 심도있게 소개하였다.

그리고 우리나라 제도의 소개와 문제점을 제3부에 소개하였는데 외국에 알려진 것보다는 문제가 많기 때문에 비교적 상세하게 분석하였다. 특히 비급여에 대한 문제도 다루도록 하였다.

이 책을 교재로 사용할 경우, 한 학기에 다하기는 무리가 있다. 따라서 제1부와 제3부를 한 학기에 다루고, 제2부는 비교의료제도로 하여 다른 학기에 다루는 것을 추천하고자 한다.

이 책의 초판부터 제4판에 이르기까지 출판을 맡아 수고하신 계축문화사의 직원 여러분과 주영일 사장님께 감사를 드린다.

2025년 12월 20일

서초동 건강복지정책연구원에서

이규식

| 머 리 말 |

필자는 2002년『의료보장과 의료체계』초판을 집필한 이후 두 차례의 개정을 하였다. 초판에서는 의료보장제도의 개념, 산업혁명과 의료보장제도의 도입, 1990년대의 의료개혁을 주로 다루었다, 특히 우리나라와 관련하여서는 건강보험 통합의 원칙, 대만의 사례, 그리고 우리나라에서 지루하게 전개되었던 통합논쟁을 다루었다.

2008년에 발간한 제2판인 개정증보판은 초판의 틀을 거의 유지한 채 우리나라의 통합논쟁과 같은 과거사가 된 내용은 빼고 대신 의료개혁에 대하여 베버리지형 국가와 비스마르크형 국가로 나누어 보다 상세히 설명을 하였다. 그리고 공산국가의 배급경제와 부합하는 세마쉬코(Semashko) 모형을 소개하였다. 또한 초판 내용 가운데 일부 오류를 수정하고 내용을 보다 충실히 하는 방향으로 개정을 하였다.

그리고 2013년에 발간한 제3판 역시 제2판의 틀을 유지한 채 제2판의 내용을 보충하고 외국의 새로운 동향을 소개하는데 치중하였다. 특히 2007/9년에 이루어진 독일의 의료개혁 사례를 추가하였다. 네덜란드의 의료개혁 사례도 더욱 충실히 다루었다. 특히 네덜란드와 독일의 개혁 사례를 확인하기 위하여 2012년 12월초에 두 나라를 현지 방문하기도 하였다.

세 차례의『의료보장과 의료체계』를 출판한 이후, 필자는 2013년 베트남 건강보험제도에 관한 자문을 위하여 여러 번 베트남을 방문하였으며, 2014년에는 GCC 국가의 하나인 오만(Oman) 왕국의 건강보험제도 도입의 타당성 연구를 위하여 여러 차례 오만을 방문할 기회가 있었다. 베트남 건강보험연구는 한국국제협력단(KOICA)의 공적개발원조사업(ODA)의 하나로 진행되었고, 오만 건강보험연구는 오만 보건부의 요청으로 이루어졌다.

이 두 나라에 대한 방문은 필자로 하여금 건강보험제도에 대한 새로운 책자를 집필해야 하겠다는 동기를 부여하였다. 우리나라의 건강보험제도에 대하여 개발도상국가들이 많은 관심을 갖고 지원을 요청하지만 외국의 제도에 대한 국내의 전문 서적이 부족하여 ODA 사업에 참여하는 많은 사람들이 우리 제도를 외국과 비교하면서 소개할 능력을 갖추기 어려운 문제가 있었다. 이 책은 의료보장의 이론을 정리함과 동시에 의료보장을 위한 세계 여러 국가들의 다양한 제도를 소개함으로써 의료보장제도를 폭넓게 공부하려는 사람들에게 조금이나마 도움을 주고자 집필하였다.

이 책은 지금까지 출판한 『의료보장과 의료체계』의 내용을 전면적으로 바꾸고 책 제목도 바꾸었다. 의료보장 이론은 재정조달, 서비스 구매, 서비스 공급, 그리고 의료보장의 스튜어드십이라는 네 가지 영역으로 나누어 관련되는 이론과 정책을 기술하였다. 이론에 대한 기술이 끝난 후에는 의료보장제도를 비교해 볼 수 있도록 유럽, 중남미, 일본 등의 제도를 다루었고, 구 동구권 국가의 의료체계 전환에 대해서도 설명을 하여 다른 국가의 제도와 우리나라 제도를 비교하면서 이해하기 좋도록 편성을 하였다.

그리고 대학에서 의료보장을 배우는 학생들에게도 의료보장의 이론을 체계적으로 학습하고 의료보장제도의 발전과정이나 다른 국가의 제도를 학습할 필요가 있다는 시각에서 『의료보장과 의료체계』의 내용을 전면적으로 개편하여 새로운 책으로 집필하였다. 그리고 이 책을 집필하다보니 극히 일부 내용이 작년에 발간한 『보건의료정책』과 불가피하게 중복되는 부분이 있어 독자들의 양해를 구하고자 한다.

이 책을 내는데 처음부터 끝까지 내용을 읽고 교정을 위하여 귀한 시간을 내준 연세대학교 보건행정학과 박사과정의 이슬기, 최보영, 그리고 이 책의 발간을 맡아준 계축문화사 주영일사장께 감사를 표한다.

2016년 7월 18일
서초동 건강복지정책연구원에서
이규식

| 차 례 |

서장 의료보장 이론과 정책과제 ······ 15

제1부 의료보장제도의 기본이론

제1장 의료보장제도의 개요

제1절 사회보장제도의 개념과 원칙 ······ 25

1. 사회보장의 개념 / 25
2. 사회보장의 목적과 원칙 / 31

제2절 의료보장의 이념과 의료의 성격 ······ 42

1. 의료보장의 이념 / 42
2. 의료보장과 의료의 사회화 / 46
3. 의료보장의료의 성격 / 47
4. 의료보장의 개념과 특수성 / 49
5. 의료보장의 원칙 / 55

제3절 의료보장제도의 구성과 모형 ······ 56

1. 의료보장제도의 구성 / 56

제2장 의료재정의 조달과 위험 분산

제1절 개 요 ······ 73

제2절 재정조달 (I) : 공적 방법 ···· 74

1. 조세를 통한 재정조달 / 75
2. 건강보험료를 통한 조달 / 81
3. 공적 재정조달의 체계도 / 86
4. 공적 조달방법의 장단점 비교 / 88

제3절 재정조달 (II) : 사적 방법 ···· 89

1. 이용자에 의한 직접 조달 / 89
2. 민영보험에 의한 조달 / 93

제4절 보험재정과 위험 분산 ···· 96

1. 보험자에 의한 위험 분산 / 96
2. 보험자 간의 위험 조정 / 97

제5절 재정부담자의 분류와 관리 ···· 98

1. 보험 적용 인구의 구분 / 98
2. 건강보험 적용의 우선순위 설정 / 99
3. 우리나라의 사례 / 105

제3장 보험급여와 구매이론

제1절 서비스 구매와 보험급여 ···· 109

1. 개 요 / 109
2. 급여의 종류 / 109
3. 의료기술의 발전과 보험급여 / 112
4. 보험급여 설정을 위한 고려사항 / 118

제2절 보험급여와 의료이용 관리 ···· 121

1. 도덕적 해이의 관리 / 121
2. 1차 의료의 강화와 환자의뢰체계 도입 / 123
3. 의료서비스의 공공화 / 125

제3절 구매자와 공급자 관계 ···· 127

1. 보험자의 직접 제공과 구매자와 공급자 통합 / 127
2. 간접 제공과 구매자와 공급자 분리 / 132
3. 공영제에서 구매자와 공급자 분리 / 134

제4절 전략적 구매이론 ···· 137

1. 전통적 구매이론 / 137

2. 전략적 구매이론의 등장 / 138
3. 필요도의 우선순위 설정 / 147
4. 전략적 구매와 스튜어드십 / 150
5. 전략적 구매와 정부의 역할 / 155

제5절 의약품의 급여 ……… 157

1. 의약품 급여의 범위 / 158
2. 처방료와 조제료 / 160
3. 대체조제의 허용 / 161

제4장 의료서비스 구매와 지불제도

제1절 진료비 지불제도의 개요 ……… 167

제2절 진료비 지불제도의 종류 ……… 168

1. 행위별수가제(fee for services) / 168
2. 일당진료비제(daily charge or per diem fee) / 174
3. 건당진료비제(case payment) / 176
4. 인두제(capitation fee) / 181
5. 예산제(budget) / 183
6. 봉급제(salary) / 187
7. 보너스제(bonus payment) / 188

제3절 진료비 지불제도의 변천 ……… 189

1. 의료제공 조직에 따른 지불방법 / 189
2. 의사에 대한 지불제도의 변천 / 192
3. 병원에 대한 지불제도의 변천 / 204
4. 통합의료와 묶음형 지불(bundled payment) / 212

제5장 의료서비스 공급과 의료자원 관리

제1절 의료서비스의 공급 ……… 217

1. 공중보건 / 217
2. 1차 의료(primary/ambulatory care) / 220
3. 병원의료/2, 3차 의료/입원의료 / 222
4. 응급의료 / 224
5. 공급자의 위계화와 환자의뢰체계 / 226

제2절 의료인력 정책 ······ 230

1. 의료공급과 인력 정책의 중요성 / 231
2. 외국의 의료인력 양성정책 / 233
3. 우리나라의 의료인력 양성정책과 개혁 / 241

제3절 의료시설 및 병상 정책 ······ 254

1. 우리나라의 의료시설 정책 / 254
2. 우리나라의 병상 정책 / 255
3. 시설 및 병상 정책의 개혁 / 257

제4절 의약품의 공급 ······ 259

1. 의약품 정책의 양면성 / 259
2. 의약품 가격정책 / 260
3. 의약품의 이용 / 263

제6장 의료보장과 스튜어드십

제1절 의료보장제도 운영과 스튜어드십 ······ 271

제2절 의료보장 스튜어드십의 과제 ······ 273

1. 비전 설정과 스튜어드십 / 273
2. 관리체계와 스튜어드십 / 274
3. 관리된 경쟁과 스튜어드십 / 278
4. 전략적 구매와 스튜어드십 / 282
5. 공정한 재정조달과 스튜어드십 / 283
6. 반응성과 스튜어드십 / 284
7. 규제와 스튜어드십 / 288
8. 정보 활용과 스튜어드십 / 289

제2부 의료보장제도의 발전과 최근 동향

제7장 의료보장제도의 등장과 발전과정

제1절 비스마르크 이전의 의료보장 ······ 295

제2절 자본주의 등장과 비스마르크 질병보험 ······ 297

1. 비스마르크에 의한 사회보험제도의 도입 배경 / 297
2. 독일 사회보험제도의 형태 / 300
3. 비스마르크 질병보험의 특징 / 302

제3절 유럽 및 중남미 국가의 질병보험제도 확산 ······ 306

1. 유럽 국가들의 질병보험 도입 / 306
2. 영국 질병보험제도의 등장 / 308
3. 중남미 국가의 질병보험 도입 / 312

제8장 기본권 개념과 전국민의료보장

제1절 기본권 보장과 전국민의료보장 ······ 319

제2절 건강보험방식의 전국민의료보장 ······ 322

1. 건강보험 선진국들의 전국민건강보험 발전 / 322
2. 중남미 국가의 건강보험제도 도입과 발전 / 334
3. 중진국인 튀르키예의 의료보장제도 / 350
4. 개발도상국가의 의료보장제도 / 352
5. 저개발국가의 의료보장제도 / 355

제3절 공영제 방식의 전국민의료보장 ······ 359

1. 국영의료제도(NHS)의 확산 / 359
2. 지방공영의료제도(RHS)의 확산 / 368

제9장 자본주의의 변화와 의료개혁

제1절 자본주의와 의료보장제도의 발전 ······ 385

1. 비스마르크 이후 「세계인권선언」 이전까지 / 385
2. 혼합경제와 복지국가의 등장 / 389
3. New Right의 등장과 의료개혁 / 393
4. 「세계인권선언」 이후 의료개혁의 흐름 / 397
5. 보편적 건강보장(UHC)과 전국민의료보장 / 400

제2절 1990년대 이후의 의료개혁 ······ 404

1. 의료개혁이 대두된 배경 / 404
2. 의료개혁의 목표 / 408

3. 전통적 목표 달성을 위한 개혁 / 410
4. 새로운 목표 설정과 의료개혁 / 414

제10장 베버리지형 국가의 의료개혁

제1절 영국의 의료개혁 ········ 427
1. NHS제도의 도입과 초기 제도의 문제점 / 427
2. 내부시장에 의한 개혁 / 431
3. 통합의료체계로의 개혁 / 435
4. Health and Social Care Act 제정과 의료개혁 / 441
5. 영국 의료제도 현황 / 447

제2절 스웨덴의 의료개혁 ········ 451
1. 의료제도의 개요 / 451
2. 의료체계 / 453
3. 의료개혁 / 458
4. 사회보험의 역할 / 465

제11장 비스마르크형 국가의 의료개혁

제1절 유럽 8개국 건강보험의 개혁 동향 ········ 471
1. 재정조달의 다원화 / 471
2. 1990년대 이후 유럽 건강보험의 개혁 / 473

제2절 네덜란드의 의료개혁 ········ 485
1. 개혁 이전의 네덜란드 의료제도와 문제점 / 485
2. 『Dekker 보고서』에 의한 제도 개혁 / 489
3. 2006년 의료개혁 / 492
4. 2006년 이후의 의료개혁 / 504

제3절 독일의 의료개혁 ········ 514
1. 독일 제도의 개요와 문제점 / 514
2. 건강보험제도의 개혁 / 523
3. 2009년 의료개혁 / 528

제12장 의료체계의 전환

제1절 의료체계의 전환 ········ 543

제2절 유럽 구 공산국가들의 의료체계 전환 ········ 544

1. 구 공산국가들의 의료체계 전환의 필요성 / 545
2. 러시아의 의료체계 전환 / 549
3. 폴란드의 의료체계 전환 / 558

제3절 아시아 공산국가의 의료체계 전환 ········ 568

1. 중국의 의료체계 전환 / 568
2. 베트남의 의료체계 전환 / 581

제4절 기타 지역에서의 의료체계 전환 ········ 588

1. GCC 국가의 의료체계 전환 / 588
2. 싱가포르의 의료체계 전환 / 592

제3부 한국의 의료보장제도

제13장 의료보장제도의 발전과 문제점

제1절 의료보장제도의 발전과정 ········ 607

1. 「의료보험법」 제정 이전 / 607
2. 의료보험 실시 이전 단계 / 608
3. 의료보험제도의 도입과 변천 / 611
4. 지역의료보험시범사업 / 616

제2절 의료보장제도의 특징과 문제점 ········ 632

1. 의료보장의 기본이념과 원칙 / 633
2. 재정조달 / 633
3. 의료서비스 구매 / 646
4. 서비스 공급의 체계화 / 653
5. 건강보험의 스튜어드십 / 656

第14장 의료개혁

제1절 의료개혁의 필요성 ······ 661

1. 건강보험의료의 이념적 성격 정립과 개혁 / 662
2. 국민의 건강 향상과 개혁 / 663
3. 건강보험 스튜어드십 정립과 개혁 / 664
4. 건강보험통합과 의약분업 실패 극복을 위한 개혁 / 666
5. 인구고령화와 개혁 / 667
6. 자본주의 변화에 대응하는 개혁 / 669
7. 정책방향 설정과 의료계획 / 670
8. 영리적 의료 공급행태 불식과 개혁 / 671
9. 보험료 부과체계의 모순과 개혁 / 672
10. 미국형 의료체계의 답습 / 673

제2절 의료개혁의 기본방향 ······ 674

1. 의료개혁의 기본원칙 / 674
2. 건강보험 개혁의 기본 이념과 원칙의 확립 / 675
3. 세계적인 개혁 추세의 반영 / 675

제3절 의료개혁의 내용 ······ 677

1. 의료계획의 수립 / 677
2. 치료위주에서 건강관리 및 건강증진 중심의 패러다임 전환 / 677
3. 의료체계의 효율성 제고를 위한 개혁 / 679
4. 의료의 영리성 배제를 위한 개혁 / 685
5. 건강보험료 부과체계의 개혁 / 687
6. 건강보험 급여체계의 개혁 / 688

제4절 건강보험의 스튜어드십 개혁 ······ 690

1. 서 론 / 690
2. 비전 설정 / 691
3. 건강보험의 규제 개혁 / 693
4. 건강보험 거버넌스 구조의 개혁 / 694
5. 요양기관계약제의 도입 / 698
6. 전략적 구매 기능의 도입 / 700
7. 반응성 제고를 위한 정책 / 702
8. 의료저축계좌제도 도입을 통한 제도 보완 / 703

찾아보기 ······ 707

서장

의료보장 이론과 정책과제

의료보장의 기원은 지금부터 약 700년 전 중세 길드의 상호공제조합으로 거슬러 올라갈 수 있으며(Saltman and Dubois, 2004), 이 당시의 개념이 1880년대 근로자 중심의 비스마르크 형 질병보험[1])으로 이어져 왔다. 그러나 현재의 의료보장제도는 제2차 세계대전 이후 의료가 국민의 기본권이라는 이념에 따라 대전환을 하게 된다. 의료보장제도가 기본권 개념에서 출발함에 따라 모든 산업화된 국가에서는 전국민을 의료보장적용(universal coverage)대상으로 하고, 임상적으로 안전성과 유효성이 입증되는 의료서비스를 필요도(needs) 기준으로 하여 포괄적으로 제공(comprehensiveness)하였다. 그러다 보니 비싸거나 고급서비스는 제외하고 국민이 경제적으로 부담할 수 있는 수준(national minimum)이어야 하였다.

제2차 세계대전 이후 산업화된 국가들은 중앙 정부 재정으로 운영하는 국영의료제도(National Health Service, NHS)이든 지방 정부 재정으로 운영하는 지방공영의료제도(Regional Health Service, RHS)이든, 보험료로 운영하는 건강보험제도(Social Health Insurance, SHI)로 하든 1990년대까지 모든 국민들을 의료보장에 적용시키도록 노력해 왔다. 그러한 과정에서 1980년대까지 대다수 의료보장국가들의 관심사는 의료재정의 조달과 비용의 통제(cost containment), 그리고 의료서비스의 원활한 공급이었다. 즉, 의료재정과 서비스의 공급(financing and delivery)이 정책과제의 중심이 되었다.

1980년대부터 서유럽 국가들은 국민들에게 원활한 의료서비스 제공을 위한 의료재정

1) 이 책에서는 비스마르크 시대로부터 제2차 세계대전까지의 사회의료보험은 질병보험으로 그 이후는 건강보험이라는 명칭을 사용하였다. 이렇게 한 이유는 유럽 지역의 대부분 문헌에서 비스마르크의 상병수당 중심의 사회의료보험은 Sickness Insurance로 그리고 제2차대전 이후는 기본권 이념이 등장하고 사회의료보험의 개혁으로 Social Health Insurance로 명칭을 바꾸어 부르고 있어 이 책에서도 건강보험으로 용어를 바꾸어 사용하였다. 그리고 시대구분이 필요 없는 통상적인 경우는 건강보험이라는 용어를 사용하였다.

이 다른 재정과 경쟁관계에 있다는 점과 함께 조달된 재정의 효율적 활용을 위하여 의료체계와 관련시키는 것이 중요하다는 인식에서 의료보장과 의료체계를 동시에 다루기 시작하였다. 또한 몇몇 국가에서는 제한된 재정의 효율적 활용을 위하여 필요도의 우선순위 설정을 시도하였다. 특히 의료기술의 빠른 발전은 의료보장에서 제공할 수 있는 서비스나 의약품의 종류가 많아지게 되자 이를 모두 의료보장에서 제공하는 것이 어렵게 되었다. 이에 따라 의료보장국가들은 신의료기술에 대한 평가나, 필요도의 우선순위 설정 문제가 대두되었다. 그리고 고령화, 만성질병, 저성장 경제로 인하여 의료체계의 지속가능성이 위협받게 됨에 따라 비용절감대책(cost containment)만으로는 해결책이 될 수 없다는 판단에서 1990년대 초반부터 근본적인 해결책으로 의료개혁이 등장하게 되었다[2]. 당시 미국에서 처음 등장한 관리된 경쟁(managed competition)이라는 새로운 이론 틀은 재정조달을 담당하는 의료보험조직(health plan)들을 경쟁시킴으로써 의료체계의 효율성을 높이도록 하였기 때문에 재정조달과 서비스의 공급을 따로 다룰 수 없도록 하고 있다.

1990년대 세계 주요 국가들의 의료개혁을 보면 의료보장을 위한 재정조달과 의료서비스의 생산 및 이용과 관련한 의료체계의 개혁을 동시에 진행하고 있다. 따라서 의료개혁이란 바로 의료보장제도의 개혁과 같은 의미로 해석되며, 역으로 의료보장제도의 개혁 역시 의료개혁과 같은 의미로 받아들여지게 되었다. 그리고 1980년대의 신자유주의 흐름은 의료체계에서도 새로운 변혁을 요구하게 되었다. 정부(혹은 보험자)는 의료공급자에게 명령과 통제(command and control)를 통하여 효율성을 제고할 수 없음을 깨닫게 되었고, 의료체계에 경쟁원리가 등장하고 새로운 스튜어드십이 효율성을 높일 수 있을 것으로 여겨져 의료개혁을 시작하였다.

한편 1991년 12월 소비에트연방의 붕괴로 공산주의 배급경제를 위하여 유지되던 세마쉬코(Semashko) 모형을 더 이상 유지할 수 없게 됨에 따라 소비에트연방에 속하였던 CIS(Commonwealth Independent States) 국가들이나 소련의 위성국가로 동유럽에 속한 CEE(Central and Eastern Europe) 국가들도 시장경제 도입과 함께 의료보장제도도 건강보험제도로 개혁할 수밖에 없게 되었다. 그리고 아시아권의 중국은 비록 세마쉬

2) 서유럽 국가들의 의료개혁은 1989년 네덜란드의 관리된 경쟁, 1991년 영국 NHS의 내부시장에 의한 개혁이 시발점이 되었으나 본격적인 개혁은 1990년대부터 이루어졌기 때문에 여기서는 의료개혁을 1990년대 초에 시작한 것으로 기술한다.

코 모형을 유지하지는 않았으나 공산경제의 몰락으로 기존의 국영기업 근로자 중심의 건강보험제도가 붕괴되고 덩샤오핑 이후 경제가 급속히 성장함에 따라 2000년대 들어 새로운 건강보험제도에 의한 전국민 의료보장시대로 들어서게 되었다.

1990년대 이후의 이와 같은 세계적인 변혁 과정에서 의료체계의 중요한 과제는 의료서비스의 형평성, 효율성, 자율성이었다(WHO Europe, 1997). WHO(2000)는 *The World Health Report 2000-Health Systems: Improving Performance*에서 형평과 효율이라는 전통적인 목표에서 한 단계 나아가 건강(good health), 반응성(responsiveness), 재정의 공정성(financing fairness)으로 발전하였다. 이러한 목표를 달성할 수 있는 전략으로써 경쟁기전(competition mechanism)을 활용하고 있다.

1990년대 주목할 만한 이론은 영국의 의료개혁 과정에서 등장한 구매이론(purchasing theory)이다[3]. 의료보장제도란 의료서비스의 가격을 환자가 인지할 수 없도록 낮추기 때문에 의료서비스의 소비자 시장이 없어진다. 따라서 의료서비스의 구매자는 환자가 될 수 없고 보험자(재정조달자)가 되어야 한다는 이론에 따라 구매이론은 시작된다. 그리고 환자는 보험자가 구매한 의료서비스의 이용자가 된다. 이와 같은 점에서 구매자인 보험자(재정조달자)를 경쟁시키는 것이 중요하다. 건강보험제도에서는 구매자와 의료공급자가 당초부터 분리되어 있어 이용자인 국민에게 구매자를 선택할 권리를 부여하면 쉽게 구매자들을 경쟁시킬 수 있다. 구매자는 더 많은 이용자를 확보하기 위하여 공급자들을 경쟁시켜 비용을 절감하는 방법을 택하게 된다. 특히 의료는 정보의 비대칭성으로 인해 공급자인 의사가 환자의 의료이용에 영향을 미치는 대리인 역할을 하는데, 구매자인 보험자가 공급자를 경쟁시키면 구매자는 비합리적 대리인 역할을 하는 공급자와는 계약을 하지 않기 때문에 공급자의 수요창출이라는 비합리적 대리인 기능도 방지하게 된다. 이용자인 국민에게 구매자를 선택할 수 있는 선택권을 부여하고 구매자에게는 공급자와 계약을 맺어 서비스를 제공하도록 허용한다면 의료체계가 지향하는 목표를 용이하게 달성할 수 있다는 이론이 구매자의 적극적 활동을 촉구하는 전략적 구매라 하겠다. 즉, 구매자는 더 많은 가입자 확보를 위하여 가입자의 의견을 반영하기 위한 노력을 기울이기 때문에 반응성을 제고할 수 있으며, 재정운영의 효율성에도 유의하는 등으로 행동할 것이다. 따라서 전략적 구매의 핵심은 국민들에게 구매자를 선택할 권리를 부여하고 구매자와 공급자 간의 계약을 통해 경쟁기전을 마련하는데 있다.

---

3) 구매이론(Purchasing for Health)은 1995년 영국의 Øvretveit가 정리하였다.

공영의료제도에서는 정부(중앙 정부든 지방 정부든)가 구매자 역할과 공급자 역할을 겸하고 있어 전략적 구매가 어렵다. 그리하여 1990년대 의료개혁 과정에서 국영의료제도를 택한 영국은 내부시장 원리를 도입하여 구매기능과 공급기능을 분리하였다. 지방공영의료제도를 택한 핀란드와 스웨덴에서도 구매기능과 공급기능의 분리에 나섰다[4]. 구매기능은 재정조달자인 정부(지방 정부 포함)가 담당하고, 공급자인 의료기관에게는 정부가 예산을 주어 직접 운영하던 방식을 버리고 진료 성과에 따라 구매자인 정부로부터 진료비를 받아서 병원이 생존하도록 제도를 개혁하였다. 그리하여 공영제 국가에서도 구매자인 정부가 공급자인 병원과 계약을 통하여 서비스 공급이 가능하도록 하여 전략적 구매가 이루어질 수 있게 되었다.

그런데 건강보험 국가의 재정조달은 질병금고 단위로 하여 질병금고 간의 재정조달 방법이 다르거나 보험료율이 달라 재정조달의 공평성에 문제가 있었다. 그리하여 2000년대에 들어와서 건강보험 국가는 중앙기금을 설립하여 모든 국민에게 동일한 방법으로 재정을 조달하고 이 재정을 가입자 수에 비례하여 질병금고에 배분해주는 방법으로 재정조달의 공정성을 달성하였다. 보험자인 질병금고는 배분받은 재정으로 서비스 구매자 기능을 수행하면 되었다. 공영제국가는 정부재정에서 의료재정을 조달하기 때문에 재정의 공정성 문제는 걱정할 필요가 없었다.

우리나라는 2000년에 건강보험을 통합하여 재정을 하나로 만들었는데, 가입자의 조건에 따라 보험료 부과방법이 달라 재정의 공정성을 이루지 못하고 있다. 그리고 재정을 분권화하여 사용하는 것이 아니라 건강보험공단이 단일 보험자가 되어 가입자는 구매자를 선택할 권리도 갖지 못하고 있다. 그 결과 유럽의 건강보험국가들의 개혁과 역행하여 보험자에게 독점적 지위만 부여하고, 전략적 구매는 생각할 수도 없는 상황이 되었다. 여기에 더하여 우리나라는 건강보험제도를 도입할 때부터 지금까지 건강보험제도의 이념을 국민 기본권 보장에 둔 것이 아니라 시혜적 개념에 기초하여 운영하고 있다. 그러다 보니 서비스의 포괄적 제공이나 국민 부담능력에 부합하는 최소수준 원칙도 지키지 못하는 문제가 있다.

우리나라는 1인당 국민소득이 3만 달러를 상회한 국가로 이 수준에 부합하는 건강보험제도를 운영하여야 한다. 그러기 위해서는 건강보험 의료의 이념부터 새로 정립하고, 제도의 운영 원칙 그리고 의료체계가 지향해야 할 목표도 새로 정립하는 개혁이 있어야 한

---

4) 스웨덴은 일부 지역에서만 구매자와 공급자가 분리되었다(Busse, 2012).

다. 그리고 구매자와 공급자 간의 경쟁이 가능하도록 건강보험의 스튜어드십/거버넌스를 개혁하여 구매자를 전략적으로 활용하여야 한다.

이 책은 서유럽 국가들의 의료보장제도의 발전과정을 거울삼아 3부로 구성하였다. 제1부는 의료보장에 관한 기본이론을 설명하였다. 먼저 제1장은 의료보장의 개요로써 사회보장의 개념, 의료보장의 특수성, 의료보장의 이념, 그리고 의료보장 모형을 설명하였다. 제2장은 재정조달에 관하여 다루었다. 공적조달에서 조세, 목적세, 그리고 보험료를 통한 조달과 각 재정조달 방법 간의 장·단점을 분석하였다. 사적조달에서는 의료보장제도의 본인 비용부담과 민영보험에 대해서 다루었다. 그리고 건강보험의 재정을 부담하는 피보험자의 특성에 대한 분석을 포함하였다. 제3장에서는 의료서비스의 구매와 보험급여를 기술하였다. 급여의 종류, 의료이용의 관리, 구매자와 공급자 간의 관계, 그리고 의약품의 급여에 관하여 기술하였다. 제4장에서는 의료서비스 구매에서 매우 중요한 지불제도를 기술하였으며, 지불제도의 종류와 지불제도의 역사적인 변천과정을 설명하였다. 제5장에서는 의료서비스의 공급과 관련하여 주요 국가들의 서비스 내용, 의료인력 및 시설에 관한 정책에 관하여 설명하였다. 제6장은 의료보장에서 스튜어드십의 의미, 내용, 그리고 과제를 설명하였다.

제2부는 의료보장제도의 역사적인 발전과 최근의 변화 동향에 관하여 기술하였다. 제7장에서는 자본주의의 등장과 독일 비스마르크 질병보험의 역사적 배경과 특징을 설명하였고, 비스마르크 질병보험이 유럽의 다른 국가, 중남미 일부 국가 및 일본으로 확산된 과정을 설명하였다. 제8장은 제2차 세계대전 이후 의료(건강)가 기본권으로 받아들여짐에 따라 유럽 국가나 일본 등의 산업화 국가들이 전국민의료보장으로 발전하는 내용을 설명하였다. 그리고 중남미 국가들의 건강보험 발전과정, UHC의 등장, 공영의료제도의 등장과 전국민의료보장에 대하여 설명하였다. 제9장에서는 자본주의의 변화와 의료개혁을 설명하였다. 1950년대 이후 기본권 이념을 토대로 전국민의료보장이 달성되고 1990년대 신자유주의 이념의 대두와 함께 의료분야에서 경쟁원리의 도입을 위한 의료개혁에 대하여 설명하였다. 제10장에서는 의료개혁의 사례를 베버리지형의 공영제를 택한 영국과 스웨덴을 중심으로 설명하였다. 비스마르크형 국가들의 경우에는 개혁 유형이 존재하는데 반하여 베버리지 모형은 비슷한 개혁 유형을 찾기가 어려워 두 나라의 사례만 설명하였다. 제11장에서는 비스마르크형 국가의 의료개혁 유형의 주요 내용을 설명하고 네덜란드와 독일의 사례를 설명하였다. 제12장에서는 소비에트연방이 해체된 이후 구 공산권

국가들이 세마쉬코 모형에서 건강보험제도로의 전환을 설명하였다. 그 외에도 중국이 시장경제 전환 이후 의료개혁을 통해 전국민의료보장의 달성 과정과 베트남의 건강보험 도입과 확대에 대하여 설명하였다. 또한 걸프(Gulf) 연안의 GCC 국가들이 무상의료제도에서 건강보험제도로 전환하는 내용, 싱가포르가 1980년대 인구고령화에 대비하여 시장경제형의 의료체계로 전환한 내용 등을 설명하였다.

제3부는 한국의 의료보장에 관한 내용으로 구성하였다. 제13장은 한국의 의료보장제도의 발전과정과 함께 제1부의 의료보장이론에 비추어서 한국 제도의 문제점을 분석하였다. 제14장은 앞장의 발전과정과 문제점을 토대로 한국 의료체계의 개혁 방향을 제안하였다.

참고문헌

Busse R (2012), What is strategic purchasing? *Moving towards Universal Health Coverage in Moldova*, Presentation PPT, 12 June.

Øvretveit J (1995), *Purchasing for Health*, Buckingham, England, Open University Press.

Saltman RB and Dubois HFW (2004), The historical and social base of social health insurance systems, In: Saltman RB, Busse R and Figueras J eds. *Social Health Insurance in Western Europe*: 21–32, European Observatory on Health Care Systems and Policies Series, Berkshire, England: Open University Press.

WHO Europe (1997), *European Health Care Reform, Analysis of Current Strategies*, WHO Regional Publication, European Series, No. 72, Copenhagen: WHO Europe.

WHO (2000), *The World Health Report 2000–Health Systems: Improving Performance*, Geneva: WHO.

제 1 부

의료보장제도의 기본이론

제1장 의료보장제도의 개요

제2장 의료재정의 조달과 위험 분산

제3장 보험급여와 구매이론

제4장 의료서비스 구매와 지불제도

제5장 의료서비스 공급과 의료자원 관리

제6장 의료보장과 스튜어드십

제1장

의료보장제도의 개요

제1절 사회보장제도의 개념과 원칙

의료보장제도는 사회보장제도의 범주에 속해 있지만 의료라는 현물 서비스를 다루기 때문에 현금으로 소득을 보장하는 일반적인 사회보장과는 운영방법이나 원칙에 큰 차이가 있다. 그러나 의료보장제도도 사회보장제도의 하나로 간주되고 있어 사회보장제도의 개념과 원칙을 이해할 필요가 있다.

1. 사회보장의 개념

질병보험제도를 비롯한 산재보험, 연금보험은 이미 1880년대 독일의 비스마르크(Bismarck)에 의하여 도입되었으나 이러한 제도를 종합하여 사회보장이라는 명칭은 사용되지 않았다. 그 이유는 질병보험이나 연금보험과 같은 사회제도가 이미 노동조합이나 동종조합 등에서 공제사업(共濟事業)으로 운영하여 오던 것을 국가가 법적인 뒷받침을 하여 제도적인 모습으로 만들었기 때문이다[1).

사회보장이라는 명칭은 1930년대 미국에서 시작되었다. 미국은 1930년대 경제공황을 맞아 공식적으로 발표된 실업률이 25%대에 이르게 됨(Tynes, 1996)에 따라 정부가 경제에 개입하는 뉴딜정책을 채택하게 되었다. 뉴딜정책이란 케인스의 경제이론에 따라 경제에 대한 정부의 공공개입으로 수요를 창출하는 방법이다. 1935년 루즈벨트 행정부는 뉴

1) 사회보험으로써의 건강보험제도가 나오기 이전에 서유럽 국가들에서는 직인조합이나 우애조합과 같은 많은 동종조합들이 조합원들을 위한 공제제도(조합원들의 공동 구제(救濟)제도를 뜻함)를 실시하고 있었으며 이것이 오늘의 사회보험으로 출발하게 되었다.

딜정책의 일환으로 임금세(payroll tax)를 토대로 하는 「사회보장법(Social Security Act)」을 제정하였다. 미국에서는 사회보장제도를 경제보장 프로그램[2]의 하나로 받아들였다(Rejda, 1994). 미국의 사회보장제도는 시장에 진입하기 어렵거나, 경쟁에서 탈락하거나, 경쟁에 밀려나서 스스로의 생활을 영위하기 어려운 사람에게 국가가 개입하여 생활을 보장하는 제도로 해석될 수 있다. 따라서 미국의 사회보장제도는 노인들을 위한 연금제도, 장애인에 대한 보호, 어린아이의 양육으로 경제 활동을 하기 어려운 부녀자 보호, 실업자에 대한 보호를 위시하여 다양한 사회보험, 공적서비스와 공공부조 프로그램이 포함되었다. 그러나 의료보장은 1935년 법에서 제외되었다[3]가, 1965년이 되어서야 「사회보장법」을 개정하여 노인층의 의료를 보장하는 메디케어(Medicare)와 저소득 취약계층의 의료를 보장하는 메디케이드(Medicaid) 제도가 도입되었다. 한편, 뉴질랜드는 미국에 뒤이어 1938년에 「사회보장법」을 제정하였으며, 여기에는 의료보장제도가 포함되어 일반재정으로 국민들의 의료를 보장하는 첫 번째 국가가 되었다.

사회보장에 대하여 일반적으로 받아들여지는 정의는 없지만, 관련된 프로그램들을 통하여 미국에서는 대체로 다음과 같이 정의하는데 많은 사람들이 동의하고 있다. 첫째, 사회보장 프로그램은 정부의 법령에 의하여 도입된다. 둘째, 사회보장은 노령, 병약 및 사망, 질병 및 출산, 실업, 직업재해로부터 상실하는 소득을 대체하기 위하여 현금을 개인에게 지불하는 프로그램들을 의미한다. 그리고 가족수당과 의료서비스를 제공하기 위한 강제적인 프로그램 또한 사회보장의 프로그램 속에 포함된다. 셋째, 사회보장 프로그램은 현금을 제공하는 것과 서비스를 제공하는 것으로 나누어지는데, 이를 구분하면 (1) 사회보험, (2) 공공부조 또는 사회부조, (3) 공적서비스가 있다(Rejda, 1994). 일본에서는 사회보장제도로 사회보험, 공공부조, 공중위생, 사회복지를 그 범위로 정하여 공중보건을 사회보장제도의 하나로 간주하는 특색이 있다.

우리나라는 1963년에 제정된 「사회보장에 관한 법률」 제2조에서 사회보장을 "사회보험에 의한 제 급여와 무상으로 행하는 공적부조"로 규정하고 있다. 그러다 1995년 「사회보장기본법」을 제정하면서 사회보장에 대한 개념을 새롭게 하였다. 즉, "사회보장은 모든

---

2) 미국은 당초에 「경제보장법(Economic Security Bill)」이라는 명칭으로 연방의회에 상정하였으나, 그 의미가 너무 협소하다는 비판으로 인하여 '사회'와 '보장'이라는 단어를 합성하여 「사회보장법」으로 하였다(일본 후생성, 1999).

3) 미국의 「사회보장법」에서 의료보장이 빠진 것은 의사회를 비롯하여 많은 경제단체가 반대하였기 때문이다(Koch, 2002). 특히 의사회는 의료보장은 의료의 사회화로 간주하여 반대하였다(Barr, 2007).

국민이 인간다운 생활을 할 수 있도록 최저생활을 보장하고 국민 개개인이 생활수준을 향상시킬 수 있도록 제도와 여건을 조성하여, 그 시행에 있어 형평과 효율의 조화를 기함으로써 복지사회를 실현하는 것을 기본이념으로 한다."라고 하고 있다. 그리고 구체적인 용어를 정의함에 있어서 사회보장은 사회보험, 공공부조, 사회복지서비스 및 관련제도로 하여 미국과 거의 같은 범위로 다루고 있다.

사회보장의 이론서로 불리는 1942년에 발간된『베버리지(Beveridge) 보고서』에서는 "사회보장이란 실업, 질병 혹은 재해에 의하여 수입이 중단된 경우에 대처하기 위해서, 또는 노령에 의한 퇴직이나 본인 이외의 사망에 따른 부양의 상실에 대비하기 위해서, 또는 출생, 사망, 결혼 등과 관련된 특별한 지출을 감당하기 위한 소득보장"으로 의미를 축소하고 있다.

이상의 정의는 주로 사회보장을 국민들에게 최저한도의 생활을 보장한다는 1940~50년대의 개념에 속한다. 그러나 21세기로 접어들면서 사회보장에 대한 개념도 변하고 있다. 일본에서는 사회보장을 국민 생활의 안정이 깨지는 경우에 국민에게 건강하고 안심되는 생활을 보장하기 위한 목적에서 이루어지는 제반 제도적인 장치로서 소득보장, 의료 및 사회복지와 관련된 여러 가지의 급여와 관련제도로 정의하고 있다. 관련되는 제도로는 사회보험이나 공적부조는 물론 공중위생, 환경위생, 공해방지, 생활관련 세제상의 공제, 고용정책, 주택정책까지도 포괄하고 있다(일본 후생성, 1999).

한편 세계노동기구(International Labor Organization, ILO)에서는 1952년「사회보장 최소기준에 관한 원칙(ILO Convention No. 102)」을 발표하였다. ILO에서는 의료서비스(medical care), 상병수당(sickness benefit), 실업수당(unemployment benefit), 노령수당(old-age benefit), 산재수당(employment injury benefit), 가족수당(family benefit), 모성수당(maternity benefit), 장애수당(invalidity benefit), 유족수당(survivor's benefit) 등 9개 영역에서 최소기준(minimum standards)을 제시하였다(ILO, 2008).

1) 사회보험

사회보험은 사회보장의 한 영역에 속하는데 국가의 일반재정이 아닌 보험료에 의하여 재정이 조달되는 특성이 있다. 보험료는 사용자, 피용자 또는 양자에 의하여 부담이 이루어진다. 보험료는 통상 정부의 회계와는 별도로 특정기금으로 관리하고, 보험혜택은 보험료 부담에 대한 반대급부로 주어진다(Rejda, 1994). 사회보험은 법에 의하여 강제적으로 운영되는데, 보험료를 부담하고 혜택을 받게 될 가입자의 자격과 급여의 수급(受給)권을 법에 명기하여 행정적 편의에 의하여 자의적으로 운영되는 것을 방지한다.

사회보험의 특색을 요약하면 다음과 같다.

첫째, 수혜자가 비용으로 보험료를 부담해야 하며, 이에 대한 반대급부로 급여가 제공된다.

둘째, 강제 가입 원칙이다. 법적으로 적용 대상이 되면 대상자가 가입을 희망하지 않더라도 강제로 가입시키게 된다. 사회보험의 적용 대상자를 강제 가입시키지 않고 희망자만 가입시키게 되면 건강보험의 경우에 병이 있을 때는 가입하고 병이 낫게 되면 탈퇴하거나 위험률이 높은 사람들만 가입하는 역선택(逆選擇) 문제를 일으켜, 보험재정 파탄으로 제도가 지탱하기 어려운 문제가 일어난다.

셋째, 수지균등 원칙으로 수입과 지출은 반드시 균형을 이루어 재정안정을 기해야 한다. 보험재정 지출은 보험재정 수입의 범위 내에서 하여 재정의 안정을 이루어야만 한다. 보험급여 설계에 있어서 유의해야 할 점은 보험료 수입의 범위 내에서 보험급여를 결정하는 것이다. 만약 대상자들이 보험료 인상에 동의하지 않고 국고 지원과 같은 다른 재정수입도 확보하지 못하면 급여범위나 수준을 높일 수 없을 것이다[4].

사회보험제도는 각 국가의 사정에 따라 다양한 종류를 여러 가지 방법으로 운영하고 있어 획일적으로 정의하기란 매우 어렵다. 미국보험협회의 사회보험용어위원회(Committee on Social Insurance Terminology of the American Risk and Insurance Association)는 "사회보험이란 사전(事前)에 정해진 어떠한 위험에서 발생하는 가입자의 손실을 현금이나 서비스로 공동 대처(위험 분산)하기 위하여 법에 의하여 설립된 조직에 보험료를 납부하는 장치로서 다음의 조건을 갖추어야 한다."라고 정의하였다(Rejda, 1994).

첫째, 적용범위는 법에 규정되어야 한다.

둘째, 제도 도입기와 같은 전환기를 제외하고는 급여의 수급권은 보험료를 부담함으로써 보장되며 피부양자는 피보험자와 같은 수급권을 가질 수 있다. 비록 피부양 상태가 설정될 필요가 있다고 하더라도 개인은 수급권을 위하여 적합하지 않은 소득원은 밝힐 필요가 없다. 즉, 이 규정은 국세청과 같은 기관이 소장한 객관적인 자료만이 소득원으로써

4) 이 문제는 뒤에 설명될 사회보험의 이념과 연계된다. 사회보험의 이념을 사회연대에만 국한시킬 경우 재정은 주로 보험료에 제한되고, 국고지원은 최소화 한다. 그러나 기본권 보장으로 이념을 확대할 경우, 재정조달에 국고와 같은 정부재정이 큰 역할을 하게 된다.

의 기능을 하기 때문에 보험료의 부과도 바로 이러한 자료를 토대로 할 것을 규정하는 것이다.

셋째, 급여를 결정하는 방법이 법에 명기되어야 한다. 재정 상태에 따라 임의적으로 급여를 축소하거나 정치적으로 확대하는 등의 자의적인 운영이 되어서는 곤란함을 의미한다.

넷째, 급여는 적용자가 납부한 보험료의 크기와 직접 연계되어서는 안 된다. 즉, 개인이 부담하는 보험료 크기와 무관하게 적용자 모두에게 동일한 보험급여를 제공함에 따라 저임금 근로자나 피부양자가 많은 사람에게 유리하게 재분배적인 기능을 할 수 있다.

다섯째, 급여를 뒷받침할 명확한 계획이 장기적인 고려 속에서 수립되어야 한다. 즉, 급여를 충당할 비용 조달(보험료 등)에 관한 계획 없이 급여 확대를 논의해서는 곤란함을 의미한다.

여섯째, 사회보험에 소요되는 비용은 피용자나 고용주, 혹은 양자에 의하여 조달되어야 한다.

일곱째, 사회보험은 정부에 의하여 관장되거나 정부의 감독으로 관리되어야 한다.

여덟째, 사회보험은 현재나 과거의 정부 공무원들만을 위하여 설립되어서는 안 되며, 모든 계층을 토대로 계획이 수립되고 집행되어야 한다.

사회보험의 범주에 속할 수 있는 것은 연금보험, 건강보험, 실업보험, 산재보험으로 ILO의 최소기준에서 언급한 9개 영역 가운데 가족수당과 모성수당을 제외하고는 거의 사회보험의 영역에 속한다고 볼 수 있다. 공무원 퇴직금제도, 농작물 보험, 공공부조, 원호제도와 같은 것은 사회보험의 범주에 속하지 않는다.

참고로 사회보험과 민영보험의 차이를 살펴보면 다음과 같다.

첫째, 가입조건이 다르다. 사회보험은 법에 의한 강제가입이며, 민영보험은 희망자만 가입하는 임의가입이다.

둘째, 보장되는 급여가 다르다. 사회보험은 개인이 부담한 보험료 크기와 무관하게 최소보장이란 사회적인 적정성을 토대로 법에 규정하여 제공되는데 반하여, 민영보험은 가입자 개인의 필요도를 기준하여 보험료를 낸 크기에 비례하여 급여가 제공된다.

셋째, 급여제공 조건이 다르다. 사회보험에서는 급여내용 및 급여방법을 법으로 정하는 법정급여이며, 민영보험에서는 이러한 것들을 계약에 의하여 제공하는 계약급여이다.

넷째, 보험의 관리방법이 다르다. 사회보험은 정부가 직접 운영하거나 아니면 정부가 운영을 감독하는데 반하여, 민영보험은 보험회사가 영리를 목적으로 자율적으로 운영한다.

2) 공공부조

공공부조는 사회보장의 또 다른 하나의 접근책이다. 공공부조는 자력으로 생계를 영위할 수 없는 사람들의 생활을 그들이 자력으로 생활할 수 있을 때까지 국가가 재정으로 보호해 주는 구빈제도(救貧制度)로써 사회부조, 국가부조, 공적부조라는 명칭이 같이 사용된다. 구체적 프로그램으로는 노인부조, 실업보조, 연금부조, 의료부조(의료급여), 생활보호 등이 있다. 나라마다 공공부조는 약간씩 다르게 운영되지만 다음과 같은 공통적인 특성이 있다(Rejda, 1994).

첫째, 공공부조의 수혜자가 저소득층이거나 빈곤층으로 한정되며 본인의 신청에 의하여 수혜가 결정된다. 이것이 사회보험과 차이가 있다. 즉, 사회보험이면 대상자는 모두 강제로 적용대상이 되는데 반하여 공공부조는 본인의 신청을 조건으로 하고 있다. 그 이유는 비록 저소득자라 하더라도 정부로부터 무상 지원 받는 것을 부끄럽게 생각하는 자존심 강한 사람이 있기 때문에 반드시 본인 신청이 있어야 수급 절차가 이루어진다.

둘째, 급여는 수혜자의 재정적인 상태를 조사(자산조사)하고 동시에 필요도를 조사한 후에 결정된다. 사람에 따라 정부의 지원을 받는 것을 부끄럽게 생각하는 사람이 있는가 하면 반대로 일정한 자산이 있음에도 불구하고 무상으로 주어지는 혜택을 무조건 받고자 하는 계층도 있다[5]. 후자에 속하는 계층이 수혜자가 되는 것을 방지하기 위하여 반드시 자산조사를 필요로 한다.

셋째, 급여수준은 수혜자의 재산 상태와 필요도에 따라 결정된다. 저소득층이라 할지라도 가난의 정도가 모두 동일하지 않기 때문에 수혜자의 필요도를 본인의 능력으로 충족시키지 못하는 부분만 공공부조에서 제공하기 위하여 급여수준의 차등을 두고 있다.

넷째, 공공부조의 재정은 전적으로 국가의 일반재정으로 조달된다. 여기에서 국가에는 지방자치단체도 포함된다. 즉, 공공부조에서 제공되는 급여의 일부를 지방 정부가 부담할 수도 있다. 우리나라 「사회보장기본법」도 '공공부조라 함은 국가 및 지방자치단체의 책임 하에 생활유지 능력이 없거나 생활이 어려운 국민의 최저생활을 보장하고 자립을 지원하는 제도'로 정의하고 있다.

---

5) 우리나라에서 기초생활보장제도를 2000년 10월부터 도입하기 위하여 영세민들의 소득과 자산조사를 실시한 결과, 빌딩이나 고급승용차를 소유한 부유층이 소득 신고의 미비한 허점을 이용하여 공공부조에 속하는 생활보호대상자가 되어 있는 많은 사례가 적발되었다.

3) 공적서비스

공적서비스는 많은 국가에서 운영되는 또 다른 사회보장 프로그램이다. 공적서비스는 국가가 특별히 정한 범주에 속하는 사람으로 본인이 희망하면 소득이나 사회보험 가입 여부와 관계없이 정부재정으로 현금이나 서비스를 제공하는 프로그램이다(Rejda, 1994). 이러한 프로그램으로는 일정 연령 이상의 사람에게 노령연금[6]을 지급하는 것, 과부나 고아에게 생존연금을 지급하는 것, 어린이를 부양하는 부인에게 양육수당을 지급하는 것, 특정한 수의 어린이가 있는 가족에게 가족수당을 지급하는 것 등이 포함된다. 우리나라에서 65세 이상의 노인에게 지하철 무료이용권을 배부하는 것도 공적서비스의 일환이다.

2. 사회보장의 목적과 원칙

1) 사회보장의 목적

사회보장의 개념이나 정의, 그리고 목적이나 기능도 시대가 변함에 따라 바뀌어 왔다. 일본 후생성이 오늘날 널리 사용되는 사회보장의 목적을 잘 정리하고 있어 이를 여기에서 소개한다(일본 후생성, 1999).

(1) 최저생활 보장과 생활의 안정

제2차 세계대전을 전후하여 사회보장은 개인의 최저생활을 보장하는 것이기 때문에 사회보장의 목적도 빈곤으로부터의 구제나 빈곤의 예방에 초점을 두었다. 그러나 꾸준한 경제성장으로 국민들의 생활수준이 향상됨에 따라 사회보장의 목적도 단순한 최저생활의 보장에서 나아가 건강하고 안심되는 생활안정을 보장하는 것을 목적으로 하고 있다.

(2) 개인의 자립 지원

자립이란, 일반적으로 타인의 원조에서 벗어나 독립된 생활을 영위하는 것을 말한다. 질병이나 사고로 인하여 신체적인 장애가 발생하거나, 체력이 쇠퇴하는 노령기에는 자력으로 생존하기 어려워질 수 있다. 이러한 경우 사회보장제도는 가정과 지역을 중심으로 장애의 유무나 연령이 많고 적음에 관계없이 인간의 존엄을 지키면서 자립적인 생활을

6) 보험료 납부 없는 무갹출 연금으로서 사회보험에 속하지 않는다.

꾸려갈 수 있도록 지원하게 된다. 예컨대, 기초생활보장제도의 경우 과거에는 빈곤층의 최저생활을 보호하는 데 목적이 있었지만, 오늘날에는 대상자가 지니고 있는 능력을 끌어내어 이를 지원함으로써 사회에 적응하여 스스로 생활을 영위할 수 있게 지원하는 것이다. 장애인의 경우에도 교육이나 직업훈련 등을 통하여 자립할 수 있도록 지원을 하며, 노인에게도 역시 같은 접근법에 의한 자립 지원을 목적으로 제도가 운영된다.

(3) 가정 기능의 지원

사회보장제도는 가족 제도나 가족 기능의 변화에 대응하는 것도 하나의 목적이 된다. 핵가족화로 가족규모가 축소되어 가족이 공동으로 생활하는 가정 기반이 취약해지면서 생활환경과 생활의식이 변화되었다. 그리고 수명의 연장으로 장수 사회가 되어 사적 부양으로 대응하는 데는 한계가 있어 사회적 지원의 필요성이 대두되었다. 그러한 결과 가족에 의한 부모 봉양도 사회적인 돌봄체계(care system) 속에 들어오게 되었다. 인구증가율이 낮아지고 남녀의 경제적 역할의 차이도 줄면서 부부가 직장을 갖게 됨에 따라 노동력 확보 차원에서 육아문제도 사회적 제도의 틀 속에서 다루게 되었다. 가정 기능을 지원하는 것도 사회보장의 목적 중 하나가 되었다.

2) 사회보장의 기능

(1) 경제적 기능

첫째, 사회보장은 질병이나 부상, 실업이나 노령, 예측 불가능한 사고 등으로 인하여 생활의 안정이 깨지는 사태가 일어났을 때 생활을 안정시키고 사람을 안심시키는 역할을 한다. 이러한 역할을 사회적 안전망(safety net)이라 한다. 사회보장제도가 사회적 안전망 기능을 하게 되면 생활의 불안감이나 불안정에서 벗어나 사회적인 활력을 갖게 된다.

둘째, 경제를 안정(economic stability)시키는 기능을 갖는다. 사회보장의 여러 프로그램은 소비, 저축, 투자에 영향을 미쳐 경제를 안정시키는 기능을 한다. 사회보험이 갖고 있는 기금은 경제안정에 중요 기능을 할 수 있다. 즉, 기금을 경기변동과 반대방향으로 운용함으로써 경제의 변동 폭을 완화시켜 경제를 안정시키게 한다(Rejda, 1994).

셋째, 경제의 구조개혁을 가능케 하여 경제성장을 촉진시킨다. 자본주의 경제는 기술이나 사람들의 기호(嗜好)가 변화하기 때문에 이에 맞추어 경제구조가 꾸준히 변화되어야만 한다. 현실적으로 경제구조가 시장의 자율기능으로 환경변화에 제대로 대처하기 어려운 한계가 있다. 이러한 한계로 인하여 1930년대에 세계적인 경제공황이 일어났고 1997년 말에는 한국에서 IMF 구제금융 사태가 발생한 것이다. 이러한 경제문제에 대한 대책은 경제구조의 개혁이지만, 구조개혁 과정에서 대량 실업이 발생하여 근로자들의 생활이 위협받게 된다면, 근로자들의 저항으로 경제의 구조개혁이 제대로 이루어지기 어려워진다. 그러나 사회보장제도가 제대로 갖추어져 있으면 경제구조 조정에 따른 근로자의 저항을 약화내지는 무마시킬 수 있기 때문에 구조조정을 용이하게 추진할 수 있다.

(2) 사회적 기능

첫째, 사회보장제도는 위험 분산(risk pooling)을 통한 사회연대 또는 국민연대(solidarity) 기능을 갖는다. 사회연대란, 개인들 간에 존재하는 상호 의존성으로 나타난다. 사회보장에서의 연대란, 개개인의 생활상의 위험에 대하여 보험료의 공동갹출과 공동사용이라는 위험 분산 기능을 통해 일어난다.

사회연대 또는 국민연대의 토대는 부분적으로는 정치적 논리이지만 기본적으로 공정성(fairness), 정의(justice)와 같은 가치를 바탕으로 한다(NERA, 1993 V.2). 사회연대에 깔린 정당성은 사회적 윤리에 있다. 즉, 우리 동료 시민들의 복지나 건강을 우리가 서로 돌보아야 한다는 윤리이다. 이러한 윤리를 뒷받침하는 첫 번째 토대는 종교적인 신념에 기초한 도덕적인 명분이다. 다음으로는 사회적인 계약의 함의로써 우리가 우리 자신을 돌보아야 한다는 것과 사회구성원은 사회 내에서 동일한 기회를 유지해야 한다는 것이다.

사회적인 윤리와는 다른 차원에서 건강이 개인의 소득을 결정지을 뿐만 아니라 사회구성원들이 건강해야만 생산성이 향상되어 질병에 따른 부담이 줄어들고 사회 전체의 소득 손실이 적어진다는 논리가 적용된다. 사회연대는 개인주의와는 상반되는 개념이지만 연대의식을 뒷받침하는 것은 동정심(sympathy)과 사회적 관여(commitment)라는 두 가지 개념이다(NERA, 1993 V.2). 그런데 동정심은 가족, 친구, 동료, 지역사회, 회사 등과 같이 서로 가까이 연결되는 소규모 집단에서 발휘되기 쉬운 것이며, 관여는 보다 큰 집단에서 발휘되는 것으로 두 가지 개념 가운데 어느 쪽을 강조하는가에 따라 연대의 범위가 결정된다. 국민연대라 하면 모든 국민을 단일체계로 관리할 때 이루어지는 것처럼 말하는 경우가 많다. 그러나 이러한 개념은 전체주의 국가에서 통용되는 개념이며, 오늘날처럼 지방자치제를 채택하는 경우에는 국민연대를 하나의 관리조직 체계에서만 달성 가능하다는 식의 전체주의적 논리는 타당하지 않다.

둘째, 사회보장제도는 소득재분배를 통하여 국민연대 기능을 갖는다. 소득재분배는 생애 소득재분배, 건강기준 재분배, 계층 간의 수평적인 재분배, 세대 간의 수직적인 재분배 등 네 가지가 있다. 생애 소득재분배란 개인적으로 근로 능력이 있는 젊은 시절에 저축했던 것을 근로 능력이 상실되는 노년기에 사용하게 될 때 일어난다. 건강기준 재분배는 건강보험에 가입된 모든 사람이 동일한 금액의 보험료를 부담할 경우 건강한 사람은 의료를 적게 이용하여 건강한 사람이 낸 보험료가 병든 사람에게 이전되어 재분배 기능을 하는 경우를 뜻한다. 계층 간 소득재분배란 소득이 많은 사람이 보험료를 많이 내어 소득이 적은 사람을 지원하게 되는 경우에 일어난다. 그리고 세대 간 소득재분배는 늙은 사람은 보험료를 적게 내거나 면제를 하고, 대신에 근로 계층에서 세금이나 보험을 통하여 지원하는 경우에 일어난다. 사회보장에서 기초생활보장제도와 같이 국가의 부담에 의해서 빈곤층에 일정액이 지급되는 공적부조제도는 계층 간 소득재분배가 이루어진다. 국민기초연금과 같이 보험료를 내지 않는 무갹출 연금은 수혜자의 비용부담이 전제되지 않기 때문에 계층 간 및 세대 간 소득재분배가 이루어진다. 국민연금제도는 생애 소득재분배, 계층 간의 수평적인 재분배, 세대 간의 수직적인 재분배 모두 가능할 수 있다.

이와 같은 사회연대가 바로 사회보험과 민영보험 간의 차이라 할 수 있다. 즉, 민영보험은 생활상의 각종 위험을 개인 책임으로 하는데 반하여 사회보험은 각종 위험에 대한 책임을 공동체가 연대적으로 지게 됨으로써 사회연대를 이루게 된다. 사회보험에서 사회연대를 달성하기 위해서는 법에 의한 대상자의 강제적용, 보험료 부과방법의 동일성(소득비례세로 하든 정액으로 하든 적용자의 위험과 무관한 부과), 급여의 균등성, 정부보조로 적자가 처리되지 않도록 하는 비용억제 정책[7]의 사용 등이 필수적인 요소가 된다(Glaser, 1991).

그런데 사회보장제도의 이러한 기능이 모든 사회보험이나 모든 시대에 일반적으로 적용되기는 어렵기 때문에 사회보험의 종류에 따라, 시대에 따라, 국가에 따라 적합한 기능의 적용에 대하여 신중한 해석이 내려져야 한다. 예컨대, 의료보장의 경우 소득재분배 기능을 내세우기에는 이론적인 바탕이 너무 빈약하며, 연금보험의 세대 간 소득재분배 기능은 자칫 제도의 존속 가능성을 위협할 수도 있다. 연금보험에서 세대 간 소득재분배 기

7) 적자를 정부 지원으로 처리하면 보험적용자는 그 만큼 부담이 가벼워져 비용인식이 사라지고 이로 인하여 도덕적 해이가 일어나 비용억제(cost containment)가 어려워진다.

능이 작동되려면 인구증가율이 1% 전후는 되어 연금수혜 인구층에 비하여 비용부담 인구층의 증가율이 높아야 한다[8]. 그런데 오늘날 대부분의 서유럽 국가들은 인구증가율이 거의 0% 수준에 있으며 우리나라도 출산율이 급락하여 인구증가율이 2020년대에 이르면 0% 이하 수준으로 낮아질 전망이다. 평균수명은 증가하는데 인구증가율이 0% 이하로 낮아지면 비용부담 인구에 비하여 연금수혜 인구가 많아져 세대 간 소득재분배 기능이 작동되도록 제도를 운영할 경우 후세대의 과도한 부담으로 제도 존립 문제가 생긴다. 따라서 인구증가율이 낮아지면 연금제도에서 세대 간 소득재분배 기능을 배제하는 것이 합리적이다.

3) 사회보장의 원칙

사회보장제도의 정의나 기능에 있어서 일반적인 원칙이 없는 것과 같이 사회보장을 관리하고 제도를 운영함에 있어서도 일반적인 원칙은 없다. 여기서는 사회보장에서 흔히 인용되는 베버리지 원칙과 ILO 원칙, 그리고 미국의 사회보험인 OASDHI(Old-Age, Survivors, Disability and Health Insurance Program) 원칙을 살펴보기로 한다.

(1) 베버리지 원칙

1942년에 발간된 『베버리지 보고서』는 para 17에서 다음과 같은 사회보장의 원칙을 제시하였다.

① 균일액의 생활급여 원칙(flat rate of subsistence benefit)

이 원칙은 모든 가입자는 실업, 장애, 은퇴 등에 의하여 중단되는 소득에 관계없이 보험급여는 동일하여야 한다는 것이다.

② 균일액의 보험료 기여원칙(flat rate of contribution)

균일액의 보험료란 가입자의 보험료가 동일하여야 함을 의미하나, 가입자 간의 보험료 부담이 공정해야 하는 원칙으로 확대 해석하여도 무방하다. 보험료를 균일하게 내더라도 부유한 사람은 더 많은 세금을 내어 사회보험기금의 정부재정 부분에서 더 많

8) 인구증가율 1% 내외가 이론적으로 입증된 수치는 아니며, 다만 인구증가율이 어느 정도 유지되어야만 세대 간 소득 재분배가 가능하다는 의미이다.

이 기여하기 때문에 정액원칙이 문제가 없다는 것이다.

③ **관리책임의 단일화 원칙**(unification of administrative responsibility)

사회보험의 관리를 질병금고나 조합단위로 관리하더라도 관리를 위한 규정이나 행정은 동일한 원칙에서 이루어져야 한다는 것이다.

④ **급여의 적정성 원칙**(adequacy of benefit)

사회보험에서 제공하는 급여는 정량적 크기와 시간적인 차원에서 적정해야 함을 의미한다. 즉, 동일한 생활급여가 필요할 때는 자산조사 없이 즉시 제공되어 급여가 연속성을 지녀야 한다는 의미를 포함하고 있다.

⑤ **포괄성 원칙**(comprehensiveness)

사회보험의 적용인구에서나 필요도 측면에서 모두 포괄적이어야 한다. 적용인구 측면에서는 모든 국민[9]이 그리고 급여 측면에서는 필요로 하는 서비스는 모두 포함되어야 함을 의미한다.

⑥ **피보험자의 계층분류 원칙**(classification)

사회보험을 단일 규정이나 행정원칙으로 관리하더라도 가입자의 사회·경제적 상태는 다르기 때문에 계층을 분리하여 관리하는 것이 타당하다는 원칙이다. 『베버리지 보고서』는 6가지 원칙 이외에 para 30에서 새로운 변혁(change) 23가지를 언급하면서 변혁 5에서 의료서비스를 다루는 사회보장은 현금급여를 제공하는 행정으로부터 분리해야 함을 주장하고 있다. 변혁 5에 의하면 앞에서 제시하고 있는 6가지 원칙 가운데 첫 번째 원칙과 네 번째 원칙은 현금급여에 합당한 원칙으로 건강보험과 같이 서비스 급여를 대상으로 하는 사회보험에서는 적용하기 어려운 원칙이라 볼 수 있다.

(2) ILO 원칙

ILO는 1952년 「사회보장의 최저기준에 관한 조약」에서 9종의 보장내용에 대하여 각각

9) 적용인구 측면의 포괄성을 1952년 ILO에서 보편적 적용으로 표현함에 따라 오늘날은 포괄적 적용이라 하지 않고 보편적 적용이라고 표현한다.

별도의 Part로 구분하여 다음과 같은 원칙을 제시하였다(ILO, 2008). 의료서비스를 Part Ⅱ로 하고 상병수당은 Part Ⅲ으로 마지막으로 Part Ⅹ에서 유족수당을 담고 있다.

① **대상의 보편적 보호원칙**(universal coverage)

ILO는 대상의 보편적 보호원칙을 제시하여 사회보험의 가입 대상자를 근로자에 한정하는 것이 아니라, 근로자 가족을 비롯하여 전 국민을 사회보험의 대상자로 포함할 것을 제시하고 있다. ILO의 「최저기준 조약」에서 다루는 9종의 보장내용별로 적용하는 인구집단을 구체적으로 명기하고 있다. 다만 선원이나 어부는 1946년의 조약으로 보호하고 있다(조약 제77조). 대상의 보편적 보호원칙은 『베버리지 보고서』의 '적용인구의 포괄성 원칙'과 같다.

② **비용부담의 공정성 원칙**(financing fairness)

ILO의 「사회보장의 최저기준에 관한 조약」 제71조에서 비용부담의 공평성 원칙과 함께 사회보장의 재정에 관한 기본방침이 다음과 같이 3개항으로 제시되어 있다.

제1항 : 비용은 공동부담원칙을 채택하되 재원은 기여금(또는 보험료) 또는 과세로 조달하며, 자산이 적은 자에게는 과중한 부담이 되지 않도록 대상자의 경제적 상태를 고려해야 한다.

제2항 : 기여금의 경우 피용자의 부담률이 50%를 초과해서는 안 되며, 그 나머지는 사용자부담, 특별세 수입, 일반재정으로부터의 보조금, 자본수입으로 충당해야 한다. 그리고 기여금은 보험급여의 지급에만 사용하고 관리비용에 충당되어서는 안 된다는 기여금 불가침 원칙을 제시하였다.

제3항 : 재정의 건전화를 위하여 사회보험은 수지균등을 유지해야 하며, 이를 지키기 위하여 반드시 보험수리연구(actuarial study)를 지속적으로 해야만 할 것을 제시하고 있다.

③ **보험급여 수준에 관한 원칙**

첫째, 서비스 급여는 구체적으로 명기하기 어렵기 때문에 현금급여와 관련하여 「최저기준 조약」 Part Ⅺ에서 구체화하고 있다. ILO에서는 각 개인은 사회적으로 영위하는 생활 정도가 다르기 때문에 이에 상응하는 급여가 주어져야 한다고 규정하고 있다.

즉, 사회보장의 급여수준은 과거 소득과 연계되어야 한다는 원칙을 정하여 수급자가 되기 전의 수입 수준을 중시하고 있다. 질병으로 인한 상병수당의 경우에는 수급자가 되기 이전 소득의 45%, 실업수당은 45%, 연금급여는 40%, 산재수당은 50%, 유족급여는 40% 등으로 정하여 급여액이 차등 지급되도록 규정하고 있다.

둘째, 급여균일원칙으로 최저생계수준까지는 누구에게나 동액을 보장하고 그 이상에 대하여는 필요도에 따라 별도로 지급할 수 있도록 규정하고 있다. 이러한 원칙이 연금에서는 기초연금제도의 배경이 되고 있다.

셋째, 가족부양수준의 원칙으로 피보험자가 부양해야 할 가족이 있을 경우 이들에 대하여도 일정 급여를 함으로써 최저생활이 가족단위로 이루어지게 하고 있다. 연금보험의 경우 표준수익자는 본인과 부인으로 한정되지만 건강보험이나 실업보험의 경우는 본인, 부인 그리고 자녀까지 수익자로 정하고 있다.

(3) OASDHI 원칙

「사회보장법」을 최초로 제정한 미국은 다음과 같은 기본원칙을 제시하고 있다(Rejda, 1994).

① **강제 적용의 원칙**(compulsory program)

이 원칙은 1935년 미국에서는 「사회보장법」 제정 이후 계속 유지되어 온 것으로, 강제 적용의 원칙은 사회적인 위험으로부터 국민들을 보다 용이하게 보호할 수 있기 때문이다.

② **최소보장의 원칙**(minimum floor of income)

이 원칙은 베버리지나 ILO 원칙과 동일하다. 특히 미국은 전통적으로 개인은 자신의 경제적인 안전에 대하여 1차 적으로 스스로를 지킬 책임이 있으며, 만약 정부의 도움을 필요로 할 경우 최소한의 급여만 지급되어야 한다는 철학을 견지하고 있었다. 그러나 최소 급여가 어느 수준에서 결정되어야 하는지를 설명하기는 쉽지 않다.

최소 급여[10]와 관련하여 세 가지 시각이 있다(Myers, 1981). 첫째, 매우 극단적인

10) 여기에서 언급된 최소 급여는 현금급여를 제공하는 연금보험이나 실업보험, 상병수당 등에 해당되는 내용이다.

견해로써 최소 수준이란 사실상 존재하기 어려울 정도로 낮은 수준이어야 한다는 것이다. 둘째는, 정반대의 견해로써 민영보험이나 다른 제도로부터 오는 급여와 관계없이 사회보장의 급여 그 자체로써 안락한 생활(comfortable standard of living)을 유지할 수 있을 정도로 높은 수준이어야 한다는 견해이다. 셋째는, 앞의 두 가지 견해를 조정한 것으로 민영보험을 비롯한 여러 가지의 금융 소득을 감안하여 대부분의 사람들이 합리적인 생활수준(reasonable standard of living)을 유지할 수 있을 정도의 급여수준이어야 한다는 견해이다.

③ **개인적인 형평보다는 사회적인 적정성 원칙**(social adequacy rather than individual equity)

사회보장의 급여는 개인적 형평보다는 사회적인 적정성을 강조해야 한다는 원칙이다. 개인적 형평성이란 급여가 개인이 기여한 보험료에 기준하여 주어지는 것으로 주로 민영보험에서 지켜지는 원칙이다. 사회적 적정성 원칙은 사회보장 적용자에게는 누구를 막론하고 소득의 최소수준은 보장되어야 함을 의미한다. 사회적인 적정성을 보장하기 위한 방법으로는 다음의 세 가지 방법이 있다.

첫째, 급여 산식(算式)을 저소득층에게 유리하게 설정하는 방법이다.

둘째, 피부양자에게 급여를 지급할 때 피부양자가 많은 사람이 피부양자가 없는 사람에 비하여 상대적으로 유리한 급여를 받도록 급여 산식을 설정하는 방법이다.

셋째, 사회보장제도를 처음 도입할 때 나이가 많은 사람(즉, 은퇴를 목전에 둔 근로자)이 유리하도록 급여 산식을 설정하는 방법이다.

④ **보험급여를 소득에 미약하게 연계시키는 원칙**(benefits loosely related to earnings)

급여를 소득과 미약하게 연계시킨다는 것은 소득이 높은 사람에게는 급여를 높게 하되 비례적으로 하는 것이 아니라 단지 급여금액면에서 높게 지급하는 방법을 말한다. 이는 개인적 형평과 사회적인 적정성과의 관련성을 갖게 하는 방법이다. 소득이 높은 사람에게 급여를 더 높게 하는 원칙은 다음과 같은 논리 위에서 타당하다.

첫째, 자본주의 경제체제는 개인의 능력에 따른 경제적인 보상을 강조한다. 노력을 많이 하여 소득이 높은 근로자에게 사회보장에서도 더 많은 급여로써 보상하는 것은 타당하다.

둘째, 사회보장의 급여를 소득과 연계시킨다는 것은 소득수준에 따라 생활수준이 다르기 때문에 이를 반영한다는 의미가 있다. 만약 모든 사람에게 동일액의 연금액을 지급할 경우 과거 소득이 낮았던 사람은 은퇴 후의 생활에 큰 지장이 없겠지만 소득이 높았던 사람은 과거의 소비수준이 높았기 때문에 소비수준을 현저하게 낮추기가 어려워 생활에 큰 어려움을 겪게 될 것이다. 즉, 소비행태의 비가역성(소득이 줄어든다고 소비가 줄어들기는 어려운 성질을 말함)[11]으로 인하여 사회보장의 급여를 소득과 연계시켜야 하는데, 너무 강하게 연계시킬 경우에는 형평문제가 제기되기 때문에 미약하게 연계시킨다는 것이다.

셋째, 사회보장의 급여는 유예된 임금(deferred wage)의 성격이 있기 때문에 소득이 높은 사람은 그만큼 유예시킨 임금이 많아 높은 사회보장의 급여를 받아야 한다는 논리이다.

⑤ **필요도 입증 없이 수급권을 보장하는 원칙**(right to benefits with no needs test)

사회보장의 급여는 필요도를 입증하지 않고 권리로서 받게 된다는 원칙이다. 필요도의 입증이나 자산조사는 공공부조에서나 요구된다. 사회보장 수급권의 근거에 대해서 계약적 권리, 획득 권리(earned right), 법적 권리 등의 세 가지 논쟁이 있다. 그러나 국가와 개인이 사회보장의 적용을 놓고 계약을 하지 않기 때문에 계약적 권리로 보기 어렵다. 그리고 획득된 권리 역시 급여가 보험료를 토대로 주어지는 것은 아니기 때문에 적용하기 어려운 근거이다. 사회보장의 수급권은 법률에 기초하여 강제적으로 주어지기 때문에 법적 권리로 보는 것이 타당하다.

⑥ **추정된 필요도에 기초한 보험급여 원칙**(benefits based on presumed needs)

사회보장의 급여는 개인의 필요도를 토대로 주어지는 것이 아니라 사회 전체의 위험을 토대로 하여 추정된 필요도를 토대로 설정되어야 한다는 원칙이다. 법은 적용할 위험의 종류를 설정하고 실제 위험이 발생하면 급여가 이루어진다. 예를 들면, 연금 수급의 개시 연령이 60세라 하더라도 아직 은퇴하지 않고 현역에서 일을 하게 되면 추정된 필요도인 연금의 지급은 보류된다. 은퇴를 하게 된 후에 지급이 이루어지는 것이 바로 필요도를 토대로 하는 원칙이 된다.

11) 소비행태의 비가역성은 거시경제학에서 널리 인용되는 이론이다.

⑦ **자립적인 기여의 원칙**(self-supporting contributory principle)

사회보장의 비용을 보험료와 같은 기여금이나 기금의 이자 수입에 의해 자립적으로 충당하는 원칙이다. 이 원칙은 수급권자의 책임의식을 강조하는 원칙이다. 이 원칙은 ILO에서 정한 수지균등 원칙과 거의 유사한 개념으로 매우 중요하지만 현재 많은 국가에서 사회보험의 재정적자 때문에 골머리를 앓는 것을 보면 지키기 쉬운 원칙은 아니라 하겠다.

⑧ **불충분한 기금 원칙**(no full funding)

민영보험은 완전히 충분한 기금의 적립을 강조하지만 사회보험은 기금이 충분치 않아도 됨을 의미한다. 여기에서 충분한 기금이란 기금의 적립금이 급여비를 충당할 정도의 크기를 의미한다. 불충분한 기금이 되어도 된다는 것은 사회보장제도는 무한 영속적으로 존속될 것이기 때문에 민영보험처럼 충분한 기금을 확보하지 않고 대신에 언제라도 급여를 지급할 수 있을 정도의 완충기금이면 충분하다는 것이다. 그리고 사회보장제도는 법적인 제도이기 때문에 항상 새로운 가입자가 들어오게 되어 있으며, 다음으로는 재정적인 어려움이 있으면 보험료의 인상을 통하여 해결 가능하다는 점이다. 그리고 경제학적 관점에서도 충분한 기금은 바람직하지 않다는 점이다[12].

⑨ **급여에 대한 법 규정 원칙**(benefits prescribed by law)

사회보장의 급여는 법에 반드시 명기되어 있어야 한다는 원칙이다. 사회보장의 급여를 법에 규정하지 않으면 재정 상태에 따라 자의적으로 급여수준이 조정되어 적용자가 안정적인 생활을 영위하기 어려워질 뿐만 아니라 최소보장도 지켜지기 어려워질 수 있기 때문이다.

⑩ **공무원만을 위한 제도의 금지 원칙**(plan not established solely for government employees)

사회보장제도를 도입함에 있어서 전국민을 대상으로 하거나 아니면 근로자를 대상으

12) 이 원칙은 인구증가율이 어느 정도 유지될 때 성립되는 원칙이었다. 오늘날 서유럽의 많은 국가들에서 인구증가율이 마이너스를 기록하여 기금의 고갈이 예상되는 상황에서 이 원칙은 적용되기 어렵고 사회보험에서도 민영보험에서처럼 완전 적립방식의 원칙이 강조되고 있다.

로 하는 보편적인 제도를 설계해야지, 공무원만을 대상으로 하는 특별 프로그램을 설정해서는 안 된다는 원칙이다. 이 원칙이 없으면 제도 설계를 담당하는 사람들이 공무원이기 때문에 자신들을 위한 프로그램부터 설계하고 다른 국민들에 대해서는 무관심해질 수 있어 이를 방지하기 위함이다.

제2절 의료보장의 이념과 의료의 성격

1. 의료보장의 이념

1) 사회연대 이념

의료보장제도를 다룰 때 이념의 설정이 매우 중요하다. 통상적으로 의료보장의 이념으로 사회연대(social solidarity)를 내세우고 있다. 사회연대라는 이념은 의료보장제도가 등장하기 이전인 중세시대부터 유럽 사회에서는 동종조합, 직인조합, 노동조합 등에서 공제(共濟)사업의 하나로 조합원의 질병에 따른 문제를 공동으로 대처하고 있었다. 이와 같은 제도가 비스마르크에 의하여 1883년 질병보험의 형태로 국가가 간여하는 제도가 되었다. 비스마르크의 질병보험제도는 도입할 당시 명시적인 이념을 설정하지 않았으나, 과거 상호공제조합들이 대상자를 강제 가입시킬 때 내세운 사회연대라는 원칙을 자연스럽게 이어받아 이념적 토대로 하였다. 상호공제금고는 사용자에 의하여 주도되었지만 사회적인 연대를 토대로 자치경영 원칙이 초기 단계에서부터 성립되었다. 특히 위험도가 높은 직종의 사용자는 근로자들에게 보험급여를 제공하기 위하여 정기적인 기여금을 근로자와 함께 부담하였고, 기여금의 크기는 위험이 아니라 근로자의 임금을 기준으로 하는 개념으로 발전하게 되었다. 이와 같은 배경에 따라 독일의 질병보험은 근로자들의 강제가입과 기여금 부담을 통하여 사회연대를 실현하도록 하였다(이규식, 2022).

사회연대를 달성하는 방법으로는 두 가지가 있다. 첫째는 기여금(보험료)은 소득에 비례하여 내도록 하고 의료이용은 동일한 조건으로 형평을 도모하는 방법이 있다. 다른 방법은 모든 적용자들이 정액으로 기여금을 내도록 하고 의료이용은 동일한 조건으로 형평을 도모하는 방법이 있다.

Ron et al.(1990)은 이 두 가지에 대하여 첫째 방법은 소득이 높아 재정 여유가 있는 사람이 소득이 낮은 사람에게, 둘째 방법은 질병 발생률이 낮은 사람이 발생률이 높은 사람에게 교차보조(cross-subsidization)하는 것을 의미한다고 설명하고 있다. 사회적인 연대를 이루는 그룹의 구성은 자발적으로 할 수도 있으며 정부가 법에 근거하여 강제적으로 상호 지원을 위한 그룹을 구성할 수도 있다. 자발적인 구성은 자칫하면 위험도가 높거나 재정여유가 없는 사람들만 참여하고 그렇지 않은 사람들은 빠져버려 위험 분산의 의미가 없어질 수 있다. 또한, 자발적인 구성은 위험률이 극히 높은 사람들의 과도한 참여라는 역선택으로 연결되어 높은 비용이 소요되는 문제가 있다. 법에 의한 강제적인 구성은 법이 정하는 범주에 속하는 모든 사람들이 참여하게 되어 고위험군과 저위험군을 하나로 묶게 되고 또한 재정도 같이 사용하게 되어 자발적인 구성에서 나타나는 문제가 해결된다.

사회적인 연대의 과정을 의료문제와 결부시키면 기여금을 낸 각 참여자는 의료서비스가 필요할 때 적절한 서비스를 권리로서 받을 수 있다. 즉, 참여자의 권리는 건강보험에 기여한 기여금(contribution)의 크기에 관계없이 누리게 된다. 그리고 기여금은 개인의 위험도에 비례하는 것이 아니라 기여금을 낼 수 있는 경제적인 능력에 비례한다. 따라서 사회보험 방식의 건강보험은 강제보험과 같은 용어로 사용되며 급여(benefits)는 사회적인 연대에 기초한다.

Kieslich(2012)는 독일 건강보험의 이념을 사회연대와 협동조합 방식의 자치경영(self-governing)으로 규정하고 있다. 자치경영은 보험관리조직인 질병금고가 가입자 대표들의 참여하에 자율적으로 관리될 뿐만 아니라 의료공급자인 의료기관 역시 자율적으로 운영되고 있는 점을 들고 있다. Busse et al.(2017) 역시 사회연대와 자치경영, 그리고 강제적용을 독일 건강보험의 이념으로 규정하면서 사회연대는 재정 부담과 의료이용이라는 두 가지 측면에서 이루어진다고 설명하여 Ron et al.과 같은 입장을 취하고 있다. Saltman and Figueras(1997)는 의료보장에서 제공하는 의료를 사회재(social good)라 정의하고, 이와 관련된 사회적 규범을 사회연대로 간주하고 있다. 사회연대란 사회구성원 모두가 필요로 하는 의료를 보장하는 비용을 교차보조를 통하여 젊은 사람이 노인에게, 부자가 가난한 사람에게, 건강한 사람이 병든 사람에게 지원되도록 하는 것이라고 하였다.

2) 기본권 이념

기본권 이념은 영국이 1911년「국민보험법」의 제정을 통하여 도입한 비스마르크형 질병보험이 여러 가지 문제를 야기함에 따라 이를 개혁하려는 다양한 시도 가운데 등장하게 되었다. 그러한 개혁의 시도로『베버리지 보고서』가 발표되었다. 이 보고서는 모든 국민들은 지불능력에 관계없이 포괄적인 의료서비스를 받아야 함을 주장하여 권리 개념이 싹트게 되었다. 이 보고서가 토대가 되어 영국 정부는 국민적 권리를 보장하기 위해서는 보험료에 의존하기 보다는 정부가 재정을 책임지는 국가 공영제(National Health Insurance, NHS)가 타당하다는 생각에서 입법을 추진하여 1948년 7월에 NHS를 도입하기에 이른다.

영국에 이어 제2차 세계대전이 끝난 후 결성된 UN에서는 제3차 총회 기간 중인 1948년 12월 10일「세계인권선언」을 채택하여 의료를 기본권의 하나로 결정하게 된다. 이에 대다수의 산업화 국가들이「세계인권선언」에 따라 전국민의 의료보장을 추진하는 개혁을 하게 되었다. 먼저 비스마르크형 질병보험을 근로자 중심에서 벗어나 전국민에게 건강보험을 적용하려는 개혁을 시도하거나, 일부 국가들은 비스마르크 형의 질병보험을 버리고 정부 재정(중앙 정부 혹은 지방 정부)으로 운영하는 공영제로 개혁을 하게 됨에 따라 기본권이 의료보장제도의 이념으로 등장하게 되었다.『베버리지 보고서』가 이론적인 토대가 된 영국의 NHS는 의료를 개인적 권리가 아니라 공공재로 간주하고 의료서비스의 제공에 집단주의 접근법을 강조하게 되었다(Klein, 1995).「세계인권선언」은 의료가 인간의 기본권리(fundamental right)의 하나라는 사실을 국제적으로 인정하게 되어(Patel and Rushefsky, 1995; Barr, 2007), 이후부터 의료는 국제사회에서 사회적 재화로 공식화된다(Saltman and Figueras, 1997; Blendon et al., 2003; Barr, 2007). Barr(2007)는 UN 창설을 주도한 미국이 의료를 사회적 재화(social good)[13]가 아닌 시장 상품(commercial good)으로 간주하여 선진국(developed countries) 가운데 특이한 국가(unique)라는 지적을 하고 있다(이규식, 2022).

의료가 인간의 기본권이라는 새로운 이념도 사회연대라는 이념에 광의적으로 포함[14]

---

13) 사회재(social good)나 공공재(public good)는 같은 의미를 갖는다(Musgrave and Musgrave, 1976).

14) Saltman and Figueras(1997)는 조세로 조달되는 의료재정에도 사회연대원리를 적용하고 있다. 필자는 사회연대를 보험료를 기준으로 할 경우로 제한하고 조세로 조달되는 경우는 사회연대를 넘어 기본권 보장의 이념으로 구분하였다. 그 이유는 보험료를 토대로 하는 사회연대의 경우, 보험료에 상한선을 설정하여 사회연대의 범위를 정한다. 그러나 조세 역할도 광의적으로 본다면 사회연대의 기능은 있으나 소득세는 누진율이 적용되어 사회연대의 범위를 정할 수 없다. 따라서 조세는 사회연대보다는 기본권 이념이 더 적합하다고 판단된다.

될 수 있다. 비록 독일의 사회의료보험은 사회연대와 자치경영을 이념으로 하고 있지만 독일을 비롯한 대부분의 사회의료보험 국가들이 1950년대 이후 근로자만이 아니라 농민이나 자영자들도 포함하여 모든 국민들에게 사회의료보험을 적용시키는 개혁을 단행하여 사회연대 이념 속에서 기본권 보장을 강화하는 변화를 이루고 있다. 사회보험국가들이 사회연대 이념을 기본으로 하면서 기본권 이념을 받아들이고 있다는 사실은 다음과 같은 제도 변화를 본다면 이해가 가능하다(이규식, 2022).

첫째, 위험이 유사한 집단 간의 재정 관리에서 벗어나 전국 차원의 재정통합에 의한 중앙기금을 설치한 국가의 등장이다. 네덜란드(Schäfer et al., 2010), 독일(Busse and Blümel, 2014), 벨기에(Gerkens and Merkur, 2010), 룩셈부르크(Berthet et al., 2015), 오스트리아(Bachner et al., 2018), 이스라엘(Rosen and Samuel, 2009), 대만(National Bureau of Health Insurance, 2012)과 같은 국가들이 재정을 통합하였다는 점은 사회연대 속에서도 기본권 보장에 보다 더 초점을 두고 있다고 생각할 수 있다.

둘째, 프랑스(Chevreul et al., 2015)와 벨기에는 근로자의 보험료 부과에 상한선을 철폐함에 따라 부유한 계층의 무한 책임을 강조하는 것은 사회연대보다도 기본권 보장이라는 이념을 더욱 강조하고 있다고 볼 수 있다.

셋째, 네덜란드는 근로자가 부담한 보험료를 사용자가 보상해주는 방식으로 하여 사회연대의 범위를 넘어서도록 하고 있다.

넷째, 이스라엘은 근로자 부담 보험료를 건강세로 대체하였고 사용자 부담 보험료를 정부재정으로 대체하고 있으며, 프랑스의 경우는 가입자 부담 보험료를 일반사회기여금에서 충당하고 사용자만 재정의 94%를 부담하여 사회연대의 이념보다 기본권 보장을 더욱 부각시킨다고 하겠다.

다섯째, 모든 사회의료보험국가들이 보험재정에 보험료 부담의 비중을 낮추고 대신에 정부재정 지원의 비중을 높이는 현상은 사회연대 이념보다 기본권 보장을 강화하는 것으로 볼 수 있다.

여섯째, 유럽의 대부분 건강보험국가들은 정부재정으로 운영하는 공적부조에 속하는 의료급여제도를 별도로 운영하지 않고 건강보험과 묶어서 운영하면서 정부재정 지원을 늘리고 있다(정형선, 신형웅, 이규식, 2019).

2. 의료보장과 의료의 사회화

의료보장 이념의 정립에서 중요한 과제는 의료가 사회화된다는 점이다. 미국은 세계경제공황을 극복하기 위한 뉴딜정책을 추진하는 가운데 1935년 「사회보장법」을 제정하게 된다. 그런데 이 법률에는 의료보장이 빠지게 된다. 미국인들이 의료보장의 중요성을 몰라서 빠뜨린 게 아니라, 의료보장제도의 성격을 잘 아는 미국 의사회가 반대하였기 때문이다. 이와 같은 미국 의사회의 반대에 대하여 시장주의 경제학자들이 지배하는 시카고 대학의 학자들이 의사회의 입장을 지지하였다. 뿐만 아니라 상공회의소나 기업인 단체들은 물론 보수주의 입장을 견지하는 공화당이 의료보장에 반대하는 여론을 주도하였다. 이들이 반대하는 이유는 의료보장제도는 의료의 사회화(socialized medicine)를 초래하기 때문이라는 것이다(Barr, 2007).

의료보장제도가 단순히 재정을 공동 조달하는 측면만 생각한다면 의료의 사회화는 일어나지 않는다. 의료보장제도는 모든 국가에서 법률로 전국민의 강제가입을 규정하고 재정의 조달은 공영제에서는 조세로 조달하고 건강보험제에서는 보험료로 조달한다. 조세에서는 직접세인 소득세 비율이 높으며, 소득세는 소득에 누진율을 적용하여 조달하게 된다. 보험료를 부과할 때 누진율은 적용하지 않으나, 정률세로 하기 때문에 소득이 높은 사람일수록 부담액이 많아진다.

의료이용은 공영제 국가이든 건강보험국가이든 의료재정의 부담액과는 무관하게 법률이 정하는 의료서비스(건강보험에서는 보험급여)를 모든 국민이 동일한 조건(병이 발생하였을 때)으로 이용하게 된다. 즉, 의료이용의 사회화가 일어난다. 미국 의사회가 「사회보장법」에 의료보장의 포함을 반대한 것은 의료이용의 사회화, 즉 의료사회화가 일어남을 알았기 때문이다. 이와 같은 의료사회화는 의료의 성격을 변화시키고, 의료의 공급체계(delivery system)도 달리해야 하는 과제를 안겨준다.

의료사회화를 제대로 이루기 위해서는 의료보장의 대상자에 대하여 경제적 접근성과 지리적 접근성의 형평을 보장하는 것이 중요하다. 경제적 형평성은 보험료 부담의 형평성을 뜻하기 때문에 의료보장의 적용으로 자연스럽게 달성된다. 그뿐만 아니라 제공하는 의료서비스의 가격을 보험자나 정부가 책정하여 대상자가 누구든 동일한 가격으로 이용을 보장하되 본인부담률을 거의 제로에 가깝게 하여 대상자들이 의료이용에 경제적 장애가 없도록 유의하고 있다. 그런데 지리적 형평성은 경제적 형평성에 비하여 달성하기가 매우 어렵다. 지리적 형평성 달성을 위해서는 진료권(catchment area)의 설정과 진료의뢰체계(referral pathway)의 확립과 같은 공급체계(delivery system)가 잘 갖추어져야 한다.

3. 의료보장의료의 성격

1) 의료서비스의 구분

의료서비스를 놓고 공공재에 속하느냐 사적재화에 속하느냐 라는 논쟁이 우리나라에서 끊임없이 제기되고 있다. 의료서비스의 성격에 관한 논쟁에서 두 가지 주장이 모두 틀리지 않는다. 의료를 전통적인 개념에 의하여 시장 상품으로 간주하느냐 의료보장제도가 도입된 이후 권리 개념으로 보느냐의 관점에 따라 달라진다. 의료를 성격에 따라 두 가지로 구분하여 해석하는 것이 유럽이나 미국 학계에서 공통적인 사실이다. WHO Europe 본부에서는 Saltman and Figueras(1997)가 발간한 *European Health Care Reform*에서 “어떤 사회는 사회연대라는 이념에 따라 의료를 사회재(social good) 혹은 집합재(collective good)로 간주하여 모든 국민에게 제공하고 있다. 그리고 다른 사회는 여전히 시장접근에 의하여 의료를 상품(commodity)으로 인식하고 시장을 통하여 거래가 이루어진다” 라고 기술하고 있다. Melhado(1998)는 의료를 실증경제학의 관점으로 접근할 때는 상품(commodity)으로 간주하였고, 기본권 개념으로 접근할 때는 필요도(needs)[15]를 토대로 하는 공공재(public good)로 정의하였다. 상품으로써의 의료는 의료보장제도가 등장하기 이전부터 존재하였기 때문에 의료의 본질이라고 하겠다. 우리나라의 일부 학자들은 의료의 본질인 상품으로써의 의료라는 한 쪽의 성격만을 생각하여 의료는 사적재화로 간주하는 모순을 보이고 있다.

의료보장제도가 도입되면 의료에 대한 사정이 달라짐을 가장 잘 설명한 것이 시장주의 의료경제학자인 Feldstein(2005)이다. 그는 유명한 저서인 *Health Care Economics*에서 의료를 사회적 권리로 접근이 허용될 경우, 서비스 배분은 시장에 맡기는 것이 아니라 다른 기준(즉, 필요도)에 의하여 배급되어야 함을 설명하여 상품으로써의 의료로 간주할 수 없음을 주장하고 있다[16]. 즉 의료서비스가 정부 공영제로 제공될 경우에는 당연히 기

15) 여기서 이야기하는 필요도는 공공부조에서 수급자 개인의 필요도와 같은 의미가 아니라 의료보장의 적용대상자 전체의 필요도라는 점을 명심하여야 한다.

본권 이념에 의하고 있으며, 사회연대를 이념으로 하는 건강보험제도로 제공되더라도 모든 국민을 강제로 가입시키기 때문에 사회적 권리 개념으로 접근성을 보장하는 것이다. 의료를 상품으로 간주한다면 당연히 시장 메커니즘을 통하여 배분이 이루어지지만, 사회적 권리로써 제공될 경우에는 이용자가 의료서비스의 가격을 인지할 수 없기 때문에 소비자 시장이 없어지는 것과 같다. 따라서 의료보장제도가 도입된 국가에서 의료서비스를 시장 수요를 토대로 배분한다는 것은 불가능하다. 따라서 의료보장제도에서는 다른 기준 즉, 필요도(needs)를 토대로 배급(rationing)할 수밖에 없는 특성이 있다[17].

2) 공공재가 된 의료보장의료

의료보장제도는 기본권 이념을 토대로 운영됨에 따라 의료보장제도에서 제공하는 의료는 당연히 공공재(혹은 사회재)가 되면서 공공의료로 간주된다. 그리고 의료서비스의 구매자는 환자가 아니라 보험자(혹은 정부)가 된다. 어느 국가이든 의료보장재정은 제한될 수밖에 없기 때문에 필요도는 환자들이 원하는 만큼 충족시킬 수 없는 문제가 있다. 따라서 거의 모든 의료보장국가에서 진료대기는 불가피한 문제가 되고 있다[18]. 의료가 필요도 접근에 의하여 배급될 경우에 의료계획은 당연히 필요하다. 의료보장 의료가 공공의료가 되기 때문에 정부가 의료정책을 수행하는데 공급자인 의료계의 반발은 그렇게 심각하지 않으며, 더구나 의료의 영리화는 생각할 수도 없게 된다.

사회화된 의료보장의료는 공공재의 두 가지 조건을 모두 충족하고 있다. 첫째 조건인 소비의 비경합성이다. 의료보장제도는 환자들이 의료가격을 인지할 수 없도록 하기 때문

---

16) Feldstein은 1979년 발간한 *Health Care Economics* 초판에서부터 이러한 주장을 하였으나, 여기서는 제6판의 문장을 참고로 인용하였다. "Finally, such critics(시장에 배분을 맡기는 경제이론에 대한 비판) claim that access to medical services is considered a right by society, and its distribution cannot be left solely to the market place".

17) "If decision-makers reject the above criteria(시장의 효율성 등의 기준), new criteria must be satisfied. The criteria of efficiency in production is more likely to be acceptable than is the criteria of satisfying consumer preferences. Some prefer a "needs" approach to the allocation of medical services which relies on centrally determined resource allocations. However, because resources are insufficient to satisfy all medical needs, an additional decision rule must be developed that will enable decision-makers to choose which needs and which population groups will be given highest priority."(Feldstein, 2005)

18) 의료보장제도에서 의료이용자에 대해서는 가격이 제로가 되기 때문에 수요는 무한해진다. 따라서 의료보장제도를 수요를 토대로 서비스를 배분할 경우, 무한히 증가하는 수요를 도저히 감당하기 어려워진다. 따라서 수요가 아니라 필요도를 토대로 서비스를 배급을 할 수밖에 없다. 배급제로 인하여 의료기관에서 대기문제는 불가피하다.

에 가격이 제 기능을 발휘하지 못한다. 따라서 구매자가 필요도 기준으로 모든 적용자에게 서비스를 배분(배급)하기 때문에 소비에 경합이 일어날 수가 없다. 둘째 조건인 비용을 부담할 수 없는 사람을 소비에서 배제할 수 있느냐 문제이다. 의료이용을 기본권이라는 권리로써 보장하기 위하여 법으로 전국민을 강제 적용하여 비용 부담과 무관하게 소비가 가능하도록 만든 제도가 의료보장제도이다. 따라서 공공재의 두 가지 조건을 모두 충족하고 있다(이규식, 2017). 한편 Melhado(1998)는 공공재를 국방을 예로 들어 의료보장 의료가 외부효과를 갖기 때문에 공공재로 분석하고 있다. 국방은 모든 사람이 편익을 누리지만 비용부담(세금)을 하고 있느냐 여부는 따지지 않는다는 것이다. 의료서비스도 사회보험으로 할 때 편익은 누구나 똑같이 누리지만 비용부담은 의료이용량에 따라 결정되지 않으니 소비에서 배제되는 사람이 없는 외부효과가 발생한다는 점을 예시하여 공공재로 간주하는 것이다(이규식, 2022). 다른 학자들도 Melhado와 유사한 주장을 하고 있다. 의료를 기본권 개념으로 접근하게 되면 비용부담에 관계없이 모든 사람에게 의료가 보장되어야 하며(Karsten, 1995; Schenone, 2012), 의료서비스가 시장의 수요를 토대로 제공되는 것이 아니라 필요도(needs)를 토대로 권리로 제공되기 때문에 소비의 경합성을 따질 수 없다는 것이다. WHO Europe 본부는 *Governance for Health in the 21st Century* 라는 책자에서 의료를 기본권(human right)과 글로벌 공공재(global public good)로 규정하고 있으며(Kickbusch and Gleicher, 2012), *Governance for Health Equity* 라는 책자에서 역시 의료를 기본권과 공공재로 규정하고 있다(Brown and Harrison, 2013).

4. 의료보장의 개념과 특수성

1) 의료보장의 개념

의료보장제도도 사회보장제도의 하나이기 때문에 흔히 사회보장의 일반적 개념 속에서 정의하지만 의료보장제도는 타 사회보장제도에 비하여 여러 가지 측면에서 다른 특성이 있다. 이 절에서는 의료보장제도의 개념을 정립하고 일반적인 사회보장제도와 다른 특성을 살펴보기로 한다.

사회보장이 사회적 위험으로 인한 소득상실에 대비한다는 소득보장의 개념인데 반하여 의료보장은 질병이라는 사회적 위험에 대한 소득보장에서 더 나아가 의료비 보장(또는 의료서비스 제공)을 포함하는 보다 광의적 개념이라는 특성이 있다. 사회보장과 의료보장의 이와 같은 개념상의 차이는, 관리 측면에서도 의료보장제도가 현금급여가 중심인 연금보험이나 실업보험과는 여러 가지 면에서 차이를 보인다[19].

2) 의료보장제도의 특수성

의료서비스라는 현물을 급여로 하는 의료보장제도는 현금급여를 중심으로 하는 여타 사회보장제도와 다른 특수성이 있다. 의료보장제도가 갖는 특수성은 기능상에서 그리고 급여 관리상에서 구분하여 살펴볼 수가 있다.

(1) 기능상의 특성

의료보장제도가 다른 사회보장과 기능상의 차이가 나는 것은 소득재분배 기능을 살리기 어렵다는 것과 최소보장원칙[20]이 다르다는 점이다.

① 소득재분배 기능의 어려움

사회보장제도는 여러 가지 상이한 소득계층 간에 소득을 재분배 또는 이전시키는 기능을 한다. 사회보장에서 소득재분배는 이미 앞에서 살펴본 바와 같다. 그런데 사회연대를 이념으로 하는 의료보장에 있어서는 소득재분배 기능을 거론하기가 어렵다. 대신에 소비의 외부효과에 의한 저소득층으로의 소득이전 기능은 의료보장의 이론적 토대가 될 수 있다(Feldstein, 2005).

경제학에서는 사회연대의 기반을 동정심과 관여에서 찾는다. 소비의 외부효과란 바로 동정심(同情心)이 토대가 되는 사회연대를 의미한다(NERA, 1993 V.2). 부유한 사람은 자신의 주변에 가난한 사람이 있어 질병이 있어도 제대로 치료를 받지 못하여 고통받는 것을 볼 때 심적으로 편할 수 없다. 이때 부유한 사람은 가난한 사람의 치료를 위하여 얼마의 돈을 내놓음으로써 심적인 편안을 찾게 되는데 이러한 행위가 바로 소

---

19) 독일의 사례를 보면 비스마르크 질병보험이 도입될 당시는 보험급여에서 상병수당인 현금급여의 비중이 63%를 차지하였다. 그러던 것이 의료기술의 발전으로 의료비 지출이 증가함에 따라 현금급여의 비중이 줄어들어 1925년에는 50%로 되었고, 1960년에는 20%, 2010년에는 5%로 줄어들어 의료보장은 주로 현물급여인 의료서비스 중심으로 되었다(Busse and Blümel, 2014).

20) 최소보장원칙을 national minimum으로 표현한 것은 최소보장이 세계적으로 통용되는 보편적 기준이 있는 것이 아니라 나라마다 최소기준이 다르기 때문에 사용된다.

비의 외부효과이다. 정부는 가난한 사람들의 치료를 위하여 비용을 부담하겠다는 사람들을 대신하여 재정을 모으고 가난한 사람의 의료비로 사용될 수 있도록 제도적 장치를 마련하는 일을 하게 되는데 이것이 바로 사회보험의 형태인 것이다. 소비의 외부효과란 수혜자의 효용이 아니라 돈을 내는 기여자의 효용이 중심이 된다. 따라서 기여자가 낸 돈으로 수혜자에게 치료비를 현금으로 지불하는 것이 아니라 반드시 의료서비스를 제공하여 치료하는 것을 급여로 한다.

만약 소득재분배가 목적이라면 수혜자에게 의료서비스를 제공하는 대신에 현금을 지원하는 것이 훨씬 타당하다(Feldstein, 2005). 왜냐하면, 현금을 주게 되면 받는 사람은 자신이 필요로 하는 여러 가지의 다른 재화나 서비스를 구매할 수 있어 의료서비스를 제공하는 것보다 효용을 훨씬 높일 수 있다. 소득재분배는 돈을 내는 기여자가 아니라 수혜자의 효용을 위주로 하기 때문에 현물서비스 보다는 현금을 보험급여로 제공해야 한다. 따라서 의료서비스라는 현물을 급여로 하는 의료보장은 소득재분배를 목적으로 하기 보다는 소비의 외부효과를 토대로 제도가 고안되었다고 볼 수 있다.

부유한 계층은 비용을 부담하고 가난한 사람들은 서비스를 이용하여 외부효과가 잘 나타나도록 제도가 설계되었다면 재분배 효과는 따질 필요가 없다. 그런데 의료보장제도의 논리는 전술한 바와 같지만 일반적인 제도는 적용자 모두가 보험료를 내고 의료이용도 같이 하는 방식으로 운영된다. 이때 부유한 계층에게는 보험료 부과를 많이 하여 외부효과가 나타나도록 설계는 하지만 만약 보험료를 많이 낸 부유한 계층이 낸 보험료보다 의료이용을 더 많이 할 경우 외부효과는 제대로 입증될 수가 없다.[21] 따라서 부유한 사람이 보험료라는 비용부담에 비하여 의료이용을 더 많이 하는지 아니면 비용부담에 비하여 의료이용을 더 적게 하는지 따져보는 것이 외부효과의 입증을 위해서 중요하다. 이와 같은 분석은 재분배를 분석하는 방법으로 이루어지기 때문에 재분배효과를 따지는 것일 뿐 의료보장제도의 주목적으로 소득재분배 기능을 내세우는 것은 적절치 못하다.

연금보험의 경우는 모든 사람이 동일한 기회로 연금을 지급받기 때문에 재분배를 위한 설계가 가능하지만 의료보장은 그렇지 못하다. 전국민에게 무료로 의료서비스를 제공하는 영국도 고소득자의 의료이용도가 높다는 점[22]에서 의료보장제도는 현실적으로

21) 미국 Medicare와 같이 보험료 부과의 상한선이 높지 않을 때 이러한 문제가 발생한다. 그러나 우리나라는 보험료 부과의 상한선이 매우 높아 소비의 외부효과는 충분히 입증된다.

재분배를 위한 설계가 쉽지 않음을 알 수 있다.

② 의료보장과 최소보장원칙

건강보험의 급여가 주로 현물급여로 됨에 따라 사회보장의 기본원리 중 가장 핵심적인 요소가 되는 최소보장원칙을 적용하는데 주의가 필요하다. 최소보장의 적용은 상병수당과 같이 현금으로 지불하는 제도에서 가능하다. ILO는 상병수당에서 최저수준을 병이 나기 전 임금의 45%로 할 것을 제안하고 있다. 상병수당에서는 최소보장 해석이 단순하다. 그런데 현물인 의료서비스를 제공하는 의료보장제도는 최소보장원칙을 현금을 보험급여로 제공하는 다른 사회보장제도와 차이가 있다.

건강보험에서 제공되는 서비스 범위는 포괄적이어야 한다. 포괄적(comprehensive)이란 건강보험에서는 임상적으로 안전성과 유효성이 입증되는 서비스는 모두 제공하여야 한다는 의미이다(Ettelt et al., 2009). 『베버리지 보고서』에서도 비용부담능력에 무관하게 포괄적인 서비스가 제공되어야 함을 주장하였다[23]. 상병수당에서는 최소보장을 급여범위에서 정할 수 있으나 의료서비스 제공에서는 최소보장을 급여범위에서 정하기 어렵다. 그 대신 최소보장 원칙은 제공되는 서비스의 범위가 아니라 수준에서 고급이나 사치성 서비스는 배제하고 보편적 수준으로 제공하라는 의미이다. 예컨대, 입원서비스의 경우 사회보험에서는 1인실을 제공하는 것이 아니라 다인실을 기본병실로 하는 것이라던가, 진료에서 특진이나 선택진료와 같은 특별한 서비스를 제외하는 것을 의미한다. 만약 환자가 1인실이나 선택진료 등을 희망하는 경우는 사회보험의 급여에서 배제하는 것이 최소수준의 보장이라고 하겠다[24]. 『베버리지 보고서』에서는 특별진료나 고급스런 병실 사용을 금지하는 것은 아니고, 이러한 특별의료의 이용을 원하는 사람들에게는 진료비 전액을 본인 부담으로 하여 최소수준 이상의 욕구를 충족시

22) 경제학 이론에서는 의료서비스가 우등재이기 때문에 소득이 높을수록 의료이용도가 높아진다고 한다. 보다 상세한 논의는 보건경제학의 의료수요 이론을 참조하는 것이 좋겠다.

23) 의료보장제도는 필요도를 토대로 제공되기 때문에 포괄적인 급여는 필요도와 연계되어야 한다. 이 문제는 후술하는 의료보장의 원칙에서 상세히 설명된다. 『베버리지 보고서』에서 부담능력에 무관하게 동일함을 주장한 것은 한 국가 안에서 모든 국민에게 동일한 포괄적 급여 수준을 보장해야 한다는 의미이다.

24) 최소보장에 관하여 1990년대까지만 하여도 우리나라의 많은 전문가들이 잘못 이해한 부분이 있다. 최소보장을 급여범위로 간주함에 따라 건강보험의 보장률이 낮아진 측면도 있다. 건강보험의 경우 최소보장은 급여범위에 관한 문제가 아니라 제공되는 의료서비스의 수준에 관한 것으로 이해하여야 한다.

킬 수 있는 방안을 권하고 있다.

최소보장 수준을 정하는 것은 국가의 경제력이나 국민의 부담능력에 의하여 결정되어야 하기 때문에 최소보장 수준의 결정은 쉽지 않다. 병실의 경우, 국민의 부담능력이 갖추어지면 1인실을 최소보장의 범위에 포함시킬 수 있다. 과거에는 유럽의 의료보장 국가들도 큰 병동에 다수의 환자를 입원시켰으나 현재는 대부분 국가들이 4인실 중심으로 병실을 운영하고 있고, 스페인이나 일부 북유럽 국가들은 1인실을 운영하여 의료보장의 급여로 하고 있다(Chaudhury et al., 2006).

(2) 급여 관리상의 특성

의료보장제도의 주 급여가 현물급여인 의료서비스가 됨에 따라 다른 사회보장제도와 급여 관리 측면에서 큰 차이가 있다. 의료보장의 급여와 관련하여 의료서비스 공급체계의 설계나 서비스를 제공하는 의료기관에 대한 진료보수지불의 설정과 같은 과제는 다른 사회보장제도에서는 찾아볼 수 없다.

① 필요도의 우선순위 설정과 의료서비스 공급체계의 설계

의료보장의 주 급여대상이 현물급여인 의료서비스가 되며, 의료서비스 제공은 수요가 아니라 필요도를 토대로 제공되어야 하기 때문에 의료보장제도가 도입되기 전에 비하여 서비스 공급체계가 크게 변화되어야 한다. 의료보장제도에서 의료서비스의 구매자는 환자가 아니라 재정관리자인 보험자나 정부가 되며 환자는 구매자가 구매한 서비스를 이용만 하게 된다(이규식, 2021). 왜냐하면 의료보장제도란 적용자들의 의료접근성을 보장하기 위하여 원칙적으로 의료서비스 가격을 인지할 수 없도록 고안된 제도이다[25]. 환자들이 의료서비스 가격을 인지할 수 없도록 고안됨에 따라 환자를 구매자로 간주할 경우, 의료이용이 엄청나게 많아지는 도덕적 해이(moral hazard)가 일어나 의료보장재정 문제에 부닥치게 된다.

의료보장제도에서 소비자인 환자가 가격을 인식할 수 없으니, 시장수요가 아니라 Feldstein(2005)이 말하는 바와 같이 필요도(needs)를 토대로 배급을 해야 한다. 필요도에 따라 배급을 해야 함에 따라 필요도와 그 우선순위 설정이 중요하다. 필요도는 구

25) 우리나라는 본인부담률이 상당히 높은 수준이다. 그러나 필요도 접근이 토대가 된 유럽 의료보장국가들은 본인부담률이 매우 낮은 특성이 있다.

매자(보험자 혹은 정부)가 전문가들의 자문을 받아 그 나라의 인구구조, 상병구조, 의료기술, 경제상황 등을 고려하여 결정하게 된다고 Melhado(1998)는 주장한다. 그리고 필요도의 우선순위에 맞게 의료서비스를 효율적으로 배분하기 위해서는 의료공급자의 위계화와 함께 의료의 단계적 이용절차가 필요함을 설명하면서, 구체적 사례로 Fox (1986)의 이론에 따른 계층적 지역주의(hierarchical regionalism) 모형을 제시하고 있다.

계층적 지역주의 모형은 의료필요도의 우선순위를 1차, 2차 및 3차로 구분하고 공급자도 이와 같은 우선순위에 맞추어 1차 의료기관, 2차 의료기관 및 3차 의료기관으로 위계화하고, 의료기관의 배치를 지역에 맞추어 1차 의료기관은 동네 단위로, 2차 의료기관은 생활권 단위로, 3차 의료기관은 광역 생활권 단위로 하게 된다. 환자는 병이 나면 1차 의료기관을 먼저 이용하고, 여기서 진료가 어려우면 의사의 진료의뢰서를 지참하여 2차, 3차 의료기관으로 단계적으로 이용하는 진료의뢰체계(referral pathway 혹은 patient pathway)를 따르게 하는 것이다.

이렇게 할 때, 의료보장제도에서 우려되는 도덕적 해이[26]로 인한 의료서비스의 남용은 생각할 수도 없고, 제한된 의료보장재정으로 가능하면 더 많은 서비스를 제공할 수 있는 효율적인 의료보장제도가 될 수 있다.

② 현물급여와 진료비 지불제도[27]

의료보장제도가 도입되기 이전에는 환자가 구매자이기 때문에 의료기관에서 진료를 받고 책정된 가격을 직접 지불하였다. 그러나 의료보장제도는 구매자가 환자가 아니라 정부나 보험자이기 때문에 진료비는 정부나 보험자가 지불하게 된다. 환자진료에 소요된 비용을 보험자나 정부가 의료기관에 지불해 주는 것은 단순한 지불행위 같으나 지불방법에 따라 진료의 행태가 달라지고 의료비 총액도 달라지는 등 진료비 지불제도는 급여 관리에서 매우 중요한 역할을 한다.

26) 도덕적 해이는 미국과 같은 민영보험 중심의 의료체계에서 발생하는 것이며, 권리로써 의료보장제도를 시행하는 국가에서는 필요도에 따라 서비스를 배급하기 때문에 도덕적 해이 문제는 일어날 수 없다.

27) 진료비를 진료보수라는 용어를 사용하기도 한다. 환자의 입장에서 보면 진료비가 되지만 공급자의 입장에서는 환자를 진료하고 받는 보수이기 때문에 진료보수가 된다. 일본에서는 진료보수라는 용어를 사용하는 반면에 우리나라에서는 진료비라는 용어를 사용하고 있다. 의료보장제도는 환자가 구매자가 아니기 때문에 진료비보다는 진료보수가 더 합당한 용어라고 여겨진다(이규식, 2022).

의료보장제도에서 이용자인 환자가 의료가격을 인지할 수 없도록 고안되지만 그렇다고 의료가격이 없어지는 것은 아니다. 의료공급자는 의료가격이 책정되어 있어야 환자에게 제공한 서비스에 대한 합당한 진료비(혹은 진료보수)를 받아 다음 기의 재생산이 가능해진다. 따라서 구매자는 진료비 지불을 단순히 환자의 치료비용으로만 생각해서는 곤란하며, 의료서비스가 지속적으로 발전하면서 재생산이 가능하도록 유의하여야 한다.

의료보장 의료의 가격 설정에 있어서 중요한 원칙은 의료서비스의 제공을 통하여 영리적 이윤(적정 이윤을 초과하는 이윤)의 획득은 할 수 없도록 하는 것이다. 그러다 보니 많은 국가에서 의료가격은 생산원가(적정이윤 포함)를 기준으로 하되 의료기술의 발전이나 의료의 질(안전성 포함) 향상을 위한 비용도 유의하여 책정한다는 점이다.

5. 의료보장의 원칙

의료보장제도는 주로 현물급여(의료서비스 제공)로 다른 사회보장과는 여러 가지 측면에서 다른 특성이 있다. 따라서 의료보장제도를 운영하는 원칙은 앞에서 설명한 사회보장 원칙과 다를 수밖에 없다. 필자는 의료보장제도를 운영하는데 다음과 같은 원칙이 필요하다고 생각한다.

첫째, 적용대상의 보편적 원칙(universal coverage)이다. 이 원칙은 전국민의료보장으로 나타난다. 즉, 한 국가에 거주하는 모든 사람은 의료보장의 적용을 받아야 한다. 외국인이라 하더라도 그 나라에 취업하여 세금을 부담하는 경우에는 의료보장의 적용을 받아야 한다. 여행 중인 외국인의 경우에는 보편적 적용의 대상에서 제외될 수 있다.

둘째, 제공되는 서비스의 포괄성 원칙(comprehensive services)이다. 이 원칙은 필요도 입증과 연계하되 가급적 안전성과 유효성이 입증되는 의료서비스는 보험의 급여로 제공해야 한다는 점이다. 포괄성은 임상적 측면도 중요하지만 사회경제적 여건도 중요하기 때문에 선진국에서 유효성과 안전성이 입증되는 서비스는 포괄적으로 거의 제공할 수 있으나, 후진국에서는 임상적으로 유효하고 안전하여도 필요도 입증은 어려울 수 있다. 그리고 선진국의 경우라도 유효성과 안전성이 입증된 신의료기술을 무분별하게 보험급여로 보급하기 어려운 문제가 있다. 신의료기술의 보험급여화는 의료보장의 재정과 결부되어 결국 의료보장 적용자의 부담으로 귀결되기 때문에 의료기술평가(health technology assessment, HTA) 등을 거쳐 적정 범위에서 제공하고 있다.

셋째, 제공되는 의료서비스 수준의 최소화 원칙이다. 의료보장을 통하여 제공되는 서비스에는 특별진료나 특실과 같은 높은 수준의 의료는 포함할 수 없다. 특실에 입원을 원한다면 기준병실과 특실 간의 입원비 차액만 본인에게 부담시키는 방식이 아니라 진료비 전액을 본인이 부담하는 자비부담병상 방식이 최소수준 원칙에 부합한다.

넷째, 재정보호와 재정부담의 공평성(financial protection and fair distribution of burden of funding) 원칙이다. 재정보호는 과다한 본인부담으로 가계가 재난적 상태에 빠지지 않도록 방지하는 것을 의미한다. 재정부담의 공평성은 모든 국민에게 동일한 방법으로 재정을 조달하여 가입자 모두가 부담이 공평해지도록 하는 것을 말한다. 그리고 급여는 모든 국민에게 동일 조건으로 제공하여 형평적인 배분이 이루어지도록 하는 것이 중요하다.

제3절 의료보장제도의 구성과 모형

1. 의료보장제도의 구성

의료보장제도를 운영하기 위해서는 재정확보와 위험 분산, 의료서비스의 구매, 의료서비스의 공급, 그리고 스튜어드십(stewardship)과 같은 요소가 있다. 과거에는 이러한 내용을 각기 별도로 분리하여 설명하였으나 최근에는 유사한 성격의 업무를 묶어 [그림 1-1]과 같이 4개의 범주로 표현하고 있다. 이 장에서는 개요만 간략히 소개하고 제2장에서부터 각 구성 요소별로 구체적인 설명을 하였다.

1) 재정확보와 위험 분산 기능

먼저 재정확보와 관련하여 세 가지 과제가 있다. 첫째는 비용부담자인 적용 인구를 누구로 할 것인가의 문제이다. 정부 공영의료제도에서는 비용부담자가 세금부담자가 되며, 건강보험제도에서는 보험료 부담자가 비용부담자가 되는데, 결과적으로 비용부담자는 국민이 된다. 비용부담과 관련하여 공영제이든 건강보험제도이든 관리단위를 전국 단위로

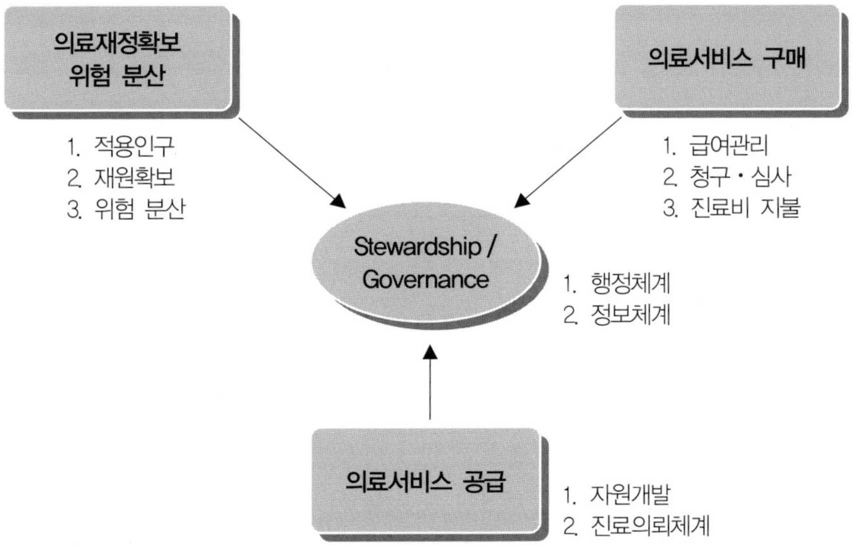

주 : 이 틀은 사회보험제도나 공영제 의료체계에서 공통적으로 적용 가능(단: 공영제는 위험 분산이나 재정조달이 사회보험과 다름)

출처 : 이규식(2015)에서 거버넌스를 수정

[그림 1-1] 구매와 공급이 분리된 의료체계의 운영 틀

할 것인지, 지역으로 분리하여 관리할 것인지도 중요하다.

둘째는 재정확보 방식에 관한 과제이다. 공영제는 정부재정으로 재정을 조달하기 때문에 재정확보 방식은 매우 단순하다. 그러나 건강보험제도는 보험료가 주요 재정이지만 보험료가 아닌 다른 재정에서도 조달할 것인지를 결정하여야 한다. 보험료 이외의 재정을 특별세로 할 것인지 여부도 결정해야 한다. 그리고 보험료 이외 정부의 재정 보조는 어느 정도 할 것인지가 중요하다. 보험료의 경우에는 부과를 어떻게 할 것인지, 보험관리 단위와 어떻게 연계시킬 것인지 등의 다양한 방식이 결정되어야 한다.

셋째는 위험 분산을 어떻게 구성할 것인지 문제이다. 이 문제는 보험관리 단위와 결부된다. 보험관리를 우리나라처럼 전국을 하나의 단위로 할 경우에는 전국민이 위험을 공동으로 대처하게 된다. 과거 조합으로 분리되어 건강보험을 관리할 때는 위험 분산이 조합 단위로 한정되어 위험의 책임이 협소해지게 된다. 정부재정으로 운영되는 공영제의 경우에는 사회보험과 달리 위험의 책임을 정부가 담당하기 때문에 위험 분산에는 크게 유의하지 않아도 된다.

2) 의료서비스의 구매기능

의료서비스의 구매기능에는 급여 관리, 진료비 청구·심사, 진료비 지불의 세 가지 업무가 있다. 과거에는 사회보험에서는 의료기관이 보험 적용자를 진료하고 진료비를 보험자에게 청구하면 보험자가 심사하여 지불하면 되었기 때문에 구매기능에 대하여 크게 주목하지 않았다. NHS와 같은 공영제 의료체계를 갖는 국가에 있어서는 정부가 의료서비스를 직접 공급하기 때문에 구매기능은 사실상 없었다. 그러다 경상국민의료비가 급속히 증가함에 따라 1990년대 이후 의료개혁이 시작되면서, 보험자인 구매자가 수동적으로 진료비만 지불할 것이 아니라 적극적인 역할을 통하여 의료서비스의 질을 향상시키고 의료체계의 효율성을 높여 보험재정을 관리할 필요성이 제기되어 구매자의 전략적인 역할이 강조되었다. 그리고 공영제에서도 재정조달과 구매를 분리하는 개혁을 한 영국과 같은 국가에서는 구매자 역할이 요구되었다. 그리하여 정부는 의료서비스 공급을 담당한 병원에 대하여 자율성을 부여하고 정부는 이러한 의료기관으로부터 의료서비스를 구매하는 방식으로 구매자와 공급자의 기능을 분리하는 개혁을 이루었다. 따라서 공영제 국가인 영국이나 스웨덴 같은 국가에서도 구매기능이 점차 주목을 받고 있다.

구매기능에서 중요한 것은 의료보장에서 제공할 의료서비스의 내용으로 급여 목록을 작성하고 이를 관리하는 일이다. 다음으로는 공급자가 의료보장 적용자에게 의료서비스를 제공하고 진료비를 청구하면 구매자인 보험자(또는 공영제에서는 정부)가 진료비를 심사하고, 이를 지불하는 업무이다.

3) 의료서비스의 공급기능

의료보장에서 중요한 세 번째의 기능은 적용자에게 의료서비스를 제공하는 업무와 관련된 과제이다. 의료서비스를 제공하기 위하여 의료자원을 개발하고 의료의 질을 적정수준으로 유지하고, 진료(혹은 공급)체계를 수립하는 일이다. 의료자원의 개발은 주로 정부의 기능에 속하지만 건강보험에서 진료비를 어떻게 지불하느냐에 따라 자원 배분이 달라질 수 있다. 그리고 진료체계로는 1차 의사에게 문지기 기능을 부여하여 단계별 진료체계를 수립할 수 있고, 우리나라와 같이 상급종합병원을 제외하고는 자유로운 진료체계를 가질 수도 있다.

4) 의료보장의 스튜어드십/거버넌스

마지막으로 의료보장제도를 운영하는데 중요한 요소는 스튜어드십 또는 거버넌스이다. 의료보장제도에 경쟁적인 요소를 넣어 효율성을 높일 수도 있고, 정부나 보험자가 명령과 통제를 통하여 관리할 수도 있다. 스튜어드십에서 중요한 요소로는 관리구조, 의료보장제도의 비전 설정, 전략적인 장기계획의 수립, 소비자의 반응성에 대한 부응, 합리적인 규제의 설정 그리고 행정체계와 정보체계의 구비와 같은 과제들이 있다.

2. 의료보장 모형

의료보장의 모형은 [표 1-1]에서 볼 수 있는 바와 같이 국가의 일반재정으로 운영하는 조세를 토대로 하는 공영제 방식의 베버리지 모형과 보험료를 바탕으로 하는 비스마르크 모형이 대종을 이루고 있다. 그리고 구 공산권 국가의 배급경제체제에 부합하는 세마쉬코 모형 등이 있다. 이와 같은 주된 모형 외에도 저개발국가의 모형 등이 있다[28].

[표 1-1] 의료체계와 관련한 주된 의료보장 모형

구분	공영제(Beveridge 모형)		보험방식(Bismarck 모형)	
	중앙 정부	지방 정부	직접서비스제공	간접서비스제공
명칭	NHS	RHS	SHI직접	SHI간접
관리	중앙 정부 (보험자 없음)	지방 정부 (보험자 없음)	보험공사 (특수직종분리)	조합, 질병금고 (다보험자)
적용범위	전국민	전국민	근로자중심 (전국민적용노력)	전국민
병원소유	중앙 정부	지방 정부	보험공사*	공공 및 민간공존
상병수당	별도기구	별도기구	정형이 없음	조합 및 금고에서 동시취급
국가	영국, 이탈리아	스웨덴, 덴마크	일부 남미국가 일부 개도국	독일, 네덜란드, 일본
특징	중앙집권형	지방분권형	중앙집권형	조합분권형

주 : 1) * 현재는 국립병원이나 민간병원의 수가 많아 직접 제공의 의미가 약하지만 보험제도 도입 당시에는 보험자가 설립한 의료기관이 주류를 이루었기 때문에 직접 제공 모형으로 분류하였다. 현재도 일부 국가들은 보험공사의 직영병원이 주된 공급자 역할을 수행하고 있다.
2) 구 공산권의 계획경제모형이나 저개발국가에 대해서는 별도로 설명한다.

28) 이 외에도 싱가포르의 의료저축계좌 모형, 걸프만 국가의 무상의료모형이 있다. 이 모형들은 제12장에서 구체적으로 설명하기로 한다.

1) 공영제(Beveridge) 모형

(1) 국영의료제도(National Health Service, NHS)

이 모형은 국민들의 의료서비스를 보장하기 위한 재정을 중앙 정부의 일반재정에서 조달한다. 주된 재정이 중앙 정부의 일반재정이지만 국가에 따라서는 지방 정부의 재정, 사회보험료 그리고 기타의 재정에서도 일부 충당이 된다. 예컨대, 영국의 경우 2013년도의 재정조달을 보면 공공재정이 83.5%, 사적 지출(OOP)이 9.3%, 민영보험이 2.8%[29], 기타 5.0%로 구성되어 있다(WHO Global Health Expenditure Database, 2015). 뉴질랜드도 2006년 국민 경상의료비의 77.9%가 정부에 의하여 조달되고 있으며, 나머지 22.1%는 민영의료보험, 환자의 본인부담 등으로 구성되어 있다(Cumming et al., 2014). 오스트레일리아는 2003/4년 회계기준으로 정부재정이 67.9%, 민영보험, 환자본인부담 등의 민간재정이 32.1% 수준에 이르고 있었다(Healy, Sharman and Lokuge, 2006). 의료보장 재정의 대부분이 중앙 정부의 일반재정이기 때문에 모든 국민들에게 적용한다. 그리고 서비스에 따라 이용자에게 소액의 본인부담금을 부담시키기도 한다. 영국의 경우 치과, 안경, 약제급여에 대하여 진료비의 일부를 이용자에게 부담시키고 있다.

이 방법은 전국민에게 무료에 가까운 의료서비스를 정부재정으로 제공하기 때문에 국민들의 입장에서는 거주지 근처에서 서비스 받기를 희망한다. 따라서 의료공급자의 균점분포가 필수 요소가 된다. 그리고 이 제도에서는 국민들이 의료이용과 관련하여 도덕적 해이가 심하게 일어날 수 있다. 만약 의료이용과 관련하여 적절한 통제가 없으면 의료비에 대한 정부재정 부담이 막대해진다. 서비스의 균점 분포를 위한 가장 빠른 길은 의료공급자를 정부의 지배하에 두고 일정 예산을 배정하여 그 범위 내에서 의료서비스를 제공하는 것이다. 그리고 의료이용은 필요도 접근을 통하여 강력히 규제하여 도덕적 해이를 방지하고 있다[30].

이 모형을 택한 국가들은 의료공급을 국가의 직접적인 통제 하에 두기 위하여 병원을 국가의 소유로 하고 있다. 중앙 정부가 의료서비스를 국민에게 직접 제공하기 때문에 의료서비스 구매자와 공급자 기능을 모두 정부가 하고 있다. 그리고 개업의사는 일반의(GP)나 가정의로서 역시 정부의 통제 하에 정부로부터 월급제나 인두제 방식으로 진료비

---

29) 민영보험에 가입한 인구비율은 10.4%에 이른다.

30) 미국의 의료경제학자인 Aaron and Schwartz(1985)는 이와 같은 모형을 의료배급제(rationing model)로 부르고 있다.

를 지불받고 있다.

이 방법의 특징은 질병 치료뿐 아니라 보건교육, 예방, 재활에 이르는 모든 서비스를 포함하는 포괄적 서비스를 제공하고 있다. 이 방법은 국가의 일반재정으로 의료를 보장하기 때문에 건강보험공단과 같은 별도의 관리기구는 없고 보건부가 모든 국민에게 의료서비스를 제공하는 시스템만을 갖추고 있는 특징이 있다. 이 방법을 택한 국가는 질병으로 인한 소득중단에 대비하는 현금급여(상병수당)의 소득보장은 NHS에서 제외시켜 별도의 사회보험기구를 설립하여 다루고 있다.

NHS제도를 택한 영국은 보다 고급 서비스[31]를 희망하는 부유층을 위하여 영리병원을 허용하고 있다. 그리고 NHS 병원에도 자비부담병상을 허용하여 희망하는 사람에게는 진료비 전액을 이용자에게 부담시키는 대신에 고가의 고급 서비스를 개인적으로 제공받을 수 있는 기회를 허용하고 있다. 영국이나 뉴질랜드와 같은 국가에서 민영보험이 발전하는 이유는 영리병원을 허용하여 부유한 사람들의 고급 의료욕구를 충족시켜 주기 때문이다.

NHS제도는 뉴질랜드가 1938년 처음으로 채택하였으며, 뒤이어 1948년 영국이 질병보험에서 NHS로 전환을 하였다. 그 뒤 1980년대 이탈리아, 그리스, 스페인 등 남부 유럽 국가들이 그리고 남미에서는 니카라과가 NHS제도로 전환하였다. 석유 판매로 국가의 재정을 꾸려가는 GCC 국가(Gulf 만에 위치하는 사우디아라비아, 카타르, 아랍에미리트, 쿠웨이트, 오만)는 자국의 제도를 NHS라 부르지는 않지만 중앙 정부의 일반재정으로 정부 소유 병원과 보건소를 통하여 무상의료를 국민에게 제공하고 있어, 이 모형으로 분류할 수 있을 것이다.

(2) 지방공영의료제도(Regional Health Service, RHS)[32]

이 모형은 국민들의 의료서비스를 보장하기 위한 재정을 지방 정부의 일반재정에서 조달한다. 의료보장 재정이 주로 지방 정부의 일반재정으로 충당되지만 중앙 정부의 교부금이나 지원금, 사회보험료 그리고 기타의 재정에서도 일부 충당이 된다. 전통적으로 서

31) 고급 서비스를 정의하기는 쉽지 않기 때문에 여기서는 편의상 민간영리병원에서 제공하는 값이 비싼 서비스(단독병실 사용, 단독적인 간호서비스의 제공, 편의적 서비스 제공 등)로 정의하기로 한다.

32) 이 모형을 택하고 있는 국가들이 자기 나라의 의료보장모형을 공식적으로 RHS라고 부르지는 않는다. 다만, 의료보장 재정이 중앙 정부에서 나오는 것이 아니기 때문에 NHS형으로 분류하는데 거부감을 갖는다. RHS라는 표현은 영국의 한 경제연구소(National Economic Research Associates, NERA)가 1993년 세계 10여개 국가들의 의료개혁에 관한 보고서를 작성하면서 처음 사용하였다. 최근 OECD에서 발간된 자료에서는 RHS 모형을 Local Health Service(LHS)로 부르고 있다(Paris et al., 2010). 그러나 북유럽의 경우 Local이라면 Municipality를 의미하는데, 의료는 지방 정부(Regional Authority, 즉 County 정부)에서 관장하고 있어 LHS라고 부르는 것은 적합하지 못하다.

구 사회에서는 의료나 사회적인 서비스와 같은 주민의 일상생활과 관련되는 일들은 지방 정부가 담당하여야 한다는 통념으로 인하여 RHS가 형성되었다.

이 모형도 지방 정부의 일반재정으로 의료보장을 하기 때문에 모든 지역주민을 의료보장에 적용하고 있다. 그리고 서비스에 따라 이용자에게 소액의 본인부담금을 부담시키기도 하지만 원칙적으로 무료로 제공된다. 세금으로 운영되는 이 모형도 NHS제도에서와 마찬가지로 주민들의 입장에서는 거주지 근처에서 서비스 받기를 희망한다. 따라서 의료공급자의 균점 분포가 필수적인 요소가 된다. 그리고 이 제도 역시 필요도 접근을 하기 때문에 의료이용과 관련하여 도덕적 해이는 생각할 수도 없다.

서비스의 균점 분포와 의료비 통제를 위한 지름길은 의료공급자를 지방 정부의 지배하에 두고 필요도를 토대로 일정 예산을 배정하여 그 범위 내에서 의료서비스를 제공하는 것이다. 따라서 대부분의 병원은 지방 정부 소유로 하고 있다. 그리하여 지방 정부가 의료서비스 구매자와 공급자의 역할을 동시에 수행하는 직접적인 서비스 제공 형태를 취하고 있다. 그리고 개업의사는 일반의나 가정의로서 역시 지방 정부의 통제 하에 지방 정부로부터 봉급제나 인두제 혹은 행위별수가 방식으로 진료비를 지불받고 있다.

이 방법 역시 NHS제도에서와 같이 질병 치료뿐 아니라 보건교육, 예방, 재활에 이르는 모든 서비스를 포함하는 포괄적 서비스를 제공한다. 이 방법은 지방 정부의 일반재정으로 재정을 조달하기 때문에 건강보험공단이나 질병금고와 같은 별도의 관리기구는 없고 지방 정부 보건부가 지역주민들에게 의료서비스를 제공하는 시스템만을 갖추고 있다. 이 방법을 택한 국가는 질병으로 인한 소득중단에 대비하는 현금급여(상병수당)는 의료서비스에서 제외시켜 별도의 사회보험 기구에서 다루고 있다.

RHS제도를 택한 국가에서도 NHS 국가들과 같이 고가의 서비스를 받기 희망하는 부유층을 위하여 영리병원을 허용하고 정부 소유 병원에 자비부담병상을 허용하여 희망하는 사람에게는 진료비 전액을 이용자에게 부담시키는 국가들도 있다. 영리병원이나 자비부담병상을 이용하는 사람을 위하여 민영보험이 도입되었다.

이 제도는 스웨덴, 덴마크, 핀란드, 노르웨이 등의 북유럽 국가들이 채택하고 있다. 이 방법은 의료보장을 지방 정부 책임으로 하는 소위 분권화 체계(decentralized system)로 되어 있어 중앙 정부가 장악하는 국영체계(nationalized system)와 구분된다. 스칸디나비아 국가들은 영국이 NHS제도를 채택할 때처럼 특정 시점에서 제도를 바꾼 것이 아니라 국가 발전과정에서 RHS제도가 자연스럽게 발전해 온 특징이 있다.

그런데 캐나다는 연구자의 시각에 따라 RHS 모형으로 분류하기도 하고, 사회보험 모형으로 분류하기도 한다. 캐나다를 재정조달 측면에서 본다면 주로 주 정부(州 政府) 재정에서 조달하기 때문에 RHS형 국가라 할 수 있다. 그런데 병원진료비를 주 정부의 일반재정으로 조달하는데도 불구하고 의료기관은 주로 민간이 소유하고 있는 특징이 있다. 캐나다 병원들도 미국과 같이 개방형이라 전문의들이 개업을 하고 병원에 attending하여 입원환자를 진료하고 있다. 병원은 주 정부로부터 예산을 할당받아 운영하고, 개업의사는 주정부가 재정을 부담하는 건강보험에서 행위별수가로 진료비를 지불받는다. 그리고 재정운영을 위시한 관리는 정부가 함에도 불구하고 의료기관이 중앙 정부 내지는 지방 정부 소유로 되어 있지 않다고 하여 캐나다는 자국의 제도를 건강보험제도(SHI)로 부르고 있다(캐나다는 병상의 35%만이 공공병원에 속함, Romer, 1991). 그런데, 캐나다의 앨버트(Alberta) 주와 브리티시 콜롬비아(British Columbia) 주에서는 질병 치료에 소요되는 재정의 20%를 보험료로 별도 징수한다. NERA 보고서는 재정조달 측면을 강조하여 캐나다를 RHS형 국가로 분류하였다.

2) 건강보험(Bismarck) 모형

(1) 서비스 직접 제공 모형(Social Health Insurance : direct delivery pattern)[33)]

이 모형은 의료보장을 위한 재정조달을 건강보험료로 한다. 그리고 의료서비스는 주로 보험공사가 고용한 의사와 공사가 소유하는 병원을 통하여 직접적으로 제공하기 때문에 건강보험 직접서비스 모형으로 필자가 명명하였다. 이 모형은 주로 근로자들을 하나의 보험 관리단위 속에 넣고 단일 보험자에 의하여 관리하는 특징이 있다. 전국에 흩어진 근로자들을 하나의 관리단위로 관리함에 따라 서비스 제공을 위한 시설이나 의료인력의 균점 요구가 대두되어 보험공사가 적립된 보험료로 의료기관을 설립하여 서비스를 제공하게 되었다. 그리고 1980년대 이후에는 근로자가 아닌 일반 국민들도 건강보험에 적용하고 있다. 보험공사가 의료기관을 직접 설립함에 따라 시설 배치는 대체적으로 균점 분포를 기할 수 있었다.

33) OECD(1992)에서는 이 모형을 보험료로 재정을 조달하는 integrated model이라고 부르고 있다. WHO에서는 보험자의 적극적인 역할을 강조하기 위하여 보험자를 구매자로 부르고 있으며, integrated model을 의료서비스 구매자와 공급자 기능을 통합한 모형으로 간주하고 있다.

이 제도는 재정조달을 보험료라는 형태를 택할 뿐 의료기관을 보험공사가 소유하기 때문에 실질적으로는 NHS형의 관리방식과 큰 차이가 없다. 즉, NHS에서는 보험자 역할을 중앙 정부가 담당하는 것과 같기 때문에 건강보험의 서비스 직접 제공 모형과 관리원칙이 동일하다. 따라서 병원급에 대해서는 보험자가 예산을 할당하여 주고, 병원은 예산의 범위 내에서 환자 진료를 하게 된다. 그리고 1차 의사들은 보험자가 고용하기 때문에 진료비는 주로 봉급제로 지불하는 특징이 있다. 이러한 지불제도의 측면에서 볼 때도 NHS와 거의 유사한 관리방법을 갖는다고 하겠다.

이 모형에서는 보험공사가 상병수당도 같이 다루는 국가도 있고 상병수당을 다른 현금급여와 같이 다루기 위하여 의료서비스와 분리한 국가도 있다. 따라서 상병수당과 관련하여서는 정해진 모형은 없고 국가에 따라 다른 형태를 보이고 있다.

이 모형을 택한 국가들은 일부의 중남미 국가, 그리고 2차 세계대전 이후에 건강보험제도를 도입한 일부의 개발도상국가들이다. 그러나 건강보험제도의 확대와 함께 민간의료기관들이 성장함에 따라 이제는 대부분 국가들이 민간의료기관과 계약을 맺어 간접적으로 서비스를 제공하고 있다. 따라서 의료서비스 구매자와 공급자가 분리되는 형태로 변화가 이루어지고 있다. 이 모형을 택한 국가들에서는 대부분의 프로그램이 근로자를 대상으로 하고 있으며 이 제도 속에 자영자들도 포함시키고 있다. 그러나 산업화가 본격적으로 이루어지기 이전에 사회보장제도를 갖추다 보니 높은 사회보장비가 산업의 국제경쟁력을 떨어뜨려 경제가 쇠퇴하게 되는 요인이 되기도 하였다. 남미 국가들은 일반 근로자는 사회보험청이라는 단일조직에 포함시키지만 광부, 선원, 철도원과 같은 고위험 집단과 공무원, 은행원, 교사와 같은 저위험 집단은 별도의 조합을 두어 관리하는 특징을 갖고 있다[34].

물론 중남미 국가들이라고 모두 직접 제공에 의한 단일 보험자 방식을 택하는 것은 아니다. 니카라과는 NHS 모형으로 전국민에게 의료를 보장하고 있으며, 칠레는 칠레형 NHS 제도를 택하였으나 공적으로 조달되는 의료비의 비중이 낮고 민영보험에의 의존율이 높다. 아르헨티나는 수 많은 질병금고들을 통하여 전국민을 보험에 적용하며 처음부터 간

34) 코스타리카는 완전한 단일 관리형태인데 서비스는 보험자가 설립한 의료기관과 보험자가 고용한 의사에 의하여 직접 제공된다. 코스타리카는 1971년을 전국민건강보험 실현의 목표로 하였지만 51% 국민만 적용할 수 있었고, 다시 1982년까지 전국민의 94%를 적용코자 하였지만 실제로는 78%만 적용하였다. 코스타리카에서 의료보장 적용률이 하락한 것은, 건강보험, 연금, 산재, 고용보험과 같은 사회보험을 동시에 제공함에 따라 보험료 부담이 높아 기업의 국제경쟁력이 떨어져 경제성장에 어려움을 주었기 때문이다(Morgan, 1987).

접 제공방식으로 의료서비스를 제공하였다.

(2) 서비스 간접 제공 모형(Social Health Insurance : indirect delivery pattern)[35]

이 모형은 건강보험방식 하에서 의료서비스를 보험자가 직접 제공하지 않고 공공 또는 민간의료기관과 계약을 맺어 간접적으로 제공하는 형태이다. 이 모형을 택한 국가에서는 공공병원도 많지만 민간병원 또한 상당수가 있어 병원의 분포가 전국적으로 골고루 되어 있지 못한 특징이 있다. 그리고 1차 의료를 담당하는 일반의나 가정의들은 개업이 자유롭기 때문에 인구가 밀집된 도시지역에 집중적으로 분포되는 문제가 있다. 의료자원이 균점 분포되지 못한 국가에서 보험관리를 단일체계로 하게 되면 자원이 적은 지역의 주민은 상대적으로 불이익을 받게 된다. 따라서 의료서비스를 간접 제공하는 건강보험국가들은 대체로 보험관리를 여러 개의 질병금고에 맡겨 분권화시킨 특징이 있어 다(多) 보험자 방식이라 부르기도 한다.

이 모형을 택하는 경우 의료공급자에 대한 진료비의 지불방법이 다른 모형에 비하여 복잡해진다. 대체로 1차 의료를 담당하는 개업의사에 대해서는 행위별수가제를 사용한다. 독일과 같은 국가에서는 총액계약제를 택하기도 하지만 근본적으로는 행위별수가제를 토대로 하여 총액을 계약한다. 그리고 병원에 대하여는 행위별수가제를 사용하는 국가, 일당진료비제도를 사용하는 국가, 건당진료비제도를 사용하는 국가, DRGs를 사용하는 국가, 예산제를 사용하는 국가 등으로 다양한데 병원의 소유를 민간이 하느냐 공공기관에서 하느냐에 따라 달라질 수도 있다.

다른 모형에 비하여 이 모형은 의료공급자의 자율성이 상대적으로 많아 의료의 질적 수준이 높고, 피보험자의 만족도가 높은 반면에 비용부담이 높은 문제가 있다. 그리고 이 모형을 택한 유럽 국가에서는 필요도 접근을 통하여 의료이용을 통제하고 있으나 공영의료제도와 달리 필요도를 묵시적으로 설정하여 의료이용 통제가 상대적으로 약한 편이다.

이 모형에서는 질병금고 또는 보험조합에서 상병수당도 같이 다루게 된다. 보험료를 부담하기 어려운 계층은 국가의 일반재정으로 별도의 사회부조방식으로 의료를 보장하기도 하고, 보험 속에 포함시켜 보험료를 정부가 보조하는 방법을 택하기도 한다. 이러한

---

35) 이 모형을 OECD(1992)에서는 contract model(보험자와 공급자가 계약을 통해 의료서비스를 제공한다는 의미)이라고 부르고 있다. WHO에서는 의료서비스 구매자와 공급자가 분리된 모형이라 부른다.

방법을 택한 대표적인 국가는 독일, 프랑스, 네덜란드, 오스트리아와 같은 서유럽 국가들이며 일본과 우리나라도 간접 제공방식을 택하는 국가이다. 이 모형은 많은 질병금고나 보험조합을 통한 다 보험자 방식으로 보험제도가 운영되는 특징이 있다. 이 모형을 택한 국가라도 정부가 재정의 일부를 담당하기도 한다. 오스트리아의 2015년 재정 구성을 보면 정부 30.8%, SHI 44.8%, OOP 17.9%, 민영보험 4.9%, 기타 1.6%로 구성되어 있다(OECD, 2017). 그러다 1989년 네덜란드의 데커 개혁안이 발표되고 난 이후인 1990년대부터 보험자 간의 경쟁을 위하여 다양한 개혁이 이루어지고 있다. 이 모형을 택한 국가들의 개혁에 관해서는 제11장에서 상세히 설명하기로 한다.

3) 세마쉬코(Semashko) 모형

이 모형은 구 소련의 계획경제를 통한 배급제 경제체제와 부합하는 의료체계로 국가의 강력한 통제 하에서 무상으로 의료를 제공하고 있다. 세마쉬코라는 명칭을 붙이게 된 것은 소련 의사 세마쉬코(Semashko)가 1918년 소련의 계획경제 하의 무상의료제도를 개발하였기 때문이다(Tragakes and Vienonen, 1994)[36]. 세마쉬코 모형에서 의료공급은 모두 국가가 소유하는 의료기관에서 제공하며 이용은 무상으로 한다. 무상의료제도를 유지하는 것은 국민의 기본권으로서의 의료를 보장하는 것이 목적이 아니라 공산국가의 배급경제를 유지하기 위함이다. 즉, 이 모형은 공산주의 계획경제체제의 동원형 사회(mobilized society)에서 볼 수 있다.

공산주의 계획경제란 국가 기획당국이 국민들에게 생활에 필요한 물자를 배급하기 위하여 먼저 필요도를 기준으로 배급할 모든 물자의 생산목표량을 책정하게 된다. 책정한 목표량이 완전히 생산되어야 배급이 원활해진다. 따라서 기획당국은 생산목표량을 각 작업장별로 할당시켜 생산을 한 후에 정부가 이것을 국민들에게 배급해주는 방식으로 경제의 기본 문제를 해결한다. 그런데 만약 작업장의 일꾼이 병이 나서 일을 제대로 하지 못하면 목표량의 생산에 차질이 생기며, 이렇게 되면 배급에도 문제가 생긴다. 따라서 공산국가에서는 기계의 부품에 해당하는 일꾼들이 병이 나면 제때에 치료하여 작업에 차질이 없도록 해야 하기 때문에 작업장 근처에 의료기관이나 의료인력을 배치하고 무료로 의료서비스를 제공한다. 이 모형은 자본주의 국가의 군 의료체계에서 볼 수 있다. 군 의료체계 역시 전쟁을 위해서는 모든 병사가 늘 건강해야 하기 때문에 의료시설은 항상 군부대

36) 1918년 6월 Semashko Conference를 개최하여 무상의료제도를 채택하게 된다.

와 같이 존재하며, 의료서비스는 무료로 제공하게 된다. Salloway(1982)는 이 모형을 기계유지 모형(machine maintenance model)이라고 불렀다.

기계유지 모형의 지배적 가치(domain assumption)는 '모든 사회구성원은 항상 건강을 유지하여야만 공산주의의 배급경제를 위한 생산에 차질을 주지 않는다.'는 것이다. 즉, 모든 부속품이 기름이 제대로 쳐져 잘 정비(well oiled machine)되어 있어야만 제대로의 기능을 한다는 것이다(Salloway, 1982).

이 모형은 국민건강이 목적이 아니라 공산경제체제를 유지하기 위하여 구성원이 건강하여야 한다는 가치관에 의하여 운영되는 특징이 있다. 이 모형에서는 의료체계를 끌고 가는 힘은 정부의 명령에서 나오며 참여자의 순응원리 역시 명령에 복종하는 것으로 이루어진다. 의사결정도 중앙집권적인 명령체계를 통해 상의하달형으로 이루어진다. 의료체계의 참여자인 환자나 의료서비스 제공자인 의사들은 어떠한 동기화도 없으며, 이들의 행위도 정부의 명령에 의해 통제받게 된다. 공산주의 경제는 배급제이기 때문에 국가 구성원은 열심히 일할 아무런 경제적인 인센티브가 없어 틈만 나면 생산라인에서 벗어나고자 하여, 몸이 아프다는 핑계를 댄다. 생산라인에서 벗어나고자 하는 이러한 꾀병 환자를 모두 허용하면 당초 정부가 계획한 생산량을 달성하지 못하기 때문에 의사는 이러한 꾀병 환자를 막는 문지기 기능도 담당한다(Salloway, 1982).

이 모형에서는 의사도 국가에 고용된 피용 근로자이기 때문에 배급제로 생활해야 한다. 의사들도 대부분의 생활필수품은 배급을 통하여 받고, 일부는 월급으로 받는 생활을 하게 된다. 따라서 시장경제형 국가처럼 의사들이 일반 근로자에 비하여 더 높은 보수를 기대할 수도 없다. 대부분 국가의 군 의료체계는 이러한 기계유지 모형이다. 즉, 병사들이 있는 곳에는 항상 의무병이 있고 의무중대가 있으며, 여기서 완치하기가 어려우면 야전병원으로 후송되고, 다시 후송병원으로, 마지막 단계에서는 통합병원에서 진료를 받도록 위계화가 잘 되어 있다.

4) 시장형 모형(Medical Savings Accounts)

이 모형은 싱가포르에서 채택되고 있다. 싱가포르는 제2차 세계대전 이후에 독립을 하면서 영국형의 정부 공영제 의료체계를 택하여 공공병원의 본인부담률을 10%로 매우 낮게 설정하였다. 그러다 저출산 시대를 대비하기 위하여 1984년 리콴요 수상이 의료개혁을 단행하여 시장형 의료체계로 전환하게 된다. 공공병원에 대한 정부지원을 대폭 낮추어 본인부담률을 병상의 편의도(amenity)에 따라 차등화 하였고 의원에 대해서는 진료비 전액을 환자에게 부담시켜 의료비 증가를 억제하기 위한 노력을 시작하였다[37].

이와 같은 조치와 함께 환자들이 의료이용을 할 때 늘어난 지출 부담에 대처하기 위하여 의료저축계좌(Medical Savings Accounts, MSAs) 제도를 도입하였다. 의료저축계좌는 매월 지급받는 임금의 일정률을 개인이 자기의 저축계좌에 강제로 저축하도록 하고, 의료비 지출이 필요할 때 자기 계좌에서 인출하여 사용하도록 한 것이다. 일정액 이상이 의료저축계좌에 적립되면 의료비 외 다른 용도로 지출을 가능케 하여 환자 스스로가 의료의 남용을 억제하도록 하는 시장형 제도를 택하였다. 싱가포르에서 채택된 MSAs 제도를 중국이 건강보험제도를 개혁하면서 부분적으로 도입하였다.

5) 공적부조형 모형

이 모형은 의료서비스를 보건소 망이나 공공의료기관을 통하여 모든 국민에게 무료로 제공하는 형태로 저개발국가에서 채택하고 있는 의료체계이다. 그런데 저개발국들은 의료재정이 부족하여 모든 국민에게 의료서비스를 무료로 제공할 만큼 의료시설이 충분치 못하다. 그리고 저개발국가의 인구밀도가 높지 않기 때문에 보건소 망이나 공공의료기관의 지리적인 접근성도 좋지 못하다. 그러다 보니 보건소나 공공의료기관 주변에 살고 있는 주민은 이와 같은 현대 의료를 이용할 수 있으나 대부분의 주민은 현대 의료권역밖에 살고 있는 문제가 있다.

대부분의 저개발국가들은 제2차 세계대전 이후에 건국을 하거나 아니면 식민지국가에서 독립되어 지도자들은 의료를 국민의 기본권으로 인식하여 의료서비스의 제공체계를 정부재정으로 무상으로 제공하는 기본 틀을 유지하였다(Roemer, 1991). 그러나 의료재정의 한계로 일부 국민만 현대 의료의 혜택을 보게 되는 문제도 있다.

---

37) 싱가포르의 의료개혁은 제12장의 의료체계의 전환에서 상세히 설명한다.

참고문헌

이규식 (2013), 『의료보장과 의료체계』(제3판), 서울: 계축문화사.

이규식 (2015), 『보건의료정책-뉴패러다임』, 서울: 계축문화사.

이규식 (2017), 공공의료의 올바른 정의와 발전방향, 『대한공공의학회지』, 창간호: 79-97.

이규식 (2022), 『한국 건강보험의 발전과 과제』, 서울: 계축문화사.

정형선, 신현웅, 이규식 (2019), 『지속가능한 기초의료보장제도 구축방안 연구』, 연세대 원주산학협력단.

일본 후생성 (1999), 『후생백서』, 평성 11년.

Aaron HJ and Schwartz WB (1985), Hospital cost control: a bitter pill to swallow, *Harvard Business Review*, 63(2): 160-167.

Bachner F et al. (2018), Austria health system review, *Health Systems in Transition* 20(3), European Observatory on Health Care Systems and Policies, Copenhagen: WHO Europe.

Barr DA (2007), *Introduction to U.S. Health Policy: The Organization, Financing, and Delivery of Health Care in America*, Baltimore: The Johns Hopkins University Press.

Berthet F et al. (2015), Luxembourg, *Health Systems in Transition, Hit in Brief*, European Observatory on Health Care Systems and Policies, Copenhagen: WHO Europe.

Beveridge W (1942), *Social Insurance and Allied Services*, Presented to Parliament by Command of His Majesty, November 1942, London Her Majesty's Stationary Office, Reprinted 1969, New York, NY: Agathon Press.

Blendon RJ, Benson JM and Roches CM (2003), Americans' view of the uninsured: an era for hybrid proposals, *Health Affairs Web Exclusive*, August 27: 405-414.

Boyle S (2011), United Kingdom(England), *Health Systems in Transition*, Vol. 13, No. 1, European Observatory on Health Care Systems and Policies, Copenhagen: WHO Europe.

Brown C and Harrison D (2013), *Governance for Health Equity*, Copenhagen: WHO Europe.

Busse R and Blümel M (2014), Germany health system review, *Health Systems in Transition* 16(2), European Observatory on Health Care Systems and Policies, Copenhagen: WHO Europe. hybrid proposals. *Health Affairs Web Exclusive*; August 27: 405-414.

Busse R, Blümel A, Knieps F and Bärnighausen T (2017), Statutory health insurance in Germany: a health system shaped by 135 years of solidarity, self-governance, and competition, *The Lancet,* 390: 882-897. (http://dx.doi.org/10.1016/s0140-6736(17)31280-1)

Chaudhury H, Mahmood A and Valente M (2006), Nurse's perception of single-occupancy verse multioccupancy rooms in acute care environments: an exploratory assessment, *Applied Nursing Research*, 19: 118-125.

Chevreul K, Brigham K, Durand-Zaleski I and Hernández-Quevedo C (2015), France health system review, *Health Systems in Transition* 17(3), European Observatory on Health Care Systems and Policies, Copenhagen: WHO Europe.

Cumming J et al. (2014), New Zealand health system review, *Health Systems in Transition* 4(2), Asia Pacific Observatory on Health Systems and Policies, Manila: WHO Asia-Pacific.

Ettelt S, McKee M, Nolte E Mays N and Thompson S (2009), Planning health care capacity: whose responsibility?, In: Rechel B, Wright S, Edwards N, Dowdeswell B and McKee M eds. *Investing in Hospitals of the Future*: 47-66, European Observatory on Health Care Systems and Policies, Copenhagen: WHO Europe.

Feldstein PJ (1979), *Health Care Economics*, New York: John Wiley and Sons, Inc.

Feldstein PJ (2005), *Health Care Economics* (6th), Clifton Park, New York: Thomson Delmar Learning.

Fox DM (1986), *Health Policies Health Politics: the British and American Experience 1911-1965*, Princeton: Princeton Univ. Press.

Gerkens S and Merkur S (2010), Belgium health system review, *Health Systems in Transition* 12(5), European Observatory on Health Care Systems and Policies, Copenhagen: WHO Europe.

Glaser WA (1991), *Health Insurance in Practice, International Variations in Financing, Benefits*, and Problems, San Francisco: Jossey-Bass Publishers.

Healy J, Sharman E and Lokuge B (2006), Australia health system review, *Health Systems in Transition* 8(5), European Observatory on Health Care Systems and Policies, Copenhagen: WHO Europe.

ILO (2008), *Social Security(Minimum Standards) Convention*, 1952, Jakarta: Cetakan Pertama.

Karsten SG (1995), Health care: private good vs. public good, *The American Journal of Economics and Sociology*, 54(2): 129-144.

Kickbusch I and Gleicher D (2012), *Governance for Health in the 21st Century*, Copenhagen: WHO Europe.

Kieslich K (2012), Social values and health priority setting in Germany, *Journal of Health Organization and Management*, 26(32): 374-383.

Klein R (1995), *The New Politics of the National Health Service* (3rd), London: Longman.

Koch AL (2002), Financing health services, In: William SJ and Torrens PR eds,

Introduction to Health Services (6th), 92–123, Albany, NY: Delmar Thomson Learning.

Melhado EM (1998), Economist, public provision, and the market: changing values in policy debate, *Journal of Health Politics, Policy and Law*, 223(2): 215–263.

Morgan LM (1987), Health without wealth? Costa Rica's health system under economic crisis, *Journal of Public Health Policy*, 8(1): 86–105.

Myers RJ (1981), *Social Security* (2nd), Homewood, Ill: Richard D. Irwin.

Musgrave RA and Musgrave PB (1976), *Public Finance in Theory and Practice*, New York: McGraw–Hill.

National Bureau of Health Insurance, Taiwan (2012), *National Health Insurance in Taiwan* 2011–2012.

National Economic Research Associates (NERA, 1993 V.2), *Financing Health Care with Particular Reference to Medicines*.

OECD (1992), *The Reform of Health Care, A Comparative Analysis of Seven OECD Countries*, Paris.

OECD (2017). OECD database. Health expenditure and financing [online database]. Paris: (https://stats.oecd.org/Index.aspx?DataSetCode=SHA, accessed 26 July 2018).

Paris V, Devaux M and Wei L (2010), *Health Systems Institutional Characteristics: A Survey of 29 OECD Countries*, Health Working Paper No. 50, Paris: OECD.

Patel K and Rushefsky ME (1995), *Health Care Politics and Policy in America*, New York, NY: M.E. Sharpe, Inc.

Rejda GE (1994), *Social Insurance and Economic Security* (5th), Englewood Cliffs, New Jersey: Prentice–Hall, Inc.

Roemer MI (1991), *National Health Systems of the World*, Vol. 1, New York, NY: Oxford University Press.

Ron A, Abel–Smith B and Tamburi G (1990), H*ealth Insurance in Developing Countries*, Geneva: ILO.

Rosen B and Samuel H (2009), Israel health system review, *Health Systems in Transition 11(2)*, European Observatory on Health Systems and Policies, Copenhagen: WHO Europe.

Salloway JC (1982), *Health Care Delivery Systems*, Boulder, Colorado: Westview Press.

Saltman RB and Figueras J (1997), *European Health Care Reform, Analysis of Current Strategies*, Copenhagen: WHO Europe.

Schäfer W et al. (2010), The Netherlands health system review, *Health Systems in Transition 12(1)*, European Observatory on Health Systems and Policies, Copenhagen: WHO Europe.

Schenone K (2012), *Health Care a Public or Private Good?* Economics & Institutions,

MGMT 7730-SIK, Dec. 9, Rensselaer Polytechnic Institute.

Tragakes E and Vienonen MA (1994), *Health Care Reforms on the European Scene*, Copenhagen: WHO Europe.

Tynes SR (1996), *Turning Points in Social Security*, Stanford, CA: Stanford University Press.

WHO (2015), Global Health Expenditure Database.

제2장

의료재정의 조달과 위험 분산[1)]

제1절 개 요

의료서비스의 원활한 공급을 위해서는 적정한 재정의 마련이 매우 중요하다. 조달된 재정은 시장경제형의 의료체계에 의하여 사용될 수도 있고 건강보험(Social Health Insurance, SHI)[2)]이나 공영의료제도(National Health Service, NHS)에서도 사용될 수 있다. 한 나라의 의료서비스를 위한 재정은 다른 재정과 조달과정에서 경쟁적 관계에 있다. 따라서 의료재정의 조달은 그 사용과 밀접한 관련이 있다. 조달되는 재정이 효율적으로 사용된다면 동일한 질과 양의 서비스 제공을 위하여 보다 적은 액수의 재정이 소요될 것이다.

서유럽 국가들은 이미 경상의료비가 국내총생산(GDP)의 10% 이상에 이르며[3)] 각국마다 나름대로의 조달원(調達源)을 갖추고 있어 의료비 조달방법이나 조달 규모에 있어서 큰 문제가 없는 것 같다. 그러나 서유럽 국가들에서는 의료비가 경제성장률을 상회하여 증가하는 관계로 이의 관리가 보건·의료분야의 주요 정책과제가 되고 있다. 국민들의 요구도가 주로 의료서비스에 있다 보니 비용절감적인 공중보건 프로그램에는 재정지출이

---

1) 이 장은 이규식(2013), 『의료보장과 의료체계』(제3판)의 제8장을 보완 개편하였다.

2) 비스마르크 모형에 따른 사회의료보험을 필자가 발간한 『의료보장과 의료체계』 개정증보판까지지는 National Health Insurance(NHI)로 불렀으나, 최근 많은 문헌에서 Social Health Insurance (SHI)로 부르고 있어 이를 따르도록 하였다. 사회의료보험제도에 대하여 NHI와 SHI라는 두 가지 용어가 혼용되는데, 미국 쪽에서는 NHI가 유럽 쪽에서는 SHI가 많이 사용된다. 이 문제는 필자가 집필한 『보건의료정책』(2018년 개정판) 제4장 주8에서 상세히 설명하고 있다.

3) OECD에서는 2015년부터 발표되는 국민의료비 자료에서 자본비용을 제외시킨 경상의료비로 각국의 국민의료비를 추계하도록 국민의료비 계정 방법을 바꾸었다.

과소하게 배분되는 비효율성 문제가 대부분 국가에서 제기된다.

한편, 저개발국가들의 경상의료비는 국내총생산의 3~4% 수준에 지나지 않고 있으며(Normand and Weber, 1994) 의료비의 조달원도 매우 제한적이다. 저개발국들은 의료재정의 한계에도 불구하고 의료서비스를 주로 공공의료기관을 통하여 무료로 제공하는 공적부조형 모형을 택함에 따라 제한된 범위의 사람들만 이용하는 문제가 있다[4]. 또한, 저개발국들의 공공의료기관들은 독점적 위치에서 의사들을 월급제로 고용하기 때문에 의료서비스 생산의 비효율 문제와 함께 질 문제도 제기된다.

그리고 이용 가능한 사람들에게는 무료로 서비스가 주어지기 때문에 이들의 남용문제와 함께 의료자원의 지역적인 불균형 분포로 인하여 도시지역 주민들에게 유리한 서비스의 배분문제가 제기된다. 이러한 문제를 해결하기 위한 방안으로써 이용자에게 비용인식을 심어 주기 위하여 비용의 일부를 본인에게 부담시키는 방안(co-payment)이나 의료공급을 민간의료기관에게 위탁하는 방안, 그리고 중앙집권화된 의료체계를 분권화, 분산화 시키는 방안들이 검토되고 있다(World Bank, 1987). 이처럼 의료재정문제는 재정조달 자체에만 그치는 것이 아니라 서비스 제공이나 의료비 관리문제와 결부된다.

이 장에서는 의료서비스의 재정조달과 관련하여, 첫째, 재정은 어떻게 조달되는지, 둘째, 재정의 부담자들은 어떻게 분류하고 관리하는지, 셋째, 조달한 재정의 위험 분산은 어떻게 하는지 세 가지 각도에서 살펴보기로 한다.

제2절 재정조달 (I): 공적 방법

의료분야의 재정조달에는 조세나 건강보험료와 같은 공적인 방법에 의한 조달과 환자 본인 부담이나 민영보험에 의한 사적인 조달로 나눌 수 있다(Normand and Weber, 2009).

4) 이 문제는 앞 장에서 공적부조형 모형의 문제점으로 지적하였다.

1. 조세를 통한 재정조달

1) 일반재정에 의한 조달

(1) 공영제 의료체계를 유지하는 국가의 의료재정

일반재정은 의료서비스를 공급하는 매우 중요한 공공분야의 재원 조달원이다. 공영제 의료체계인 NHS형과 RHS형의 의료체계를 유지하기 위해서는 중앙 정부 또는 지방 정부의 일반재정으로 의료재정을 조달한다. 일반재정은 직접세와 간접세로 나누어지며, 직접세는 주로 소득과 관련된 세금이며 간접세는 소비와 관련된 세금이다. 일반적으로 소득이나 소비와 관련된 세금은 중앙 정부에서 징수하는 것으로 알고 있으나, 북유럽 국가들과 같이 지방자치의 역사가 길고 국민들의 복지문제를 지방 정부의 책임으로 하는 국가에서는 지방 정부에도 소득세 및 소비세의 징세권(徵稅權)을 부여하여 RHS 제도의 재정조달에 사용하고 있다.

물론 이러한 공영제 국가라 하여 모든 의료보장재정을 일반재정으로만 조달하지 않고 사회보험료 및 의료이용에 따른 환자의 일부 본인부담[5] 내지는 자비부담환자[6]의 본인부담 등으로 충당하고 있다(Boyle, 2011).

(2) 공적부조형 국가의 의료재정

개발도상국 내지 저개발국에서는 공적부조형의 의료체계로 국민들의 의료 문제에 대처하는 나라들이 많다. 공적부조형 의료체계란 의료가 기본권이라는 인식에서 국민에게 무상으로 서비스를 제공하기 위하여 1차 의료는 보건소에서 보건요원(간호사 및 조산사)이 담당하고, 2차 이상은 환자를 의원이나 병원으로 이송하여 서비스를 제공하는 체계를 갖고 있다. 환자가 1차로 보건소와 접촉을 하게 되면 그 다음 단계는 자연스럽게 환자의뢰체계(patient pathway)에 따라 현대적인 의료서비스를 받을 수 있고 의료비는 정부의 일반재정에서 충당하고 있다.

---

5) 영국의 NHS제도에서도 약값을 위시한 일부 서비스에 대해서는 본인 일부부담제도를 실시하고 있다.

6) 영국은 NHS제도를 고안하면서 병원 의사들을 달래기 위하여 병상의 일부를 전액 자비부담병상으로 하여 여기에서 생기는 수입은 병원에 고용된 의사에 대한 연구비와 같은 인센티브로 활용케 하였다. 그리고 자비부담병상을 이용하는 사람은 진료비 전액을 본인이 부담해야 한다.

저개발국은 모든 국민이 현대적인 의료서비스에 제대로 접근을 할 수 있을 정도로 의료재정이 충분하지 못한 문제가 있다. 저개발국들은 일반재정으로 국민들의 의료보장에 한계를 느껴 재정조달의 주 원천을 사회보험으로 전환하려는 노력을 1990년대 후반부터 기울이고 있다.

(3) 건강보험 국가의 공중보건사업

건강보험료를 의료재정의 원천으로 하는 국가들은 통상 건강보험으로는 치료 중심의 의료서비스를 보장하고, 공중보건사업이나 특수질환(나병, 결핵 등)을 위한 질병관리, 정신질환자의 의료비, 의료보호(또는 의료급여)와 같은 분야의 서비스 제공은 정부가 담당하여 일반재정으로 조달하고 있다. 상병구조가 만성질병 중심으로 바뀌면서 건강증진이나 예방의 중요성이 높아져 건강보험에서도 일부 예방사업을 하고 있지만 건강증진을 포함한 공중보건과 관련되는 대부분의 사업비는 일반재정에서 조달된다.

(4) 일반재정의 장단점

일반재정으로 재원을 조달할 경우의 장점은 다음과 같다.

첫째, 의료재정 조달에 별도의 노력이나 비용이 필요하지 않다. 정부는 이미 국민 생활을 위한 여러 분야의 사업에 필요한 재정을 조달하기 위하여 세금을 징수하고 있기 때문에 의료서비스를 제공하기 위한 세금 징수에 추가적인 비용이 소요되지 않는 이점이 있다.

둘째, 재정조달에서 상대적인 형평성이 이루어진다. 보험료는 주로 소득을 기준으로 부과하는데, 후진국으로 갈수록 자영자들의 소득이 제대로 노출되지 않아 근로자와 자영자를 단일 관리할 경우 형평성 문제가 제기된다. 그러나 조세는 직접세와 간접세로 구성되어 있으며, 직접세는 소득을 기준으로, 간접세는 소비를 기준으로 하고 있다. 소득 신고가 제대로 되지 않는 계층이 존재하면 소득세는 형평성 문제가 제기된다. 그러나 신고를 하지 않은 소득이라도 소비로 노출시키기 때문에 소비세가 소득을 보다 더 잘 반영할 수도 있다. 일반적으로 소비세와 같은 간접세는 정률세가 되어 소득 역진성이 있다고 많은 사람들이 생각하고 있다. 그러나 보험료가 정률로 부과되는 점을 고려하면 소득 신고를 제대로 하지 않는 자영자 층이 존재하는 한 보험료 보다는 소비세가 소득을 더 잘 반영할 수가 있다. 따라서 간접세가 상당 부분을 차지하는 일반재정이 소득만을 기준으로 부과되는 보험료에 비하여 상대적으로 형평성이 높다.

일반재정이 갖는 단점은 다음과 같다.

첫째, 일반재정은 그 사용처가 다양한데다 경쟁적이기 때문에 의료분야와 같이 직접적으로 생산에 기여하지 못하는 분야는 우선순위에서 밀려 자원배분이 충분하지 못할 가능성이 있다[7]. 이렇게 될 경우 국민들에게 제공되는 서비스의 질 문제는 고사하고 서비스 공급량에서 부족문제가 생긴다.

둘째, 일반재정으로 전국민들의 의료를 보장하는 경우에는 재정 관리를 위하여 의료공급을 공영화하는 방식을 택하게 된다[8]. 이렇게 되면 의료공급의 자율성 문제와 함께 공급의 비효율이라는 바람직하지 못한 문제가 일어나기도 한다.

2) 목적세에 의한 조달

의료서비스의 재정을 확보하기 위하여 소비를 기준으로 하여 목적세를 부과하는 방법이 있다. 목적세는 모든 상품(서비스 포함)의 판매에 대하여 일률적으로 적용하는 방법과 특정 상품의 판매에 대하여 부과하는 특별세 방법이 있다.

특별세는 사람들의 소비행동이나 활동 중 건강에 해로운 것들에 대해 부과된다. 알코올과 담배 소비, 교통사고와 위험한 운동(스키, 자동차경주 등)이 초래하는 건강문제에 엄청난 돈이 소비된다. 그리하여 이러한 위험한 활동이나 소비에 대하여 적당한 부담을 지우는 것이 적절하다는 논리가 제시된다. 즉, 담배나 알코올의 소비는 외부비용을 발생시키기 때문에 그에 상당하는 정도의 건강부담금을 부과하는 것이 타당하다는 논리가 제시되고 있다(이규식, 1999).

프랑스를 포함한 몇몇 나라들은 이미 이러한 원리를 시행하고 있다. 프랑스는 가족수당 충족을 목적으로 1991년에 도입된 사회보장부담금(CSG)[9]을 1997년부터 건강보험에도 활용하였으며, 사회보장 목적세(ITAF)로 음료소비세, 담배소비세, 의약품판매세, 도매유통세, 광고세 등에 대하여 일정률의 목적세를 부과하여 건강보험재정으로 활용하고 있다. 핀란드, 스웨덴 등의 국가에서는 술에 대하여도 건강부담금을 부과하고 있다(노인

---

7) NHS형 국가들이 경험하는 어려움이며, 공적부조형 국가들의 경우도 같은 어려움을 겪고 있다.

8) 일반재정으로 재원을 조달하는 국가들의 보편적인 형태는 중앙 정부 내지 지방 정부가 의료기관들을 공영화하는 방식을 취하지만, 캐나다의 경우는 민간병원이 더 많음에도 불구하고 민간병원에 대해서도 주 정부가 예산을 할당해주는 방식을 택하고 있다(단, 영리병원은 제외).

9) 사회보장부담금의 부과는 모든 소득으로 하여 활동소득, 대체소득, 자산소득, 상속소득, 투자이익, 도박이익으로 하고 있다.

철 외, 1997). 한편, 벨기에에서는 임금기준 보험료를 줄이고 부가가치세에 대하여 보험료를 부과하는 방안을 1981년에 시범적으로 실행하기도 하였다(Glaser, 1991).

우리나라도 1997년부터 담배에 대하여 건강부담금을 부과하여 그 가운데 일부를 건강보험급여비 지불에 사용하고 있다. 2019년의 경우 담배부담금에서 1조 8,082억원이 건강보험에 사용되었다.

이와 같은 보조적인 수단으로써의 목적세가 아니라 의료보장의 재원 자체를 간접세인 소비기준으로 하자는 제안을 필자는 이미 건강보험을 통합할 당시부터 주장하였다. 보험재정을 통합하여 사용하면서 근로자는 근로소득을 기준으로 지역주민은 재산이나 자동차 등에도 보험료를 부과하는 모순을 해결하기 위한 방안으로 소비를 기준으로 하는 것이 보다 합리적이라는 이유였다. 소비를 기준으로 보험료를 부과하는 경우 그 방법은 부가가치세와 특별소비세에 대하여 일정률을 부과하는 방안이다(이규식, 1997). 보험료를 소비세 기준으로 부과할 때의 이점은 다음과 같다(이규식, 2002 및 2013).

첫째, 소득은 정확하게 신고하지 않는다 해도 소비는 속이지 않고 자신이 실제 소득을 기준으로 하기 때문에 형평적인 재정조달이 가능해진다.

둘째, 지역가입자에 대한 보험료 부과를 위하여 부실한 소득 자료를 획득하는 등의 행정업무를 줄일 수 있고 소비기준일 경우 국세청이 보험료를 부과 징수해 주기 때문에 관리비용의 획기적인 절감이 가능할 것이다.

셋째, 지역가입자들에 대한 모순된 보험료인 가구원 수에 따라 부과하는 보험료(성·연령에 따라 차등부과), 재산(부동산), 전세, 월세 및 자동차에 대하여 부과하는 보험료는 모두 폐지하고 소비기준 보험료로 대체가 가능하다.

넷째, 부가세는 쌀이나 채소, 학용품과 같은 생필품을 제외하고 있어 저소득층이 상대적으로 적게 부담하는 이점이 있다.

다섯째, 부가가치세는 전국민이 부담하기 때문에 인구고령화 시대를 생각한다면 건강보험제도의 지속 가능성을 보장하기 용이하다.

여섯째, 소비기준 보험료는 형평성 측면에서 보험료보다 유리한 측면이 있다. 사회보험 재원으로 사용되는 일반재정, 특별세, 사회보험료를 놓고 세 가지의 소득재분배 효과를 계측한 결과, 일반재정, 특별세, 사회보험료 순으로 재분배효과가 나타나는 것으로 평가되고 있어(양봉민 외, 2003), 소비기준 보험료가 건강보험료보다 재분배효과가 뛰어나다.

일곱째, 보험료는 인건비 상승으로 연결되어 국제경쟁력을 낮추는 문제가 있으나, 소비기준 보험료는 그러한 문제를 피할 수 있는 이점이 있다.

여덟째, 소비기준 보험료로 모든 국민들이 공평한 방식으로 보험료를 부담하게 될 경우, 후술하는 바와 같은 건강보험 거버넌스 구조를 전략적 구매활동이 가능하도록 개혁할 수 있다.

그러나 소비를 기준으로 하는 재정조달이 갖는 문제점은 다음과 같다.

첫째, 재정・경제분야에서 소비기준 보험료의 신설을 반기지 않는다는 점이다. 소비기준 건강보험료는 소득기준 보험료를 보완함에도 불구하고 목적세의 하나가 된다는 사실만을 갖고 그 타당성을 검토조차 하지 않는 것이 문제이다.

둘째, 소비기준 보험료를 신설할 경우 일시적으로 물가 인상의 요인이 있다. 그러나 현재의 임금세 형태의 보험료를 낮추고 소비기준 보험료로 보완을 한다면 기업부담이 줄게 되어 인플레이션 요인이 상쇄될 수 있다.

셋째, 소비기준 보험료의 소득역진성 문제이다. 그러나 이 문제는 여러 가지 실증연구가 사회보험료에 비하여 덜 역진적임을 밝히고 있어 큰 문제가 되지 않을 것으로 보인다.

넷째, 소비기준 보험료는 경기변동에 따라 보험재정 확보에 문제가 생긴다. 그러나 소득기준 역시 경기변동에 따라 재정확보에 문제가 있다는 점을 생각한다면 큰 걱정을 할 필요가 없을 것이다. 그리고 경제 호황기에 일정비율의 지불준비금을 확보해 둔다면 큰 문제가 없을 것이다. 부가세를 활용하는 방안에 대해서는 OECD에서도 권장하고 있다(OECD, 2010). OECD 국가들의 평균 부가세율이 18%인데 반하여 한국은 10%에 불과하다는 점도 고려되어야 한다(OECD, 2010 및 2011).

3) 정부 보조금

(1) 정부 보조금의 종류

의료재정의 주된 재원을 일반재정으로 조달하지 않는 국가라 하더라도, 다음과 같은 여러 가지 형태의 보조금을 정부가 지급하고 있다.

첫째, 의료기관의 적자 보전을 위한 보조금이 있다. 의료기관의 적자를 정부 보조금으로 보전하는 것은 건강보험료의 증가를 억제하기 위한 목적이다. 보험료를 올리는 대신, 정부가 초과 비용을 부담하는 방식인데, 만약 보조금 지원이 일시적이 아니라 영구적인 제도로 된다면 보험료에 의한 재정조달 구조에서 일반재정으로 전환될 수 있다(Normand and Weber, 1994).

둘째, 의료기관의 투자비 전액 내지는 일부를 정부가 지원하는 보조금이 있다. 건강보험제도를 실시하는 서유럽 국가들은 의료기관의 자본비용을 중앙 정부 내지는 지방 정부의 재정으로 부담하고 있다(OECD, 1987 및 2013). 그 외에도 민간의료기관들에 대하여 정부가 시설이나 장비의 현대화를 위하여 부정기적으로 지원하는 보조금을 일반재정에서 충당하는 경우가 있다. 우리나라의 경우에는 건강보험의 진료수가에 의료기관의 자본비용이 모두 포함되어 있어 서유럽 국가들과는 다른 모습을 보이고 있다.

셋째, 사회보험의 원활한 재정운영을 위하여 보험재정의 일부를 정부가 지원하는 방법이 있다. 일본은 지역보험에 해당하는 국민건강보험(국보)에 많은 정부 보조금을 지원하며, 대만도 건강보험에서 자영자 보험료의 일부와 저소득층의 보험료 전액을 정부가 보조금으로 지원하고 있다. 이스라엘은 보험료의 사용자 부담분을 정부 보조금에서 보조하고 있다(Busse, Saltman and Dubois, 2004). 우리나라도 건강보험에 대하여 보험료 예상수입액의 14%를 국고에서 지원(「국민건강보험법」 제108조)하고 6%는 건강증진기금에서 지원(「국민건강증진법」 부칙)하도록 규정하고 있다.

(2) 정부 보조금의 장단점

정부 보조금 역시 장점과 단점을 가지고 있다. 먼저 장점을 보면 첫째, 부족한 의료재정을 용이하게 확보하여 건강보험의 재정을 안정시킬 수 있다.

둘째, 의료기관의 자본비용을 정부 보조금으로 지원하게 될 경우 의료 공급자가 수익을 위하여 서비스를 과잉 제공하는 문제를 방지할 수 있다. 특히 서유럽의 의료보장국가들은 필요도 접근을 하기 때문에 과잉진료가 있을 수 없다. 그리고 보험수가는 주로 경상운영비를 보상하는 수준에 그치기 때문에 새로운 장비의 구매나 시설의 증개축이 어렵다. 그렇기 때문에 정부가 자본비용을 보조하게 된다. 보험수가에 자본비용을 포함시키는 우리나라의 경우, 의료기관은 고가장비 구입이나 시설개선을 위하여 투자한 자본을 조기에 회수하기 위하여 서비스를 과잉 제공하는 문제가 생길 수 있다. 건강보험제도에서 의료서비스 제공 책임은 정부에 있기 때문에 민간의료기관이라도 건강보험의료를 제공할 경우 자본비용을 정부가 지원하는 것이 원리에 맞다.

정부 보조금은 많은 단점도 간직하고 있다. 특히 건강보험과 관련하여 보험의 자율성이 훼손될 우려가 있다. 보험조직의 중요한 특징은 독립성이다. 보험자의 예산은 정부예산보다 정치적 영향을 적게 받는다. 이로 인하여 건강보험의 수용성이 높아지고 보험료에 대한 지불의사가 높아진다. 만약 보험재정의 상당부분이 정부 보조금에 의해 조달된다면 건강보험은 이러한 장점을 잃게 된다(Normand and Weber, 1994). 보험재정의 반 이상이 정부 보조금으로 조달된다면 정부는 보험재정을 정부예산의 일부로 간주할 것이고, 따라서 정부는 보험재정에 대한 통제를 강화할 것이기 때문에 건강보험으로서의 이점은 사라질 위험성이 있다.

2. 건강보험료를 통한 조달

1) 보험료의 기능

건강보험의 주 기능은 질병이라는 사회적 위험에 대하여 공동체에 속한 사람들이 공동으로 대처하여 위험을 분산 관리하는 것이다. 위험을 분산시키는 구체적인 방법은 보험료를 각 참여자가 갹출하여 이를 공동으로 사용하는 것으로 조세와는 성격이 다르다. 따라서 건강보험의 사회연대 실현에 있어서 가장 중요한 요소는 보험료를 어떻게 부과하느냐에 있다.

2) 보험료 부과방법

건강보험은 의료재정을 공동으로 조달하기 위한 사회적인 제도로써 보험료의 납부를 토대로 성립되는 제도이다. 건강보험 적용자는 보험료 납부를 전제로 수급권이 발생하는데, 보험료는 지불능력을 기초로 부과된다(Ron et al., 1990).

사회적 연대를 위한 건강보험료의 부과는 두 가지 방법으로 이루어지는 것이 통상적이다. 첫째는, 사회적 연대(連帶)의 기준을 임금이나 소득과 같은 경제력을 근거로 하는 능력비례 방법이다. 이 방법은 부유한 사람은 보험료를 많이 내고 가난한 사람은 적게 내지만 의료이용은 모두가 같은 조건으로 하기 때문에 부유한 사람이 가난한 사람을 도와 사회적 연대가 이루어진다는 원리에 기초한다.

둘째는, 사회적 연대의 기준을 건강에 두고 보험 적용자 모두에게 동일한 금액의 정액을 보험료로 부과하는 방법이 있다. 사회보험료는 원칙적으로 소득능력을 기초로 부과되어야 하지만 세무서에 사업자 번호를 등록하지 않는 대부분의 농·어민들은 소득신고의 의무가 없기 때문에 능력을 토대로 보험료를 부과하기가 어렵다. 이 문제를 극복하기 위하여 수혜자(적용자) 모두에게 동일한 금액의 보험료(flat rate contribution)를 정액으로 부과할 수 있다(Ron et al., 1990). 모든 사람이 동일한 금액의 보험료를 내지만 건강한 사람은 의료이용을 적게 하는 데 반하여 허약한 사람은 의료이용을 많이 하기 때문에 건강을 기준으로 사회적 연대를 이룰 수 있다는 논리를 바탕으로 한다(Glaser, 1991; Normand and Weber, 1994). 베버리지도 1942년에 발간한 보고서에서 사회보험 원리의 하나로 정액원칙(flat system)을 제시하였다.

(1) 임금기준 보험료(payroll tax)

비스마르크에 의한 질병보험제도가 고안되기 이전 단계인 동종조합이나 상호공제조합 시대에는 보험료의 부과가 정액방법이 될 수밖에 없었다[10]. 정부가 법으로 질병보험을 강제하기 이전인 19세기 후반기 유럽에서는 몇몇 공제조합들에서 월급이 높은 근로자에게 보험료를 보다 많이 받는 방법을 고안하기 시작하였다. 이와 같은 방법을 이어 받아 비스마르크 질병보험에서도 보험료 부과에 차등을 두어 부자에게는 보다 높은 금액의 보험료를 부과하는 방법을 택하게 되었다(Glaser, 1991).

임금기준 보험료의 부과에는 근로자와 사용자의 보험료 분담 문제가 제기된다. 초기의 상호공제조합에서는 근로자가 보험료를 전적으로 부담하였다. 그러다 건강보험제도에서는 대부분 국가에서 사용자와 근로자들은 보험료를 50%씩 분담하고 있다. 그러나 이 분담률은 나라에 따라 다른데, 스웨덴의 사회보험[11]에서는 근로자는 전혀 보험료를 부담치 않고 사용자만 전적으로 부담하고 있다.

우리나라도 근로자에 대해서는 임금기준 보험료를 부과하고 있다. 임금기준 보험료의 부과에도 두 가지 방법이 있다. 한 가지는 표준보수제도로 건강보험 통합 이전에 사용하였던 방법이다. 이것은 근로자가 직장으로부터 받는 보수의 항목이 직장에 따라 그리고 직종에 따라 표준화되어 있지 않아 다르기 때문에 보험조합이 적용자들의 소득을 표준화하고, 표준화된 소득을 여러 개의 등급으로 나누어 등급별로 보험료를 부과하는 방법이다. 같은 등급에 속하는 사람에게는 등급의 중앙값을 표준보수로 하고 여기에 정률의 보

---

10) 임금기준 보험료에서의 정액은 인두정액(capitation)이라고 Glaser(1991)는 정의하고 있다. 초기에는 인두정액으로 하다 정액을 몇 개의 등급으로 구분하는 방법(graduated premium)으로 발전하였으며, 여기에서 더 나아가 정률제방식의 부과방법으로 바뀌게 되었다.

11) 스웨덴은 RHS형 국가이기 때문에 사회보험에는 의료비 보장은 포함되지 않고 상병수당이 포함된다.

험료율을 적용하여 동일한 금액의 보험료를 부과하는 방법이다. 같은 등급 내에서 중앙값보다 보수가 적으면 보수보다 보험료를 조금 더 부담하여 불리하고 중앙값보다 보수가 높으면 보험료를 보수보다 조금 적게 부담하여 유리해지는 구조이다. 이 방법은 등급별로 보험료가 달라지는 불연속형 보험료 부과체계(discrete grade)가 된다. 다른 한 가지는 총보수제도로 근로자가 받게 되는 소득을 등급 구분을 하지 않고 보험료를 부과하는 방법으로 현재 우리나라에서 사용하고 있는 방법이다. 근로자가 받는 모든 과세대상 소득[12]에 대하여 정률의 보험료를 곱하여 산정하기 때문에 연속형 보험료 부과체계(continuous rate)가 된다.

(2) 지역사회부과(community rating)와 정액보험료

일부 국가에서는 자영자나 농민들이 소득을 신고할 의무가 없어 소득을 기준으로 보험료를 부과하기 어려운 문제가 있다. 이러한 문제를 해결하기 위한 방안으로써 근로자에게는 임금기준 보험료를 부과하고 자영자나 농민에 대하여는 지역사회부과방법을 사용할 수 있다. 지역사회부과방법의 보편적인 사례는 스위스의 건강보험이나 대만에서 농민에게 적용하는 정액보험료 방식을 들 수 있다. 스위스는 주(Canton)단위로 건강보험을 분산 관리하고, 보험료는 각 주별로 1인당 정액으로 부과하고 있다. 대만은 전민건강보험을 도입한 1995년에 보험료 부과를 위하여 29등급의 표준소득등급을 사용하였다. 그런데 자영자들의 소득을 모르기 때문에 도시지역 자영자에게는 6번째 등급으로, 농민에게는 5번째 등급으로, 그리고 전문직 자영자에게는 최고 등급인 29번째 등급을 적용하는 정액제를 사용하였다(대만 중앙건강보험국, 2000). 2011년에는 54개 등급으로 보다 세분화하면서 도시자영자와 전문직은 정액부과방식에서 벗어나 세무 당국에 신고한 소득을 기준으로 정률보험료를 부과하고 있다. 다만 농민단체, 어민단체 등에 속한 농어민은 여전히 신고소득이 없기 때문에 6번째 등급으로 정액을 부과하고 있으며, 소득이 일정하지 않은 일부 저소득층(4~6류)에 대하여도 정액으로 부과하고 있다[13](BNHI Taiwan, 2011).

건강보험을 통합하기 이전에 우리나라는 지역주민에 대하여 일본이 적용하는 지역사회

12) 표준보수라 함은 근로소득만을 대상으로 하는데 반하여 총소득이라 함은 근로소득에 더하여 금융소득이라던가 임대소득, 연금소득 등을 포함한다.

13) 저소득층에 대해서는 가입자들의 평균보험료를 정액으로 부과하고 전액을 정부가 지원하는 방식을 택하여 저소득층으로 인하여 다른 계층의 부담이 증가하지 않도록 유의하고 있다.

부과방식을 벤치마킹하여 사용하였다. 일본은 자영자를 비롯한 지역주민들을 적용하는 국민건강보험(國保)에서는 행정구역단위로 보험료를 부과하는 지역사회부과(community rating)방식을 사용하고 있었다. 이 방법은 재정관리를 지역단위로 하기 때문에 보험료 부과금액이 지역별로 차이가 있다. 지역별로 보험료 수입의 약 1/2은 소득 및 재산을 기준으로 보험료를 부과하고 나머지 1/2은 가입자당 정액의 보험료를 부과하고 있다. 소득보험료는 지역 내에서 가입자 소득의 상대적 크기에 따라 몇 개의 등급으로 나누어 부과하였고, 재산보험료도 지역 내에서 가입자 재산의 상대적인 크기에 따라 몇 개의 등급을 나누어 부과하고 있다(일본 건강보험조합연합회, 1997). 지역사회부과방법은 지역단위로 보험료를 부과하기 때문에 같은 금액의 소득이 있는 사람이라도 거주지역에 따라 보험료의 크기가 다른 특징이 있다.

독일과 네덜란드 등 대부분의 유럽 국가들은 자영자라 하더라도 세무당국에 신고한 소득(declared income)을 토대로 근로자와 같이 정률방식으로 보험료를 부과하고 있다. 따라서 이러한 국가에서는 지역주민이라도 거주 지역에 관계없이 보험료가 전국적으로 통일되어 있다.

(3) 보험료 부과와 상한선

많은 국가들이 보험료 부과에 상한선을 설정하고 있다(Normand and Weber, 1994). 독일, 일본, 대만 등 대부분의 국가에서 건강보험료에 대하여 상한선을 설정하고 있지만, 프랑스는 근로자들에 대해서는 상한선이 없다. 보험료 부과에 상한선을 설정하는 이유는 사회보험이 사회연대가 목적이지 소득재분배가 목적이 아니기 때문이다. 따라서 사회적 위험에 대하여 부유하다는 이유로 한 개인에게 과도한 부담을 지우는 것은 연대성 원칙에서 벗어나기 때문이다. 소득이 높은 사람은 이미 소득세에서 누진율을 적용하여 사회적인 기여를 하게 되는데, 보험료에서도 무한정으로 부담시키면 이것은 사회연대가 아니라 부자에 대한 사회적인 징벌과 같은 성격이 된다. 따라서 보험료 상한선은 평균보험료의 3~4배를 넘지 않는 수준으로 설정하여 부자라도 본인의 보험료 외 2~3인 몫을 부담하면 연대성 원칙이 지켜진다고 보고 있다. 독일은 보험료 상한금액을 제도 초기에는 평균보험료의 3.1배로 하였으나 1950년에 1.5배, 현재는 1.2배로 낮추었다(Busse and Blümel, 2014). 프랑스에서는 건강보험료에 대하여 사용자와 근로자 분담률이 100:0이기 때문에 상한선이 없지만 보험료를 무한정으로 부담하지 않는다. 그러나 농민이나 자영자는 상한선이 있다.

우리나라는 국민연금과 같은 다른 사회보험에서는 보험료에 상한선을 두고 있는데 건강보험에서는 소득재분배 효과를 제고시킨다는 명분하에서 1986년 보험료 부과에 상한선을 철폐하였다. 그런데 지역가입자에게는 명목적이지만 상한선이 존속하였기 때문에 직장가입자와 형평성 문제가 제기되어 2002년부터 직장가입자에게 다시 상한선을 설정하였다. 그러나 2022년 기준으로 상한액과 평균보험료 간의 격차가 거의 30배[14)]나 되어 사실상 상한선 설정의 의미가 없다.

다른 한편에서는 사회보험료에 대한 상한선의 설정은 고소득자들이 상대적으로 낮은 보험료를 지불한다는 것을 의미한다. 이것은 지불능력의 원리에 역행한다는 견해도 있다(Normand and Weber, 1994). 그리고 보험료를 정률 부과하면서 상한선을 설정하면 소득역진 현상이 초래되는데 미국의 Medicare에서 그러한 결과를 볼 수 있다(Feldstein, 1999).

(4) 부과방식과 적립방식

사회보험에서 보험료의 부과에는 부과방식(pay-as-you-go)과 적립방식(capitalization)이 있다. 적립방식은 보험수리에 따라 일생 동안에 적립한 보험료를 토대로 급여를 받는 것으로 통상 연금보험에서 적용하는 방식이다. 건강보험은 흔히 단기보험이기 때문에 부과방식을 사용하는 것이 보편적이다(Ron et al., 1990).

(5) 건강보험료와 세금

건강보험료를 흔히 임금세로 부름에 따라 소득세와 보험료를 혼동하는 경우가 많다. 비록 건강보험료를 임금세라 부르기도 하지만 세금과는 성격상 큰 차이가 있다.

세금은 사용처가 국민의 교육이나 복지 분야는 물론 국방이나 산업분야에 이르기까지 다양하여 납세자가 납부한 세금액과 자신에게 돌아오는 편익을 따질 수 없으며, 소득재분배도 중요한 목적의 하나이다. 그리하여 소득세에 누진율을 적용하여도 부자들이 조세저항을 할 논리가 없다. 그러나 보험료는 단일 용도로 사용되기 때문에 피보험자는 납부하는 보험료와 보험급여에서 얻게 되는 편익을 비교할 수 있어 보험료에 누진율을 적용

14) 2022년도 직장보수월액의 상한액이 7,307,100원으로 전전년도 직장가입자 평균보수월액보험료 기준으로 30배가 된다.

한다면 부자들이라도 막중한 보험료 부담에 저항을 하게 된다. 이렇게 되면 사회보험제도 유지가 어려워진다. 따라서 소득에 정률로 부과하는 보험료는 비록 임금세로 부르기도 하지만 누진율로 부과하는 소득세와 차이가 있다. 그리고 사회보험은 사회연대가 주목적이기 때문에 보험료(임금세)는 사회연대의 범위를 정하여 부과의 상한선을 두는 특징이 있다.

이상과 같은 점을 두고 Evans(2001)는 강제 적용하는 사회보험료와 세금은 매우 유사하지만 두 가지 측면에서 근본적인 차이가 있다고 주장하고 있다. 첫째, 사회보험료는 정률로 부과하기 때문에 누진율을 적용하는 세금에 비하여 역진적이라는 점이다. 둘째, 일반재정을 사용하는 보험재정이 보험료로 특정화된 재정에 비하여 보다 융통성이 있다는 점이다. 사회보험료는 통상 상한선이 정해지기 때문에 경직적이지만 의료공급자들은 세금으로 재원이 조달되는 일반재정이 융통성이 있다고 선호하는 경향이 있다는 것이다. 즉, 정치적인 협상에서 보험료는 매우 경직적인데 반하여 일반재정이 오히려 융통성이 있다는 점이다. 그러나 두 번째의 주장은 국가에 따라 상황이 다를 수 있다. 우리나라의 경우는 일반재정은 다양한 용도로 사용하기 때문에 지출이 경쟁적인데 반하여 보험료는 단일 목적으로 사용되기 때문에 보험료 인상이 쉬워 일반재정이 오히려 경직성이 더 강한 측면이 있다[15].

3. 공적 재정조달의 체계도

대부분의 산업화 국가와 많은 개발도상국가들은 의료보장제도를 통하여 의료재정을 조달하고 의료서비스를 공급하는 기능을 수행하고 있다. 정부는 공공의료시설에 대하여 진료비 지불의 형태로 예산을 배정하는데, 이때는 주로 항목별 예산(line-item budget)의 형태(4장에서 상세히 설명)로 보건부를 통하여 배정하고 있다[16]. 이러한 시설에 근무하는 의료인력은 월급제로 보수를 받고 있다. 공적재정으로 관리되는 의료체계는 효율성

---

15) Evans는 주로 서유럽 국가들의 경험을 토대로 조세로 조달되는 재정이 건강보험료보다 융통성이 높다고 판단한 것 같다. 유럽 국가들은 보험료율을 법률로 정하거나 보험료 인상을 국회의 동의를 받아야 하는 등으로 매우 경직적으로 운영하지만, 우리나라는 보험료 인상을 건강보험정책심의회 의결로 결정하여 보험재정을 매우 융통성 있게 운영하고 있다. 우리나라도 만약 보험재정을 기금으로 하여 운영할 경우 보험료 인상을 위시한 재정운영이 매우 경직화될 기능성이 있다.

16) 보험자가 의료시설을 갖추고 서비스를 직접 공급하는 국가들의 경우도 정부가 하는 행태와 유사하다.

측면에서 많은 문제에 직면하고 있다. 공적 체계는 경쟁이 제한되며, 서비스를 낮은 비용으로 효율적으로 제공하려는 인센티브가 없으며, 주로 관료적인 규정과 규제가 효율적인 관리를 저해하고 있다(Barnum, Kutzin and Saxenian, 1995).

많은 국가들에서 공적인 공급시스템에서 벗어나 의료서비스 공급에서 민간의 역할을 확대하고 공급자와 재정조달자(health fund holders) 간의 경쟁을 확대하는 방향으로 개혁을 진행하였다. 1990년대 이래의 개혁은 재정원, 재정관리 그리고 서비스 공급 기능을 분리하고, 이 세 가지 기능을 공공분야와 민간분야에 적절히 배정하고, 다양한 제도적인 장치를 마련하는 것이었다. 이와 같은 개혁에서 재정의 흐름에 대한 개혁을 하나의 틀로 나타낸 것이 [그림 2-1]이다. 즉 재정원(source of finance)은 정부, 사용자, 피보험자(일반 국민)이며, 재정관리자는 보건부, 보험자(health fund holder)이며, 서비스 공급자는 공공영역(훈련, 공중보건, 자본투자 및 연구)과 병원, 1차 의료, 약국으로 간단히 정리할 수 있다(Barnum, Kutzin and Saxenian, 1995).

[그림 2-1]은 건강보험형 국가에 적용될 수 있는 모형이지만, 영국과 같은 공영제 모

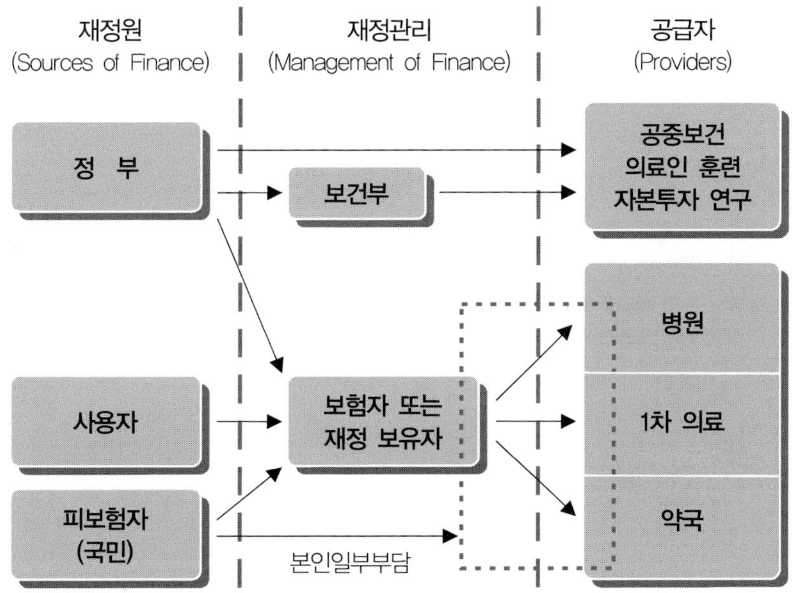

출처 : Barnum, Kutzin and Saxenian(1995)

[그림 2-1] 공적 의료재정의 흐름도

형에서는 재정원은 정부로 일원화시키고, 재정관리를 정부와 의료구매자(CCGs)가 하는 것으로 대체시킨다면 이 그림을 적용할 수 있을 것이다.

4. 공적 조달방법의 장단점 비교

공적으로 재원을 조달하는 일반적인 형태는 직접세(정부의 일반재정), 간접세(목적세 방식), 건강보험료의 세 가지로 나눌 수 있다. 세 가지 재정조달 방법의 장단점을 비교하면 [표 2-1]과 같다.

직접세 방식의 조달은 모든 소득에 대하여 보험료를 부과하는 것과 같기 때문에 소득원이 넓어 재정조달원을 확장하는데 좋으며, 또한 소득이 적거나 없는 사람은 부담을 하지 않기 때문에 소득재분배가 가능하다. 그러나 소득을 신고하지 않는 사람은 재정을 부담하지 않는 문제가 있다. 간접세 방식의 조달이란 소비에 대하여 보험료를 부과하는 방법으로 모든 거래에 부과하기 때문에 수입원이 투명하고, 모든 사람이 재정조달에 가담하여 무임승차하는 사람이 없는 이점이 있다. 또한 재정 조달을 위한 행정비용도 거의 없는 이점이 있는 반면에 재정확보가 소비수준에 좌우되어 재정조달이 충분해지기 어려울 수도 있다. 그리고 소비세는 소득세와 비교할 때 소득역진적인 문제가 있다. 그러나 소비세와 보험료를 비교하여 본다면 오히려 부과의 상한선이 있는 보험료가 역진성이 강하다.

[표 2-1] 공적 조달방법 간의 장단점 비교

재정조달 방법	장점	단점
소득세	• 모든 소득을 대상으로 수입원 확장 • 재분배 기능이 강하여 사회연대 증진 • 다른 공공영역과의 trade-off 허용 • 전국민 적용 용이	• 납부자의 순응이 어려움 • 재정 확보가 정치적 거래에 좌우 • 조세 왜곡의 가능성(소득이 노출되지 않는 사람은 부담이 면제)
소비세 (간접세)	• 모든 거래에 부과하여 수입원이 투명 • 행정의 단순화 • 순응이 용이	• 재정 확보가 소비 수준에 좌우 • 소득역진적 • 조세 왜곡의 가능성(소비 위축)
건강보험료	• 질병 치료에 재정을 한정 • 다른 정부 지출과 분리 • 인상에 따른 저항이 적음 • 재정운영의 독립성 • 보험자 선택이 가능	• 순응의 어려움 • 인건비 상승으로 연결되어 국제경쟁력 약화 • 재정 수입이 경기변동에 좌우 • 규제가 강함 • 재정 수입원이 제한

출처 : Dixon, Langenbrunner and Mossialos(2004)

건강보험료가 가장 보편적으로 사용되고 있지만 주로 임금세에 의존하기 때문에 보험료는 바로 인건비 상승으로 연결되어 국제경쟁력을 약화시키는 문제가 있다. 그리고 보험료 수입이 경기변동에 따라 좌우될 수 있으며, 보험제도 운영을 위하여 많은 규제가 요구되는 단점이 있다.

제3절 재정조달 (Ⅱ): 사적 방법

1. 이용자에 의한 직접 조달

이용자에 의한 직접 조달은 두 가지로 나누어진다. 첫째는 의료보장제도가 도입되기 이전에는 의료를 이용하는 환자가 직접 모든 의료비를 조달(out-of-pocket, OOP)하게 된다. 둘째는 의료보장제도가 도입되어 가입자들의 의료남이용을 방지하고 보험재정을 보호하기 위한 조치로 이용자에게 일정 비용을 부담시키는 본인부담제가 있다.

1) 의료보장제도가 도입되기 이전

건강보험이나 공영의료제도와 같은 공적인 재정조달 방법이 도입되기 이전에는 이용자가 진료비 전액을 부담할 수밖에 없었다. 이때는 이용자의 남용은 일어나지 않으나 지불능력이 없는 사람들은 의료이용을 제대로 하지 못하는 문제가 생긴다. 이러한 문제에 대하여 많은 개발도상국가들은 기업이 피용자를 위하여 의료비를 부담하거나 의료서비스를 제공하는 경우가 있다. 심지어 기업에 따라 피용자의 가족도 포함시켜 의료비를 부담하거나 의료서비스를 제공하는 경우를 볼 수 있다. 이러한 형태는 우리나라에서도 많은 사업장들이 사업장 내에 의료기관을 개설하여 피용자들의 건강관리뿐만 아니라 그 가족들에 대하여도 1차 수준의 의료서비스를 제공하는 것을 볼 수 있다(이규식 외, 1989).

개발도상국들에서 사업장 의료기관의 개설을 통한 의료서비스 제공은 건강보험에서 기업의 역할로 발전하기도 한다(Zschock, 1979). 그리고 건강보험 내에서 사업장이 오지나 산간지역 등에 위치할 경우 의료기관을 개설하여 피용자들의 건강관리를 할 필요성이 있다. 사용자에 의한 재정조달은 근로자들의 생산성 유지를 위하여 그 타당성이 인정된다(이규식 외, 1989; Zschock, 1979).

2) 의료보장제도에서의 본인 일부부담제도

의료보장제도 하에서 도덕적 해이에 따른 의료의 남용을 방지하기 위하여 진료비의 일부를 환자에게 부담시키는 방법으로 문헌에 따라 다양하게 제시되고 있다. Normand and Weber(2009)는 본인부담방법(co-payment)으로 정액부담(flat rate), 정률부담(percentage of costs), 초과액부담(excess), 본인부담 상한제(stop-loss), 급여 제외(benefit exclusion) 등의 방법을 열거하고 있다. Feldstein(2005)은 본인부담 정액제(deductibles), 본인부담 정률제(coinsurance), 진료비 상한제(maximums or limits)의 세 가지 형태를 제시하고 있다. 한편 Phelps(1997)는 의료이용 억제를 위하여 본인부담제(co-payment), 본인부담 정액제(deductibles), 진료비 상한제(maximums or limits)의 세 가지 형태를 제시하면서 본인부담제에는 정률의 본인부담제(coinsurance)와 정액부담형 보험(indemnity insurance)을 들고 있다[17]. 여기서는 Normand and Weber(2009)에 의한 본인부담 방법에 대하여 설명하기로 한다.

본인부담 정액제는 피보험자 또는 환자가 진료비의 일정액을 지불하고 그 이상의 금액은 보험자가 전액 지불하는 방법이다. 이 제도의 실시는 매 서비스마다 정액을 설정하기도 하고 아니면 기간을 정하여 월 정액 또는 연간 본인이 부담하는 정액을 설정할 수 있다. 정액은 가족을 단위로 설정할 수도 있고 개인 단위로 설정할 수도 있다. 그리고 사회보험에서는 소득수준에 따라 본인부담 정액을 차등화 할 수도 있다(Feldstein, 2005).

본인부담 정액제는 진료비 지불과 관련된 행정비용을 절감하고 또한 보험재정을 절감하기 위한 목적에서 실시한다. 많은 사람들이 이용하는 의료서비스의 내역을 보면 건당 진료비가 소액인 것이 대부분이다. 그런데 이를 모두 보험에서 상환하게 되면 진료비의 청구, 심사 및 지불을 위하여 너무 많은 관리비용이 소요된다. 따라서 일정액을 환자 본인에게 부담시키면 그 이하 금액의 진료건은 청구, 심사, 지급의 절차를 생략할 수 있어 관리비용을 줄일 수 있다. 동시에 청구되지 않는 금액만큼 보험재정의 절감효과를 가져온다.

---

17) Phelps(1997)의 분류 방법이 특이하다. 다른 학자들은 본인부담제도(co-payment)에 coinsurance, deductibles, maximum을 포함시키는데 반하여 Phelps는 co-payment와 deductibles, maximum을 다른 제도로 분류하고 있다.

그리고 본인부담 정액보다 가격이 낮은 의료서비스의 경우에는 환자들이 가급적 가격이 저렴한 의사를 찾으려 하기 때문에 경상의료비의 절감효과도 가져오게 된다. 그러나 문제는 사회보험에서 본인부담 정액이 높아질수록 저소득층의 의료접근도가 떨어지기 때문에 소득역진이 일어날 수 있는 문제가 있다(Feldstein, 2005).

본인부담 정률제는 피보험자 또는 환자가 진료비의 일정률을 지불하고 그 이상은 보험에서 지불하는 제도이다. 실시하는 방법은 서비스에 따라, 의료기관에 따라, 소득수준에 따라 다른 율을 적용할 수 있다. 본인부담 정률제는 피보험자 입장에서 총진료비에서 정률만큼 본인이 부담해야 하기 때문에 의료수요를 줄이게 되어 보험재정을 절감할 수 있다. 특히 수요의 가격탄력성이 높을수록 수요억제 효과는 커진다(Feldstein, 2005). 그러나 이 제도 역시 저소득층의 의료접근도를 떨어뜨려 소득역진성을 낳는 문제가 있다.

진료비 상한제는 본인부담 정액제와는 반대로 일정액까지만 보험에서 부담하고 그 이상의 금액은 피보험자가 부담하도록 함으로써 보험자의 부담에 한계를 지우는 제도이다. 이는 민영의료보험에서 흔히 사용하는 방법으로 보험자의 책임 범위를 설정하는 것이다. 이 제도는 사회보험에서는 질병이라는 사회적인 위험으로부터 개인을 보호하는데 한계가 있기 때문에 거의 채택하지 않는 제도이다. 따라서 보험재정을 절감하여 피보험자의 보험료를 낮추기 위한 제도로써는 진료비 상한제보다는 본인부담 정액제가 더 타당하다고 하겠다(Feldstein, 2005).

진료비 본인부담 상한제(stop-loss)는 본인부담제도로 인한 피보험자 가계의 과부담이나 소득역진성을 방지하기 위하여 피보험자가 연간 부담하는 본인부담 진료비에 대하여 상한선을 설정하고 상한선 이상의 금액은 보험자가 부담하는 제도이다. 상한선은 모든 피보험자에게 동일 금액으로 할 수도 있고, 소득에 따라 차등화 시킬 수도 있다. 일본이나 우리나라는 피보험자의 소득에 따라 차등화되어 있다.

본인부담제도의 역사를 보면 1923년 독일에서 처음으로 투약과 의료보조용품(medical aids)에 대하여 본인부담을 10~20% 정률제로 하였으며, 1930년에는 정률을 처방당 정액방식으로 변경하고 또한 통원서비스[18]의 진찰료(ambulatory care consultation)에 대

18) Ambulatory care는 우리말로 적당한 번역이 어렵다. 흔히 외래서비스로 번역하는데 이것은 정확한 의미가 아니다. 이 용어는 개원 의사를 방문하여 받게 되는 서비스와 개원 의사가 환자 가정을 왕진하여 제공하는 서비스를 통칭하는 용어이다. 우리나라에서는 왕진 서비스가 거의 없기 때문에 이 책에서는 외래(방문)서비스로 번역하였다. 외래서비스란 엄격한 의미에서 병원에서 찾아오는 환자를 진료할 경우에 제공하는 서비스를 의미한다. 미국과 같이 병원에 의사가 없고 모두 attending 하는 경우 병원외래(outpatient service)는 거의 찾아볼 수 없다. 유럽에서는 병원에 의사가 상주하

하여 본인부담제도를 추가하였다(Busse and Blümel, 2014). 일본은 1938년 농촌 지역 주민들에게 국민건강보험(國保)을 적용하면서 본인부담률을 50%로 하였고, 1942년 직장 근로자들에 대하여 피부양자 제도를 도입하면서 피부양자에 한하여 본인부담률을 50%로 하여 지역주민과 본인부담률을 동일한 수준으로 하였다(Tatara and Okamoto, 2009).

다음 [표 2-2]는 이러한 몇 가지의 본인부담방식이 어떤 서비스에 적용 가능한지를 보여준다. 또한 세 가지 방법을 혼용하는 것도 가능함을 보여준다. 우리나라의 경우 외래에서는 진료비 본인부담 정액제와 본인부담 정률제를 혼용하고 있으며 입원에서는 본인부담 정률제만을 택하고 있다. 외래에서의 진료비 본인부담제는 의료기관의 종류에 따라, 그리고 지역에 따라 본인부담의 크기가 다른 특징이 있다. 또한 본인부담제에 따른 보험 적용자의 과부담을 방지하기 위하여 소득수준에 따른 차등화된 본인부담 상한제를 동시에 실시하고 있다.

[표 2-2] 본인부담제(co-payment)의 형태와 적용

본인부담제의 형태	의료의 범주			
	외래	입원	의약품	의료보조기
본인부담 정액제 (flat rate)	방문당 또는 치료당	일당 또는 머무는 기간당	항목당 또는 처방당	항목당 또는 처방당
본인부담 정률제 (percentage of costs)	수가의 %	수가의 %	가격의 %	가격의 %
진료비 상한제 (maximum)	치료비	치료비	가격	가격
본인부담 상한 (stop-loss)	총의료비(연간)	총의료비(연간)	총의료비(연간)	총의료비(연간)
제 외	특정 치료	자비부담병상	일반의약품	의치 및 안경

출처 : Normand and Weber(2009)

여 외래를 제공하는 곳도 있고, 네덜란드와 같이 의사들은 attending하여 외래는 없고 개원 의사가 찾아오는 환자를 진료하거나 왕진을 통하여 진료하는데 이때는 ambulatory care로 부른다. 따라서 ambulatory care에는 환자의 의사방문을 통한 서비스와 왕진서비스가 모두 포함된다.

2. 민영보험에 의한 조달

대부분의 의료보장국가들은 의료보장제도 외에 민영보험을 도입하여 의료보장제도가 충족하지 못하는 부분을 보완하고 있다. 영국의 경우 1948년 NHS의 도입을 앞두고 병원에 근무하는 전문의들이 반대하자 이들을 설득하기 위하여 국영병원 병상 일부를 자비(自費)부담병상(pay bed)으로 허용하고 여기에서 조달되는 진료비 수입으로 병원 전문의들에 대한 연구비나 기타 진료수당을 지급토록 약속함으로써 병원의사를 설득하여 NHS를 도입할 수 있었다(Goodman, 1980). 그런데 자비부담병상은 진료비가 매우 비싸 여기를 이용하는 사람들은 비록 부유한 계층이라 하여도 민영의료보험의 필요성을 느끼게 되었다. 이에 NHS제도를 택하고 있는 영국에서도 민영의료보험이 등장하게 되었다.

독일은 일정 소득액 이상의 고소득자는 건강보험의 적용에서 제외시켜 높은 수가로 의료기관을 이용토록 하고 있다[19]. 독일처럼 유럽국가에서 고소득층을 사회보험에서 제외시키는 것은 사회보험의 연대원리에 어긋난다고 하기 보다는 오히려 이점이 있어 보인다. 소득이 높은 계층이라 하여도 보험료 부과의 상한제도로 인하여 보험료를 무한으로 부과할 수가 없기 때문에 이들을 보험에서 제외시켜 의료비를 많이 부담하게 함으로써 교차보조의 형식으로 사회연대에 기여하게 한다는 것이다. 독일에서 건강보험에 제외되는 계층은 민영의료보험에 가입하기 때문에 이러한 보험은 대체형(substitute)이라 부른다. 독일을 제외한 대부분의 의료보장국가들은 대체형 민영보험은 금지하지만 보완형이나 추가형 보험을 허용하여 건강보험 급여를 보충하는 형태의 민영의료보험이 활용된다.

민영의료보험은 보상하는 위험 대상에 따라 보완형(complementary)과 추가형(supplementary)이 있다. 보완형 민영보험은 주로 건강보험에서 보상하는 서비스의 본인 부담분이나 비급여 서비스에 대처하는 보험이다. 추가형 민영보험은 건강보험 서비스가 최소 수준을 기준으로 하기 때문에 최소 수준을 넘는 수준의 서비스를 사용하는데 소요되는 비용을 보상하기 위한 것으로 자비부담병상의 이용이나 영리병원을 이용할 때 혹은 진료대기 기간을 단축하기 위하여 특별서비스를 원할 때 발생하는 비용을 보상하는 제도이다(Mossialos and Thomson, 2004). 건강보험 서비스에 직접적인 영향을 주는 것은 보완형 보험이다. 유럽 국가들도 보완형 민영보험은 건강보험에 직접적인 영향을

19) 독일은 2009년의 개혁으로 고소득층은 민영보험이나 건강보험 가운데 하나를 반드시 선택하여 가입하도록 하였다.

[표 2-3] 유럽 국가들의 민영의료보험 현황(2014)

민영보험의 종류	전체 의료비 지출에서 차지하는 민영보험의 비중			
	1% 이하	5% 이하	10% 이하	10% 이상
추가형 Supplementary	불가리아 헝가리 이탈리아 리투아니아 노르웨이 루마니아 슬로바키아 스웨덴 우크라이나	오스트리아 벨기에 핀란드 그리스 라트비아 몰타 폴란드 러시아 스페인 영국	조지아 포르투갈 스위스	아일랜드
보완형(서비스) Complementary-service		아르메니아 덴마크	네덜란드	조지아
보완형(본인부담의료비) Complementary-user charge		덴마크 핀란드	크로아티아	프랑스 슬로베니아
대체형 Substitute	체코 에스토니아 아이슬란드	사이프러스	독일	

주 : 각국 민영보험 가운데 주된 역할을 하는 보험의 성격만 기술, 덴마크, 핀란드, 조지아에서는 민영보험의 주된 성격을 판단하기 어려워 중복 기술하였음(영국은 보완형도 있으며, 독일의 경우는 추가형, 보완형 모두 있으나, 소득 상위 10%에게 허용하는 대체형이 주 역할을 하고 있음). 프랑스는 국민의 90%가 민영보험에 가입하고 있음

출처 : Sagan and Thomson eds. (2016); 프랑스 사례- Dixon and Mossialos eds. (2000)

주기 때문에 매우 신중한 접근을 한다. 대신에 추가형 보험은 건강보험에 큰 영향이 없기 때문에 크게 개의치 않는다.

유럽 국가들의 민영보험 현황은 [표 2-3]과 같다. 민영보험이 국가 전체 의료비에서 차지하는 비중이 10% 이상이 되는 국가로는 프랑스, 아일랜드, 조지아, 슬로베니아가 있다. 프랑스의 경우, 민영보험 가입률은 2000년 이후 현재까지 90%에 이르고 있다. 유럽 국가들의 민영보험에서 가장 많이 볼 수 있는 형태는 추가형 의료보험이다. 건강보험에서 제공하는 서비스는 최소 수준 원칙(national minimum)을 지키기 때문에 고급스런 서비스를 이용하거나 건강보험에서 진료대기를 피하고 급행으로 서비스를 받기 위해서는 진료비 전액을 본인이 부담하게 되는데 이 때 이용하는 민영보험이 추가형 의료보험이

다. 보완형 민영보험은 건강보험에서 제외되는 서비스를 이용하거나 본인부담을 해결하기 위한 보험으로 우리나라에서 흔히 볼 수 있는 실손형 보험이 여기에 속한다[20].

대체형 보험은 건강보험 국가에서 거의 사용하지 않는 방식이다. 대체형은 건강보험을 대체하여 민영보험을 선택하는 것을 의미하는데 대체형 민영보험을 잘못 도입하면 건강보험제도가 붕괴될 우려가 있다. 왜냐하면 건강보험은 대체로 소득의 일정률로 보험료를 부과하는데, 평균 보험료보다 높은 보험료를 부담하는 사람들은 대체형 민영보험을 도입하면 건강보험에서 빠져나가 민영보험에 가입할 가능성이 높아 건강보험이 붕괴될 수가 있다. 그래서 유럽의 대부분 국가가 대체형을 허용하지 않으며, 독일도 소득 상위 10% 계층에게만 제한하여 허용하고 있다.

유럽 국가들도 건강보험에서 의료가격이나 진료비에 대하여 규제를 하고 있다. 이러한 규제로 인한 의료기관의 경영압박을 해결하기 위하여 의료서비스의 질을 낮추거나 아니면 의료 공급에서 영리적 행태를 보일 수도 있게 된다. 그런데 부유한 계층을 보험에서 제외시켜 자비부담 환자로 만들면 의료기관은 이들에게 높은 가격을 받을 수 있으므로 의료기관의 경영압박을 해결할 수 있게 된다. 이렇게 함으로써 의료기관의 경영문제를 해결하는 것은 일종의 간접적인 교차보조에 의한 연대성 원리의 달성이라고 할 수 있다.

그리고 부유한 계층을 건강보험제도 속에 넣을 경우 보험료 상한제도로 인해 높은 보험료 부과도 어렵거니와 건강보험에서 제공하는 의료서비스의 질에 대해서는 불만을 갖게 될 것이다. 만약 국민연대만을 생각하여 보험료 상한제도를 폐지하면 보험료가 부유한 계층에 대해서는 일종의 벌금 부과와 같이 된다. 이러한 문제를 해결하는 방법의 하나가 보험료에 대한 상한제도의 실시와 함께 부유한 계층을 건강보험에서 제외시켜 높은 질의 의료서비스를 누리는 대신에 비싼 진료비를 부담케 하여 교차보조의 효과를 얻는 것이 국민연대를 이룰 수 있다는 것이다. 일정 소득 이상의 고소득자라도 의료이용 시 비싼 의료비를 일시에 부담하기에는 어려움이 따르기 때문에 이들도 보험의 필요성을 느끼게 되어 민영의료보험을 구매하게 된다.

미국은 특이하게 민영보험제도를 통하여 의료를 보장하는 국가다. 사회의료보장제도의 하나인 Medicare의 경우 재정조달에 중점을 두고 적용자가 민영보험을 통하여 의료이용

---

20) 우리나라는 혼합진료가 가능하기 때문에 실손형 민영보험은 보완형이 된다. 실손형 가입자는 의료이용시에 본인부담을 거의 느낄 수 없어 의료이용을 조장하게 된다. 실손형 보험 가입자들의 이러한 이용행태는 건강보험재정을 악화시키는 요인의 하나가 되고 있다.

을 할 수 있도록 허용하고 있다. 미국이 2014년부터 시행하게 된 강제가입을 토대로 하는 「오바마 케어」도 적용자는 자신이 선택한 민영보험을 통하여 의료이용을 할 수 있게 하였다. 그러나 「오바마 케어」는 보험료 부담액이나 본인부담의 상한선 설정(소득에 따른 차등화), 필수 보험급여의 설정, 저소득층에 대한 보험료 지원과 같은 사회보험 요소를 갖춘 정부 규제가 있다.

제4절 보험재정과 위험 분산

질병의 발생이 불확실하며 질병으로 인한 손실의 규모도 예측 불가능하기 때문에 개인은 이와 같은 불확실성에 대비하기 위해서 보험제도를 통하여 위험 분산을 꾀하게 된다.

1. 보험자에 의한 위험 분산

건강보험제도란 가입자들의 위험을 공동으로 대처하여 사회적인 연대를 기하는 것이 목적이기 때문에 보험 적용이 바로 위험 분산 기능을 수행하는 것이다. 보험자에 의한 위험 분산을 위해서는 가입자의 수가 중요하다. 한 국가의 보험자 수는 우리나라와 같이 한 개의 보험자에 의한 단일보험자 모형이 있고, 일본과 같이 보험자가 다수인 다(多)보험자 모형도 있다. 독일은 다보험자 모형이지만 2009년 개혁[21]으로 중앙기금을 만들어 재정을 통합하였기 때문에 위험 분산 측면에서는 단일보험자와 같은 시스템이며, 보험재정 관리 측면에서는 다보험자와 같다.

단일보험자는 전국민을 적용하기 때문에 위험 분산에서는 다보험자 모형 보다 유리하다고 볼 수 있다. 그러나 단일보험자가 되면 보험 가입자인 피보험자는 보험자를 선택할 수 없기 때문에 보험자가 관료주의로 흘러 서비스 행정에서 경직성 문제를 드러낼 수 있다. 또한 보험자가 독점자의 위치에 있다 보니 건강보험 관리에 경쟁이 없어져 효율성에 한계를 줄 수 있다. 따라서 위험 분산 측면만 생각한다면 단일보험자가 효과적이겠지만

21) 이 책 개정판에서는 독일의 개혁시기를 2007/9년으로 표기하였으나, 개혁의 시작 시점보다 완료된 시점이 중요하다고 판단되어 2009년 개혁으로 바꾸었다.

건강보험의 효율성을 고려한다면 반드시 단일보험자가 유리한 것만도 아니다.

2. 보험자 간의 위험 조정

다보험자 모형을 택하게 되면 보험자 간의 재정격차가 발생하게 된다. 보험자 간의 재정격차를 방치하게 되면 재정력이 취약한 질병금고나 보험조합은 위험 분산에서 한계에 직면하게 된다. 이에 1990년대 들어 건강보험제도를 택한 서유럽의 대다수 국가[22] 들이 질병금고 간의 재정조정 방식을 도입하여 비록 보험의 관리 단위는 질병금고로 한정되지만 위험 분산은 전국 단위로 이루어질 수 있도록 하였다.

네덜란드는 데커 개혁안을 토대로 중앙기금[23]을 설치하여 보험재정을 관리하면서 중앙기금이 개별 질병금고로 재정을 배분하는 형태를 취하여 보험자 간의 재정조정이 가능하도록 하였다. 중앙기금이 개별 질병금고에 재정을 배분할 때 기준은 1993년에는 가입자의 연령과 성을 고려하였으나 2002년에는 연령, 성 이외에 지역, 사회보장/고용상태, 약제비군, 진단명 비용군 등을 고려하도록 하였다.

독일도 2009년의 의료개혁을 통하여 중앙기금을 설치하여 질병금고가 징수한 보험료와 정부의 재정지원금을 합하여 단일재정으로 관리하고 있다. 중앙기금은 모아진 재정을 각 질병금고의 가입자 수에 비례하여 배분하는데, 이때 단순히 사람 수에 비례하는 것이 아니라 가입자들을 152개의 위험군(morbidity-based risk structure)을 Morbi-RSA 라는 방법으로 조정하여 배분하고 있다. 질병금고는 중앙기금으로부터 배정받은 재정으로 가입자들에게 보험급여를 제공하는 방식으로 재정관리를 하고 있다. 독일은 모든 재정을 중앙기금에 집중시켜 관리하기 때문에 사실상은 단일보험자와 같은 상황이 되었다. 그러나 보험급여 관리는 여전히 질병금고에 맡기고 있어 다보험자 방식을 혼용하고 있다.

지금까지의 보험자 간의 재정조정은 주로 사전적으로 중앙기금이나 보험자의 연합회 등에서 실시하는 것이며 사후적으로 재정조정도 한다. 사후적인 조정은 각 질병금고 재정의 일정 부분을 사회연대기금으로 조성하여 예외적으로 재정지출이 많아진 질병금고의 어려움을 해소하기 위하여 사용할 수 있다.

---

22) 서유럽에서 사회보험제도를 택하고 있는 국가는 독일, 프랑스, 네덜란드, 벨기에, 룩셈부르크, 오스트리아, 스위스 7개 국가이다.

23) 네덜란드는 소득의 일정률을 보험료로 국세청이 징수하여 중앙기금에 이전하기 때문에 피보험자가 중앙기금으로 보험료를 내지는 않는다. 네덜란드 제도는 뒤에서 상세하게 설명하기로 한다.

제5절 재정부담자의 분류와 관리

의료분야의 재정조달을 제대로 이해하기 위해서는 재정부담자에 대한 관리가 중요하다. 그런데 공적인 방법으로 의료재정을 조달하는 국가에서는 재정부담자의 분류가 중요하지만 사적 방법으로 재정을 조달하는 경우에는 재정부담자를 분류하여 분석할 필요가 없다. 우리나라의 건강보험 행정에서는 재정부담자의 관리를 자격관리라고 부른다.

1. 보험 적용 인구의 구분

건강보험 적용을 직장 근로자에만 한정한다면 보험 관리는 매우 간단하다. 직장 단위

[표 2-4] 건강보험 적용 인구집단과 기술적, 행정적 과제

적용 인구집단		기술적 및 행정적인 과제
피용자	산업장 근로자	행정적 문제없음
	사무실 근로자	행정적 문제없음
	농업 근로자	자격관리 및 소득평가 문제
	선원	회피, 고위험 직업
	광부	행정적 문제없음, 고위험 직업
	일용직 근로자	자격관리, 소득확인, 보험료 부과·징수 문제
자영자	장인(craftsman)	자격관리, 소득확인 문제
	농부	자격관리, 소득확인, 보험료 부과·징수 문제
	소규모 사업자	자격관리, 소득확인, 보험료 부과·징수 문제
	기타 독립 노동자	자격관리, 소득확인, 소득 격차 문제
특수직종	공무원	행정적 문제없음
	군인	행정적 문제없음
비 근로자	연금수급자	지불능력 문제
	실업자	지불능력, 자격관리 문제
	장애자	지불능력, 자격관리 문제
	복지수급자	지불능력 문제
	학생	지불능력 문제
	연수훈련생	지불능력 문제
	피부양자	지불능력, 자격관리 문제

주 : 원 자료의 일부 내용을 수정
출처 : Normand and Weber(2009)

로 매월 지급하는 월급에서 원천징수를 하면 용이하게 재정을 조달할 수 있다. 그런데 현실에서는 근로자만 있는 것이 아니라 상인이나 농민과 같은 자영자들도 있고, 군인과 같은 특수 직업에 종사하는 사람이나 실직자와 같은 사람도 있다.

Normand and Weber(2009)는 건강보험의 적용 가능 인구 그룹을 기술적 및 행정적인 측면에서 [표 2-4]와 같이 크게 네 그룹으로 구분하면서 관련되는 문제점을 기술하고 있다. 인구집단의 특성에 따라 행정적으로 적용에 아무런 문제가 없는 집단과 자격관리가 어렵고, 소득을 평가하기 어려워 보험료를 부과하고 이를 징수하기 어려운 집단으로 나눌 수 있다.

2. 건강보험 적용의 우선순위 설정

이와 같은 인구집단의 사회·경제적인 특성이 다른 집단을 건강보험에 적용하기 위해서는 전략이 필요하다. 어떤 국가라도 일시적으로 전국민을 건강보험에 적용하는 것은 불가능하다. 그 이유는 건강보험에 적용하면 의료수요가 증가하기 때문에 일시에 전국민을 적용하면 의료서비스를 공급할 인프라를 구비하기 어렵기 때문이다.

다양한 인구집단에 대하여 건강보험을 적용하기 위해서는 우선순위를 설정할 필요가 있다. Normand and Weber(2009)는 우선순위 설정을 위한 원칙으로 다음과 같이 정치적 측면, 기술적 측면, 형평성 측면, 가능성 측면, 가입자 자격 측면으로 구분하고 있다.

1) 정치적 측면

특정 인구집단은 건강보험 적용에서 제외시키기도 하고 선택권을 부여하기도 한다. 독일은 2009년 개혁 이전에는 상위 소득 10%에 속하는 사람은 건강보험에서 제외시켰다. 그러다 개혁 이후에는 이러한 계층도 건강보험이나 민영의료보험에 반드시 가입하도록 선택권을 부여하고 있다. 상위 계층은 보험료를 많이 부담하는데 건강보험 적용에서 제외시킬 때 분배상의 문제를 제기할 수 있다. 그러나 독일의 경우, 제외된 계층은 민영보험에 가입하여 의료기관을 이용할 때 비싼 가격을 지불하여 건강보험 서비스의 원가 보전에 기여하는 교차보조 형태가 되기 때문에 이들을 제외시켜도 형평성 문제는 크게 발생되지 않는다. 그리고 독일은 건강보험료의 상한선이 크게 높지 않기 때문에 고소득층이 배제되어도 형평성 문제는 제기되지 않는다.

자영자들은 대체로 소득 신고가 제대로 안되어 건강보험을 적용하지 못하는 경우가 많다. 그리고 국가에 따라 공무원이나 군인과 같은 특수직종의 사람들이나, 의사나 변호사와 같은 전문직종에 종사하는 사람들을 건강보험에서 제외시키고 특별한 보장방법을 택하는 경우가 있다. 예컨대, 2006년 의료개혁 이전의 네덜란드에서는 공무원 등은 별도 프로그램으로 의료를 보장하였다. 그러나 이러한 특수직종에 있는 사람들은 상호보조를 통한 사회연대와 위험 분산을 위해서는 매우 중요한 집단이다.

전국민에 대하여 보편적인 적용을 구상하면서 인종 문제나 영토적 문제와 같은 정치적 측면이 고려되면 다른 위험 분산 제도를 설계하는 것도 고려될 수 있을 것이다.

2) 기술적 측면

건강보험은 위험 분산을 통한 사회연대이다. 이것은 자신이 이용하는 서비스보다 더 적은 보험료를 내는 사람이 있는 반면에 자신이 이용하는 서비스보다 더 많은 보험료를 내는 사람들이 있어야 하는 것이다. 즉, 위험의 혼합(mix of risks)이 이루어져야 건강보험 재정이 튼튼해진다. 위험의 혼합이 되려면 [표 2-5]에서처럼 저위험군과 고위험군의 혼합이 중요하다.

건강보험제도가 대상자를 강제 가입시키는 타당한 이유는 두 가지 측면에서 찾을 수 있다. 첫째는 세대 간의 위험 혼합을 위해서이다. 모든 인간은 생의 단계에서 위험이 높아지는 노령기가 있는 반면에 젊은 독신자들과 같이 위험도는 낮으나 보험료 기여는 높은 생의 단계가 있기 때문이다. 둘째는 사람들은 의료비의 위험과 의료비 지출이 최저 생활에 미치는 영향을 과소평가하는 경향이 있다. 강제적으로 건강보험에 가입시키지 않으면 능력에 맞는 보험료 지불을 하지 않으려 하며, 위험 선택[24]을 하여 건강보험을 유지

[표 2-5] 인구집단과 위험의 혼합

인구집단의 특성	저위험	고위험
건강상태	건강한 집단	병이나 장애가 있는 집단
미래소득	확실성이 있어 스트레스 없는 집단	불확실성으로 스트레스 갖는 집단
부양자	부양가족이 적은 집단	부양가족이 많은 집단
연령	젊은 인구집단	노인 인구집단
작업 환경	안전한 작업 환경 집단	위험성이 많은 작업 환경 집단

출처 : Normand and Weber(2009)

24) 예컨대 아플 때는 보험에 가입하고, 건강할 때는 보험에서 탈퇴하는 현상을 역선택이라고 한다.

할 수 없기 때문이다.

3) 형평성 측면

건강보험제도는 통상 사용자와 근로자가 보험료를 분담하고 있다. 그리고 연금수급자, 실업수당 수급자, 복지수급자, 장애연금수급자, 저소득자, 기타 사회보장급여 수급자인 경우에는 연금기구나 정부가 사용자 기능을 대신하는 대리 사용자로서 보험료를 분담하거나 혹은 전액을 부담하기도 한다[25]. 그러나 자영자들은 사용자나 대리 사용자가 없다. 근로자나 연금수급자에 대하여 사용자나 대리 사용자가 보험료를 일부 분담해주는데 반하여 자영자는 보험료 전액을 부담하는데 대하여 Normand and Weber(2009)는 형평성 문제를 거론하고 있다. Normand and Weber는 근로자 보험료에 대한 사용자 부담분이 경제학적으로는 근로자 임금의 숨겨진 부분이라는 이론이 있지만 통상적으로 수용되기 어렵다는 점을 언급하고 있다.

형평성 문제는 자의적으로 임금을 낮게 책정하여 보험료를 자신들이 사용하는 의료비보다 적게 기여할 때 제기될 수 있다. 이와 같은 속임수에 따른 형평성 문제는 신고소득의 확인을 엄격히 하거나 근로자 보험료에 최저 하한선을 두는 방안으로 해결할 수 있다. 보험료 하한선은 평균 소득의 20% 정도를 최저 보험료 부과의 기준으로 하거나 최저 임금을 하한선의 기준으로 하는 방법이 있다(Normand and Weber, 2009). 반면에 소득이 높은 사람의 소득에 정률의 보험료를 부과할 경우 보험료가 지나치게 높아지는 문제가 있다. 이 문제는 보험료 부과에 상한선을 설정하여 방지할 수 있는데 이것은 이미 연대성 원칙에서 설명하였다. Normand and Weber(2009)는 소득이 높아 보험료가 극히 높은 사람들에게는 입원을 할 때 1인실 이용과 같은 추가적인 편익을 제공하는 방안을 언급하고 있다[26].

건강보험을 전국민에게 일시에 적용할 수 없기 때문에 단계적인 적용이 불가피하다. 이러한 과정에서 적용의 형평성 문제가 제기될 수 있다. 즉, 대부분 국가들이 행정적으로 건강보험 적용이 용이한 근로자 계층부터 먼저 시작하게 된다. 저소득 개발도상국가의 경우 정규적인 근로자 계층들은 비정규 영역(informal sector)의 자영자들에 비하여 소

---

25) 우리나라의 연금수급자들은 건강보험료 전액을 본인이 부담해야 한다. 특히 연금수급자들은 지역가입자로 구분되어 소득은 물론 자동차, 아파트와 같은 재산에도 보험료를 부과하는 모순이 있다.

26) 우리나라에서 이러한 방법을 사용하면 부자들을 특권층으로 배려한다는 비판에 직면할 것이다.

득이 높아 형평성 문제가 제기되고 있다. 그런데 건강보험에서도 근로자 계층부터 먼저 시작하면 형평성을 더욱 악화시키는 문제가 발생한다.

이러한 문제에 대한 대처 방안으로써 비정규 영역에 있는 취약계층에 대하여 건강보험을 확대할 일정을 명확히 하고 임시적 조치로 이들에게 의료서비스에 대한 접근성을 높이기 위하여 인프라를 개선하거나 본인이 부담해야 할 의료비를 낮추어주는 조치들이 필요해진다.

또 다른 형평성에 관한 과제는 건강보험을 확대하는 과정에서 보험자를 단일로 하는 것이 좋을지 아니면 다보험자로 하는 것이 좋을지 하는 문제이다. 이 문제는 제6장에서 다루게 된다.

4) 피부양자의 적용

피부양자 문제는 건강보험의 자격관리를 개인 단위로 하느냐, 가구 단위로 하느냐 문제부터 검토되어야 한다. 이 문제는 보험료를 어떻게 부과하여 보험재정을 조달하느냐의 문제와 결부되는 매우 중요한 과제이다. 당초 비스마르크에 의한 질병보험제도는 근로자만을 대상으로 하였기 때문에 보험의 자격관리는 당연히 개인을 단위로 하게 되었다.

그래서 서유럽의 건강보험제도는 원칙적으로 소득이 있으면 보험료를 부과하고 소득이 없으면 보험료 부과가 면제되는 제도가 되어 개인 단위로 자격이 관리되는 형태이다. 앞에서 설명한 [표 2-4]의 보험적용 인구집단의 특성에서 비근로 집단 가운데 피부양자 집단을 보면 신고소득이 없고, 자격관리가 어렵다는 점을 열거하고 있다. 그러나 서유럽 국가들은 보험료 부과를 소득을 기준으로 하여 소득이 있으면(심지어 실업수당도 포함), 보험료를 부과하기 때문에 피부양자 문제가 크게 부각되지 않는다. 학생과 같이 소득이 없으면 보험료 부과를 하지 않고 노인이라도 연금소득이나 이전소득이 있으면 여기에다 보험료를 부과하기 때문이다.

그러나 유럽 국가들도 보험료 부담이 면제되는 피부양자의 범위를 설정하고 있어 엄격히 개인 단위 관리라고만 볼 수 없다. 서유럽 몇 개 국가의 피부양자 제도를 정리해 보면 [표 2-6]과 같다. 그러나 비스마르크형 질병보험에 관한 전통이 없고 가족관계가 유럽과는 다른 동양권에서는 개인 단위로 접근하기 어렵다. 대만은 1995년 전민건강보험제도가 도입되기 이전에 노공보험형태로 근로자만 적용하였던 전통이 있어 자격관리를 개인 단위와 가구 단위를 혼용하고 있다. 일본과 우리나라는 가구 단위로 자격을 관리하고 있다.

[표 2-6] 서유럽 4개 국가의 피부양자 범위

국가	피부양자(dependents)의 범위
오스트리아	• 일정 연령 이하의 어린이, 어린이(4세 이하)를 양육하는 배우자 • 기타: 배우자를 위하여 3.4%의 보충적 보험료 부담 • 결혼하지 않은 동거인을 위한 추가조건: 피보험자와 친족관계가 없이 적어도 10개월 이상 동거, 보수 없는 가정도우미
벨기에	• 배우자, 동거인, 25세 이하의 청소년, 부모(처부모 포함) • 소득조건: 연간 €2,326 이하(연금, 실업수당 등 포함)
프랑스 (근로자 일반 모형)	• 배우자, 자녀(일정 조건하에서), 친척(부모, 자손 등 일정 조건하에서) • 12개월 연속으로 피보험자와 같이 생활하는 사람으로 생활을 피보험자에 의존하는 경우
독일	• 배우자와 어린이(월 소득이 €395나 €450을 넘지 않아야 함) • 일정 연령 이하의 어린이, 이혼 후 무갹출 가족보험이 끝난 배우자(이혼 후 3개월 이내 한정)

출처 : EC(2014)

대만 제도를 보면 보험료 부과는 개인 단위로 하는데 소득이 없는 피부양자 관리를 위하여 가구 단위로 자격이 관리되는 혼합된 형태를 취하고 있다. 즉 근로자이든 자영자이든 보험료 부과는 1인당 기준으로 한다. 대만의 건강보험료율은 2016년 기준 4.69%로 개인 단위로 적용하는 특징이 있다. 근로자 가족이 3인이면 보험료율은 3×4.69%로 하여 총 14.07%가 된다. 피부양자 수가 많으면 보험료율이 너무 높아지기 때문에 피부양자 수는 3명까지 상한으로 한정하고 있다. 대만은 여자들의 경제 활동이 활발하여 피부양자 수는 근로자 자영자 할 것 없이 평균이 0.7명이다. 따라서 대만 제도를 보면 보험료를 부과할 때는 개인 별로 따지지만 징수나 피부양자 산정은 가구 단위로 하고 있어 가구 단위의 자격관리라 할 수 있다.

5) 비정규 영역의 적용 확대

건강보험 적용에 있어서 정규 영역(formal sector)과 비정규 영역(informal sector)의 구분은 매우 중요하다. 정규 영역이란 통상 임금 근로자들이 중심이 되어 있다. 이 분야 근로자들이 받는 임금소득은 조세제도, 사회보장제도, 근로조건과 연계된 각종 보호제도에 적용을 받는다. 전형적인 정규 영역은 공식적인 고용계약을 통하여 기업이나 조직체에서 일하는 근로자들로 고용에 대한 권리와 의무가 포함된 고용조건을 충족하고 있다.

자영 노동자들도 근로자들과 마찬가지로 조세제도에 포함되고 질병, 사고, 노령 등에 따른 사회적인 위험으로부터 보호를 받게 되면 정규적 영역으로 간주하게 된다.

사회보험에서 정규 영역이 중요한 것은 그들이 어느 정도의 소득을 갖는지를 알 수 있어 보험료 부과가 용이하기 때문이다. 그러나 비정규 영역은 소득에 관한 정보가 없거나 불완전하여 보험료라는 보험재정 확보에 어려움을 겪는다. 대부분의 개발도상국가들은 근로자 층의 다수가 비정규 영역에서 일하고 있다.

비정규 영역을 구분해 내는 것이 건강보험 확대를 위해서는 매우 중요하다. 왜냐하면 정규 영역에서는 사용자가 근로자 보호를 위한 적절한 조치를 하며, 또한 매월 정기적으로 월급을 받기 때문에 큰 문제는 없다. 그러나 비정규 영역 근로자들에게 적정한 방법의 의료서비스 제공이 안 될 경우 이들은 큰 재정적인 위험에 직면하기 때문이다. 다음으로는 비정규 영역에서는 공식화된 고용관계 등이 계약으로 체결되어 있지 못하여 이들을 건강보험에 포함시키기 매우 어렵기 때문이다. 비정규 영역의 근로자들을 건강보험에 적용시키기 위하여 Normand and Weber(2009)는 다음과 같은 대안들을 제시하고 있다.

첫째, 강제 적용시키는 방법이다. 비정규 영역의 근로자들을 기업이나 다른 커뮤니티와 연계시킬 수 있으면 쉬운데 이것이 안 되기 때문에 행정적으로 강제 가입은 쉬운 일은 아니다.

둘째, 정액보험료를 설정하고 보험료 지불이 어려운 사람들에게는 보험료를 면제하는 방법이다. 이렇게 하기 위해서는 정부가 자산조사를 통하여 보조금을 지급할 수 있어야 한다.

셋째, 매우 기본적인 의료만을 보험급여로 하는 방법이다(이것은 포괄성 원칙에서는 벗어나지만 불가피한 측면이 있다).

넷째, 지역사회나 지역사회에 기초하는 조직체와 연계하여 자격을 관리하고 보험료를 징수하도록 한다. 일본의 지역의료보험인 국민건강보험은 시・정・촌이라는 기초 자치단체가 보험을 관리하고 있다.

다섯째, 건강보험을 다른 조직의 회원권과 결부시킨다(예: micro finance와 같은 조직).

여섯째, 중소기업에 대한 감독과 통제를 강화하여 근로자들을 건강보험에 강제 가입시켜 적용 인구를 확대한다.

일곱째, 정부기관 간의 정보 공유를 넓혀 강제 적용의 목표 집단을 찾아내고, 상황을 개선시키도록 한다.

이러한 대안들이 비정규 근로자들에 대한 건강보험 적용을 확대하는데 도움은 줄 수 있지만 전국민을 적용하는 수단은 되지 못한다. 전국민을 건강보험에 적용하기 위해서는 꾸준한 경제성장을 통하여 정규 영역을 확대하고, 비정규 영역에 대해서는 정부가 보험료를 보조하여야 한다. 이러한 방법이 일본이나 우리나라가 전국민건강보험을 달성할 수 있었던 수단이었다.

3. 우리나라의 사례

우리나라는 행정적으로 관리가 용이하고 소득 자료 확보를 위하여 추가적인 노력이 필요 없는 인구집단인 근로자부터 먼저 적용하는 방식을 택하였다. 근로자라 하더라도 건강보험료 부과는 인건비를 증가시켜 기업의 국제 경쟁력을 저하시키는 문제가 일어난다. 이에 우리나라는 건강보험료가 제품의 가격으로 전가되지 않을 정도의 비용 흡수력이 있는 대기업(500인 이상 고용)부터 적용하고, 그 이후에 300인 이상 기업, 100인 이상 기업 순으로 확대하였다. 그리고 처음부터 피부양자 제도를 법에 규정하여 피보험자에 의존하여 생계를 유지하는 직계 존속과 비속을 건강보험에 적용하였다. 오늘날은 피부양자 범위가 너무 광범위하여 소득이 있음에도 불구하고 보험료를 내지 않고 피부양자로 무임승차하는 문제점이 제기되고 있다.

건강보험을 사업장 근로자를 대상으로 먼저 적용함에 따라 자영자들과의 형평성 문제가 제기되었다. 형평성 문제를 개선하기 위하여 세 가지 조치를 취하였는데 첫째는 최저생계를 자력으로 해결하기 어려운 생활보호대상자(현재는 기초생활수급자)를 대상으로 건강보험을 도입하기 직전에 의료보호제도를 통하여 무상으로 의료서비스를 제공하거나 진료비의 본인 부담을 대폭 감면하는 제도를 실시하였다. 둘째는 농촌 지역의 의료공급을 확대하기 위하여 공중보건의사제도를 도입하여 1980년부터 매우 저렴한 의료서비스를 제공하였다. 셋째는 자영자들에게 건강보험을 조기에 확대하기 위하여 1981년에 3개 지역, 1982년에 3개 지역에 대하여 의료보험시범사업을 실시하였다.

사업장의 근로자들에 대한 건강보험 확대가 거의 끝난 이후 지역주민에 대하여 건강보험을 확대하였다. 그리고 건강보험료가 높으면 대기업이라도 비용흡수가 용이하지 않아 건강보험을 받아들이기 쉽지 않기 때문에 1977년 건강보험을 도입할 때 임금의 3% 수준으로 보험료를 낮게 책정하여 기업의 보험료 저항이 없도록 하였다[27]. 이러한 저보험료

정책으로 소득신고가 제대로 되지 않던 지역주민[28]에 대해서도 용이하게 보험을 확대할 수 있어 건강보험제도를 도입한지 12년 만에 전국민에게 건강보험을 적용할 수 있어서 형평성 문제는 해결을 보았다.

건강보험을 단계적으로 확대하였기 때문에 다 보험자에 의하여 건강보험 관리가 불가피하였다. 이 과정에서 보험자 간의 재정격차를 해소하기 위하여 1991년부터 위험조정을 보험재정공동사업이라는 명칭으로 실시하였다. 그러다 위험 분산의 광역화와 관리비의 절감을 목적으로 2000년 7월에는 다 보험자를 하나로 통합하여 단일 보험자 방식으로 전환하였다.

우리나라가 최단 기간에 전국민건강보험이 가능하였던 요인은 다양하지만 결정적인 요인은 경제의 지속적인 성장이라 할 수 있다[29]. 1986년 상반기에 우리나라 역사상 처음으로 무역 흑자를 기록함에 따라 당시 전두환 정부가 비정규 영역에 있는 지역주민에 대하여 보험료 일부를 정부가 지원하겠다는 정책을 1986년 9월에 결정하게 된다. 이 정책에 따라 1988년 1월에는 농촌지역 주민에게 1989년 7월에는 도시지역 주민에게 건강보험을 적용함에 따라 전국민건강보험을 달성할 수 있었다(이규식, 2002). 이와 같은 우리나라의 건강보험 확대 과정은 앞 절에서 Normand and Weber(2009)가 설명하는 비정규 영역의 주민에 대한 보험 적용을 위한 대안과 거의 일치한다. 우리나라 건강보험제도는 건강보험제도가 지켜야 할 포괄성이나 최소 수준과 같은 기본원칙을 거의 무시하고 있어 많은 문제가 도사리고 있으나 확대 과정에 한하여서는 건강보험 후발 국가인 개발도상국들의 모범적 사례가 되고 있다.

---

27) 보험료를 낮게 책정한 것은 인건비 부담을 낮추어 수출에 지장이 없도록 할 목적이었다. 또한 저보험료는 보험료 저항을 없애 건강보험을 쉽게 확대할 수 있게 하는 부수적 효과도 있었다. 그러나 저보험료는 충분한 보험재정 확보를 어렵게 하여 건강보험 급여에서 포괄성의 원칙을 지킬 수 없도록 하였다. 또한 저보험료는 건강보험에서 제공하는 의료서비스의 비용을 충분히 보상할 수준의 가격을 책정하기 어렵게 하였다. 그리하여 보험환자를 보는 의료기관에 비급여서비스(선택진료, 상급병실) 제공을 허용하여 최소 수준의 원칙을 지킬 수 없도록 만들었으며, 이와 같은 1977년 패러다임(저보험료, 저수가, 저급여)은 의료의 영리화 문제를 야기하는 원인의 하나가 되었다. 저보험료 문제는 2000년 7월 의약분업 과정에서 수가 인상으로 상당부분 해소 되었으나, 건보통합이 비급여를 법적으로 인정함에 따라 혼합진료가 일반화 되면서 의료의 영리화를 부추기는 문제를 낳고 있다.

28) 1988/9년만 하여도 지역주민의 소득신고는 매우 낮았으며, 신고된 소득의 신뢰성도 낮았다. 그러나 건강보험통합을 한 2000년대 이후에는 신용카드 사용이 일반화되었고, 현금카드 제도도 생겨 자영자들이 매출을 낮게 신고하기도 어려워져 소득신고의 정확도가 상당히 높아졌다. 다만 농어민이나 영세자영자들은 사업장 번호가 없어 소득신고를 하지 않기 때문에 이들의 소득은 알 길이 없다.

29) 전국민의료보장을 단기에 달성할 수 있었던 요인은 이규식(2002)에 상세히 기술하였다.

참고문헌

노인철 외 (1997), 『음주의 경제사회적 비용과 정책과제』, 한국보건사회연구원.

대만 중앙건강보험국 (2000), 『전민건강보험간개』.

양봉민 외 (2003), 보건의료 재정조달의 형평성, 한국보건경제학회 추계학술대회.

이규식 (1997), 의료보장제도와 경쟁전략, 『건강보장연구』, 한림대사회의학연구소, 1: 85-126.

이규식 (1999), 건강위해 물질에 대한 건강부담금 부과의 타당성과 방향, 국민건강증진사업의 발전방향과 기금확대 방안에 관한 정책토론회, 한국건강증진학회, 한국보건경제학회, 전국경제인연합회, 7월 2일.

이규식 (2002), 『의료보장과 의료체계』, 서울: 계축문화사.

이규식 (2013), 『의료보장과 의료체계』(제3판), 서울: 계축문화사.

이규식 (2018), 『보건의료정책- 의료보장 패러다임』(개정판), 서울: 계축문화사.

이규식 외 (1989), 『사업장 부속 의료기관의 적정급여비용 산정방안연구』, 연세대학교 보건과학연구소.

일본 건강보험조합연합회 (1997), 『사회보장연감』.

Barnum H, Kutzin J and Saxenian H (1995), *Incentives and Provider Payment Methods*, Human Resources Development and Operations Policy Working Papers, No. HRO 51, Washington DC: World Bank.

Boyle S (2011), United Kingdom(England), *Health Systems in Transition*, European Observatory on Health Care Systems and Policies, Copenhagen: WHO Europe.

Bureau of National Health Insurance (BNHI) (2011), Taiwan, *National Health Insurance in Taiwan 2011 Annual Report*.

Busse R, Saltman RB and Dubois HFW (2004), Organization and financing of social health insurance systems: current status and recent policy developments, In: Saltman RB, Busse R and Figueras J eds. *Social Health Insurance in Western Europe*: 33-80, European Observatory on Health Care Systems and Policies Series, Berkshire, England: Open University Press.

Busse R and Blümel A (2014), Germany, *Health Care Systems in Transition*, European Observatory on Health Care Systems and Policies, Copenhagen: WHO Europe.

Dixon A and Mossialos E eds (2002), *Health Care Systems in Eight Countries: Trends and Challenges*, The European Observatory on Health Care Systems, London: The London School of Economics & Political Science.

Dixon A, Langenbrunner J and Mossialos E (2004), Facing the challenges of health care financing, In: Figueras J, McKee M, Cain J and Lessof S eds. *Health Systems in Transition: Learning from Experience*: 51-84, Copenhagen: WHO Europe.

EC (2014), *Mutual Information System on Social Protection*.

Evans RG (2001), Financing health care: taxation and alternatives, In: Mossialos E, Dixon A, Figueras J and Kutzin J eds. *Funding Heath Care: Options for Europe:* 31-58, Buckingham, England: Open University Press.

Feldstein PJ (1999), *Health Care Economics* (5th). Albany, NY: Delmar Publishers.

Feldstein PJ (2005), *Health Care Economics* (6th). Albany, NY: Thomson Delmar Learning.

Glaser WA (1991), *Health Insurance in Practice, International Variations in Financing*, Benefits, and Problems, San Francisco: Jossey-Bass Publishers.

Goodman JC (1980), National Health Care in Great Britain: Lessons for the U.S.A., Dallas, Texas: A Fisher Institute Publication.

Mossialos E and Thomson S (2004), *Voluntary Health Insurance in European Union*, European Observatory in Health System and Policies, Copenhagen: WHO Europe.

Normand C and Weber A (1994), *Social Health Insurance: A Guidebook for Planning*, Geneva: WHO & ILO.

Normand C and Weber A (2009), *Social Health Insurance: A Guidebook for Planning (2nd)*, Geneva: WHO & ILO.

OECD (1987), *Financing and Delivering Health Care: A Comparative Analysis of OECD Countries*, Paris.

OECD (2010), *Health care Reform in Korea*, Paris.

OECD (2011), *A Framework for Growth and Social Cohesion in Korea*, Paris.

OECD (2013), *Managing Hospital Volumes: Germany and Experiences From OECD Countries*, Paris.

Phelps CE (1997), *Health Economics* (2nd), Massachusetts: Addison-Wesley.

Ron A, Abel-Smith B and Tamburi G (1990), *Health Insurance in Developing Countries*, Geneva: ILO.

Sagan A and Thomson S eds. (2016), *Voluntary Health Insurance in Europe*, European Observatory in Health System and Policies, Copenhagen: WHO Europe.

Tatara K and Okamoto E (2009), *Health Systems in Transition: Japan*, European Observatory in Health System and Policies, Copenhagen: WHO Europe.

World Bank (1987), *Financing Health Services in Developing Countries*, An Agenda for Reform, A World Bank Policy Study, Washington DC: World Bank.

Zschock DK (1979), *Health Care Financing in Developing Countries*, American Public Health Association International Health Programs Monograph Series, No. 1, Washington DC.

제3장
보험급여와 구매이론

제1절 서비스 구매와 보험급여[1)]

1. 개 요

앞의 [그림 1-1]에서 구분한 건강보험의 영역에서 보험급여는 의료서비스 구매의 핵심 영역이다. 건강보험제도란 보험료를 납부하고 그에 대한 반대급부로 보험급여를 누리는 사회적 장치다. 건강보험제도는 가입자가 납부하는 보험료의 크기와 무관하게 사회적인 필요도에 의하여 의료서비스를 이용하게 되는데 이를 보험급여라 부른다. 건강보험의 급여범위를 설정하는데는 포괄성 원칙과 필요도 설정이 중요하다.

2. 급여의 종류

건강보험에서 보험급여의 종류는 보는 시각에 따라 다르게 분류된다. 가장 보편적으로는 급여의 기능에 따른 분류가 있다. 그 외에도 급여의 형태가 현금이냐 의료서비스냐에 따라 구분하는 경우와 건강보험법에 규정된 급여인지 여부에 따른 분류가 있다.

① 기능에 따른 건강보험급여

㉠ 상병수당 : 현금급여

㉡ 의료급여 : 요양급여(우리나라는 분만급여 포함) – 서비스급여

---

1) 이 절은 이규식(2013), 『의료보장과 의료체계』(제3판), 제6장을 수정・보완하였다.

요양비(분만비 포함) – 현금급여
건강검진 – 서비스급여
본인부담액 보상금 – 현금급여
㉢ 장제급여 : 장제비 – 현금급여

② 형태에 따른 건강보험급여
㉠ 현금급여 : 상병수당, 요양비, 본인부담액 보상금, 장제비
㉡ 서비스급여 : 요양급여(약제급여 및 분만급여 포함), 건강검진

③ 법규에 따른 건강보험급여
㉠ 법정급여 : 요양급여(약제급여 포함), 요양비, 본인부담액 보상금, 건강검진, 장애인에 대한 특례(보장구 급여)
㉡ 부가급여 : 임신·출산 진료비, 장제비, 상병수당

1) 기능에 따른 분류

보험급여를 기능에 따라 분류하면 다음과 같이 세 가지가 된다.

첫째, 질병이나 사고로 일을 하지 못하였을 때 병가기간 중의 소득상실을 보상하는 상병수당이 있다. 상병수당은 현금으로 지급되기 때문에 흔히 이를 현금급여라 부른다. 대부분의 국가에서는 상병수당을 지급하고 있으나 우리나라에서는 상병수당을 지급하지 않고 있다. 상병수당을 지급하지 않는 만큼 다른 나라에 비하여 보험료율이 낮은 특징이 있다.

둘째, 질병이나 사고의 치료와 관련하여 지급되는 급여로 ① 건강보험에서 치료를 위한 의료서비스를 제공하는 것을 말한다. 이를 현물급여 또는 서비스급여(법률 용어로는 요양급여라 하고 있음)라 부르고 있다. 현물급여에는 분만급여도 포함되어 있다. ② 건강보험에서 치료를 위한 의료서비스를 제공하지 않고 의료비를 현금으로 보상하는 요양비(분만비 포함)가 있다. 이 급여는 원칙적인 측면에서 보면 서비스 급여의 일종인데, 현금으로 지급한다는 차원에서 현금급여로 부르는 학자들도 있다(Ron et al., 1990). ③ 그 외에도 현금으로 주어지는 본인부담액 보상금이 여기에 속한다.

셋째, 질병과의 직접적인 관련보다는 질병이나 사고의 결과로 나타난 사망에 대하여 장제비의 전부 또는 일부를 현금으로 지급하는 현금급여가 있다.

2) 급여의 형태에 따른 분류

급여의 형태에 따라 두 가지로 구분할 수 있다.

첫째, 보험급여가 현금으로 지급되는 경우이다. 여기에는 상병수당이 가장 전형적이며 그 외에도 요양비, 본인부담액 보상금, 임신・출산 진료비, 장제비 등이 있다. 요양비는 의료기관에서 치료서비스나 분만서비스를 받아야 하는데 불가피하게 가정에서 분만하거나 지정된 요양기관이 아닌 곳에서 치료나 분만서비스를 받았을 경우 일정액의 현금으로 보상하는 것을 의미한다. 본인부담금 보상액은 본인부담이 일정액을 초과할 때 건강보험공단이 초과액을 현금으로 지불하는 제도이다. 임신・출산 진료비 지원제도란 임신・출산에 관련된 의료비 부담을 경감하여 출산 친화적 환경을 조성하고, 건강한 태아를 분만할 수 있도록 임신・출산과 관련된 진료비(급여・비급여)의 본인일부 부담금 지불에 사용할 수 있는 이용권(전자바우처)을 제공하는 제도이다. 장제비는 사망에 따른 장례비용의 일부를 현금으로 건강보험에서 지급하는 경우를 말한다. 우리나라에서는 실시되지 않고 있는 제도로 상환금(indemnity)이 있다. 이 제도는 피보험자가 의료서비스를 받은 다음 진료비를 의료기관에 먼저 지불한 후에 건강보험에서 일정액의 현금을 치료비로 상환받는 방법이다[2].

둘째, 현물급여(서비스급여)로 아플 때 의료기관을 방문하여 의료서비스를 제공받는 것을 말한다. 여기에는 요양급여, 건강검진이 속한다. 요양급여 속에는 의약품도 제공하기 때문에 약제급여도 포함된다. 건강검진은 예방급여의 일종인데 병을 조기에 발견하여 진료비의 부담을 줄이기 위하여 실시하고 있다.

3) 법적인 측면에서의 분류

건강보험법의 규정에 의하여 반드시 제공해야 하는 급여인지, 그렇지 않은지에 따라 구분할 수 있다.

첫째, 건강보험법에 의하여 반드시 제공해야 하는 법정급여(Guaranteed Health Care Package, GHCP)가 있다. 이것은 국가에 따라 포함되는 서비스 내용은 다른데, 우리나라는 요양급여, 요양비, 본인부담액 보상금, 건강검진, 장애인에 대한 특례가 여기에 속한다.

---

2) 상환금(indemnity) 제도는 미국의 민영의료보험에서 흔히 사용하는 제도로 피보험자는 진료 시에 진료비를 전액 본인이 지불하고 영수증을 보험회사에 청구하여 진료비를 환불받는 제도를 말한다.

둘째, 부가급여 또는 임의급여로 법이 강제하는 급여는 아니지만 대통령령으로 정하는 급여로 우리나라에서는 임신·출산 진료비, 장제비, 상병수당이 있다. 현재 장제비와 상병수당은 지급하지 않고 있다.

3. 의료기술의 발전과 보험급여

1) 비스마르크 시대의 상병수당 위주 보험급여

오늘날 건강보험제도에서는 병이 났을 때 의료기관에서 제공하는 의료서비스가 중요한 기능을 하고 있다. 그러나 1880년대 비스마르크가 질병보험제도를 도입할 당시에는 의료기술이 발달하지 못하여 병이 나도 의료기관에서 제공할 수 있는 의료서비스가 매우 제한적이었다. 1883년 당시 독일의 의료수준을 현재의 시각에서 본다면 매우 보잘 것이 없었다.

의료기관이 제공할 수 있는 서비스가 제한되었기 때문에 치료비가 근로자 가계에 큰 부담이 되지 않았다. 따라서 질병보험제도가 처음 등장한 당시에는 보험급여가 질병의 치료비 보상보다는 현금급여 중심(상병수당, 장제비, 유족수당)이었음에 주목할 필요가 있다(Glaser, 1991). 즉 비스마르크 시대에는 서비스급여보다 현금급여인 상병수당이 더욱 중요하였다.

질병보험제도가 등장하는 시점을 전후하여 의료분야에는 큰 변화의 바람이 불었다. 이것이 바로 의료분야의 근대적인 혁명이라 할 수 있는 위생개혁이다. 위생개혁은 1842년 영국의 채드윅(Chadwick)에 의해 『위생개혁보고서』가 발표됨으로써 시작되었는데, 이 개혁이 근대적인 의료시대가 열리는 계기가 되었다. 위생개혁이 이루어지기 이전 단계는 의료분야의 전근대적인 시대로 분류할 수 있다(Torrens의 미국 의료발전과정에 대한 분류를 인용 : Torrens, 1993).

산업혁명에 따른 자본주의의 등장은 의사에 대해서도 다른 개념을 심어 주었다. 16세기부터 경제적 측면이 강조되었고 의료도 전문가의 생계를 유지하는 수단으로 점차 바뀌어 갔다. 이 당시는 의사들이 주로 중산층에서 충원되는 구조였다. 17세기 들어 데카르트를 중심으로 하는 합리주의 근대철학이 등장함으로써 의사의 기능은 인간의 신체적인 기능의 부조화를 치료하는데 초점이 주어졌다. 18세기 말에서 19세기 초 민주주의 이념이 확산되면서 의사직은 모든 시민에게 주어질 수 있는 기회가 되었고 건강과 질병은 개인적인 문제로 간주되었다.

민주주의는 모든 사람에게 같은 기회를 주었으며, 19세기에 들어 의사는 높이 존경받는 자유로운 전문가로 대우를 받게 되었고(Sigerist, 1960), 의학 지식은 그 이전에 비해 크게 진보되었다. 이 시대에 파스퇴르와 코흐와 같은 학자들이 박테리아에 대한 연구를 수행하여 질병의 세균설을 보편화시켰고 내과학, 마취술, 병리학, 면역학, 외과술의 발전과 함께 임상치료는 정확하고 과학적인 실험과정을 토대로 이루어졌다(Cockerham, 1982).

이미 1850년대의 위생개혁을 통하여 주민들의 생활환경이 개선되어 급성 전염성 질환의 집단적인 발생은 크게 줄게 되었다. 급성 전염성 질환이 감소함에 따라 새로운 의과학의 관심은 더 훌륭한 외과수술, 폐렴치료를 위한 혈장의 발견, 더 정확하고 빠른 진단을 위한 검사 기법의 개발에 주어졌다(Torrens, 1993). 의과학의 발전은 의과대학의 번성과 병원의 급성장을 가져왔다.

1900년을 전후한 20세기 초반의 의과학의 발전을 본다면 산과술 발전으로 출산의 안전도가 높아졌으며, 1896년 X-ray가 처음으로 진단에 사용되기 시작하였다. 1901년에는 혈액형을 발견하여 수혈이 가능하게 되었으며, 1903년에는 심전도(EKG)가 사용되었다. 1908년에 메켄지(Makenzie)는 『심장질환』(*Disease of Heart*)이라는 책자를 저술하였다. 1912년에 펑크(Funk)에 의하여 비타민이 언급되었으며, 1922년에는 인슐린이 발견되어 당뇨병의 관리가 손쉬워졌고, 1928년에는 플레밍(Fleming)에 의하여 페니실린이 발견되고 1941년 페니실린이 실용화됨에 따라 세균성 질환의 퇴치가 이루어져 항생제 시대가 열리게 되었다. 특히 화학공업의 발전이 제약산업을 이끄는 토대가 되었다. 예컨대 화학염료에 대한 연구가 살균제인 sulfa제 약품의 개발을 이끌도록 하였다(McKee and Healy, 2002).

1929년에는 뇌전도(EEG)가 사용되는 등 의과학의 발전은 치료의 깊이를 더하게 되었으며 이러한 발전은 시설, 장비, 인력 면에서 병원 발전을 가속화시키는 계기가 되었다(Haglund and Dowling, 1993). 이러한 변화에서 빼놓을 수 없는 곳이 간호 분야의 발전이다. 1854년 나이팅게일(Nightingale)과 38명의 간호사들이 크림 전쟁(Crimean War)[3]에서 활동한 이후 자리 잡기 시작한 간호술(Cockerham, 1982)은 1860년 영국에서 간호학교를 개설하기에 이르렀고, 1900년대 초반에는 하나의 전문화된 기술로 자리

3) 1853~56년 러시아와 오스만제국・영국・프랑스・스르데냐 연합군이 크림반도・흑해를 둘러싸고 벌어진 전쟁이다.

잡아 전문대학 수준의 간호대학이 시작되었다. 간호학의 발전은 병원의 역할을 더욱 확대시키는 계기가 되었다(Haglund and Dowling, 1993).

2) 제2차 세계대전 이후의 서비스 위주 보험급여

1900년대에 들어 급속하게 발전하기 시작한 의학지식은 제2차 세계대전을 전후하여 의료보장의 기능을 과거의 상병수당 중심에서 의료비 보장 중심으로 바꾸게 하였고 의료보장제도가 없는 미국은 저소득층의 의료비 문제에 관심을 갖게 하였다(Starr, 1982). 의료기술의 발전은 급성 전염성 내지는 세균성 질환의 퇴치를 가능케 하였으나, 병원의 역할이 확대됨으로써 건당 진료비를 증가시켜 국민들의 의료비부담이 높아지게 되었다[4].

의료기술의 발전에 따른 의료비 증가는 근로자를 대상으로 도입된 질병보험제도를 지역주민을 비롯한 전국민에게 적용해야 할 필요성을 높혔다(Starr, 1982). 그리하여 제2차 세계대전 이후 많은 국가들이 전국민들에게 의료를 보장하기 위한 노력을 서두르게 되었다.

의료보장제도의 등장은 의료서비스에 대한 수요를 증가시켜 병원의 역할이 확대되는 계기가 되었지만 병원이 본격적으로 발전하게 되는 것은 1920년대의 마취술, 외과술, 산과술과 같은 의학의 발전과 간호의 발전에 힘입었다. 20세기에는 병원에서 돌봄(care) 서비스보다는 치료(cure) 서비스를 강조하기 시작하였다(Healy and McKee, 2002). 과거에는 환자들은 집에서 의사들의 왕진진료를 받았으나, 의료기술의 발전으로 의사의 왕진가방에 의료장비를 담을 수 없었기 때문에 병원이 현대의학이 요구하는 장비나 인력을 갖추게 되었고, 1906년 처음으로 뉴욕시에 위치한 St. Luke 병원은 환자들을 위하여 개인병동(private patient pavilion)을 개설하게 되었다(Torrens, 2002). 동시에 의사는 모든 의료영역에서 유능해질 수가 없게 되어 전문화와 함께 새로운 전문인력과 기술적 직업을 등장시키게 되었다(Dowling, 2002).

그러나 1950년대 이전까지는 병원은 휴식과 요양이 주로 이루어지는 곳이었고, 의료적 처치는 매우 제한적이었다(Hillman, 1999). 20세기 중반에 발발한 제2차 세계대전은 군대 외과술의 발전을 이끄는 계기가 되었고, 안전한 수혈, 항생제와 외상치료의 발전을 촉

4) 1950년대 이후 유럽은 경제적 황금시기(1950년대~1970년대 후반)와 거의 유사한 시기(1940년대 후반~1970년대 초반)에 의료의 황금시기(Golden age of medicine)를 맞이하여 의학과 의료기술이 크게 발전하게 된다(O'Mahony, 2022).

진시켰다(McKee and Healy, 2002). 제2차 세계대전 이후의 병원은 더 이상 돌봄 기능(caring function)이 강조되는 과거 모습은 아니었다. 병원은 연구를 위한 실험이 확대되었고, 의과학이 실행되는 곳이었으며, 치료 기능(curing function)이 시대적 임무가 되었다(Torrens, 2002). 병원이 오늘의 모습으로 변화되는 시기는 1950~60년대로 이 기간 중에 병원에 대한 대규모 자본 투자가 이루어졌으며, 미국이나 서유럽에서 병원 건립이 붐을 이루었다(Rechel et al., 2009). 병원의 발전은 의료서비스 제공의 중심지를 의원에서 병원으로 이동시켰다.

의료서비스의 제공과 관련된 보험급여에 있어서도 질병치료를 위한 의료급여, 분만을 위한 분만급여, 그리고 치료에 소요되는 의약품 제공을 위한 약제급여 등이 있다. 의료급여나 분만급여는 서비스의 내용으로 보아서는 차이가 없지만 의료급여는 질병이나 부상의 치료에 초점이 모아지는데 반하여 분만급여는 질병이 아니라는 점에서 구분을 하는 것이다. 우리나라도 의료보험제도가 처음 도입될 당시인 1977년 「의료보험법」에서는 분만급여를 구분하였으나, 2000년 건강보험통합 당시의 「국민건강보험법」은 의료급여와 분만급여를 구분하지 않고 모두 요양급여의 범주 속에 넣어 국제적인 기준과 달리하고 있다(국제기구 등에서 발간된 대부분의 건강보험 관련 서적은 분만급여를 별도로 다루고 있음).

초기의 의료급여는 주로 질병치료에 한정하였으나 NHS가 등장하여 의료서비스와 예방서비스 등을 포괄적으로 제공하게 됨에 따라 건강보험에서도 예방서비스와 재활서비스까지 급여에 포함시키려는 노력을 많은 국가에서 하고 있다. 건강보험제도를 가장 먼저 도입한 독일의 사례를 보면 1970년대 이전까지는 예방서비스를 국가의 공중보건 영역으로 간주하여 산전관리(prenatal care)만 보험급여에 포함시켰으나, 1970년대를 기점으로 건강검진, 어린이 예방접종서비스 등의 서비스를 보험급여로 제공하고 있다(Busse and Riesberg, 2004). 그 후 점차 예방서비스가 건강보험으로 편입되는 종류가 늘었다. 2019년 기준으로 독일은 예방접종은 물론 암검진, 일상적인 건강검진(뇌혈관 질환, 신장 질환, 당뇨병 포함)이 연령대별로 제공되며, 출산 전 건강관리(antenatal care)도 연령대별로 제공한다. 그리고 산업장 건강증진(occupational health promotion)도 건강보험에서 담당하고 있다(Blümel et al., 2020).

의료서비스를 제공하는 의료급여[5]의 경우 급여의 범위는 국가에 따라 다르다. 의료급

5) 여기서 사용한 의료급여라는 용어는 건강보험에서 의료서비스를 제공하는 것을 줄여서 표현한 것

여는 사람들이 익숙하게 주로 이용하는 서비스를 포함하여야 하며, 건강을 증진시키고 유지하는 데 필요한 서비스로 그 종류를 정하고 이에 합당한 수준을 제공하여야 한다(Normand and Weber, 1994).

서비스급여(또는 의료급여, 현물급여)에는 대체로 질병(부상 포함)의 진단과 치료에 관련된 서비스와 분만과 관련된 서비스가 있다. 많은 국가들이 건강보험급여로 주로 제공하는 서비스들로는 대체로 다음과 같은 것들이 있다(Normand and Weber, 2009).

① 1차 의료서비스
② 전문의 서비스(개인개업 및 집단개업), 병원서비스(외래 및 입원)
③ 전문의약품의 제공
④ 진단 서비스
⑤ 보조 서비스(예: x-ray, 임상병리 검사)
⑥ 시력검사 및 안경
⑦ 기본적인 치과서비스
⑧ 치과적인 복구 및 보철
⑨ 정신질환의 입원 및 외래
⑩ 병원 후송
⑪ 재활과 관련된 보철 및 기구(장치)
⑫ 에이즈(HIV/AIDS)와 관련된 치료
⑬ 공중보건행정기관 또는 다른 정부기관에 의해 주로 제공되는 서비스(예방접종, 피임서비스, 인공유산, 장기요양서비스)

장기요양서비스는 프랑스와 같이 건강보험에 포함시키기도 하고, 네덜란드, 독일, 일본 등은 별도의 제도로 급여를 제공하고 있다. 우리나라도 2008년 7월부터 별도의 노인장기요양보험제도를 도입하여 급여를 제공하고 있다.

3) 보편적 건강보장(UHC)과 공중보건서비스의 보험급여화

전통적으로 건강보험 급여는 질병 치료에 초점이 주어졌다. 그리고 예방서비스는 정부가 직접 관장하는 공중보건사업을 통하여 제공하였다. 다만 1970년대 독일에서 일부 예방서비스가 보험급여에 포함되면서 몇 개 국가에서 예방서비스가 보험급여에 포함되었을

으로 우리나라에서 저소득층을 대상으로 하는 공적부조제도인 의료급여와는 다르다.

뿐 일반화되지는 않았다. 특히 사회보험의 경우는 보험료 납부를 대가로 질병을 치료하는 보험급여가 제공되고, 공중보건은 정부가 징수한 세금으로 예방사업 위주로 서비스를 제공하였다. 그러다 보니 대부분의 산업화 국가들은 건강보험과 공중보건은 다른 차원에서 사업이 실시되었다. 그리고 영국과 같이 중앙정부 재정으로 의료를 제공하는 공영제국가도 NHS에서 질병치료와 공중보건은 분리하여 제공하고 있다. 스웨덴 등 일부 북유럽국가들은 진료소(primary health care center)가 1차 의료와 함께 공중보건서비스도 동시에 제공하고 있다.

의료와 공중보건을 분리하여 제공하는 시스템에 대하여 비효율성을 지적하면서 의료와 공중보건서비스를 통합 제공해야 한다는 주장도 많았다. 의료와 공중보건을 통합하여 제공할 경우, 성과가 당장 눈에 띠는 진료서비스에 집중하여 공중보건이 위축될 가능성 때문에 대체적으로 분리된 형태로 공급이 이루어졌다.

그런데 의료자원이 부족한 후진 개발도상국가의 경우, 1차 의료와 공중보건을 분리할 처지가 되지 못하는 문제가 있다. 대부분의 후진 개발도상국가의 경우, 1차 의료를 담당하는 보건소에 의사를 배치하기 어렵기 때문에 간호사나 조산사 등을 배치하여 공중보건과 함께 1차 의료를 제공하고 있다. 이러한 연유로 많은 후진국들도 가입된 WHO를 중심으로 의료와 공중보건의 통합 제공을 제안하고 있다. 특히 2012년 12월 UN 총회에서 모든 회원국에 보편적 건강보장(UHC)을 추진하도록 결의함에 따라 후진 개발도상국가들이 공중보건을 건강보험의 급여로 포함시킨 건강보험제도를 도입하고 있다. UHC가 제시되기 이전인 2009년 이미 Normand and Weber는 World Bank의 *World Development Report 1993: Investing in Health*를 인용하여 건강보험의 급여로 필수적인 공중보건서비스의 제공을 강조하고 있다. 흥미로운 점은 Normand and Weber가 1994년에 발간한 1차 보고서에서는 공중보건을 건강보험급여와 분리시켰으나 2009년에 발간한 2차 보고서에서 공중보건을 포함시킨 것은 개발도상국들이 생활하부구조 개선과 같은 공중보건의 기반 없이 건강보험제도 도입을 서두름에 따라 건강보험의 재정 보호를 위하여 불가피하게 공중보건사업을 건강보험의 급여에 포함시킨 것으로 추측된다.

Normand and Weber(2009)가 개발도상국이나 저개발국가의 의료보장제도의 급여항목 설계에 포함시킬 필수적인 공중보건서비스로는 예방접종, 미량의 영양소 보충, 모기와 같은 곤충을 통한 전염병 예방을 위한 학교보건 프로그램, 보건교육, AIDS 예방, 절주 및 금연 프로그램 등이 있다. 또한 결핵에 대한 약물 치료, 어린이 질병에 대한 통합적인 접근, 산전 관리 및 분만서비스, 성병 예방을 위한 콘돔 사용 등은 저개발국가에서는 절대적으로 필요한 급여 목록이 된다.

Normand and Weber는 1차 보고서에서 공중보건서비스를 건강보험 급여가 아닌 공중보건사업으로 해야 하는 이유로 예방사업은 외부효과가 크기 때문으로 보았다. 감염병이나 기생충 질환과 같은 질병이 만연하는 경우에는 건강보험의 도입보다는 생활하부구조를 개선하고 공중보건서비스를 제공하는 것이 타당하다. 감염병이 퇴치되고 개인 차원에서 치료가 가능한 급성질병이 중심 구조가 될 때 건강보험이 중요해 진다[6]. 공중보건과 관련하여 어떠한 서비스를 포함시킬 것인가를 놓고 선진국에서는 비용-효과(cost-effectiveness) 분석을 토대로 한다.

4. 보험급여 설정을 위한 고려사항

1) 급여설정의 기본원칙

보험급여는 건강보험의 비용을 결정함으로써 피보험자가 부담해야 할 재정 크기를 결정하는 중요한 요소이다. 보험급여는 비용의 절감이라는 조건을 감안하되 제공되는 서비스의 적정한 질 보장이 요구된다(Normand and Weber, 2009). 그리고 건강보험의 급여 패키지를 설계할 때는 제1장에서 제시한 보험급여와 관련된 중요한 두 가지 기본원칙을 지키도록 해야 한다. 첫째는 필요도(needs)를 토대로 한 포괄적 급여를 제공해야 한다는 것과 둘째는 제공되는 서비스 수준은 최소수준이어야 한다는 원칙이다.

포괄적인 급여 원칙이란 임상적으로 유효한 서비스는 모두 제공해야 한다(Ettelt et al., 2009)는 것이지만, 여기에는 사회적인 필요도라는 조건이 있다. 의료보장제도란 제1장에서 설명한 바와 같이 의료를 인간의 기본권으로 접근하기 때문에 수요를 토대로 하는 시장에서 배분은 불가능하다. 만약 시장에 배분을 맡기게 되면 가격 인식이 없는 소비자들의 과잉 욕구를 감당할 수 없다. 그리고 현실적인 제약 조건으로 건강보험 재정의 가용성

6) 예방적인 서비스를 건강보험의 급여로 하여도 의료자원이 부족한 개발도상국가를 제외하고는 예방서비스와 치료서비스를 동일한 기관에서 제공하기는 어렵다. 예방적 서비스와 치료적 서비스를 한 기관에서 같이 제공할 경우, 주민들이 당장 효과를 보기 어려운 예방적 서비스를 외면할 우려가 있다. 이럴 경우 예방적인 공중보건서비스를 분리하여 제공하는 것이 효과적이다. 우리나라의 경우 보건소에서 치료적 서비스를 제공하게 되자 주민들이 예방적인 공중보건서비스보다 치료적 서비스를 선호하여 보건소의 공중보건기능이 약화된 문제점을 경험하고 있다.

이다. 특히 의료기술의 급속적인 발전으로 가용한 의료서비스나 다양한 의약품이 생산됨에 따라 모든 서비스나 의약품을 보험에서 제공하기 힘들게 된다. 따라서 필요도를 기초로 의료를 배급을 할 수밖에 없으며, 이때 필요도의 우선순위 설정이 중요해진다[7]. 조세로 조달되는 의료보장에서는 정부의 의료재정이 건강보험에서는 피보험자가 부담하는 보험료와 정부 보조금의 크기가 급여범위라는 필요도의 우선순위를 좌우하게 된다. 따라서 건강보험의 급여를 결정하기 위해서는 다음과 같은 다양한 과제가 검토되어야 한다.

2) 포괄적 급여와 필요도

포괄적 급여란『베버리지 보고서』를 토대로 하여 내세우는 기분원칙일 뿐 임상적으로 유효하고 안전성이 입증되는 모든 서비스나 의약품을 보험급여로 할 수는 없을 것이다. 포괄적 급여라는 기본원칙을 실행하기 위해서는 필요도 입증이 전제되어야 한다. 필요도를 결정하는 요인으로서는 인구학적, 역학적, 의과학적, 의료기술적인 요인과 함께 국민의 부담능력이 있다. 포괄성은 필요도 결정요인 가운데 의과학적 및 의료기술적인 요인과 관련된다. 필요도는 정부나 보험자에 의하여 우선순위가 결정되고 우선순위에 따라 필요도를 제공하기 위하여 의료계획이 요구된다(Melhado, 1998). 포괄적 급여의 범위를 세계적 원칙으로 정할 수는 없고 각 국가의 사정에 따라 필요도의 우선순위를 정하고 이를 따를 수밖에 없다. 즉, 유럽국가와 같이 선진화된 국가와 태국과 같은 개발도상국가의 필요도의 우선순위가 같을 수 없을 것이다. 따라서 산업화가 고도로 이루어진 국가에서 보험급여로 제공되는 서비스나 의약품이 개발도상국가에서 그대로 급여로 제공할 수는 없다. 즉 산업화가 고도로 이루어진 국가에서는 고가장비를 이용한 서비스나 만성질병과 관련된 방문간호와 같은 서비스 등이 필요도에 속할 수 있으나 개발도상국가에서는 고가장비를 활용하지 않고 보다 많은 사람이 혜택을 볼 수 있는 1차 서비스와 급성질병을 치료하는 서비스 등이 필요도 결정에서 우선순위를 차지할 것이다.

3) 상병구조와 보험급여

건강보험의 급여 결정을 위한 필요도의 우선순위에서 가장 중요시되는 과제는 역학적 관점(epidemiological perspective)이다. Normand and Weber(2009)는 역학적 관점에

7) 필요도의 우선순위 설정에 관한 상세한 설명은 졸저(2021),『의료보장과 구매이론』에서 하고 있다.

서 본다는 것은 가장 통상적인 질병과 사망원인 순위로 필요도의 우선순위를 결정하여 질병을 선정하고 이러한 질병 치료에 필요한 서비스와 의약품을 중심으로 보험급여를 설정한다는 것이다. 예컨대 각국의 질병 발생에서 우선순위를 사망률 기준으로 목록을 만들어 사망률이 높은 질병부터 우선순위를 부여하여 보험급여를 설정할 수 있다. 또 다른 방법은 DALYs(disability-adjusted life years)에 의한 질병 부담을 토대로 우선순위를 설정할 수도 있다. 이와 같은 접근법을 택할 경우 만성질병, 장애를 초래하는 질병(disabling disease), 의료비가 많이 소요되는 희귀질병을 빠뜨릴 위험이 있다. Normand and Weber (2009)는 보험급여의 우선순위가 될 질병을 UN이 설정한 MDGs(millennium development goals)의 범위 내에서 암묵적인 우선순위 설정을 제안하고 있다.

건강보험에 의해 제공되는 서비스의 종류는 사람들의 질병과 사고의 패턴에 따라 달라져야 한다(Normand and Weber, 1994). 예를 들어, 전염성 질병이 널리 퍼진 나라에서는 예방접종과 같은 서비스가 중요하다. 인구구조가 고령화되면 건강보험도 중요하겠지만 장기요양서비스(long-term care)에 대한 사회적인 요구도가 커지기 때문에 장기요양보험이 등장하여 돌봄(care)인 요양서비스를 제공하기도 한다.

4) 의료공급의 하부구조 및 서비스의 질

건강보험에서 급여의 틀은 의료체계의 하부구조에 의해서 결정된다. 만약 가까운 지역 내에 병원이 없다면, 환자들은 입원서비스를 제공받기 어려워진다. 병원이 아니라 가까운 지역 내에 의사마저 없다면 건강보험제도가 아무리 잘 고안된다 하더라도 의료서비스의 제공이 불가능하기 때문에 제도를 실시하기 어렵다. 따라서 건강보험 급여는 이용 가능한 하부구조에 의해 좌우된다. 의료서비스의 공급기반이 취약한 개발도상국들이 건강보험제도의 도입과 함께 보험자가 병원을 건립하고 의사를 고용하여 직접 서비스를 제공하게 된 이유도 바로 여기에 있다.

5) 재정 원천

건강보험 급여는 이용 가능한 재정의 크기에 달려 있다. 만약 재정이 크다면, 보험급여 범위를 넓게 그리고 충분하게 설정할 수 있다. 그런데 보험은 어디까지나 보험료를 재정원으로 하는 특징이 있다. 건강보험은 사회보장의 한 부분으로써 국가의 일반재정도 재정원으로 활용 가능하지만 원칙적으로 보험료를 토대로 하는 특징이 있기 때문에(Rejda,

1994), 급여의 범위는 보험료로 조달되는 재정의 크기에 의해 제약된다. 일반재정을 건강보험의 중요 재정원으로 하느냐 여부는 건강보험의 이념 설정과 관련이 된다. 독일과 같이 건강보험의 이념을 비스마르크 시대의 사회연대를 지속적으로 강조하는 국가는 정부재정은 건강보험료를 부담하기 어려운 계층의 보험료 부담 등에 한정하여 정부재정 지원은 매우 적은 편이다. 반면에 프랑스와 같이 건강보험에 베버리지 이념을 토대로 하는 사회연대만 아니라 기본권 보장이라는 이념도 강조하는 경우는 정부재정 지원이 상당히 많아지는 특징이 있다[8].

6) 급여 설정과 비용-효과

비용-효과적인 관점에서는 의료기술의 평가가 중요하다. 의료기술의 평가는 주로 선진국들의 보험급여 설정과 관련된 과제로 개발도상국가와는 다르다. 의료기술이 급속히 발전함에 따라 새롭게 등장하는 의료서비스나 의약품을 모두 보험의 급여로 인정하기는 선진국들도 재정적인 한계에 직면하게 되었다. 이에 따라 선진국들은 의료기술평가(health technology assessment, HTA)를 통하여 기존에 사용하던 기술이나 의약품에 비하여 새로 등장한 기술이나 의약품이 비용-효과적이라고 판단될 때 보험급여로 인정하고 있다. 의료기술평가에 관해서는 필자가 저술한 『보건의료정책(개정판)』의 제13장에서 상세히 설명하고 있다.

제2절 보험급여와 의료이용 관리

1. 도덕적 해이의 관리

1) 의료이용자의 이용에 대한 관리

의료보장제도는 의료를 사회적 권리로 인정함에 따라 경제적인 장벽을 약화시켜 쉽게

8) 독일은 경상의료비에 대한 정부 지출은 2.6%(2018년 기준)임에 비해 프랑스는 5.0%(2013 년기준)이다. 그리고 프랑스는 건강보험료를 피용자와 사용자가 공동 부담하던 것을 1998년부터 모든 소득에 대하여 일반사회기여금(CSG)을 도입하여 피용자 부담분을 대체하고 사용자만 임금소득의 13.0%를 부담함에 따라 정부재정의 부담이 높아지고 있다(Blümel et al., 2020; Chevreul et al., 2015).

의료서비스에 접근할 수 있도록 고안되었다. 오늘날 의료보장제도는 의료를 인간의 기본권 개념으로 간주하기 때문에 의료보장제도 아래서 의료서비스는 시장 수요를 토대로 성립하는 것이 아니라 필요도(needs)를 토대로 성립하는 제도이다[9]. 특히 의료보장제도에서 의료의 구매자는 이용자가 아니라 보험자 또는 정부이기 때문에 이용자인 환자는 비용인식이 없다. 그런데 의료이용을 시장의 가격기구에 맡겨 둔다면 의료서비스 가격을 거의 0(zero)로 인식하게 되는 환자들의 도덕적 해이로 의료이용이 무한대로 증가하게 된다. 따라서 의료보장국가들은 수요를 토대로 의료를 배분하는 것이 아니라 필요도를 토대로 배급을 할 수밖에 없다(Feldstein, 1979). 우리나라에서는 환자들의 도덕적 해이를 관리하기 위하여 의료이용 시에 환자 본인부담제도를 도입하고 있다. 그러나 이 방법은 도덕적 해이를 어느 정도 방지할 뿐 근본적인 대안은 되지 못한다.

필요도 접근에서는 피보험자인 환자는 구매자가 구매를 결정한 서비스를 이용만 할 따름이다. 보험자는 의료공급자로부터 구매한 의료서비스를 이용자에게 적절하게 배분하기 위하여 필요도로 이용을 관리하게 된다. 우리나라는 보험자가 구매자 기능을 하지 못하고 수요 접근을 통하여 이용자인 환자에게 의료서비스 구매를 일임함에 따라 의료이용이 세계에서 가장 많을 뿐만 아니라 증가 속도도 가장 빨라 경상의료비의 안정적 관리를 위협하는 문제가 있다. 이 방법은 의료보장제도 아래서 의료이용 관리를 포기하는 것과 같다.

2) 의료공급자에 대한 관리

이용자의 제도 남용을 방지하는 일 못지않게 중요한 것은 공급자들의 제도 남용을 방지하는 일이다. 의료서비스가 일반 재화와 다른 특징의 하나가 정보의 비대칭성이다. 환자는 의료시장에 자유의사로 진입하는 경우가 많으나, 일단 시장에 진입한 이후에는 의사의 지시에 따라 의료서비스를 이용하게 된다. 의료이용에 관한 이러한 특성으로 인하여 의사를 환자의 진료대리인(agent)이라 부르기도 한다. 그런데 의사가 합리적 대리인이 되면 큰 문제가 없는데 비합리적 대리인이 되면 자신의 소득을 위해 서비스를 과잉 공급하는 문제를 일으킨다. 특히 의사는 의료 환경이 자신들에게 불합리할 경우에 소득 유지를 위하여 수요를 창출하게 된다(Evans, 1974). 공급자인 의사들의 수요창출을 방지하기 위해서 진료비 지불제도를 행위별수가제에서 다른 방법으로 바꾸거나 또는 정부가

---

9) 기본권 개념으로써의 의료보장과 필요도 접근에 관해서는 필자가 저술한 『보건의료정책(개정판)』 제4장에서 상세히 설명하고 있다.

의사들이 비합리적인 행동을 하지 못하도록 여러 가지 규제를 동원하기도 한다.

수요억제를 위한 본인부담제도와 같은 장치를 사용한다 해도 공급자들이 제도를 남용할 경우 수요억제장치는 아무런 효과도 없으며[10], 공급자들에 대한 규제를 강하게 할수록 다른 방법으로 제도 남용을 한다는 것이 유럽 국가들의 경험이었다(Saltman and Figueras, 1997 및 1998).

공급자들에 대한 규제를 위해서도 필요도 접근이 필요하다. 그러나 공급자가 비합리적 대리인으로 기능을 할 경우에는 구매자인 보험자의 전략적인 구매활동을 통하여 공급자의 제도 남용을 방지하는 방안이 개혁 과제로 등장하고 있다.

구매자의 전략적 구매활동의 하나로 구매자가 공급자와 계약을 맺어 공급자가 비합리적인 대리인 기능을 하지 못하도록 방지하고 구매자가 원하는 성과를 거둘 수 있도록 끌고 가는 것이다[11]. 이 방법이 성과를 거두기 위해서는 구매자와 공급자가 경쟁할 수 있는 시스템을 만드는 것이 중요하다. 왜냐하면 구매자는 의료이용자인 환자의 대리인이기 때문에 의료이용자가 구매자를 자극하지 않으면 경쟁에 적극 나서지 않게 된다. 구매자가 대리인 역할을 제대로 수행할 수 있도록 만드는 방법은 건강보험 가입자인 국민들에게 구매자인 보험조합이나 질병금고를 선택할 수 있는 권리를 부여하는 것이다.

2. 1차 의료의 강화와 환자의뢰체계 도입

의료보장제도 아래서 의료이용을 관리하는 가장 전형적인 방법은 1차 의료를 강화하고 환자의뢰체계[12]를 도입하여 필요도 관리를 통한 자유방임적인 이용(free access)을 방지하는 것이다. 즉, 의료보장제도가 도입되기 전에 환자들이 직접 모든 진료비를 지불할 때에는 의료이용도 시장의 가격에 일임할 수밖에 없었다. 의료가격이 경제적인 부담이 되는 사람들은 3차 의료기관 같은 곳은 이용하기가 쉽지 않아 중병이 아니면 찾기 어려울 것이며, 의료이용에 경제적인 부담이 되지 않는 사람들은 3차 의료기관도 쉽게 이용할 수 있을 것이다. 이처럼 의료의 시장가격이 환자의 배분을 결정짓는 시스템에서는 의료

10) 의료보장제도는 필요도를 기초로 운영되는 제도이기 때문에 수요억제장치와 같은 수요접근전략은 효과가 없다.

11) 과거에는 의료체계의 성과 향상의 책임을 공급자에게 지웠으나 전략적 구매가 등장하면서 구매자인 보험자가 의료체계의 성과 향상을 주도하게 되었다.

12) 환자의뢰체계와 관련된 의료공급체계는 제5장에서 구체적으로 다루도록 한다.

이용에 대한 관리가 필요하지 않다.

그러나 앞에서 설명한 바와 같이 의료보장제도가 도입되면 구매자가 보험자나 정부가 되기 때문에 의료이용자인 환자는 이용에 따른 경제적 부담이 없어져 의료이용을 시장에 맡겨 둘 수가 없게 된다. 그런데 필요도를 토대로 단계적인 환자의뢰체계(referral pathway)를 도입한다면 자유방임적 이용행태를 바로 잡을 수 있다. 이를 위하여 1차 의료를 강화하여 1차 의사에게 의료체계의 문지기 기능을 부여하고 1차 의사의 진료의뢰서를 토대로 2차 의료이용을 연결하는 환자의뢰체계를 활용하는 방법이다. 2차 의료기관에서도 진료가 어려울 경우에는 2차 의사의 진료의뢰서를 토대로 3차 의료기관에서 의료를 이용할 수 있게 하는 단계적인 진료체계를 구축하는 방안이다. 이와 같은 단계적인 환자의뢰체계에서 가장 중요한 기능을 담당하는 사람이 1차 의사이다. 그래서 대부분의 의료보장국가에서는 수준 높은 1차 의료에 대한 접근성을 높이는데 정책적인 노력을 하고 있다. 1차 의료를 강화하여 전문의 의료에 대한 의존성을 줄이는 것이 국민에게 제공되는 의료의 질과 효율성을 제고하는 길이기 때문이다. 인구대비 전문의의 비중이 높은 지역일수록 의료비는 많이 지출되는데 반해 의료의 접근성, 질, 건강산출물(health outcome), 환자 만족도에서 개선은 이루어지지 않고 있다는 점(ACP, 2008; Kravet et al., 2008; Starfield et al., 2005; 이규식, 2015에서 재인용)을 유의하여야 한다.

1차 의료는 우리나라만이 아니라 유럽에서도 새롭게 인식되어 다음과 같은 세 가지 측면에서 그 중요성이 부각되고 있다(Boerma and Kringos, 2015; 이규식, 2015에서 재인용). 첫째, 재정적인 제약으로 인하여 1차 의료의 중요성이 부각되고 있다. 특히 1차 의료가 강한 국가와 의료비 지출의 증가속도는 역의 상관관계를 갖는다(Kringos et al., 2015)는 점에서 1차 의료의 중요성이 강조되었다.

둘째, 의료이용측면에서는 고령화에 따른 복합만성질병(multi-morbidity)의 증가로 서비스의 통합 제공이나 예방 및 건강증진이 강조됨에 따라 1차 의료의 역할이 중시되고 있다. 의료기술의 혁신으로 병원 재원 일수가 짧아지고 복잡한 서비스가 지역사회를 기반으로 제공 가능해 짐에 따라 1차 의사에 의한 서비스의 조정이 필요해지게 되었다. 또한 종래까지 수동적인 자세로 의료를 받아들이던 소비자들이 지식을 갖춘 소비자로 변화하면서 1차 의료에 대한 수요가 증가하고 있다.

셋째, 공급측면의 변화로는 1차 의료의 역할 제고를 위한 정책과 의료인의 역량이 강화됨에 따라 1차 의료가 중시되었다. 1차 의료의 역량은 새로운 기술의 응용과 의료체계 안에서 새로운 전문적 능력을 요구하며, 1차 의료를 다(多)학제적 팀을 구성하여 이러한 요구에 대응하도록 하는 것이다.

3. 의료서비스의 공공화

의료보장이란 의료서비스를 공공재로 간주한 것이기 때문에 서비스의 공공화 문제는 거론될 필요가 없다. 특히 의료보장에서 제공하는 의료는 공적재정으로 이루어지기 때문에 유럽이나 미국에서도 의료보장의료를 당연하게 공공의료로 다루고 있다(이규식, 2017). 특히 NHS나 RHS와 같은 공영제 국가에서는 정부가 의료기관(병원)을 소유하여 직접적인 방법으로 의료서비스를 제공하기 때문에 병원의료서비스는 완전히 공공화된다. 건강보험에서 외주방식으로 민간자원에 의존하는 서비스 공급도 공적재정에 의하여 생산되기 때문에 당연하게 공공의료로 간주하고 있다.

공공의료의 정의를 유럽지역에서는 공적재정으로 조달되는 의료(publicly funded heath care)로 정의하고 있다. 그리고 영국 NHS도 자국의 제도를 공적재정으로 조달되는 의료 가운데 세계에서 가장 큰 규모라는 표현을 사용하고 있다[13]. 이와 같은 정의에 따르면 건강보험에서 요양기관으로 계약을 맺게 되면 그 기관의 소유권을 정부가 갖고 있든지, 민간이 갖고 있든지 요양기관이 제공하는 서비스는 공공의료가 되는 것이다.

문제는 우리나라에서 공공의료의 정의를 올바르게 하지 않기 때문에 발생하고 있다. 우리나라는 사회의료보험을 도입하면서 이념 정립이 제대로 안되어 의료는 사적재화로 간주하게 되었다. 의료가 사적재화인 것은 맞지만 의료보장의료가 되면 공공재가 되는 것을 제대로 인식하지 못하였고, 그러다 보니 공공의료에 관한 정의도 제대로 하지 못하고 있었다(이규식, 2017; 이규식, 2021). 공공의료에 대한 정의를 제대로 정립하지 못하다 보니 2000년에 엉뚱하게 「공공보건의료에 관한 법률」을 제정하여 공공보건의료기관이 생산하는 의료만 공공의료라는 정의를 하게 된다. 이 법률의 문제점을 인식하고 2012년 동 법률을 개정하면서 공공의료의 정의를 국민들의 보편적인 의료이용을 보장하고, 건강을 향상시키는 것으로 바꾸었지만, 세부적인 법 조항이 2000년 제정한 법률에 의존하고

13) 영국 NHS 홈페이지(www.nhs.uk, 2014)에 다음과 같이 기술하고 있다. Since its launch in 1948, the NHS has grown to become the world's largest publicly funded health service. It is also one of the most efficient, egalitarian and comprehensive.

있어 공공의료는 공공의료기관이 생산한 의료로 굳어진 문제가 있다.

2000년 7월 건강보험이 통합된 이후, 「국민건강보험법」에서 비급여를 공인하고, 수가는 「의료법」에 의하여 의료기관이 자율적으로 정할 수 있게 됨에 따라 비급여서비스의 가격은 원가보다 높아 초과이윤을 얻게 되었다. 이러한 자율적인 조치로 의료기관들은 비급여서비스 제공을 통하여 의료의 영리화가 가능하게 되었다. 영리화 문제를 해결하기 위해서 비급여 관리를 개혁할 생각은 하지 않고 민간의료기관이 주류를 이루어서 그렇다는 엉뚱한 진단을 내리고 잘못된 정의의 공공의료만 정부는 강조하고 있다. 비급여서비스 제공은 민간병원뿐만 아니라 공공병원도 일반화되어 있음에도 정부는 공공병원의 영리적 행위는 눈감고 의료의 공공화만 강조함에 따라 우리나라 의료는 더욱 더 영리화의 길로 나아가고 있다.

그런데 우리나라는 건강보험에서 보건지소를 포함한 모든 의료기관을 건강보험요양기관으로 강제 지정하고 있다. 민간의료기관이나 의사가 요양기관으로 계약하지 않을 경우에는 의료기관은 자유롭게 수가를 책정할 수 있고 진료비에 대하여 심사를 받을 필요도 없어진다. 이러한 의료기관이나 의사가 민간의사(private physician) 또는 민간병원(private hospital)이 되며[14], 이러한 의료기관에서 제공하는 서비스를 민영의료(private practice)라 부른다. 이러한 측면에서 볼 때 우리나라에서는 민영의료가 존재하지 않는다[15]. 즉, 요양기관으로 계약하는 민간병원은 소유권만 민간에 속할 뿐 실질적 운영은 건강보험제도 내에서 규제를 받기 때문에 공공의료의 범주에 넣는 것이 타당하다.

의료서비스의 공공화에 있어서 실질적으로 중요한 것은 건강보험 급여에서 지켜야 할 의료서비스 급여의 포괄적인 제공과 서비스의 최소수준 원칙이다. 즉, 의료보장에서 가급적이면 임상적으로 유효한 서비스는 급여로 하되 급여에 포함되는 서비스는 최소수준의 원칙을 지키도록 하여 의료보장 의료가 영리적인 수단으로 변질되는 것을 막아야만 한다. 우리나라는 다양한 비급여가 허용되었고, 상급병실이 허용되어 의료기관이 영리적인 수입을 위한 활동이 가능하도록 구조화 되어 있다. 우리나라 의료기관이 모두 건강보험의 요양기관으로 강제 지정되어 있음에도 불구하고 의료의 영리화 문제가 대두하는 것

---

14) 이때의 민간의사와 민간병원은 민영의사와 민영병원과 같은 의미이다.

15) 2008년 봄, 미국 영화 「식코」의 상영을 계기로 일부 시민단체들이 요양기관계약제를 하면 의료민영화가 된다고 문제를 제기하였는데, 이러한 문제 제기는 현재와 같은 강제지정제에서는 민영의료가 없다는 것을 입증한다고 하겠다. 그리고 우리나라에서는 민영의사나 민영병원은 허가하지 않고 있다.

은 건강보험의 이념이 제대로 정립되지 못한데 더하여 보험급여의 관리를 필요도가 아닌 수요 접근을 하면서 비급여를 공인하기 때문이다.

제3절 구매자와 공급자 관계

의료보장제도에서 가장 중요한 보험급여가 의료서비스 급여이기 때문에 적용자에게 의료서비스를 제공하는 방법이 중요해진다. 서비스의 제공 방법에 따라 의료비의 크기나 서비스의 질이 달라지며 접근성 또한 달라지기 때문이다. 의료보장제도란 의료를 국민의 기본권으로 간주하여 정부의 책임으로 운영하기 때문에 국가 또는 보험자가 의료시설을 만들어 적용자에게 서비스를 제공하는 것이 원칙이다.

그러나 현실적으로는 의료보장제도를 도입할 때 이미 의사들은 개인 개업의 중심이었으며, 병원의 상당수도 민간이 소유하는 경우가 많아 보험자가 의료기관을 설립하여 의료서비스를 직접 제공하기 어려운 실정이었다. 그리고 보험자는 보험료를 부과 징수하는 업무만 하여도 벅차기 때문에 건강보험제도를 택한 국가로서는 의료서비스까지 직접 제공하기는 어려운 일이다. 이에 따라 건강보험제도로 의료를 보장하는 국가들은 서비스를 직접 제공하기 보다는 기존의 의료시설이나 인력과 계약을 맺어 외주방식으로 서비스를 간접적으로 제공하는 경우가 보편적이다. 이와 같은 방식을 ISSA(1982)에서는 '간접 제공 모형'으로 OECD(1992)에서는 '구매자–공급자 분리 모형'으로 명명하였다[16].

1. 보험자의 직접 제공과 구매자와 공급자 통합

의료보장의 적용자에게 정부나 보험공단이 의료서비스를 직접 제공하는 방법에는 세 가지 유형이 있다. 첫째, NHS 또는 RHS 국가들이 택하고 있는 방법으로 중앙 정부 또는 지방 정부가 의료기관을 소유하여 서비스를 제공하는 방법이다. 여기에 속한 국가들

16) 의료개혁이 대두되기 이전까지는 직접 제공과 간접 제공이라는 ISSA의 구분으로 건강보험 의료체계가 설명되었으나, 의료개혁이 등장하면서 2000년대부터 WHO Europe 본부를 중심으로 보험자의 구매자 기능이 강조(strategic purchaser)됨에 따라 건강보험 의료체계에서 구매자와 공급자 간의 관계로 보는 시각으로 바뀌고 있다.

로서는 뉴질랜드, 영국, 스웨덴 등이 있다. 둘째, SHI 국가들 가운데 일부 국가는 보험자가 보험료를 징수하여 이 재정으로 의료시설을 건립하여 건강보험 적용자에게 서비스를 직접 제공하는 형태이다. 셋째, 미국에서 HMOs 가운데 일부가 의료기관을 소유하여 적용자에게 의료서비스를 직접 제공하는 형태가 있다. 여기에서 HMOs는 건강보험이 아니기 때문에 구체적인 설명은 생략한다.

1) 공영제 국가의 공급자와 구매자 기능의 통합

NHS나 RHS를 운영하는 공영제 국가는 의료재정을 조달하기 위한 행정이 별도로 필요하지 않기 때문에 중앙 정부나 지방 정부가 의료서비스를 직접 생산·배분하는 책임을 갖는다. 즉, 의료서비스를 재정 조달자인 정부가 생산하여 국민들에게 직접 제공하는 형태이다. 다른 각도에서 보면 정부가 의료서비스를 공급하고 이를 정부가 구매하는 형식이 된다. 여기에도 여러 가지의 형태가 있다. 영국의 경우 1차 의료는 외주방식으로 정부가 일반의 또는 가정의와 계약을 맺어 서비스를 제공하는 간접 제공 형태를 취하되 병원은 국유화하여 병원서비스를 정부가 직접 제공하였다(의료개혁으로 국영병원이 NHS Trust 병원으로 바뀌었으나 소유권은 정부가 갖고 있음). 뉴질랜드도 영국과 유사하게 병원을 정부가 소유하고, 1차 의료는 외주방식으로 개업의사와 계약을 맺어 서비스를 간접 제공하고 있다.

RHS 형 국가인 스웨덴의 경우 1차 의료의사는 지방 정부의 공무원 신분으로 되어 있고 병원은 지방 정부 소유로 되어 모든 의료서비스가 직접 제공되는 형태를 취하고 있으나 치과서비스와 약제비의 일부는 사회보험으로 비용을 조달하기도 한다[17]. 그러나 덴마크는 1차 의료는 자유로 개업하는 의사에게 맡기고 진료비의 70%를 행위별수가로, 나머지 30%만 인두제로 지불한다. 병원은 스웨덴과 마찬가지로 지방 정부 소유로 하여 서비스를 직접 제공한다.

영국이나 스웨덴에서 정부가 직접 서비스를 제공하게 된 근본 원인은 앞서 설명한 바와 같이 의료를 공공재로 판단함에 따라 정부가 생산·배분의 책임이 있기 때문이다. 즉, 의료서비스가 사적인 경제재로 간주되는 경우에는 정부가 의료서비스의 생산이나 배분에 책임을 질 이유가 없기 때문에 미국처럼 민간에게 방임하는 것이다. 이제 영국이나 스웨덴과 같이 일반재정으로 국민들의 의료를 보장하는 국가에서 의료서비스의 생산과 배분

17) 여기에 언급된 국가들은 1990년대에 들어와 의료개혁과정을 거치면서 상당한 변모를 거듭하고 있다.

(공급과 구매)을 정부가 직접 할 때의 이점을 살펴보면 다음과 같다.

첫째, 의료비를 정부의 일반재정에서 조달함에 따라 의료자원의 지역적인 균점 배치가 용이해진다. 정부가 의료기관을 소유하고 의료비도 조달할 경우, 정부는 계획을 갖고 의료기관을 배치할 수가 있어 의료기관의 균점 배치가 쉬워진다. 의료서비스를 간접 제공하는 건강보험제도에서는 생산과 배분(공급과 구매)이 분리되어 있기 때문에 구매자인 보험자가 의료기관을 강제로 배치하기는 매우 어렵다.

둘째, 의료비절감이 용이해진다. 의료비를 정부의 일반재정으로 조달함에 따라 대부분의 의료서비스는 무료로 제공할 수밖에 없다. 의료서비스의 무료 제공은 국민들로 하여금 의료이용에 있어서 남용이라는 도덕적 해이 문제를 일으켜 경상의료비를 증가시키게 된다. 그러나 정부가 의료기관을 직접 소유하여 의료서비스를 제공하기 때문에 정부는 의료비 예산을 필요도를 토대로 상한을 설정하여 직접 통제가 가능하다.

셋째, 의료보장의 관리비가 최소화된다. 정부가 의료재정을 조달하여 의료서비스의 생산자 기능과 구매자 기능을 동시에 수행함에 따라 의료서비스 구매에 따른 비용(민간의료기관과 계약, 진료비의 청구·심사 등)을 절감하여 관리비용을 줄일 수 있다.

그러나 정부가 의료서비스의 생산자와 구매자 기능을 통합한 직접 제공에 따른 문제점도 다음과 같이 열거할 수 있다.

첫째, 정부재정의 압박으로 인하여 의료비에 대하여 정부가 강력한 억제정책을 채택하지 않을 수 없었으며 이러한 억제정책은 병원예산의 통제 등의 형태로 나타나 제공되는 의료서비스의 양이 충분치 못하여 장기적인 진료대기가 대부분의 국가에서 제기되었으며, 의료서비스의 질이 낮아 국민들의 불만을 낳게 된 점이다[18].

둘째, 서비스의 생산과 배분(공급과 구매)이 모두 정부에 의하여 이루어지다 보니 국영기업과 마찬가지로 정부가 소유하는 의료기관에서도 비효율이 나타나는 문제가 있다. 그리하여 병원에서 입원 대기하는 환자의 수가 매년 늘어나는 등의 문제가 나타났다[19].

셋째, 정부의 강력한 통제로 인하여 의료공급자에게는 진료의 자율권이, 의료수요자에게는 공급자에 대한 선택권이 제약되는 문제가 있다. 즉, 의료공급자인 의사는 환자의 질병 상태에 따라 진료의 방법이나 자원 투입 방법을 결정해야 하나 직접서비스 제공방법

18) 이들 국가들의 1990년대 이후의 의료개혁의 주요 과제로 장기대기의 단축과 소비자들의 만족을 위하여 소비자의 반응성 제고를 제시하고 있다는 점에서 직접 제공의 문제점을 볼 수 있다.

19) 영국 NHS제도에서의 입원 대기 문제는 매우 심각하였다. 의료개혁 직후인 1990년의 입원대기자는 약 100만 명에 달하였으며, 이 중 20%는 12개월 이상 대기하는 상태였다(Levitt and Wall, 1992).

에서는 정해진 예산으로 인한 속박이 강하여 진료의 자율권을 확보하기가 어려워진다. 또한 환자들도 예산상의 제약으로 인하여 공급자를 자유롭게 선택할 수 없으며 1차 의료는 일반의에게 받고, 2차 진료는 일반의의 진료의뢰서를 지참하여 병원으로 가야 한다는 식으로 정부나 보험 당국에 의하여 공급자를 선택할 수 있는 권리가 제약되는 문제가 있다.

이상과 같은 문제를 해결하기 위하여 공영제 국가의 주요 개혁과제로 구매자와 공급자 기능의 분리(purchaser-provider split), 병원 예산 배정에 DRGs 요소의 반영, 의료기관의 자율적인 경영방안, 제도 내의 경쟁원리를 도입하는 방안 등이 제기되었다.

2) 건강보험(SHI)에서의 공급자와 구매자 기능의 통합

건강보험제도도 의료서비스를 공공재로 간주하였기 때문에 정부로부터 보험 업무를 위임받은 보험자가 의료서비스를 제공해야 하는 책임이 있다. 이러한 원칙에 충실한 국가들로서는 일부 중남미 국가와 2차 세계대전 이후에 독립한 개발도상국가들이 있다. 이들 국가에서 보험자인 보험공사나 질병금고가 의료기관을 설립하고 의사를 고용하여 의료서비스를 적용자에게 직접 제공하게 된 배경을 살펴보면 다음과 같다(ISSA, 1982).

첫째, 중남미 일부 국가는 산업화되기도 이전에 선진국의 제도를 모방하여 건강보험제도를 도입하였기 때문에 의료서비스를 공급하기 위한 하부구조인 의료인력이나 시설, 장비, 공중보건체계 등이 제대로 갖추어지지 못하였다. 이러한 사정은 건강보험을 제2차 세계대전 이후 늦게 도입한 개발도상국 역시 같았다. 불충분한 의료자원을 갖고 의료보장제도를 꾸려 갈 수는 없었기 때문에 이들 국가에서는 보험공단이 징수한 보험재정으로 의료인력을 양성하고 의료기관을 설립하다 보니 보험공사가 서비스를 직접 제공하게 된 것이다.

둘째, 의료보장제도를 도입할 당시 의료자원이 부족한데다 의료자원이 주로 도시에 편재되어 있었기 때문에 지역적 균점화가 필요하였다. 보험공단이 서비스를 직접 제공하기 위해서 의료자원이 취약한 지역에 시설을 균점 배치하기 위해서는 직접 제공 방법이 필요하였다.

셋째, 건강보험에서 예방과 진료, 그리고 재활서비스를 민간의료기관과 계약을 통해서는 포괄적으로 제공하기 어려운 문제가 있다. 그러나 보험자가 직접적으로 의료기관을 설립하여 서비스를 제공할 경우 포괄적 서비스를 제공할 가능성이 크기 때문에 직접적으로 서비스를 제공하게 되었다[20].

---

20) 여기에서는 이론을 말하는 것이지 실제 이루어진다는 것은 아니다. 대부분의 직접 제공 국가에서

넷째, 경제발전이 늦어진 후발국가로서 자원의 제약을 받기 때문에 직접 제공 방법은 보험자가 의료자원을 직접 관리할 수 있어 의료기관 간 투자 중복과 같은 문제를 피할 수 있을 뿐만 아니라 인력 간의 협력이나 시설 및 장비 이용의 협력을 통하여 의료자원을 효율적으로 활용할 수가 있었다.

그러나 의료서비스를 보험자가 직접 제공하게 되면 이점만 있는 것이 아니라 많은 문제도 내포하게 된다. 직접 제공에 따른 문제점을 살펴보면 다음과 같다.

첫째, 병원에 근무하는 의사에 대한 보수는 당연히 월급제이겠지만 1차 의료를 담당하는 일반의나 가정의마저도 보험자가 월급제로 고용하게 됨으로써 능동적으로 열심히 일할 인센티브가 없어 일의 효율성이 상실된다.

둘째, 의료의 공급량과 질 저하 문제가 제기된다. 보험자가 공급자와 구매자 기능을 통합하여 수행하는 국가에서는 필요도의 추정을 통하여 병원에 대해서 예산을 할당하는 의료배급제(rationing system)를 택하여 의료비를 관리하기 때문에 제공되는 의료서비스 양이 충분치 못할 뿐만 아니라 서비스의 질도 저하될 가능성이 많다.

셋째, 의료서비스 구매자인 보험자가 공급자 기능도 맡아 함에 따라 의료 수요자의 선호가 무시될 뿐 아니라 의료 공급자가 치료에 대하여 갖는 자율성도 무시되어 의료의 효율성이 저하되는 문제가 있다.

넷째, 이 제도는 공영의료제도(NHS 및 RHS)와 비교할 때, 서비스를 제공하는 업무와 함께 재정조달 업무까지 맡기 때문에 공영제에 비하여 더 많은 문제가 있다. 즉 건강보험공단이 재정조달 외에 의료서비스 생산 업무까지 하기 때문에 매우 방대한 행정조직이 요구된다. 이렇게 방대한 행정조직은 관료화라는 문제를 야기하여 NHS나 RHS에 비하여 훨씬 비효율적인 문제가 있다.

다섯째, 거대한 관료적인 보험자가 의료서비스 제공을 맡는다는 것은 의료서비스의 비인간화 또는 관료화를 초래하는 문제가 있다.

보험자가 의료서비스를 직접 제공하였던 중남미 국가나 개발도상국들도 소수의 국가를 제외하고는 제도 도입 초기에만 직접 제공 방식을 택하였고, 건강보험제도의 발전과 함께 민간의료기관이 성장함에 따라 이제는 간접 제공 방식으로 바꾸어 의료서비스 공급자와 구매자를 분리하고 있다.

포괄적 서비스가 제대로 이루어지지 못하고 있다.

2. 간접 제공과 구매자와 공급자 분리

의료보장제도가 도입되기 이전에는 [그림 3-1]과 같이 의료수요자는 의료기관에서 서비스를 제공받고 진료비를 바로 지불하게 된다. 그런데 의료보장제도가 도입된 후에는 보험자가 의료기관과 계약을 맺어 서비스를 공급자로부터 구매하여 가입자에게 간접적으로 제공하는데, 상환제(reimbursement)와 제3자 지불제도(third-party payment)의 두 가지 방법이 있다[21](OECD, 1992). 건강보험제도에서의 간접 제공은 보험자가 제공해야 할 의무가 있는 서비스를 외부의 의료기관이나 의사에게 외주방식(outsourcing)으로 맡기는 것이라 하겠다[22].

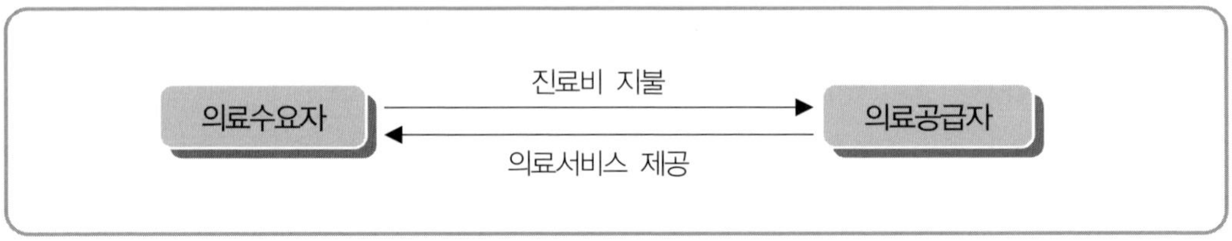

[그림 3-1] 의료보장 도입 전의 지불과 서비스 흐름

1) 제3자 지불제도

제3자 지불제도는 [그림 3-2]에서 볼 수 있는 바와 같다. 건강보험 가입자는 필요시에 의료서비스를 이용하고 의료공급자는 제3자인 보험자에게 환자를 진료한 진료비를 청구하며, 제3의 지불자인 보험자는 청구된 진료비를 심사하여 의료공급자에게 직접 지불한다. 이 과정을 구매 과정이라 하는데 의료공급자와 구매자(지불자)가 분리되어 있다. 대부분의 건강보험제도를 택하는 국가에서는 제3자 지불제도 방법을 택하고 있다. 이 제도는 건강보험 가입자가 보험자에게 보험료를 지불하고 의료이용 시에는 본인부담액만 지불하면 의료기관이 진료비를 보험자에게 청구하여 지불받기 때문에 상환제에 비하여 훨

21) 많은 문헌들에서 제3자 지불방법과 상환제 방법을 혼용하여 사용하기도 하지만 상환제는 피보험자의 입장이며 제3자 지불방법은 의료기관의 입장에서 상환 받는 것이지만, 두 가지 방법은 엄연히 차이가 있다. 그리고 OECD(1992)는 간접 제공 모형을 보험자(구매자)와 공급자가 분리되어 계약을 통해 서비스를 제공한다고 contract model이라 부르고 있다.

22) 네덜란드는 서비스의 외주방식에서 한 단계 더 나아가 2006년 개혁을 통하여 보험관리도 민영보험회사에 외주방식으로 맡기고 있다.

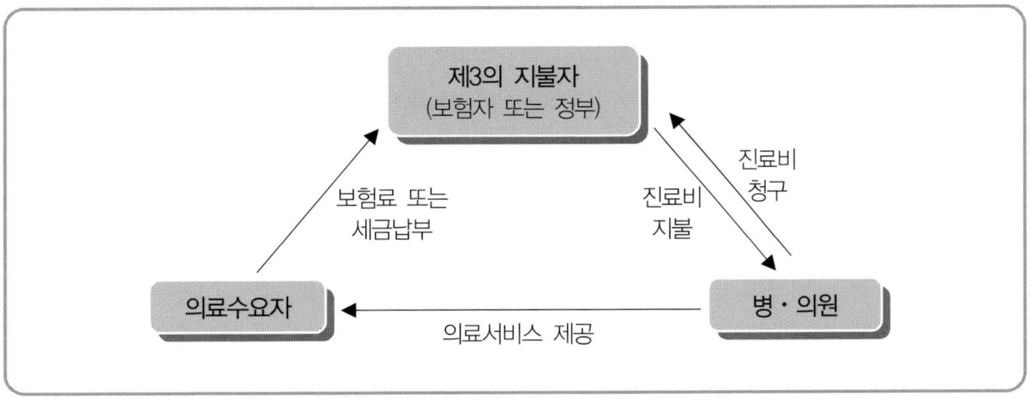

[그림 3-2] 제3자 지불제도에서의 서비스와 진료비 흐름

씬 편리한 이점이 있다.

또한, 의료이용 시에 본인부담액 이외는 더 이상의 진료비 지불이 없기 때문에 필요한 서비스의 이용이 억제되지도 않는다. 그러나 이 제도에서 의료구매자(지불자)는 환자가 아니라 보험자이며 환자는 단지 이용자이기 때문에 의료서비스의 이용에 따른 비용 인식이 없어 과다 이용이 일어난다. 그리고 공급자인 의료기관에 대한 감시를 환자가 하는 것이 아니라 구매자인 보험자가 하기 때문에 구매자가 적극적인 기능을 수행하지 못하면 과잉 공급이나 부당한 청구를 할 가능성도 있다.

건강보험에서는 대부분의 국가들이 가입자에게 편의성을 제공하기 위하여 제3자 지불제도를 택하고 있다. 이 제도 하에서 의료기관은 환자에게 먼저 의료서비스를 제공하고 난 후에 보험자에게 진료비를 청구하여 상환받기 때문에 의료기관의 입장에서는 상환제로 부르기도 하지만 피보험자 입장에서 본다면 이 제도는 상환제라기 보다는 제3자 지불제도가 된다.

2) 상환제

상환제는 [그림 3-3]에서 볼 수 있는 바와 같다. 건강보험 가입자가 의료기관에서 진료를 받고 진료비 전액을 먼저 지불하고 난 후에 이를 보험자에게 청구하여 진료비를 환불받는 제도를 말한다. 이 제도는 미국 민영보험회사에서 흔히 사용하는 제도이며 서유럽에서는 프랑스, 벨기에, 스위스 등의 국가에서 1차 의료를 담당한 개업의사의 일부 진료비 상환에 사용된다.

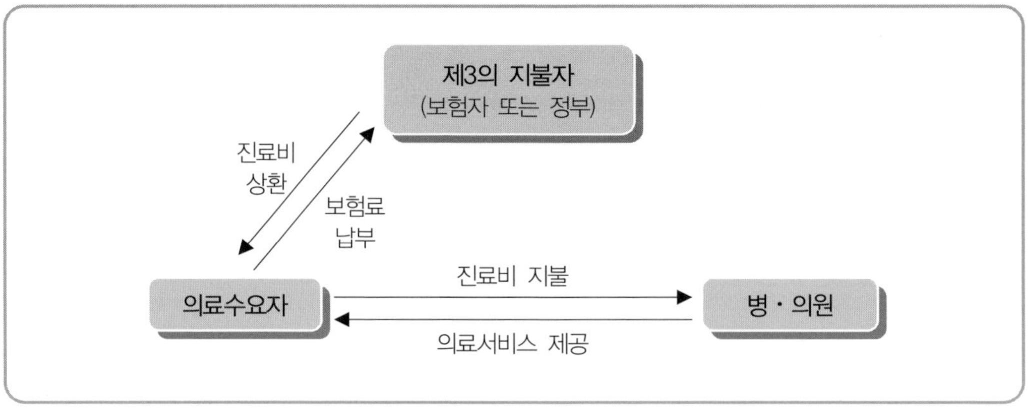

[그림 3-3] 상환제에서의 서비스와 진료비 흐름

이 제도는 환자가 진료 시에 진료비 전액을 직접 지불하기 때문에 의료 남용을 억제할 뿐만 아니라 의료기관의 과잉 진료를 어느 정도 방지할 수 있으며 또한 부당청구를 방지할 수 있다는 측면에서 긍정적으로 평가할 수 있다. 그러나 보험료를 지불한 가입자가 진료를 받을 때 진료비 전액을 먼저 지불하고 다시 상환 받는다는 측면에서 가입자에게는 여러 가지 번거로움을 줄 뿐 아니라 진료를 받을 때 돈이 없을 경우 필요한 의료이용이 억제되는 문제점도 동시에 갖고 있다.

3. 공영제에서 구매자와 공급자 분리

의료보장제도에서 대상자인 국민들에게 의료를 보장하기 위한 모형을 앞에서 크게 두 가지로 살펴보았다. 첫째, 정부의 재정으로 운영되는 공영제 국가에서는 정부가 의료기관을 소유하여 의료서비스를 직접 공급하고 있다. 이와 같은 공영제 의료보장체계를 OECD에서는 구매자-공급자 통합모형(purchaser-provider integrated model 혹은 public integrated model)으로 부르고 있다. 건강보험제도를 택한 일부 국가도 이러한 모형을 택하고 있었으나 보험자가 의료기관을 소유하여 서비스를 직접 제공하는 형태는 점차 사라지고 있다.

둘째, 건강보험제도에서는 보험자가 의료기관을 소유하는 것이 아니라 계약을 맺어 가입자에게 의료서비스를 간접적으로 공급하는 모형을 택하고 있다. 이와 같은 의료체계를 OECD에서는 구매자-공급자 분리 모형(purchaser-provider split model 혹은 public contract model)으로 부르고 있다.

1990년대 의료개혁이 등장하면서 영국에서 구매이론이 제기되었다(Øverveit, 1995). 구매이론의 주된 과제의 한 가지는 통합형의 공영제 국가에서 구매자와 공급자 기능을 분리하여 공급자에게 자율성을 부여하고, 정부는 구매자 기능만 담당하도록 하는 방안이었다. 이러한 의료개혁이 영국에서는 내부시장으로 구현되어 공급자를 정부의 명령과 통제에서 벗어나도록 하였다. 지방재정으로 의료체계를 유지하는 지방공영제형인 스웨덴도 구매자와 공급자를 분리하는 개혁을 1990년대 추진하였으나 일부 지역에서만 분리가 이루어졌고 아직도 많은 지역은 통합된 명령과 통제 모형을 유지하고 있다.

Savas et al.(1998)은 구매자-공급자 통합모형에서 구매자와 공급자가 분리되는 계약모형으로 변환되어야 할 이유로 다음과 같이 다섯 가지로 제시하고 있다.

1) 공급자의 자율성과 분권화 관리의 장려

계약모형은 공급자와 하위 단계의 의사결정자에게 많은 책임을 위임하여 분권화가 가능해진다. 계약을 통한 분권적인 경영에 사용되는 기전은 두 가지로 첫째는 의료서비스 제공을 위한 당사자(구매자와 공급자) 간에 계약 내용을 구체화하는 것이고, 둘째는 당사자 간의 위험 분담을 하는 것이다. 이 두 가지 기전(mechanism)을 통하여 제약된 재정 하에서 공급자의 참여는 선언적이 아니라 실질적으로 이루어진다. 그리고 공급자의 성과는 투입물이 아니라 산출물 중심으로 평가된다. 공급자의 자율성은 의료기관의 규모, 활용 기술 선택, 직원의 인건비 결정, 병상 수, 구매 장비의 종류, 기타 일의 특성 등에 대한 결정권으로 주어진다.

2) 공급자의 성과에 대한 통제력 강화

계약이란 메커니즘은 기존의 구매자-공급자 통합모형과는 다른 방법으로 구매자에게 공급자를 움직일 수 있는 지렛대를 부여하는 것이다. 의료공급자들의 성과는 구매자에게 재정적 인센티브나 모니터링 도구라는 지렛대를 통하여 개선될 수 있다. 즉, 구매자는 재정적 인센티브나 모니터링이라는 도구를 사용하여 공급자들의 성과나 소비자에 대한 반응성을 향상시킬 수 있다. 계약은 성과 지표에 초점을 둔 모니터링과 평가를 바탕으로 성립된다.

3) 의료발전을 위한 계획 기능의 향상

의료서비스 제공의 효율성은 의료자원의 배분에 대한 우선순위의 변경이나 계획을 통하여 개선될 수 있다. 예컨대 보다 비용-효과적인 치료나 입원과 외래를 넘나드는 자원 배분의 우선순위 변경을 통하여 의료서비스 제공의 효율성을 개선할 수 있다. 그런데 과거에는 이것을 정부가 실행계획을 통하여 달성하려 했지만 이제는 계약에 의한 구매활동이 계획을 대신할 수 있는 이점이 있다. 계약을 계획과 접목시키면 계획이 직면하는 한계를 극복하여 계획이 더욱 효과적으로 추진될 수 있다. 그 이유는 필요도 사정(assessment)에 관여하는 구매자가 필요도를 가장 잘 충족시킬 수 있는 공급자와 계약을 하기 때문이다. 그리고 구매자는 실질적인 필요도에 따라 새로운 설비나 장비 사용의 합리성을 찾을 수 있다.

4) 의료서비스 관리 향상

계약의 주요 목적 중 하나는 의료서비스 제공의 행태를 바꿀 수 있다는 것이다. 예컨대 입원에서 외래로의 전환이나 더욱 효과적인 치료방법의 도입이 가능하다는 것이다. 특히 이와 같은 행태의 전환은 관료적인 통제에 젖어있는 의료체계를 바꾸는 것이 중요하다. 전통적인 구매자-공급자 통합모형에서 의료서비스 공급의 우선순위 설정은 비용-효과성을 고려한 역학적인 필요도 접근방법으로 하였다. 그러나 계약에 의할 경우 구매자는 요구되는 의료서비스 제공 방법들의 대안을 평가할 수 있기 때문에, 가장 잘 제공할 수 있는 공급자를 선택하여 계약을 체결할 수 있다. 구매자는 이용자를 대신하여 진료서비스, 예방서비스, 건강증진서비스 간의 조화와 최적의 성과를 얻을 수 있는 공급 방법을 결정할 수 있다. 이렇게 함으로써 공급의 효율성과 함께 의료체계의 효율성 향상에도 기여하게 된다.

5) 경쟁의 도입

구매자와 공급자의 분리는 전통적인 통합모형에서 공급자가 소비자 위에 군림하던 행태에 종지부를 찍도록 하였다. 구매자와 공급자의 분리와 함께 이용자에게 구매자를 선택하도록 허용함에 따라 이제는 구매자 간의 경쟁을 촉진시키게 되었다. 그리고 구매자는 공급자들을 경쟁시켜 계약을 체결하는 형태로 발전하여 의료체계에 경쟁원리가 도입될 수 있는 기전이 되었다.

제4절 전략적 구매이론

1. 전통적 구매이론

우리는 지금까지 구매를 매우 단순하게 생각하였다. 전통적인 구매이론은 보험자가 가입자에게 제공할 서비스(보험급여)의 범위를 결정하고, 가격을 설정하여 의료공급자가 가입자의 의료이용에 불편이 없도록 해 주는데 있었다. 따라서 구매이론의 핵심은 보험급여 범위(benefit package)의 설정과 급여서비스(의약품이나 소모품 포함)의 가격 책정에 주어졌다. 동시에 의료공급자가 청구한 진료비를 심사하고 이를 제대로 지불하는 것으로 구매의 역할은 끝나게 된다.

지금까지 건강보험제도의 운영 틀로 사용되던 상환제 시스템은 앞에서 본 [그림 3-3]과 같이 나타내며, 이 틀을 토대로 할 때 의료서비스 구매자는 환자가 되며 공급자는 의료기관이 된다. 그리고 제3자 지불제 시스템은 [그림 3-2]와 같이 나타내며, 이 틀에서도 역시 의료서비스 구매자는 환자가 되고 보험자는 제3의 지불자로서 환자가 이용한 서비스에 대하여 환자를 대신하여 진료비를 공급자에게 지불하는 역할에 한정된다[23].

전통적인 구매이론이 적용될 때의 건강보험제도의 틀은 이 두 가지 모형으로 제시되었다. 이 모형들 하에서는 구매자는 환자가 되었고, 따라서 보험자는 재정을 조달하고 청구된 진료비를 심사하여 지불하는 단순한 기능만 하였다. 그리고 의료체계의 성과 향상을 위한 책무(accountability)는 공급자에게 떠넘기고 보험자(정부 포함)는 명령과 통제(command and control)로 공급자를 관리하는 것이었다.

즉, 전통적 구매이론은 구매자를 보험적용자(환자)로 생각하고, 적용자가 구매할 서비스 종류(보험급여)와 보험수가를 결정한 후 의료기관이 환자에게 보험서비스를 제공한 후에 진료비를 청구하면 심사하여 지급하는 단순한 절차로만 생각한 것이다. 이와 같은 생각은 다음과 같은 문제가 있었다. 첫째는 건강보험제도 운영의 틀을 제1장의 [그림 1-1]에서 본다면 구매란 의료체계의 구성 요소의 하나로 재정조달과 서비스 공급체계와 동일

---

23) 상환제는 미국의 민간보험 가운데서 Indemnity insurance에서 채택되고 있으며, 건강보험제도에서는 프랑스를 위시한 일부 국가의 한정된 범위의 개업의사에 대한 지불 모형으로 사용되고 있다. 제3자 지불방식은 미국의 Medicare를 비롯하여 대부분의 사회의료보험제도에서 채택되고 있는 모형이다.

한 중요성을 갖고 보험급여서비스의 이용과 이에 따른 심사 지불이라는 단순한 기능 이상의 역할을 한다는 점을 깨닫지 못하게 되었다. 둘째는 구매자는 보험적용자(환자)가 아니라 진료비를 지불하는 보험자가 된다는 점을 잊고 지냈다는 것이다.

이에 WHO는 *World Health Report 2000(이하 WHR 2000)*에서 보험자는 단순한 구매자 역할에서 벗어나 적극적인 구매자 혹은 전략적 구매자 역할을 수행하여 의료체계를 이끌어 나가는 스튜어드십의 기능을 하는 것으로 정의하고 있다.

2. 전략적 구매이론의 등장

명령과 통제형 의료체계로서는 명령을 내리는 보험자나 정부도 메너리즘에 빠지고, 공급자 역시 규제에 대응하여 메너리즘에 빠지게 됨에 따라 의료체계의 효율성 개선은 명목적인 목표에 불과해지는 문제가 있었다. 그리하여 유럽에서는 1990년대 들어 구매이론의 등장과 함께 경쟁원리의 도입을 통한 의료체계의 효율성 제고가 의료개혁을 위한 중요한 과제가 되었다. 먼저 구매자와 공급자가 분리되어 있던 건강보험 국가인 네덜란드는 보험자를 선택할 수 있는 권한을 국민에게 허용하는 개혁안을 제시하여 1989년부터 개혁을 실행에 옮기려는 노력을 하였다[24]. 구매자와 공급자 역할이 정부에 집중된 공영제 국가인 영국은 구매자와 공급자를 분리하는 내부시장 모형을 도입하여 의료체계를 경쟁원리로 운영하려는 개혁을 1991년부터 실행에 옮기게 되었다.

이와 같은 경쟁원리를 통한 의료개혁이 기대한 성과를 거두지 못함에 따라 WHO는 이와 같은 접근책의 한계를 인지하고 *WHR 2000*을 통하여 의료체계의 성과를 개선하기 위하여 전략적 구매(strategic purchasing) 이론을 제시하게 되었다. 구매자와 공급자가 분리된 기존의 사회보험국가에서는 수동적인 구매에서 전략적인 구매로 나가야 할 것을 권유하였다. 그리고 공영제 국가에는 구매자와 공급자의 분리와 함께 전략적 구매를 권유하였다. 수동적 구매란 보험자가 사전에 책정된 예산을 사후적인 진료비 청구서에 의거하여 단순하게 심사하여 지불하는 것을 의미한다. 전략적 구매란 재정의 효율적인 배분을 통하여 의료체계의 성과를 향상시키는 것을 목표[25]로 구매자를 활용하는 전략이라

24) 네덜란드의 개혁과정은 제11장에서 구체적으로 기술하고 있는데, 개혁의 실행은 2006년에 이루어졌다.

25) 의료체계의 성과란 의료체계의 목표로 건강수준(형평성 포함) 향상, 반응성 제고, 공평성 확보(재정부담, 과부담 의료비 해소)의 달성을 의미한다.

할 수 있다. 이 이론은 구매자(주로 보험자)의 구매 기능을 적극적으로 활용하여 의료체계의 효율성을 개선하고 소비자의 반응성을 제고하려는데 목적이 있다. 즉, 과거에는 정부나 보험자가 명령과 통제(command and control)를 통하여 공급자에게 의료체계의 성과를 향상시킬 책무를 부여하였으나 전략적 구매에서는 구매자가 구매를 통하여 의료체계의 성과를 향상시키도록 하는 것이다.

서유럽국가들에서 의료체계가 직면하는 도전과제는 매우 다양하였다. 이를 정리하여 보면, 효과적인 비용 절감, 특히 공공분야에서의 비용억제를 이끌어 낼 새로운 방안의 마련, 희소한 자원의 효율적인 사용, 환자나 일반 대중의 선호나 필요도에 대한 반응성의 제고, 건강 산출물 내지는 대중의 건강향상, 의료분야에서의 정부 역할에 대한 새로운 검토 등이었다(Saltman and Figueras, 1998).

1) 전략적 구매란 무엇인가?

먼저 구매에 대한 정의를 살펴보기로 한다. Kutzin(2001)은 구매란 보험 가입자가 이용하는 의료서비스를 제공하는 공급자에게 이용자를 대신하여 보험자가 재정을 배분하는 과정으로 정의하고 있다. *WHR 2000*에서도 구매란 의료서비스를 제공하기 위하여 보험재정을 공급자에게 배분하는 과정으로 정의하고 있다. Busse(2012)도 구매란 구매자가 환자를 대신하여 의료서비스와 교환하여 공급자에게 재정을 배분하는 것으로 정의하고 있다. 그리고 Busse(2012)는 구매에는 다음과 같은 세 가지 의사결정이 있어야 한다고 주장한다.

① 구매할 서비스는 필요도, 그리고 건강 우선순위(national health priorities), 비용-효과성 등을 고려하여 결정하여야 한다.

② 공급자는 서비스의 질, 효율성 그리고 형평성이라는 제반 조건을 검토하여 선택하여야 한다.

③ 서비스 구매는 구매를 위한 계약 조건과 공급자에 대한 지불을 고려하여 결정해야 한다.

Busse(2012)는 WHO에서 사용되는 구매적(purchasatives)이라는 용어의 의미에서 전략적 구매의 의미를 다음과 같이 찾고 있다. 첫째, 구매가 의료체계의 성과 개선을 위한 중심 기능이 되어야 한다. 둘째, 구매자 모델이 있는 건강보험국가라면 수동적 구매를 전략적 구매로 전환해야 한다. 셋째, 구매기능과 공급기능이 통합된 공영제 국가라면 구매자-공급자 분리 모형으로 전환해야 한다.

*WHR 2000*에서 WHO는 수동적 구매와 전략적 구매를 다음과 같이 구분하고 있다.

첫째, 수동적 구매란 사전에 결정된 예산을 공급자에게 지불하거나 공급자가 수가표에 따라 청구한 진료비를 단순히 심사하여 지불하는 것으로 정의하고 있다.

둘째, 전략적 구매란 의료체계의 성과를 극대화하기 위하여 어떤 서비스를 구매해야 하고, 어떻게 구매하고, 누구로부터 구매해야 하는 것이 최선의 방법인지 찾기 위한 연속적 과정으로 정의하고 있다. 특히 필요도는 변화할 수 있기 때문에 전략적 구매는 1회성으로 끝나는 것이 아니라 필요도가 변화함에 따라 계약을 바꾸고 구매를 바꾸는 연속적 과정으로 보아야 하는 것이다.

2) 전략적 구매의 이점

전략적 구매는 지금까지 정부나 보험자에 의한 명령과 통제로 작동되던 의료체계를 구매를 통하여 작동시킨다는 원리이다. 의료서비스의 구매와 공급이 분리된 의료체계에서 구매기능은 매우 중요하다. 의료서비스의 공급을 위해서는 재정의 원활한 조달이 중요하며, 구매기능은 재정의 배분을 통하여 의료서비스를 효율적으로 공급할 수 있는 연결고리가 된다. 그리고 구매에서 중요한 요소인 보험급여 범위와 진료비 지불방식은 의료재정의 배분을 결정하고 이것이 서비스 공급량을 좌우하여 자원 배분을 결정하게 된다. 전략적 구매가 갖는 이점에 대하여 Robinson, Jakubowski and Figueras(2005)는 다음과 같이 기술하고 있다.

첫째, 의료서비스 제공의 효율성은 의료자원의 배분에 대한 우선순위의 변경이나 계획을 통하여 개선될 수 있다. 예컨대 보다 비용-효과적인 치료나 입원과 외래를 넘나드는 자원배분의 우선순위 변경을 통하여 의료서비스 제공의 효율성을 높일 수 있다. 그런데 과거에는 이것을 정부가 운영계획을 통하여 달성하려 했지만 이제는 전략적인 구매활동을 통하여 계획을 대신할 수 있는 이점이 있다[26].

둘째, 국민들의 필요도나 소비자들의 기대와 같은 것들도 구매라는 의사결정을 통하여 달성 가능하다.

셋째, 의료공급자들의 성과는 구매자에게 재정적 인센티브나 모니터링 도구라는 지렛

26) 전략적 구매에서 계획은 필요도의 설정과 필요도의 우선순위에 따른 의료서비스의 공급을 위한 전략적 계획으로 당연히 필요하다.

대를 줌으로써 개선 가능하다. 즉, 구매자는 재정적 인센티브나 모니터링이라는 도구를 사용하여 공급자들의 성과나 소비자에 대한 반응성을 향상시킬 수 있다.

넷째, 과거 정부가 명령과 통제로 의료체계를 운영할 때는 관료적인 경직성 등으로 의료체계의 효율성 향상에 한계가 있었다. 그러나 개혁을 통하여 구매와 공급을 분리하고 공급자에게 자율성을 부여하여 분권화시키고, 구매자가 구매를 통하여 공급량을 결정하는 시스템은 공급의 효율성과 함께 의료체계의 효율성 향상에도 기여하게 된다.

3) 구매자가 관련 조직(actor)에 대하여 취할 전략적 행동

전략적 구매이론을 도입할 경우, 건강보험제도의 틀은 [그림 3-2]의 제3자 지불모형에서 [그림 3-4]로 바뀌어져야 한다. 왜냐하면 전통적으로 사용하던 [그림 3-2]는 보험자를 구매자가 아니라 제3의 지불자로 간주하고 환자를 구매자로 인식하였기 때문이다. 따라서 [그림 3-2]의 틀은 환자가 중요하고 공급자나 보험자는 환자가 의료를 제대로 이용하도록 도와주는 보조적 기능에 한정시켜 환자보다 상대적 중요성이 떨어지고 있다. 그러나 보험자가 구매자가 될 경우, 가입자는 보험료만 납부하고 여타의 일은 구매자인 보험자가 주도하게 된다. 따라서 이때는 건강보험제도의 운영 틀을 [그림 3-4]로 바꾸는 것이 현실에 맞다(이규식, 2021).

[그림 3-4]를 놓고 RESYST(2014)는 구매자를 둘러싼 관계 조직(actor)을 정부, 의료

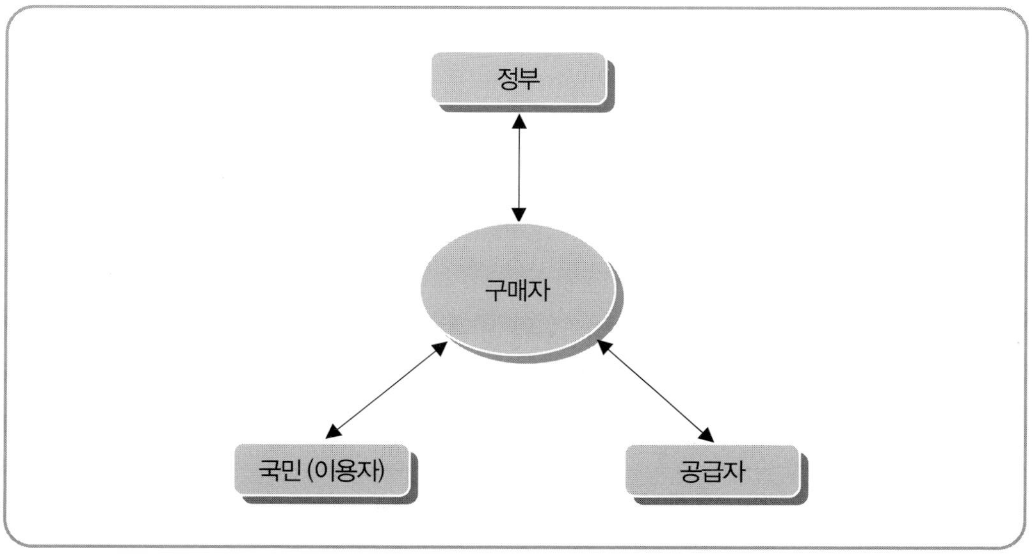

[그림 3-4] 구매자와 관련 조직(actor) 간의 관계

공급자, 의료이용자인 일반 국민으로 상정하고 각 조직과 관련하여 구매자가 취할 전략적 행동을 제시하고 있다.

첫째, 공급자와의 관계에서 구매자가 취할 전략적 행동

① 공급자가 제공하는 서비스의 질이나 범위, 그리고 공급자가 위치하는 지역을 고려하여 공급자를 선정(혹은 신임을 부여)

② 서비스 공급에 대한 계약 체결

③ 제공되는 치료 재료(의약품, 외과 수술에 소요되는 재료, 치과나 재활에 사용되는 재료 등)의 처방서와 치료의 표준적인 치침(guidelines) 설정

④ 서비스의 효율과 질 향상을 위하여 공급자에 대한 지불방법의 결정

⑤ 공급자에 대한 지급액을 설정

⑥ 제공되는 서비스에 관한 정보 확보

⑦ 공급자 성과를 모니터하고 빈약한 성과를 내는 공급자에 대한 조치

⑧ 공급자의 요구 청취

⑨ 사기나 부패로 부터 보호

⑩ 공급자에게 장기적으로 지불을 보증

⑪ 지역별로 자원의 균점 배치

⑫ 서비스의 형평적인 접근을 보장하기 위한 전략의 시행

⑬ 의료이용자에 대한 본인부담의 실시와 모니터링

⑭ 정보시스템의 개발, 운영 및 사용

둘째, 의료이용자에 대한 구매자의 전략적 행동

① 대상인구의 필요도, 선호도 그리고 가치관을 사정하여 제공할 서비스를 구체화

② 제공할 서비스의 대상자와 수혜자의 의무를 주지시킴

③ 대상인구에 제공할 서비스 접근을 보증

④ 대상인구로부터 불만을 청취하고 이를 피드백 시킬 효과적인 메커니즘 확립

⑤ 자원 사용과 다른 성과 지표에 관한 공개

셋째, 전략적 구매를 촉진시키기 위한 정부의 전략적 행동

① 구매자와 공급자의 분명한 구분

② 서비스 공급을 위한 하부구조의 갭을 제거

③ 제공할 서비스를 원활하게 생산할 적정 자원을 보증

④ 구매자의 책무성을 보증

RESYST(2014)는 또한 구매를 통하여 의료체계의 목적을 달성하기 위한 메커니즘(혹은 수단)으로 계약(contracting), 인센티브, 필요도 사정(health needs assessment)을 제시하고 있다.

4) 전략적 구매를 달성시킬 수 있는 방안(Busse, 2012)

(1) 건강 필요도를 구매와 접목(incorporate population health needs)

대상인구의 필요도를 측정하여 구매와 연결시키는 일이다. 문제는 필요도의 결정요인에 관한 이론은 있지만 현실적으로 필요도에 관한 근거가 결여되어 있다는 점이다. 그리고 필요도에 관한 정보가 있다고 하여도 구매 결정과 접목되지 않고 있는 문제가 있다. 따라서 대중의 건강을 구매와 구조적이나 기능적인 측면에서 통합이 될 수 있도록 해야 한다. 이를 위해서는 구매 조직에 대중의 건강을 접목하는 기술이 필요하다. 그런데 공영의료제도에 비하여 건강보험제도는 이러한 측면에서 취약한 문제가 있다. 특히 프랑스와 네덜란드를 제외하고는 필요도 측정과 구매를 결부시키지 못하고 있기 때문에 구조적 및 기능적 측면에서 결합이 이루어지도록 노력해야 한다.

(2) 국민(이용자)의 역량 강화(empower the citizen): 의견제시와 구매자 선택

전략적인 구매가 활발하게 이루어지기 위해서는 국민(이용자)들에게 구매자와 공급자에 대한 선택권을 부여하는 것이 중요하다. 특히 구매자에 대한 선택권이 부여될 때 구매자들은 많은 가입자(이용자)를 확보하기 위하여 공급자와 계약을 통하여 의료체계의 성과 향상과 이용자에 대한 반응성을 제고시키도록 노력하게 된다. 구매자 선택권은 보험재정의 단일화와는 별개로 구매자(급여관리를 하는 보험자)를 다원화시켜야 달성 가능하다.

전략적 구매가 지향하는 의료체계의 성과 향상과 소비자 반응성을 위해서는 가입자(이용자)들이 의사 표시를 할 수 있도록 하는 역량 강화가 중요하다. 가입자들의 역량을 강화시키기 위해서는 가입자(이용자)의 의견에 대한 상담과 함께 보다 적극적으로 구매자가 가입자들의 의견을 주도하는 그룹을 형성시키는 것도 중요하다. 다음으로는 구매자의 책무를 강화시켜야 한다. 이를 위해서는 보험급여 패키지를 확정하여 구매위원회에서의 공식적인 발표를 하도록 한다. 그리고 환자 권리를 강화시키기 위한 입법이나 권리장전을 제정하거나 옴부즈맨 제도를 도입하는 것도 방법이 된다.

(3) 정부의 스튜어드십 강화(strengthen government stewardship)

전략적 구매를 위해서는 정부의 스튜어드십이 매우 중요하다. WHO는 의료체계의 목표로 제시한 건강, 반응성, 재정의 형평을 달성하기 위한 투입요소로 [그림 1-1]에서 본 바와 같이 재정조달기능(보험료의 징수, 위험분산, 정부지원 포함), 구매기능(급여관리, 지불제도 포함), 의료공급 관리(서비스 제공을 위한 진료체계, 의료자원 관리 포함), 스튜어드십(혹은 거버넌스로 관리 기능 포함)의 네 가지로 요약하고 있다. 스튜어드십이란 다른 세 가지 투입요소(재정조달, 서비스 구매, 서비스 공급)가 원활하게 작동하여 정책 목표를 달성하도록 이끄는 역할을 한다. 스튜어드십은 의료체계에 관여하는 참여자의 역할과 책무를 규정하고, 참여자를 독려하기 위하여 규제를 하며, 참여자의 요구와 영향력의 균형을 추구함으로써 다른 투입요소를 이끄는 역할을 할 수 있다. 그리고 의료체계의 목표 설정도 스튜어드십이 수행해야 할 역할의 하나가 된다. 따라서 전략적 구매가 가능해지기 위해서는 국가의 의료정책과 의료계획의 공식화와 함께 정책 목표와 구매결정을 연계하고 규제 틀을 정리하여야 한다. 규제의 틀 속에는 계약의 원칙(rule), 표준적인 의료질 제시, 지불 요건의 명기, 가격 규제, 협상과 소송의 원칙 규정, 정보의 공개, 모니터링과 평가, 공급자의 신임(accreditation) 등이 포함되어야 한다.

(4) 적절한 구매자 조직의 개발(develope appropriate purchaser organizations)

전략적 구매를 위해서 적절한 구매자 조직을 갖추는 것은 매우 중요하다. 건강보험제도인 경우 기존의 건강보험조직이 바로 구매자 조직이 된다. 그런데 구매와 공급이 통합되어 정부에 귀속된 공영제 의료체계에서는 올바른 구매자 조직을 만드는 것이 필요하다. 이 때 구매자를 단수로 하느냐 복수로 하느냐가 중요하다. 비록 보험재정은 단일 재정으로 통합되어도 네덜란드나 독일의 경우는 구매자 조직은 복수로 하고 있음에 유의할 필요가 있다. 단수로 할 경우에는 구매자 조직의 적정한 크기(즉, 적용인구) 수는 문제가 되지 않겠지만 복수의 구매자로 할 경우, 몇 개로 하느냐? 그리고 한 개의 구매자 조직이 수용할 인구수는 얼마로 하는 것이 적정한지를 결정하는 것이 중요하다.

(5) 비용-효과적인 계약의 보장(ensure cost effective contracting)

전략적 구매에 있어서 계약은 무엇보다도 중요하다. 그리고 전략적 구매가 연속성을 갖기 위해서는 계약을 의료계획과 연계하는 것이 필요하다. 의료계획에는 필요도의 사정과 우선순위의 설정, 의료정책의 전략 제시, 그리고 서비스 모델의 설정이 포함되어야 한다. 다음으로는 계약을 위하여 구매 전략이 제시되어야 한다. 여기에는 서비스 제공 요건의 제시, 예산 제약과 성과 목표가 포함되어야 한다. 그리고 계약은 순환적으로 계속되어야 한다. 계약은 공급자의 정의와 선택, 협상과 계약을 거쳐 계약의 관리와 모니터링으로 한번 이루어진 계약은 종료된다. 그리고 필요도가 변하기 때문에 새로운 계약이 필요도를 토대로 이루어지고, 공급자와 협상과 계약을 거쳐 계약의 관리와 모니터링이라는 다음 기의 계약이 이루어지는 순환 절차를 갖는다.

비용-효과적인 계약을 위해서는 의료의 질 제고가 보장되어야 한다. 질 보장을 위해서는 다음과 같은 조치들이 필요하다. 먼저 제공되는 서비스의 기술평가(HTA)와 함께 공급자에 대한 인증이나 자격제도의 검토, 그리고 서비스 제공을 위한 진료지침(guideline 혹은 protocol)이나 진료의 표준 설정 등이 포함되어야 한다. 다음으로는 P4P라는 활동 기준지불(activity-related)에서 산출물을 토대로 하는 지불방식으로 전환이 계약에 포함되어야 한다. 참고로 공급자의 자격을 검토하기 위한 자격제도와 인증제도 및 면허제도를 비교하면 [표 3-1]과 같다.

[표 3-1] 구매자가 공급자의 진입을 평가하기 위한 제도의 비교

구 분	면허 또는 허가(licensing)	자격(certification)	인증(accreditation)
적용 대상	의료기관, 의료인력	의료인력	의료기관
용도	진입 조건	전문적 신분 상환에도 적용 가능	의료기관의 상태 상환에도 적용 가능
목적	진입 제한	진입 제한과 활동 가능 기간 설정	원하는 수준의 질에 대한 소비자의 보증
유효기간	없음	일정 기간	일정 기간
갱신	불필요	자격 갱신 요구	재 인증 조사 요구
표준	구조의 최소 수준	구조 및 과정의 최소 수준	구조, 과정 및 결과의 달성 가능 최적 수준
성과 중심	없음	가끔	성과 중심
높은 질 지표	없음	제한적 범위	필요

출처 : Velasco-Garrido et al. (2005)

한편 질 향상과 관련하여 유의해야 할 사항으로는 질 향상을 공급자간의 경쟁을 통하여 달성할 것인가? 그리고 계약은 선별 계약을 할 것인가 아니면 단체 계약을 할 것인가?를 결정해야 한다.

(6) 공급자 조직의 적절한 작동(establish appropriate provider organizations)

의료체계의 성과에 관하여 구매자의 영향은 궁극적으로 공급자가 구매자가 설정한 인센티브에 반응하는 정도와 방법에 의하여 결정된다. 공급자 조직이 적절하게 작동되기 위해서는 공급자의 자율성(self governing)이 보장되어야 한다. 특히 공영제 국가에서 과거 정부가 소유하던 의료기관들을 자율적인 조직으로 만드는 것은 매우 중요하며 어려운 과제이다. 다음으로는 공급자들이 구매자가 설정하는 인센티브에 반응할 수 있도록 공급자의 능력과 수용력을 갖추는 것이다. 공급자 조직은 책무성 라인을 구축하고 새로운 힘의 균형(적극적인 구매에 따른) 등을 인식할 수 있어야 한다.

5) 전략적 구매의 장애 요인(Busse, 2012)

전략적 구매가 중요하다는 것은 알고 있어도, 구매자가 이를 제대로 실행하지 못하는 문제가 있다. 구매자는 전략적 구매에 대한 실행가능성(feasibility), 수용력(capacity), 신뢰성(credibility)에서 다음과 같은 장애에 직면하고 있다.

첫째, 공공선택이론에 대한 대중의 이해가 충분하지 못하다.

둘째, 정보 시스템이 적절하지 못하여 구매자나 공급자 공히 전략적인 행동을 취하기 어려운 문제가 있다.

셋째, 전략적 구매이론이 등장하고 이를 제대로 실행한 국가가 드물기 때문에 전략적 구매를 위한 기술적, 경영적, 행정적 방법이 아직은 빈약한 문제가 있다.

넷째, 전략적 구매의 실행에 대한 정치적인 장애에 부닥치고 있다. 이로 인하여 대부분 구매자는 공급자를 움직일 지렛대가 충분치 못한 문제가 있다. 그리고 정부는 해야 할 의무를 다하지 못하여 통제를 약화시키는 문제도 있다. 예컨대 구매자의 지위나 입법의 집행을 약화시키는 행위나 정부 기구 간의 정책 괴리로 인하여 통제력이 약화되는 문제를 들 수 있다.

다섯째, 전략적 구매 행위에 따른 경제적인 장애에 부닥치고 있다. 전략적 구매에서 중요한 요소인 가입자(이용자)의 구매자 선택이나 구매자와 공급자간의 경쟁에는 막대한 거래 비용(transaction costs)이 소요되는 문제가 있다. 그리고 가입자(이용자)에 대한 의료이용의 보장과 가용 재정과의 갭이라는 문제도 있다.

여섯째, 전략적 구매를 위하여 필요한 제도나 조직 설계가 아직은 취약한 문제가 있다. 여기에는 구매자와 공급자의 제도적 역할이 불분명한 데 연유된다. 지금까지 구매자를 가입자(이용자)로 간주하였던 경험이나 공영제 국가에서는 정부가 구매자와 공급자 역할을 동시에 수행하였던 관계로 인하여 구매자와 공급자의 제도적 역할을 명확히 하기 어려운 문제가 있다. 구매자와 공급자의 제도적 역할을 분명히 하지 못함에 따라 구매자와 정부 간의 책무성 라인도 취약하다. 이 문제는 특히 정부가 공급자 역할을 수행하던 공영제 국가에서 두드러진다. 그리고 공영제 국가에서는 공급자의 자율성이 낮아 전략적 구매가 이루어지기 어려운 문제가 있다.

일곱째, 전략적 구매의 실행에 문화적 어려움이 있다. 대부분 국가에서 정부 관료와 공급자 간의 밀접한 사회적인 연계로 인하여 경쟁원리의 도입과 같은 전략적 구매의 실행이 어려운 문제가 있다. 특히 공영제 국가에서는 지금까지 정부가 공급자 역할을 수행하였기 때문에 관료와 공급자가 분리되기 어려운 문제가 있다. 다음으로는 지금까지 의료체계에 대한 관리는 전통적인 계층제의 관료 행정에 따른 정부나 보험자가 공급자를 명령과 통제 방식으로 이끄는 것이었다. 이와 같은 방식을 버리고 의료체계의 효율성 제고의 책무를 구매자가 지고, 전략적 구매로 공급자와 계약을 통하여 의료체계를 관리한다는 스튜어드십의 확립이 쉽지 않은 문제가 있다.

3. 필요도의 우선순위 설정[27)]

사회적 권리로 의료에 접근이 허용된 의료보장제도에서는 가격이 제 기능을 할 수 없기 때문에 서비스의 배분을 시장의 수요에 맡길 수 없고 필요도에 의한 배급제가 되어야 한다는 Feldstein의 이론은 이미 제1장에서 보았다. 그런데 현실 세계에서 필요도의 설정과 필요도의 우선순위 결정이 쉬운 문제가 아니다. 이에 많은 국가에서 필요도와 우선순위를 명시적으로 설정하기 훨씬 이전에 이미 의료보장제도의 도입과 함께 필요도를 묵시적으로 설정하고 이를 지불제도와 접목시켰다. 영국의 경우 1948년 NHS 제도의 도입과 함께 NHS 당국이 구매와 공급을 통합하여 관리함에 따라 1차 의사에게는 인두제를

27) 이 부분은 필자(2021)의 저서 『의료보장과 구매이론』 제1부, 제4장의 내용 일부를 요약하였다.

기본으로 하되 성과급을 가미하는 형태가 되었고 병원에 대해서는 예산을 할당하여 예산의 범위 내에서 서비스를 제공하였다. 인두제 방식은 가입자 1인당 의료필요도를 사정하여 이를 토대로 진료보수가 책정되었다. 그리고 병원에 대한 예산할당이란 NHS 당국이 서비스를 직접 배급하는 것과 같다. 그래서 이미 Aaron and Schwartz(1985)는 영국 NHS 제도를 의료배급제(rationing system)라 부르기도 하였다.

한편 건강보험제도에서도 지불제도가 필요도를 기반하고 있는 사례를 쉽게 찾을 수 있다. 독일이 1차 의사에 적용하는 총액계약제는 보험자(구매자)와 공급자 간에 필요도를 토대로 진료비 총액을 협상으로 결정한다[28]. 그리고 대만은 총액계약제가 2005년 완성되었는데, 역시 진료비 총액을 보험자(구매자)와 공급자 간에 협상으로 결정하는 필요도 접근이다. 예산할당이나 총액계약과 같은 지불제도에서도 어떠한 서비스의 우선순위가 높은지는 정하지 않고 의료기관에 예산을 배정해주면 의사가 자신의 경험에 비추어 묵시적인 순위에 따라 진료를 하는 형태였다. 많은 국가에서 우선순위를 명시적으로 설정하지 않았기 때문에 의사들은 대기자 목록을 놓고 자신이 생각하는 임상적 재량에 따라 환자 진료의 우선순위를 임의적으로 설정하여 진료를 하였다(Ham, 1997). 묵시적으로 우선순위를 설정하는 국가들의 사례는 [표 3-2]에서 볼 수 있다. 묵시적으로 우선순위를

[표 3-2] 묵시적 필요도의 우선순위를 토대로 보험급여를 운영하는 국가의 사례

국가	필요도 운영 방법	비고
대만	총액계약제를 통하여 보험 진료비 배정	의사들의 진료경험으로 우선순위 설정
독일	개업의와 질병금고협회간의 총액 계약	의사들의 진료경험으로 우선순위 설정. G-BA의 needs planning 위원회
영국	의료개혁 전	NHS 당국이 개업의는 인두제, 병원은 예산할당을 통하여 필요도 관리
	의료개혁 후	구매조직(CCGs)에 예산을 배당: 가중 인두액으로 예산 배정
공영제국가의 일반적인 방법	개업의사에 대한 지불방법은 다양함 병원은 대부분 국가가 예산할당	할당된 예산은 병원 의사가 자신의 경험을 토대로 우선순위를 정하여 진료

주 : 의료보장국가의 묵시적 관리의 일반적 형태는 의료를 1, 2, 3차로 구분하고 환자의뢰체계를 통하여 배분하고 있음

출처 : 이규식(2021)

28) 인두제가 필요도를 토대로 이루어진다는 이론은 Hutchison et al.(2000), Kephart and Asada (2009) 등에서 볼 수 있다.

설정하는 국가도 수요가 아니라 필요도를 토대로 서비스를 배분하기 때문에 의료기관에서 대기문제가 일어나고 있다.

한편 필요도와 우선순위 설정을 암묵적으로 하기 보다는 과학적으로 해야 겠다는 욕구가 일어나면서 많은 국가들이 그러한 노력을 하게 된다. 명시적으로 우선순위를 채택하려는 노력은 1987년 노르웨이가 처음으로 시작한 이후 네덜란드, 스웨덴, 덴마크, 이스

[표 3-3] 명시적 필요도의 우선순위를 토대로 보험급여를 운영하는 국가의 사례

국가	조직 및 설치 연도	원칙 및 특징
노르웨이	1987 Lønning Committee I 1997 Lønning Committee Ⅱ	원칙: 중증도, 잠재적 효과, 비용-효과성 중증도(뒤에는 재정)에 기초한 우선순위 그룹 • 기본그룹, 보충적 그룹, 낮은 우선순위, 배제 그룹
오리건	1989 Health Service Commission (HSC)	Well-Being의 질 척도 비용-효과성 순위 설정을 위한 척도 등
네덜란드	1992/95 Dunning Committee	기본 패키지 결정 요인 • 필요성, 효율성, 효과성, 개인책임
스웨덴	1993/95 Parliamentary Priorities Commission	윤리 원칙: 인간존엄성, 필요도와 사회연대, 비용-효과 정치/행정/임상적 우선순위 그룹 • 생명위협 급성질병, 중증만성질병, 완화임종의료 • 예방과 활동/재활 • 경증 급성질병, 경계선의 질병, 질병이 아닌 care
덴마크	1997 Danish Council of Ethics	핵심가치: 동등한 권리, 사회연대, 보장과 안전, 자유와 자기결정권 목표: 사회적 지리적 형평, 질, 비용-효과, 민주주의와 소비자 영향
이스라엘	1995 Medical Tech. Forum and Nat'l Advisory Comm.	우선순위 설정 기준 • 완전한 회복과 생명보호 기술 • 사망과 이환 예방가능성 • 편익을 볼 수 있는 사람 수 • 사회와 환자에 대한 재정부담 등 9종
뉴질랜드	1993 Core Service Committee/ NHC	우선순위 설정 기준: 효과성, 효율성, 형평성, 수용성 전문 서비스를 위한 Consensus conference: 정해진 연도의 core service를 선정
영국	1999 NICE	신의료기술평가 임상 가이드라인 개발 비용-효과 평가의 명시적 사용 협의의 범위 내에서 진정(appeal)

출처: Sabik and Lie(2008)

라엘, 뉴질랜드, 미국 오리건 주, 그리고 영국 등에서 이루어지고 있다(Saltman and Figueras, 1997; Ham, 1997; WHO, 2000; Sabik and Lie, 2008). 이 국가들의 우선순위 설정을 위한 조직과 원칙 등을 [표 3-3]에서 제시하였다. 명시적 우선순위를 가장 먼저 시작한 노르웨이는 Lønning 위원회를 구성하여 우선순위를 결정하는 원칙을 정하고 질병의 중증도에 토대를 둔 우선순위 그룹을 설정하였다. 미국 오리건 주에서는 Medicaid 제도가 재정적 한계로 수혜자 수를 제한하고 있는 문제를 해결하기 위한 방안의 하나로 우선순위를 설정하여 Medicaid에서 제공하는 급여 패키지의 범위를 제한하여 재정을 절감하고, 절감한 재정을 수혜자 확대에 전용하는 정책을 택하게 되었다. 이와 같은 사례를 본 다른 국가들도 의료보장제도에서 제공하는 급여 패키지에 대한 우선순위를 설정하는 노력을 보이고 있다. 뒤이어 네덜란드, 스웨덴, 덴마크에서 우선순위 설정을 명시적으로 하기 시작하였으며, 1993년에는 뉴질랜드도 명시적 우선순위 설정을 하게 되었다.

4. 전략적 구매와 스튜어드십[29]

*WHR 2000*에서는 구매자와 공급자가 분리된 기존의 사회보험국가에서 보험자는 수동적인 구매에서 전략적인 구매로 나가야 할 것을 권유하고 있다. 구매란 계약, 예산편성, 지불보상 메커니즘을 통하여 공급자에게 내외적인 인센티브가 일관성이 있다는 것을 보증하는 중심적인 역할을 하게 된다.

건강보험은 제도 자체가 구매자(보험자)와 공급자(의료기관)가 분리되어 있는 구조이기 때문에 구매자로 하여금 전략적인 행동을 갖도록 하면 된다. 건강보험국가 중 보험자가 전략적 구매자 역할을 제대로 수행하는 국가로 네덜란드와 독일에 이어 오스트리아, 스위스, 이스라엘 등이 있다(Busse, 2012).

그러나 공영제 국가에서는 정부 예산으로 의료체계가 운영됨에 따라 구매자와 공급자를 분리시키는 개혁이 선행되어야 한다. 공영제 국가의 내부시장 모형은 정부는 구매자 기능만 하고 공급자인 의료기관은 정부의 속박에서 벗어나 자율적인 경영을 허용하여 구매자와 공급자를 분리시키는 것이었다. 영국 이외의 공영제 국가 중 구매자와 공급자를 분리한 국가들을 보면 핀란드가 있고 일부 지역에서 구매자와 공급자를 분리한 국가로는

---

29) 스튜어드십은 제6장에서 구체적으로 설명된다. 이 부분은 필자가 2018년 저술한 『보건의료정책(개정판)』 제6장의 5절 내용 가운데 일부가 중복될 수 있다.

이탈리아와 스웨덴이 있다. 그리고 스페인과 포르투갈은 제한된 범위에서 분리를 하였다(Busse, 2012). 공영제로 의료체계를 운영하던 국가에서 구매자와 공급자의 기능을 분리하게 되면 건강보험이나 공영의료제도나 의료체계를 운영하는 틀이 거의 같아진다. 다만 재정을 정부예산에서 조달하느냐 사회보험료에서 조달하느냐의 차이로 재정관리 방법만 다를 뿐이다.

1) 전략적 구매와 스튜어드십

전략적 구매는 의료체계의 목표 달성을 위한 스튜어드십에서 매우 중요한 기능을 수행한다. 전략적 구매가 스튜어드십에서 갖는 중요한 의미는 다음과 같다(Robinson, Jakubowski and Figueras, 2005).

첫째, 전략적 구매를 통하여 국민들의 건강수준 향상, 의료의 질 향상, 소비자의 권리 및 반응성 향상을 이룰 수 있다. 즉 전략적 구매를 통하여 스튜어드십이 추구하는 의료체계의 목표 달성을 촉진할 수 있다

둘째, 전략적 구매이론은 계층제, 시장과 네트워크 각각의 장점을 포함한 신공공행정(new public management, NPM)의 일환이다. 여기에는 대리인의 등장으로 거래에 따른 비용이나 거래의 행태에 의하여 중재되는 거버넌스 구조와 산출물 간의 관계 설정 등이 포함된다.

셋째, 구매에 있어서 경쟁의 역할, 구매와 관련하여 시장을 활용하는 장점과 시장 메커니즘을 활용하는 전략적 구매를 통하여 소비자의 반응성을 제고할 수 있다.

넷째, 구매자는 소비자의 공적인 대리인이 된다. 따라서 전략적 구매는 환자권리 운동으로 연결되고 있어 스튜어드십에서 매우 중요한 내용이 된다.

다섯째, 전략적 구매는 계약을 통하여 공급자들의 행태를 바꾸는 중요한 기능을 수행한다.

전략적인 구매를 원활히 하기 위하여 구매과정은 다음과 같은 네 단계로 나누어 볼 수 있다(McKee and Brand, 2005).

첫째, 건강에 대한 필요도의 사정이다. 특히 인간의 기본권 보장을 위한 의료보장제도는 수요(demand)를 토대로 시장을 통하여 의료서비스가 분배되는 것이 아니라 필요도(need)를 토대로 정부나 보험자가 배급하는 형태가 되기 때문에 필요도의 사정은 매우 중요하다.

둘째, 필요도를 충족시킬 효과적인 방법(care model)을 찾는 것이다. 효과의 근거로는 진료와의 관계, 효과적 진료를 제공할 가능성이 가장 큰 조직적 구조나 배치와의 관계가 중요하다. 필요도를 가장 효과적으로 제공하기 위한 실천적 방법으로 Melhado(1998)는 의료공급자 조직의 위계화와 이에 따른 의료계획을 제시하고 있다.

셋째, 이러한 여러 가지 상황에 가장 적합한 계약모형을 통하여 질의 충족 요건에 부합하는 의료를 구매하여 가입자(이용자)에게 의료서비스를 제공한다.

넷째, 이러한 과정에서 의료의 효과를 모니터링하여 가장 효과적인 의료서비스가 제공되었는지 확인하는 것이 필요하다.

그런데 건강상의 필요도는 항상 변화하기 때문에 또 다시 필요도에 대하여 사정을 하면서 효과의 모니터링에 이르는 새로운 구매 사이클이 일어난다. 이것이 전략적 구매의 표준화된 모형(stylized model)이 된다(McKee and Brand, 2005). 여기에서 필요한 정보는 건강상태, 건강에 대한 필요도 사정, care model의 구체화, 의료의 구매, 산출물(health outcome)의 모니터링이다.

전략적 구매의 과제로 Figueras, Robinson and Jakubowski(2005)는 세 가지를 제시하고 있다.

① 어떠한 서비스를 구매할 것인가(What intervention to buy?)

② 누구로부터 구매할 것인가(From whom to buy them?)

③ 어떻게 구매할 것인가(How to buy them? 혹은 How to pay?)

그리고 구매조직으로서는 구매량의 크기가 중요하다. 구매량이 커야 규모의 경제를 달성할 수 있으며, 가격, 질, 서비스의 기회를 놓고 공급자와 거래하는데 협상의 힘(bargaining power)을 가질 수 있기 때문이다(WHO, 2000).

한편 Preker et al.(2007)은 세 가지 과제에 추가하여

④ 누구를 위하여 구매할 것인가(For whom to buy or pay?)

⑤ 얼마나 지불할 것인가(How much to pay?) 라는 두 가지 과제를 제시하고 있다.

Preker et al.(2007)은 전략적 구매의 다섯 가지 과제를 [그림 3-5]와 같이 스튜어드십과 연결하여 설명하고 있다.

구매의 과제	Stewardship 기능	구매 하위 기능
누구를 위한 구매?	의료보장 가입자 정의	이용 환자의 정의
무엇을 구매?	급여 내용 결정	구매할 서비스 결정
누구로부터 구매?	구매 원칙 수립	공급자 결정
어떻게 지불?	지불제도 결정	공급자에게 지불
얼마나 지불?	지불액	수가표 관리

출처 : Preker et al. (2007)

[그림 3-5] 구매의 과제와 스튜어드십 기능과의 관계

2) 전략적 구매와 계약

전략적 구매에 있어서 핵심적인 역할을 하는 것이 계약이다. 계약은 의료공급자들로 하여금 예방과 같은 국민 건강에 영향력이 큰 과제들을 수행하도록 촉진할 수 있다. 계약은 단순히 구매자가 공급자들에게 의료서비스의 비용을 지불해주는데 그치지 않고 더 좋은 성과를 내도록 하는 지렛대가 된다. 의료공급에서 효율과 질을 확보하기 위해서는 더 정교한 접근의 계약이 필요하다. 그래서 사회가 필요로 하는 의료의 제공과 구매 도구를 연계하는 것이 매우 중요하다.

계약은 공급자들이 제공해야 할 서비스가 무엇인지, 그리고 제공조건은 어떻게 되는지를 명확하게 할 수 있다. 계약은 공급자 측이든 구매자 측이든 예상하지 못하던 사건에 직면하였을 때 위험을 분산시킬 수 있는 방법도 된다. 그리고 계약은 구매자와 공급자의 활발한 협상을 거쳐 이루어진다. 그래서 Robinson, Jakubowski and Figueras(2005)는 계약은 우리가 지출하는 의료비를 가장 효율적이고도 공평한 방법으로 사용될 수 있도록 촉매 역할을 한다고 주장하고 있다.

계약은 다음과 같은 기능을 수행하여 의료공급의 기초가 된다(Duran et al., 2005). 첫째, 의료재정을 의료서비스의 산출물(output) 내지는 결과(outcome)로 연결하는 기능을 한다. 둘째, 구매자와 공급자가 져야 할 책임을 분명하게 하고 이것이 각 주체의 책무성(accountability)을 높이게 한다. 셋째, 소비자에게 절실히 원하는 서비스를 구매자가 계약을 통하여 구매하도록 한다. 넷째, 기간을 정하여 주기적으로 필요도에 맞추어 의료공급이 이루어질 수 있도록 조정과 재협상이 이루어지게 한다.

계약의 종류에는 시장 진입에 대한 계약, 서비스 제공 과정에 대한 계약, 의료 질에 대한 계약 등이 있으며, 계약의 방법은 선택적 계약과 단체 계약이 있다(이규식, 2015).

시장에 진입하기 위한 계약은 통상 장기 계약으로 한번 진입이 허용되면 특별한 일이 없으면 계속 유효하다. 진입을 위한 계약은 의료 질의 최소수준을 보장하기 위하여 필요로 하며 이것은 서비스 제공과정에 관한 계약(process contract)을 위해서 선행적으로 이루어져야 하는 것으로 면허와 신임제도 등이 있다. 시장 진입 계약은 서비스에 대한 지불과 연계하지는 않고 서비스 제공에 따른 의무적 사항에 대한 계약이다.

서비스 제공 과정에 대한 계약은 서비스 생산에 필요한 투입물에 대한 계약, 성과(performance)에 대한 계약, 서비스에 대한 계약으로 나누어진다. 투입물 계약은 의사나 간호사와 서비스 제공을 위한 시간 계약 등인데 이러한 것을 명시적으로 보험자인 구매자와 공급자 간에 하는 경우는 드물고, 계약을 한다면 1차 진료의사나 응급의료센터의 진료권을 명시하는 등으로 할 수 있다. 성과에 대한 계약을 위해서는 성과를 측정할 수 있는 지표를 설정하고, 의료의 질 지표나 안전성 지표를 포함시켜서 의료의 성과를 향상시키는 노력을 하게 된다.

서비스 계약과 연관해서는 일괄 계약(block contract), 비용과 서비스 총량 계약(cost and volume contract), 건당비용계약(cost-per-case contract)이 있다. 일괄 계약은 예산할당제나 총액계약제와 유사하다. 비용과 서비스 총량 계약은 일괄 계약에 건당비용계약을 결합시킨 정교한 총액예산제로 간주할 수 있다. 건당비용계약은 미국에서 시작하여 2000년대에 와서는 유럽에서도 성행하는 DRGs 제도가 해당된다.

계약의 방법으로 구매자가 경쟁적인 공급자들 가운데 선택하여 계약을 하는 선택 계약제를 하게 되면 계약의 잠재 능력을 크게 향상시킬 수 있다. 유럽의 많은 국가들이 선택계약제를 할 수 있도록 법에서는 명기하고 있으나 현실적인 장애가 많아 네덜란드를 제외하고는 선택 계약보다는 단체 계약을 하고 있다[30]. 단체 계약은 공급자 단체와 보험자 간의 구매자-공급자 관계를 규제하게 된다. 공급자 단체와 보험자 간의 계약은 정부의 개입으로 개별 계약의 근거로 작용하게 된다. 이것이 건강보험의 기본계약(framework

30) 이것은 구매자가 의료기관을 선택하여 계약하지 않는다는 의미이지, 의료공급자가 무조건 보험자(구매자)와 의료공급을 계약해야 한다는 의미는 아니다. 즉 의료기관은 보험환자를 받지 않고도 생존이 가능하면 민간 영리병원(이것이 진정한 의미의 민영의료임)으로 남을 수 있다. 유럽의 영리병원 가운데 상당수는 보험환자를 받지 않고 자비부담 환자만 받고 있다.

contract)이 된다. 기본계약은 계약이 초래하는 사회적인 이전비용을 줄이면서 안전한 계약관계를 위한 관리의 틀이 되지만 대신에 쌍방독점의 위험을 증가시킨다(Duran et al., 2005). 계약에 의하여 서비스 공급이 원활해지려면 인센티브와 벌칙과 같은 규제가 따라야 한다.

5. 전략적 구매와 정부의 역할

전략적 구매를 통하여 의료체계의 효율성을 제고하기 위해서는 정부의 역할이 필요하다. 의료체계의 효율성은 의료비 절감과 직결되며 의료 질과도 연관되기 때문에 의료의 질은 효율성의 구성요소로 간주된다(Velasco-Garrido et al., 2005). 전략적 구매와 관련된 정부 개입 내용은 다음과 같다.

1) 제공할 서비스의 내용에 대한 결정

제공할 서비스 내용에 대한 결정이란 보험자(구매자)가 구매할 보험급여(benefit package)를 결정하는 과제로써, 정부는 의료보장에 적용되는 국민에게 제공해야 할 의료서비스의 내용과 가격, 서비스 양, 서비스의 질을 결정하게 된다. 대부분의 국가는 의료보장에서 제공해야 할 서비스의 범위를 법률로 정하고 있다.

2) 전략적인 의료계획(strategic health planning)의 수립

대부분의 서유럽 국가들은 구매자가 참고할 수 있도록 전략적 의료계획을 갖고 있다. 최근에는 스튜어드십(stewardship) 개념이 등장하면서 의료계획의 내용이 발전되고 있다. 과거에는 지역 내의 인구 대비 병상 수, 혹은 인구 대비 장비 수 등을 계획의 지표로 하였다. 그러다 1990년대 중반 이후의 의료계획은 보다 질적 계획이나 서비스의 산출물 중심으로 바뀌고 있다. 이것은 영국의 공영의료제도(NHS)에서 채택하던 방식인데 암, 심장질환, 당뇨, 정신질환, 노인의료 등에 대한 우선순위를 설정하고 이러한 우선순위를 충족시키는데 필요한 행동을 계획으로 수립하는 방식이다. 많은 국가에서 정부는 계획에 인구집단별로 필요로 하는 서비스 양을 규정함으로써 구매자의 행위를 규제하고 있다(Hunter, Shishkin and Taroni, 2005).

3) 구매 예산과 위험 보상에 대한 규제

대부분의 유럽 국가들은 정부가 의료서비스 구매 예산과 인구수에 따른 구매자(보험자) 간의 재정배분[31]에 관하여 규제를 하고 있다. 정부가 구매자의 예산을 규제하는 데는 세 가지 방법이 있다(Hunter, Shishkin and Taroni, 2005).

첫째, 구매자가 공공기관(질병금고 포함)이면 정부가 구매자의 예산을 승인하는 방법으로 규제를 한다. 이때 승인하는 예산을 의료서비스 종류별로 상한선을 설정하는 경우도 있다. 공영의료제도를 택하고 있는 국가는 의료기관에 항목별 예산을 할당하여 필요도를 철저히 관리하게 된다.

둘째, 구매자의 예산이나 추정 상한액을 설정하는 방식으로 규제한다.

셋째, 구매자(보험자)에 중앙기금을 배분하는 규칙을 설정하는 방법이 있다.

이와 같은 보험재정 규모에 대한 통제만 하는 것이 아니라 건강보험의료의 가격에 대하여 통제를 한다. 가격통제는 의료서비스에만 한정되는 것은 아니고 의약품이나 의료용 소모품 등에 대해서도 이루어진다.

4) 보험급여 틀 및 규칙(rule)의 계약에 대한 규제

구매를 위해서는 보험급여의 틀에 대하여 구매자(보험자 또는 정부), 공급자, 의사단체 간의 계약이 중요하며 정부는 이러한 계약에 규제를 하게 된다. 어떤 국가에서는 구매자들과 공급자들 간의 계약에 정부가 직접 개입하거나 계약을 승인하는 규제를 한다. 프랑스는 구매자(보험자)들과 개업의사 대표와 맺은 계약을 보건부가 승인하는 형태로 개입한다.

한편 구매자와 공급자 간의 계약과정이 규제의 대상이 되기도 한다. 독일은 사회보험법(Social Code Book)에 의거하여 계약과정을 규제하며, 사회보험법에서 보험자와 공급자간의 협상의 목적과 범위를 명기하고 있다. 프랑스는 정부가 의사와 보험자 간의 분쟁을 다루는 과정을 규제하며, 이탈리아에서는 공공이든 민간이든 NHS(이탈리아 말로는 SSN으로 호칭)에 참여하기를 원하는 모든 의료기관이 지켜야 할 구체적 조건을 인증과정에 명기하여 정부가 규제하는 방식을 취하고 있다.

---

31) 네덜란드와 독일의 경우는 중앙기금을 두고 징수된 보험료는 중앙기금에서 관리하고, 중앙기금은 각 보험자에게 가입된 인구수에 비례하여 재정을 배분한다. 이때 중앙기금에서는 보험자에 가입된 가입자들의 성, 연령 등을 고려하여 배분하도록 정부가 개입한다.

5) 보험자(구매자) 이사회의 참여를 통한 규제

정부가 구매자 조직의 경영에 대하여 규제하는 가장 중요한 수단이 보험자 이사회에 참여하는 방법이다.

6) 소비자에 대한 정보 제공과 소비자 참여

사회보험제도를 운영하는 대부분의 국가들은 보험자 이사회에 시민대표의 참여를 규정하고 있다. 이러한 규제는 구매자가 소비자에게 더 많은 정보를 제공하는 것이 목적이다. 이것은 Busse(2012)가 주장하는 전략적 구매를 위한 소비자 역량 강화의 일환이 된다.

제5절 의약품의 급여[32)]

지금까지 논의는 의료서비스에 관련된 설명이었다. 의약품은 의료서비스와는 다른 특성이 있어 별도로 다루도록 하였다. 의약품 산업이 발전하기 이전에는 약은 의사가 진료실에서 조제하여 보험급여의 하나로 제공하였다. 그러나 20세기에 들어와서 화학공업이 발전함에 따라 제약업이 점차 성장하여 이제 다국적기업 형태의 제약회사가 출현하는 단계에 이르렀다. 그리고 의약품 급여는 의사, 약사, 보험자, 의료기관, 제약회사, 도매상 등이 서로 얽힌 가운데 정부나 보험자의 여러 가지 규제를 통하여 제공되는 특징이 있다.

건강보험제도나 국영의료제도와 같은 의료보장제도를 택한 모든 국가들은 의약품도 보험급여의 하나로 제공한다. 따라서 많은 국가들이 위험스런 약이나 가짜 약의 출현으로부터 대중을 보호하기 위하여 의약품에 대하여 다양한 규제를 한다. 그리하여 의약품의 생산에 대하여 검사와 면허과정을 거치게 하며, 의사의 처방약에 대한 품목 일람표를 갖춘다.

의료보장의 의약품 급여에 있어서 가장 문제가 되는 것은 안전성과 유효성을 갖춘 의약품을 저렴하게 제공하는 것이다. 특히 의약품의 가격이 지나치게 높을 경우 의료보장에 소요되는 재정을 위협하기 때문에 의약품 급여와 관련된 문제는 대상 의약품을 어떻

32) 이 절은 이규식(2013), 『의료보장과 의료체계(제3판)』에 수록된 제6장 제4절의 내용을 약간 수정하였다.

게 정하느냐의 문제와 의약품의 가격을 어떻게 책정하느냐의 문제로 귀착된다.

대부분의 국가들은 의약품과 관련하여 지나치게 많은 수입을 올려 의료보장재정을 위협하는 것을 방지하기 위하여 의약품의 가격에 대한 통제를 가하는데 그 방법은 나라에 따라 다양하다. 특히 제약회사들이 다국적 기업이 되어 각국이 공정한 약값이나 비용을 알아낸다는 것은 쉽지 않다. 보험에서는 의사가 처방약 목록(national formulary)에 있는 의약품을 처방하였을 경우 비용의 전부나 일부를 지불한다. 각국의 처방약 일람표에는 많은 복제 의약품, 효능이 떨어지는 의약품, 그리고 일상의 단순한 질병의 치료약(감기약 등)들을 포함하는데 총 비용은 과도하다. 그리하여 어떤 나라는 처방약에서 비용-효과가 떨어지는 의약품은 일람표에서 제외시키기도 한다(Glaser, 1991).

보험자에 의해 의약품에 대한 대금을 지불하는 방법은 국가마다 다르다. 어떤 나라는 정부가 통제 가격으로 책정한 약값을 모두 지불하기도 하며, 어떤 나라는 보험에서 약값을 할인하기도 한다. 일반적인 가격통제가 없을 경우 보험자가 급여 대상 의약품에 대하여 정가를 정하기도 한다.

1. 의약품 급여의 범위

과거에는 처방약 목록에 등재된 의약품을 의사가 처방하는 경우 약값의 전액 내지 일부를 보험에서 지불하였다. 그러다 1960~1970년대 의료비 지출이 급증하자 보험자들은 정부의 일반적인 가격통제보다도 더 구체적인 조치들을 적용하였다. 각국이 경험하는 일반적인 문제는 처방약으로 등재된 의약품의 수가 너무 많고 또한 등재가 매우 쉽게 이루어진다는 점이다. 의약품을 관리하는 당국이 유효성이 입증되지 못한 복제약이나 이미 폐용된 의약품, 그리고 일반약(OTC)도 처방전 목록에 등재하고, 의사들은 쉽게 처방하여 보험에서 지불하는 의료비 부담을 높였다는 점이다.

1970~1980년대에는 많은 국가에서 보험에서 지불하는 제한된 처방약 목록(limited lists)을 작성하는 방법을 사용하였다. 보험에서 상환하는 의약품의 목록에는 포지티브 방식과 네거티브 방식의 두 가지가 있다. 먼저 네거티브 방식은 유효성과 안전성이 입증되어 의약품으로 허가 받은 품목 가운데 일부 의약품을 제외하고는 모두 보험의약품으로 등재하는 방법을 말한다. 포지티브 방식은 의약품으로 허가받은 품목 가운데 보험에서 상환하는 의약품을 별도로 정하는 방식이다. 포지티브 방식은 의약품과 관련하여 자원의

효율적인 사용을 목적으로 채택된 방식인데, 동일한 효능의 의약품 가운데 경제성이 우수한 의약품만 보험의 상환대상 의약품으로 등재하는 제도이다. 따라서 포지티브 방식을 도입하기 위해서는 의약품에 대한 비용-효과분석이라는 경제성 분석이 수반되어야 한다(이규식 외, 2007).

다음 [표 3-4]는 포지티브 제도와 네거티브 제도를 택하고 있는 국가의 현황이다. 우리나라는 2006년 12월 29일을 기하여 네거티브 방식을 포지티브 방식으로 전환하였다. 그런데 상당수의 국가들에서는 보험에서 급여로 제공하는 의약품의 목록표(drug list)가 없는 경우도 있다(Normand and Weber, 1994).

[표 3-4] 외래의약품 등재제도별 국가(2017년 기준)

구분	국가
포지티브 리스트	오스트리아, 벨기에, 덴마크, 핀란드, 프랑스, 그리스(포지티브와 비처방약 목록), 이스라엘, 이탈리아, 룩셈부르크, 네덜란드, 노르웨이, 포르투갈, 스웨덴, 스위스
네거티브 리스트	독일(prescription-only 약품, 예외적인 경우 비처방약 보험 상환)
두 제도 병용	스페인, 영국

주 : 유럽 국가들은 병원 입원환자에게는 진료비 지불방법이 개업의사와 다르기 때문에 의약품 등재제도는 개업의사에 대하여 적용

출처 : Vogler et al.(2018)

의약품 급여와 관련하여서는 약값을 어떻게 약국에서 결정하고 보험에서는 어떻게 상환하느냐의 문제가 제기된다. 의약품을 보험급여로 제공하고 이를 상환 받는 것은 대체로 그 나라의 진료비 지불제도와 관련이 있다. 유럽 국가들은 대부분이 병원에 대한 진료비와 개업한 의사에 대한 진료비 지불방법이 다르기 때문에 약제비에 대한 상환방법도 다른 특징이 있다.

서유럽의 건강보험국가들은 과거에는 병원에 대하여 입원 1일당 정액으로 진료비를 상환하였고, 여기에는 의사의 인건비를 위시하여 약값이나 다른 비용들을 모두 포함하였다. 2000년대 이후에는 많은 국가들이 DRGs 제도로 진료비를 지불하는 방법을 바꾸었으나 일당 진료비와 같이 의사인건비, 약값 등의 모든 비용을 DRG 가격에 포함시키는 방법은 동일하다. 영국은 예산할당제 방식으로 정부가 각 병원에 대하여 예산을 내려주기 때문에 그 범위 내에서 환자를 진료하게 된다. 따라서 병원들은 의약품 구입에 대하여 별도로

보상받지 못한다. 유럽 국가 병원들은 의약품을 제약회사로부터 직접 구매하는데, 구매가격은 병원의 능력에 따라 값싸게도 구입이 가능하며 값싸게 구입하는 병원일수록 경영에 도움을 얻게 된다. 따라서 [표 3-4]는 개업의사들이나 병원의 외래서비스에 적용하는 처방 의약품의 등재방법을 나타내었다.

여기에서 논의하는 약제비상환[33]은 주로 개업 의사를 방문하여 처방을 받아 약국에서 조제하는 의약품에 대한 것이다. 보험의약품의 가격 결정과 상환제도에 관한 주요 국가의 사례는 필자(2021)가 집필한『의료보장과 구매이론』, 314-335쪽에 상세한 내용이 수록되어 있어 여기서는 설명을 생략한다.

2. 처방료와 조제료

행위별수가제를 택하는 많은 나라에서 의사가 의약품을 처방하게 되면 처방료가 지불된다. 처방료 결정은 다른 수가 결정 과정과 같다. 네덜란드와 같이 1차 의사에게 인두제로 진료비를 지불하는 경우에는 별도의 처방료가 없다[34]. 과거 네덜란드에서는 일반의들이 조제를 하였다. 최근 들어 약사가 많아져 조제는 점차 약사에게 넘어가고 있는 중인데 아직도 약사가 없는 지역 등에서는 개업의사가 조제를 한다. 개업의사가 조제를 하는 경우에는 인두정액에 개업약사들의 평균 간접비(overhead cost)를 추가하여 지불한다(Glaser, 1991).

약국에서 약사가 의사의 처방에 따라 의약품을 조제하게 되면, 조제료가 별도로 책정되는 경우도 있고 그렇지 않는 경우도 있다. 네덜란드에서는 개업의사가 인두제로 지불받는 것처럼, 개업약국도 등록 인구수에 따라 인두제로 조제료를 지급받는다. 약국에서는 인두정액, 약의 도매가격, 그리고 유통비용(delivery fee for each item dispensed)을 지불받는다. 독일에서 개업약국의 약사는 도매가격에 약국의 영업상 비용과 약사의 소득을 추가로 부가하는 방법으로 가격을 책정한다(Glaser, 1991). 추가 부가가격의 설정은 판매액의 일정률로 하거나 일정액으로 하는 방법이 있다. 추가 부가액의 설정에 관하여는 질병금고와 약사회 간의 협상으로 결정한다. 도매가격에 추가 부가가격이라는 일종의 마진율을 허용하기 때문에 독일에서는 조제료를 별도로 책정하지 않았으나 2002년

33) 약제비란 의약품 가격에 조제료를 합친 비용을 말한다.

34) 우리나라도 의사가 의약품을 처방을 할 때 처방료를 별도 산정하지 않는다.

부터 조제료를 허용하고 있다[35]. 프랑스는 약국에 대하여 추가 부가가격의 책정이라는 마진을 허용하는 관계로 조제료가 별도로 없다(일본 약업시보사, 1995). 벨기에 역시 조제료는 인정하지 않고 있다(Gerkens and Merkur, 2010). 영국은 앞에서 본 바와 같이 약국에 대하여 일정한 이윤을 허용하면서 조제료를 별도로 인정하는 데 조제료는 처방건수에 따라 차등화시키고 있다.

의약품 급여에 있어서도 비용억제를 위하여 본인부담제도를 실시한다. 본인부담제는 정액방식과 정률방식이 있다. 독일에서는 참조가격제라는 정액방식을 사용하고 있으며, 프랑스는 의약품의 성격에 따라 차등정률제를 채택하고 있다. 참조가격제를 통한 비용절감효과는 단기간에 한정되는 문제를 지적하기도 한다(Mossialos, Brogan, Walley, 2006).

3. 대체조제의 허용

많은 국가들이 약제비를 줄이기 위하여 노력하고 있다. 그러한 노력의 하나가 값이 싼 복제약(generic drug) 사용을 장려하는 일이다. 대부분의 유럽 국가들은 의사들에게 복제약 처방을 강제하거나 복제약 처방에 대하여 인센티브를 제공한다. 벨기에는 제네릭 대체는 명시적 허용이지만, 항생제나 진균제는 대체가 의무적이다. 스위스는 약사가 제네릭 대체를 하면 수수료(fee)를 지불하고 있다. 프랑스는 제네릭 대체와 처방에 대하여 의사에게는 P4P 보상을 약사에게는 제네릭 조제에 대하여 인센티브가 주어진다. 네덜란드에서는 의약품이 만약 우대가격정책의 범주에 속하면 제네릭 대체는 의무적이다. 그러나 오스트리아, 룩셈부르크, 영국은 대체조제를 허용하지 않는다. 룩셈부르크와 영국은 국제적 비전매 특허 의약품(international nonproprietary name, INN)은 대체조제를 허용하고 있다(Vogler et al., 2018). 대체조제에 대해서는 『의료보장과 구매이론』, 313-314에 상세한 내용이 수록되어 있어 여기서는 더 이상의 설명을 생략한다.

35) 약국에서는 처방의약품에 한하여 처방 당 €8.35와 3%의 고정된 마진율을 받고 있다. 그리고 소매가격에는 19%의 부가가치세가 부과된다(Busse and Blümel, 2014).

참고문헌

이규식 (2013), 『의료보장과 의료체계』(제3판), 서울: 계축문화사.

이규식 (2015), 『보건의료정책』, 서울: 계축문화사.

이규식 (2018), 『보건의료정책』(개정판), 서울: 계축문화사.

이규식 (2021), 『의료보장과 구매이론』, 서울: 계축문화사.

이규식 외 (2007), 『의약품 산업의 발전과 규제정책의 평가』, 한국제약협회.

일본 약업시보사 (1995), 『歐美諸國 における 藥劑と醫療保險制度改革』.

ACP (American College of Physicians) (2008), *How is a Shortage of Primary Care Physicians Affecting the Quality and Costs of Medical Care, A Comprehensive Evidence Review*, A White Paper of American College of Physicians.

Aaron HJ and Schwartz WB (1985), Hospital cost control: a bitter pill to swallow, *Harvard Business Review*, 63(2): 160–167.

Blümel M et al. (2020), Germany health system review, *Health Systems in Transition*, 22(6), European Observatory on Health Systems and Policies, Copenhagen: WHO Europe.

Boerma W and Kringos D (2015), Introduction, In: Kringos DS, Boerma WGM, Hutchinson A and Saltaman RB eds. *Building Primary Care In a Changing Europe*: 27–49, European Observatory in Health System and Policies, Copenhagen: WHO Europe.

Busse R (2012), What is strategic purchasing, *Moving toward Universal Health Coverage in Moldova* (ppt presentation), 12 June.

Busse R and Riesberg A (2004), Germany, *Health Care Systems in Transition*, Copenhagen: WHO Europe.

Busse R and Blümel M (2014), Germany health system review, *Health Systems in Transition*, 16(2), European Observatory on Health Systems and Policies, Copenhagen: WHO Europe.

Chevreul K, Brigham K, Durand–Zaleski I and Hernández–Quevedo C (2015), France health system review, *Health Systems in Transition* 17(3), European Observatory on Health Care Systems and Policies, Copenhagen: WHO Europe.

Cockerham WC (1982), *Medical Sociology* (2nd), New Jersey: Prentice–Hall, Inc.

Dowling WL (2002), Hospitals and health systems, In: Williams SJ and Torrens PR eds, *Introduction to Health Services* (6th): 203–233, Albany, NY: Delmar Thomson Learning.

Duran A, Sheiman I, Schneider M and Øvretveit J (2005), Purchasers, providers and contracts, In: Figueras J, Robinson R and Jakubowski E eds. *Purchasing to*

Improve Health Systems Performance: 187–214, European Observatory on Health Systems and Policies Series, Copenhagen: WHO Europe.

Ettelt S, McKee M, Nolte E, Mays N and Thomson S (2009), Planning health care capacity: whose responsibility? In: Rechel B, Wright S, Edwards N, Dowdeswell B and McKee M eds. *Investing in Hospitals of the Future*: 47–66, European Observatory on Health Care Systems and Policies, Copenhagen: WHO Europe.

Evans RG (1974), Supplier–induced demand: some empirical evidence and implications, In: Perlman M ed. *The Economics of Health and Medical Care*: 162–173, New York, NY: Halstead.

Feldstein PJ (1979), *Health Care Economics*, New York: John Wiley and Sons, Inc.

Figueras J, Robinson R and Jakubowski E (2005), Introduction, In: Figueras J, Robinson R and Jakubowski E eds. *Purchasing to Improve Health Systems Performance*: 3–10, European Observatory on Health Systems and Policies, Copenhagen: WHO Europe.

G–BA(Gemeinsamer Bundesausschuss) (2018), *The Federal Joint Committee, Decisions on Healthcare Benefits* (5th ed.), Berlin.

Gerkens S and Merkur S (2010), Belgium health system review, *Health Systems in Transition: Belgium*, European Observatory on Health Systems and Policies, Copenhagen: WHO Europe.

Glaser WA (1991), *Health Insurance in Practice, International Variations in Financing, Benefits, and Problems*, San Francisco: Jossy–Bass Publishers.

Haglund CL and Dowling WL (1993), The hospital, In: Williams SJ and Torrens PR eds. *Introduction to Health Services*: 134–176, Albany, NY: Delmar Publishers.

Ham C (1997), Priority setting in health care: learning from international experience, *Health Policy*, 42(1): 49–66.

Healy J and McKee M (2002), The evolution of hospital systems, In: McKee M and Healy J eds. *Hospitals in a Changing Europe*: 14–35, European Observatory on Health Care Systems Series, Buckingham: Open University Press.

Hillman K (1999), The changing role of acute–care hospitals, *Medical Journal of Australia*, 170: 325–328.

Hunter DJ, Shishkin S and Taroni F (2005), Steering the purchaser: stewardship and government, In: Figueras J, Robinson R and Jakubowski E eds. *Purchasing to Improve Health Systems Performance*: 164–186, European Observatory on Health Care Systems and Policies Series, Copenhagen: WHO Europe.

Hutchison B et al. (2000), Needs–based Primary medical care capitation: development and evaluation of alternative approaches, *Health Care Management Science*, 3: 89–99.

ISSA (1982), *Medical Care Under Social Security In Developing Countries*, Studies and Research No. 18, Geneva: International Social Security Association.

Kephart G and Asada Y (2009), Need-based resource allocation: different need indicators, different results? *BMC Health Services Research*, 9:122, doi; 10.1186/1472-6963-9-122.

Kravet et al. (2008), Health care utilization and proportion of primary care physicians, *American Journal of Medicine*, 121(2): 142-148.

Kringos DS et al. (2015) Diversity of primary care systems analysed, In: Kringos DS, Boerma WGM, Hutchinson A and Saltaman RB eds. *Building Primary Care In a Changing Europe:* 103-118, European Observatory in Health System and Policies, Copenhagen: WHO Europe.

Kuzin J (2001), A descriptive framework for country-level analysis of health care financing arrangements, *Healthy Policy*, 56(3): 171-204.

Levitt R and Wall A (1992), *The Reorganized National Health Service*, London: Chapman & Hall.

McKee M and Brand H (2005), Purchasing to promote population health, In: Figueras J, Robinson R and Jakubowski E eds. *Purchasing to Improve Health Systems Performance:* 140-163, European Observatory on Health Care Systems and Policies Series, Copenhagen: WHO Europe.

McKee M and Healy J (2002), The significance of hospitals: an introduction, In: McKee M and Healy J eds, *Hospitals in a Changing Europe;* 3-13, European Observatory on Health Care Systems Series, Buckingham: Open University Press.

Melhado EM (1998), Economist, public provision, and the market: changing values in policy debate, *Journal of Health Politics, Policy and Law*, 223(2): 215-263.

Mossialos E, Brogan D and Wally T (2006), Pharmaceutical pricing in Europe: weighing up the options, *International Social Security Review*, 59(3): 3-25.

Normand C and Weber A (1994), *Social Health Insurance*, Geneva: WHO & ILO

Normand C and Weber A (2009), *Social Health Insurance(2nd.)*, Geneva: WHO & ILO.

OECD (1992), *The Reform of Health Care, A Comparative Analysis of Seven OECD Countries*, Paris.

O'Mahony S (2019), Can Medicine be Cured? A Corruption of A Profession, Head of Zeus, 권호장 역(2022), 병든의료, 사월의책.

Øvretveit J (1995), *Purchasing for Health*, Buckingham: Open Univ. Press.

Preker AS, Haslinger RR, Busse R and Rosenmöller M (2007), Stewardship, governance, and management, In: Preker AS, Liu X, Velenyi EV and Baris E eds. *Public Ends, Private Means, Strategic Purchasing of Health Services:* 125-147, Washington DC: The World Bank.

Rechel B, Wright S, Edwards N, Dowdeswell B and McKee M (2009), *Investing in Hospitals of the Future*, European Observatory on Health Care Systems and Policies, Copenhagen: WHO Europe.

Rejda GE(1994), *Social Insurance and Economic Security*(5th), New Jersey: Prentice Hall.

RESYST (2014), What is strategic purchasing for health? *TOPIC OVERVIEW* 4, October.

Robinson R, Jakubowski E and Figueras J (2005), Introduction, In: Figueras J, Robinson R and Jakubowski E eds. *Purchasing to Improve Health Systems Performance:* 3–10, European Observatory on Health Care Systems and Policies Series, Copenhagen: WHO Europe.

Ron A, Abel–Smith B and Tamburi G (1990), *Health Insurance in Developing Countries*, Geneva: ILO.

Sabik LM and Lie RK (2008), Priority setting in health care: Lesson from the experiences of eight countries, *International J for Equity in Health*, 7: 1–13.

Saltman RB and Figueras J (1997), *European Health Care Reform, Analysis of Current Strategies*, Copenhagen: WHO Europe. Regional Publications, Series, No. 72.

Saltman RB and Figueras J (1998), Analysing the evidence on European health care reform, *Health Affairs*, Vol. 17. No. 2, March/April: 85–108.

Saltman et al. (2012), Assessing health reform trends in Europe, In: Figueras J and Mckee M eds. *Health Systems, Health, Wealth and Societal Well–being:* 209–246, European Observatory on Health Care Systems and Policies, Copenhagen: WHO Europe.

Savas S, Sheiman I, Tragakes E and Maarse H (1998), Contracting models and provider competition, In: Saltman RB, Figueras J and Sakellarides C eds. *Critical Challenges for Health Care Reform in Europe:* 157–178, Berkshire, England: Open University Press.

Sigerist HE (1960), *On the History of Medicine*, New York, NY: MD Publications.

Starfield B, Shi L and Macinko J (2005), Contribution of primary care to health systems and health, *Milbank Quarterly*, 83(3): 457–502.

Starr P (1982), Transformation in defeat: the changing objectives of National Health Insurance, 1915–1980, *American Journal of Public Health*, Vol. 72(January): 78–88.

Torrens PR (1993), Historical evolution and overview of health services in the United States, In: Williams SJ and Torrens PR eds. *Introduction to Health Services*(4th): 3–28, Albany, NY: Delmar Publishers, Inc.

Torrens PR (2002), Historical evolution and overview of health services in the United States, In: Williams SJ and Torrens PR eds, *Introduction to Health Services*

(6th); 2–17, Albany, NY: Delmar Thomson Learning.

Velasco–Garrido M, Borowitz M, Øvretveit J and Busse R (2005), Purchasing for quality of care, In: Figueras J, Robinson R and Jakubowski E eds. *Purchasing to Improve Health Systems Performance:* 215–235, European Observatory on Health Care Systems and Policies Series, Copenhagen: WHO Europe.

Vogler S et al. (2018), *Medicines Reimbursement Policies in Europe*, Copenhagen, Denmark: WHO Europe.

World Bank (1993), *World Development Report 1993: Investing in Health*, New York, NY: Oxford University Press.

WHO (2000), *The World Health Report 2000–Health Systems: Improving Performance*, Geneva: WHO.

http://www.nhs.uk/NHSEngland/thenhs/about/Pages/overview.aspx. (2014.10.13. 열람)

제4장

의료서비스 구매와 지불제도[1]

제1절 진료비 지불제도[2]의 개요

의료보장제도하에서는 의료이용자는 평소에 보험료를 납부하고 병이 나면 의료기관에 가서 의료서비스를 제공받게 된다. 이때 의료기관은 환자에게 직접 진료비를 받지 않고 보험자에게 비용을 청구하여 상환 받게 된다.

환자진료에 소요된 비용을 보험자가 의료기관에 상환해 주는 것은 단순한 지불행위 같으나 지불방법에 따라 진료의 행태가 달라지고 의료비 총액도 달라지는 등 지불제도는 서비스 구매와 관련하여 매우 중요한 기능을 한다.

의료이용과 관련하여 환자가 의료시장에 진입을 하게 될 때까지는 자신의 의지에 의하지만, 시장에 발을 들여놓은 후 의사와 접촉하는 첫 단계를 넘어서면 의사는 환자가 받는 서비스에 대하여 상당한 영향을 미친다. 즉, 환자에게 필요한 서비스나 투약의 종류, 양을 구체적으로 결정하는 것은 환자가 아니라 의사라는 사실이다[3].

지불제도 설계에서 유의해야 할 점은 이러한 역할을 하는 의료공급자(특히 의사)들의 동기화를 고려해야 하는 것이다. 잘 고안된 지불제도란 공급자에게 합리적인 소득을 보장해주어 그들이 질 높은 의료서비스를 생산하도록 장려하고, 그들이 더 높은 수입을 위하여 해외로 빠져나가거나 서비스 공급에 있어서 왜곡된 행동을 하지 않도록 하는 것이

1) 이 장은 이규식(2013), 『의료보장과 의료체계』(제3판)의 제7장을 대폭 보완・개편하였다.

2) 진료비 지불제도는 진료에 따른 공급자에 대한 보상의 의미를 갖기 때문에 진료비 지불보상제도라 부르기도 한다.

3) 이러한 관점에서 의사가 환자를 대리하는 대리인 기능이 제시되며, 비합리적 대리인이 될 경우 의사가 수요를 창출하게 된다는 공급자 수요창출가설(또는 의사유인 수요가설)이 제시되고 있다.

다. 의료제공자인 의사들도 다른 사람과 같이 자신의 소득 극대화에 관심이 크다는 점을 염두에 두어야 한다(Normand and Weber, 1994).

의료공급자는 소득을 증대시키기 위하여 가능하면 많은 환자를 확보하고 많은 서비스를 제공하려고 한다. 그리고 재정적으로 취약하거나 위험도가 높은 환자는 다른 공급자(주로 병원)에게 이송시키고자 하며, 무시해도 좋을 정도의 편익이 생기면 의사를 한 번 더 찾게 만들며, 꼭 필요하지 않더라도 자신이 구입한 고가장비는 자주 활용하여 수입을 늘리고자 한다. 그런데 진료비 지불제도에 따라 이러한 행위가 보다 쉽게 이루어질 수 있기 때문에 지불제도의 중요성이 강조된다(Normand and Weber, 1994).

의료보장제도에서 의료이용자가 이용한 의료서비스에 대한 진료비를 의료공급자에게 지불하는 방법은 여러 가지가 있다. 진료비 지불방법이 중요한 것은 지불방법이 의료보장제도에서 제공하는 의료서비스의 질에 차이를 줄 수 있으며, 의료비의 크기에 영향을 주어 비용절감 효과에 차이를 주기 때문이다. 그 뿐만 아니라 진료비 지불방법은 보험행정의 효율성에도 영향을 미친다(Normand and Weber, 1994).

제2절 진료비 지불제도의 종류[4)]

보험자나 정부가 의료공급자에 대하여 진료비를 지불하는 데는 병원에 대한 방법과 의사에 대한 방법을 같이 하는 경우도 있고 달리하는 경우도 있다. 따라서 여기서는 병원과 의사에 대한 구분 없이 지불제도를 살펴보도록 한다.

1. 행위별수가제(fee for services)[5)]

1) 개 요

행위별수가제란 서비스 행위 하나 하나에 대하여 항목별로 가격을 책정하는 진료비 지

4) 이 부분은 Normand and Weber(1994)를 중심으로 하여 다른 문헌을 참고하여 정리하였다.

5) 행위별수가제는 진료행위에 대한 보수지불방법인데, 의약품이나 다른 용품의 대금 지불은 항목별로 이루어지기 때문에 행위별수가제를 응용하여 이때는 항목별가격제도(price per item)라고 부른다.

불방법으로 가장 보편적이며 시장접근적인 방법이다. 우리나라는 1977년 건강보험제도를 도입하기 이전부터 관행수가(usual, customary, and reasonable 혹은, customary, prevailing, and reasonable fee)라는 명칭으로 수가가 존재하였는데, 이것이 행위별수가제에 해당된다. 의료서비스 공급자는 각각의 치료행위나 자신이 제공하는 산출물에 대해 진료비를 지불받는다. 이러한 진료비나 가격은 보험제도가 없을 때 공급자가 시장이 지불할 수 있을 만큼 가격을 책정함을 의미한다. 따라서 수가는 의료기관마다 달라질 수 있다.

건강보험제도가 도입되면 의료기관에 대한 진료비를 환자가 직접 지불하는 것이 아니라 보험자가 하게 됨(상환제 방법도 결과는 동일함)에 따라 지불하는 진료비에 대하여 표준화가 요구된다. 이것이 바로 건강보험 진료수가표의 고시로 표현되며 수가표에 의하여 진료비 통제가 이루어진다. 수가는 진료행위 하나 하나에 대하여 책정되며 정해진 수가는 모든 의료기관에 대하여 동일하게 강제적으로 적용된다. 수가표에 등재된 수가는 부과할 수 있는 가격의 상한 또는 하한을 나타낼 수 있다. 독일, 일본, 우리나라에서의 수가표는 일종의 정찰제이다. 그리고 프랑스나 벨기에에서의 수가표는 일종의 권장가격으로 의사는 수가표에 등재된 가격 이상으로 진료비를 책정할 수 있다(Normand and Weber, 1994). 하지만, 대부분의 국가에서 수가표에 등재된 가격은 최고 가격을 의미한다. 우리나라는 공정가격으로 등재된 가격 이하를 받을 경우, 환자 유인행위라는 공정거래 질서를 위반하기 때문에 금지되어 있다.

2) 수가표의 두 가지 기능과 중요성

수가표는 다음과 같은 두 가지 중요한 기능을 갖는다. 첫째는, 건강보험에서 제공하는 서비스나 진료행위의 종류에 대한 정보를 제공하는 기능이다. 의료기술이 진보하게 되면 보험에서도 이에 상응하는 서비스가 제공되어야 하기 때문에 수가표에 등재되는 서비스의 종류가 불가피하게 늘어나 수가표는 수시로 개정된다. 둘째는, 등재된 진료행위에 대하여 가격을 알려주는 기능을 한다. 의료행위에 대한 가격고시는 공급자에게 적정한 서비스를 공급할 지침이 된다. 어떤 행위의 가격이 적정가격보다 낮으면 그러한 행위의 제공은 기피할 것이며, 반대로 높으면 그러한 행위는 과다 제공되어 서비스 제공 행태의 왜곡이 일어난다. 따라서 의료서비스 가격인 수가는 물가상승이나 의료기술의 발전에 부응하여 개정되어야 한다.

수가표는 의료공급자나 구매자(보험자) 모두에게 매우 중요하다. 만약 강제적으로 적용할 수가표가 없다면, 보험자는 비용을 통제하기 위하여 진료비를 고정시킬 것이다. 이렇게 되면 공급자의 불만이 커져 의료서비스의 적정 제공이나 서비스의 질에서 문제가 일어나게 된다. 반면, 의사가 부과하는 진료비를 보험자가 무조건 지급할 경우 의료비 증가문제로 건강보험은 심각한 재정문제를 일으켜 보험료를 높이지 않으면 안 될 것이다. 따라서 보험자가 진료비 지불을 위하여 수가를 구체화하는 것이 중요하다.

진료행위에 대하여 수가를 고시하는 것과 같이 건강보험에서 제공되는 의약품에 대하여 가격을 고시하는 약가표가 필요하게 된다. 약가표도 다음과 같은 두 가지 기능을 한다. 첫째, 보험에서 제공하는 약의 품목을 알리는 역할을 한다. 둘째, 약가표는 등재된 약의 가격을 알려 약을 사용한 의료기관이나 약국이 보험자로부터 약값을 상환받을 수 있도록 한다.

3) 수가의 결정방법

행위별수가제는 수가표를 기초로 하는데, 수가 산정에는 의료기관의 경상비용만을 보상하는 것과 경상비용에다 자본비용까지 모두 포함시켜 산정하는 방법이 있다. 우리나라와 일본에서 사용되는 행위별수가는 경상비용과 자본비용을 모두 포함하여 수가에 반영된다.[6] 반면 유럽에서는 수가에 경상운영비만 반영하고 자본비용은 별도의 방법으로 보상하는 국가가 많다.

행위별수가제의 수가 수준은 원칙적으로 각 의료행위에 투입되는 자원소모량(의사 인건비, 보조원 인건비, 사무실 임대료와 같은 기타 간접비)을 기준으로 일물일가(一物一價)의 원칙에 따라 산정되며 가장 큰 비용 항목은 의사의 인건비가 된다. 각 의료행위의 수가 산정에서 기본 원칙은 그 행위를 수행하기 위하여 필요로 하는 의사의 최소 훈련 인건비를 기준으로 한다. 만약 어떠한 의료행위가 의과대학을 갓 졸업한 일반의가 수행할 수 있으면, 비록 전문의가 수행하더라도 수가는 일반의 인건비를 기준으로 책정된다는 뜻이다(Feldstein, 2005). 따라서 간단한 의료행위를 대학병원의 전문의사가 수행하게 되면 수지가 맞지 않는다. 만약 행위별수가가 제대로 자원투입량을 기준으로 개발된다면

6) 우리나라는 의료기관의 등급에 따라 가산율을 달리하여 자본비용을 보상하는 매우 조악한 방법을 사용하는데 비하여, 일본은 서비스 항목별로 시설기준을 설정하여 점수에 반영하는 방식으로 자본비용의 반영이 치밀하다.

간단한 질병의 환자가 대학병원에 집중될 수 없고, 의료기관의 수준에 따라 환자가 배분될 것이다.

수가의 결정은 통상 세 가지 방법으로 이루어진다. 첫째, 보험자가 보건부와 협의를 거쳐 일방적으로 결정하여 고시하는 방법으로, 우리나라는 1999년 이전까지 이 방법을 사용하였다. 둘째, 보험자가 공급자와 협상을 통하여 결정하는 방법으로 일종의 단체협정(concerted action)인데 독일을 위시한 건강보험제도를 택한 많은 국가들이 이 방법을 사용하고 있다. 셋째, 두 가지 방법의 혼용이다. 먼저 수가에 대한 협상을 보험자와 공급자가 한 후에 이를 보건부가 승인하는 방법으로 일본에서 사용되고 있다. 우리나라는 2000년 7월부터 발효된 「국민건강보험법」에 수가를 보험자와 공급자가 계약방식으로 결정하고 복지부에 설치된 건강보험정책심의회의 승인을 받도록 하고 있다[7].

4) 행위별수가제의 종류

(1) 수가표의 두 가지 종류

행위별수가제에는 두 가지 방법이 있다. 한 가지는 점수제 방법이며, 다른 한 가지는 금액제 방법이다. 점수제란 서비스 행위의 중요도(의사의 투입시간, 행위의 난이도, 보조인력의 인건비나 사무실 임대료 등을 포함한 자원사용량, 의사의 기회비용 등을 고려)를 평가하여 이를 점수로 표시한 것으로 의료기관에 진료비를 상환할 때는 점수를 금액으로 전환하는 환산지수(점당 가격)가 있어 점수에 환산지수를 곱하여 진료비를 산정한다. 즉, 점수제는 점수와 환산지수의 두 가지 요소로 구성된다. 금액제는 서비스 행위를 화폐금액으로 직접 표시한 것으로 점수와 환산지수가 곱해진 형태이다.

(2) 점수제의 이점

점수제는 수가표에 등재된 의료행위의 상대적인 가치를 나타낸 것이다. 따라서 점수제 수가표의 총 점수가 반드시 100.0점이 되어야 한다. 그러나 수많은 행위량의 점수 합계를 100.0점으로 하여 각 행위의 가중치를 계산하는 것은 쉽지 않다. 그 대안으로 어떤 기준행위를 선정하여 이 행위의 점수를 100.0점으로 하고 다른 행위들은 이 행위와 비교하

7) 우리나라는 수가협상이 이루어지지 못하면 정부가 일방적으로 고시할 수 있도록 규정하고 있다.

여 상대가치를 산정하는 방법이 있다. 우리나라는 1997년 발표된 상대가치 1차 연구결과에서 기준행위로 골수천자(骨髓穿刺)를 정하여 100.0점을 부여한 후에 다른 행위들은 이 기준행위와 비교하여 행위의 난이도, 원가 등을 감안하여 상대가치를 산출하였다.

점수제가 갖는 이점은 서비스 행위의 상대가치를 수시로 바꾸는 것이 쉬운 일이 아니기 때문에 의료기술의 변화와 같은 여건변화에 따라 새로운 행위가 추가되거나 진료행태가 바뀔 때만 점수표를 조정하고 인플레이션이 있을 경우에는 환산지수(점당 가격)만 조정하여 수가를 쉽게 바꿀 수 있는 데 있다. 수가를 보험자와 공급자가 협상으로 결정할 경우에도 점수를 협상할 필요는 없고 보험재정, 의료기관의 경영수지를 감안하여 환산지수인 점당 가격만 협상하면 되는 편리한 점이 있다.

의료기술의 변화로 새로운 의료행위를 등재할 때 새로운 행위의 상대가치를 기존의 행위와 비교하여 조정해야 하는 것이 쉽지 않기 때문에 원가개념에 입각하여 새로 등재되는 의료행위의 가격만 단순하게 추가하는 방법이 금액제이다[8]. 금액제는 원가개념이기 때문에 인플레이션 요인이 있을 때 기존의 등재된 행위의 가격(보험수가)을 모두 조정해야 하는 등의 번거로움이 있다. 수가표의 조정은 새로운 의료행위가 추가되거나 인플레이션의 요인이 있을 때이다. 그런데 두 요인이 혼재되기 때문에 수가의 조정에서 각 진료행위들의 원가를 정확히 반영하는 것이 쉽지 않아 의료행위가 왜곡될 가능성이 있다. 즉 각 행위간의 원가반영이 정확하지 못하면, 원가보다 가격이 유리하게 책정된 행위는 공급자들이 가급적 더 많이 시술하고자 하는 반면에 원가보다 낮게 가격이 책정된 행위는 공급자가 시술을 기피하게 되어 의료행위의 왜곡이 발생한다.

우리나라의 경우 1977년 점수제로 시작을 하였는데 의료기관들이 점수제의 중요성을 깨닫지 못하고 점수를 금액으로 환산하는데 따른 혼란을 호소하게 됨에 따라 1981년 7월부터 금액제로 바꾸게 되었다. 당시는 점수에 환산지수를 곱하는 것이나 점수 대신에 금액을 수가표에 바로 등재하는 것이나 같은 것으로 판단하여 금액제로 바꾸었다. 그런데 의료행위들의 원가를 정확하게 금액으로 반영하는 것이 어려워 수가가 원가와 괴리되는 문제가 생겼다. 즉, 새로운 의료행위가 수가표에 등재될 때 인플레이션 요인도 발생하기 때문에 기존의 등재된 행위의 가격도 조정할 필요가 생긴다. 그래서 수가표에 등재된 기존의 행위는 일정률의 물가인상률로 가격을 조정하고, 새로 추가되는 행위만 원가를 가

8) 『의료보장과 의료체계』 제3판까지는 금액제에서 원가반영률의 왜곡을 상대가치 왜곡으로 잘못 표현하였다.

급적 정확히 반영하여 수가표에 등재하게 되었다. 그런데 1980~90년대는 인플레이션이 심하여 기존의 등재된 행위의 수가에 물가인상률을 제대로 반영하지 못함에 따라 새로 추가되는 의료행위에 비하여 기 등재된 행위의 원가 반영률이 낮은 문제가 생겼다. 이로 인하여 의료행위 간의 원가반영에서 유・불리 문제가 발생하여 의료행위의 왜곡이라는 심각한 문제가 발생하였다[9]. 이와 같은 의료행위의 왜곡 문제는 점수를 가격으로 전환하는데 따른 불편함보다 문제가 훨씬 심각하다는 것을 깨닫게 됨에 따라 2001년부터 다시 점수제로 환원하였다. 이때 도입한 점수제를 자원기준상대가치(Resource Based Relative Value Scale, RBRVS) 수가제도라 부른다[10].

5) 행위별수가제의 평가

(1) 의료비

건강보험제도 하에서 행위별수가제를 사용하면 의료공급자는 다음과 같은 방법으로 자신의 소득을 극대화시킬 수 있다(Normand and Weber, 1994). 첫째, 행위의 종류를 여러 가지로 증가시켜 진료비 총액을 높인다. 둘째, 진료시간의 단축이나 기타의 방법으로 서비스의 질을 저하시켜 더 많은 환자를 보게 된다. 셋째, 의사가 해야 할 일을 간호사나 의료기사에 위임시키고 더 많은 환자를 보게 된다. 그 결과 행위별수가제에 의한 지불제도는 비용 통제에 상당한 한계가 있다고 볼 수 있다.

(2) 서비스의 질

행위별수가제가 의료서비스의 질에 미치는 영향은 분명치 않다. 먼저 질을 저하시키는 측면은 첫째, 행위의 종류를 늘리기 위하여 한 가지 행위에 대한 투입시간을 최소화시킴으로써 질을 저하시킬 것이다. 둘째, 의사가 더 많은 환자를 보기 위하여, 그리고 행위의 종류를 늘리기 위하여 많은 업무를 보조 인력에 위임할 경우 질의 저하가 나타날 것이다. 반면, 행위별수가제는 다른 지불제도에 비하여 의료공급자가 서비스를 제공하고 일을 하

---

9) 보다 구체적인 문제점은 졸저(2021), 『의료보장과 구매이론』, 제2부에 기술되어 있다.

10) RBRVS는 미국 Harvard 대학의 Hsiao 교수 팀이 1985년 12월에 개발하여 1988년 9월에 JAMA에 발표하였다. 미국은 1992년 1월부터 Medicare에서 의사들의 진료비 지불에 이 제도를 사용하였다.

는데 강한 유인이 있기 때문에 이것이 의료서비스의 질을 향상시키는데 기여하는 측면도 있다. 특히 공급자 간에 경쟁이 있게 되면 질을 유지하지 않고는 환자 확보가 어렵기 때문에 긍정적인 효과가 나타날 수 있다(WHO, 2007).

(3) 행정의 효율성

행정적인 관점에서 본다면 행위별수가제는 진료비 지불제도 중에서 관리비용이 가장 많이 소요되는 제도이다. 의료서비스의 공급자로서는 진료비 청구에 많은 비용이 소요(시간과 인력 면에서)되며 보험자로서는 심사과정에 많은 비용이 소요된다. 특히 보험자는 허위청구를 방지하기 위하여 값비싼 모니터링 과정을 설정하게 되어 비용을 증가시키는 문제가 있다.

2. 일당진료비제(daily charge or per diem fee)

1) 개 요

일당진료비제는 진료 1일당 수가를 책정하여 진료기간에 따라 진료비 총액이 결정되는 제도이다. 주로 병원의 입원 진료에 적용되고 있는데, 물리치료와 같은 병원서비스 이외의 보조서비스에도 적용 가능하다. 일당진료비는 투입자원이나 서비스 강도의 차이를 두지 않고 정해진다[11].

2) 일당진료비의 종류

일당진료비제는 1980년대 초반까지 서유럽 국가들이 병원 입원 진료비의 지불을 위하여 보편적으로 사용하던 방법이었다. 일당진료비제도는 대체로 다음의 세 가지 방식이 사용되었다.

첫째, 의사의 보수를 포함한 전체 비용을 포괄하는 방식으로 질병의 종류나 전문분야 등을 구분하지 않고 모든 입원환자에게 동일한 일당진료비를 부과하는 방법이다. 이 방법은 개혁 전 독일에서 병원진료비 상환에 사용하고 있었다.

---

11) 이것은 동일 의료기관안에서 투입자원을 고려하지 않고 1일 진료비로 산정한다는 의미이다. 병원이 달라지면 1일당 진료비의 크기가 달라진다. 예컨대, 대학병원의 일당진료비는 일반병원에 비하여 높게 책정할 수 있다.

둘째, 의사의 보수를 포함한 전체 비용을 포괄하여 일당진료비를 산정하되 전문과별 또는 특별진료서비스에 대해 차별수가를 적용하는 방식으로써 1984년 이전까지 프랑스에서 채택되었던 방식이다.

셋째, 의사의 진료서비스에 대한 보수를 제외한 병원의 전체 비용을 포괄하는 방식으로 역시 전문분야나 질병종류에 구분 없이 적용되는 방법이다. 1983년 DRGs를 도입하기 이전 미국 Medicare에서 병원의 진료비 지불에 사용한 비용토대 상환방식이 일당진료비제였다. 미국 병원들은 개방형(open staff system)으로 의사는 병원 밖에서 개업하여 병원과는 계약에 의해 환자를 입원시켜 진료를 하고 있기 때문에 의사에 대한 진료비는 일당진료비에서 분리시켜 행위별수가제를 적용하고, 병원에 대한 진료비 상환은 일당으로 산정하여 지불하였다.

3) 일당진료비제와 총액예산제

일당진료비의 수가 설정은 단순하게 1일당의 비용을 산정하는 경우도 있고 1년간의 총예산에 연계시켜 산정할 수도 있다. 물론 어느 방법을 택하든지 1일당 진료비로 상환되어야 할 비용의 종류(예: 인건비, 재료비, 자본비용 등)를 규정이나 법에 명기하여야 한다. 수가 계산의 근거는 어떤 단위 기간(통상 1년) 동안의 공급자 단위별 총 비용이며, 이를 환자 총 진료일수(입원일수)로 나누어서 구한다.

매년 초에 일당진료비를 고시해야 하는데, 전년도의 총 비용과 총 진료일수를 토대로 하여 산정한 후에 연도 말에 조정 값으로 정산하거나 아니면 의료 공급자와 보험자 간의 협상에 의하여 가격을 설정할 수 있다. 협상은 두 가지 방법으로 이루어질 수 있는데, 첫째는 순전히 병원경영의 측면에서 할 수 있으며, 다른 한 가지는 연간 보험재정 예산에 기초하여 이루어질 수 있다.

병원경영만을 고려할 경우 연중 어떤 시점에서 실제 일당진료비가 연초에 고시한 진료비를 너무 벗어나게 된다면 조정이 필요하다. 그렇지 않으면 의료기관은 적자로 도산하거나 흑자를 발생하게 된다. 한 해의 예상된 보험재정 예산과 연계하여 협상을 진행시킬 경우 이것은 뒤에 설명할 총액예산제(global budgeting)에 포함시킬 수 있다.

4) 일당진료비제의 평가

일당진료비제는 병원으로 하여금 입원자의 수를 늘리고 재원일수를 늘리고자 하는 인센티브를 갖는다. 일당진료비를 연초에 정한 값으로 고정시키게 되면 병원은 이윤을 위하여 비용을 줄이고 진료일수를 늘리려는 유인을 갖게 된다. 비용절감이 병원의 경영혁신을 통하여 이루어진다면 매우 바람직하지만 만약 서비스의 질을 낮추어 비용을 절감하는 경우에는 문제가 생긴다. 이 문제는 병원 간의 경쟁 정도와 질 관리 시스템의 강도에 의하여 좌우된다.

만약 일당진료비가 인플레이션이나 기타 환경변화에 대응하여 변동이 될 경우에는 인정받는 모든 비용이 상환되기 때문에 병원은 비용절감을 위한 노력을 기울이지 않고 오히려 입원일수를 늘려 수입을 극대화하려고 할 것이다. 이것은 DRGs제도가 도입되기 이전에 미국 Medicare에서 직면하였던 문제였다.

일당진료비제를 운영할 경우 진료비의 지불을 위한 행정 관리비용은 비교적 적게 지출된다. 수가표나 제공되는 서비스 항목에 관한 표도 불필요하다. 병원으로서는 일당진료비 협상을 위하여 상세한 회계체계만 갖추면 된다. 이때 유의해야 할 사항은 모든 병원의 회계시스템이 동일해야만 보험자가 병원 간의 비용을 비교할 수 있는 것이다.

3. 건당진료비제(case payment)

1) 개 요

건당진료비는 단일 치료행위를 토대로 하는 것이 아니라 단일 질병 건을 토대로 산정되는 지불제도로 행위별수가제와 구분된다. 건당진료비제도는 두 가지 종류가 있다. 첫째는, 진단과 무관하게 모든 의료서비스에 대하여 건당 정액의 진료비를 사전에 책정하는 방법으로 매우 단순한 지불방법이다. 이것은 의사가 진료에 얼마나 힘이 들고 자원 투입이 많으냐에 무관하게 정액을 책정하는 것이다. 둘째는, 의사의 진단에 기초하여 진단명 당 정액으로 진료비를 사전에 책정하는 방법으로 DRGs(diagnosis related groups)라고 부른다[12]. DRGs는 1983년 10월부터 미국 Medicare에서 병원에 대한 진료비 지불제도로 사용되었다[13]. 그 후 1985년 오스트레일리아가 미국형 DRGs를 시험적으로 사용

12) DRGs는 미국의 예일대학 팀에 의하여 1960년대 말부터 10여년에 걸쳐 병원의 산출물을 정의하기 위하여 개발된 입원환자 분류체계이다. DRGs 분류체계는 모든 입원환자들이 주진단명, 기타 진단명, 수술처치명, 연령, 성, 진료결과 등에 따라 진료내용이 유사한 질병군으로 분류되는데, 이때 하나의 입원환자 분류군을 DRG라고 부른다. DRGs는 진료비 지불 이외에도 의료서비스 이용분석, 의료 질 관리 프로그램 등에 사용하고 있다.

하다 자체적인 모형을 개발하였고, 2003년부터 독일이 오스트레일리아형을 토대로 자체 DRGs 모형을 개발하여 사용하고 있고 스위스도 자체 모형을 개발하고 있다(WHO, 2007).

2) 건당 정액의 결정방법

건당 정액을 책정하는 방법은 매우 단순하다. 일정 기간(통상 1년) 동안에 병원이나 의사의 평균 진료건수와 총 비용을 토대로 건당 평균비용을 산출하여 이를 사용하면 된다. 건당 금액은 전문의 분야별로, 그리고 의료기관별로 달리 책정할 수 있다. 이 방법은 운용하기가 매우 용이하다는 장점이 있다. 반면에, 건당 요구되는 치료의 수준이 달라질 때 이를 차등화시키지 못함에 따라 중증 질환자는 제대로 서비스를 받지 못할 위험이 있다. 따라서 이 방법은 질병의 증상 정도가 비슷한 1차 의료기관의 진료비 지불제도로 사용하는 것이 좋다.

3) DRGs 수가 결정방법

DRGs 수가 결정에는 매우 정교한 방법이 요구된다. 설정의 첫 단계는 가능한 진단명을 열거하고 다음 단계에서는 질병별로 투입되는 원가를 산정하여 가격을 책정하는 것으로써 행위별수가제에서의 수가 산정과 유사하다. 여기에서 유의해야 할 점은, 진단명의 열거를 가능하면 많은 진단의 다른 요구를 충족시킬 수 있을 정도로 상세해야 하지만 너무 상세하게 진단명이 열거되면 행위별수가와 차이가 없어지는 문제가 있다[14]. DRGs제도의 가정(假定)은 동일한 진단명의 질병에 대하여 진료행위를 표준화할 수 있다는 것인데, 의료인들은 진료행위의 표준화에 대하여 진료의 자율성을 침해한다고 비판하고 있다.

4) 건당진료비제의 평가

(1) 비용억제 및 서비스 질

건당정액지불제(DRGs 포함)는 행위별수가제의 단점인 과잉진료의 유인을 없앨 수 있

---

13) 이 책 개정판까지는 Feldstein(2005)에서 DRGs 도입을 1983년 9월로 한 것을 인용하였으나, 미국 CMS(2019)의 DRG Grouper Version 2.0의 유효기간을 1983년 10월 1일부터로 하고 있어 DRGs 도입을 1983년 10월로 수정을 하였다. 다른 문헌(Koch, 2002)도 10월 1일을 출발점으로 하고 있다.

14) DRGs의 가격 설정방법은 졸저(2021), 『의료보장과 구매이론』, 제2부에 상세히 기술되어 있다.

다는 점에서 비용절감에 유효한 방법이 된다. 그러나 DRGs제도에 대해서는 의료서비스 공급자들이 다음의 방법으로 자신들의 소득을 극대화할 여지가 있기 때문에 비판적인 시각도 적지 않다(Normand and Weber, 1994).

첫째, 환자의 증상보다 더욱 증상이 심한 진단명을 표기하거나 한 건을 여러 개의 다른 DRG로 분절(split)시키는 DRG creep을 사용하는 방법이 있다. 둘째, 행위별수가보다 청구가 단순하기 때문에 진료하지 않고도 부정청구를 할 가능성이 있다. 셋째, 건당 투입 시간이나 자원을 줄여 서비스의 질을 저하시켜 비용을 절감할 우려가 있다. 넷째, 수지맞는 DRGs의 환자는 진료하고 그렇지 않은 환자는 다른 공급자에게 후송 의뢰하는 방법을 사용할 가능성이 있다.

이러한 문제에 대한 해결 방안으로는 진단명에 대한 구체적인 설명을 수가표에 제시하고, DRGs 분류의 수를 제한하며, 환자를 한 공급자로부터 다른 공급자에게 불필요하게 이송시키지는 않았는지, 그리고 일정 수준의 질은 유지되고 있는지에 대한 모니터링을 보험자가 할 수 있어야 한다. 따라서 보험자는 정교한 심사체계를 갖추어야 한다. 한편 의료서비스를 제공하는 공급자 간에 경쟁이 있으면 개별 공급자가 열등한 서비스를 제공하는 것을 어느 정도 방지할 수 있다.

(2) 행정의 효율성

건당 정액제는 행정 관리의 측면에서 매우 간편하다. 그리고 DRGs제도는 행위별수가제에 비하여 의료공급자의 과잉청구의 기회가 그만큼 제한된다. 그러나 공급자들의 부당청구를 방지하기 위해서는 심사와 모니터링의 비용이 엄청나게 소요된다. 따라서 행정비용 면에서 DRGs제도가 행위별수가제에 비교하여 단순하다고 말하기 어려운 측면이 있다(Normand and Weber, 1994).

5) DRGs제도와 병원경영

미국 Medicare에서 병원에 대한 진료비 지불방법을 비용토대상환방식의 일당진료비제도에서 DRGs제도로 전환하게 되자 병원들은 경영 방법에서 새로운 길을 찾게 되었다. 종래의 비용토대상환방식에서는 의사가 환자를 장기 입원시켜도 병원으로서는 경영상 문제가 될 것이 없었다. 그런데 DRGs제도로 지불방법이 바뀜에 따라 입원일수에 상관없이 진단명이 같으면 진료비가 동일하게 상환되기 때문에 장기 입원을 할 경우 병원이 경영상의 큰 타격을 받게 된다. 그리하여 병원은 나름대로 퇴원심사를 엄격히 하여 의사들의 불필요한 장기입원 유도를 방지하기 위한 노력과 함께 의료의 질에 대한 관리를 하게 되었다.

DRGs제도의 도입으로 병원의 입원일수가 줄어들게 되자 병원으로서는 병상이 남아도는 결과가 되어 병원 간 경쟁이 치열해졌으며, 이때부터 병원경영에 있어서 통합(수평적 및 수직적) 등과 같은 방법이 등장하고 관리의료(managed care)가 등장하기 시작하였다(Feldstein, 2005). 이와 같이 진료비 지불제도의 변화는 의료공급의 행태나 병원경영의 방법에도 큰 영향을 미치게 된다.

6) DRGs제도와 PPS(prospective payment system)

진료비 지불제도를 살펴보면 대체로 많은 문헌들이 DRGs를 PPS로 부르고 있다. DRGs제도가 사용되기 시작한 1983년 이전의 문헌에서는 PPS라는 용어를 발견하기가 어렵다[15]. PPS라는 용어는 DRGs제도의 등장과 함께 일반화된 것으로 보인다. Prospective라는 용어의 의미는 장차 발생되는 진료비를 사전에 예측할 수 있다는 의미인데[16], DRGs제도가 사용된 이후부터 PPS의 개념을 확대시켜 다른 지불방법에도 적용시키려는 저술들이 등장하게 되었다.

그 내용은 PPS는 선불상환제로 그리고 PPS에 대응되는 용어로 retrospective를 사용하여 후불상환제로 통용하면서 행위별수가를 대표적으로 제시하고 있다. 선불상환(pro-spective payment)으로 인두제 및 월급제가 거론된다(Rochaix, 1998). 한편 병원에 대하여는 건당 진료비, 서비스당 진료비(per unit of service), 연간 진료비를 PPS의 일종으로 제시되고 있다(Coyne and Roemer, 1987). 그러나 대부분의 문헌에서는 여전히 DRGs를 PPS의 대명사로 사용하고 있음에 유의하여야 한다[17].

---

15) 진료비 지불제도를 의사에 대한 것과 병원에 대한 것으로 분리하여 저술한 Glaser의 저서(*Paying the Doctor, Paying the Hospital*)에서도 prospective나 retrospective라는 용어는 등장하지 않는다.

16) 일본에서는 PPS를 예견정액제(豫見定額制)라 부르고 있다.

17) 지불제도를 설명하면서 이 책에서는 선불상환제와 후불상환제를 구분하지 않고 DRGs를 PPS로 표현하는 통상적인 표현을 사용하기로 한다. 특히 의료체계와 관련된 대부분 문헌이 PPS를 DRGs제도에 한정하고 있기 때문에 보편적인 방법을 따르도록 하였다.

7) DRGs와 유사한 제도

DRGs제도는 세계 여러 국가에서 채택하고 있는데, 국가에 따라 자국의 실정에 맞게 변형시켜 활용하고 있다. 우리나라와 의료제도가 매우 유사한 일본은 DPC(diagnosis procedure combination)라는 제도로 변형시켜 사용하고 있다. 일본 DPC는 포괄평가부분과 행위별수가부분으로 구성되어 있다. 포괄평가부분에 입원기본료, 검사(내시경 등의 검사료는 제외), 영상진단, 투약, 주사, 수술 전후의 의학관리료, 1,000점 미만의 처치료를 포함시키고 수술료, 마취료, 내시경검사, 진단 천자, 검체 채취, 병리진단, 지도관리료, 재활, 정신과 전문요법, 1,000점 이상의 처치료는 행위별수가부분으로 하고 있다. 그리고 진단명으로 질병을 분류한 후에 포괄 부분은 질병별로 1일당 진료비로 산정하는데 진료일수가 길어지면 체감률을 적용하고 있다[18].

네덜란드는 2005년 DBCs(diagnosis treatment combination) 제도를 개발하였다. DBCs는 DRGs와 달리 사후에 code를 부여하고, 한 가지 질병 건에 한 개 이상의 code를 부여할 수 있다. 그리고 수가에는 전문의 보수가 포함되며, 전문의가 직접 code를 부여하기 때문에 upcoding에 대한 유혹이 있다. DBCs제도를 도입한 목적은 보험자와 공급자 간의 협상에서 서로의 재량권을 보다 넓히고, 전문의에 대하여 별도로 적용하던 행위별수가를 DBCs에 포함시키는데 있었다(Wynand and Schut, 2008). 전문의에 적용하던 행위별수가를 DBCs에 포함시키려다 보니 DBCs code 수가 30,000개가 넘어 포괄화의 의미가 없어진 문제가 있다[19]. 네덜란드는 DBCs code 수를 3,000종으로 줄이려는 방안을 연구하여 2013년에 4,400개로 줄였다. DBCs는 자본비용은 A 영역으로 경상운영비는 B 영역으로 나누어 별도로 가격이 결정되는데 A 영역의 가격은 의료청(Dutch Health Care Authority, NZa)에 의하여 결정되며, B 영역은 보험회사와 병원 간의 협

---

18) 질병별 평균재원일수를 기준으로 4기간으로 구분하여 체감률을 적용한다. 기간 1은 평균재원 일수 분포의 1/4기간 중으로 하고 이때는 일당진료비의 115%를, 기간 2는 1/4 기간부터 평균재원일까지고 이 기간 중에는 일당진료비를, 기간 3은 평균재원일수부터 2표준편차 구간 중이며 이 기간 중에는 일당진료비의 85%를 적용하고, 기간 4는 기간 3을 초과하여 180일까지로 하여 행위별수가를 적용, 180일을 초과하는 입원기간 중에는 특별고정수가를 적용하고 있다.

19) 네덜란드는 개방형 병원으로 전문의는 입원 환자에 대하여 행위별수가로 병원과는 별도로 진료비를 보험에서 지불받았다. DBCs제도는 전문의 진료비를 병원에 지불되는 DBC에 포함시켜 전문의는 병원과 계약을 통하여 보수를 받도록 바뀌었다. 그리하여 전문의에게 적용하던 행위별수가가 DBCs에 포함될 수밖에 없어 DBCs code 수가 많아지게 되었다. 병원들도 폐쇄형을 선호하여 2009년 기준으로 전문의의 약 25%가 병원에 소속된 봉직의가 되었는데 그 비율은 점차 증가하였다(제11장 주 12 참고).

상으로 결정된다. 2005년에는 B 영역이 10%를 차지하였으나 점차 확대되어 2009년에는 34%가 되었다.

한편 영국은 2003년에 PbR(payment by results)제도라는 activity-based payment를 개발하여 병원에 대한 예산을 배정할 때 사용하고 있다. 이 제도가 도입되기 이전에는 1차의료책임경영단(PCTs)에서 병원에 총액을 계약(block contract)하는 방식으로 예산이 지원되었으나, PbR방식은 진료실적에 따라 예산을 배정하는 방식이다. PbR은 임상적으로 유사하고 자원 소모에 동질적인 환자군 분류시스템인 HRGs(healthcare resource groups)에 의하여 동일한 분류에 속하는 질병에 대해서는 전국적으로 단일 수가를 적용하여 진료실적에 따라 예산을 지급하는 방식이다. 2003년에는 15개의 HRGs로 구분하여 가격이 책정되었고, 2004년에는 48개의 HRGs로, 2009년에는 1,000개가 넘는 HRGs로 구분하여 가격이 책정되었다(DOH, UK, 2012). 이 제도는 영국형 DRGs로 불리고 있다. 2013년 기준으로 병원 예산의 70%는 여전히 총액방식(block contract)으로 지급하고 30%만 PbR로 지급하고 있다.

4. 인두제(capitation fee)

1) 개 요

인두제는 일정기간(주로 1년) 동안 의료기관에 등록한 사람 1인당 정액을 지불하는 진료비 지불제도이다. 인두정액은 보험자와 계약을 맺은 의사에 한하여 차별 없이 적용하며 의사들을 경쟁시키고 의료의 질을 확보하기 위하여 피보험자에게 연 1회 의사를 선택할 권리를 부여한다. 이 제도는 공급자에 의한 위험 분산이라는 특징이 있다. 즉, 어떤 피보험자는 1년간 한 번도 의사를 찾지 않아 정해진 인두액을 전혀 사용치 않는 반면에 다른 피보험자는 만성질병에 시달려 의사를 자주 찾게 되어 인두액 이상을 사용하기 때문에 공급자가 위험 분산 기능을 갖는 셈이다.

인두제는 두 가지로 운영된다. 첫째는, 매우 단순하게 모든 등록 피보험자에게 일률적으로 동일한 정액을 적용하는 단일정액 방법이다. 둘째는, 보다 정교하게 피보험자의 연령, 성, 거주지역에 따라 정액을 차등화하는 차등정액 방법이 있다[20]. 차등정액 방법

---

20) 통상적으로 성, 연령 등의 위험요소의 차이를 기준으로 차등화시키고 있다. 만약 모든 사람을 일률적으로 정액화시키면 노인이나 어린이, 임산부와 같은 고위험군은 의사들이 등록받기를 기피하게

(adjusted capitation payment)은 1차 의사가 환자를 쉽게 병원으로 의뢰하지 않고 환자의 개인적인 특성에 맞추어 진료할 수 있도록 자극하여 서비스의 질 향상과 공평한 접근에 도움이 된다(WHO, 2007).

인두제는 주로 1차 진료의사에 적용하는데, 병원에 적용할 경우 병원은 1차 및 2차 진료서비스까지를 모두 제공해야 한다. 병원에 적용하는 경우 1차 서비스를 위한 정액과 2차 서비스를 위한 정액으로 구분하여 이중 정액을 사용할 수도 있다. 이중 정액제인 경우에 1차 진료의사에게 문지기의 기능을 강화시켜 2차 서비스를 배분하는 기능을 부여하는 것이 좋다. 이론적으로는 병원에도 적용할 수 있지만 현실적으로는 NHS나 RHS제도를 택하고 있는 국가들이 1차 진료의사의 진료비 지불제도로 사용하고 있다. 미국에서는 HMOs나 관리의료에서 보험자와 공급자가 인두당 진료비를 추정하여 총액을 계약하는데 활용된다(WHO, 2007).

단독 개원하는 전문의 서비스의 경우 인두제를 적용하면 전문의 되기를 포기하기 때문에 적용하기가 어렵고 또한 처방전에 따라 약만 조제하는 약국에도 인두제를 적용하기가 어렵다.

2) 등록 주민수의 상한

인두제는 두 부분으로 구성하여 운영된다. 첫째는, 계산되어야 하는 수가 자체로써 인두정액의 산정이다. 둘째는, 보험자가 공급자와 계약을 맺고 공급자에 대한 등록을 하는 업무이다. 등록 업무는 주로 보험자가 담당한다.

인두정액 수가는 의사의 인건비, 재료비, 자본비용의 총합을 공급자당 등록 피보험자수로 나누어 계산한다. 공급자당 등록 피보험자수는 의료서비스의 질 관리를 위하여 상한선을 두어 제한하는 것이 통상적이다. NHS제도를 택한 이탈리아는 1차 진료 의사당 1,500명을 등록 상한선으로 하고 있으나 1990년의 조사에서 보면 평균 900명을 등록받고 있는 것으로 나타났으며(NERA, 1993I), 의료개혁이 있기 이전 영국은 1차 진료 의사당 2,500명이 상한선이었으나 실제는 평균 2,000명을 등록받고 있었다(NERA, 1993UK). 그리고 건강보험국가로서는 네덜란드가 1차 진료 의사에 대하여 인두제로 진료비를 지급하는데 1989년 기준으로 일반의 1인당 평균 등록 주민수는 2,350명이었다(NERA, 1993N).

된다. 이를 의사에 의한 위험 선택(risk selection)이라 하며 이 문제를 없애기 위하여 위험요소를 고려하여 정액을 차등화하게 되었다.

그러나 2006년 의료개혁 이후에는 일반의에 대하여 인두제와 행위별수가제를 동시에 적용하고 있다.

3) 인두제의 평가

인두제는 진료비의 증가를 억제하는 데는 효과적인 방법이다. 등록된 사람 1인당 정액으로 진료비를 지불받기 때문에 공급자가 낭비하거나 불필요한 비용을 야기할 유인구조가 없다. 그 뿐만 아니라 환자가 비용 의식 없이 불필요한 진료를 받는 도덕적 해이가 있어도 진료비 총액에는 영향을 주지 않는다. 인두제는 잠재적으로 환자와 계속 접촉하는 공급자에게 적합한 제도로써 특히 1차 진료 의사에 대한 지불방법으로 적합하다.

이 제도는 피보험자가 한 명의 의사와 계속 접촉케 하여 피보험자의 병력(病歷)에 대하여 지속적인 관리가 가능하기 때문에, 경미한 질병이나 만성 질병의 관리에 효과적이다. 특히 의사로 하여금 급성 질병과 만성 질병의 악화에 신속하게 대응케 한다. 그러나 인두제에는 의사들이 열심히 일할 인센티브가 없기 때문에, 의료의 질을 저해할 가능성이 있다. 연 1회 의사를 선택할 권리를 피보험자에게 부여함으로써 의료의 질 저하를 방지할 수 있으나, 등록자수에 대한 상한선 설정으로 의사 간의 경쟁이 그렇게 심하지 않아 경쟁을 통한 질의 관리도 어려운 실정이다. 질 저하를 방지하기 위해 의사에 대한 엄격한 기준을 설정하고, 그 기준에 미달하는 의사는 보험자가 매년 탈락시키는 방법이 있지만, 이것 역시 질 관리를 위한 충분한 장치가 되지 못하고 있다.

인두제를 운영하는 것은 매우 쉬운 편에 속하여 관리비용은 매우 저렴하다. 다만, 매년 1회 피보험자가 의사를 교체할 때 행정의 복잡성이 있다. 하지만 대부분의 사람들이 집 근처의 1차 의사를 더 선호하기 때문에 이것 역시 큰 문제가 되지 않고 있다.

5. 예산제(budget)

1) 개 요

우리나라에서 건강보험을 통합하고 의약분업을 실시하면서 보험재정이 악화되자 근본적인 해결방안의 하나로 지불제도를 총액예산제로 바꾸자는 대안이 제안되고 있다. 예산제는 크게 두 가지 방법이 있다. 첫째는 통상 개발도상국 정부가 의료기관에 지출 항목별(예: 임금, 의약품, 의료장비의 구입 및 유지비 등)로 예산을 책정하여 배분하는 방법으로 항목별 예산제도(line-item budgeting)가 있다. 과거 우리나라의 공공병원들도 항목별로 예산을 배정받아 운영하였다. 이 방법은 의료기관이 임의로 예산을 항목 간에 이전시킬 수 없고 반드시 정부의 승인을 받아야 예산 항목의 변경이 가능하였다. 중간 조정제도가 있으면, 예산 기간이 종료되기 이전에 일부 항목의 예산을 변경 또는 증액하여 사용할 수 있다. 이 제도는 병원의 자율성이 거의 허용되지 않고 중앙 정부가 통제형 의료체계를 유지하는데 적합하다(Barnum, Kutzin and Saxenian, 1995). 항목별 예산제도는 일명 예산할당제로 부르기도 한다. 예산할당제는 영국이 1989년 NHS제도를 개혁[21]하기 이전에 병원의 진료비 지불에서 사용하였는데, NHS 당국이 각 병원이 사용할 예산을 사전적으로 결정하여 할당해 주는 방식이다[22]. 이 방법을 하버드 대학의 Aaron and Schwartz(1985)는 의료배급제라 부르기도 하였다.

총액예산제는 정해진 기간 중의 총 지출을 충당할 수 있는 총액을 예산으로 배정해 주는 제도이다. 총액예산은 지출 항목별로 배정하는 것이 아니기 때문에 의료기관이 총 예산의 범위 안에서 예산을 자유롭게 사용할 수 있어서 효율적인 활용을 가능하게 한다. 그러나 예산 총액을 기간 중에 증액하는 것은 어렵다(Barnum, Kutzin and Saxenian, 1995). 총액예산제는 의료기관 입장에서는 사용에 대하여 상당한 재량권을 갖게 되지만 반면에 효율적인 성과에 대한 책임도 따르게 된다. 총액예산제는 의료체계의 분권화를 포함하는 의료개혁의 주요한 요소가 된다. 그러나 예산제를 채택한 많은 국가에서는 항목별 예산제와 총액예산제를 절충하는 방식을 사용하고 있다. 인건비와 같은 항목은 항목별로 배정하고 다른 항목은 포괄화시키는 총액방식을 사용하는 것이다(Barnum, Kutzin and Saxenian, 1995).

대만에서 사용되는 총액예산제는 일명 총액계약제로 불리기도 한다. 대만은 1995년 전민건강보험실시를 계기로 총액계약제를 단계적으로 추진하여 1998년 치과, 2000년 중의(中醫), 2001년 의원, 2002년 병원 순으로 실시하여 이제는 건강보험에서 제공하는 모든 의료서비스가 총액계약제로 제공하고 있다. 대만에서는 총액계약협상위원회를 구성하여

---

21) 1989년에 의료개혁보고서(*Working for Patients*)가 발간되었고, 실행은 1991년 4월이었다.

22) 영국은 NHS제도에 내부시장원리를 도입하여 개혁하였다. 내부시장모형은 정부가 단순하게 병원 단위로 예산을 할당하는 것이 아니라 구매자를 설정하여 구매자가 병원에 예산을 배정하는 방법이었다. 1997년 내부시장에서 통합의료제도로 바뀜에 따라 구매자인 GP Fund holder 제도가 사라지고 대신 2002년 1차의료책임경영단(PCTs)이 설립되어 병원은 PCTs와 총액을 계약(block contract)하여 예산을 받았다. 총액은 매년 협상을 통한 증가율에 따라 결정되었는데 증가율 조정은 지역별로 달랐다.

여기에서 건강보험의 급여 지출 총예산을 결정하고, 의료기관 종류별(치과, 중의, 의원, 병원)로 협상을 통하여 예산을 배정하고, 다음으로는 6개 지역별로 예산을 배분한다. 각 지역별로 구성되어 있는 의료기관 종류별 협회에서 이를 개별 의료기관에 지불한다. 지역의료기관 협회가 의료기관에 진료비를 지불할 때는 행위별수가제에 의존한다. 대만 제도는 독일의 개업의사에 대한 지불방법과 유사하게 총액계약과 행위별수가제가 혼합되어 운영된다.

독일에서는 개업의사에 대해서는 총액계약제를 사용하여 진료비를 지불한다. 개업의사는 주로 일반의나 가정의가 중심이 되지만 일부 소아과, 내과, 산부인과 등의 1차 진료를 하고 있는 전문의도 여기에 해당된다. 진료비 계약은 주(州) 단위로 보험자 대표와 개업의사 대표가 1년간의 진료비 총액과 행위별수가의 점당 가격인 환산지수를 협상을 통하여 결정한다. 독일은 의사들에 대하여 행위별수가를 원칙으로 하여 종래에는 점당 가격을 사후적으로 결정하였으나[23] 1993년 의료구조개혁법을 만든 후에는 매년 1, 2분기에 사전적으로 협상으로 결정하였다. 그리하여 만약 총진료비가 상한선 이상으로 지출되면 3, 4분기에 가서는 점당 가격을 내리는 방법으로 총액계약제를 운영하고 있다(Henke et al., 1994). 독일에서 사용되는 개업의사 진료에 대한 총액예산제는 예산제가 아니라 예산을 통한 협상제라는데 더욱 큰 의미가 있다. 그리고 독일에서는 2차 이상의 진료를 맡는 병원에 대해서는 예산할당과 DRGs를 병행하는 진료비 지불방법을 택하고 있다.

예산제는 고정제와 변동제의 두 가지 종류가 있다. 고정제는 연중 어떠한 환경 변화가 있어도 예산을 연초의 계약대로 고정시키는 것이며, 변동제는 인플레이션 등의 상황에 따라 보험자와 공급자가 일정 범위 내에서 조정을 합의하는 제도이다.

2) 예산제의 운영

예산의 계산은 철저한 예산 규제시스템과 협상시스템 하에서 한다. 예산을 책정하는 방법은 투입물 중심으로 하는 것(input-oriented)과 산출물 중심으로 하는 것(output-oriented)이 있다. 투입물을 중심으로 하는 예산제는 공급자의 비용 경험에 기초한 것이다. 공급자의 비용 경험이란, 첫째, 특정 공급자의 실제 비용이나, 둘째, 같은 크기나 종류의 공급자 단위의 평균 비용을 토대로 한다. 영국이나 스웨덴과 같이 조세로 의료재정

23) 독일은 주 단위로 계약된 총액을 개별 개업 의사들에게 배분하기 위해서 행위별수가제를 사용하고 있다. 행위별수가의 산정은 우리나라와 같이 자원기준상대가치(RBRVS)를 사용하고 있다.

을 조달하는 국가들은 병원이 국가 또는 지방 정부의 소유로 되어 있어 병원에 대하여 투입물을 기준으로 예산을 할당해 주는 방법을 택하고 있었으나, 현재는 DRGs를 병용하여 산출물로 보완하고 있다.

산출물을 중심으로 하는 예산제는 공급자의 환자 진료실적에 기초하여 의료기관에 예산을 배정해 주는 제도이다. 현실적으로 실적의 추계는 비용의 추계에 비하여 훨씬 어려움이 크다. 그리하여 1980년대까지는 투입물 기준의 예산제를 사용하여 왔는데, 2000년 전후하여 DRGs제도가 확산되면서 투입물 중심의 예산제를 사용하는 국가들이 산출물 중심으로 바꾸고 있다[24]. 산출물 중심의 예산제에서 환자 진료실적이란 제공되거나 생산되는 행위의 수를 의미하는 것이 아니라 제공되는 서비스의 중증도에 따른 서비스 혼합도(case mix)를 의미하는 것으로 환자의 연령, 성, 사회문화 및 경제적 요인에 의하여 좌우된다.

3) 예산제의 평가

의료비 측면에서 따져보면 예산할당제가 가장 강력한 억제효과를 갖는다. 병원은 국가로부터 배정받은 예산 이상의 재정을 확보하기는 어려운 일이기 때문에 예산제 하에 있는 공급자는 고가의 약이나 고가의 수술을 기피하고 대신 값싼 약이나 값싼 치료로 대체함으로써 비용을 절감하고 있다. 영국이 다른 서유럽 국가에 비하여 경상의료비를 적게 사용할 수 있었던 이유의 하나가 병원에 대하여 예산할당제를 사용하였기 때문이다.

예산제 가운데서도 항목별 예산제는 강력한 의료비 통제 기능을 갖고 있다. 특히 의료기관의 관리자들의 수준이 낮을 경우 중앙 정부가 강력한 행정력을 갖고 예산 항목별로 의료비 증가를 통제할 수 있다. 그러나 이 방법은 의료체계의 효율성을 떨어뜨리는 문제가 있다. 항목별로 예산을 배정할 경우 경직된 항목 간 투입 비율을 채택함에 따라 효율성을 상실할 수 있다. 총액예산제는 항목별 예산제에 비하여 자원 사용에서 보다 효율적으로 기능을 발휘한다. 효율성은 총액을 어떻게 설정하고 의료기관의 성과와 어떻게 결부시키느냐에 좌우된다(Barnum, Kutzin and Saxenian, 1995).

예산의 할당은 비교적 용이한 방법이기 때문에 행정비용은 행위별수가제에 비해 크게 절감된다. 예산제 하에서 값싼 서비스로 대체하여 서비스의 질이 저하하는 것을 방지하

24) 투입물 중심의 예산제를 택하면 병원이 중증환자를 진료할 인센티브가 없어진다. 그리하여 손쉽게 중증환자를 큰 병원으로 후송하거나, 병원 의사들이 생산성에 신경을 쓰지 않아 비효율이 나타난다.

는 방법은 변동예산제를 채택하는 길이다. 변동예산제는 비용변동 사정이 생기면 언제든지 예산을 조정해주기 때문에 서비스의 질 저하를 방지할 수 있다. 그러나 현실적으로 한 번 책정된 예산을 조정하기란 쉽지 않다. 그리고 예산제로 할 경우, 환자는 진료를 받을 때 부담이 거의 없기 때문에 의료이용이 엄청 증가할 가능성이 있다. 이러한 문제를 예산을 통하여 제약하기 때문에 진료를 받기 위하여 의료기관에서 장기 대기하는 문제가 일어나고 있다.

6. 봉급제(salary)

1) 개 요

이 제도는 의료서비스의 공급자와 보험자 간의 노동계약을 근거로 보험자가 의료공급자에게 매월 일정액의 봉급을 지불하는 제도이다(Normand and Weber, 1994). 그리고 보험에의 기여도에 따라 부가적인 보수를 지급할 수 있다. 봉급은 공급자가 한 일의 양을 토대로 하는 것이 아니라 시간을 토대로 하기 때문에 공급자가 진료한 환자의 수와는 무관하게 책정된다.

봉급을 지불하기 위한 노동계약에는 전업 고용과 시간제 고용의 두 가지가 있다. 공급자는 보험자와의 계약시간 외에는 다른 업무(예: 개인부담환자의 상담 등)를 할 수 있다. 봉급제의 가장 흔한 형태는 남미 국가나 스웨덴에서 1차 진료 의사가 정부나 보험자가 설립한 진료소에서 일하는 경우에 적용하는 것으로써, 만약 의사가 보험자의 시설에서 개인부담환자를 진료할 경우에는 일정액의 사용료를 보험자에게 지불하여야 한다.

봉급제를 실시하기 위해서는 공급자(통상 의사)가 일할 수 있는 장소를 마련하고 이를 관리(시설확보, 장비구입, 물자구입, 기타 직원의 모집 등)하는 업무가 요구된다. 동시에 이러한 시설에서 일하게 될 인력에 대한 직원 관리(월급, 세금, 건강보험료, 업무분류, 계층제, 지도감독, 승진 등 인사고과)가 중요하다. 그런데 봉급제에서 이러한 관리비가 봉급액보다 더 큰 것이 일반적이다.

봉급제에서 유의할 점은 이 제도는 의료공급자와 보험자간의 진료비 지불과 관련된 제도이지 의사와 병원 간의 보수지불제도를 의미하는 것은 아니다. 행위별수가로 진료비를 지불받는 우리나라 병원이든, 예산제로 진료비를 지불받는 영국 병원이든 병원시스템이 폐쇄형[25)]이면 거기에 근무하는 의사는 대부분이 봉급제로 보수를 받게 된다. 이러한 봉급제는 보험자와는 아무런 관계가 없다.

2) 봉급제의 평가

독립적인 개업 의사와 계약을 통하여 진료비를 지불하는 것과 봉급제로 의사를 고용하는 것 중에서 어느 것이 비용이 저렴해질지는 알 수 없다. 그러나 의료서비스를 제공하는데 소요되는 직접 비용은 독립적인 개업의사와 계약하는 것보다 봉급제 방식이 적다고 하겠다.

제공되는 의료서비스의 질을 따지면 봉급제 하에서의 의사는 독립계약제에서보다 서비스를 보다 충실히 제공하려는 인센티브가 적다. 의사의 업무에 대한 동기화는 인사관리의 능력에 좌우되는데, 보험자는 다른 공공조직과 마찬가지로 관료화, 형식주의화, 경직화 등의 요인으로 동기부여에 실패할 우려가 있기 때문에 봉급제는 서비스의 질에 문제를 안겨 준다.

봉급제는 의료서비스를 보험자가 직접 제공할 경우에 채택 가능한데, 이 방법은 계약제로 의료서비스를 제공하는 체계에 비해 행정비용이 더 들어갈 가능성이 있다. 봉급제는 의사의 인건비만을 대상으로 하게 되어 다른 지불제도에서 포함되는 인건비 이외의 비용은 보험자가 직접 지출하여야 하기 때문이다.

의사의 봉급을 너무 낮게 책정하게 되면 의사는 환자에게 음성적인 진료비를 요구하게 되고 이를 지불치 않은 환자는 차등을 면치 못하게 되는 문제가 있다. 봉급제를 실시하는 많은 나라에서 이러한 음성적 지불이 의사 수입의 상당한 비중을 차지하고 있다.

7. 보너스제(bonus payment)

이 제도는 특별한 경우에 사용하는 지불제도로써 공급자에게 어떤 목표 달성을 위한

25) 병원은 의사의 상근 여부에 따라 폐쇄형과 개방형의 두 종류가 있다. 우리나라나 일본, 영국, 독일, 프랑스와 같이 의사가 병원에 고용되어 일하는 경우는 폐쇄형에 속하고, 미국, 캐나다, 네덜란드와 같이 의사는 병원 밖에 사무실을 개업하여 일을 하고, 병원에 입원시킬 환자가 생기면 계약한 병원의 병실에 입원시키고 자신이 그 병원으로 가서 진료를 하는 개방형이 있다. 폐쇄형 병원에 근무하는 의사는 대부분이 병원으로부터 봉급을 받으며 개방형 병원이면 의사는 보험자로부터 행위별수가로 진료비를 직접 지불받는 경우가 대부분(미국, 캐나다, 네덜란드의 경우)이다.

인센티브 제공을 위하여 사용될 수 있다. 이 제도 사용의 목표는 경제적인 성격이어야 하며, 국가 의료정책의 목표와 관계되어야 한다. 경제적 목표의 예시로 약 청구를 줄이는 것이라고 가정할 때, 같은 전문 분야의 의사보다 환자당 처방 비용을 적게 하는 의사에게 보너스를 제공한다면 처방약의 양을 줄일 수 있을 것이다. 그 외에도 가정의에게 예방접종률의 목표를 설정해 주고 이를 달성할 경우 보너스를 제공한다면 예방접종률이 제고될 수 있을 것이다(Normand and Weber, 1994).

이 제도의 운영을 위해서 목표를 관찰할 수 있는 정교한 제어장치가 필요하다. 그렇지 못하면 속임수에 의하여 보너스가 불필요하게 지급될 수도 있다. 예컨대, 약 처방에 따른 보너스 제도의 경우 의사의 처방전이 모두 기록이 되어야만 실시할 수 있다.

이 제도 실시에 있어서 유의해야 할 점은 보너스제의 실시가 의사들이 필요로 하는 약 처방을 못하도록 해서는 안 된다는 점이다. 따라서 보너스는 목표(평균비용 이하의 약 처방)의 달성에 좌우되어야지, 약 소비의 실질적인 감소에 비례하는 방법이 되어서는 안 된다(Noramnd and Weber, 1994).

행정비용은 약 처방이나 예방접종의 기록체계에 좌우된다. 만약 기록시스템을 전혀 갖추지 못하고 있는데 보너스제를 도입할 경우 보너스 산정을 위한 기록시스템을 갖추어야 하기 때문에 비용억제 효과보다 행정비용이 더 들어가는 문제가 발생한다.

제3절 진료비 지불제도의 변천

1. 의료제공 조직에 따른 지불방법

1) 자유기업형 제공

의료보장제도가 도입되기 이전에도 의료서비스는 몇 가지 방법에 의하여 제공되었으며 거기에 부합하는 지불제도가 존재하였다. 첫째는, 자유기업형태로 의사가 독립적으로 개업하여 환자들에게 의료서비스를 제공하는 방법이었고, 둘째는, 공급자인 의사가 소비자 조직들과의 계약을 통하여 의료서비스를 제공하는 방법이었다. 셋째는, 의사가 어떤 조직체(정부나 보험자)의 피용자로서 의료서비스를 제공하는 형태였다(Glaser, 1970).

먼저, 자유기업형은 대부분 국가들의 의료 역사에 등장하는 형태이다. 자유기업형의 의사는 시장조건이 자신의 비용을 보상할 수 있게 되면 생존 가능하였다. 의료서비스가 직관적인 진단 기술이나 간단한 처치술에 좌우될 때 의사는 환자를 자신의 집이나 환자의 집에서 최소의 비용으로 처치하는 것이 가능하였다. 수 세기 동안 유럽에서는 수많은 의사들이 이러한 방법으로 일을 하였으며 서비스 제공에 따른 비용을 의사가 환자에게 부과하는 수가표에 의거하여 진료비를 받았다.

의료서비스 시장에서 경쟁상태가 아닌 다른 조건이 존재한다는 것은 바로 독점적 활동이 가능함을 의미한다. 만약 구매자가 여러 판매자들에 대한 정보가 부족할 경우 판매자는 독점적 활동을 할 수 있으며, 또한 구매자에게 비용을 전가시킬 수 있으며, 구매자의 지불능력에 맞추어 가격을 차별화시킬 수 있다.

자유기업형은 대규모 의료기관에서 의료서비스가 효율적으로 제공되는 상황과는 조화될 수가 없었다. 이러한 이유로 고전적인 자유개업의사는 수 세기 동안 여러 종류의 의료를 제공할 수가 없었다. 그리고 당시에는 의료기술 자체가 발전하지 못하였기 때문에 기술적 측면에서도 여러 종류의 의료 제공이 불가능하였다. 20세기 이후 의과학의 발전은 자유기업형 의사의 역할보다 병원이 효과적임을 알게 되었다. 의료시설에 현대 과학이 요구하는 설비와 의약품과 전력(電力)이 갖추어져야 함에 따라 병원은 전통적인 격리나 주거기능에 새로운 진단과 치료 기능을 결합하였다. 의료서비스에서 규모의 경제는 외래뿐만 아니라 입원에 대하여도 응용되었다. 많은 국가들에서 가장 경제적이며 최고의 질을 보장하도록 외래부분에서 병원시설을 사용하게 되었고, 외래 환자를 위하여 종합병원에 특별시설을 갖추게 되었다. 그리하여 의사는 의사의 사무실도 환자의 집도 아닌 다른 장소인 병원에서 환자를 진료할 수 있게 되었다. 이렇게 됨에 따라 의사와 환자간의 관계도 변하게 되었다. 즉, 의사가 병원이라는 조직체에 의하여 고용되어 같은 시간에 한 건물 안에 있는 많은 환자를 치료할 수 있게 되었다.

이러한 변화는 지불방법의 변화를 요구하였다. 즉, 개업의사에게 적용되었던 지불방법이 병원에 고용된 의사에게 적용하기 어려워 새로운 지불방법이 강구됨에 따라 의사와 병원에 대한 지불방법이 점차 달라지게 되었다.

2) 길드나 질병금고에 의한 제공

유럽에 등장한 초기의 동종조합이나 우애조합은 질병 치료비도 공동으로 대처하는 기능을 가졌으며, 후에는 이러한 조합들이 점차 질병금고로 바뀌었다. 질병금고와 같은 조직체는 특정 의사들과 서비스 제공에 대한 정규 계약을 맺기도 하여 의사들은 계약에 의하여 합리적인 수가(reasonable fee) – 아마도 질병금고가 정한 수가표 – 로 환자를 진료하고 계약의사만 가입자를 진료할 수 있게 하였다.

독일에서는 중세시대 이래 많은 길드나 동종조합이 있었는데, 중앙의 강력한 국가가 등장하기 이전이었기 때문에 길드나 우애조합들이 근로자를 위한 복지기능을 담당하였다. 우애조합은 직업에 따라 또는 지역에 따라 조직되었으며 의료서비스에 대한 의사의 진료비는 조합에 따라 봉급제, 인두제, 행위별수가제 등이 사용되었다(Glaser, 1970). 부유한 가입자를 갖는 소수의 조합에서는 높은 수가로 일하는 개업의사와 계약을 맺어 의사의 청구서에 대하여 현금으로 지불하였다.

종교개혁 이후 영국에서도 많은 종류의 질병금고들이 등장하였으며, 어떤 것들은 노동조합이 전환되기도 하였는데, 흔히 우애조합이라 불리었다. 많은 조합들은 의료서비스를 제공함에 있어서 한두 명의 의사를 계약의사(panel practices)로 고용하여 인두제 방식으로 보수를 지급하였다(Glaser, 1970). 어떤 조합들은 봉급제로 의사와 계약을 맺어 서비스를 제공하였지만, 인두제가 가장 보편적인 계약방식이었다.

질병보험분야에서 가장 오랜 역사를 갖는 곳이 네덜란드로서 나폴레옹 점령기를 제외하고는 중세시대부터 의료조합(medical clubs)을 가지고 있었다(Glaser, 1970). 의료조합의 일부는 길드나 노동조합 등의 지원을 받았고, 일부는 민영보험회사와 유사하였으며 일부는 종교적 기구의 하나로 운영되었다. 의료조합은 점차 질병금고로 변하였는데, 1940년경까지 약 650개의 질병금고가 존속하여 많은 의사들이 질병금고에 의해 고용되었다.

또한, 일부 의사들은 자신들의 소득을 보호하기 위하여 자유개업을 하면서 별도의 의료조합을 조직하기도 하였다. 네덜란드 국민은 이러한 다양한 조합이나 금고들 가운데 하나에 가입함으로써 의료서비스를 이용할 수 있게 되었다. 저소득층들이 많이 거주하는 도시지역의 의사들은 질병금고와 인두제로 계약을 맺어 보험료 징수를 직접 하지 않아도 되었다.

도시의 다른 의사들은 저소득 주민들에 대해서는 이러한 제도를 통한 지불방식으로 대처하고 기본 소득은 행위별수가를 기준으로 하는 자유개업을 통하여 얻게 되었다. 그러나 대부분의 마을에서 현금 수입은 적었고 보험방식이 통상적이었다. 네덜란드에서는 작은 마을에도 1~2명의 의사가 있었기 때문에 보험제도 하에서 인두제가 가능하였다.

3) 정부에 의한 제공

과거에는 정부도 여러 가지 이유로 많은 의사를 고용하였다. 의사들은 공공병원에 고용되어 저소득 주민에게 의료서비스를 제공하기도 하고 어떤 의사들은 오지(奧地)에 고용되어 의료서비스를 제공하기도 하였다. 또한, 검역소에 고용되어 위생검역이나 공중보건 업무를 담당하는 의사도 있었다. 국가기관에 고용된 의사들은 모두 정부로부터 월급제로 진료비를 지불받았는데, 이들의 직위는 다른 공무원에 비하여 높았으며 봉급수준도 높은 편이었다(Glaser, 1970).

스웨덴은 의사가 정부로부터 봉급을 받는 오랜 전통이 있었다. 그러나 의사는 다른 공무원들과 동등하게 취급되지는 않았다. 수 세기 동안 왕실은 스웨덴 국민들의 복지 프로그램의 관리자 위치를 다져왔으며, 국민들에 대한 자비심을 베푸는 곳으로 인식되었다. 종교개혁 이전에는 유럽의 다른 국가에서와 같이 로마 가톨릭 교회가 의료서비스를 제공하는 후원자의 기능을 하였고, 그 후에는 국왕이 이러한 기능을 맡게 되었다.

16세기와 그 후 기간 중에 많은 외국 의사들이 스웨덴으로 들어와 일반 국민과 군인들의 의료서비스를 맡았으며 대학에서 학생들을 가르쳤다. 이때 의사들은 모두 봉급제로 진료보수를 받았다. 18세기 말경 구역 단위로 가난한 사람들을 치료하고 구역 내의 건강상태를 감독하기 위하여 국왕이 의사를 공직의사(medical officers)로 임명하여 보수를 봉급제로 지불하는 전통을 만들었다.

2. 의사에 대한 지불제도의 변천

건강보험제도이든 공영의료제도이든 의료보장제도가 도입되면 의사들이 진료하는 조건이나 경제적인 입장이 바뀌게 마련이다. 의료보장제도란 의사에 대한 지불 원천이 환자 개인으로부터 질병금고나 정부와 같은 조직체로 바뀌는 것을 뜻한다. 지불방식이 변화됨에 따라 의사들은 제3자가 지불하는 재정적인 절차를 따라야만 했다. 제3의 지불자는 환자의 임상적 및 재정적인 이해를 보호하기 위하여 지불절차를 바꾸거나 서비스의 공급처를 전통적인 장소에서 병원 같은 곳으로 바꾸어 의사들이 일하는 시설을 재조직하기도 하였다.

지불제도는 의사들의 경제적인 이해와 진료의 인센티브와 결부되기 때문에 같은 방법의 지불제도라도 계속적으로 시행되면 또 다른 변화가 요구되기도 하였다. 영국의 경우 1911년 사회보험방식의 질병보험제도가 도입되면서 인두제가 채택되었는데, 의사회는 이 제도에 대하여 매우 못마땅하게 여기고 있었다. 이에 영국 의사회는 1942년 정부가 통제하는 중앙 계획하의 공적의료를 요구하기에 이르렀다(Goodman, 1980). 그러다 1946년 정부가 NHS제도를 구상하면서 일반 개업의사들을 국가 공무원 신분으로 하는 봉급제를 추진하자 극렬한 반대 끝에 어쩔 수 없이 인두제에 주저앉게 되었다[26].

이탈리아에서는 1960년대 일반의와 전문의들은 질병금고와 병원에 대한 끊임없는 비판으로 파업을 일삼았다. 건강보험이 확산되고 공공병원의 수가 늘어나자 질병금고와 정부는 인두제, 봉급제, 행위별수가제가 혼합된 익숙한 지불방법을 그대로 유지하였다. 그런데 지불이 제때에 이루어지지 못하고 보상시스템으로써의 지불제도가 의사들이 일한 만큼 제대로 작동이 되지 못하자 의사들은 새로운 제도를 요구하였다. 1978년 이탈리아는 건강보험제도를 국영의료제도인 SSN제도로 바꾸고 일반 개업의에게는 인두제 방식의 지불제도를 채택하기에 이르렀다(Ferré et al, 2014).

1) 전통적인 지불제도

공적으로 제공되는 의료서비스 체계를 갖춘 국가들에서 볼 수 있는 현재의 지불제도는 이미 오랜 역사를 간직하고 있다. 18세기 또는 19세기 유럽에서의 지불제도는 인두제, 건당진료비제, 봉급제와 같은 정액제 방식이 통상적이었다. 왜냐하면, 의료서비스를 제공하도록 조직된 초기의 조직체들(길드, 우애조합, 노동조합, 동종조합의 공제조직)이 이러한 정액제 방식을 선호하였기 때문이다(Glaser, 1970). 그러나 진료비를 자비 부담하는 사람들에게는 행위별수가를 적용하였다.

정액제 방식은 의료서비스를 제공하는 조직(일종의 보험조직)과 계약의사 간에 안정적인 관계를 유지하게 되었다. 보험조직의 가입자가 정규적으로 보험료를 지불하면 제3의 지불자인 보험조직은 의사에게 역시 정규적으로 진료비를 지불하여 가입자들의 의료문제에 대처하였다. 정액제 중에서도 봉급제는 매우 오래된 제도이다. 초기의 의사들은 국왕이나 군대로부터 자신들이 제공하는 서비스에 대하여 특정 기간 동안 또는 국왕이 임명

26) 영국이 NHS를 실시하면서 사용한 인두제는 그전의 인두제에 성과급 등이 가미되어 변화된 형태가 되었다.

한 기간 동안 진료비로 정액의 급료를 받았다.

스웨덴이나 덴마크와 같은 스칸디나비아 제국과 러시아에서는 상당한 비율의 의사들이 일반 국민들에게 외래서비스를 제공하고 정부로부터 봉급을 받았다(Glaser, 1970). 병원에서 의사를 고용할 경우에는 비교적 적은 금액의 월급을 지불하였는데, 병원은 정부, 교회, 그리고 민간조직 등에서 소유하였다.

인두제는 의사를 보유하는 길드나 르네상스 이후 도시지역의 근로자를 위하여 조직된 수많은 복지조직에서 채택되었다. 이런 조직들은 회원의 회비로 운영되었고, 의사와는 회원 1인당 연간 비용으로 의료비를 지불하는 대신에 제공하는 서비스에는 제한이 없도록 하였다. 참여 의사는 다른 지불방법이 그다지 이윤이 나지 않았기 때문에 인두제를 받아들이게 되었다.

19세기 근로자들이 거주하는 지역의 일반 의사들은 그들 고객의 잦은 실업이나 빈곤상태로 인한 위험에 대비하여 위험 분산장치를 갖고 있었다. 자비부담자들에 대하여 행위별수가로 하였을 경우 실업자가 되면 진료비를 받기 어렵겠지만 복지조직과 인두제로 계약한 경우에는 그러한 염려가 없어진다. 특히 농업노동자나 자영 수공업자는 실질소득이 높지만 소득발생이 계절적이라 진료비를 제때 내기 어려운데, 복지조직과 인두제로 계약을 한 경우, 의사로서는 진료비 징수문제가 해결된다.

19세기 후반 북서유럽의 도시지역에서는 개업 일반의 사이에 경쟁이 치열하여 의사가 복지조직과 인두제로 계약을 맺는다는 것은 예측 가능한 최소 수입을 보장받는 길이었다. 그리고 인두제로 계약을 한 의사들도 길드나 복지조직에 속하지 않는 환자를 진료하여 별도의 수입을 올릴 수 있었다. 이 기간 중 전문의들에게는 인두제가 소득을 낮추게 하였지만 일반의들에게는 근로자의 경제력에 인두제가 맞추어져 있었기 때문에 소득의 안정적 유지를 보장하였다. 그리고 길드와 같은 복지조직들도 인두제를 선호하였다. 그 이유는 인두제가 길드가 지불할 의료비 총액을 예측할 수 있고, 경제성이 있으며, 행정이 단순하다는 장점이 있기 때문이었다. 인두정액을 받는 일반의들은 처방의약품을 판매함으로써 얻게 되는 소득을 자신들의 일과 연계시킬 수가 있었다.

행위별수가제도 존재하였는데, 현대적인 외과술이나 처치술이 등장하기 이전에는 수가구조가 매우 단순하였다. 초기에 의사는 진단하고, 약을 처방하고, 몇몇 가지의 단순한 처치만을 하였고 수가표에도 방문과 단지 몇 가지의 처치 과정만을 기재하였다. 몇몇 국가에서는 질병보험제도가 도입, 확대되어도 단순한 수가표에 의한 행위별수가제가 지속되고 있었다. 의사가 자신이 처방한 의약품을 파는 국가에서는 판매약에 대한 가격표가 제시되었고 여기에서 의사들은 소득을 올리기도 하였다(Glaser, 1970).

의료기술이 발전되기 이전 단계에서는 인두제로 하든 행위별수가제로 하든 의사에게 주어지는 경제적 인센티브에서는 큰 차이가 없었다고 하겠다.

2) 의료보장제도와 타협을 통한 지불제도의 결정

건강보험제도가 입법화됨에 따라 기존의 질병금고들은 공식적인 조직체계 내의 행정조직으로 존속하게 되었다. 건강보험은 종래의 질병금고 형태에 비하여 적용범위를 확대하여 위험 분산 범위를 넓히고, 임의가입을 강제가입으로 전환하였으며, 최소한의 행정적인 기준을 설정하는 등으로 재정조달을 강화하였다. 건강보험법에는 보험적용자 범위, 보험료 부과, 보험급여 범위 등을 규정하였고, 기존의 민간질병금고는 이러한 기준만을 충족시키면 모두 제도권 속으로 들어올 수 있었다.

의사에 대한 지불제도에 대하여는 거의 모든 국가에서 법률로 규정하지 않았다. 법률로 규정하지 않은 이유의 하나는 의사들은 자신에게 가장 유리한 지불제도를 원하였고 정부나 보험자는 의료비를 가장 적게 사용할 수 있는 지불제도를 원하였기 때문에 법에 규정하기 보다는 결정을 별도로 하는 방법을 택하였다.

또 다른 이유는 지불제도로 인한 현재뿐 아니라 미래의 분쟁을 피하기 위함이다. 만약 법률로 지불제도를 정해 놓으면 의료의 현대화를 반대하는 사람들은 지불제도 개정과 관련한 법의 개정을 봉쇄하여 골칫거리가 될 것이기 때문에 법으로 한정하는 것이 바람직하지 않다고 보았다(Glaser, 1970). 그리하여 정부는 건강보험제도나 국영의료제도를 도입하고 의사들과 원만한 협정을 맺도록 노력하였다.

(1) 인두제의 수락

영국에서는 의사들이 인두제를 수용하여 오늘에 이르고 있다. 의사들의 변함없는 관심은 자신들의 번영과 독립성이다. 영국 의사들은 자신들의 지위에 대한 잠재적인 위협을 우려한 탓에 국영의료제도(NHS)를 이루어 나가는 과정에서 불가피하게 인두제를 수용하게 되었다.

영국에서 질병보험제도가 도입된 것은 1911년으로 그 이전에는 많은 우애조합들이 특정의사들과 계약을 맺어(closed panel doctor) 인두제로 진료비를 지불하였다. 그런데 질병보험제도가 도입되면서 종래에 존재하던 우애조합, 동종조합, 보험회사 등도 일정한 행정적인 기준만 충족시키면 모두 보험자로 참여를 허용하는 인가조합(approved society) 방식을 택하였다. 영국 의사회는 의사의 보험 참여에 대한 자유와 함께 환자들이 의사를 선택할 자유도 허용할 것을 주장하였다. 그리하여 영국 의사들의 2/3가 질병보험제도에 참여하였으며 특히 개업 일반의들은 거의 모두 참여하였다.

질병보험에서는 지역별로 보험자, 의사, 기타 이해 당사자가 참여하는 보험위원회를 구성하여 지불제도를 결정하였는데, 대부분의 지역에서 의사나 우애조합 모두에게 익숙한 인두제를 채택하게 되었다. 인두제는 의사들에게 예상 가능한 안정적인 소득을 보장하고 질병금고에는 무리한 재정적인 요구를 하지 않기 때문이다.

당시 어떠한 의사도 인두제에만 얽매어 소득이 제한되지는 않았다. 그 이유는 질병보험제도가 주로 근로자를 대상으로 하였기 때문에 상당수의 사람들이 적용에서 제외되어 의사들은 자비로 의료비를 부담하는 사람들에게 행위별수가를 적용하여 별도의 소득을 누릴 수 있었기 때문이다. 몇몇 지역의 보험위원회에서는 의사들이 행위별수가를 이용하여 필요 이상의 진료비를 청구하자 이를 방지하기 위한 여러 가지의 행정적인 제한 조치를 하였는데, 이러한 조치에 대한 논쟁 끝에 아예 행위별수가제를 인두제로 전환시켰다. 그리고 1948년부터 실시된 NHS는 인두제를 일반화시켰다.

NHS의 초기 인두제는 말 그대로 개업 일반의의 명단에 등재된 주민의 수에 따라 정액으로 지불하였으나, 1960년대 중반 이후에는 정액 이외에 추가적인 지불을 보장받았다. 추가 지불의 사례는 주말진료, 야간진료, 예방접종에 주어졌고 환자가 65세 이상일 경우에도 추가적 지불이 주어졌다. 그리고 개업 일반의들은 간접비, 임대료 및 직원봉급을 별도로 상환 받았다(Glaser, 1970).

(2) 봉급제의 수락

영국 의사들이 NHS하에서 진료보수를 월급제로 하는 것을 두려워하여 인두제를 받아들인데 반하여, 스웨덴에서는 월급제를 두려워하여 종래의 방법이던 행위별수가제를 주장하였다. 스웨덴도 다른 유럽 국가들과 마찬가지로 Sick Club[27]의 역사가 매우 오래되

27) Sick Club(혹은 Medical Club)은 질병금고의 전신으로 많은 조직이 중세시대 길드에 의해 조직되

었다. 종교개혁과 함께 상당 기간에 걸쳐 Sick Club의 수는 줄어들었으나 19세기에 와서 다시 수가 늘어났고 형태도 다양해졌다. 다수는 의료서비스만 제공하였고, 다른 Club들은 절주협회, 우애조합, 노동조합 등이 보험조직으로 운영하여 보험급여(당시는 상병수당이 중심)를 제공하였다. 정부는 이러한 Club이나 보험조직을 승인하고 규제하기 위한 법률을 1891년에 제정하여 Sick Club이 지속되었다. 1955년[28] 이전까지 인구의 70%가 어떠한 형태이던 임의적 보험에 적용을 받게 되었다(Glaser, 1970).

북유럽의 대부분 국가들에서는 Sick Club이 특정의사들과 협약을 맺고 인두제로 진료비를 지불하였는데, 스웨덴은 예외였다. 스웨덴에서는 Sick Club이 가입자들에게 현금을 지급하여 진료비 지불을 도와주는 형태를 취하였다. 그리하여 제한된 수의 의사들이 이미 Sick Club이 아닌 지방 정부나 중앙 정부와 봉급제에 의한 정규적인 협약[29]을 맺어 의료서비스를 제공하였기 때문에 다른 나라처럼 인두제의 전통을 만든 Sick Club과 배타적인 계약을 맺을 수가 없었다.

스웨덴은 17세기말부터 농촌지역에서 외래진료를 담당하는 구역의사(district medical officers) 망과 공공병원 망을 갖추어 무료서비스를 제공함(Fulcher, 1974)에 따라 이곳에서 일하는 의사에게는 봉급제가 적용되었다. 이리하여 스웨덴은 가난한 사람을 위한 봉급제 의료와 지불능력을 갖춘 사람을 위한 행위별수가제 의료가 구분되어 발전하였다(Glaser, 1970).

영국에서도 1949년 NHS의 도입과 함께 병원에 봉직하는 전문의에게는 봉급제가 적용되었다. 1911년에 도입한 질병보험은 개업 일반의 서비스만 급여대상으로 하여 계약의사는 인두제로 진료비를 보상받았다. 그러나 전문의들은 보험조직과 어떠한 계약관계도 없었기 때문에 개별적으로 환자가 찾아올 경우에만 진료하였다.

제2차 세계대전 이전의 전문의들은 개업한 사무실과 병원에 시간을 쪼개어 사용하였는데, 전문의 역할의 핵심은 병원과의 관계였다. 전통적으로 영국 의료제도에서 전문의는 병원 의사가 되는 것으로 여겨졌고, 개업은 일반의가 하는 것으로 간주되었다. 일반의는

어 의료서비스와 장제 서비스(burial service)를 제공하였다.

28) 1955년은 국가 법령에 의하여 전국민을 사실상 강제로 가입시키는 사회의료보험이 제정되어 의료서비스가 아니라 상병수당을 전담하였다.

29) 스웨덴은 1862년 County Council을 설치하여 지역주민들을 위한 의료서비스를 제공하였기 때문에 지방 정부가 의사들을 고용하여 봉급제로 보수를 지불하게 되었다.

환자가 입원을 필요로 하는 경우에 전문의에게 의뢰하는 방식을 택하였다. 물론 전문의도 자비부담 환자를 환자의 집이나 자기 사무실에서 진료하고 자비부담 병상에 입원시키고 별도로 진료비를 받았다.

전문의들은 높은 소득과 높은 사회적인 지위를 유지하였지만 이들에게는 진료비를 징수하는 어려움이 있었다. 전문의가 부과하는 수가는 전문의가 수행한 일의 양이나 전문의의 의료기술과는 무관한 경우가 많았으며, 과잉 부과되는 경우도 흔하였다. 그리고 수가는 전문의에 따라 크게 차이가 났으며 병원에서 일하는 젊은 수련의는 제대로 수가를 매기지 못하고 명목상의 봉급에 만족하여야 했다. 전문의가 많은 수입을 올리려면 일반의가 많은 환자를 의뢰해 주어야 하는데, 환자를 많이 모으는데 어려움을 갖는 의사는 지방 정부가 소유하는 병원에 봉급제로 고용되는 길을 택하였다. 따라서 의사에 대한 진료보수지불제도로 봉급제가 생소한 제도는 아니었다.

3) 인두제에서 행위별수가제로의 전환

민주적인 입법 절차를 갖는 국가에서 의사에 대한 지불이나 의료서비스에서 근본적인 재조직을 한다는 것은 매우 어려운 일이다. 의사협회는 의사들이 받아들이기 어려운 입법을 차단하기 위하여 정치적으로 우파나 중도파 정당과 제휴하게 된다. 경제적 이념으로 인하여 의사를 지지하지 않는 입법가들이라도 병이 나면 의사가 필요하기 때문에 의사에 대하여 반대하거나 의료서비스를 붕괴시키는 행동은 차마하지 못한다.

질병보험제도가 도입되기 이전에도 길드나 다른 조직체들이 질병금고로서의 기능을 하면서 의사와의 계약을 통하여 인두제를 택하였고 정부조직에 의하여 의료서비스를 제공하는 국가들에서는 봉급제가 중심이었으며, 자비부담자에게는 행위별수가를 택하는 것이 전형적인 형태였다.

건강보험제도나 국영의료제도가 도입되어도 초기에는 과거의 전통을 버리지 못하고 인두제를 중심으로 하되 스웨덴과 같이 지방 정부가 주민에게 무료로 서비스를 제공하던 국가에서는 봉급제를 택하였다. 그런데 초기에 인두제 방식을 택하던 국가들 가운데 일부 국가들은 의료기술이 발달하여 의사가 제공할 수 있는 서비스 종류가 늘어남에 따라 점차 행위별수가로 전환하게 되었다(Ron et al., 1990). 몇 개 국가에서 의사들에 대한 지불제도가 전환되는 사례를 살펴보기로 한다.

(1) 독 일

독일의 「질병보험법」은 1883년에 제정되었는데, 현대 의학에 대한 전문가적인 조직의 집단적인 자의식을 예상하여 정부는 법안의 제정에서 의사들과 협상하지 않았다. 이 법은 다른 나라의 의사들이 두려워하는 여러 가지 측면을 포함하고 있었다. 그 중 하나는 적용자에 대한 의료서비스를 제공하는 전적인 책임을 질병금고에 부여한 것이다. 또한 의사회가 줄곧 요구해 온 의사의 자율성과 책임성에 관한 안전장치들인 서비스 제공과 관련하여 면허받은 의사의 탁월한 위치라든가, 적용자를 치료하는 의사의 권리보호라든가, 의사와 환자간의 선택의 자유와 같은 조항이 전혀 없었다.

질병금고는 의사와의 통상적인 관계를 강화해 갔다. 질병금고는 적용자의 의료서비스 제공에 책임을 가졌으며, 보험료를 강제로 징수할 수 있었다. 의사는 질병금고에 종속되어 있었고 인두지불액은 낮게 책정되었다. 그리고 질병금고는 의사들이 적용자에게 상병수당의 지불을 위한 병가 처방을 내는 일에도 간섭을 할 정도로 의사들의 권한은 약하였다. 의사에게 지불되는 인두액은 질병금고가 일방적으로 결정할 뿐 의사 대표와의 협의가 전혀 없었기 때문에 인두액을 받아들이기 어려운 의사는 질병금고에서 해고되거나 고용이 거부되는 길 밖에 없었다.

이러한 관계에 대하여 의사의 반발이 점차 커지자 지역의사회가 이들을 대신하여 지역질병금고와 분쟁을 일으켰다. 지역의사회의 전국적인 연합체가 구성되어 개혁의 대변인 역할을 맡게 되었다. 그리하여 인두제는 점차 행위별수가제로 바뀌어 나갔다. 그러나 행위별수가가 너무 낮아 의사들의 불만이 많았다. 특히 경제공황 기간 동안의 수가는 매우 낮았다. 개개 질병금고가 의사를 독립적으로 고용하는 폐쇄형의 관계는 포기하였지만 질병금고와 계약하는 의사의 수는 제한되어 있었다. 질병금고는 여전히 경제라는 이름을 걸고 의사의 임상적인 결정에 간섭을 하였다. 질병보험에서의 고질적 문제는 의사 진료비를 지불할 가용 재정이 제한되어 있다는 점이다. 이러한 제한된 가용 재정으로 의사 진료비, 병원 입원비, 약값, 장애(상병으로 인한)수당까지 지급해야만 되었기 때문에 의사 진료비에 대한 억제는 불가피하였다.

이에 의사들은 진료비에 대한 불만이 쌓였으며 질병금고와 의사간의 반목이 심해지자 1920년대에는 의사조직이 주(州) 단위로 만들어져 질병금고와 총액을 계약하는 방법의 지불제도가 택하여졌고, 1931년 법 개정에서 이러한 간접적인 지불방법이 명시되었다. 그리고 보험의사협회가 1933년 독일의 바이마르 공화국과 나치 정부의 법령에 의하여 공식적으로 만들어졌다. 보험의사협회의 출현과 동시에 의사의 위상에 대한 문제가 해결되었다. 이제 의사는 질병금고에 고용된 신분이 아니라 피보험자의 의료서비스를 보장하기 위한 협력자의 관계가 되었고 오히려 의사협회는 사회보장하의 의료를 제공하는데 있어서 책임과 권한을 갖는 조직이 되었다.

주 의사회는 질병금고연합회로부터 받은 진료비 총액을 자율로 배분할 권리가 생기자 회원들에게 행위별수가제로 진료 실적에 따라 지불하는 계기로 삼았다. 그리고 1955년 독일 연방헌법재판소가 자유계약의 금지는 위헌으로 판결함에 따라 의사는 질병금고와 자유계약에 의하여 보험환자를 진료할 수 있었으며, 면허를 취득한 의사는 어떤 지역에 있는 환자도 진료할 수 있게 되었다.

(2) 프랑스

프랑스 질병보험의 역사는 의사들이 불합리한 입법을 막고 민주적인 운영이 가능토록 한 대표적인 사례라 하겠다. 전통적으로 프랑스 의사들의 진료처는 개인 진료실(의사의 가정집을 활용하기도 함)이거나 아니면 왕진을 통한 환자의 집이었다. 그리고 입원도 의사 개인 진료실에 적합한 형태로 이루어져 최근까지도 다른 나라 같으면 입원해야 할 환자도 프랑스에서는 환자가 자기 집에서 진료를 받을 수 있었으며 병원에는 집이 없는 사람이나 주거조건이 극히 나쁜 사람만 입원하였다. 프랑스 의사는 주로 자본가 계층에서 배출되었으며 다른 직업에 비교하여 생활조건이 좋았고, 직업적인 만족도가 높으며, 안정적이며, 사회적인 지위도 높았다.

이러한 역사적인 배경 속에서 프랑스 의사는 자본가적인 이념을 발전시켰고 그에 부합하는 행동원칙을 만들어 내었다. 기본적인 원칙은 환자는 의사를 선택할 권리가 있고 의사는 어떠한 환자라도 받아들일 의무(보험환자만 받아야 한다는 식의 통제는 없었음)가 있었다. 이것은 프랑스의 다른 직업 분야에서도 이루어지는 판매자와 구매자간의 지불관계와 동일하였다. 많은 프랑스의 의료계 지도자들은 의사의 자유개업과 행위별수가에 의한 지불을 당연시하였다. 19세기 농촌지역의 의사와 근로자 지역의 의사들이 질병금고와 유사한 조직과 인두제 계약을 맺었었다. 그러나 도시지역의 성공한 의사들은 환자들에게 진료비를 행위별수가로 직접 받았다.

19세기 말 프랑스에서 처음으로 의료연합(medical syndicate)이 설립되었을 때도 이들은 자유의료이념을 신봉하였는데, 이것은 당시 경제적 자유의 분위기가 반영된 것이다.

의료연합은 의료서비스에 대한 행위별수가의 표준을 만들었고 이것이 보편화되어야 한다는 신념이 확고하였다. 질병보험과 관련하여 1928년에 법안이 마련되었는데, 여기에 제시된 두 가지 조항이 의사연합회의 반대에 직면케 되었다. 하나는, 질병금고가 진료비를 의사에게 직접 지불하거나 혹은 환자에게 지불하는 것을 선택토록 하는 것이었으며, 다른 조항은 질병금고가 지역의사회와 합의된 수가표의 80~85%를 지불하도록 함으로써 질병금고가 진료수가 결정에서 목소리를 높일 수 있게 한 것이다.

「질병보험법」이 효력을 갖기 전에 의사들을 회유하기 위하여 1930년 법안을 수정하게 되었는데, 그 내용은 질병금고가 진료비를 의사에게 지불하는 것이 아니라 환자에게 질병금고가 정한 수가표에 따라 지불하되 의사는 질병금고의 수가표에 얽매일 필요가 없도록 하였다. 결국 프랑스의 「질병보험법」은 정부가 환자에게 보조금을 주는 형태로 귀착되어 다른 국가에서 보기 어려운 형태로 되었다. 이 제도 하에서는 환자는 공식수가(tariff)의 80%를 질병금고로부터 상환받도록 하고 있었다. 의사는 공식수가를 무시하였는데, 의사가 부과하는 수가는 공식수가보다 높았다.

제2차 세계대전이 끝난 후 1945년의 법령에 의하면 공식수가는 지역의사연합회와 질병금고간의 협약에 의하여 결정되고 환자는 수가의 80%를 상환받도록 하였다. 만약 지역에서 협정이 이루어지지 못하면 중앙의 국가수가협정위원회(중앙 의사협의회, 질병금고, 노동부로 구성)에서 결정토록 하고, 의사는 특별한 경우가 아니면 공식수가에 적용을 받도록 하였다. 의사가 특별히 유능하거나, 환자가 특별히 부유하거나, 다른 특별한 이유가 있으면 공식수가에서 벗어날 수 있게 하였다. 이럴 때, 질병금고는 공식수가의 80%만 부담하기 때문에 공식수가보다 높게 받는 부분은 전액 환자부담이 되었다.

(3) 벨기에

의회 민주주의가 발달한 국가에서는 잘 조직된 의사단체의 힘이 강하다는 것이 벨기에에서 입증된다. 벨기에는 유럽 국가들 가운데 비교적 일찍 1894년 상호공제조합에 의한 질병보험을 시작하였다. 벨기에는 다른 유럽 국가와는 달리 의사들에게 자율이 주어져 진료비를 청구하는데 따른 표준화나 강제력은 사용할 수가 없었다.

「질병보험법」은 피용자 계층에 대해서는 강제 적용을 규정하였고 질병금고가 제공하는 보험급여의 내용과 수급 절차에 대하여 규제하였다. 그러나 의사들에게 수가 설정에 대한 자유를 완전히 허용하였다. 질병금고는 진료비 지불에서 제3자 지불방식을 택하지 않고 환자는 진료비를 의사에게 지불하고 이를 질병금고로부터 상환받는 상환제 방법을 택하였다.

1963년 말 벨기에는「건강보험법」을 개정하여 의사들에게 수가표를 강제적으로 따르게 하였다. 그러나 진료비 지불의 상환제도는 그대로 유지하였다. 의사들은 이 법안에 반대하여 파업과 함께 국외로 빠져나가는 일이 속출하였다. 이에 정부는 국경을 봉쇄하고, 의사의 2/3를 군으로 징집하여 병원에 강제 근무시키고, 몇몇 의사는 진료 거부를 이유로 기소하는 등의 강경책을 사용하였지만 실패하고 1964년 법안을 개정하게 된다.

1964년 개정된 법의 내용을 보면 진료비 청구와 진료보수의 표준화를 명기한 건강보험에 의사들이 동참하며, 수가협정은 지역 의사들의 60%만 찬성하면 성립시키되 의사들이 원치 않으면 수가의 적용을 받지 않을 수 있게 하였다. 질병금고와 의사단체가 협상으로 정하는 낮은 수가에 동참할 의사들은 명부에 등재하고 그렇지 않는 의사들은 환자가 동의하면 높은 수가를 부과할 수 있게 하였다.

4) 의사에 대한 지불제도 현황

의사에 대한 유럽 국가들의 지불제도를 요약하면 [표 4-1]과 같다. 먼저 개업한 1차 의사의 지불제도를 보면 많은 수의 국가들이 행위별수가제를 택하고 있다. 봉급제를 택한 국가는 아이슬란드에 한정되고 있다. 인두제만 택하고 있는 국가는 헝가리, 폴란드, 슬로바키아와 같은 구 공산국가와 SSN을 도입한 이탈리아 등 4개국에 국한되고 있다. 오스트리아, 체코, 덴마크, 네덜란드 및 노르웨이는 행위별수가제와 인두제를 병용하고 있다. 덴마크의 경우, 개업의사 진료비의 70%를 행위별수가제로 30%는 만성질환관리 등을 위하여 인두제로 지불하고 있다. 핀란드, 스웨덴 그리고 영국은 봉급제, 인두제, 행위별수가제를 혼용하고 있다. 스웨덴의 경우 1차 의료는 진료소(primary health care center)에서 담당하는데 County에 따라 소속된 의사에 대한 진료비 지불방법이 다른 특징이 있다.

전문의에 대한 지불제도는 국가의 병원시스템과 관계가 있다. 대부분의 국가들은 우리나라와 같이 의사가 병원에 상근하는 폐쇄형 구조이지만 캐나다, 네덜란드, 벨기에, 룩셈부르크의 경우는 병원이 개방형이 되어 전문의는 병원 외부에서 개업을 하고 있기 때문에 전문의는 외래뿐만 아니라 입원의 경우에도 행위별수가로 진료비를 받고 있다[30]. 4개

30) 네덜란드와 벨기에의 일부 병원은 폐쇄형으로 되어 있어 폐쇄형 병원의 전문의는 병원에서 봉급제로 환자를 진료한다.

국가를 제외한 국가들의 전문의들은 입원 환자에 대해서 월급제로 보수를 지불받는다[31].

[표 4-1] 유럽 국가들의 의사에 대한 진료비 지불제도

국 가	1차 진료의사	전문의 외래진료	전문의 입원진료
오스트리아	FFS/Cap	FFS	Salary
벨기에	FFS	FFS	FFS*
캐나다	FFS	FFS	FFS
체코	FFS/Cap	FFS/Salary	Salary
덴마크	FFS/Cap	Salary	Salary
핀란드	Salary/Cap/FFS	Salary	Salary
프랑스	FFS	FFS	Salary
독일	FFS	FFS	Salary
헝가리	Cap	Salary	Salary*
아이슬란드	Salary	FFS	Salary
이탈리아	Cap	Salary	Salary
룩셈부르크	FFS	FFS	FFS*
네덜란드	FFS/Cap	FFS	FFS
노르웨이	FFS/Cap	FFS/Salary	Salary
폴란드	Cap	FFS/Salary	Salary
슬로바키아	Cap		Salary
스웨덴	Salary/Cap/FFS*	Salary	Salary*
스위스	FFS	FFS	Salary*
영국	Salary/Cap/FFS	Salary	Salary

주 : Cap = capitation, FFS = fee-for-service
In-patient specialist가 salary로 진료비를 받는 나라는 병원이 폐쇄형이며, FFS로 된 국가는 미국처럼 개방형으로 전문의들이 병원 외부에서 개업을 하고 병원과는 계약을 통하여 환자를 입원시킴.
Out-patient specialist에서 전문의가 개업을 하면 FFS로, 병원에 봉직하면 salary를 받음.
Poland 외래 전문의사의 약 반은 우리나라와 같이 자유개업을 하며, 나머지 반은 병원 봉직의임.
* OECD Survey 자료를 필자가 보완한 내용임.
출처 : Paris, Devaux and Wei(2010).

31) 앞의 제2절에서 설명한 봉급제는 보험자와 의료기관과의 진료비 지불방법에 관한 것이고, 여기서는 의료기관과 의사간의 보수지불에 관한 것이기 때문에 독자들은 구분을 할 수 있어야 한다.

전문의 외래진료비에서도 많은 수의 국가(12개)가 행위별수가를 채택하고 있다. 그 중에 3개 국가(체코, 노르웨이, 폴란드)는 월급제를 병용하고 있다. 월급제만 채택한 국가는 덴마크 등 6개 국가가 있는데 이들은 병원에서 입원과 함께 외래진료를 하고 있다. 일본과 한국은 보험자가 개업의사든 병원이든 행위별수가로 진료비를 지불하지만 개업한 의사의 경우에는 1차 진료든 입원환자든 행위별수가가 그대로 적용되고, 전문의나 일반의(GP)가 병원에 봉직의로 근무하는 경우에는 외래나 입원을 구분하지 않고 월급제로 보수를 받고 있다.

3. 병원에 대한 지불제도의 변천

1) 병원의 발전과 구조

병원의 출발은 이미 앞에서 살펴본 바와 같이 가난한 사람들을 위한 자선적 보호소였다. 따라서 초기에는 병원 운영을 위한 비용이 그렇게 많이 소요되지 않아 운영비를 스스로 조달하였는데, 특히 현금 소요가 많지 않았다. 간호인력[32)]이나 다른 병원 근로자들은 병원에서 살았으며, 식량과 땔감은 병원이 소유하고 있는 토지에서 조달하였고, 의복은 병원이나 교구의 작업장에서 만들어 입었다. 병원에 근무하는 인력에 대한 임금은 이러한 물질적인 것과 현금으로 구성되었었다(Glaser, 1987).

초기 병원(자선적 보호소)에서는 환자(혹은 수용자) 가운데 상태가 좋은 사람은 병원 일을 도왔기 때문에 환자와 병원 근무자 간의 정확한 구별도 어려웠다. 그리고 완치된 환자도 집이 없거나 특별한 연고가 없는 경우에는 병원에서 일하거나 아니면 병원이 소유한 작업장이나 농장 등에서 일을 하였다. 그리고 중세 이전까지 병원은 특별한 회계장부도 없이 메모 형식으로 병원의 자산, 수입, 비용을 기록하는 수준이었다(Glaser, 1987).

중세시대에도 여전히 병원은 가난한 사람들을 수용하기 위한 곳으로 주로 가톨릭 교구에서 자선기부금으로 운영하는 곳이 많았다. 간호업무는 수녀들에 의하여 수행되었고 의사는 병원 밖에서 개업하고 있으면서 필요한 경우에 무료 봉사로 일을 하였다(Coyne and Roemer, 1987). 병원비용은 식품, 의약품 및 다른 물품비였다. 병원이 다른 추가비용을 필요로 할 경우 지방정부가 지원을 하였다. 병원 재정은 환자의 치료보다는 병원이

32) 이 당시 간호인력이란 면허 간호사가 아니라, 병원에서 일하는 일반 인력(남・여 구분 없음)이 간호활동을 하거나 가톨릭교회의 수녀들이 봉사 차원에서 일하는 수준이었다.

라는 기관을 운영하는데 주로 사용되었다[33](Sand, 1952). 대부분의 병원들은 경제적으로 불안정하여 재정이 허용하는 한계 안에서 환자를 입원시킬 수 있었다. 이러한 상황은 19세기 말까지 지속되었다(Coyne and Roemer, 1987).

세균학, 방부소독법, 마취술과 함께 의과학의 획기적인 발전은 병원의 성격과 의미를 바꾸게 만들었다. 교회, 정부 또는 사회단체(association) 등에 소속되어 가난한 사람들을 수용하던 시설에 지나지 않았던 병원이 개인의사의 왕진진료를 받던 부유한 사람들이 입원하기 위한 개인 병실로 점차 바뀌기 시작하였다(Coyne and Roemer, 1987). 전통적으로 자영업에 속하였던 의사들은 초기 수세기 동안에는 병원 밖에서 개업하여 환자의 집을 왕진하여 진료를 하였다. 19세기 이전까지 병원에 속한 인력은 간호인력, 잡일꾼, 노동자 등이었고 의사는 자원봉사로 병이 난 수용자를 돌보는 것이었다.

병원이 등장한 초기의 수세기 동안, 병원은 감염병 수용소 내지는 부랑인 집합소였기 때문에 전속 봉직 의사는 없었다. 병원은 효과적인 치료처라기 보다는 격리소에 가까웠기 때문에 의사를 유효하게 사용할 수가 없었으며 의사에게 충분한 보수를 지급하기도 어려웠다. 그래서 병원은 의사가 필요할 때 인근에 개업하고 있는 의사들로부터 몇 시간씩 무료 봉사 형태로 도움을 받을 수 있었다. 감염병이 유행하면 시 당국에서 의사를 일시적으로 고용하여 수용된 환자를 돌보게 하는 정도였다. 따라서 이 당시는 병원이 개방형의 모습을 갖추었다(Glaser, 1987).

그 뒤 의료기술의 발전으로 병원이 자유개업 의사들이 갖추지 못한 시설이나 장비를 갖추게 되자 병원은 의사들의 현대적인 기술을 습득하는 장소로 변하였다. 많은 전문 의사들은 병원에서 무료로 일해 주고 대신에 병원의 현대적인 장비 이용을 통하여 새로운 기술을 습득할 수 있게 되었다. 20세기에 들어와서 의사는 병원에 수용된 환자를 무보수로 치료해 주는 대신에 자신의 의원에 온 환자를 병원 시설을 이용하여 돈을 받고 치료해 주는 교환의 방법으로 나아갔다. 즉, 의사들은 병원에서 1주일에 몇 시간씩 무보수로 일해 주는 대신에 병원을 사용할 수 있었고, 자기 환자를 병원에서 돈을 받고 치료함으로써 소득을 유지하는 형태로 자유기업형의 의사가 존재할 수 있었다. 그리고 몇몇 국가의 병원에서는 이렇게 일하는 의사에게 정당한 소득에 해당하는 보수를 지불하는 것이 아니라 그들의 봉사에 대한 사례금 수준의 답례 정도로 기여한 시간에 대한 보상을 하였다(Glaser, 1970).

33) 당시 의료기술이 보잘 것이 없었기 때문에 병원은 치료업무보다는 수용이 주 목적이었다.

점차 의료서비스가 복잡해지고 비용이 높아지면서 의사들 가운데 병원을 소유하거나 병원을 관리할 수 있는 사람이 생기면서 자유기업적인 의료와 통합될 수 있게 되었다. 그런데 이것은 의사가 높은 진료비를 지불할 능력이 있는 환자를 충분히 확보할 때 가능하였다. 대부분의 국가에서 민간영리병원(또는 의원)이 20세기에 등장하였는데, 이들 병원은 전문의가 소유하여 부유한 환자를 확보하였다. 부유한 국가들일수록 이러한 민간영리병원이나 의원의 수가 많았다.

다만, 이 당시에도 의과대학에서 일하는 의사들은 연구의 일환으로, 그리고 학생 교육의 일환으로 병원 환자를 돌보기도 하였는데, 이것이 일반적 추세는 아니었다. 그러다 19세기에 들어 유럽지역에서는 의과대학 병원들이 점차 폐쇄형 구조로 전환되었다. 그리고 도시지역의 비영리병원들은 최소 1명의 의사를 전임의사를 두게 되었으며, 병원이 발전하여 여러 전문과를 두게 될 경우 각 전문과 마다 최소 1명의 전임의사를 두는 형태로 발전하면서 점차 폐쇄형 구조로 변환되어 갔다.

그러나 많은 비영리병원들에 있어서 각 전문분과의 책임자는 병원과 계약을 맺어 병원 밖에서 개업을 하였고 병원 전임의사들은 주로 수련의들로 구성된 개방형 형태를 보였다. 이러한 형태는 2차 세계대전 직후까지 유럽 각국에서 흔히 볼 수 있는 모습이었다. 1960년대에 이르러 도시지역의 병원들은 지역사회의 많은 의사와 구분하여 전임의사를 갖는 폐쇄형 병원이 되었다. 그러나 농촌지역에서는 전문의사를 구하기가 어려워 여전히 개방형 병원제도를 택하고 있었다(Glaser, 1987).

특히 1960년대 들어 병원들이 새로운 장비들로 재정비됨에 따라 전문분과의 책임급 의사들도 개인 진료실보다는 병원을 선호하여 폐쇄형으로 발전하는 계기가 되었다. 이러한 과정에서 몇몇 국가는 전임의사들이 병원 밖에서 개인 환자를 보는 것을 허용하기도 하였다[34]. 유럽 대부분 국가들의 병원이 폐쇄형으로 전환되었지만 아직도 네덜란드, 벨기에, 룩셈부르크는 개방형을 택하고 있으며 미국과 캐나다도 개방형을 택하고 있다. 폐쇄형 병원의 경우 의사에 대한 보수는 병원이 봉급을 주는 방법을 택하게 된다. 반면 개방형 병원의 경우 의사에 대한 진료비 지불은 병원과는 별개로 보험자나 정부가 통상 행위별수가로 지불하고 있다.

34) 우리나라도 1950년대에는 국립대학병원의 일부 교수들이 박봉을 이유로 대리의사를 두고 개업하는 사례가 있었으나, 1961년 군사정부가 불법으로 단속하자 국립의과대학 교수들이 이직하는 사태가 발생하여 이것이 '특진료'라는 제도가 등장하는 계기가 되었다(이규식, 양명생, 지영건, 2010).

2) 병원에 대한 자본비용의 지불

20세기에 이르기까지 병원에서는 특별한 장비가 소요되지 않았기 때문에 병원 자본은 주로 건물에만 한정되는 매우 단순한 형태였다. 병원 자본이 단순한 것과 같이 병원의 자본 조달방법도 단순하여 교회나 지방 정부가 건물을 건축하거나 자선가의 기부금으로 병원이 건축되기도 하였다. 그러나 20세기 들어 의과학의 발전으로 새로운 기계나 장비들이 필요해졌고 이에 따라 병원 건물도 새롭게 개보수하거나 확장할 필요가 생겨 대규모의 자본을 필요로 하게 되었다. 의과학의 발전이 급속적인 만큼 모든 나라에서는 단기간에 새로운 자본을 찾아야 하는 압력이 가중되었다(Glaser, 1987).

많은 병원들은 소유한 토지나 부동산을 매각하여 자본비용을 조달하는 방법을 택하였다. 의과학의 발전이 신규 자본의 필요성을 증대시키는 데 반하여 자선 기부금은 줄게 되었다. 특히 두 차례의 세계대전과 인플레이션과 디플레이션이라는 경기변동의 반복으로 부유층의 수가 줄어들었고, 과세 후 소득도 줄어들어 기부금 또한 줄어들었다. 반면에, 일반 대중들의 소득은 향상되어 소액 기부자의 수는 늘었지만 이것으로 병원이 필요로 하는 신규 자본의 조달에는 한계가 있었다.

병원이 자체 부동산을 매각하여 새로운 자본을 조달하는 것도 한계가 있었으며, 종교단체나 교회도 전쟁과 몇 차례의 경기변동으로 새로운 자본의 조달원이 될 수 없었다. 제2차 세계대전 이후 새로운 재정 조달원천으로 등장한 것이 주민에 대한 징세권(徵稅權)을 갖고 있는 지방 정부나 주(州)정부였다(Glaser, 1987).

대부분의 유럽 국가들은 지방 정부가 병원의 자본비용을 조달해 주는 형태였는데, 몇몇 국가에서는 중앙 정부도 하나의 재정 조달원천이 되었다. 미국이나, 캐나다, 독일과 같이 많은 병원들이 민간소유로 된 국가에서도 중앙 정부는 큰 역할을 하였다[35]. 캐나다와 독일은 중앙 정부가 주 정부를 통하여 병원에 자본비용을 조달하였지만 미국은 연방정부가 직접적으로 의료자원이 부족한 지역의 병원에 대하여 자본비용의 일부를 제공하였다(Glaser, 1987). 독일이 병원에 대하여 자본비용을 지불하게 된 것은 1972년부터인데 제2차 세계대전으로 의료의 하부구조인 병원이 파괴되어 인프라 부족을 해결하기 위하여 시작하였다(Busse and Blümel, 2014).

35) 미국은 「Hill-Burton 법」을 통하여 연방 정부가 의료취약지에 병원건립이나 장비구입에 지원을 하는 형태이며, 캐나다는 병원에 대해서 정부의 예산을 할당하는 방식을 통하여 공공병원, 민간병원 구분 없이 진료비를 지불하는 형태이다.

영국은 NHS 도입을 통하여 아예 병원의 소유권을 중앙 정부가 갖고서 자본비용을 조달하였다. 정부(지방이든 중앙이든)가 자본비용을 지원하는 경우 정부는 지역 단위로 의료계획을 수립하고 이에 따라 규제와 함께 지원도 하게 된다. 따라서 병원에는 규제가 지원과 교환되는 형식이 되었다. 현재 서유럽 국가들에서 병원에 대한 자본비용의 조달방법을 요약하면 [표 4-2]와 같다.

[표 4-2] 서유럽 국가들의 병원 자본비용 조달방법

국가	병원의 소유주	자본비용 조달	의료 분야 계획
캐나다	주 정부 또는 지역사회	주 정부가 별도 계획에 의하여 배정	주 정부의 책임하에 계획
영국	중앙 정부(NHS)	NHS가 별도 계획에 의하여 배정	민간병원을 제외한 모든 병원이 중앙 정부 소유이기 때문에 중앙 정부가 총괄 계획하며 지역 및 구역보건당국이 자기 지역의 의료계획을 함
프랑스	병상의 70%가 지방 정부 소유, 나머지는 민간 소유	자본비용은 1일당 부동산 할부 상환방식으로 보상됨. 재정적자는 중앙과 지방 정부의 보조금을 통해 조달	병원분야는 지역계획 및 국가계획의 대상이며, 중앙 정부가 의료계획을 통하여 병원시스템을 장악
네덜란드	민영화	DBC의 A영역에 자본비용을 포함	중앙 및 지역 단위 의료계획
스웨덴	지방 정부 (County Council)	지방 정부가 자본비용을 별도 책정	지방 정부에서 지역 단위로 계획. 국가적 의료계획은 없음
핀란드	지방 정부	별도책정 : 지방 정부와 중앙 정부의 보조금으로 조달	중앙 정부의 국가 의료계획시스템. 중앙 정부의 보조금이 효과적으로 병원시스템을 통제
독일	지방 정부, 종교재단 및 개인(주로 의사)	연방 및 주 정부의 보조금(단기장비) 및 특별신청금(구조, 장기장비)	자본 투자는 주 정부의 병원계획을 토대로 주 정부의 승인을 통하여 조달
일본	병상의 60%가 민간 소유 (대부분 의사나 단체). 나머지는 공공소유	자본비용은 행위별수가지불을 통해 충족	모든 시설은 의료공급법에 의하여 허가됨. 병원설립허가권은 도도부현 정부에 속함

주 : 원 자료에서 네덜란드와 독일은 최근의 개혁 내용을 반영하였으며, 미국은 제외시킴. 표에 등재한 국가이외 벨기에와 그리스는 공공 및 민간병원에 대하여 자본비용을 별도 보상하고 호주는 공공병원만 자본비용을 별도 보상함.

출처 : Reinhart(1987), OECD(2013)

3) 병원에 대한 지불제도의 변천과 현황

초기 단계의 병원은 의료적인 기능 보다는 구호 차원의 격리기능이 강하여 뚜렷한 지불제도를 찾기 어렵다. 또한, 병원들이 교회나 지방 정부 등에 의하여 주로 운영되었기 때문에 수용된 환자가 별도의 지불을 하지도 않았다. 병원은 소유 부동산을 임대해 주거나 소유한 땅을 경작하고 소유한 땅에서 가축을 길러 여기서 생산되는 생산물을 판매하는 등으로 재정을 조달하였다. 그리고 환자들의 부담은 극히 일부에 지나지 않았는데, 그 내용은 환자들이 병원에 입소하면서 가지고 온 물건의 판매대금이었다(Glaser, 1987)[36].

19세기에 들어오면서 병원은 점차 현금이 필요하게 되었고 경상운영비의 조달을 위하여 환자에게 비용을 부담시키는 형태로 변하여 갔다. 1853년 프랑스 공공병원의 수입구조를 보면 환자 부담이 병원 전체 수입의 20.6%를 차지하였고 이것이 점차 증가하여 1908년 27.6%, 1922년 35.0%, 1951년에는 71.4%에 이르게 된다(Glaser, 1987).

환자의 부담이 증가되면서 병원에 대한 진료비도 질병보험에서 지불하게 된다. 질병보험이 등장하기 이전에도 몇몇 동종조합에서는 교회가 건립한 병원과 유대를 갖고 병원진료비를 부담하기도 하였다. 17세기에서 18세기에 이르면서 동종조합은 점차 사라지고 산업혁명을 전후하여 상호공제조합 또는 우애조합을 구성하게 되었으며 이것이 발전하여 질병금고로 된다.

19세기에 들어 일부 상호공제조합들이 가정에서 치료가 어려운 환자에 대하여 병원진료를 인정하여 진료비를 지불하게 된다. 그러나 1900년대 초반까지만 하여도 상호공제조합이나 우애조합들은 재정이 빈약하여 병원서비스는 보험급여에 포함하지 못하고 주로 개업 일반의 서비스만을 보험급여로 하고 있었다. 병원에 대한 진료비의 지불은 상호공제조합이 질병금고로 전환된 이후에 본격적으로 이루어졌는데 방법은 상환제가 아니라 제3자 지불방법으로 이루어졌다(Glaser, 1987).

보험자가 병원에 진료비를 지불하는 방법은 일당진료비, 예산제, 행위별수가 내지는 항목별수가제, 건당진료비 제도가 있다. 유럽의 건강보험 국가들은 대체로 초기에는 일당진료비제도를 택하였다. 일당진료비의 전통은 18세기에서 19세기 사이에 확립되었는데, 당시의 병원들은 환자를 재워 주고 격리하는 기능만 있었기 때문에 서비스 항목별 수

---

36) 1450년의 프랑스의 한 병원의 수입구조를 보면 임대료가 23.1%, 병원소유 농장의 생산물 판매대금(밀, 포도주, 기타곡물, 가축, 목재 등)이 75.6%, 환자의 물건 판매대금이 1.4%에 이르고 있었다(Glaser, 1987).

가나 행위별수가제는 생각할 수도 없었다(Glaser, 1987).

건강보험제도 도입 초기에 일당진료비제를 채택하고 있는 국가들이 오늘날에는 크게 바뀌었다. 1980년대까지도 대부분의 유럽 국가들은 두 가지 형태로 병원진료비를 지불하였다. 첫째, 영국이나 스웨덴과 같이 조세로 의료보장재원을 조달하는 국가들에서는 예산할당제가 채택되었다. 그리고 중앙 정부의 조세로 의료재정을 조달하는 이탈리아는 민간병원에 대해서는 일당진료비제도를 유지하고 있었다. 둘째, 독일과 같은 건강보험국가에서 자본비용은 정부(중앙 또는 지방 정부)나 보험자 단체가 직접 병원 단위로 필요한 금액을 평가하여 지불하고 경상운영비는 병원이 환자를 진료한 후에 일당진료비로 질병금고에 청구하여 보상받았다. 프랑스는 건강보험방식의 국가이지만 공공병원은 예산제를, 민간병원은 일당진료비제도를 택하고 있었다.

1990년대부터 시작된 의료개혁으로 서유럽 국가들의 병원에 대한 진료비 지불방법은 크게 바뀌었다. 다만 건강보험국가에서 자본비용을 [표 4-2]와 같이 별도 지불하는 것은 변하지 않고 그대로 있다. 먼저 조세로 의료를 보장하는 영국은 예산할당제가 병원의 비효율[37]을 발생시키는 원인이 됨을 알고 예산할당의 일부를 DRGs 방식의 일종인 PbR 방식을 도입하여 중증 진료를 많이 하는 병원에는 예산이 더 많이 배정되도록 하였다. 그리고 건강보험국가들은 일당진료비제도가 병원에서 입원일수를 늘리도록 하는 등의 비효율[38]을 야기하는 원인임을 깨닫고 일당진료비제도를 DRGs로 바꾸었다. 서유럽 국가들의 병원에 대한 지불제도를 요약하면 [표 4-3]과 같다.

미국은 처음부터 건강보험제도가 없었던 관계로 1930년대까지 행위별수가 형태의 관행수가제(customary, prevailing, and reasonable fee) 내지는 서비스 항목별수가제를 택하였다. 1941년 미시간 주의 블루 크로스(Blue Cross)에서는 정교한 회계를 기초로 하여 실제 비용을 지불하는 방법을 택하다 1946년에는 항목별수가제로 다시 바꾸게 된다. 그런데 1940년경 필라델피아 지역에서는 진료비 지불의 단순화를 위하여 일당진료비제도가 검토되어 동부지역의 대부분 주에서 일당진료비제도를 병원 진료비 지불제도로 택

37) 병원에 대하여 예산할당제를 사용하면 병원은 예산을 적게 사용하기 위하여 중증환자는 가급적 큰 병원으로 후송조치하고, 입원된 환자를 조기 퇴원시키며, 비용이 많이 들어가는 환자의 진료를 기피하는 문제가 있다.

38) 일당진료비제도를 택하게 되면 병원은 입원 환자를 가급적 장기 입원시키고자 한다. 입원 초기에는 많은 비용이 소요되나 입원이 오래되면 식대 외에는 별로 비용이 들어가지 않기 때문에 장기 입원이 병원이 수지를 맞추는데 유리하게 된다.

[표 4-3] 유럽 국가의 병원지불제도(2008년 기준)

국가	전체 의료비 중 병원지출 비율(%)	인구 1인당 병원 지출(US PPP)	병원지불제도
오스트리아	38.8	1,393	DRGs(47%), 비용토대상환제(48%)
벨기에	31.2	1,147	건당 지불(45%), 수술별 지불(41%), 의약품 지불(14%)
체코	45.8	796	총액예산제(75%), 건당(15%), 수술별(8%)
덴마크	46.2	1,567	총액예산제(80%), DRGs(20%)
에스토니아	46.5	563	건당지불
핀란드	35.3	1,010	DRGs(21개 진료권역 중 13개 권역에서 실시)
프랑스	35.0	1,259	DRGs
독일	29.4	1,061	총액예산제(자본비용), DRGs(경상비용)
헝가리	33.1	463	DRGs
아이슬란드	40.6	1,363	총액예산제
룩셈부르크	33.4	1,322	총액예산제
네덜란드	37.0	1,378	예산제(66% 고정비용), DBC(34% 경상비용) '09년 기준
노르웨이	38.2	1,613	총액예산제(60%), 수술별 지불(40%)
폴란드	34.5	391	DRGs
포르투갈	37.5	796	총액예산제
슬로바키아	26.7	442	DRGs
슬로베니아	41.6	918	총액예산제, 건당지불제도
스페인	39.8	1,117	항목별 예산(line-item budget)
스웨덴	46.9	1,545	총액예산제, DRGs(55%)
스위스	35.1	1,567	총액예산제, DRGs(Canton의 2/3)
영국	n/a	n/a	총액예산제(30%), PbR(70%)

주 : DRGs제도는 각 국가마다 명칭이 다른 경우가 많으며, DRGs분류도 각 국가의 의료체계에 부합되도록 조정되어 사용하고 있음

출처 : OECD Health Statistics 2010 ; Cylus and Irwin(2010)을 필자가 일부 조정하였음

하게 되었다(Coyne and Roemer, 1987).

미국은 이미 1922년 병원협회가 주도하여 병원표준회계를 개발하였으며 1966년경에는 표준회계법이 여러 차례의 수정을 거쳐 수많은 병원들에 의하여 사용되기에 이르렀다. 1966년에 도입된 Medicare와 Medicaid[39]에서는 병원의 표준회계를 기준으로 하여 병원진료비를 서비스 항목을 토대로 합리적인 비용으로 산정하여 지불하는 비용토대상환제

도를 택하게 되었다. 비용토대상환제도가 병원들로 하여금 비용최소화 유인을 없앤다는 문제가 제기됨에 따라 Medicare에서는 1983년 10월부터 DRGs제도로 전환하였으며, 그 뒤 Medicaid 및 일부 민영의료보험에서도 DGRs를 채택하고 있다(Bielby, 2010).

4. 통합의료와 묶음형 지불(bundled payment)[40)]

미국의 관리의료에서 시행하고 있는 통합의료는 의사서비스와 병원서비스를 통합하여 제공하고 있어 지불도 통합적으로 이루어져야 한다. 그러나 통합의료를 하면서 의사에 대한 지불은 행위별수가로 병원에 대해서는 DRGs로 분리된 지불방식이 되어 통합의료 발전에 한계점으로 지적되고 있다. 따라서 통합의료에 적합한 새로운 지불방법의 하나로 묶음형 지불이 모색되고 있다. 묶음형 지불은 1984년 Texas Heart Institute에서 뇌혈관질환 수술 환자에게 의사서비스와 병원서비스를 제공하고 통합된 단일 방법의 진료비를 적용함으로써 시작되었다. 이러한 단일 진료비가 바로 묶음형 지불인데 이 방법을 적용함에 따라 의료서비스의 비용을 낮출 수 있었고, 의료의 질은 향상시킬 수 있어 주목을 받았다.

그 이후 다양한 시범사업이 이루어졌는데[41)] 가장 유명한 시도는 2006~7년간 Geisinger Health System에 의한 ProvenCare Model이다. 이 사업은 단일의 증상(episode)에 대하여 수술 전 진료, 수술과 입원, 수술 후 진료를 모두 포함하는 90일 동안의 진료비를 정액의 묶음형 진료비 방식을 적용한 117명의 환자와 전통적인 진료비 방식(의사에게는 행위별수가, 병원에는 DRGs)을 적용한 137명의 환자 간의 진료성과를 비교하는 연구였다. 연구결과는 2007년 후반기에 발표되었는데, 의사진료비와 병원진료비를 따로 적용한 전통적 지불방법에 비하여 묶음형 진료비를 적용한 환자의 재원일수가 단축되었고, 재입원율도 떨어졌으며, 퇴원 후 집으로 돌아갈 확률이 높아진 것으로 나타났다. 묶음형 지불

---

39) 「사회보장법」의 개정은 1965년에 이루어져 Medicare와 Medicaid 입법이 이루어졌으며, 도입은 1966년에 이루어졌다.

40) 이 부분은 Wikipedia(2018), Revcycleintelligence.com(2018)을 참고하여 작성하였다.

41) 1987~89년간 미시간에 있는 정형외과의사, 병원(Ingham Regional Medical Center) 그리고 HMO가 참여하여 묶음형 지불방법이 시범적으로 실시되었다. 시범 운영 결과를 보면 HMO는 전체 비용이 절감되었고, 병원과 의사의 수입은 증가하였다. 1991~96년간에는 Medicare에서 심장우회 수술에 대한 묶음형 지불 시범사업을 실시하여 의료의 질은 큰 변화가 없었으나 비용은 절감되었다는 것을 입증하였다.

방법의 이러한 성과를 바탕으로 2008년 Medicare 지불제도자문위원회는 묶음형 지불제도에 대한 시범사업(pilot program) 추진을 CMS에 권유하기에 이르렀다(MEdpac, 2008). 이러한 과정을 거쳐 2010년 Patient Protection and Affordable Care Act 및 Affordable Health Care for America Act에 묶음형 지불제도가 포함되었다.

묶음형 지불은 '임상적으로 정의된 에피소드에 따른 진료비 상환(reimbursement of health care for clinically-defined episode of care)'이라 정의되고 있으며, 일명 episode-based payment, episode payment, episode-of-care payment, case rate, evidence-based case rate, global payment, global-bundled payment, package pricing or packaged pricing 등으로 불리기도 한다. 묶음형 지불을 쉽게 정의하면 행위별수가와 인두제의 중간 형태로 볼 수 있고, 재정적인 위험은 지불자와 공급자가 공동으로 갖도록 되어 있다. 민간보험회사는 진료비 절감이 가능하기 때문에 묶음형 지불제도를 환영하고 있다.

미국에서 묶음형 지불제도가 선호되는 이유는 다음과 같다. 첫째, 의료비 절감을 위한 의료개혁의 전략으로 활용되고 있다. RAND 연구소는 묶음형 지불제도를 택할 경우, 2010~19년 간 경상의료비 지출이 5.4% 감소될 것으로 추정하고 있다(Hussey et al., 2009). 둘째, 불필요한 검사나 치료를 줄이고, 공급자 간의 협력을 통하여 산출물이나 질의 향상에도 기여할 것으로 기대되고 있다(Miller, 2009). 셋째, 증상(episode)에 따라 진료비가 고정되어 투명성이 보장될 수 있어 환자가 선호한다는 점이다. 넷째, 규모의 경제를 이룰 수 있다. 공급자와 구매자는 많은 episode를 묶음형 지불로 할 경우 협상을 통하여 가격을 낮출 수 있다(Schwartz, 2012). 다섯째, 지금까지 병원의 서비스 질 관리를 간호사가 맡았던 것을 의사가 할 수 있게 되었다는 점이다.

또한 최근 강조되는 가치기반 의료체계(value-based health care system)를 구축하는데 묶음형 지불은 필수적 요소가 된다는 점이다. 그러나 묶음형 지불이 보편화되기 위해서는 증상(episode)별로 수가를 개발하는 일이 선행되어야 하기 때문에 아직은 보편적 제도가 되지 못하고 있다. CMS는 2016년 후반기부터 ACO(책임의료조직)에 묶음형 지불제도의 적용을 적극적으로 추진하고 있다. 그리하여 CMS는 2018년까지 Medicare행위별수가의 50%를 대안적 지불제도(ACO, Medical Home, Bundled Payment)로 바꾸겠다는 목표를 갖고 있다.

참고문헌

이규식 (2013), 『의료보장과 의료체계』(제3판), 서울: 계축문화사.

이규식 (2021), 『의료보장과 구매이론』, 서울: 계축문화사.

이규식, 양명생, 지영건 (2010), 『건강보험급여와 수가제도의 변천과정 및 문제점』, 건강복지정책연구원.

Aaron HJ and Schwartz WB (1985), Hospital cost control: a bitter pill to swallow, *Harvard Business Review*, March/April: 160–167.

Barnum H, Kutzin J and Saxenian H (1995), *Incentives and Provider Payment Methods*, Human Resources Development and Operations Policy Working Papers; No. HRO 51, Washington DC: World Bank.

Bielby JA (2010), Evolution of DRGs (updated), *Journal of American Health Information Management Association*, web exclusive.

Busse R and Blümel A (2014), Germany, *Health Care Systems in Transition* 16(2), European Observatory on Health Care Systems and Policies, Copenhagen : WHO Europe.

Centers for Medicare and Medicaid Services (CMS) (2019), Design and development of Diagnosis Related Groups (DRGs), https://www.cms.gov/icd10m/version37-fullcode-cms/fullcode_cms/Design_and_development_of_the_Diagnosis_Related_Group_(DRGs).pdf (2022. 03. 04. 열람).

Coyne JS and Roemer MI (1987), Paying for hospital care: evolution and implications, *Journal of Public Health Policy*, 8(1), Spring: 65–85.

Cylus J and Irwin R (2010), The challenges of hospital payment systems, *Euro Observer*, 12(3): 1–4.

DOH, UK (2012), *A Single Guide to Payment by Results*.

Feldstein PJ (2005), *Health Care Economics* (6th), Albany, NY: Thomson Delmar Learning.

Ferré F et al. (2014), Italy health system review, *Health Systems in Transition*, 16(4), European Observatory on Health Systems and Policies, Copenhagen: WHO Europe.

Fulcher D (1974), *Medical Care Systems: Public and Private Health Coverage in Selected Industrialized Countries*, Geneva: ILO.

Glaser WA (1970), *Paying the Doctor*, Baltimore: The Johns Hopkins Press.

Glaser WA (1987), *Paying the Hospital*, San Francisco: Jossey-Bass Publishers.

Goodman JC (1980), *National Health Care in Great Britain: Lessons for the U.S.A.*, Dallas, Texas: The Fisher Institute.

Henke KD, Murray MA and Ade C (1994), Global budgeting in Germany: lessons for the United States, *Health Affairs*, Fall: 7–21.

Hussey PS, Eibner C, Ridgely MS and McGlynn EA (2009). Controlling U.S. health care spending–separating promising from unpromising approaches. *N Engl J Med*. 361(22): 2109-11. doi:10.1056/NEJMp0910315.

Koch AL (2002), Financing health services, In: William SJ and Torrens PR eds, *Introduction to Health Services (6th)*: 92–123, Albany, NY: Delmar Thomson Learning.

Miller HD (2009). From volume to value: better ways to pay for health care, *Health Aff (Millwood)*. 28(5): 1418-28. doi:10.1377/hlthaff.28.5.1418.

MEdpac (2008), A path to bundled payment around a hospitalization, *Report to the Congress: Reforming the Delivery System*, Washington DC: Medicare Payment Advisory Commission: 87–91.

NERA (1993I), *The Health Care System in Italy*, National Economic Research Associates, May.

NERA (1993N), *The Health Care System in the Netherlands*, National Economic Research Associates, May.

NERA (1993UK), *The Health Care System in the United Kingdom*, National Economic Research Associates, May.

NHS Management Executive, UK (1989), *Working for Patients*, London: HMSO.

Normand C and Weber A (1994), *Social Health Insurance: A Guidebook for Planning*, Geneva: WHO and ILO.

OECD (2013), *Managing Hospital Volumes: Germany and Experiences from OECD Countries*, Paris: OECD.

Paris V, Devaux M and Wei L (2010), Health systems institutional characteristics, a survey of 29 OECD countries, *OECD Health Working Papers, No. 50*, OECD Publishing. doi: 10.1787/5kmfxfq9qbnr–en

Reinhart UE (1987), Access, quality and efficiency : hospitals and other institutional services, *Health and Pension Policies Under Economic and Demographic Constraints*, Paris: OECD.

Rochaix L (1998), Performance–tied payment systems for physicians, In: Saltman RB, Figueras J and Sakellarrides C eds, *Critical Challenges for Health Care Reform in Europe*: 196–217, Berkshire, England: Open University Press.

Ron A, Abel–Smith B and Tamburi G (1990), *Health Insurance in Developing Countries*, Geneva: ILO.

Sand R (1952), History of hospitals, in *The Advance to Social Medicine*, London: Staple Press, Coyne JS and Roemer MI (1987)에서 재인용

Schwartz SK (2012), Bundled payments: what physician need to know, *Physician*

Practice, 22.(http://www.physicianspractice.com/physician-compensation/bundled-payments-what-physicians-need-know) (2018.3.8. 열람)

WHO (2007), Provider payments and cost-containment lessons from OECD countries, *Technical Briefs for Policy-Makers*, No 2, Department of Health Systems Financing, Health Financing Policy.

Wynand PMM van de Ven and Schut FT (2008), Universal mandatory health insurance in the Netherlands: a model for the United States?, *Health Affairs*, 27(3), 771-781.

https://en.wikipedia.org/wiki/Bundled_payment (2018.3.7. 열람)

https://revcycleintelligence.com/news/understanding-the-basics-of-bundled-payments-in-healthcare (2018.3.7. 열람)

제5장
의료서비스 공급과 의료자원 관리

제1절 의료서비스의 공급

의료서비스의 공급체계는 국가에 따라 모두 다르기 때문에 여기서는 WHO Europe 본부가 발간한 *Health Systems in Transition* 자료에서 의료체계가 상이한 영국, 스웨덴, 독일, 일본 등 4개 국가의 제도를 중심으로 살펴보기로 한다.

1. 공중보건

1) 공중보건 서비스의 조직화

공중보건에서는 서비스를 제공하기 위한 조직구조가 중요하다. 조직구조와 관련하여서는 서비스 제공체계, 서비스를 제공할 인력과 역할(의사, 지역사회, 공중보건요원) 그리고 공중보건의 핵심적인 목표가 주 내용이 된다. 공중보건 조직에서 중요한 역할을 하는 것은 질병 발생에 대한 감시(surveillance), 보고와 모니터링이다. 그리고 질병의 감시와 보고를 위하여 WHO는 국제적인 연계망을 운영하고 있다. 특히 산업화 국가들은 1950년대와 1960년대에 이르러 항생제와 백신의 개발로 감염병이 거의 극복되었다고 판단하였다. 이 시기는 공중보건으로써는 할 일이 없어져 매우 어려운 시기가 되었다(Mold and Berridge, 2013). 그러나 바이러스의 변종으로 신종 감염병이 등장하고 세계화의 여파로 사람이나 물자의 이동이 빠르게 이루어짐에 따라 조류 독감, 사스, 에볼라, 메르스, 지카바이러스, 코로나(COVID 19) 등이 새로운 공포가 되었고 감염병에 대한 국제적인 공조를 통한 감시와 보고, 그리고 공동 대처가 공중보건에서 중요한 역할을 하게 되었다.

영국에서는 공중보건사업으로 금연, 절주, 어린이 비만 예방과 같은 생활습관에 관한 사업, 영아사망률 감소, 예방과 백신접종, 성병 예방, 정신보건과 같은 전통적인 업무를 주로 다루었다. 1980년대 이후로 새로운 문제가 대두됨에 따라 성폭력 예방, 10대 청소년 임신 문제, 가정폭력예방, 건강형평성 등과 같은 사업들을 추가하고 있다(Boyle, 2011).

스웨덴은 2002년에 공중보건의 목표(Public Health Objectives)라는 법안을 제정하여 2003년 정부가 중점적으로 추진해야 할 사업 영역으로 사회적 건강결정요인(social determinants of health)[1)]을 토대로 하여 다음과 같은 11개 과제를 정하였다. ① 사회참여와 영향력 발휘, ② 경제적, 사회적인 선행조건, ③ 어린이와 청소년기의 조건, ④ 일하는 생애 기간의 건강, ⑤ 환경과 생산물, ⑥ 건강증진, ⑦ 감염병으로부터 보호, ⑧ 성생활과 생식보건, ⑨ 육체적 활동, ⑩ 식습관과 음식물, ⑪ 담배, 알코올, 불법 약물, 금지 약물 복용, 도박 관리 등이다(Anell, Glenngård and Merkur, 2012).

독일은 공중보건사업을 주 단위로 실시하고 있다. 전국에 걸쳐 약 350개의 공중보건사업소(public health offices)가 있는데, 크기, 구조, 업무 면에서 많은 차이가 있다. 원래 공중보건서비스는 다른 나라와 같이 예방접종, 결핵이나 다른 질병의 검진, 보건교육, 건강상담 등을 포함하였다. 그러다 1970년대 이후 개인을 대상으로 하는 많은 예방서비스가 건강보험 급여에 포함되어 개업의사의 업무로 넘어가게 되었다. 1971년 20세 이상 여성 및 45세 이상 남성을 대상으로 하는 암검진이 건강보험 급여로 되었고, 1989년에는 6세 이상의 어린이에 대한 건강검진, 1997년에는 성인에 대한 건강검진이 포함되었다. 1989년에는 12세 이하의 어린이들에 대한 치과의 집단예방서비스, 12~20세를 대상으로 한 치과 개인예방서비스, 35년 이상 건강보험의 자격유지자에 대한 뇌혈관질환, 신장질환 및 당뇨병에 대한 검진이 건강보험의 급여에 포함되었다. 1989년 1차 예방과 건강증진서비스를 건강보험에서 제공하도록 강제되었으나 1996년 이 조항을 삭제하였다가 2000년에 다시 급여에 포함하였다. 독일은 이와 같은 과정을 거치면서 예방서비스가 건강보험의 급여에 포함됨에 따라 개업의사의 역할이 늘어난 특징이 있다(Busse and Blümel, 2014). 특이한 것은 독일에서는 보건교육을 강조하고 연방정부 보건부 산하 조직으로 연방보건교육센터가 만성질병의 예방을 위하여 생활습관에 기초한 1차 예방을 전 인구를

1) 사회적 건강결정요인은 1998년 WHO Europe이 처음으로 소득, 사회적 위치, 교육수준, 개인의 건강습관과 대응기술 등 10가지를 제시하였고, 2003년에 제2차 보고서를 통하여 사회적 편향, 스트레스, 사회적 배제, 실직 등의 10가지를 제시하였다.

대상으로 하는 캠페인에 책임을 갖도록 하였다. 이 기구에서 보건교육은 물론, 에이즈 예방, 성 교육, 가족계획, 마약 예방, 운동실천, 영양개선, 스트레스 극복 등의 업무를 맡고 있다. 이 기구는 그 외에도 장기나 조직 기부 활동을 하고 있으며, 건강형평성 개선 사업을 위한 D/B도 구축하고 있다(Busse and Blümel, 2014).

일본은 제2차 세계대전 이후 1947년 「보건소법」을 제정하였고, 1994년에는 이 법을 폐기하고 새로운 「지역사회보건법」을 제정하였다. 일본은 공중보건에서 꾸준히 사람들이 특정 위험요인에 대처할 수 있는 노력에 힘을 기울여 왔다. 1947년 「아동복지법」을 제정하여 모자보건사업을 추진하였다. 여기에는 임산부에 대한 보건교육이나 모자보건수첩의 발행을 통한 영유아 예방접종의 기록과 같은 업무를 추진하였고, 「아동복지법」이 성과를 거둠에 따라 1965년에는 「모자보건법」을 제정하기에 이른다. 일본의 예방서비스와 같은 공중보건서비스는 주로 시·정·촌에서 제공하고 있고, 40세 이상 성인들은 「노인보건법」에 의거하여 예방서비스와 건강검진을 받게 되었다. 이 법을 토대로 건강수첩, 보건교육, 건강상담, 건강검진을 제공하고 있다(Tatara and Okamoto, 2009).

2) 건강보호

전염성 질병으로부터의 대중의 위험 감소, 화학물질 및 방사능 물질로부터 대중의 위험 감소, 광범위한 각종 위급한 사고(예: 화학, 생물, 방사능 혹은 핵물질)에 대한 예방을 통한 대중의 안전 보장, 긴급 상황에의 대처방안 등을 다루었다. 그리고 비의도적인 손상(낙상, 익사, 화재, 자동차 사고 등)에 대비, 폭력이나 학대(아동 폭력, 여성 폭력, 가정 폭력 등)에 대한 대비 등의 업무는 거의 모든 국가에서 실시하는 건강보호사업이다.

3) 건강증진 및 교육

모든 국가들이 공중보건사업에 예방접종, 건강검진과 같은 예방서비스의 제공, 만성질병 구조가 되면서 금연, 절주, 운동, 영양과 같은 생활습관의 개선을 통한 건강증진, 그리고 보건교육 등의 업무를 실시하고 있다. 일본은 1978년 제1차 '건강만들기운동'을 전개하여 건강증진사업을 세계에서 가장 먼저 실시하였다. 이 운동에서는 주로 건강증진을 위한 시설 등 하부기반 조성에 주력하였다. 1988년에는 제2차 '건강만들기운동'을 시작하여 운동, 영양, 휴식과 같은 건강증진을 위한 프로그램을 개발하여 건강증진사업을 전개하였고, 2000년부터는 제3차 '건강만들기운동'인 '건강일본 21(Healthy Japan 21)'을 수립·실행하고 있다(Tatara and Okamoto, 2009). 일본은 2002년 「건강증진법」을 제정하였으며 2005년에는 '건강일본 21'의 중간평가를 통하여 생활습관병 대책의 과제 및 향후 정책방향으로 당뇨병, 고혈압, 고지혈증, 비만, 순환기계 질환, 암의 극복에 주력하고 있다. 특히 만성질환에는 대사증후군(metabolic syndrome) 개념을 도입하여 이를 극복하기 위하여 노력하고 있다.

한편 캐나다는 라론드(Lalonde) 보건부 장관이 1974년 *A New Perspective on the Health of Canadians*라는 보고서에서 건강장(health field) 개념을 발표함으로써 건강증진에 관하여 세계적으로 선도적 역할을 수행하고 있다. 그리하여 제1차 세계건강증진회의(Global Conference)가 1986년 캐나다 오타와에서 개최되어 「오타와 헌장」이 발표되었다. 「오타와 헌장」에서는 신공중보건으로써 건강증진개념이 발표되어 공중보건의 흐름을 바꾸도록 하였다. 1994년에는 연방 정부와 주 정부의 협동으로 「Strategies for Population Health: Investing in Health of Canada」를 수립하여 인구보건 개념으로 건강증진을 추진하고 있다(이규식, 2015).

4) 건강수준의 격차 방지

어떤 국가이든 사회경제적 계층에 따라 건강수준에서 차이가 발생하는데 그 원인은 주로 비만이나 흡연, 음주율의 차이에서 찾을 수 있다. 건강수준의 격차는 교육, 고용, 주거, 환경 등의 건강을 결정하는 사회경제적 요인들이 복합적으로 작용하기 때문에 보건부만의 노력으로 해소하기는 매우 어렵다. 그리하여 많은 국가들이 공중보건 차원에서 국민에게 경각심을 일으키고, 다른 부처의 협력을 얻는 노력을 전개하고 있다. 건강수준 격차 해소는 이제 모든 국가에서 중요한 정책 목표로 등장하고 있으며, 보건부만이 아니라 정부의 모든 부처가 참여하는 HiAP(health in all policies) 정책이 요구되고 있다.

2. 1차 의료(primary/ambulatory care)

의료체계에서 1차 의료의 중요성은 선진국이든 개발도상국가이든 모든 국가가 인식하고 있다. 1차 의료에 대한 관심은 1차 의사를 의료체계의 문지기(gate keeper)로 활용하느냐, 1차 의사에 대한 선택권을 환자에게 부여하느냐, 그리고 1차 의사에 전문의도 포함시키느냐 등에 주어지고 있다.

1차 의사를 의료체계의 문지기로 주로 활용하는 유럽 국가들은 1차 의사의 선택권을 환자에게 부여할 것인가 하는 문제가 제기되고 있다. 1차 의사를 의료체계의 문지기로 하여 환자의뢰체계를 강제하는 공영제 국가는 대체로 환자에게 1차 의사에 대한 선택권을 1년 단위로 바꿀 수 있는 기회를 부여한다. 독일의 경우 환자들은 가정의나 일반의를 단골로 정해 놓고 자율적인 문지기 제도를 유지하고 있는데 통상 1년 단위로 단골의사를 바꿀 수 있다.

1차 의료를 담당하는 사람은 의사뿐만 아니라 다른 전문인력의 활용도 허용하고 있다. 의사 외의 다른 전문인력의 활용은 국가에 따라 다르다. 영국은 1차 의료팀을 통하여 서비스가 제공됨에 따라 1차 의료팀에 간호사, 조산사, 방문보건요원, 다른 전문인력이 포함된다. 영국은 1차 의료를 제공하는 곳으로 간호사들이 24시간 운영하는 예약 없이 방문 가능한 상설 1차 센터(walk-in center)나 전화로 상담을 하는 곳도 있다(Boyle, 2011).

스웨덴에는 전국에 1,100개 이상의 1차 의료를 담당하는 진료소(primary health care center)가 있는데 그 가운데 약 1/3이 민간 진료소로 되어 있다. 1차 의료는 값이 비싼 의료장비를 갖추지 않고 의사, 간호사, 조산사, 물리치료사, 심리치료사, 부인과 전문의 등이 상담과 예방 그리고 치료서비스를 제공한다. 1차 의료는 주로 팀을 이루어 제공하는데 민간 진료소라 하여도 의사가 단독으로 개업하는 경우는 드물다(Anell, Glenngård and Merkur, 2012).

독일에서도 1차 의료 또는 통원의료(ambulatory care)는 의사뿐만 아니라 치과의사, 약사, 물리치료사, 작업치료사 그리고 언어치료사 등이 개업하여 제공하고 있다[2]. 환자들은 외래방문의료를 제공하는 의사, 치과의사, 약사, 물리치료사, 응급실을 자유로이 선택할 수 있다. 건강보험을 적용받는 환자는 1차 의사의 의뢰에 따라 전문의를 선택할 수 있다. 건강보험과 계약하고 있는 개업의사의 반 정도가 1차 의료에 종사하고 있다. 1차 의료에 종사하는 가정의들의 능력이 강화되어 협력의료의 조정자 기능이 뛰어나지만 문지기로 강제화하지는 않고 있다. 2012년 현재 통원의료에 종사하는 의사 가운데 단독 개원하는 1차 의사는 4% 정도에 불과하다. 독일 연방 정부가 통원의료 분야에서 가정의의 역량을 강화시키려는 노력을 기울이고 있음에도 불구하고 가정의로 진출하는 의사보다는

2) 독일에서는 1차 의료보다는 통원의료(ambulatory care)라는 용어가 일반화되어 있다. 유럽이나 미국에서는 병원 외래부서에서 진료를 받을 때 외래(outpatient)라 호칭하고 의사 사무실에서 진료를 받는 것을 통원의료로 구분하고 있다.

전문의로 진출하는 의사가 많은 실정이다(Busse and Blümel, 2014).

일본은 1차 의료와 2차 전문의료 간의 구분이 거의 없어 의료에 대한 접근성이 매우 자유롭다(free access). 1차 의료가 단과로 이루어지지 않고 다양한 전문과(내과, 외과, 소아과, 산부인과, 안과, 이비인후과)로 구성되고 있다. 영국과 같이 다른 국가에서 형성된 일반의(가정의) 개념이 일본에서는 뿌리를 내리지 못하고 있다. 환자들은 1차 의사의 의뢰소견서 없이 바로 전문의 서비스를 받을 수 있다. 이러한 제도가 조기에 질병을 찾아내고 전문의 치료를 받을 수 있게 하는 매우 편리한 제도이지만 의료이용을 조장하고 의료비 증가를 야기하는 주요 요인으로 작용하고 있다(Tatara and Okamoto, 2009).

3. 병원의료/2, 3차 의료/입원의료

1차 의료 다음의 의료는 2, 3차 의료이지만 WHO가 발간하는 각국의 *Health System Review*에서는 병원의료 혹은 입원의료로 표기하기도 한다. 개업의사에 일반의(GP)나 가정의는 물론 2차에 해당하는 전문의 의료가 포함되고 개업의원에서도 병상을 갖기 때문에 의원과 병원의 구분도 어려워 병원의료 대신에 입원의료로 서술하기도 한다.

일본은 많은 민간병원과 함께 공공병원으로써는 국립병원, 도・도・부・현에서 운영하는 공립병원 그리고 시・정・촌에서 운영하는 지방공립병원이 있다[3]. 병원의 구조나 역할은 우리나라와 거의 같으며, 민간병원이 많이 있으나 영리병원은 허용하지 않고 있다. 공립병원들은 자율적으로 운영하여 값비싼 의료장비를 위시한 자본투자를 병원이 독자적인 판단에 따라 하게 된다. 일본은 병원의료의 계획화를 위하여 도・도・부・현단위로 의료계획을 수립하여 병상 수를 통제하고 있다. 1985년에는 「의료법」을 개정하여 지역간 의료자원의 불균등 분포를 시정하기 위하여 병상수를 통제하기 시작하였다. 1992년에는 「의료법」의 2차 개정을 통하여 의료시설 기능의 체계화(특정기능병원, 요양형병상군의 제도화)를 기하였다(후생노동통계협회, 2012). 2005년 3월 기준으로 전국은 370개 의료구역으로 구분되어 의료계획을 수립하였는데[4], 이 가운데 215개 구역은 필요병상수보다

---

3) 일본에서는 공공의료라는 용어가 없을 뿐만 아니라 공공병원이라는 용어를 사용하지 않고 공립병원이라는 용어를 사용한다.

4) 일본은 2022년 10월 기준으로 2차 의료권 335개, 3차 의료권 52개로 구성되어 있다. 1차 의료권은 시・정・촌 단위이며, 2차 의료권은 응급의료를 포함한 일반적인 입원 치료가 완결되도록 설정한 구역이고, 3차 의료권은 중증 화상의 치료나 장기 이식을 포함한 특수 의료나 선진 의료를 제공

병상수가 많은 것으로 추정되어 병상 억제를 추진하고 있다. 2006년 6월에는 「의료구조개혁법」을 제정하여 4개 질병(암, 뇌졸중, 심근경색, 당뇨병) 및 5개 의료영역(응급의료, 재난의료, 농촌의료, 산전의료, 소아의료)에 대하여 의료자원, 이용률, 결과지표를 의료계획에 포함시켜 잘 조화된 의료서비스(well-coordinated health care) 제공에 유의하고 있다. 또한 동법에 의거하여 2차 의료를 위하여 106개 지역거점병원(regional hospital)을 지정하였고, 3차 의료를 위하여 80개 특수 3차 병원(special tertiary hospital, 주로 대학병원)을 지정하였다(島崎謙治, 2011).

독일에서는 전통적으로 대학병원을 제외한 일반 병원은 입원의료만 제공하고 있었다. 의료기술의 발전으로 독일의 병원들은 입원 전후로 낮 수술이나 외래방문의료를 제공하는 활동이 활발히 이루어지고 있다. 입원 시설에 대해서는 주 정부의 보건부가 연방 정부의 「병원재정법」을 토대로 시설계획과 규제를 담당한다. 이 계획은 통상적인 2차 의료뿐만 아니라 매우 고도의 전문적인 3차 의료까지 포함한다. 독일은 통합의료와 DMPs(disease management programs) 시범사업으로 인하여 병원들이 외래방문의료를 제공하는 계기가 되었다. 그리하여 2000년 초부터 독일의 병원에서 외래진료의 범위를 상당히 확대하는 계기가 되었다[5]. 독일은 1993년부터 통합의료에 대한 시범사업을 전개하였으며 2000년 「건강보험개혁법」(SHI Reform Act)을 통하여 통합의료가 새로운 공급형태로 도입되었다. 그러나 법적, 재정적인 제약으로 통합의료가 실효성을 거두지 못하였으나 2002년의 「위험구조보상개혁법」을 통하여 DMPs 제도가, 2004년의 「건강보험현대화법」을 통하여 여러 가지 법적 및 재정적인 제약을 제거함에 따라 통합의료가 새로운 공급형태로 발전하게 되었다(Busse and Blümel, 2014).

영국에서 2, 3차 의료는 다른 분야의 의료인력(간호사, 물리치료사, 진단전문의)과 함께 일하는 전문의가 있는 병원에서 주로 제공한다. 환자는 병원에서 입원진료를 받을 수 있고, 또한 점차 확대되는 낮 통원진료(ambulatory를 포함하는 day care)를 받을 수 있다. 전문의 진료를 받으려면 반드시 일반의(GP)의 진료의뢰서가 필요하다. 영국은 민간영리병원의 전문의 진료를 자유롭게 이용할 수 있는데 이때는 환자가 진료비 전액을 부담해야 한다. 영국은 2차 의료와 3차 의료를 구분하고 있다. 2차 의료는 전문의 의료로

하는 구역이다.

5) 2004년부터 대학병원 이외의 병원은 특수치료를 요하는 환자 그룹에 한하여 외래가 허용되고 있다(Busse and Blümel, 2014).

모든 병원에서 제공하지만 3차 의료는 아무 병원에서 제공할 수 있는 것은 아니다. 영국 보건부는 3차 의료를 100만 명 이상의 주민이 거주하는 진료권 단위로 소수의 전문가 센터에서 제공하는 의료서비스로 정의하고 있다. 3차 의료는 단과 전문병원이나 종합병원에서 제공할 수 있는데 3차 의료를 제공하는 종합병원은 대부분 대학병원이다. 3차 의료를 받기 위해서는 2차 의료를 담당한 전문의로부터 진료의뢰서가 필요하다. 특별한 경우에는 일반의의 진료의뢰서도 가능하다(Boyle, 2011).

스웨덴은 우리나라와 같이 병원에서 입원과 외래서비스를 같이 제공하고 있다. 지난 20여 년간 스웨덴의 전문의료의 구조적인 변화는 입원의료를 줄이고, 외래의료나 낮 진료(day care) 부분으로 대체하였다. 스웨덴 병원은 거의 공공병원이지만 6개의 민간병원이 있으며 그 중 3개는 영리병원이다. 민간영리병원도 지방 정부와 계약을 맺고 공공병원과 똑같이 의료보장 환자를 치료하고 진료비는 지방 정부로부터 지불받고 있다. 매우 전문화된 3차 의료는 6개 지역단위로 설립된 대학병원에서 제공하고 있다. 낮 진료는 낮 수술(day surgery)과 낮 병동을 포함하는데 낮 진료의 1/3을 낮 수술이 차지하고 있다(Anell, Glenngård and Merkur, 2012).

4. 응급의료

모든 국가에서 빠뜨리지 않고 중요시 하는 공급분야가 응급의료 영역이다. 어떠한 의료체계에서든 응급의료에서 가장 중요한 것은 즉각적인 서비스의 공급이 이루어져야 하는 것이다.

영국의 NHS에서는 응급의료에 대한 정확한 정의가 없다. 단지 환자의 입장에서 응급의료시스템은 개인의 긴급한 건강상 필요도를 다룰 능력을 갖추고 현장에서 즉시 접근 가능한 서비스로 이해하고 있다. 이러한 서비스로 환자의 입장에서는 일반의의 의뢰서 없이 그리고 예약 없이 방문 가능한 상설 1차 센터(walk-in center), 간단한 부상 치료소(a minor injuries unit), 긴급의료센터, 24시간 의료상담이 가능한 NHS Direct(전화, 인터넷 등으로 접근 가능), 지역의 약국, 지방 정신보건팀, 급성기 병원의 응급실(A&E department of hospital), 구급차(ambulance) 서비스 등을 선택하여 이용할 수 있다.

공급자 입장에서는 응급실과 구급차 서비스를 일반적인 응급의료로 이해하며 응급처치는 수술과 병원 체류(a stay in hospital)를 필요로 하는 것으로 이해한다. 영국 NHS는 응급환자에 대한 즉각적인 서비스 제공을 위하여 여러 가지 노력을 기울이고 있다. 2000년 보건부는 NHS Plan을 통하여 응급의료 개선을 위한 목표를 설정하였고, 2001년에는 Reforming Emergency Care를 위한 계획을 수립하기도 하였다(Boyle, 2011).

스웨덴에서는 급성기 병원에서 응급의료를 제공하고 있다. 스웨덴은 환자가 병원에 도착하기 이전에 응급구조사와 같은 준 의료인에 의한 응급적인 진단이나 처치를 중시한다. 따라서 준 의료인에 대한 교육을 강조하여 2011년에는 병원 도착 이전의 치료(pre-hospital care)에 대한 전문가 훈련을 적어도 한 병원당 한 사람의 간호사에게 실시하였다. 스웨덴에서 지난 수년간 급성기 의료를 원하는 환자가 증가함에 따라 응급서비스를 받아야 할 환자의 대기가 길어지는 문제가 일어났다. 그렇다고 완전한 응급시설을 갖춘 급성기 병원을 증설할 계획은 없었기 때문에 결국 시민들의 의료이용 행태에 관한 교육을 강화시켜 예방과 1차 서비스 이용을 통하여 불필요한 급성기 병원 이용을 줄이도록 하는 것이었다. 그리고 스웨덴 병원에서는 병원 도착 전 의료의 개선과 함께 이동 서비스를 발전시키는 모바일 팀을 운영하고 있다. 모바일 팀은 다양한 영역의 유능한 임상 팀으로 구성하여 발전된 급성기 가정방문의료(acute home care visit)를 제공하였는데, 이들은 노인이나 만성질병과 같이 더 큰 의료필요도를 갖는 사람을 찾아내는 일에 주력하고 있다(Anell, Glenngård and Merkur, 2012).

독일의 응급의료 영역에는 일과 후 의료, 재난의료, 응급의료가 있는데 16개 주(Länder) 간의 규제, 조직, 재정에서 큰 차이가 있다. 외래의사가 일과시간과 무관하게 응급의료를 주로 담당하고 있다. 그리고 필요하면 환자가 계속 치료받을 수 있도록 다른 공급자에게 의뢰한다. 이들은 일과시간에 환자의 가정을 방문하여 진료하기도 하고 농촌지역에서는 일과 후에 환자의 가정을 방문한다. 일부 전문의들도 방문의료를 제공한다. 일과 후 의료의 제공은 지역별로 구성되어 있는 건강보험의사협회에서 조정한다. 여기에는 전화 상담, 환자의 진료실 방문, 의사의 가정방문 의료가 포함된다.

일과 후 의료는 병원에 있는 외래의사에 의하여 이루어지는데 병원과 지역사회와의 관계나 서비스 제공의 효율성을 높이기 위하여 이루어진다. 농촌지역에서는 개업하고 있는 의사가 재난 구조기관과의 협력 속에 응급의료의사로 참여하는데 응급의료에서 이들의 역할은 점차 축소되고 있다. 모든 주에서 응급전화를 받으면 8~17분 안에 응급의료를 필요로 하는 사람에게 도달하도록 법이나 규정으로 정하고 있다. 병원 밖의 재난의료는 병원의 외래 및 입원부서의 응급적인 의료와는 규제, 공급, 재정 메커니즘이 다를 뿐 아니라 행정자치부나 소방부서에서 제공하기 때문에 보건부가 관장하는 병원의 응급의료 체인과 완전히 통합하기는 어렵다(Busse and Blümel, 2014).

일본에서는 응급상황이 발생하면 누구나 전화번호 119로 호출하면 시・정・촌이 공공서비스로 제공하는 앰뷸런스 서비스를 받을 수 있다. 앰뷸런스 서비스는 「화재예방법」에 의한 '긴급수송'으로 정의된다. 이러한 정의에 따라 앰뷸런스 서비스는 의료서비스로 간주되지 않고 시・정・촌이 무상으로 가장 가까운 의료기관으로 환자를 이송하는 업무로 규정되어 있다. 일본은 1991년 「응급의료기사법」(Emergency Medical Technician Act)이 제정되었고 소방관들이 재난 업무를 수행할 수 있도록 규정을 제정하기 이전에는 앰뷸런스 탑승자는 의료 활동을 할 수 없도록 규정되었다. 그래서 앰뷸런스 서비스는 단지 사고 희생자를 이송하는 업무만 수행할 수 있었다. 응급의료를 위한 재난 구조 업무는 매우 초보적인 것만 허용되었고, 2004년 7월에 삽관법과 같은 침습적인 치료가 허용되었다. 2007년 201개의 3차 병원에 3차 응급실이 설치되어 후송의뢰 되거나 병원 안에서 전과(轉科)된 환자들에 대하여 응급진료를 하고 있다(Tatara and Okamoto, 2009).

5. 공급자의 위계화와 환자의뢰체계

의료보장제도에서 환자의뢰체계는 특별한 의미를 갖는다. 왜냐하면 의료보장제도란 의료를 기본권으로 보장하기 위하여 소득에 관계없이 거의 무료에 가깝게 의료를 이용할 수 있도록 허용하는 사회적 장치이기 때문이다. 따라서 의료서비스 가격이 의료이용자에게는 아무런 의미가 없어지기 때문에 시장 수요에 맡겨 서비스를 공급할 수 없다. 수요를 토대로 하는 시장에 대체되는 이용 메커니즘은 필요도(needs)가 된다.

필요도란 가격과 무관하게 인구학적, 역학적, 의료기술 및 의학적, 사회경제적 요인에 의하여 결정된다. 의과대학에서 발전되고 확산되는 과학이나 기술은 필요로 하는 의료의 가용성(capability)을 결정하며, 인구학적 및 역학적 요인은 필요도의 배분을 결정하는데 큰 역할을 하게 된다. 그리고 필요도는 이론적으로는 전문가들이 결정하지만 전문가들의 의견이 일치하기 어렵기 때문에 정부나 보험자가 전문가들의 의견을 참고하여 필요한 의료서비스의 종류와 양을 결정한다. 필요로 하는 의료서비스를 사람들에게 제공하기에는 공급자 조직의 위계화(hierarchy)에 따른 의료기관을 단계적으로 이용하는 방식을 따르는 것이 가장 효과적이라는 것을 Melhado(1998)는 주장하고 있다. 그리고 Melhado는 공급자 조

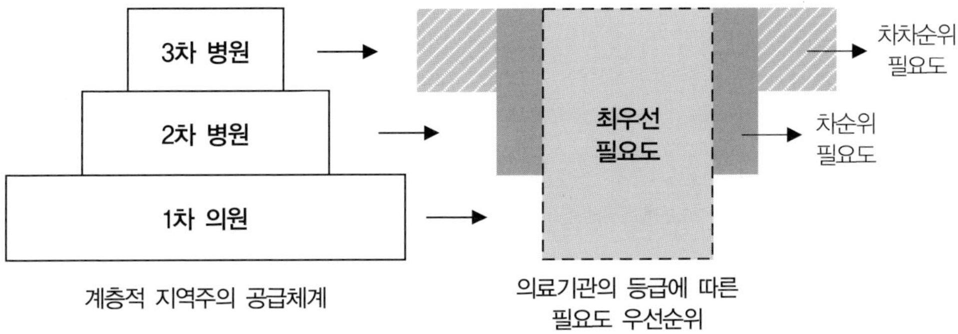

주 : 필요도의 우선순위 절차를 통하여 3차 병원에 이르면 포괄적 급여가 제공됨

참고 : 독일은 보험급여(수가 포함) 결정을 하는 G-BA(우리나라 건정심과 유사) 산하의 9개 소위 가운데 하나로 Needs Planning 소위를 두고 needs를 반영하고 있음

[그림 5-1] 계층적 지역주의 모형과 필요도의 우선순위에 따른 포괄적 급여

직의 위계화 모형으로 Fox(1986)가 주장한 계층적 지역주의(hierarchical regionalism) 모형을 제시하고 있다.

의료공급자의 위계적 체계인 계층적 지역주의와 필요도의 우선순위에 따라 제공되는 서비스는 [그림 5-1]과 같이 나타낼 수 있다. 필요도를 결정하는 계획기구는 필요도의 우선순위를 설정하여 의료서비스를 공급하게 된다. 즉 [그림 5-1]에서 볼 수 있는 바와 같이 가장 필요도가 높은 서비스가 1차 의료기관에서 제공되며, 우선순위가 조금 떨어지는 서비스는 2차 의료기관에서 추가적으로 제공된다. 필요도가 가장 낮은 서비스가 3차 의료기관에서 추가 공급되어 결과적으로 국민들은 포괄적 서비스를 제공받을 수 있게 된다. 따라서 의료기관별로 국민들의 필요도를 충족시키는 서비스의 범위는 1차 의료기관이 가장 적고, 3차 의료기관이 가장 많게 된다. 가입자인 일반 국민은 의료기관의 위계적 단계에 따라 책정되는 필요도를 환자의뢰체계에 따라 충족하게 된다. 즉 공급자 위계에서 가장 낮은 수준에 있는 1차 의료기관은 최소 범위의 서비스 공급을 필요도로 인정받게 된다. 1차에서 필요도를 충족하지 못하는 환자는 1차 의사의 진료의뢰서를 지참하여 2차 의료기관을 이용하고, 여기서도 필요도 충족이 어려우면 포괄적 서비스를 제공하는 3차 의료기관을 찾아 필요도를 충족할 수 있다. 각 위계에 따라 정해지는 서비스의 범위가 다르기 때문에 가입자들은 환자의뢰체계(referral pathway 혹은 patient pathway)를 따라 서비스를 받게 된다. 이렇게 될 때 이용자는 비급여 없이 가장 적은 의료비로 의료보장을 받게 된다. 이와 같은 위계적인 서비스 제공을 위하여 의료계획(planning)이 필요하며, 계획이 의료기관의 질서 정연한 발전을 이루게 한다는 것이다.

의료보장제도에서 환자의뢰체계가 [그림 5-1]과 같이 작동된다면 가장 적은 비용으로 필요한 서비스를 포괄적으로 누릴 수 있을 것이다. 이와 같이 계층적 지역주의 모형에 따라 공급자를 위계화하고 필요도의 우선순위를 정하여 보험급여를 책정할 경우, 비급여는 존재할 수 없기 때문에 보장성은 80%를 넘을 수 있다. 그러나 이와 같은 필요도 접근에 의한 환자의뢰체계를 실시할 때, 환자들은 3차 의료기관까지 접근하는데 많은 시일이 소요되며, 3차 의료기관에서의 장기 대기와 같은 문제로 불편이 많아지게 된다.

환자의뢰체계는 나라마다 차이가 있으나 1차 의사를 의료공급체계의 문지기로 하는 점은 대부분의 국가가 일치한다. 다만 이를 강제 적용하느냐, 환자의 선택에 맡기느냐 하는 문제는 나라마다 다르다. 영국의 경우는 강제적으로 문지기 제도를 유지하는 국가이다. 다만 환자가 의료체계와 제일 먼저 접촉하는 곳을 1차 의사에 한정하지 않고 전화로 접촉하거나 예약이 필요 없는 상설 1차 센터(walk-in center)와 같은 곳도 있다(Boyle, 2011). 영국의 1차 의사는 필요에 따라 병원으로 환자 진료를 의뢰하고 의약품 처방을 한다. 병원으로 의뢰될 경우 환자는 대기 현황이나 다른 기준을 참고(관련 web site를 통하여)하여 지역병원(민간병원 포함)을 선택할 수 있다. 민간병원에 바로 갈 경우에는 진료비 전액을 본인이 부담하거나 민영보험으로 진료비를 보상받을 수 있다. 그리고 전문 진단을 필요로 할 경우에는 병원 외래를 통하여 전문의 진료를 받을 수 있다. 외과수술을 받아야 할 경우 18주 이내 입원이 가능하다(Scotland 지역은 12주). 수술과 재활서비스는 병원에서 받고 퇴원하면 등록한 1차 의사와 그 의사와 팀을 이룬 지역사회간호사에게 인계된다. 1차 의사는 퇴원 후 검진이나 처치를 책임지고 물리치료사에게 필요한 서비스를 의뢰한다. 잉글랜드 지역에서는 1차 의사의 약 처방에 대하여 처방료를 지불하지만 그 외 스코틀랜드, 웨일즈, 북아일랜드 지역에는 처방료가 없다(Cylus et al., 2015).

공영제 국가인 스웨덴도 1차 의사를 문지기로 강제화하고 있다. 그러나 통상적으로 질병에 걸려 의료체계에 들어갈 경우, 환자는 사전에 등록한 1차 의사를 찾아가며, 1차 의사가 병원 진료를 의뢰한다. 환자가 자기 집 근처 병원을 원하지 않을 경우에는 다른 병원을 선택할 수 있다. 병원의 대기 상황이나 병원의 질에 관한 정보는 SALAR' web site를 통하여 구할 수 있다. 그러나 경우에 따라 바로 개업 전문의를 방문하는 것도 허용하고 있다. 스웨덴 환자의뢰체계의 특징은 의료기관에서의 진료대기를 단축시키기 위하여

2005년부터 신 환자진료보증제도라는 0-7-90-90 룰을 실시하고 있는 점이다[6]. 환자가 대기 순서를 지키지 않고 민간 의사에게 급행으로 진료를 받으려면 진료비를 전액 본인이 부담하여야 한다. 외과수술을 받으면 의학적인 치료가 끝날 때까지 병원에 입원을 하게 된다. 이때 담당의사, 사회서비스 담당직원, 외래 서비스 담당직원 그리고 환자가 같이 치료계획(care plan)을 만들게 된다. 퇴원 후 환자의 필요에 따라 환자는 거주지에서 재활서비스나 돌봄서비스를 받고, 자신이 등록한 1차 의사에게 사후 진료(추적 검사)를 받게 된다(Anell, Glenngård and Merkur, 2012).

독일은 전통적으로 문지기 제도가 없었다. 그러나 앞에서 본 바와 같이 병원에 외래 부문이 없었기 때문에 병원 진료를 위해서는 의뢰서를 필요로 하고 있다. 문지기 제도는 없으나 환자들은 건강보험이 인증한 의사(질병금고의 가정의 모형에 등록된 의사)를 자유롭게 선택하여 등록할 수 있다. 건강보험 가입자는 가정의를 선택해야 하며 환자의 진료에 대한 진료비 상환이 걸려있는 분기에는 선택한 가정의를 바꿀 수 없다. 그러나 자율적인 문지기 제도(self-selected gate-keeping)를 강화하거나 통제하는 아무런 기전이 없기 때문에 환자들은 병이 나면 바로 개업 전문의를 찾는 일도 자주 일어난다. 만약 환자가 당뇨병과 같은 만성질병에 이환되어 있다면 DMPs[7]에 참여를 권유받는다. 환자도 DMPs에 참여하고 있는 가정의에 등록을 하고 DMP에서 제공하는 질병관리를 위한 다양한 편익을 누릴 수 있다(당뇨병에 대한 교육, 진료비 면제나 처방약의 본인부담금 면제 등). 가정의는 당뇨병 환자를 위한 협력의료(정기적인 검사, 전문의 진료, 병원 진료 의뢰 등 포함된 coordinated care)를 제공하게 된다(Busse and Blümel, 2014).

일본은 우리나라와 마찬가지로 환자의뢰체계가 없다. 환자가 병이 나면 의원이든 병원이든 아무 곳이나 바로 갈 수 있다. 병원은 전부 외래 진료를 하고 있으며 환자는 자유롭게 의사에게 접근 가능하다(Tatara and Okamoto, 2009). 그러다 일본은 2000년부터 1차 의료를 강화하기 위하여 환자의료체계를 도입하였다. 일본에서 200병상이 넘는 큰 병원에서 진료를 받기 위해서는 진료의뢰서 지참을 요구하고 있다. 진료의뢰서 없이 큰 병원에 바로 갈 경우에는 특정요양비를 환자에게 부담시킨다. 2016년 1월부터는 500병상 이상의 대형병원이나 특정 기능병원을 추가로 분류하여 진료의뢰서 지참을 요구하는

---

6) 신 환자진료보증제도는 제10장 제2절의 스웨덴 의료개혁에서 상세히 설명된다.

7) 독일은 당뇨병(type Ⅰ, Ⅱ), 유방암, 관상동맥 심장질환, 천식, 심부전에 대하여 질병관리 프로그램(disease management programmes, DMPs)을 운영하고 있다. 이 제도는 필자가 저술한 보건의료정책 개정판(2018)에 설명되어 있다.

데 역시 진료의뢰서 없이 바로 갈 경우에는 선정요양비를 환자에게 부담시키고 있다(이규식, 2015). 최근에는 환자의 의료체계에 대한 자유로운 접근(free access)의 허용을 보험진료비 증가를 초래하는 원인으로 간주하여 이를 통제하기 방안으로 일본 재무성의 재정제도심의회(2021)에서는 주치의제도의 도입을 고려해야 한다는 주장이 강하게 일어나고 있다(이규식, 이영숙, 2021).

1차 의사를 의료체계의 문지기로 강제화하는 국가(영국, 스웨덴, 노르웨이, 네덜란드, 스페인, 포르투갈, 이탈리아)들은 대체로 [그림 5-1]과 같은 공급체계를 유지한다고 볼 수 있다. 문지기를 강제화하지 않더라도 진료의뢰서를 요구하는 국가(덴마크, 핀란드, 프랑스, 독일)들은 문지기를 강제화하는 국가에 비하여 다소 느슨한 공급체계로 의료이용의 자유로운 접근(free access)을 통제하고 있다[8].

많은 국가들이 거의 공통적으로 적용하는 환자의뢰체계는 일반의와 전문의 간의 의뢰체계로 하고 일단 전문의가 근무하는 병원으로 의뢰가 된 이후에는 전문의의 재량에 따라 다음 수준의 병원 이송을 규정하고 있다. 그래서 환자에 따라 의뢰체계가 1차에서 전문의 의뢰로 끝날 수 있고, 어떤 경우는 1차에서 2차를 거쳐 3차의 매우 고도의 의료기술이 필요한 병원으로의 의뢰도 가능하도록 되어 있다.

환자의뢰체계에서는 민간영리병원의 이용에 대해서도 언급된다. 의료보장제도를 운영하는 국가에서 진료대기를 요하는 환자의뢰체계를 따르지 않거나, 더 안락한 병실을 원할 경우, 의료보장권에 있는 시설을 이용하지 않고 바로 민간영리시설을 이용하는 것도 가능하다. 이러한 경우에는 진료비 전액을 자비로 부담해야 한다(Cylus et al., 2015).

제2절 의료인력 정책

의료인력에 대해서는 다음과 같은 세 가지 이유(Dubois, Nolte and McKee, 2006)로 의사와 간호사만 다루도록 하였다. 첫째, 의료인력 가운데 의료자원의 사용이나 배분에서 의사결정을 하는 직종이 의사이다. 그리고 의료서비스 제공의 조직화에 있어서도 의사의 역할이 가장 중요하기 때문이다. 둘째, 간호사는 의사 다음으로 환자를 치료하는데

8) 문지기 제도의 강제화 및 진료의뢰서의 도입 사례는 Kringos et al.(2015)을 참고하였다.

중요한 역할을 담당하며, 의료인력 가운데 수적으로 가장 많아 어떠한 의료체계에서도 중요한 집단이 되고 있다. 그리고 최근의 의료체계 발전에 의하여 가장 영향력을 크게 받고 있는 집단이기도 하다. 즉 의료체계 발전에 따라 일하는 조직의 변화가 많고, 인력관리를 제대로 하지 못하여 나타나는 문제점도 많은 분야가 간호 영역이기 때문이다. 셋째, 의료인력은 전문가 그룹 간의 상호의존성이 높다. 의사와 간호사의 일과 서비스의 성과는 다른 전문직들이 담당하는 일에 의하여 영향을 받게 된다. 그래서 가끔 기술대체 문제가 최적의 의료서비스의 수단으로 제기되거나 의사나 간호사가 부족할 때 대응 수단으로 제기된다. 이러한 측면에서 의사와 간호사가 어느 전문가 집단보다도 환자의 치료에서 중요한 역할을 담당한다.

1. 의료공급과 인력 정책의 중요성[9)]

의료인력 정책에는 인력을 선발하고, 훈련하고, 보상하고, 규제하고, 관리하는 방법을 모두 포함하고 있다. 현재 의료인력 정책의 문제점은 의료수요는 급속히 변화하고 있는데 인력 양성이 제대로 따라가지 못하여 의료체계의 성과 향상을 제약한다는 점이다.

의료공급 능력(capacity)을 효율적으로 향상시키기 위해서는 의료인력의 효과적인 활용이 핵심적 과제가 된다. 효과적인 인력관리는 대중의 합리적인 기대에 부응하고 건강향상이라는 의료체계의 목표 달성을 위해서도 필수적이다. 그럼에도 불구하고 의료인력에 관한 정책은 지금까지 의료정책의 우선순위에서 밀려나 있었다. 이렇게 된 연유는 의료인력에 대한 투자는 미래의 투자를 나타내는 자본재[10)]로 여기지 않고 의료서비스 생산의 경상비용으로 간주되었기 때문이다(Narashimhan et al., 2004).

의료체계가 직면하고 있는 가장 큰 과제는 변화하는 환경에 어떻게 적응하는 것인가에 있다. 고령화와 같은 요인으로 질병구조가 변화하고, 비록 장기적인 치료를 필요로 하더라도 죽어가는 사람을 살릴 수 있는 의료의 범위가 변화하고 있는 것이 오늘의 현실이다. 신약의 등장이나 정교한 기술의 발전으로 환자를 위하여 할 수 있는 일도 바뀌고 있다. 이러한 변화에 대응하는 중심적인 역할은 의사들이 수행하는 것이다. 그들은 필요한 진

9) 이 부분은 Dubois, Nolte and McKee(2006)를 참고하여 정리하였다.

10) 의료인력은 비용이 아니라 미래의 투자라는 점을 보여줄 목적으로 WHO, ILO 그리고 OECD가 협동 작업단(alliance)을 2016년에 구성하였다(Editorial of Lancet, 2016).

단과 치료방법을 결정하고 어떠한 치료과정이 필요한지 그리고 어떠한 자원이 소요될지를 결정하게 된다.

동시에 의료인력들도 새로운 역할은 발전시키고 옛날 역할은 버리는 변화를 하고 있다. 이러한 변화로 새로운 영역의 인력이 등장하게 되었고, 의료인력 영역의 구분을 모호하게 만들고 있다. 이러한 변화와 연계시켜 어떻게 건강산출물을 증가시키고, 의료이용자의 반응성을 높이고, 의료비 지출을 억제시키는지에 대한 노력이 요구된다는 점이다.

이러한 변화는 의사와 간호사들을 움직이는 전통적인 방법에 대한 도전 과제로 다가오고 있다. 도전 과제들로는 첫째, 2차 의료와 1차 의료(또는 사회적 돌봄) 간의 전통적인 상호 접촉을 넘어서는 협력의 강화, 둘째, 질병예방과 서비스 제공에서 인구집단을 토대로 하는 관점의 실현(incorporation of population-based perspectives), 셋째, 새로운 형태의 다학제적 팀워크의 설정, 넷째, 임상체계시스템을 도입하는 일이다. 이러한 일들이 의료인력의 변화를 요구하고 있다. 의료개혁은 의료인력의 효과적인 관리와 연계되어 그 결과가 의료의 질, 접근성 그리고 비용에 어떠한 영향을 주느냐에 초점을 두게 된다. 구체적으로 많은 인력 집단은 평생학습을 보장하는 시스템과 짝을 이루면서 더 높은 수준의 기술을 요하게 된다. 또한 의료체계가 필요로 하는 것은 팀워크의 장려이다. 팀워크는 전문의와 다른 전문인력 간의 협력과 두 영역을 뛰어 넘는 협력을 요구하게 된다. 의료의 질은 의료인력이 최대의 잠재력을 발휘할 때 향상된다. 그래서 표준적 수준에 뒤처지는 인력을 찾아내고 그들의 능력을 향상시킬 수 있도록 지원하는 것도 중요하다.

인력의 중요성이 명백함에도 불구하고 많은 보고서들은 현재 시스템은 의료체계의 발전과 조화를 기하지 못하는 문제가 있음을 지적하고 있다. 기존 시스템에서 중요시 하는 영역의 하나가 의료 질의 관리이다. 지금까지 전문가적 자유가 의료행위의 특징으로 되어 왔는데, 이러한 독립성이 소비자나 구매자들의 반응성을 무시하고, 고삐 풀린 비용의 원천이 되었다는 점이다. 또한 의료과오에 관한 보고서는 현재의 규제시스템이 대중을 효과적으로 보호하지도 못하고 능력의 지속성도 보장하지 못한다는 문제점을 지적하기도 한다.

2. 외국의 의료인력 양성정책

1) 유럽의 의료인력 교육의 구조와 추세[11)]

(1) 의사의 기본교육 시스템의 중요성

의사의 기본교육 시스템이 중요한 이유는 근거중심의료 행위와 평생학습의 기초가 될 비판적인 분석을 할 수 있는 능력을 배양할 수 있기 때문이다. 전문가적인 성과를 빈약하게 만드는 것은 많은 시스템들이 낡았거나 부적절한 법률에 기초하여 즉흥적이고 단편적이며 복잡하게 이루어지기 때문이다. 비록 변화를 위한 기회가 주어지더라도 부적절한 법규로 인한 규제가 다학제적 팀워크를 형성하는데, 그리고 의료의 효율적인 제공이나 자원의 최적 사용을 하는데 비합리적인 장벽이 되기 때문이다.

의료인력에 대한 규제나 관리에서 광범위하게 널려있는 결점들이 의료체계의 변화를 이끌 기회를 막고, 변화에 긍정적으로 반응할 능력을 좌절시키고 있다는 것이다. 목적에 부합하는 의료인력 관리의 경험이나 새로운 인력정책은 의료개혁을 위한 중요한 방안이 된다. 이것은 서비스 제공의 개선에 기여할 수 있고, 대중을 보다 더 잘 보호할 수 있으며, 유연하고 비용-효과적인 의료체계를 만들어내며, 의료체계의 성과를 최적화하고 공급자, 소비자, 구매자 간의 조화를 잘 이끌어 낼 수 있도록 할 것이다.

(2) 격변하는 환경과 자율적인 의료인력 교육시스템

의료인력 교육의 주 기능은 의료분야에서 전문적 역할을 수행할 의지와 능력을 갖춘 사람을 선발하여 훈련시키고 사회화시키는 것에 있다. 의료전문가들은 생명을 다루기 때문에 위험성과 복잡성이 있지만 정태 사회에서는 의료인력을 훈련시키는 일이 비교적 쉬운 일이다. 과거 정태 사회의 고전적인 훈련방법은 도제식 관계를 통하여 업무에 능숙해지도록 훈련시켜 일상의 진료업무를 하게 만드는 것이었다. 그리고 이론적인 기초 지식은 임상 현장과는 다소 분리된 기관에서 제공하고 있다. 최근의 의학 발전으로 인하여 이와 같은 교육 모형이 적절하지 못하다는 비판이 제기되고 있다.

광범위한 범위에서 의료인력 교육의 전환은 내적인 발전의 결과가 아니라 외부적인 압

---

11) 이 부분은 Kachur and Krajic(2006)을 참고하여 작성하였다.

력에 기인하여 시도되고 있다. 의료인력 교육을 둘러싼 사회적 환경에서 교육시스템은 더욱 복잡해지고 동적인 변화과정이 진행되고 있다. 인구구조의 변화, 상병구조와 같은 역학적 측면의 변화, 가용기술이나 기초지식의 변화는 의료행위의 내용을 변화시키고 또한 경제의 글로벌화, 보건정책의 변화 등이 의료의 조직적 구조에 영향을 미치게 되었다.

의료인력 교육이 효과적이 되기 위해서 인력교육은 보편적인 지식과 과학적 근거를 토대로 잘 조직화되어야 한다. 의료인력을 교육시키는 일은 의사나 과학자로서의 역할을 넘어서는 일이다. 가르치는 것, 혹은 더 나아가서 활발한 학습이 이루어지기 위해서는 과학적인 전문가로서의 역할, 헌신할 수 있는 태도, 더 광범위한 영역의 과학적 전문가적 담론에서의 소통이 요구된다. 광범위한 영역의 과학적 담론은 학술지나 학술회의(conference) 등을 통하여 이루어진다. 의료인력 교육에 깊이 관여하는 사람은 의료공급자들 뿐만 아니라 과학자, 생명통계학자, 교육자에 이르는 다양한 분야의 전문가로 구성되어야 한다. 교육을 담당할 사람들의 이러한 다양성이 의료인력 교육에 혁신을 불러오고 있다.

기초적인 의학훈련은 의료체계에서 일어나기 보다는 과학과 연구에 보다 가까이 연결되는 대학에서 일어나고 있다. 이것이 일상의 진료를 학문적 무차별(academic indifference)로 귀결시켜 의학훈련의 상당한 부분이 의료행위와 관련이 없는 것으로 만들고 있다. 이와 같은 비판에 대응하기 위해서 학습방법론은 임상적인 진료(clinical case)에 초점을 두어야 한다. 흥미로운 것은 의학교육은 더욱 임상적이 되고 간호사와 같은 다른 인력 교육은 점점 학문적인 접근으로 나가고 있다는 점이다.

(3) 의료인력 교육은 의료의 질 향상 위주로 진행

의료인력은 인력 교육의 산출물이지만 의료체계의 핵심적인 투입물이 된다. 따라서 정책담당자들은 핵심적인 투입물인 인력의 변화를 통하여 의료의 성과를 향상시키도록 인력 교육에 개입한다. 의료정책을 담당하는 사람들은 올바른 의료지식, 기술 그리고 의료기관이나 소비자가 필요로 하는 태도를 갖춘 적정한 수의 인력을 원한다. 인력이 모자라도 그리고 많아도 곤란하며, 의료인력의 자질이 낮아도 그리고 너무 과도하여도 곤란한 것이다. 의료정책 담당자들은 규정, 규제, 조직적 및 재정적 지원을 통하여 의료인력 교육에 영향을 미치고자 한다. 그들은 의료인력 교육의 구조, 과정, 관련되는 환경으로부터 압력을 조직적으로 모니터링하여 영향력을 확인함으로써 의료의 질을 향상시키고자 한다.

(4) 교육과정의 변화와 교육의 주 내용

유럽 국가들의 의료인력 교육에 있어서 교육과정이나 교육을 위한 전략(instructional strategy), 그리고 학습자에 대한 평가 전략이 [표 5-1]과 같이 변화하고 있다. 이러한 변화의 기저에는 성인 교육을 향한 의료인력 교육의 재설계라는 시도가 있다. 성인 교육 이론이 전제하는 기본 원리는 교육과정에 자발적인 참여라는 것이다.

그리고 유럽 국가들의 의료인력 교육에서 전문 영역이나 국가를 넘어 교과목에 공통적으로 포함되는 내용을 정리한 것이 [표 5-2]이다. 과거에는 생의학 지식이나 기술 습득에 초점을 맞추었는데, 최근에는 태도나 가치관을 다루도록 교과목의 범위가 확대되는 특징이 있다. 교과의 범위는 전문가주의와 생애 학습에서부터 예방이나 자원의 보존과 같은 주제들이 포함되고 있다.

[표 5-1] 의료인력 교육의 방법론적 변화

교육 방법	현 재	변화된 방법
교육과정 및 교육용 전략	• 편의적인 교과목 • 과목 중심의 학습 • 지식의 강조 • 기초와 임상의 분리 • 교수 중심의 주입식 방법 • 모든 학습자에게 동일한 교과 • 지역 훈련(local training) • 단일 교수 교육 • 과학적 지식 습득 교육 • 최종 학위 • 믿음 중심의 교육	• 계획된 교과목 • 문제 중심의 학습 • 지식, 기술, 태도의 강조 • 통합적인 교과과정 • 학습자 중심의 자발적 방법 • 필수 교과와 선택 교과의 구분 • 원격교육 혹은 결합된 교육 • 복수 교수 교육 • 전문직을 위한 교육 • 생애 학습 • 근거 중심의 교육
학습자 평가 전략	• 종이와 연필을 사용하는 시험 • 영역 특화 시험 • 누적평가(summative) • 교과 코스에 따른 평가 • 외부적 평가	• 컴퓨터 사용과 성과 중심의 시험 • 매트릭스 방식의 통합적 시험 • 누적평가와 형성(formative) 평가 • 코스에 따른 평가와 진도 평가 • 외부적 평가와 자가 평가

출처 : Kachur and Krajic(2006)

[표 5-2] 유럽지역의 의료인력 교육 과목의 주제

주제	채택 이유
전문가주의/윤리	• 대중이나 매스컴에서 전문가에 대한 비판이 강해지고 있음 • 전문가들이 자기 규제를 잘못하면 외부 규제기구가 등장
의료경제학	• 공급자들도 비용절감과 자원 배분에 더욱 강한 책임을 져야 함
의료과오 감소와 지속적인 질 관리	• 의료과오가 대중의 주의를 가장 많이 받고 있음 • 의료전문가는 기준이나 지침에 의거하여 최선의 진료로 대응하여야 하고, 자신의 행위에 책임을 져야 함(예: 의료과오 소송)
의학 informatics	• 컴퓨터가 근거중심의료와 지식 기반을 극적으로 높이는데 기여 • 전자의무기록은 더욱 확대되고 있음 • 컴퓨터로 하는 지시(처방)는 훈련 프로그램이 지리적 장벽이나 일정상의 한계를 극복하여 확산될 수 있게 함
예방	• 예방이 비용-효과적임 • 인간중심의 생각(population-based thinking)이 더욱 일반화되며, 행위(예: 금연 등)가 사망률이나 유병률 감소에 중요 요소가 됨
문화적인 기능	• 환자와 의료인력의 이동이 글로벌화될 것임 • 언어의 장벽이나 문화적 기능의 결핍이 의료에 방해요소가 됨 • 보완/대체의료가 널리 이용될 것임
노인의료	• 인구고령화가 급속적으로 진전되고 있음
유전학	• Genome project가 미래 의료에 혁명적 변화를 일으킬 것임 • 윤리적인 문제가 제기됨
1차 의료	• 강력한 1차 의료가 더욱 효율적이며 비용-효과적인 의료공급체계를 만들게 될 것임 • 1차 의료는 예방을 강화시키게 됨
팀워크	• 대부분의 의료과정은 팀으로 수행됨 • 파괴적 혁신이나 자동화는 하위직으로 업무 위임을 가능케 함 • 대부분의 의료과오는 systems-based로 일어남
지역사회 기반 의료	• 비싸고, 불필요하고 잠재적인 위험이 있는 병원의료는 점차 줄게 됨 • 가정의료나 통원의료의 이용이 점차 증가할 것임 • 농촌지역 의료는 인력이 줄고 방치될 것임
원격의료	• 의료공급을 위한 네트워크나 새로운 공급체계가 고안될 것임 • 방치되는 농촌이나 오지지역에 대한 의료공급의 기회로 활용

출처 : Kachur and Krajic(2006)

2) 주요국의 인력정책

(1) 영국(Cylus et al., 2015)

정부 차원의 의료인력에 대한 계획은 보건부가 담당한다. 지방 차원에서는 전국에 걸쳐 산재되어 있는 211개의 임상의료구매단(Clinical Commissioning Groups, CCGs)이 담당한다. 2000년에 발간된 NHS Plan은 NHS가 직면하고 있는 과제로 기술을 갖춘 전문인력의 부족을 지적하고 있었다. 2002년에 발간된 『Wanless 보고서』도 잉글랜드 지역의 의사 및 간호사 부족 문제를 지적하였다. 이에 따라 영국은 의사와 간호사 인력을 증가시킬 계획을 수립하였다(Boyle, 2011). 영국은 역사적으로 영연방 국가나 EU 국가로부터 의료인력을 수입하고 있다. 특히 간호사는 필리핀으로부터 대규모로 수입하고 있다.

의사가 되기 위해서 의과대학에서 5년을 공부하는데 의과대학은 전국에 34개가 있다. 의학교육은 영국 의학심의회(United Kingdom General Medical Council, GMC)의 감독을 받는다. 졸업 후 2년의 기초 과정(F1과 F2)을 거치도록 하고 있다. 전문의가 되기 위해서는 기초과정(F1과 F2를 번갈아 이수)을 마친 후에 병원에서 5~7년간의 수련을 받는다. 수련이 끝나면 GMC 전문의(Specialist Register)로 등록을 하고 병원에서 근무를 하게 된다. 일반의가 되기 위해서는 의과대학 졸업과 기초 과정을 이수한 후 최소 3년의 수련과정을 거치게 되는데 병원에서 2년, 현장(개업 일반의 진료소)에서 1년을 수련한 이후 역시 GMC 일반의(GP Register)로 등록한 후에 일반의로 일할 수 있게 된다. 일반의가 되기 위해서는 의과대학 졸업 후 평균 9년 정도, 전문의가 되기 위해서는 평균 11년이 소요된다.

간호사나 조산사가 되기 위해서는 3~4년 과정의 등록 전 대학과정(pre-registration degree course)을 다녀야 한다. 고등교육의 간호 diploma 과정은 폐지되었고, 현재는 대학원 과정(graduate-entry career)으로 되었다. 교육과정은 병원과 지역사회에서의 실습을 포함하고 있다. 모든 간호사의 첫 해 과정은 기초프로그램(Common Foundation Programme)으로 되어 있다. 이 과정을 거친 후에 전문과정에 들어갈 수 있다. 조산사는 조산사 학위과정에 들어가게 된다. 이미 간호사 면허를 소지한 경우에는 단기과정을 밟을 수 있다. 수련과정이 끝나면 영국 간호 및 조산사 심의회(Nursing and Midwifery Council)에 등록을 하고 실무에 들어갈 수 있다. 간호사 및 조산사의 등록은 매년 갱신하여야 한다. 그리고 3년 단위로 자기가 선택한 전문 영역에서 서비스의 안전(safe practice)

을 위하여 요구된 기준을 충족하고 있음을 심의회에 재확인시켜야 한다. 심의회에 재확인을 위하여 요구되는 사항은 기간 중에 요구되는 최소한 근무시간, 지속적이고 전문적인 발전의 근거, 다른 간호사나 조산사와 일하였을 때 그들의 반응 등이다.

(2) 스웨덴(Anell, Glenngård and Merkur, 2012)

스웨덴에서 의료서비스 제공은 지방 정부(County Council)의 책임으로 되어 있으나 대학교육은 중앙 정부가 직접 관장하고 있다. 국립고등교육청(National Agency for Higher Education)이 대학교육의 계획 결정에 대하여 기본 정보를 정부에 제공한다. 스웨덴의 의학교육은 전적으로 정부가 재정을 지원한다. 의사나 간호사와 같은 인력의 훈련은 대학병원이나 의료서비스의 다른 관련 분야와 연계되어 있다. 의사나 간호사 면허는 보건사회부(Ministry of Health and Social Affairs) 산하의 보건복지청(National Board of Health and Welfare)에서 관장한다. 보건복지청은 근거중심의료와 심각한 만성질병을 갖는 환자 치료를 위한 지침서를 제공하는 업무도 관장하고 있다. 면허는 기간 제한이 없어 한 번 발급받으면 평생 유효하다. 스웨덴 의과대학은 5년 반의 과정으로 학생을 교육시키고 그 후 21개월간의 일반적인 의료에 대하여 훈련을 받는다. 대부분의 의사들은 60개 종류의 전문분야 가운데 하나를 선택하여 교육 훈련을 받을 수 있는데 그 기간은 별도로 5년을 요한다.

간호사는 30개 대학이나 독립적 프로그램에서 교육을 시키는데 RN이 되기 위한 교육기간은 1~2년간의 훈련기간을 포함하여 3년으로 되어 있다. RN이 되어 최소 1년 이상 근무한 후에는 전문 간호사가 되기 위한 교육을 40~60주 받아야 한다. 전문 간호 영역은 조산사, 중환자 치료, 마취 등의 10가지 분야가 있다.

과거에는 의사가 대학의 교수로서 또는 학자로서의 경력이나 위치를 기초로 하여 경영자의 자리에 임명되었다. 특히 1990년대 후반까지 의사만이 의료의 임상적 책임자가 되는 것이 허용되었다. 그러나 1997년에 새로운 규정을 제정하여 다른 인력도 임상책임자(Clinical Director of Medical Care)가 될 수 있도록 허용하여 간호사들도 임상책임자로 임명되고 있다. 2005년 기준으로 공공병원 임상책임자의 약 1/3은 의사가 아닌 다른 직종의 전문인력이 임명되었다.

(3) 독일(Busse and Blümel, 2014)

독일도 EU가 확대되면서 많은 의료인력이 다른 나라에서 이동하여 왔다. 2008년 조사에서 독일 의료인력 가운데 외국인의 비중이 6% 정도 되는 것으로 나타났다. 의료인력의 훈련에는 연방 정부, 주 정부, 그리고 의료인력의 각 협회가 책임을 같이 진다.

독일에서 교직 전문가이든 의료직 전문가이든 기본적인 교육은 무료로 이루어진다. 그러나 의료 전문가를 위한 코스 위주의 훈련을 하는 사립학교는 등록금을 받고 있다. 반면에 의료기관에서 실습 중심의 수련 이수자(예: 간호사)들은 기본임금(basic income)을 받고 있다. 대학교육은 주 정부가 재정을 지원하지만 주에 따라서는 수업료를 받는 곳도 있다. 반면에 병원에서 실습 위주의 수련은 2000년 이래 질병금고와 개별 병원간의 계약에 의하여 질병금고에서 재정지원을 하고 있다. 간호학교에 대한 재정은 주 정부가 책임을 졌는데 2000년에 질병금고로 책임이 이전되었다. 많은 독일 대학교들이 의학, 치과학, 약학 등의 학과를 개설하고 있다. 간호사, 소아 간호사, 노인 돌보미의 훈련을 위하여 공적재정으로 운영되는 많은 기관들이 있다. 동시에 물리치료사, 언어치료사, 영양사(dietician), 조산사 양성을 위한 사립기관들이 있는데 여기서는 수업료를 받고 있다. 대학에 설치되지 않는 이러한 학교도 고등학교를 졸업한 후 입학이 가능하며 통상 3년 정도의 교육을 이수하여야 한다.

대학교육은 12~13년의 교육을 이수한 학생에게 입학이 허용되는데 교육기간은 4년(약학)에서 6년(의학)이며 교과과정은 연방 정부 법령에 의해 정해지고 있다. 기본 교과는 연방 차원에서 정해진 기준에 따라 두 개의 시험(two centralized final examination)을 거치면 나머지는 각 대학에서 교과과정을 개설하도록 하고 있다. 2003년에 연방 법령을 고쳐 병상에서의 진료에 대한 교육, 지역사회에서의 진료에 대한 교육, 문제 해결 기술, 기초 과학과 임상 주제의 통합과 같은 내용을 위주로 하는 혁신을 단행하였다.

1997년부터 일반의의 전문 수련기간은 3년에서 5년으로 늘려 미래의 가정전문의로서의 자질을 갖추도록 하였다. 대학을 졸업한 의사가 전문의가 되는데 4~6년의 수련기간이 소요되며, 건강보험의 신임을 받는 의사가 되려면 전문의가 되어야 한다. 전문분야는 1924년 14개에서 2008년에는 37개로 늘어났으며 52개의 세부 전문 영역(subspecialties)이 있다. 약사는 8개의 전문 영역이 있고 간호사는 12개의 전문 영역이 있다.

일반의도 가정전문의로 되었지만 1990년대 전문의 자격을 받은 의사 가운데 일반의(가정전문의)의 비율은 20%에 지나지 않는다. 이것은 일반의의 수입이 다른 전문의에 비하여 낮기 때문이다. 그래서 1999년부터 질병금고, 민간보험회사, 지역별 건강보험의사협회가 공동으로 일반의가 개업의 진료실에서 수련받는 동안(5년 중의 2~3년)에는 수련의 봉급의 1/2을 지원하도록 법적으로 강제화하였다. 그러나 현실에서는 보조금이 수련기간 중의 일반의 수입의 전부가 되는 경우가 허다하였다.

대학교육이 아닌 분야의 의료인력들은 훈련 과정이나 훈련이 끝나고 취업된 기간에 탈락하는 비율이 매우 높았다. 이것은 여성들의 고용상태를 반영하는 것으로 의료체계의 계층에서 상대적으로 낮은 신분이 되어 직업의 만족도가 낮았다. 그래서 간호사 부족 문제가 제기되었고 1980년대 응용과학을 하는 대학에서 코스를 기초로 하는 전문과정이 도입되기 시작하였다. 다른 의료인력(물리치료사, 언어치료사, 노인돌봄사 등)을 양성하는 학과들도 대학에 등장하고 있다.

(4) 일본(Tatara and Okamoto, 2009)

일본은 의사가 되기 위하여 고등학교를 졸업하고 6년간의 의과대학 교육을 받고 국가면허시험에 합격하여야 한다. 의료기술이 급속히 발전하기 때문에 의과대학에서는 최근 많은 전문과들이 설치되었다. 그리고 다양한 전문과에서 교과목이 공유되고 있다. 그 결과 많은 대학에서 학생들이 미래의 1차 의료행위에 필요로 하는 일반적인 원칙에 부합하는 교과목을 유지하기 어려운 문제가 생긴다. 2001년 문부과학성에서는 1차 의료에 초점을 둔 일반적인 지식을 갖춘 표준화된 의과대학 교육을 장려하기 위하여 핵심적 교과목 모형을 발표하게 되었다.

일본에서 1차 의료는 학문적 영역으로 인정하지 않고 있다. 그래서 의과대학에 1차 의료를 위한 전문과가 없다. 그러나 많은 의과대학들이 일반적 포괄의료를 제공하는 전문과(예: 내과, 외과 등)들을 설치하고 의사들이 일반적인 진단의 시각에서 환자를 치료하고 병원 의료가 필요한 환자들에 대하여 진료 의뢰하는 것을 배우도록 하고 있다. 일본은 의과대학 졸업 후의 임상훈련이 제대로 이루어지지 못하여 2003년부터 2년간의 임상훈련을 강제적으로 시행하여 일반의사의 임상자질 향상을 위하여 노력하고 있다.

일본은 1946년 미군정청의 제안에 따라 문부과학성 안에 의학교육심의회(Council for Medical Education)를 설치하였고, 군정청의 권유로 의과대학에 위생학과와 분리된 공중위생학과를 설치하였다. 위생학과는 주로 환경위생 등을 다루고 공중위생학과는 공중보건을 다루고 있다. 그리고 보건소와 면 보건과의 직원 훈련을 목적으로 국립공중위생원을 설립하였으며, 2002년에는 국립의료・병원관리연구소, 국립감염증연구소 등의 기능을 합쳐 국립보건의료과학원으로 확대 발족하였다.

모든 의료인력은 후생노동성의 지도 감독을 받고 면허도 후생노동성이 발급한다. 예외는 준간호사(enrolled nurse, EN)로 이들은 준간호사 양성학원 또는 간호고등학교에서 교육을 받고 도・도・부・현에서 면허를 발급하고 있다. 일본에서 준간호사는 간호인력의 약 30%를 차지하고 있으며 의사나 면허 간호사(RN)의 감독을 받아서 일을 하게 된다. 그러나 간호협회에서는 이 제도의 폐지를 주장하고 있다.

3. 우리나라의 의료인력 양성정책과 개혁

1) 인력 양성정책

(1) 의사 양성정책

우리나라는 건강보험이 도입되기 이전부터 의과대학은 6년(의예과 포함)제로 하여 의과대학을 졸업하고 국가시험에 합격하면 의사면허가 발급되어 어디서나 개업을 할 수 있도록 허용되었다. 그리고 전문의 제도는 1952년 전문과목 표방심사제도를 통하여 도입하면서[12] 소정의 훈련을 받아 자격을 얻게 되면 개업을 할 수 있도록 허용하였다. 전문의가 되기를 원하면 인턴 1년과 레지던트 3~4년의 수련과정을 거쳐 학회가 실시하는 소정의 시험을 거치면 자격을 획득할 수 있다.

2005년부터 의학전문대학원 제도를 도입하여 4년제 대학을 졸업한 학생 가운데 선발하여 의학전문대학원에서 4년을 교육시키도록 하였으나 여러 가지 문제가 지적되어 2015년부터는 학교의 희망에 따라 의과대학 체제로 다시 돌아갈 수 있게 하였다. 2025년 대학입시에서 의학전문대학으로 학생을 선발하는 대학은 1개 학교만 남게 되었다. 의학전문대학원이든 의과대학이든 졸업 후 국가시험을 거쳐 의사 면허를 취득하는 제도는 동일하다.

---

12) 1952년 전문의 자격심사에서 통과하여 전문의로 등록한 의사는 10명이었으나 점차 확대되어 1970년에는 4,206명, 1990년에는 23,222명으로 확대(이규식, 1995)되어 전문의 제도가 일반화되었다. 한편 일본은 1940년 의료제도개선방안의 하나로 전문과목 표방 국가검정제도(일종의 전문의 제도)를 도입하였다(島崎謙治, 2011). 그러나 실질적인 전문의제도는 2007년 12월 17개 학회가 전문의 제도를 인정하였고 후생노동성은 2013년 7월 전문의제도를 subspecialty 영역으로 인정하였다. 2014년 (사)일본전문의기구가 설립되었고, 2018년 4월부터 신전문의제도가 실시되었다(www.japan-senmoni.jp, 2018).

[표 5-3] 연도별 의, 치, 한의 및 약학대학 설립 현황 (단위: 개)

시대구분	의과대학	치과대학	한의과대학	약학대학
1960년대 이전	8	1	1	13
1961 - 의료보험도입 전('76)	6	4	1	1
1977 - 전국민의료보험('89)	17	5	6	6
1990 - 현재	10	1	4	15
계	41	11	12	35

출처 : 이규식 (2022), 『국민건강보험의 발전과 과제』

우리나라의 의사양성은 [표 5-3]에서와 같이 1977년 건강보험제도의 도입을 계기로 계속 확대하는 정책을 실시하였다. 1977년 이전에 14개 대학이던 의과대학의 수가 1980년에 19개 대학으로 1990년에는 31개 대학으로 1999년까지 41개 대학으로 증가하여 양성의사 수가 증가하였다. 1998년 제주대학교 의과대학 설립을 마지막으로 의과대학 입학생 수를 동결하였다.

의사양성과 관련된 문제는 두 가지로 요약할 수 있다. 첫째는 의사인력의 적정성 문제이며, 둘째는 의과대학을 졸업하고 의사 국가고시에만 합격하면 바로 개업이 허용되는 일반의사(혹은 전과의사)의 자격 문제이다. 의사인력의 적정량에 관해서는 이해관계자의 입장에 따라서 많은 견해의 차이가 있다. 의료계는 인력이 부족하지 않다는 입장이고, 의료계 밖에서는 의사가 부족하다는 입장이다. 의사의 과부족을 판단하기 위해서는 먼저 정부가 국민에게 보장해야 할 의료의 필요량에 대한 추정이 있어야 한다. 그런 다음에 이 필요량을 충족하기 위하여 어떠한 의료체계를 구성(환자의뢰체계나 문지기 의사를 두느냐 여부 등)할 것인가, 의사에 대한 진료비 지불방법은 어떠한 방식으로 할 것인가, 필요량 이상의 과잉이용은 어떻게 통제할 것인가 등에 대한 계획과 함께 병상수도 중요한 고려사항이 되어야 한다. 현재 정부가 정한 의사의 필요 기준은 [표 5-4]와 같다. 의원과 병원의 구분 없이 1일 입원 환자 20명당 1인의 의사를 두어야 한다고 규정하고, 외래 환자 3인은 입원 환자 1명으로 간주한다고 정하고 있다.

이 기준을 적용하여 필요 의사 수를 추계할 때 의사의 과부족에 관한 논쟁을 잠재울 수 있을 것이다. 그러나 의료체계를 건강보험의 기본원칙에 맞추어 필요도를 토대로 운영할 때 [표 5-4]의 기준에 의하여 의사 수의 적정성 판단이 가능하다. 현실은 자유방임형 의료체계를 유지하여 수요를 토대로 하기 때문에 이 표를 적용한 필요도 추정 방식에 의한

[표 5-4] 의사 및 간호사의 법률상 필요도 기준

구분	종합병원	병원	치과병원	한방병원	요양병원	의원	치과	한의원
의사	연평균 1일 입원환자를 20명으로 나눈 수(이 경우 소수점은 올림). 외래환자 3명은 입원환자 1명으로 환산함	종합병원과 같음	추가하는 진료과목당 1명(법 제43조 제2항에 따라 의과 진료과목을 설치하는 경우)	추가하는 진료과목당 1명(법 제43조 제2항에 따라 의과 진료과목을 설치하는 경우)	연평균 1일 입원환자 80명까지는 2명으로 하되, 80명을 초과하는 입원환자는 매 40명마다 1명을 기준으로 함(한의사를 포함하여 환산함). 외래환자 3명은 입원환자 1명으로 환산함	종합병원과 같음		
간호사(치과의료기관의 경우에는 치과위생사 또는 간호사)	연평균 1일 입원환자 2.5명으로 나눈 수(이 경우 소수점은 올림). 외래환자 12명은 입원환자 1명으로 환산함	종합병원과 같음	종합병원과 같음	연평균 1일 입원환자를 5명으로 나눈 수(이 경우 소수점은 올림). 외래환자 12명은 입원환자 1명으로 환산함	연평균 1일 입원환자 6명마다 1명을 기준으로 함(다만, 간호조무사는 간호사 정원의 3분의 2 범위 내에서 둘 수 있음). 외래환자 12명은 입원환자 1명으로 환산함	종합병원과 같음	종합병원과 같음	한방병원과 같음

주 : 「의료법 시행규칙」 제38조 기준(2015년 5월 29일 개정)을 토대로 작성

의사 수의 적정성 판단은 무의미해진다.

현재는 많은 사람들이 인구 1,000명당 의사 수의 국제 비교방식을 통한 적정성을 판단하고 있다. 이 방식도 필요도 접근법에 속한다(Feldstein, 2005). 우리나라 의사 수와 OECD 국가들의 의사 수를 [표 5-5]에서 인구 1,000명당으로 비교하면 2020년 현재 우리나라는 OECD 국가 가운데 하위 군에 속한다. 이 수치만 보면 우리나라는 의사 부족이 심각하다고 볼 수 있다. 그리고 인구 10만명당 의과대학 졸업생 수를 비교해 보아도 2020년 우리나라는 7.2명으로 OECD 평균 13.6명에 비하여 매우 낮은 수준이다. 의사 수는 의료수가나 의료이용과도 연계된다. 과거에 의료수가가 낮았으니 박리다매형 의료행위가 관습화되었고, 의사 수가 적어도 의사 1인이 일을 많이 하기 때문에 부족분을 보충할 수 있다고 의료계는 생각하여 의사가 부족하지 않다는 주장을 펴고 있다.

의사인력과 관련하여 당장 부닥치는 문제는 1차 의사가 수적으로 부족할 뿐만 아니라 양성방법도 제대로 정립되지 못하고 있다는 점이다.

[표 5-5] 주요 국가의 의사 현황 (단위: 명)

국가	임상의사 수(인구 천 명당)		의학계열 졸업생수 (인구 10만 명당)	
	2015	2020	2015	2020
그리스	3.5('14년)	3.8('19년)	10.7	13.5
스웨덴	4.2	4.3	12.4	13.6
독일	4.1	4.5	11.3	12.0
노르웨이	4.5	5.1	11.2	10.9
덴마크	3.9	4.3	17.1	21.2
호주	3.5	3.9	15.8	14.9
프랑스	3.1	3.2	9.1	10.0
핀란드	3.4	3.5	11.4	12.2
캐나다	2.6	2.7	7.9	7.6
네덜란드	3.5	3.8	14.6	14.3
영국	2.8	3.0	13.6	13.0
뉴질랜드	3.0	3.4	8.7	10.4
미국	2.6	2.6	7.5	8.2
일본	2.4	2.6	6.4	6.9
한국	2.2	2.5	7.6	7.2
OECD 평균	3.4	3.7	12.1	13.6

출처 : 보건복지부, 한국보건사회연구원(2022), OECD Health Statistics

(2) 간호사 양성정책

간호사 인력은 4년제 간호대학과 3년제 간호전문대학에서 배출하는 2원화 구조가 되어 있다. 간호사 인력 배출이 2원화된 것은 간호사 배출을 위한 교육 과정이 출발부터 단일화되지 못한데서 연유된다. 일제하에서 간호교육이 처음 시작되면서 어떤 학교는 간호부 양성소에서 출발하여 간호고등학교, 간호고등기술학교를 거쳐 4년제 간호학과로 된 경우도 있고 어떤 대학은 간호부 양성소에서 출발하여 3년제 간호학교를 거쳐 4년제 간호대학으로 된 경우도 있고, 어떤 대학은 간호부 양성소에서 시작하여 바로 4년제 간호대학으로 승격한 경우도 있다. 그리고 4년제 간호학과로 된 것도 당시 문교부의 일정한 방침보다는 대학의 노력으로 이루어져 대학마다 시점이 다른 특징이 있다. 1955년 이화여자대학교가 가장 먼저 4년제 간호학과로 승격하였으며, 1957년에는 연세대학교가, 1959년에는 서울대학교가, 지방에 있는 경북대학교는 1972년에 4년제로 승격하였다.

간호전문대학을 졸업하면 간호전문학사의 학위가, 4년제 대학을 졸업하면 간호학사의 학위가 부여된다. 3년제 간호전문학교를 졸업하여도 국가시험에 합격하면 4년제 대학 졸업자와 동일한 간호사(RN) 면허가 주어진다. 간호사 부족 문제가 사회적인 이슈로 되면서 2012년부터 3년제 전문대학이 4년제 간호대학으로 전환하거나 4년제 학사프로그램을 운용할 수 있도록 허용하였다. 그리하여 2020년 현재 전국의 4년제 간호대학이 117개교(9,917명), 전문대학 간호학과가 86개교(10,834명)가 설립되어 있다. 86개 전문대학 가운데 2개교를 제외한 84개교가 4년제 학사 프로그램을 운영하고 있다. 2020년 현재 간호대 학생수는 전문대학을 포함하여 총 203개교에서 20,751명의 정원을 선발하는데 한시적 편입을 정원의 30%까지 허용하고 있어 23,000여명을 선발할 수 있다.

국가 면허를 받는 간호사외에 시·도에서 관리하는 간호조무사 제도도 있다. 간호조무사는 고등학교를 졸업하고 조무사를 양성하는 인가된 학원에서 통상 1년의 교육(실습 포함)을 이수한 이후 한국보건의료인국가시험원(국시원)에서 실시하는 소정의 시험을 거쳐 합격하게 되면 시·도지사가 자격증을 발급한다.

간호사 양성과 관련하여서도 의사와 마찬가지로 첫째 문제는 간호사 인력의 적정성 문제이며, 둘째는 간호사의 자격과 관련된 문제이다. 간호사 인력의 적정화는 간호사 1인당 몇 명의 환자를 돌보는 것이 적정한 것인지에 대한 기준이 설정되고 이를 토대로 몇 명의 과부족이 생기는지 판단하는 것이 중요하다. [표 5-4]에서 보면 간호사 필요인력 기준을 1일 입원환자 2.5명당 1인의 간호사로 정하고 있다. 그리고 외래는 12명 당 1명의 간호사로 규정하고 있다. 이 규정에 따라 필요 간호사를 추정하여 간호사 과부족을 판단하는 것이 원칙이겠으나, 앞에서 의사의 과부족 판단과 마찬가지로 자유방임형 의료체계에서는 필요도를 통한 간호사의 적정 수 판단은 아무런 의미가 없다.

따라서 의사인력과 마찬가지로 우리나라 간호사 현황을 OECD 국가와 비교하여 적정성을 판단하는 방식이 불가피하다. [표 5-6]에서 인구 1,000명 당 임상 간호사 수를 비교하여 보면 우리나라는 다른 국가에 비하여 월등하게 적다. 2020년 현재 OECD 국가들의 평균은 8.0명인데 우리나라는 4.4명으로 OECD 평균에 비해 인구 1,000명당 3.6명이나 적다. 그런데 인구 10만명 당 간호대학 졸업생 수는 2020년 42.2명으로 OECD 평균 31.4명보다 10.8명이 많아 다른 국가와 비교하여 그렇게 적은 편은 아니다. 이것은 우리나라에서는 면허받은 간호사 가운데 활동하지 않는 사람이 OECD 국가와 비교하여 매우 많음을 의미한다. 간호사들은 병원에서 3교대 방식으로 일하기 때문에 결혼한 간호사

[표 5-6] 주요 국가의 임상 간호사 현황 (단위: 명)

국가	전문직 간호사 수(1,000명 당)		간호대학 졸업생 수(10만 명당)	
	2015	2020	2015	2020
덴마크	9.9	10.1	43.5	44.1
노르웨이	17.3	18.0	73.3	75.6
네덜란드	-	-	15.5	25.6
독일	10.7	12.1	44.0	43.1
미국	-	-	48.3	43.1
스웨덴	11.0	10.9	39.5	43.5
핀란드	10.2('14년)	-	-	-
호주	9.4	10.3	49.5	62.9
일본	8.3	9.9	43.4	47.0
뉴질랜드	9.7	10.1	42.9	36.9
캐나다	7.2	7.1	36.3	34.6
프랑스	-	-	38.9	37.8
영국	6.5	6.8	-	-
한국	3.1	4.4	32.3	42.2
그리스	1.8	2.0	14.6	12.8
OECD 평균	7.4	8.0	30.1	31.4

출처 : 보건복지부, 한국보건사회연구원(2022), OECD Health Statistics

들은 가정과 일을 양립하기 어려운 구조가 되어, 결혼하면 퇴직하는 간호사가 많아 활동 간호사가 부족한 문제가 있다.

2) 의료인력 양성정책의 개혁

(1) 인력계획의 수립

의료인력 양성정책의 개편과 함께 인력계획의 수립도 중요한 과제이다. 의료계획에서 중요한 내용은 인력계획과 시설계획이라 할 수 있다. 인력계획은 양성방법에 대한 계획과 함께 인력의 수급에 대한 계획도 필요하다. 인력은 의사, 간호사 외에 약사나 의료기사, 보건의료정보관리사 등에 대한 계획이 포함되어야 한다.

많은 국가에서 보다 완벽한 의료체계를 유지하기 위하여 끊임없는 개혁과제를 만들어

내고 있다. 즉, 의료서비스의 제공과 지불에 대한 기본적인 틀과 여러 가지 복잡한 변화를 위한 끝없는 개혁 과제들이 있다. 의료개혁의 성패는 의료인력 운영에서 개혁에 수반되는 전환이 이루어질 때 가능한 것이다(Martineau and Martínez, 1997). 정책결정자들이 의료체계의 성과를 얻기 위해서는 의료인력이 갖는 기술, 인센티브, 인력의 몰입정도 등이 중요하다. 의료체계를 이끄는 관리(stewardship)가 의료체계의 성과를 좌우하는 핵심 기능이 된다. 그리고 의료에 종사하는 인력의 효과적 활용이 의료체계의 성과 향상에 핵심 요소가 된다. 즉, 일반 대중의 합리적 기대에 부응하고 건강을 향상시킨다는 의료체계의 목표 달성을 위해서 인력의 효과적 활용은 필요불가결의 요소가 된다(WHO, 2000). 그리고 인력을 효과적으로 관리할수록 조직 측면이나 환자 치료율의 측면에서 볼 때 잠재적인 편익이 많다는 연구결과들이 나오고 있다(Dubois et al., 2006).

그러나 불행하게도 대부분 국가에서 의료인력에 대한 계획은 전통적으로 정책 아젠더에서 낮은 순위를 차지하였다(Narasimhan, 2004). 이유는 의료서비스 제공을 위한 미래의 투자에서 자본투자보다 인력 양성이 더욱 부담이 되었기 때문이다. 그 결과 많은 국가에서 의료인력에서 수급 불균형, 지역간 불균형, 기술의 불균형(skill imbalance), 빈약한 인력관리와 규제가 반영된 열악한 노동조건이라는 만성적인 문제에 직면하게 되었다.

모든 의료체계가 직면하는 과제는 의료체계를 둘러싼 환경이 변화하는 속도에 어떻게 빨리 대응하느냐에 있다. 변화하는 환경이란 질병구조가 인구고령화와 함께 변화함에 따라 장기요양의 필요성이 증가하고, 새로운 의약품의 개발과 의료기술의 대두로 환자를 위한 치료방법의 변화 등을 열거할 수 있다. 이와 같은 변화가 새로운 치료기술을 필요로 하게 되었다. 전문의료인들은 진단과 치료과정에서 이러한 변화를 어떻게 수용하고, 어떠한 자원을 사용해야 할지를 결정하는데 중요한 역할을 한다. 환자 또한 변화하였는데 인터넷을 통하든 자가 처방을 통하든 자신의 질병에 관한 지식이 늘었다. 소비자(환자) 문화의 폭넓은 성장과 지식이 어우러져 이제 환자는 치료의 대상에서 치료의 파트너로 간주되어 의료에 대한 기대감이나 수단이 증가하고 있다(Dubois et al., 2006).

동시에 의료인력들도 변화하고 있다. 의료인력들은 과거의 역할은 버리고 새로운 역할을 개발함에 따라 종래의 의료인력 간의 역할 경계가 허물어지고 새로운 범주의 인력이 등장하고 있다. 기대와 수요가 증가하고 재정이나 노동조건이 변화하며 일과 가정과의 균형을 추구하게 되었다. 가정에서 남·여 간의 역할 변화로 인하여 여성의 경제활동이 늘어나면서 의료인력에서도 여성의 비율이 증가되었다. 이러한 변화는 경상의료비 증가를 억제하면서 의료서비스 제공을 어떻게 하면 건강을 향상시키고 소비자들의 반응성을 높일 수 있는지에 대한 더 많은 근거를 찾게 만들고 있다(Dubois et al., 2006).

의료체계의 변화 과정을 이끌어야 할 핵심 역할은 의료인력이 해야 하는 것이다. 그리하여 의료체계의 개혁은 의료인력의 효과적인 관리를 통하여 질 향상, 접근성 개선, 비용절감이라는 목표에 도달할 수 있는 것이다. 특히 많은 인력그룹은 평생교육(life-long learning)이 이루어질 수 있는 시스템을 통하여 전문적이고도 높은 수준의 기술을 꾸준히 갖추어야 하며, 또한 전문의와 일반의사 간의 협력을 위하여 경계를 뛰어넘는 팀워크를 이루어야 한다. 높은 질의 의료는 참여하는 모든 인력이 최선을 다할 때 가능해지는데 수준에 미치지 못하는 능력을 가진 인력에게는 능력을 향상시킬 수 있는 별도의 훈련과정을 마련하여야 한다(Dubois et al., 2006).

의료인력의 중요성은 이렇게 자명한데 기존의 인력개발 시스템은 의료체계의 발전과 보조를 맞추지 못하여 인력의 기여를 제한하는 문제가 있다. 특히 의료인력들에게 근거중심의 의료를 위한 분석 능력을 향상시킬 수 있는 기본적인 교육시스템이 중요하다. 그런데 기존의 시스템이 적절하지 못하여 의료인력의 성과를 빈약하게 만들고 있다. 이는 낡고 적절하지 못한 법 규정이나 단편적이고 복잡한 절차 때문이다(Dubois et al., 2006).

따라서 인력계획에는 의료인력을 양성하는 수량적인 계획도 중요하지만 어떻게 훈련시키고, 보상체계는 어떻게 개발하고, 규제는 어떻게 설정하고, 관리는 어떻게 할 것인가가 모두 포함되도록 유의해야 한다. 따라서 인력계획을 할 때 관련되는 법규에 대한 검토가 필수적으로 포함되어야 할 것이다.

(2) 의사 양성정책의 개혁

우리나라에서 의료인력에 관한 문제도 1998년을 마지막으로 의과대학 설립이 중단(입학생 정원 3,300명)되었고, 의약분업 이후 정부와 의료계의 합의에 따라 2003년에는 입학정원을 242명 줄여 3,058명이 되었다. 의과대학정원이 이렇게 고정됨에 따라 의사가 부족하다는 주장이 있는 반면에 의료계는 곧 과잉이 될 것이라는 주장을 하고 있어 합일점을 찾지 못하고 있는 실정이다. 이렇게 된 원인은 건강보험제도를 수요를 토대로 운영함에 따른 결과이다. 유럽의 의료보장국가와 같이 필요도 접근을 하였더라면 인력계획을 위시하여 국가 전체의 의료계획이 수립되어 의사인력을 늘리는 정책을 택하든, 감축시키는 정책을 택하든 문제가 없었을 것이다. 계획을 갖고 있지 못하다 보니 의사인력문제를 다루는데 있어 의료계의 눈치나 보는 무기력한 정부로 비난을 받게 되는 것이다.

의사 양성정책을 수립함에 있어서 먼저 고려해야 할 점은 변화하는 환경에 대처하도록 교육하는 일이다. 오늘날 의학지식은 폭발적인 속도로 빠르게 증가하고 있다. 전우택(2018)은 의학지식이 2배로 증가하는데 소요되는 기간을 1950년에는 50년, 1980년에는 7년, 2010년에는 3.5년, 2020년에는 0.2년(73일)으로 추정하고 있다. 이렇게 급속한 속도로 발전하는 의학지식을 전부 학교에서 교육시킨다는 것은 불가능한 일이다. 따라서 의과대학을 졸업하고 현장에서 스스로 발전하는 방법을 찾을 수밖에 없고, 학교에서는 기본적인 이념이나 원칙만 충실히 교육시키는 방향으로 나아가야 할 것이다. 전우택(2018)은 미국 의과대학 졸업생들은 의료에 대한 비용인식, 협력적 의료 제공(care coordination), 전문과목 간의 소통(inter-professional communication) 부족을 문제점으로 지적하고 있다. 그리고 의과대학 졸업생들이 갖추어야 할 능력으로 리더십 기술, 의료조직의 규범과 가치에 대한 이해, 의료재정의 운영, 의료 질 향상 기술, 정보 기술, 환자의 참여(patient engagement)로 제시하고 있다. 미국의 의학교육에서의 문제 인식과 향후 갖추어야 할 능력은 우리나라의 의학교육에서도 참고해야 할 내용이라 하겠다.

다음으로는 의료체계의 발전 방향과 관련된 의학교육의 방향 설정이라 하겠다. 새로운 의료체계가 병원 중심을 유지하든 지역사회를 기반으로 전환하든, 그리고 통합의료를 추구하든 올바른 개혁을 위해서는 의료인력 특히 1차 의사의 역할이 바뀌어야 하며, 그러한 역할 변화에 부응하도록 1차 의사의 교육 및 양성방법이 달라져야 한다는 점이다. 의사양성에 있어서 현재의 양성방법은 급성기 질병이 주류를 이룰 때 형성된 것으로 1970년대까지 적합한 모형이라 할 수 있다. 그런데 우리나라는 21세기에 이르러서도 1차 의사의 양성을 1960~70년대 방식으로 하고 있는 문제가 있다.

오늘날과 같이 만성질병, 특히 복합 만성질병이 주를 이루는 시대에도 1차 의사의 양성을 급성질병의 치료에 적합한 방식으로 양성함에 따라 통합의료와 같은 새로운 의료체계로의 전환을 어렵게 만들고 있다. 급성질병은 단일 상병 중심(single episode)으로 단절적(discrete) 치료로 대처하는 것이 비용-효과적이었다. 그러나 만성질병은 다학제적 공급자가 참여한 가운데 연속적이며 협력적 의료(care coordination)가 요구된다. 특히 협력적 의료를 위해서는 1차 의료의 역할이 중요하다. 우리는 1차 의료의 역할을 강조하면 단순히 주치의제도와 같은 낡은 틀에서 일반의 중심의 의료체계를 강조한다. 2012년 4월부터 국민건강보험공단이 추진하는 의원급 만성질환관리제도[13]도 고혈압·당뇨 환자로서 1차 의원에 등록하는 환자를 대상으로 관리한다는 의미이다. 이와 같은 단순한 방식의 패러다임으로 연속적이며 협력적 의료로 이끌어 가기는 어렵다고 하겠다. 세계 여러 국가들은 1차 의료의 중요성을 깨닫고 이를 담당하는 1차 의사 양성방법부터 바꾸어 1차 의사의 자질 향상에 유의하고 있다. 이 문제는 특히 중요하다고 판단되어 필자가 발간한 『보건의료정책(개정판)』 제9장에서 상세히 다루었다.

1차 의사의 자질 향상과 함께 추진되어야 할 과제는 1차 의사수의 증가와 함께 보조의사(physician assistant: PA)의 양성이다. 많은 국가에서 1차 의사를 적어도 활동의사의 50% 정도로 양성하고자 한다. 전문의 제도가 발전한 미국도 1차 의사(가정의, 일반 내과, 일반 소아과 포함)의 비율을 50%로 양성하는 것을 전제[14)]로 하였지만 1차 의사의 비중이 1980년 38.5%에서 2000년 32.0%로 떨어지고 있어 문제가 되고 있다(Mick, 2002). 그런데 우리는 이와 같은 목표도 없으니 의사인력 양성이 현실과 괴리될 수밖에 없는 문제가 있다.

만약 1차 의사 양성방법을 개혁하여 전문의 수준으로 자질 향상에 주력하게 되면 당분간 활동 의사의 배출이 줄어들기 때문에 의사부족문제가 사회적 이슈로 등장하게 될 것이다. 1차 의사 양성방법 개혁에 따른 의사인력의 부족을 메우기 위해서는 의과대학 입학생 수의 증원이나 보조의사의 양성과 같은 정책이 필요하다고 판단된다. 그리고 의사 양성제도를 개혁하여 1차 의사도 전문의와 같은 수준의 수련을 하게 될 경우, 의사와 보조의사는 그 역할이 확연히 구분될 것이다. 보조의사가 의사를 대체하는 것이 아니라 의사의 보조자 역할을 한다. 보조의사를 많이 양성할수록 의사의 업무 부담을 줄일 수 있기 때문에 의과대학 입학생 수를 그만큼 증원하지 않고도 의사증원 효과를 기대할 수 있다. 참고로 외국의 보조의사제도를 보면 [표 5-7]과 같다. 보조의사제도가 가장 잘 확립된 국가는 미국, 캐나다, 영국이며 영국의 의사교육제도의 영향을 많이 받는 인도도 보조의사제도가 잘 확립되어 있다. 미국, 영국, 캐나다의 경우 보조의사는 수술보조, 검사오더, 의약품 처방에 이르기까지 다양한 업무를 수행하고 있다.

보조의사제도를 단순하게 의사인력의 부족 차원에서만 다루게 되면 의료계의 반발이 나오게 된다. 보조의사제도는 의사의 양적 문제 차원에서 다룰 것이 아니라 의사의 업무

---

13) 고혈압, 당뇨 환자가 한 의원을 정하여 지속적으로 진료를 받을 경우, 재진 환자에 대하여 해당 질병의 진찰료에 대한 본인부담률을 30%에서 20%로 경감하는 조치이다.

14) 미국에서 1차 의사의 비중이 제2차 세계대전 전에는 약 80% 수준이었다(Torrens, 2002).

[표 5-7] 외국의 PA제도 비교

국가	국가 공인	교육기간(년)	서류작업	수술 일차보조	검사오더	약물처방
미국	O	2-4	O	O	O	O
영국	O	2	O	O	O	O
캐나다	O	2	O	O	O	O
인도	O	4	O	O	O	O
독일	X	3	O	O	X	X
싱가포르	X	-	O	X	O	O
대만	X	-	O	X	O	O

출처 : 왕규창 외 (2011)

부담 경감에 따른 의료사고의 예방을 통한 의료의 질 향상과 결부시켜 다루어야만 해법이 나올 수 있을 것이다. 보조의사의 양성은 미국에서는 4년제 이과계열 대학 졸업생을 별도로 선발하여 의학전문대학원과 유사한 프로그램으로 운영되는 9~15개월 과정의 석사학위과정을 이수한 후 면허시험을 거쳐 양성하고 있다. 그리고 미국에서는 전문간호사(nurse practitioner)도 보조의사로 활용되고 있다.

우리나라도 미국과 유사하게 4년제 이과계열대학이나 보건계열대학 졸업생(임상병리, 물리치료, 작업치료, 보건의료정보관리 등)을 선발하여 2년 정도의 석사 과정의 교육을 거쳐 국가면허시험을 통하여 선발하는 방법을 생각할 수 있을 것이다. 한편 2024년 간호법을 제정함으로써 전문간호사 가운데서 보조의사(PA)를 선발할 수 있게 되었다.

의학교육의 개혁은 쉬운 과제가 아니다. 의료체계의 개편과 병행되어야 하며, 국민경상의료비 증가와 결부되기 때문에 정부에 의학교육개혁위원회를 설치하여 심도 깊은 논의를 거쳐 개혁이 이루어져야 할 것이다.

의사양성에 있어서 중요한 과제는 전문의 양성과정의 합리화이다. 현재 전문의 양성을 위한 각 분과별 레지던트 인력의 배정을 전문학회가 하는데 레지던트 배정방법은 기존의 전문의 수를 기준으로 하는 관계로 대형 병원일수록 더 많은 수의 레지던트를 배정받게 되어 지방의 대학병원들은 레지던트 배정에서도 불리하다. 그리고 인기과의 정원이 많아지기 때문에 필요한 전문과의 전문의 양성이 부족해지는 문제가 일어난다. 그 결과 지방의 의과대학을 졸업하고는 서울 소재 대형병원에서 수련을 받아야 하는 문제가 생긴다. 이와 같이 전문의 수련과정에서부터 불균형 문제가 등장하는 것은 지역단위 의료계획이 없기 때문이다. 전문의 수련에서부터의 불균형 문제를 개선하기 위해서는 진료권 제도의 재도입과 지역단위 의료계획의 수립이 필수적으로 요구된다.

의사 훈련과 관련한 비용을 정부나 보험자도 일부 부담하는 문제도 검토되어야 한다. 미국과 같이 의료공급을 자유시장에 맡긴 국가에서도 전문의 수련비용의 상당 부분을 Medicare에서 부담하는데(OECD, 2013; 石田道彦, 2013), 사회보험을 도입하여 의료를 국민의 기본권으로 간주하는 국가에서 의사의 수련비를 병원에 맡긴다는 것은 타당하지 못하다. 의사 수련비용을 병원에 일임한 것은 건강보험의료를 공공성이 강한 사적 재화로 간주한 이념이 의료정책의 근저에 있기 때문이다. 건강보험의료는 공공의료가 되기 때문에 공공의료 생산비를 절감하기 위하여[15] 인력양성에 정부의 기여가 필요하다. 유럽 사회보장국가들은 의사를 훈련하는 비용을 정부가 부담하고 있다는 점을 염두에 두어야 한다.

(3) 간호사 양성정책의 개혁

의사양성과 못지않게 중요한 것이 간호사 양성정책이다. 간호사 양성은 상당히 발전되었다. 면허 간호사(RN)는 3년제 간호전문대학이나 4년제 간호대학에서 양성하고 있다. 전문간호사(advanced practice nurse)는 2000년부터 도입된 제도로써 가정전문, 감염관리전문, 노인전문, 마취전문, 보건전문, 산업전문, 응급전문, 정신전문, 종양전문, 중환자전문, 호스피스전문, 아동전문, 임상전문의 13개 영역으로 자격이 부여되고 있다. 전문간호사가 되기 위해서는 최근 10년간 해당 분야에서 3년 이상 근무한 경험이 있고, 보건복지부장관이 인정하는 교육기관(주로 대학원)에서 전문간호사 과정을 이수하거나 보건복지부장관이 인정한 외국의 전문간호사 자격이 있는 사람이면 전문간호사 자격시험을 거쳐 자격을 취득할 수 있다. 미국에서 전문간호사는 보조의사와 거의 같은 역할을 수행하고 있다. 미국 노동부에서는 보조의사(PA)와 전문간호사(NP)는 의사의 감독 하에 다음과 같은 일을 할 수 있다고 규정하였다 (US Bureau of Labor Statistics, 2012). 즉, 환자의 병력검토, 환자의 건강상태 확인, X-ray 및 혈액검사를 처방하고 결과 판독, 환자의 질병 예비진단, 치료 및 처방전 발행(처방전은 제한된 범위에서 허용되지만 모든 주에서 허용하는 것은 아님) 등이다.

이러한 전문적인 간호사 외에 간호사 업무를 보조하는 간호조무사 제도가 있다. 간호

15) 공공의료 생산비 절감은 건강보험수가를 낮추기 위한 방안이 된다.

조무사 제도는 간호협회와 간호조무사 협회간의 이해가 대립되는 문제가 있다. 현실적으로 현장에서 일하는 활동 간호사가 부족하다 보니 간호조무사 인력에 대한 수요가 많을 수밖에 없다. 간호조무사와 관련되어서 간호협회에서는 간호사 업무 보조에 한정한다면 문제시하지 않겠지만 그 범위를 넘어 의료업무 보조로 활동 범위가 확대되는데 대하여 문제를 제기하고 있다.

특히 병원에서 가족 간호를 간호사 간호로 대체하고자 하니 활동 간호사는 심각하게 부족하기 때문에 간호조무사로 보충하지 않는 한 보호자 없는 병실(일명, 포괄간호서비스제도)이라는 구호는 공허하게 된다. 일본은 이미 1995년에 가족이 환자를 간병하는 제도를 모두 간호사로 대체하였음을 볼 때 우리도 가족이 간병하는 제도는 하루 빨리 청산되어야 한다. 그런데 부족한 간호사를 간호조무사로 대체하자니 간호조무사 교육내용이 부실하거나 훈련과정의 불투명성 등의 문제가 있다.

이에 정부는 2015년 12월 국회에서 「의료법」 개정안을 통과(2017년 1월 시행)시켜 다양한 개혁을 실행하고 있다. 먼저 교육훈련기관평가제를 실시하여 '간호교육평가원'의 평가를 통과한 간호대학이나 간호조무사 양성기관 졸업생만이 면허나 자격시험에 응시할 수 있도록 하여 2017년부터 시행하고 있다[16]. 간호조무사 자격을 시・도지사가 부여하던 것을 보건복지부장관이 부여하도록 하여 관리를 엄격히 하였으며 매 3년마다 자격을 신고하도록 하였다. 그리고 간호・간병통합병동에는 간호조무사를 법정인력에 포함시키도록 하였다. 간호조무사의 간호보조업무도 보다 명확히 하여 병원급에서는 간호사를 보조하여 간호업무를 수행하도록 하였고, 의원급에서는 간호사 없이 진료보조 및 간호업무를 수행할 수 있도록 하였다.

그 동안 간호사 제도는 전문간호사 제도까지 도입하여 선진적 제도가 되었던 것을 이제는 간호조무사 제도까지 혁신하여 간호제도의 틀 속에 포함시켜 간호인력의 자질 향상에 기여할 수 있는 길을 열게 되었다.

---

16) 이 책 제2판에서 간호조무사는 2019년부터 시행할 예정이라는 기술은 잘못된 내용임으로 수정을 하였다.

제3절 의료시설 및 병상 정책

1. 우리나라의 의료시설 정책

의료시설로는 의원, 병원, 종합병원(상급종합병원 포함)이 있으며, 특수병원으로써 정신병원, 요양병원, 결핵병원, 암병원이 있다. 그리고 일반병원 내에 호스피스 병상이 별도로 설치된 경우도 있다. 장기요양과 관련하여 요양시설(nursing home) 등이 있다. 우리는 1977년 7월 건강보험제도를 도입할 당시에는 요양기관계약제를 실시하였으나, 2년 후인 1979년부터는 요양기관당연지정제로 전환함에 따라 모든 의료기관이 건강보험의 급여서비스를 제공하게 되었다.

이와 같은 현실에서 건강보험정책의 기조는 항상 보험재정의 안정에 주어지다 보니 새로운 형태의 시설이 등장할 수 없는 구조가 되어 [표 5-8]에서 볼 수 있는 바와 같이 일반병원 중심으로 되어 있다. 그 결과 만성질병 시대에 적합한 시설이 적어 의료시설의 다양성 결여라는 문제를 갖게 되었다. 미국의 경우를 보면 낮 병원, 1일 수술센터, 사회심리상담소(psycho-social counseling) 등이 있고, 장기요양과 관련해서는 주간 돌봄소, 가정의료, 그룹 홈 등의 다양한 시설들이 있다. 시설과 관련한 문제로는 의료계획이 없다 보니 건강보험에 포함되는 분야는 시설이 과잉되고, 건강보험에서 급여로 인정해주지 않는 분야는 공급이 부족한 문제가 있다. 병원과 다른 관점에서 호스피스 병상을 보면 건강보험에서 급여로 인정하지 않음에 따라 병원이 호스피스 병상을 만들 인센티브가 없었

[표 5-8] 병원의 형태별 증가 추이: 1960-2018 (단위: 개)

	계	병원	요양병원	정신병원	한방병원	의원
1960	4,013	150				3863
1970	5,634	232				5402
1980	13,298	610			3	12688
1990	12,867	597		25	6	12,270
2000	20,638	950		79	136	19,688
2010	29,102	1,633	849	143	159	27,469
2018	33,536	1,818	1,448	114	307	31,718

주 : 병원에는 상급종합, 종합병원, 병원을 포함시킴. 결핵병원, 나병원, 치과병원은 제외
출처 : 연도별 보건사회통계연보 및 보건복지통계연보

다. 그러다 2015년에 호스피스·완화의료를 건강보험에 적용함에 따라 호스피스 병상이 급증하여 이 분야도 곧 병상이 과잉될 가능성이 있다. 병상공급이 과잉된 병원은 생존을 위하여 서비스의 공급에서 도덕적 해이 문제가 제기되고 있다. 그리고 원가를 줄이기 위하여 필요한 설비를 가동하지 않거나 서비스의 질을 저하시키는 등의 문제도 있다.

2. 우리나라의 병상 정책

우리나라에서는 1977년 건강보험제도를 도입한 이후 의료시설을 확충하기 위한 정책이 꾸준하게 이루어졌으나 지역별로 시설(병상 포함)의 적정성을 위한 정책은 1982년 한국인구보건연구원에서 『전국보건의료망 편성을 위한 조사연구』와 1984년 수정보고서 발간이 계기가 되어 이루어졌다. 이 보고서에서 진료권 설정과 진료권별로 의료시설의 적정 배치를 위한 「한국형 의료시설배치모형(Korean Health Facility Allocation Model: KOHFAM)」이 제시되었다. 정부는 이 모형을 토대로 1985년 1월 「지역별 의료기관 개설허가 제한에 관한 규칙」을 발표하여 대진료권 별로 병상 수에 대한 관리정책을 실시하였다.

이 규칙에 의하여 1985년부터 서울, 부산, 대구, 인천 등 대도시 지역은 병상이 과잉되었다는 판단으로 병상 증설을 억제하는 정책을 그렇지 않은 지역은 병상 증설을 장려하는 정책을 채택하였다. 그런데 1989년 7월 도시지역 주민에게 보험을 확대하자 입원의료의 수요가 급격히 증가하여 병상 부족이라는 의료대란이 발생하였다. 이와 같은 아픈 경험을 한 이후부터 정부의 병상 정책은 병상을 증설하는 방향으로 전환되었다. 그리고 1998년 10월 진료권 제도가 폐지되자 병상 수에 관한 정책은 그나마도 찾아볼 수 없게 되어 우리나라는 일본 다음가는 병상 과잉국가가 되었다. 우리나라에서 실시되었던 병상공급과 관련된 정책을 살펴보면 다음과 같다.

첫째, 앞에서 설명한 KOHFAM 모형을 토대로 1985년 「지역별 의료기관 개설허가 제한에 관한 규칙」을 제정하여 병상관리정책이 한때나마 이루어졌다. 이 규칙은 지역별(주로 대진료권 단위)로 기존의 병상 수를 토대로 병상 증설이 필요한 지역과 병상 증설이 억제되어야 할 지역을 구분하였다. 그리고 병상이 과잉되어 증설이 억제되어야 할 지역으로 고시된 곳에서는 병상을 증설하려면 반드시 보건사회부 장관[17]의 허가를 받도록 규정하여 병상 증설을 통제하였고, 병상이 부족하다고 고시된 지역은 시·도지사에게 신고

17) 당시는 오늘날의 보건복지부 명칭이 보건사회부였다.

만 함으로써 병상 증설을 용이하게 허용하였다.

둘째, 1985년에 제정된 고시는 1990년에 폐지하였다. 그래서 전국의 어떤 대진료권이든 병상 상한제를 폐지하고 병상 증설을 용이하게 하였으며, 의과대학 부속병원의 신증설을 완화하는 조치를 취하였다.

셋째, 병상 증설에 대한 통제의 완화책으로 의료기관 개설 허가권을 시・도에서 구・시・군으로 이관하여 병의원 개설을 용이하게 하였다. 그리고 종합병원에 대하여 병상 신증설 사전승인제를 폐지하고 사후 신고제로 전환하여 병상 증설을 촉진하였다.

넷째, 1999년 지역별 소요병상 수에 대한 병원 개설 허가 제한 규정을 폐지하여 병상 증설에 대한 완전한 자율권을 부여하였다.

다음으로 병상 확충을 위한 정부의 지원정책의 내용을 보면 다음과 같다.

첫째, 1978년부터 1985년까지 공업단지와 농어촌 의료취약지 해소를 위하여 일본으로부터 공공차관(OECF 174억 엔)과 독일로부터 공공차관(KFW 25백만 마르크)을 도입하여 67개 민간병원을 건립하도록 지원하였다.

둘째, 시・도립병원으로 운영되던 병원 34개를 1982년 지방공사로 운영체계를 전환하고 병상 증설과 의료장비 교체를 위하여 국고와 세계개발은행(IBRD) 차관으로 지원을 하였다.

셋째, 농축산물 시장개방을 앞두고 농어촌 개발정책의 일환으로 1986년부터 1988년 동안에 군 단위 지역 가운데 병원이 없고 인근지역의 병원 접근이 어려운 26개 군 단위 의료취약지에 병원을 건립하도록 정부가 자금을 지원하였다.

넷째, 전국민의료보험이 실시되자 의료수요가 급격이 증가하여 이에 대처하기 위해서 1991년부터 1993년까지 매년 1,000억 원의 은행융자금을 확보하여 병원 신・증축비의 50%를 자부담하는 병원에 융자지원을 하여 1991년도 6,000병상, 1992년도 7,000병상, 1993년도 7,000병상 등 3년간 총 2만 병상을 증설하였다.

다섯째, 민간병원의 장비현대화를 위하여 1991년 IBRD 차관 6,000만 달러를, 국공립병원의 장비현대화를 위하여 1992년 IBRD 차관 3,000만 달러를 주선하여 지원하였다. 그 외에도 1990~94년 기간 중에 응급의료장비지원에 IBRD 차관 2,000만 달러, 법인체인 병원의 현대장비 확보에 2,000만 달러를 지원하였다.

여섯째, 1994년부터 2012년까지는 재정융자특별회계(재특)자금 5,540억 원, 농어촌특별세관리특별회계(농특)자금 2,078억 원을 지원하여 의료기관 신・증축 및 개・보수 등을 통한 기능보강사업을 실시하였다.

일곱째, 1997년도부터는 병상 확충 시 전문연구기관의 연구결과를 토대로 병상이 부족한 진료권에 우선적으로 병원을 신·증축하도록 재특 및 농특자금을 지원하여 병상이 전국적으로 균형 배치될 수 있도록 함으로써 지역주민의 의료 접근성을 향상시키는데 유의하였다.

3. 시설 및 병상 정책의 개혁

1) 시설 및 병상계획의 수립

의료계획은 앞에서 언급한 바와 같이 의료자원에 대하여 지리적인 접근성을 보장하기 위하여 수립되어야 한다. 우리나라는 2000년에 제정된 「보건의료기본법」 제15조에서 보건의료발전계획을 매 5년 단위로 수립하도록 규정하고 있다. 1995년 제정된 「지역보건법 시행령」 제5조에서는 매 4년 단위로 지역보건의료계획을 수립하도록 규정하였다.

의료자원정책이 제자리를 잡기 위해서는 「보건의료기본법」에 규정되어 있는 보건의료발전계획의 수립과 실행이 매우 중요하다. 의료계획에서 가장 먼저 해야 할 내용은 의료체계를 둘러싼 환경 변화에 대한 분석과 함께 의료체계가 어떠한 방향으로 전개되어야 할 것인가에 대한 방향 정립이 필요하다. 의료체계의 발전 방향이 정립된다면 거기에 부합하여 의료기관들의 역할 정립이 요구된다. 특히 병원의 역할이나 앞으로 병원의 발전 방향이 정립되면 자연스럽게 병상이나 인력에 대한 수급 문제의 해결방안이 제시될 수 있을 것이다.

의료가 발전하는 과정에서 지금까지는 환자가 가정에서 병원으로 집중하는 추세였다. 그러다 1990년대 의료개혁이 일어나면서 유럽이나 미국에서는 환자를 지역사회로 돌려보내 지역에서 돌봄을 받도록 하고 있다. 우리도 이러한 방향으로 의료발전의 방향을 잡게 되면 급성기 병상은 줄이고 지역사회로 되돌아오는 환자를 돌보기 위한 회복기 시설이나 재활시설을 갖추고, 방문서비스를 위시한 홈 케어를 정립하는 일이 중요해 질 것이다.

의료계획에서 중요한 내용은 시설에 대한 계획이다. 여기는 시설의 종류와 함께 병상계획이 중요하다. 지금까지 우리는 의료시설과 관련해서는 필요한 종류의 시설을 새로 설립하고, 확충하는데 주력하였다. 건강보험제도가 도입되고 난 후에는 급성기 병상이 부족하여 이를 확충하는 것이 급하였고, 장기요양보험제도 도입을 전후하여서는 요양병원과 요양시설을 새로 건립하고 요양병상을 확충하는 것이 급하였다. 이러한 과정에서 건강보험이나 장기요양보험의 급여대상이 된 시설은 과잉문제를 낳고 있다. 의료시설에 대한 계획은 병상계획과 시설계획으로 구분하여 시설계획은 광역자치단체를 단위로 이루어져 병상 과잉과 지역 간 편재를 해결할 수 있는 지표로 삼아야 한다.

2) 호스피스 병상의 확충

의료시설과 관련해서는 호스피스 병원이나 호스피스 병상이 확충되어야 한다. 호스피스 제도는 이미 서양 사회에서는 11세기에 시작되었으며, 현대적인 호스피스는 1950년대 영국의 의사 Saunders에 의하여 출발을 보게 된다. 그리고 미국에서는 호스피스 제도가 1970년대 확산되었다. 호스피스의 정신은 종말기 질병으로 고통받는 환자로 하여금 마지막 생애의 날들을 가능한 한 평상시와 같이 고통 없이 편안하게 지낼 수 있도록 하는 것이다. 호스피스의 모든 활동은 생의 연장이 아니라 생의 질이라 할 수 있다(Evashwick, 2002).

1991년 미국 보건부는 호스피스가 갖추어야 할 요소를 대략 12가지로 정의하고 있다(Evashwick, 2002). 구체적으로 서비스는 환자의 요구가 있으면 즉각 필요한 서비스를 24시간 어느 때든 제공할 수 있어야 하며, 서비스 내용으로는 의료, 간호, 급성기 병상이나 간호양로원의 입원 서비스나 가정에서의 서비스가 포함되어야 한다. 가족과 환자를 하나의 묶음으로 치료하며, 고통을 경감하는 진통제와 같은 의약품의 처방은 물론 환자와 가족을 대상으로 하는 심리적, 사회적, 정신적인 카운슬링을 포함하여 다부문적 서비스가 협력적으로 제공되어야 하며, 환자를 돌보는 가족을 위한 위무(慰撫)도 포함되어야 한다.

우리나라는 2015년 7월 15일부터 호스피스를 보험급여에 포함시키기로 결정하여 호스피스 병동에서 완화의료 서비스를 받게 되었다. 현재 병원급의 병상이 남아도는 현실을 감안하면 중소병원들이 호스피스 병상으로 전환을 시도할 것이다. 적정수의 호스피스 병상 확보도 중요하지만 질 관리에도 유의하여야 한다. 고령화와 평균수명의 증가는 완화의료에 대한 수요를 증가시킬 것으로 예상된다. 이와 같은 수요를 지역사회에서 소화할 수 있도록 재가 호스피스를 2020년부터 보험급여에 포함함에 따라 재가 이용이 입원 이용보다 훨씬 많아지고 있다.

3) 지역사회 시설의 확보

의료기술의 변화, 인구의 고령화 등으로 의료의 발전이 병원 입원 중심에서 가급적이면 조기 퇴원하여 지역사회에서 이용하는 것이 유럽이나 일본의 추세이다. 이 문제는 필자의 저술인 『보건의료정책(개정판)』 제8장 지역사회중심의 통합서비스 체계에서 구체적으로 언급하였다. 우리나라도 지역사회에서 의료와 사회서비스를 통합적으로 제공하는 방향으로 의료체계를 전환시키지 않으면 국민들의 의료비 부담 문제가 발생할 것이다. 시설계획에서 유의해야 할 점은 미래의 의료 발전 방향을 예측하고 그에 대비하는 시설을 조성하는 정책을 수립하는 것이 중요하다.

지역사회 중심으로 의료가 발전할 경우에 우리에게 부족한 시설이 회복기 의료시설, 재활의료시설, 커뮤니티 케어를 위한 시설이다. 특히 노인성 치매 환자가 점점 증가하는 추세인데, 이들을 전부 요양병원에서 돌본다는 것은 문제가 있다. 이러한 노인성 치매 환자를 지역사회에서 돌보기 위해서는 '커뮤니티 케어'를 준비해야 할 것이다. 커뮤니티 케어를 위한 시설은 현재 노인장기요양보험 시설인 재가서비스 시설과는 다른 개념으로 방문간호사가 중심이 되어 재가 환자에게 의료와 돌봄서비스를 제공할 수 있도록 해야 한다. 이와 같은 시설의 구체적인 모형으로 덴마크가 Municipality 단위로 설치한 Visitation을 생각할 수 있다. 여기서는 방문간호사가 중심이 되어 물리치료사나 Home helper 등과 같이 일하여 커뮤니티 케어를 제공하고 있다.

제4절 의약품의 공급

1. 의약품 정책의 양면성

의약품의 제공을 통한 의료서비스는 어떤 국가든지 매우 중요한 과제가 된다. 특히 의약품 정책은 건강을 위한 정책과 의약품 산업정책이 지향하는 목표가 달라 균형된 정책목표의 설정이 중요하다. 의약품은 외과수술이나 병원 입원의료에 비하여 치료방법에 있어서 훨씬 비용이 저렴할 뿐만 아니라 사망률과 유병률을 낮추는데 기여도가 크고, 또 고통을 경감시킴으로써 인간에게 많은 이점을 제공한다. 그리고 값비싼 의료기술에 비하여 훨씬 많은 사람들에게 그 접근성을 높일 수 있고 의사들로 하여금 상대적으로 저렴한 비용으로 보다 나은 치료결과로 환자들을 돌볼 수 있게 한다(이규식 외, 2007).

의약품과 관련된 정부의 정책은 의료정책의 관점, 산업정책의 관점, 그리고 공중보건정책의 관점에 따라 달라진다. 의료정책에서 본 의약품 정책은 비용절감과 이를 위한 의사나 소비자에 대한 통제가 중심이 되며, 공중보건정책의 시각에서는 의약품의 안전성, 치료의 효능성, 의료에 대한 환자의 접근성 등에 관심이 주어져 주로 규제 중심이 된다. 반면 산업정책의 시각에서는 R&D 역량의 신장, 고용창출, 무역수지, 연구기반 조성 등에 초점이 맞추어져 장려정책이 중심이 된다. 의약품과 관련하여 의료정책의 측면에서 볼 때 정책의 목표는 ① 비용-효과적인 의약품에 대한 접근성 제고, ② 의약품 과다이용의 억제, ③ 의약품에 대한 지출의 감소가 되며 공중보건정책의 측면에서는 의약품 사용에 따른 위험도 감소가 될 것이다. 의약품과 관련된 규제정책으로는 의약품의 과다이용 억제나 의약품에 대한 지출 억제를 위한 가격에 관한 정책, 사용량에 대한 정책, 그리고 총 지출에 대한 통제가 있다. 이러한 가격과 사용량 및 지출액은 보험자의 지불방법과 연계된다(Mossialos et al., 2004).

2. 의약품 가격정책

의약품의 가격과 관련된 정책은 직접적인 가격통제와 간접적인 가격통제가 있다. 직접적인 가격통제를 위하여 사용되는 방법으로는 ① 협상에 의한 가격 설정, ② 가격상한설정(price caps), ③ 원가기준정책(cost-plus), ④ 양-가격 연동정책, ⑤ 외국과의 가격 비교 방법이 있다. 간접적인 가격통제로는 ① 이윤율 통제나 ② 내부수익률 통제 방법이 있다. 그 외에 참조가격제의 실시와 같은 방법도 가격통제에 속한다(이규식 외, 2007).

의약품 사용량에 대한 통제는 공급측면의 통제와 수요측면의 통제로 나누어진다. 공급측면의 통제는 가격통제, 이윤율 통제, 안전을 위한 신약승인 및 시판규제가 있다. 수요측면에서는 처방지침(prescribing guideline)이나 처방서(prescribing formulary)를 통한 의사의 적정 처방수준을 정해주는 제도가 있다. 보험에서 상환해주는 등재 의약품을 선택적으로 하는 것도 한 방법이 된다(이규식 외, 2007). 총 지출의 억제방안으로는 간접적인 가격통제를 생각할 수 있다. 즉 이윤율이나 내부수익률에 대한 상한선 설정과 같은 간접적인 가격통제가 의약품에 대한 총 지출을 억제할 수 있다(이규식 외, 2007).

의약품에 대한 규제가 의료적인 측면만 강조되면 산업측면에서의 의약품의 기능은 살아남을 수 없게 된다. 제약업계는 제약산업의 발전이라는 측면에서 가격정책, 의약품 사용량에 관한 정책, 그리고 비용절감과 관련된 정책에서 보건당국과는 전혀 다른 주장을 하거나 장려정책을 주장하고 있다. 의약품을 둘러싸고 어떠한 시각에서 보느냐에 따라 정책의 방향이 달라질 수 있다. 의약품을 둘러싼 이해 당사자들을 보면 공급측면에서 제약회사, 도매상, 약국이 있으며, 수요측면에서는 환자, 의사, 병원 그리고 보험자나 정부가 있다. 의약품의 가격을 어떻게 설정하고, 보험급여 대상으로 어떠한 의약품을 포함시키느냐에 따라 이해 당사자들의 이해는 크게 엇갈리기 때문에 의약품에 대한 정부의 규제정책 마련이 쉽지 않다(이규식 외, 2007).

의약품의 최종 가격은 세 부분으로 구성된다. 첫째는 생산자 가격, 둘째는 도매상의 추가 부가가격, 셋째는 판매상의 추가 부가가격이다. 그리고 각 부분마다 비용과 이윤으로 구성된다. 만약 정부가 약값을 규제하려면 세 부분을 분리하여 따로 하거나 아니면 최종 판매가격을 규제하게 된다.

중앙 정부는 의약품에 대하여 제한된 통제권을 갖는다. 통상적으로 의약품의 판매자나 도매상은 자국민이기 때문에 통제의 대상이 된다. 그러나 의약품의 생산자인 제약사는 다국적기업으로 외국인이기 때문에 통제의 대상에서 벗어나 있다. 다국적기업이 생산하는 의약품의 가격을 통제하려면 그 방법의 하나로 벨기에에서 사용하는 원산지에서의 도매가격에 수입업자의 추가 부가가격을 더해 주는 방법을 예로 들 수 있다(Glaser, 1991).

의약품의 가격 설정에 대하여 생산자 가격부터 살펴보기로 한다. 의약품의 생산자 가격(출하가격)은 두 가지 방법으로 설정된다. 첫째는 생산자가 자율적으로 가격을 책정할 수 있도록 하는 방법이며, 다른 한 가지는 생산자 가격부터 통제를 하는 방법이다. 의약품을 생산하는 제약기업에 자율적인 가격 책정권을 부여하는 국가를 보면 독일, 미국, 덴마크 등이 있다. 생산자들에게 자율적인 가격 책정권을 부여하는 미국이나 독일의 경우는 다국적 제약회사가 많아 생산자 출하가격을 자율로 하는 것이 국가 경제에 유리하기 때문이다(Glaser, 1991).

생산자 출하가격을 통제하는 국가로는 프랑스, 네덜란드, 일본 등이 있으며, 이들 국가는 생산자 가격을 공정가격이라는 이름으로 통제한다. 프랑스의 경우 신약에 대한 공정가격 설정을 위하여 3단계의 과정을 거친다. 먼저, 1단계는 제조허가이며, 2단계는 약제와 관련되는 의료상의 평가과정이며 마지막 단계에서 가격을 책정한다. 기존의 약은 매

3년마다 등록을 갱신함과 동시에 가격도 재평가를 받게 된다. 재평가에서 좋은 평가를 받지 못한다면 가격인하 또는 등재취소가 이루어진다(이규식, 2001).

프랑스 정부는 제약기업의 시장이 주로 국내와 과거의 식민지 국가들인 아프리카에 제한된 관계(NERA, 1993F)로 제약기업의 국제경쟁력에는 큰 관심이 없어 의약품의 가격에 대한 강한 통제장치를 고안하였다. 프랑스 정부에 의한 획일적인 가격 책정이 프랑스 제약산업의 연구개발능력을 저하시키고 국제경쟁력에 악영향을 미친다는 인식으로 인하여 1994년부터 프랑스 정부는 제약공업협회 및 개별제약사와 협정을 맺어 다소간의 융통성을 발휘하고 있다. 협정의 주 내용은 제약공업협회와는 연간 약제비의 목표를 정하고 개별제약사들과는 판매량의 목표를 정하되 목표치 안에서는 제약사들이 가격을 자체적으로 적절히 조절하는 재량권을 부여하고 있다(일본 약업시보사, 1995).

한편, 영국은 독일과 프랑스의 중간 형태쯤 된다고 할 수 있다. 제약회사의 출하가격을 공정가격으로 통제하거나 아니면 회사의 자율책정을 허용하는 것이 아니라 제약회사의 이윤폭(profitability)을 지정하는 간접 규제방식을 취하고 있다(이규식, 2001). 영국의 이윤폭 지정 약가제도는 의약품가격규제계획(pharmaceutical price regulation scheme, PPRS)이라 불린다. 영국이 간접 규제방식을 취하게 된 배경은 제약산업이 국제경쟁력을 갖추기 위해서는 많은 연구개발비가 소요되며 이를 원활하게 뒷받침하기 위해서는 일정 이윤율을 보장하는 것이 필요하다고 보았기 때문이다(일본 약업시보사, 1995). 영국의 의약품가격규제계획은 보건부와 제약공업협회 간의 협상에 기초하여 1978년부터 실시되어 왔다. 기본운영 원칙은 제약회사가 영국에 투자한 자본량에 따라 그 제약회사의 이윤폭을 지정하는 방식으로 5년마다 재평가하고 있다. 이익폭의 결정과정은 먼저 제약기업이 보건부에 재무보고서를 제출하면, 보건부는 보고내용을 정밀 심사한다. 이때 심사내용은 비용이나 이전가격(移轉價格)의 타당성 등이다. 정밀심사를 토대로 보건부와 제약기업이 교섭을 하여 이익폭을 확정한다.

재무보고서에는 기업의 일반비용 이외에도 판촉비, 연구개발비, 이전가격 등이 모두 포함된다(이규식, 2001). 이익폭은 영국 내에 투자자본의 수익을 말한다. 여기서 '투자자본'이라 함은 기업이 영국 내에 투자한 유동자산과 고정자산의 총액을 말한다. 제약회사는 전년도에 NHS에 판매한 치료용 브랜드 의약품의 매출액과 다음 해의 비용과 매출 예상치를 제시하고 투자자본의 수익률을 개별협상을 통하여 결정한다.

개별협상을 통한 이익폭의 결정에는 해당 제약회사 활동의 성격과 규모, 경제에 기여하는 정도, 장기적인 위험가능성 등이 고려된다. 이윤율 목표는 대략 17~21% 선인데 여기에 ± 25% 정도를 허용한다. 이 25%는 연구개발 노력 등에 대한 장려금으로 인정하는 부분이다.

그런데 도매상이나 소매상인 약국의 판매가격에 대하여는 독일, 프랑스 그리고 영국도 마진율의 폭을 정하는 방법으로 규제하고 있다.

우리나라는 일반의약품에 대해서는 1998년까지 표준소매가제도라는 일종의 고시가제도를 택하다 1999년 1월부터 판매가격 표시제도라는 자율제도로 전환하였다. 보험약가는 정부가 고시하는 고시가제도를 택하다 1999년 11월부터 실거래가제도로 바꾸었다. 우리나라는 일반 의약품이든 보험 의약품이든 처음부터 생산자 가격에 대한 공정가격제와 같은 제도는 없었고 최종 가격을 통제하느냐 아니면 자율로 하느냐가 정책의 대상이 되었었다. 2000년 7월부터 의약분업이 실시되자 의료기관들은 종래의 입찰에 의하여 약을 값싸게 구입하던 방법을 버리고 도매상과 담합하여 실거래의 상한가격(upper limit price)으로 구매를 하여 실거래가제도를 무력하게 만들었다. 그리고 상한가격과 실제 구매가의 차액을 의료기관과 도매상이 서로 나누어 갖거나 의사들에게 리베이트 방식으로 제공하는 등의 음성적인 거래가 일어나 의약분업이 의도한 약제비 절감 효과는 거의 나타나지 않게 되었다. 이에 정부는 실거래가제도의 실효성을 높이기 위하여 2010년 9월부터 시장형 실거래가 제도를 도입하였다. 그러나 이 제도도 실효성이 없자 2012년 2월부터는 시장형 실거래가 상환제도를 당분간 유예하였다가, 2014년 2월부터 8월까지 시장형 실거래가 상환제도(저가구매인센티브제)를 다시 실시하였다. 그러다 2014년 9월부터 처방조제약품비 절감 장려금 제도(처방조제장려금 제도)를 실시하고 있다.

3. 의약품의 이용

의약품의 이용과 관련하여서는 독일, 영국, 일본 등 세 나라 정책만을 살펴보기로 한다. 의약품의 사용과 관련하여 대부분 국가들은 세 가지 종류로 의약품을 분류하는데, 의사의 처방을 필요로 하는 처방의약품, 일반의약품으로 약국에서만 구매가 가능한 OTC 의약품, 일반의약품으로 슈퍼마켓 등에서 자유롭게 구매가 가능한 의약품으로 나누어진다.

먼저 독일의 의약품 공급과 관련된 주요 정책을 보면 의약품의 공급/판매와 관련하여 2003년까지는 약국이 외래의료의 처방의약품 공급에서 독점적 지위를 누렸다. 2004년부터 일반의약품(OTC)에 대하여 인터넷을 통한 전자상거래(e-commerce)가 도입되었다. 병원 약국도 질병금고와 협상에 의하여 처방의약품을 환자에게 제공할 수 있다. 병원 약국은 이미 2002년 8월부터 항암화학요법 약제나 개업의사에 대한 의약품 판매가 허용되었다. 개업의사는 특별한 경우가 아니면 의약품 조제나 판매가 금지되어 있다. 2003년까지 약사는 하나의 약국만 운영할 수 있었는데, 2004년부터는 한 사람의 약사가 최대 4개까지 약국 운영이 허용되었다. 다만 약국 지점은 반드시 같은 지방(county)이나 본점의 인접지역(neighbouring county)에 개설해야 하며 OTC 의약품의 가격은 동일해야 한다는 조건이 있다(Busse and Blümel, 2014). 독일은 건강보험의 의료비 절감을 위하여 의약품의 가격 설정에 정부가 개입할 수 있도록 입법화되었다. 독일 건강보험에서 사용하고 있는 의약품에 대한 가격 규제 방법은 첫째, 리베이트, 할인율, 가격동결 방법이 있으며, 둘째로 참조가격제의 실시, 셋째로 2007년에서 2010년까지 사용된 상환 한계 설정(reimbursement limits) 방법, 넷째로 2011년 이후 채택되고 있는 상환량 설정(reimbursement amounts) 방법, 다섯째로 일반명 복제의약품(generics)의 대체조제나 병행수입(parallel imports) 방법이 있다(Busse and Blümel, 2014). 그리고 가격통제가 아닌 처방통제(prescription control)도 독일에서 사용되고 있다(Busse and Blümel, 2014). 독일은 특이하게 제약회사가 이윤의 일부를 질병금고에 리베이트로 지불해야 한다.

영국은 2007년 기준으로 세계에서 의약품 수출이 4번째로 많은 국가이다(독일, 스위스, 미국이 영국보다 많음). 영국의 제약회사는 의약품을 약국에 직접 공급하거나 도매상을 거쳐서 판매하기도 하며 최근에는 인터넷을 통하여 공급하기도 한다. 영국은 의약품 및 의료 생산품 규제기구(Medicine and Healthcare products Regulatory Agency, MHRA)에서 의약품에 대한 생산 및 판매 허가권을 갖고 있다. 인터넷으로 판매되는 의약품에 대해서는 품질을 보증할 수 없으며 모조품이나 가짜약이 거래되고 있다.

영국은 의약품에 대하여 이윤폭 통제방식인 PPRS 방식은 영국에서 생산되는 혁신적인 신약(brand medicine)의 가격 설정에만 적용하며 일반명 복제의약품에는 적용하지 않는다. 2005년까지는 일반명 복제의약품에 대하여 최고가격제를 실시하였으나 그 후에는 출시 후 기간에 따라 가격을 조정하는 방식(판매량, 리베이트, 할인율 등을 감안)으로 바꾸었다.

그리고 일반의약품은 약국에서만 파는 OTC 의약품(pharmacy-only)이든, 슈퍼마켓에서 팔 수 있는 것이든 가격에 대한 통제는 없다. 의약품은 제약회사에서 도매상을 거쳐 약국이나 조제가 허용된 의사에게 판매되는데 이와 같은 유통과정을 거치는 의약품이 전체 의약품의 85% 정도 되며 나머지는 제약회사가 바로 병원에 판매하거나 병행수입으로 들어온 의약품이다.

NHS 내에서 의약품의 비용-효과적인 사용을 위한 다양한 노력이 이루어진다. 첫째는 의약품의 처방에 대한 처방목록 제한이다. NHS에서 처방의약품에 대하여 Black list와 Grey list의 두 가지 제한 목록이 있다. Black List는 NHS에서 공공 자금으로 지원하지 않는 의약품이나 치료법의 목록이다. 이 목록에 포함된 의약품은 효과가 제한적이거나 대체 의약품이 더 적합하다고 판단된 경우가 많다. 예외적인 상황에서만 처방이 허용되며, 환자가 비용을 전액 부담해야 한다. Grey List는 어떤 특정 조건이나 특정 그룹의 환자에게만 처방할 수 있는 의약품 목록이다. 이와 같은 두 가지 목록을 통하여 의약품 사용을 억제하고 있다. 두 번째는 의료구매자인 임상의료구매단(CCGs) 안에서의 의약품 사용에 대한 제한이다. NHS에서 의약품에 대한 비용은 CCGs 예산의 일부가 된다. CCGs로 배정되는 예산이 의약품에 얼마나 지출되어야 할지 그 비율이 사전에 정해지지 않기 때문에 CCGs는 의약품의 지출을 줄이려는 노력을 하게 된다. 셋째는 CCGs내에서 처방권을 쥐고 있는 일반의들이 처방을 억제하여야 의약품 사용이 제한된다. 일반의들은 동료 집단 압력(peer pressure)에 의하여 의약품 처방이 억제된다. 넷째는 의약품 사용의 통제는 NICE(National Institute for Health and Care Excellence)라는 기구에 의하여 이루어진다. NICE는 새로운 의약품의 경제성 평가를 통하여 처방의약품으로 채택할지 여부를 결정하여 경제성이 낮은 의약품은 처방 대상에서 제외시킨다. 영국은 약국의 체인망을 허용하여 2009년의 경우 약국의 62%가 6개 이상의 지점을 갖춘 체인점이고 38%만이 독립적인 약국이다. 2005년의 자료에 의하면 약사의 70%가 지역사회의 약국에서 일하고 있고 22%가 병원에 근무하며 나머지 8%가 1차 의료나 제약회사 그리고 대학 등에 소속되어 있다(Boyle, 2011).

일본은 처방의약품(의약용의약품)과 일반용의약품(OTC)으로 구분하여 처방의약품은 약국에서 약사가 조제 판매한다. 일반의약품은 세 가지 종류로 나누어진다. 일반의약품이라도 위험도가 높은 것은 제1류로 하여 약사가 있는 약국이나 점포 판매업에서 팔 수 있다. 제2류는 복용상의 주의 등의 정보 제공에 노력할 필요가 있는 일반의약품으로써 감기약과 해열진통제, 위장약 등으로 등록한 판매업자가 판매할 수 있다. 한편 제3류는 적극적으로 정보를 제공할 필요가 없고 통신판매도 할 수 있는 일반의약품으로써 정장소화약(整腸消化藥), 비타민B, C제, 어깨 통증용 붙이는 약의 대부분이 여기에 속한다.

일본의 처방의약품은 건강보험에서 급여로 보상되는 것으로 정부가 가격을 결정한다. 보험에서 급여로 상환되는 처방의약품의 가격을 정부가 공시하였음에도 불구하고 실제 도매상과 약국이나 병원이 거래할 때는 공정가격 이하로 거래가 된다. 보험에서는 공정가격으로 상환해주는데 실제 거래가 그 이하 가격으로 이루어지면 병원이나 약국이 부당한 거래 차액을 갖게 된다. 이러한 문제를 해결하기 위하여 일본 정부는 약사법에 의거하여 2년 단위로 시장에서 거래되는 실거래 가격을 조사하여 가격을 인하하던 것을 2021년부터 1년 단위로 바꾸었다. 처방의약품의 시장조사를 통하여 실제 거래가격이 조사되면 거래가격의 가중평균가[18]에 적정 마진율 2%를 부가하여 공정 상환가격으로 결정한다. 신약의 가격은 유사 효능군의 다른 의약품과 가격을 비교하여 결정하는데 획기적인 신약인지 유용성이 개선되었는지 등을 따진다. 유사 의약품이 전혀 없는 혁신적 신약이면 원가계산방식으로 결정하고 외국으로부터 수입의약품은 혁신적 신약과 유사하게 원가계산방식을 동원한다. 일본은 의약분업의 전통이 없는 국가이기 때문에 의약분업을 임의적으로 실시하고 있다. 2016년에 외래처방의 71.7%가 약국에서 조제되었고(www.nichiyaku, 2018), 나머지는 의사가 여전히 직접 조제하고 있다. 그러나 항생제와 항히스타민제와 같은 의약품은 반드시 의사의 처방이 있어야만 약국에서 판매가 가능하다(Tatara and Okamoto, 2009).

18) 같은 의약품이라도 도매상과 거래되는 가격이 약국이나 병원에 따라 다르기 때문에 거래량을 가중치로 하여 가중평균가를 산출하게 된다.

참고문헌

보건복지부, 한국보건사회연구원(2021), *OECD Health Statistics*.

왕규창 외 (2011), 의사보조인력 실태조사 및 외국사례연구, 보건복지부·대한의학회.

이규식 (1995), 한국 의료산업의 성장에 관한 고찰, 『보건경제연구』, 제1권: 92-120.

이규식 (2001), 보험약가제도의 문제점과 개선방안, 보험약가 제도개선 정책토론회, 국회의원 회관 소회의실, 8월 30일.

이규식 (2015), 『보건의료정책-뉴패러다임』, 서울: 계축문화사.

이규식, 이영숙 (2021), 일본 주치의제도 도입에 관한 논점, 『이슈 페이퍼』, 제51권, 건강복지정책연구원.

이규식 외 (2007), 『의약품 산업의 발전과 규제정책의 평가』, 한국제약협회.

전우택 (2018), 미래 의학교육의 방향, 한국 의학계 미래 전략 포럼, 서울대학교 암 연구소 이건희 홀, 한국의학교육협의회, 2월 1일.

일본 약업시보사 (1995), 『歐美諸國 における 藥劑と醫療保險制度改革』.

일본 후생노동통계협회 (2012), 보험과 연금의 동향 2012/2013.

일본 재정제도등심의회 (2021), 재정건전화를 위한 건의, 5.21.

島崎謙治 (2011), 『日本の醫療』, 東京: 東京大學出版會.

石田道彦 (2013), アメリカの專門医認定制度と反トラスト法,『週刊社會保障』, no. 2750: 50-55.

Anell A, Glenngård AH and Merkur S (2012) Sweden health system review, *Health Systems in Transition*, 14(2), Copenhagen: WHO Europe.

Boyle S (2011), United Kingdom (England) health system review, *Health Systems in Transition*, 13(1), Copenhagen: WHO Europe.

Busse R and Blümel M (2014), Germany health system review, *Health Systems in Transition*, 16(2), Copenhagen: WHO Europe.

Cylus J et al. (2015), United Kingdom health system review, *Health Systems in Transition*, 17(5), Copenhagen: WHO Europe.

Dubois CA, Nolte E and McKee, M (2006), Human resources for health in Europe, In: Dubois CA, McKee M and Nolte E eds, *Human Resources for Health in Europe*: 1-14, Berkshire, England: Open University Press.

Editorial of Lancet (2016), Human resources for health-investing in action, *The Lancet*, 387(26): 1531.

Evashwick CJ (2002), The continuum of long-term care, In: Williams SJ and Torrens PR eds, *Introduction to Health Services* (6th), 234-279, New York; Thomson Delmar Learning.

Feldstein PJ (2005), *Health Care Economics* (6th), Albany, NY: Thomson Delmar Learning.

Fox DM (1986), *Health Policies Health Politics: the British and American Experience 1911–1965*, Princeton: Princeton Univ. Press.

Glaser WA (1991), *Health Insurance in Practice, International Variations in Financing, Benefits, and Problems*, San Francisco: Jossy–Bass Publishers.

Kachur EK and Krajic K (2006), Structures and trends in health profession education in Europe, In: Dubois CA, McKee M and Nolte E eds, *Human Resources for Health in Europe*: 79–97, Berkshire, England: Open University Press.

Kringos DS et al. (2015), Diversity of primary care systems analysed, In: Kringos DS, Boerma WGM, Hutchinson A and Saltaman RB eds. *Building Primary Care in a Changing Europe*: 103–118, European Observatory in Health System and Policies, Copenhagen: WHO Europe.

Martineau T and Martínez J (1997), *Human Resources in the Health Care: Guidelines for Appraisal and Strategic Development*, Brussels: European Commission.

Melhado EM (1998), Economist, public provision, and the market: changing values in policy debate, *Journal of Health Politics, Policy and Law*, 223(2): 215–263.

Mick SS (2002), Health care professionals, In: Williams SJ and Torrens PR eds, *Introduction to Health Services* (6th): 326–350, New York; Thomson Delmar Learning.

Mold A and Berridge V (2013), The history of health promotion, In: Cragg L, Davies M and Macdowall W eds, *Health Promotion Theory*: 3–19, Buckingham, England: Open Univ. Press.

Mossialos E. et al. (2004), *Regulating Pharmaceuticals in Europe: striving for efficiency, equity and quality*, European Obser vatory on Health Systems and Policies Series, Berkshire, England: Open University Press.

Narashimhan V et al. (2004), Responding to the global human resources crisis, *The Lancet* 363: 1469–1472.

NERA (1993F), The Health Care System in France, Financing Health Care with Particular Reference in Medicines, Vol. 5, National Economic Research Associates, May.

OECD (2013), *Managing Hospital Volumes: Germany and Experiences from OECD Countries*, Paris: OECD.

Tatara K and Okamoto E (2009), Japan health system review, *Health Systems in Transition*, 11(5), Copenhagen: WHO Europe.

Torrens PR (2002), Historical evolution and overview of the health services in the United States, In: Williams SJ and Torrens PR eds, *Introduction to Health Services* (6th): 2–17, Albany, NY: Thomson Delmar Learning.

Us Bureau of Labor Statistics (2012), *Occupational Outlook HandBook*, United states Department of Labor.

WHO (2000), *The World Health Report 2000–Health Systems: Improving Performance*,

Geneva: WHO.
WHO Europe (1998), *Social Determinants of Health, The Solid Factors*, Copenhagen: WHO Europe.
WHO Europe (2003), *Social Determinants of Health, The Solid Factors* (2nd), Copenhagen: WHO Europe.
일본약제사회
http://www.nichiyaku.or.jp/kokumin.php?p=11219 (2018.5.29. 열람)
일본전문의기구
http://www.japan-senmoni.jp/aboutus/history.html (2018.12.30. 열람)
일본국립보건의료과학원
https://www.niph.go.jp (2022.3.8. 열람)

제6장
의료보장과 스튜어드십

제1절 의료보장제도 운영과 스튜어드십[1)]

의료보장제도가 추구하는 것은 단순히 제도 운영의 효율성만이 아니라 재정조달의 형평성을 통하여 참여자들의 연대성과 사람들의 반응성을 높일 수 있어야 하기 때문에 의료보장에서도 스튜어드십 또는 거버넌스 개념이 대두하게 되었다.

의료보장정책의 궁극적인 목적은 모든 국민이 건강을 통하여 행복을 누리도록 하기 위하여 재정적 장벽을 없애는데 있다. 이러한 목적 달성을 위해서 의료보장 재정조달에서 형평성이 보장되는 가운데 충분한 재정 확보가 중요하다. 그러나 어떤 국가라 하더라도 자유롭게 의료를 이용하고 그에 따른 무한한 재정을 뒷받침하기는 불가능하기 때문에 모든 국가들이 재정지출의 효율화를 위한 다양한 방법들을 동원하고 있다.

WHO는 *WHR 2000*에서 스튜어드십을 정부가 국민들의 의료에 대하여 책임을 갖도록 조직 구조를 갖추고, 통제 및 관리하는 메커니즘의 과정이라 협의적으로 정의하고 있다. 의료보장제도의 운영과 관련된 스튜어드십의 주제는 다음과 같이 몇 가지로 분류해 볼 수 있다.

첫째, 의료보장제도의 비전을 설정하고 의료보장과 관련하여 장기적인 전략적 계획을 수립하는 일이다.

둘째, 의료보장의 재정조달과 관련된 것으로 공영제 방식, 건강보험 방식, 그리고 자기 책임을 강조한 의료저축계좌 방식이 있다. 협의적으로 공영제 방식에서는 앞에서 설명한

---

1) 스튜어드십의 등장 배경이나 이론 등은 초판에서는 본 장에서 설명하였으나, 개정을 하면서 필자가 저술한『보건의료정책(개정판)』제10장의 스튜어드십과 규제로 옮겨 설명하였다.

바와 같이 영국의 NHS와 같이 중앙 정부에 의한 공영제와 스웨덴의 RHS와 같이 지방 정부에 의한 공영제가 있다. 건강보험에서는 단일 기금(single fund)과 복수 기금(multiple funds) 방식이 있다.

셋째, 의료보장제도의 효율성을 높이기 위한 거버넌스란 시장경쟁원리의 도입에 관한 것이다. 의료보장제도는 의료를 국민의 기본권으로 간주하여 법률로 모든 국민의 의료를 보장하는 제도이기 때문에 공영제 방식이든 건강보험 방식이든 정도의 차이는 있으나 정부의 명령과 통제가 불가피하였다. 그러나 정부의 명령과 통제에 의한 방식은 효율성이나 제도 참여자들의 반응성에 문제가 있어 1990년대 이후 개혁 과정에서 경쟁원리가 도입되었다. 건강보험제도는 당초부터 의료의 구매자와 공급자가 분리되었기 때문에 경쟁원리 도입이 용이하여 관리된 경쟁으로의 거버넌스 전환이 시도되었다. 공영제의 경우에는 경쟁을 도입하기 위하여 선행적으로 구매자와 공급자 기능을 분리하는 내부시장으로 거버넌스 전환이 시도되었다.

넷째, 1990년대 구매자의 능동적인 기능을 강조한 전략적 구매가 새로운 스튜어드십으로 주목을 끌고 있다. 전략적 구매는 의료체계의 목표 설정에서부터 의료체계 참여자들의 행태를 바꿀 수 있는 기능을 통하여 효율성 제고나 의료체계의 반응성 제고에 중요한 기능을 하게 된다.

다섯째, *WHR 2000*에서 의료체계의 목표 가운데 하나로 재정조달의 공정성을 제시하고 있다. 의료재정의 공정한 조달은 보험료의 공정한 부담으로 가입자들의 연대성을 위하여 스튜어드십에서 중요한 주제가 되었다. 특히 전략적 구매가 작동하기 위해서는 구매자(보험자)의 선택이 필수적인데 구매자 선택이 가능해지기 위한 전제 조건이 재정조달의 공정성이다. 즉 가입자가 어떤 구매자를 선택하더라도 보험료를 내는 방법은 공정하되 구매자에 따라 보험료 금액의 차이가 있을 때 올바른 선택이 이루어질 수 있다[2].

여섯째, *WHR 2000*에서 의료체계의 성과로써 반응성도 주요 목표의 하나로 제시하고 있다. 반응성은 1996년 이후 주요한 개혁 과제로 등장하고 있다. 즉, 과거의 명령과 통제 방식의 제도 운영은 참여자의 선호나 권리보다는 정책담당자들의 선호나 비용통제가 중시되었기 때문에 국민들로부터 큰 호응을 받는 제도가 되지 못하였다. 반응성을 제고하

2) 어느 구매자는 보험료를 소득 기준으로 부과하고, 어느 구매자는 재산이나 가구원 수를 기준으로 부과할 경우 가입자가 구매자 선택을 할 수 있는 표준적 기준이 없어 공정한 선택이 원천적으로 불가능하다.

기 위한 스튜어드십에는 계약을 통한 의료의 질이나 의료체계의 성과 향상, 성과와 연동된 지불제도, 의료이용자의 권리나 선호 중시, 의료의 존엄성과 같은 과제들이 모두 포함될 수 있다.

일곱째, 의료보장제도가 국민들의 신뢰를 얻고 제도가 윤리적 바탕 위에서 운영될 수 있도록 합리적인 규제를 설정하는 것도 중요하다.

마지막으로 의료보장 행정의 효율화를 위한 IT 기술의 활용이 스튜어드십에서 매우 중요하다. 행정과 IT 기술의 접목으로 빅데이터가 생성되어 의료비 관리나 의료체계의 성과를 보다 신속하게 계측할 수 있고, 진료비의 청구와 심사 그리고 지불과 같은 구매 활동이 신속하고 정확하게 이루어져 공급자들의 반응성도 제고할 수 있게 되었다.

제2절 의료보장 스튜어드십의 과제

1. 비전 설정과 스튜어드십

스튜어드십에서 중요한 내용은 비전의 설정과 장기적인 전략 계획 수립이다. 비전의 설정과 관련하여 유의할 사항은 다음과 같다[3].

첫째, 비전을 설정하지 않거나 있어도 근시안적이 되어서는 곤란하다. 비전이 없거나 근시안적이 되는 경우, 정책 당국자들은 국민보다는 당장 부닥치는 이해당사자(stakeholder)만 눈에 들어오는 문제가 있다.

둘째, 비전을 설정하더라도 너무 단견적이 된다면, 인력 양성이나 투자 결정(건물, 장비 구입 등)도 눈에 띄는 것에 치중하게 된다. 그러한 결과 인력 부족, 지역 간 편재, 병상 과다, 고가 장비 과다와 같은 문제에 봉착하게 된다. 비전이 단견적이 되면 투자와 경상적인 재정 간의 균형을 개선하기 위하여 장기간이 요구되는 필요도에 대한 투자는 외면하게 되는 문제가 있다.

셋째, 비전이 좁아(tunnel vision) 동원할 정책수단이나 규제가 제대로 작동하기 어려운 문제가 생긴다. 그러한 결과 의료정책의 수단으로 동원되는 법령 제정을 비롯한 규제

3) 이 부분의 일부 내용은 필자가 저술한 『보건의료정책(개정판)』 제10장과 약간의 중복이 있다.

가 의료체계의 성과 발휘를 제어하게 된다. 규제를 만들어도 규제의 결과를 모니터링할 수 없게 만들어 규제가 비효과적으로 작동되기도 한다. 규제 결과를 모니터링하기 위해서는 필요한 정보의 확보, 다른 그룹으로부터 협력을 받아내는 능력, 조직을 설계할 때 인센티브를 내재시키는 등의 다양한 방법이 동원되어야 한다.

넷째, 비전을 올바르게 설정하고 혁신적인 스튜어드십이 발전되기 위해서는 모든 의사결정에 대하여 변화를 필요로 한다. 모든 의사결정을 중앙 정부가 독점하기 보다는 많은 책임을 지방 정부로 이양하고, 의료서비스의 구매와 공급에 대하여 보다 자율성을 부여하고 중앙 정부는 이러한 권한 이임이나 자율화가 의료체계의 성과와 연결되는지를 모니터링하고 감독하는 일에 치중할 필요가 있다. 정보기술의 빠른 발전에 힘입어 대량의 정보를 저비용으로 빠르게 처리할 수 있게 됨에 따라 의료체계 전반을 모니터링하고 관리할 수 있는 능력을 배양시킴으로써 스튜어드십 원칙이 더 쉽게 적용 가능하다.

다섯째, 스튜어드십의 중요한 요소가 규제라는 점을 이해하여야 한다. 규제는 정책이 영향력을 행사할 수 있게 하는 요소이다. 규제는 의료체계에 관여하는 모든 사람들의 행동을 다스리는 규정으로 모든 관련자들이 의료체계의 목표 달성에 따르게 만드는데 목적이 있다. 무엇보다도 스튜어드십과 규제는 뗄 수 없는 관계라는 인식이 중요하다.

2. 관리체계와 스튜어드십

공영제 방식에서 중앙 정부에 의한 NHS나 지방 정부에 의한 RHS에 관해서는 이미 설명을 하였다. 여기서는 건강보험의 단일 기금과 복수 기금 방식에 관하여 설명하기로 한다. 단일 기금 방식에서도 다시 단일 지불자(구매자)와 복수 지불자 방식으로 나누어진다. 지금까지는 단일 기금이면 단일 지불자 방식으로 인식하고 있었는데 단일 기금 하에서 복수 지불자 방식이 네덜란드와 독일의 의료개혁에서 등장하였다.

두 나라는 의료개혁을 통하여 모든 보험재정을 단일의 중앙기금(central fund)에 집중시켜 관리하되 보험재정의 관리는 분산된 다수의 보험자가 하기 때문에 단일 기금-복수 지불자(보험자) 모형으로 별도 구분하게 되었다. 그리고 단일 기금-단일 지불자 모형은 일부 중남미 국가들이 이미 채택하고 있었다. 동아시아 지역에서는 1995년 대만이 전민건강보험을 실시하면서 채택하였고 우리나라는 2000년 7월 건강보험을 통합하면서 채택하게 되었다.

1) 보험자 형태

보험자는 다음과 같이 크게 네 가지 형태로 되어 있다.

첫째, 보험자를 정부 조직으로 하는 국가가 있다. 대표적인 국가가 대만이다. 대만의 중앙건강보험국은 보건복지부의 외청 조직 형태로 되어 있다. 베트남의 경우는 총리실 산하에 사회보험청을 설립하여 건강보험뿐만 아니라 다른 사회보험도 동시에 관리하는 형태를 볼 수 있다[4]. 일본은 지역주민에 대한 건강보험을 시・정・촌에서 직접 관리하기 때문에 보험자가 지방 정부가 된다. 이 모형은 보험자가 정부이기 때문에 보험재정이 위기에 부딪쳤을 때 정부가 재정을 책임지는 장점이 있다. 그러나 조직의 관료화 문제는 피할 수 없는 단점이다.

둘째, 정부가 설립한 독립된 공공조직을 보험자로 하는 국가가 있다. 우리나라는 정부가 직접 건강보험을 관리하는 형태로 하지 않고「국민건강보험법」에 국민건강보험공단 설립을 규정하여 보험자를 특수 공공조직으로 하고 있다. 이 모형은 첫 번째 모형과 형식적으로는 차이가 있으나 장단점에서 큰 차이가 없는 것은 정부가 보험자 기능까지 직접 담당하는 것이 어려워 정부를 대신하여 공공조직을 설립하였기 때문이다. 그러나 정부가 직접 운영하는 것과 비교할 때 건강보험 운영의 자율성이나 제도의 경직성면에서는 보다 유연하다는 장점이 있다. 그러나 건강보험재정에서 적자가 날 경우, 1차적 책임이 보험공단에 있기 때문에 정부 책임이 상대적으로 약한 문제가 있다. 그리고 보험자를 한국과 같이 단일 모형으로 운영하게 되면 관료화 문제는 피하기 어려운 단점이 된다.

셋째, 정부와 민간이 공동으로 공공-민간 파트너십을 발휘하여 정부 유사조직(parastatal organization)으로 보험자를 설립하는 국가가 있다. 대표적으로는 쿠웨이트가 외국인 근로자들에 대하여 건강보험을 적용하기 위하여 정부와 민간이 공동으로 보험자를 설립하였다.

넷째, 민간보험회사를 건강보험의 보험자로 업무 위탁하는 형태를 취하는 국가가 있다. 이 형태는 스위스가 처음부터 건강보험을 민간보험회사에 위탁하여 관리하였다. 네덜란드는 2006년 의료개혁을 하면서 기존의 질병금고를 폐지하고 민간보험회사에 업무를 위임하면서 등장하였다[5]. 이 모형은 주민이 보험자(민간보험회사)를 선택하고 보험자

---

4) 베트남은 근로자 중심으로 사회보험이 관리되기 때문에 건강보험을 위시한 연금보험, 산재보험, 고용보험과 같은 4대 사회보험을 사회보험청이 통합관리하고 있으나, 지역주민에게 건강보험을 확대하는 과정에서 보건부는 건강보험을 사회보험청에서 분리하여 관리할 것을 주장하여 총리실과 의견 대립이 일어나고 있다.

간의 경쟁을 통한 효율화라는 장점이 있으며, 의료체계의 반응성도 높일 수 있는 장점이 있다. 민간보험회사는 영리를 목적으로 운영되는 회사이지만 건강보험운영에 관해서는 정부가 법령으로 규정하기 때문에 건강보험이 영리화될 우려는 피할 수 있다.

각 모형은 장점과 단점이 있다. 따라서 건강보험을 택한 국가가 어떠한 보험자 형태를 택할 것인가는 그 국가의 역사, 문화적인 배경과 함께 건강보험의 발전과정과 관련하여 고려되어야 한다.

2) 단일 보험자 모형 : 단일 기금-단일 지불자(구매자)

이 방식은 의료보장제도의 초기에 중남미나 아시아 일부 국가에서 채택하였는데 두드러진 특징은 의료서비스의 공급을 보험자가 설립한 의료기관을 통하여 보험자가 직접 제공하는 방식을 취한다는 점이다. 중남미나 아시아의 일부 국가들이 건강보험제도를 도입하려니 의료시설이 부족하여 보험료를 징수하여, 그 재정으로 의료기관을 설립하여 의료를 제공하는 방식을 택함에 따라, 자연스럽게 단일 보험자 방식을 택하였다. 의료기관 설립을 민간에 맡기면 대도시 지역의 의료수요가 많은 곳에 의료기관이 밀집하게 되어 의료자원의 균점이 이루어지지 못하는 문제가 생긴다.

중남미나 아시아 일부 국가들은 제도 도입과 함께 의료자원의 균점화를 모색하고 의료공급을 보험자가 장악하기 위하여 단일 보험자 모형을 채택하고, 보험자가 직접 의료기관을 전국에 골고루 설립하여 의료 공급까지 책임지도록 하였다. 이 방식의 장점은 이미 제3장의 '건강보험에서 구매자와 공급자 통합모형'에서 설명한 바와 같이 의료비 통제가 용이하며, 자원의 균점배치가 가능하다는 점이다.

반면, 단일 기금-단일 지불자 방식의 단점은 보험자가 의료기관을 운영하는 것이 어렵고, 제도가 관료화되어 효율을 기하기 어려우며, 의료비 관리는 용이하나 국민의 기호를 맞출 수 없는 문제가 있다. 특히 의료비 조달에 참여하는 대상자의 규모가 클수록 위험분산에는 도움이 될 수 있지만, 의료비 관리는 상대적으로 취약해지는 문제가 있다. 이러한 취약성은 익명성에 기인한 남용으로 도덕적 해이를 초래한다. 그리하여 건강보험제도 도입의 초기 단계를 벗어난 후에는 단일 보험자 방식임에도 불구하고 의료서비스를 직접 제공하는 비중은 매년 낮아져 현재는 간접 제공의 비율이 훨씬 높다(이규식, 2008).

중남미 국가들과 달리 대만과 한국은 의료보장제도를 도입할 때는 다보험자 방식을 택

---

5) 스위스에 관해서는 제8장, 네덜란드에 관해서는 제11장에서 구체적으로 설명된다.

하였으나, 개혁을 통하여 단일 기금-단일 지불자 모형으로 전환하였다. 이 나라들은 이미 의료보장제도가 발달하여 민간의료시설이 풍부하였기 때문에 보험자가 의료시설을 직접 운영할 필요성이 없었다.

대만은 1958년 근로자 중심으로 노공보험을 제도를 운영할 때는 다보험자 모형으로 하면서 연금, 고용보험, 산재보험을 함께 관리하였다. 그런데 자영자는 연금, 고용보험, 산재보험에 해당되지 않기 때문에 건강보험을 근로자와 같이 관리할 수 없는 구조였다. 자영자에게 건강보험을 확대하여 전국민의료보장을 하려니 노공보험구조에서는 불가능하였다. 이에 1995년 노공보험에 속한 건강보험을 떼어 내어 중앙건강보험국이라는 단일 기금을 만들어 근로자와 자영자를 모두 관리하도록 하였다.

한국은 1989년 이미 전국의료보험을 다보험자 방식으로 달성하였는데도 불구하고 단일 기금으로 하면 가입자 간의 형평성이 개선되고 관리의 효율화를 기할 수 있다는 등의 정치적 명분을 달아 단일 기금으로 만들었다.

3) 다(多)보험자 모형 : 복수 기금-복수 지불자(구매자)

서유럽의 대부분 사회보험 국가는 건강보험의 관리체계를 다보험자 체제로 운영하고 있다. 건강보험을 시작할 때 전국민을 동시에 적용하지 못하고 이미 일부 인구집단에 적용되고 있다면 다보험자로 하는 것이 타당하다. 다보험자 방식으로 운영하는 국가의 특징은 의료서비스를 보험자가 직접 제공하는 것이 아니라 민간이나 공공의료기관과 계약을 맺어 간접 제공하는 방식을 취하고 있다. 다보험자 방식의 장단점은 제3장의 '건강보험에서 구매자 공급자 분리모형'에서 언급한 바와 거의 유사하다. 서유럽 국가들은 질병금고를 만들기 이전부터 동종조합과 같은 다양한 조직들이 질병보험을 다루었고, 민간의 의료기관 설립도 자유화되어 있어 지역 간에 의료자원의 분포가 차이가 있었다. 그리고 의료 인프라와 관련하여 통상 도시지역은 인프라가 많으나 농촌지역은 그렇지 못하다. 이때 단일 보험자로 하게 되면 보험료를 같이 내고 의료이용은 도시지역 거주자가 많이 하여 형평성 문제가 발생한다. 그러나 다보험자 체제를 택하면 의료자원이 적어 이용도가 낮은 지역주민은 보험료를 적게 내기 때문에 형평을 유지할 수 있다.

다보험자 체제의 문제점은 한 질병금고에 속하는 사람의 수가 적어 위험 분산에 한계가 생기는 점이다. 그리고 질병금고 간의 재정격차에 따른 형평성 문제가 제기된다. 반면에 질병금고는 의료기관과 계약을 통하여 의료서비스를 공급하기 때문에 가입자가 원하는 서비스의 제공이 용이하여 주민들의 기호를 맞출 수 있는 이점이 있으며, 보험관리 단위가 작아 보험급여의 관리에 강제력을 발휘하지 않고도 효율을 도모할 수 있는 이점이 있다.

4) 다보험자 모형 : 단일 기금-복수 지불자(구매자)

다보험자 모형이 갖는 장점을 발전시켜 경쟁을 통하여 효율은 높이고, 다보험자 모형이 갖는 단점인 보험자간의 재정 격차나 위험 분산의 제약과 같은 단점을 보완하기 위하여 등장한 모형이 '관리된 경쟁'을 활용한 단일 기금-복수 지불자(보험자) 모형이다. 이 모형의 장점은 재정조달은 모든 국민에게 동일한 방법의 보험료를 부과하여 공평성을 유지하면서 구매자(보험자) 간의 경쟁이 가능하도록 만들어 의료체계의 효율을 기할 수 있다는 점이다. 이 모형은 2006년 네덜란드가 2009년에는 독일이 복수 기금을 단일 기금으로 만들고 지불자는 복수로 그대로 두면서 등장하였다.

3. 관리된 경쟁과 스튜어드십

경상의료비가 지속적으로 증가함에 따라 의료분야가 국가 경제에 큰 부담이 되고 있어 의료체계에서도 효율성이 강조되었다. 의료가 인간의 기본권이라는 「세계인권선언」의 정신이 받아들여짐에 따라 의료보장제도가 도입되고, 이 제도 안에서 의료이용은 수요가 아니라 필요도를 토대로 하기 때문에 시장원리가 아니라 정부의 계획과 같은 명령과 통제가 지배하였다. 이러한 관리 방식은 경쟁과는 거리가 있었고 명령과 통제는 관료화나 제도의 경직성과 같은 문제를 야기하여 효율성을 달성하기 어려웠다.

신자유주의가 등장하면서 경쟁을 통한 효율성 제고가 전 분야로 확산되면서 의료분야에도 경쟁원리를 도입하는 개혁이 1990년대 제기되었다. 이에 건강보험체계에서는 네덜란드를 필두로 관리된 경쟁모형이, 공영의료체계에서는 영국을 필두로 내부시장을 통한 구매자와 공급자 기능의 분리에 의한 경쟁모형이 대두되었다.

1) 단일 기금-복수 지불자에 의한 관리된 경쟁모형

관리된 경쟁모형은 미국에서 처음 시작되었다. 이 모형은 종래의 미국 의료체계가 경쟁과 정부의 규제가 공존하던 것을 경쟁과 규제를 혼합(blending)시켜 규제된(혹은 관리된) 틀 속에서 경쟁을 할 수 있도록 한 특징이 있다(Enthoven, 1993). 의료분야에서 경쟁의 형태는 다양한 데서 발견되나, 오늘날 경쟁모형은 보험형 집단개원(prepaid group practice)에서 기원을 찾을 수 있다. 현실적인 움직임은 1970년 Ellwood나 McClure 등에 의하여 국가적인 건강유지전략이 제안되어 1973년의「HMO법」제정으로 현실화되었다. 1972년에는 Fleming이 민간분야 내에서의 구조화된 경쟁(structured competition)이라 불리는 사회보험제도를 제안하였으며, 1977년에는 Enthoven이 소비자 선택 건강보험제도를 카터 행정부에 건의하였다.

Enthoven이 제안한 내용은 민간부문에서 규제된 경쟁(regulated competition)에 기초한 사회보험제도로, Ellwood나 McClure 그리고 Fleming 등의 이론을 발전시켜 재정조달, 위험선택, 시장분할, 정보비용, 형평성 문제를 추가하였다. 프레밍의 구조화된 경쟁이론이나 Enthoven의 규제된 경쟁이론은 명확하게 체계를 설명하기 어려웠다(Enthoven, 1993). Enthoven은 이러한 이론체계를 발전시켜 관리된 경쟁이론을 정교하게 정립하였다.

Enthoven(1993)이 정립한 관리된 경쟁이란 소비자와 사용자가 지불하는 보험료의 화폐가치를 극대화시킬 수 있도록 하는 구매전략이라 할 수 있다. 이 모형은 미시경제학 이론의 경쟁원리를 활용하여, 비용을 최소화하면서 질을 향상시켜 환자를 만족시키는 보험조직이 경쟁의 우위를 확보하여 가입자를 더 많이 확보하고 수입을 더 많이 올릴 수 있다는 논리이다.

관리된 경쟁모형은 미국형과 유럽형이 차이가 있다. 미국형은 재정조달과 서비스의 공급이 통합된 포괄적인 조직을 토대로 하는 경쟁모형으로, 개별 공급자 수준에서의 경쟁을 의미하는 것은 아니다. 즉, 관리된 경쟁에서 보험조직은 바로 재정조달과 서비스 공급을 통합한 경제 단위이다. 관리된 경쟁의 목표는 지역사회 내의 공급자들을 경쟁적인 경제 단위 속에 묶고 그들이 효율적인 서비스 제공체계를 갖추도록 동기화시키는 데 시장의 힘(경쟁)을 사용하는 것이다. 따라서 관리된 경쟁은 후술하는 통합의료를 바탕으로 할 경우 경쟁력이 보다 강화될 수 있다.

Enthoven에 의하여 정리된 관리된 경쟁모형은 1993년 클린턴 대통령의 의료개혁안으로 제시되었다(The White House, 1993). 그러나 미국 의사회와 기업들의 반대로 인하여 사회보험으로 실행되지는 못했지만 현재 미국의 수많은 주에서 민영의료보험 분야에 적용하고 있다. Enthoven에 의하여 제안된 관리된 경쟁모형이 유럽으로 건너가서는 약간 다른 모형으로 의료개혁의 대안으로 활용되고 있다.

유럽 모형의 대표적인 사례가 1989년부터 실시하기로 된 네덜란드의 데커 개혁안으로 Enthoven의 관리된 경쟁모형을 토대로 하였다. 의료서비스는 정보가 비대칭적이라 의사인 공급자는 환자의 진료대리인 기능을 한다. 이때 의사가 비합리적 대리인으로 역할을 하게 된다면 환자는 불필요한 서비스도 이용하게 되어 의료비 부담이 많아진다. 따라서 의료서비스의 거래를 자유시장에 맡길 수 없는 한계가 있다. 이러한 불합리한 거래를 방지하기 위하여 과거에는 정부가 공급자를 규제하는 방법을 택하였다. 그런데 정부 규제가 오히려 공급자들을 유리하게 하는 경향이 있어 엔토벤은 환자를 위한 재정관리 대리인을 따로 설정하여 진료 대리인인 공급자와 재정관리 대리인인 보험자(구매자)가 시장에서 경쟁하는 모형을 설정하였다. 네덜란드 모형에서 재정관리 대리인은 질병금고가 되도록 하였다. 즉, 시장에서 공급자와 소비자가 직접 경쟁하는 것이 아니라 진료 대리인과 재정관리 대리인이 경쟁하는 모형이다[6].

네덜란드형 관리된 경쟁모형은 소비자들에게 질병금고를 선택할 권리를 부여하면, 질병금고는 더 많은 가입자를 확보하기 위하여 공급자를 경쟁시켜 비용 절감과 의료 질을 향상시킨다는 것이다[7]. 정부는 경쟁이 제대로 이루어질 수 있도록 후원자(sponsor) 기능을 맡는다. 즉, 소비자와 공급자 간의 경쟁이 아니라 보험자인 질병금고와 공급자간에 경쟁이 이루어지도록 하고, 정부는 후원자로서 다음과 같은 일을 하도록 하였다. ① 피보험자들이 보험자를 용이하게 선택할 수 있게 의료공급자에 대한 정보(진료과목, 위치 등)를 제공하고, ② 보험자가 제공해야 할 필수급여인 법정급여를 정하고, 이를 지키는지 감독하고, ③ 질병금고의 위험선택을 방지하여 고위험군이 차별받지 않도록 감시하고, ④ 의료기관의 카르텔 조직화를 방지하며, ⑤ 질병금고의 담합을 방지하고, ⑥ 의료서비스의 질 관리를 위한 모니터링을 하는 것이다(이규식, 1997).

네덜란드는 2006년 의료개혁을 통하여 강제로 전국민을 건강보험에 가입시키고[8], 보험자(구매자)를 민간보험회사에 위탁하면서 모든 건강보험재정은 중앙기금이라는 단일기금에 집중시키도록 하였다. 중앙기금은 징수된 보험료와 정부 보조금을 지불자(구매자)

---

6) 이 이론은 1990년대 후반에 전략적 구매이론으로 발전하여 구매자와 공급자가 계약을 통하여 경쟁이 가능하도록 전개되었다.

7) 네덜란드는 2006년 개혁을 통하여 질병금고를 모두 보험회사로 바꾸어, 사회보험의 기본급여와 민영의료보험의 보충적 급여를 동시에 다루도록 하였다. 네덜란드의 2006년 개혁안은 뒤에서 상세하게 설명될 것이다.

8) 네덜란드는 2006년 개혁 이전까지 일정 소득 이상의 사람들은 건강보험에서 제외시켜 국민의 약 63% 정도만 건강보험에 가입되어 있었다.

인 보험자(보험회사)에 배분하고, 보험자가 진료비를 공급자에게 지불하도록 제도를 설계하였다. 국민들은 보험자인 구매자를 선택하며, 구매자와 공급자가 의료시장에서 경쟁을 통하여 의료서비스를 국민에게 제공하도록 하였다.

네덜란드의 개혁안은 독일로 건너가 2009년 개혁을 통하여 독일도 중앙기금을 설립하고 보험료나 정부 보조금은 모두 중앙기금에 적립하고 중앙기금은 이 재정을 보험자(질병금고)에게 배분하도록 하였다. 소비자인 국민이 질병금고(구매자)를 선택하면 질병금고가 소비자를 대신하여 공급자와 경쟁을 통하여 의료서비스를 공급하는 방식으로 네덜란드 모형과 거의 유사하게 단일 기금(중앙기금)에 다수의 지불자(질병금고)로 구성하고 있다.

2) 내부시장 모형

Enthoven에 의하여 정립된 관리된 경쟁모형이 영국으로 건너와서는 내부시장 모형으로 발전한다. Enthoven은 1984년 영국의 누필드 병원(Nuffield Provincial Hospitals Trust)에 초빙을 받아 1개월간 영국 제도에 대해 검토를 한 후 1985년 영국 NHS제도의 관리에 관한 의견(Reflections on the Management of the National Health Service)이라는 보고서를 제출하였다. 여기에서 Enthoven은 내부시장이라는 용어를 사용하였으며, 4년 후인 1989년 영국 의료개혁의 해법으로 내부시장이 등장한다(Enthoven, 1991).

내부시장 모형은 관리된 경쟁의 특수한 형태로 영국의 의료개혁에서 NHS제도라는 국가 독점모형이 갖는 비효율을 제거하기 위하여 도입한 경쟁모형이다. 일반적으로 시장이라 함은 다수의 수요자와 다수의 공급자가 자유롭게 거래에 참여하여 가격을 토대로 경쟁하는 곳을 말한다. 가격경쟁이 있는 곳에서는 자신이 지불하는 화폐의 효용가치를 극대화하고자 원하는 소비자를 위하여 공급자들이 경쟁하게 된다. 여기서 가격경쟁이라 하여 가격이 소비자 선택의 유일한 기준이라는 의미는 아니며 소비자는 질이나 상품의 특성도 동시에 고려한다. 그러나 이를 단순화한다면 가격으로 표현되며 보다 정확히 표현한다면, 지불하는 화폐가치(value-for-money)를 기준으로 경쟁을 한다고 보는 것이 타당할 것이다(Enthoven, 1993).

의료보장제도에서 의료서비스의 구매자는 환자가 아니라 진료비 지불을 담당하는 보험자나 정부가 된다. 환자는 보험자가 구매한 서비스를 이용할 뿐이다. NHS제도와 같은 공영의료제도에서는 정부가 병원을 국영화하여 공급자 역할을 담당하였다. 건강보험에서는 의료기관이 보험자와 계약을 맺어 서비스를 제공하는 공급자가 되었다. 영국과 같은 공영제 국가에서는 정부가 구매자 기능과 공급자 기능을 동시에 수행함에 따라 사실상 의료서비스를 환자에게 배급하는 방식이었다. 이러한 국가 독점에 의한 의료배급방식은 비효율이라는 문제를 파생시켜 입원 대기환자의 적체 문제라든가, 서비스 수준에 대한 국민들의 불만과 같은 문제가 제기되었다.

이와 같은 국가 독점 의료체계가 갖는 문제를 해결하기 위한 대안으로 제시된 것이 바로 엔토벤 등이 1970년대 말부터 주장한 경쟁원리를 의료체계에 도입하는 것이었다. 그런데 정부가 구매자와 공급자 기능을 동시에 수행함에 따라 경쟁이 원천적으로 이루어질 수가 없었다. 그리하여 경쟁원리를 도입하기 위하여 정부는 구매자 기능만 하고, 공급자는 분리시켜 자율 경영이 이루어지도록 하였다. 구매자와 공급자의 분리가 이루어짐에 따라 구매자와 공급자 간의 경쟁이 가능하게 되었으며, 이러한 모형을 내부시장이라고 부르게 되었다. 내부시장은 영국만이 아니라 공영제형 의료체계를 채택한 뉴질랜드, 스웨덴 등에서도 도입되어 경쟁체계가 모색되었다. 내부시장에서 경쟁이 이루어지기 위해서는 구매자가 하나가 되어서는 안 되기 때문에 다수의 구매자를 설립하고(현재 영국에서는 211개의 CCGs가 구매자 기능을 함), 국민들에게 구매자를 선택할 수 있게 허용하여 구매자 간에 경쟁이 가능하도록 한다. 구매자가 국민들로부터 선택을 받기 위해서 공급자들을 경쟁시키도록 하는 것이다. 이러한 내부시장에서 의료체계 전반의 경쟁은 의료의 질을 높이거나 환자들의 반응성을 높이는 등의 효과를 얻게 되는 것이다.

4. 전략적 구매와 스튜어드십

WHR 2000 에서 WHO가 제안한 전략적 구매는 의료보장제도의 스튜어드십에서 매우 중요한 위치를 차지한다. 전략적 구매를 위해 전제되는 조건은 구매자와 공급자의 분리이다. 건강보험은 본질적으로 보험자가 구매자가 되고 의료기관이 공급자로 분리되어 있는 구조이기 때문에 전략적 구매는 보험자가 어떻게 역할을 하느냐에 따라 가능해진다. 그러나 공영제 국가에서는 정부 예산으로 의료체계가 운영됨에 따라 정부가 구매자이면서 공급자 기능도 하고 있다. 따라서 공영제 의료체계에서 전략적 구매가 이루어지기 위해서는 구매자와 공급자를 분리시키는 개혁이 선행되어야 한다. 영국의 의료개혁을 통한 내부시장 모형이 바로 정부는 구매자 기능만 하고 공급자인 의료기관은 정부 운영에서 벗어나게 하는 것이었다.

전략적 구매가 갖는 의미나 역할은 이미 제3장에서 상세히 언급하였기 때문에 여기서는 전략적 구매가 스튜어드십에서 갖는 의미만 설명하기로 한다. WHO는 스튜어드십에 대한 설명에서 의료체계 참여자의 역할과 책무, 규제와 관련된 참여자의 요구와 영향력의 균형을 추구하는 정치적 과정으로 설명하였다. 그리고 의료체계의 목표 설정도 스튜어드십의 하나로 정의를 하면서 국민들의 건강수준 향상 외에 의료의 질, 형평성, 환자 권리 등을 추가할 수 있다고 설명하고 있다. 전략적 구매는 구매이론을 넘어 의료체계의 성과 향상과 소비자의 반응성을 높일 수 있기 때문에 스튜어드십에서도 중요하게 다루어야 한다.

5. 공정한 재정조달과 스튜어드십

재정조달의 공정성은 *WHR 2000*에서 설정한 의료체계의 목표 가운데 하나로 의료보장제도를 통한 사회 연대성 확보를 위한 거버넌스에 속한다. 공정성과 관련하여 의료재정에서는 두 가지의 과제에 직면하게 된다(Murray and Frenk, 2000). 첫째는 의료재정을 부담한 후에 가계가 빈곤해져서는 안 된다는 것이다. 즉 부담의 한계를 넘는 초과지급은 가계를 빈곤하게 만들 수 있다는 것이다. 둘째는 가난한 가계는 부유한 가계에 비하여 기여금이 적어야 한다는 것이다. 가난한 가계는 소득이 적을 뿐만 아니라 식료품이나 주거비 같이 생활 필수재 구입에 많은 돈을 지출하기 때문에 더욱 어려움이 많다는 점이다. 의료재정에 대한 기여금은 이와 같은 가처분 소득을 반영해야 한다는 것이다. 그리고 의료이용이나 위험의 크기와는 무관하게 기여가 이루어져야 하는 것이다. 극빈층의 경우 공정한 부담은 의료재정에 대한 기여를 면제하여 주는 것도 포함된다.

특히 재정의 공정성이 보장되어야 전략적 구매가 가능하기 때문에 재정조달의 공정성은 스튜어드십에서 매우 중요한 위치를 차지한다. 재정의 공정성은 사후적인 관점에서 시작된다(Murray and Frenk, 2000). 왜냐하면 모든 시스템(본인부담, 민영보험료, 건강보험료, 세금, 소비세 등)을 통한 의료비 지불은 그들의 소득과 비교되기 때문이다. 가계에서 사후적으로 지불하는 의료비는 다음해에 가계가 직면할 의료비라는 위험과 밀접하게 관련을 맺고 있다. 실제 가계 의료비의 사후적인 분배는 재정적 위험의 사전적 분배의 현실화인 것이다. 사후적 분배와 사전적 위험과의 차이는 모집단이 적을 때는 크게 나타나지만 모집단의 규모가 크면 거의 나타나지 않을 정도이다. 두 개념의 밀접한 관계로 공정한 재정부담의 목표는 인구집단의 재정적 위험 보호의 관점을 아우르는 것이다.

현실적으로 재정조달의 공정성은 같은 재정을 사용하는 재정 단위에 속하는 가입자(피보험자)에게는 같은 원칙으로 재정을 조달할 때 달성 가능하다. 보험의 재정조달 단위를 조합이나 질병금고로 할 경우, 같은 조합에 속한 사람에게는 동일한 방식으로 보험료를 부과해야 하고, 조합이나 질병금고가 달라지면 보험료 부과방법이 달라져도 관계없다. 독일의 경우 2009년 의료개혁을 통하여 중앙기금을 설립하기 이전에는 질병금고 단위로 재정을 조달하여 사용도 질병금고 단위로 하였기 때문에 보험료율을 위시하여 보험재정 조달방법이 질병금고에 따라 달랐다. 그러나 2009년 중앙기금을 설립하여 전국민이 단일 기금을 사용함에 따라 보험료는 모든 국민에게 소득을 기준으로 하여 동일한 율로 부과하여 공정성을 유지하고 있다.

그리고 단일 기금을 사용하는 대만도 모든 국민에게 54등급으로 된 표준소득등급표를 사용하여 보험료를 부과(옥동석 외, 2012)하고 있어 재정조달의 공정성에 문제가 없다. 그런데 우리나라는 보험조합 단위로 관리되던 건강보험을 2000년 7월에 통합하여 재정을 단일 기금에서 사용되도록 하였다. 그럼에도 불구하고 보험료 부과는 과거 보험조합에서 사용하던 부과방식에서 크게 벗어나지 못하고 근로자들은 임금소득을 기준으로 보험료를 부과하고 있고, 자영자들은 소득 신고의 부정확성을 이유로 재산이나 자동차에도 등급을 매겨 보험료를 부과함에 따라 재정조달의 형평성에 심각한 문제를 야기하고 있다.

공영제 의료체계인 경우는 의료보장재정이 세금에서 조달되는 정부재정이기 때문에 재정의 공정성 문제는 없다.

6. 반응성과 스튜어드십

반응성은 WHO(1996)가 '류블랴나 헌장'[9]에서 '시민 중심의 원칙'을 발표한 이후 새로운 개혁과제로 등장하였다. WHO는 *WHR 2000*에서 각국 의료체계의 목표로 국민들의 건강(health improvement and equity), 국민 기대에 대한 반응성(responsiveness to people's non medical expectation), 재정조달의 공정성(financial protection and

9) 류블라냐 헌장(Ljubljana Charter)에서 의료개혁을 통하여 의료체계가 갖추어야 할 요건으로 value-driven, health-focused, people-centered, quality based, financially sound and oriented towards primary health care를 제시하여 이미 시민(소비자) 중심의 체계를 제시하였다.

fair distribution of burden of funding)이라는 세 가지를 제시함에 따라 반응성의 제고가 스튜어드십의 중요 과제가 되었다.

WHO(2016)에서 이야기하는 반응성은 사람들이 의료체계를 통하여 갖는 건강향상과 같은 의료적인 기대와는 별개로 의료체계와의 접촉을 통하여 사람들이 합리적으로 갖는 기대를 충족시킬 수 있는 능력으로 정의하고 있다. 그리고 합리적인 기대(legitimate expectation)란 세계적인 인권의 규범과 의사로서의 전문가 윤리(international human rights norms and professional ethics)의 용어로 정의된다. 의료체계 반응성의 핵심은 소비자 중심주의인데 1990년대에 이르러 이 개념은 소비자 운동 또는 소비자 행정과 같은 규제의 차원에서 벗어나서, 주로 인간과 환경을 지킨다는 새로운 가치 기준에 입각해서 사회・생태학적 균형과 인간복지를 지향하며, 보다 높은 차원의 소비자 주권을 확립시키는 이념으로 발전되었다[10]. 종래까지 의료체계의 성과를 평가할 때 항상 논의되던 고전적인 패러다임인 '형평성'과 '효율성'에서 한 단계 나아가 다른 시각을 제시한 점에서 개혁의 내용을 가늠할 수 있다.

Murray and Frenk(2000)는 의료체계의 반응성을 사람에 대한 존중과(respect for persons)과 환자중심(client orientation)의 두 가지 각도에서 고찰하고 있다. 먼저 사람에 대한 존중은 개인이 의료체계와의 접촉(interaction)에서 필요한 윤리적인 차원에 대한 것으로 세 가지 측면에서 설명하고 있다.

① 환자 품위에 관한 존중(respect for dignity)이다. 의료체계는 감염병에 감염된 사람을 격리하거나 유전적 결함이 있는 사람에게 불임수술을 하는 등의 의료행위로 건강수준을 향상시킬 수 있다. 그러나 이와 같은 행위는 인간의 기본권을 해치게 된다. 또한 환자 품위에 관한 존중에는 환자가 공급자와 접할 때, 즉 임상적인 문진이나 신체적인 검진에서 당황스러운 순간에 부딪칠 때 공손함과 세심함과 같은 공급자의 배려가 포함된다.

② 개인의 자율성에 대한 존중(respect for individual autonomy)이다. 개인은 자신

---

10) 국제소비자기구(CI)가 규정하고 있는 소비자 권리 개념은 다음과 같다. ① 안전할 권리, ② 알 권리, ③ 다양한 상품이나 서비스를 자유롭게 선택하고 구입할 수 있는 권리, ④ 소비자의 욕구, 의견, 선호 등을 국가 또는 지방자치단체의 소비자 정책이나 기업의 경영 활동에 반영할 권리, ⑤ 상품이나 서비스의 사용으로 인한 신체, 재산상의 피해에 대해 신속하고 적절하게 보상을 받을 권리, ⑥ 상품 및 서비스의 구입, 사용, 그리고 기타 소비생활과 관련한 소비자 교육을 받을 권리, ⑦ 소비자 권익 향상을 위한 소비자 운동을 전개할 권리, ⑧ 쾌적한 환경에서 살 권리(환경소비자 운동) 등으로 하고 있다.

의 건강과 관련된 선택을 할 때 자율적으로 행동할 수 있어야 한다. 개인(유능한)이나 아니면 대리인은 받아들여야 할 의료행위와 받아들이지 말아야 할 의료행위를 선택할 권리가 주어져야 한다.

③ 비밀에 대한 존중(respect for confidentiality)이다. 개인이 의료체계와 접촉하면서 자신의 건강정보에 대한 비밀을 보장받을 권리를 가져야 한다. 비밀의 존중은 의료의 질 향상에 기여하게 된다. 즉, 비밀이 보장이 될 때 환자는 신뢰를 갖고 건강상의 모든 비밀을 의사에게 털어놓음으로써 더 나은 결과를 얻게 된다. 따라서 비밀의 보장은 매우 중요하다. 왜냐하면 이것이 개인 정보에 대한 통제와 프라이버시의 핵심적 가치를 지켜주기 때문이다.

두 번째는 환자중심(client orientation) 각도이다. 이것은 건강수준 향상 측면이 아닌 소비자 만족도 측면의 여러 요소를 포함하는 것이다. Murray and Frenk(2000)는 구체적으로 네 가지 측면을 설명하고 있다.

① 건강상의 필요도에 대한 즉각적인 주목(prompt attention to health needs)이다. 의료와 관련한 일반 사람을 대상으로 한 설문에서 즉각적인 주목이 핵심적인 요소였다. 일반 대중은 즉각적인 주목이 진료나 치료 대기에서 오는 불안이나 근심을 해소하여, 더 좋은 치료 효과를 낳는 것으로 평가되고 있다. 즉각적 주목의 본질적이고 수단적 가치는 육체적, 사회적, 재정적인 접근성과 같은 요소에 의하여 크게 영향을 받는다.

② 기본적인 안락함(basic amenities)이다. 의료서비스와 관련된 기본적인 안락함에는 깨끗한 대기실, 적절한 병상과 병원 식사와 같은 것으로 일반 대중으로부터 높은 평가를 받고 있다.

③ 치료를 받는 동안의 사회적인 지원 네트워크에 대한 접근성(access to social networks for individuals receiving care)이다. 비록 치료가 즉각적으로 이루어질 수 있더라도 가족이나 지역사회와 멀리 떨어져 있다면, 치료나 회복을 위한 사회적인 지원 네트워크에 대한 접근은 저해되는 것이다. 사회 지원 네트워크의 접근성에 대한 기대는 수단적인 목표가 될 뿐만 아니라 치료 효과를 높이기 때문에 본질적인 중요한 속성을 갖는다.

④ 치료 기관이나 치료 의사를 선택할 수 있어야 한다. 환자들은 자신을 치료할 의사 선택을 가장 원하고 다음에는 치료 기관을 선택하려고 한다. 선택은 반응성의 합리

적인 요소이며 반응성을 구성하는 다른 요소들이 충족되면서 선택권의 중요성은 높아지고 있다.

한편 De Silva and Valentine(2000)도 같은 관점에서 반응성을 설명하고 있다. Murray and Frenk(2000)나 De Silva and Valentine(2000)이 설명한 반응성에 대한 설명을 요약하여 정리하면 [표 6-1]과 같이 나타낼 수 있다.

[표 6-1] WHO가 사용한 반응성의 구성 요소

반응성의 구성 요소	측정 요소
환자에 대한 인격적인 대우	• 환자 관점에서 평가된 치료에서의 존엄성
	• 환자 관점에서의 자율성(의사결정, 질문, 치료거부 등)
	• 환자 관점에서 평가된 비밀보장
환자나 그의 가족들이 표출하는 일반적인 관심사에 대한 반응	• 환자와 가족이 표출하는 요청에 대한 주목의 신속성
	• 서비스 제공 환경의 기본적인 쾌적함과 안락함
	• 환자 관점에서 평가된 치료기간 동안 사회적 지원체계에 대한 접근성
	• 환자 관점에서 평가된 공급자 선택권

출처 : De Silva and Valentine(2000)

의료분야에서 소비자 중심주의란 의료기관 선택과 진료과정 결정에서 환자의 발언권이 보다 커지는 것을 의미하며, 또한 지역 단위 의료체계 내에서의 의사결정과정에 시민참여도 중요하다(Saltman and Figueras, 1998). 소비자 중심주의로 인하여 개혁의 주요 과제로 등장한 것이 환자권리의 강화 내지는 선택권의 보장이다. 유럽에서는 스웨덴 스톡홀름에 본부를 둔 Health Consumer Powerhouse가 설립되어 2005년 이후 매년 Euro Health Consumer Index를 발표하고 있다. 이 지표는 34개국의 의료체계에 대해 성과를 비교 평가할 수 있도록 하고 있다. 이 지표는 의료체계의 소비자 친화성(consumer friendly)을 측정하는 것으로 가장 뛰어난 의료체계를 측정하고자 하는 것은 아니다. 그러나 이 지표는 의료분야에서 '산업표준화(industry standard)'처럼 되고 있다. 본 평가에 사용되는 측정지표는 [표 6-2]에서 볼 수 있는 바와 같이 5가지 분야로 구분되고 42개의 측정지표가 있다.

소비자의 선호와 관련하여 많이 사용되는 것은 소비자 만족도와 소비자 반응성이다. 그런데 소비자 만족도는 접근 가능한 의료서비스, 의료제공체계, 재원조달에 관하여 소비자 의견을 측정하는 것으로 매우 광범위하고 주관적 개념이다. 반응성은 소비자와 의료체계간의 상세한 질적 관계를 분석하는데 초점을 두고 있다. 측정의 내용을 보면 의료체계의 자율성, 선택, 비밀성, 존엄성과 같은 것으로 지표의 성격은 주관적인데, 측정은 매우 객관적 지표로 하는 특징이 있다(Figueras et al., 2004).

[표 6-2] Euro Health Consumer Index의 주요 내용

지표 분야	측정 지표의 수
1. 환자 권리와 정보	12
2. 접근성과 진료대기	5
3. 산출물(outcome)	8
4. 특정서비스 제공 여부(generosity)와 형평성	10
5. 의약품 서비스 관련	7

출처 : Health Consumer Powerhouse(2012)

WHO가 제시한 의료체계 목표의 하나인 건강 수준의 향상과 함께 형평이 중시되었던 것과 마찬가지로 반응성에서도 수준과 형평이 중요하다. 반응성의 형평도 건강형평성과 같이 사회적, 경제적, 인구학적 및 기타 요소에 의하여 결정된다. WHO의 의료체계의 목표의 평가 요소와 관련된 내용을 정리하면 [표 6-3]과 같다.

[표 6-3] 평가 요소와 관련된 WHO 의료체계의 목표

의료체계의 목표	평가 요소	
	Average level	Distribution(equity)
건강증진	√	√
반응성	√	√
재정조달의 공정성	–	√

출처 : Murray and Frenk(2000)

7. 규제와 스튜어드십

의료보장제도가 참여자들의 신뢰성을 얻고 윤리적 기반 위에서 운영되기 위해서는 적절한 규제를 필요로 한다. 규제는 의료체계에 관여하는 모든 사람들이 행동을 다스리는 규정으로 관련자들이 모두 따르게 하여 의료보장정책이 영향력을 발휘할 수 있게 하는

수단이 된다. 규제에는 법률의 제정이나 시행령과 같은 제도적인 조치가 필요하며, 민간 의료기관의 참여에서 영리성을 배제하는 윤리적인 문제도 포함하고 있다.

규제는 의료보장제도의 비전에 따라 설계되는 전략적 계획의 실행에 매우 중요한 역할을 하게 된다. 규제에는 정책 수행의 모니터링, 감독, 보고, 회계 그리고 구매의 모든 측면에 관련이 된다. 우리나라는 모든 의료기관을 건강보험 서비스를 제공하도록 요양기관으로 당연 지정하여 규제가 매우 강한 것처럼 보인다. 그러나 건강보험 요양기관에 대한 규제는 건강보험 수가 통제와 진료비 심사에 머물고, 환자의 안전성이나 의료의 질 관리 같은 측면은 거의 도외시하는 문제가 있다. 합리적인 규제는 건강보험과 관련을 갖는 참여자들의 반응성을 제고하기 위해서도 필요한 조치라 할 수 있다.

규제의 역할을 살펴보면 다음과 같다.

① 규제는 관련자들의 행동을 촉진시키거나 제한한다. 의료분야에는 많은 민간 영역의 사람들이 참여하기 때문에 이들의 행동을 촉진시키기 위하여 조세 감면과 같은 인센티브가 있다. 인센티브도 규제의 하나라는 인식이 필요하다.

② 규제에는 자원이 소요된다. 감시나 계약과 같은 규제전략에는 높은 거래비용(transaction cost)이 발생한다. 그래서 규제는 의료정책이 추구하는 비용 절감효과를 떨어뜨리게 한다. 규제에 따르는 비용을 줄이기 위해서는 이 분야의 종사자들에게 기술지원이나 훈련을 강화하고 또한 전문성을 갖춘 인력을 채용하는 것이 중요하다.

③ 효과적인 공공서비스는 그 자체가 규제 도구가 된다. 공공영역은 소비자의 변화하는 필요도에 반응하고, 새로운 의료기술을 도입하고, 의료전문가들의 합리적인 기대에 부응하여야만 한다. 만약 공공영역이 정부의 보조를 받는데도 불구하고 질이나 반응성에서 민간영역에 비하여 경쟁력이 떨어지면 문제가 된다.

④ 규제를 위해서는 소통이 중요하다. 규제자와 규제대상자 간의 소통은 규제가 잘 작동되기 위한 필수적인 요소이다.

8. 정보 활용과 스튜어드십

정보통신기술(Information, Communication and Technology, ICT)의 활용은 의료행정의 효율성과 의료서비스 제공 형태의 획기적인 변화를 초래하여 거버넌스의 변혁을 일으키고 있다. 이미 앞에서 새로운 거버넌스의 등장 배경 중 하나가 21세기는 산업사회에서 지식기반사회로의 전환에 따른 결과라 하였는데, ICT의 발전이 지식사회로의 전환을 촉진하게 되었다.

ICT 발전이 행정에 미친 영향은 건강보험의 진료비 청구에서부터 심사 지불이 모두 IT 기술에 의하여 이루어짐으로써 의료기관은 의료행위와 비용 상환 간의 시차를 단축할 수 있었고, 보험자는 행정비용을 절감할 수 있었다. 그리고 병원에서는 1990년대 이미 처방전달시스템(Order Communication System, OCS)이라든가 의료영상저장전달시스템(Picture Archiving Communication System, PACS)[11] 등을 도입하여 병원정보시스템(Hospital Information System, HIS)을 구축하였으며, 2000년대에는 전자의무기록(Electronic Medical Record, EMR)의 도입이 이루어졌다. 이와 같은 행정적인 측면의 ICT 활용은 빅데이터 구축을 가능하게 만들어 정부에 의한 의료관리를 용이하게 하여 거버넌스 구조에 큰 변혁을 이루었다.

한편 임상적인 분야는 원격의료(telemedicine)로 발전하였다[12]. 원격의료의 역사는 오래되었지만 지난 10년간 ICT의 획기적인 발전으로 대중들의 ICT 사용과 ICT의 가용성 증가로 의료공급 분야에서 새로운 형태의 원격의료 발전으로 연결되고 있다. 아날로그 형태에서 디지털로의 통신기술의 발전과 ICT 비용의 급격한 하락으로 인하여 의료공급자 간에 원격의료의 활용에 대한 흥미를 촉발시켰고, 의료기관들은 새롭고 효율적인 방법으로 의료서비스를 제공하는 방안을 구상하게 되었다(WHO, 2010).

인터넷의 도입과 대중화는 ICT의 발전을 가속화시켰으며, 이것이 웹 기반의 응용프로그램(이메일, 원격상담, 인터넷을 통한 원격진료 회의 등)과 멀티미디어 활용(디지털 영상이나 비디오 등)을 통하여 원격의료의 범위를 넓히도록 하였다. 우리 생활의 모든 부분이 정보통신과 연계되어 있는 현실에서 의료분야만 외딴 섬과 같이 ICT와 떨어져 있을 수는 없다. 특히 인구고령화와 함께 만성질병 구조로 상병구조가 바뀌면서 원격의료가 유용해졌기 때문이다. 만성질병에 이환된 환자는 진료 예약을 하고, 병원에서 진료받기 위하여 대기하는 일을 반복해야 하는 불편이 있다. 이로 인하여 만성질병을 갖게 되면 환

11) 의료영상을 필름이 아니라 디지털로 촬영하여 보관 관리하고 고속통신망을 통하여 전송함으로써 병원내의 각 진료과에서 쉽게 영상을 볼 수 있을 뿐 아니라 병원 밖으로 전송도 가능한 시스템을 말한다.

12) 이하는 필자가 2015년에 집필한 『보건의료정책』, 제14장의 내용 일부를 발췌하여 요약하였다. Telemedicine을 우리나라에서 보편적으로 사용하는 원격의료라는 용어로 통일하였다. Telemedicine에는 PACS와 같은 수단도 모두 포함되기 때문에 원격의료보다는 전신(電信)의료 혹은 통신의료와 같은 용어가 더 의미 전달이 잘 될 수 있다.

자들은 병원에 예속되어 독립적인 생활이나, 독자적으로 생의 여유를 찾기도 어려워지는 문제가 생긴다. 그러나 이러한 환자의 특정한 니즈를 이해하고 정보기술을 치료 계획에 도입하게 된다면 환자는 병원 예약과 진료 대기를 하는 어려움이 감소될 수 있을 것이다. 24시간 환자의 생체 정보(vital signs)가 모니터링되고 이상 증상이 발견되면 심각해지기 전에 의사가 원격의료 통신망으로 연결하여 환자를 즉각적으로 치료할 수 있기 때문이다. 그래서 원격의료를 통하여 만성질병을 갖는 환자도 병원에 예속되지 않고도 생을 누릴 수 있는 편의성이 있다[13]. 그리고 일반 대중들은 좀 더 개인화된 의료를 자신이 선택하는 편리한 시간과 편리한 장소에서 제공받기를 원하게 되었고, 대중들의 이와 같은 기대감이 ICT 발전에 힘입어 원격의료로 발전하게 만들었다(Barlow and Hendy, 2009).

ICT 발전과 원격의료의 도입은 의료서비스의 공급 행태를 병원 중심에서 지역사회 중심으로 바꾸는 계기도 되었다. 1983년 10월 미국 Medicare에서 DRGs제도를 병원 진료비 지불방식으로 도입하자 병원은 조기 퇴원을 통하여 입원일수를 단축하게 되었다. 그래서 2000년대 유럽의 많은 국가들이 병원에 대한 진료비 지불방식으로 DRGs 제도를 채택함에 따라 유럽 국가들의 병원들도 재원일수를 단축하게 되었다. 조기에 퇴원하여 지역사회로 돌아간 환자들은 필요한 진료는 가정에서 방문간호서비스로 대처하게 되었다. 이때 환자는 가정에서 정보통신망을 통하여 의사의 지시를 받아 질병을 관리하는 원격의료를 활용할 수 있었다. 이와 같은 변화는 유럽 각국의 급성기 병상 수를 줄이는데 기여하여 경상의료비 관리에도 도움을 주고 있다.

13) Burst(MP, Minister of State for Care Services, UK)가 2015년 3월 7일 개최된 The Second International Congress on Telehealth and Telecare 개회식에서 한 연설문 내용의 일부이다.

참고문헌

옥동석 외 (2012), 『건강보험료 부과체계 단일화 방안』, 한국재정학회, 국민건강보험공단.

이규식 (1997), 사회보험의 개혁과 경쟁원리, 『보건경제연구』, 3: 107-134.

이규식 (2008), 『의료보장과 의료체계』(개정증보판), 서울: 계축문화사.

이규식 (2015), 『보건의료정책-뉴패러다임』, 서울: 계축문화사.

이규식 (2022), 『국민건강보험의 발전과 과제』, 서울: 계축문화사

Barlow J and Hendy J (2009), Adopting integrated mainstream telecare services: lesson from the UK, *Eurohealth*, 15(1): 8-10.

De Silva A and Valentine N (2000), *Measuring Responsiveness: Results of a Key Informant Survey in 35 Countries*, GPE Discussion Paper No. 21, Geneva: WHO.

Enthoven AC (1985), *Reflections on the Management of the National Health Service*, London: NPHI.

Enthoven AC (1991), Internal market reform of the British health service, *Health Affairs*, 10(3): 60-70.

Enthoven AC (1993), The history and principles of managed competition, *Health Affairs*, 12 (Supplement): 24-48.

Figueras J, Saltman RB, Busse R and Dubois HFW (2004), Patterns and performance in social health insurance systems, In: Saltman RB, Busse R and Figueras J eds, *Social Health Insurance Systems in Western Europe*: 81-140, European Observatory on Health Systems and Policies Series, Berkshire, England: Open University Press.

Health Consumer Power House (2012), Euro Health Consumer Index 2012, Stockholm.

Murray CJL and Frenk J (2000), A framework for assessing the performance of health systems, *Bulletin of the World Health Organization*, 78(6): 717-730.

Saltman RB and Figueras J (1998), Analyzing the evidence on European health care reform, *Health Affairs*, 17(2): 85-108.

The White House Domestic Policy Council (1993), *Health Security*, The President's Report to the American People, Washington DC: The White House.

WHO Europe (1996), *Ljubljana Charter on Reforming Health Care in Europe*, Slovenia, 19 June.

WHO (2000), *The World Health Report 2000-Health Systems: Improving Performance*, Geneva: WHO.

WHO (2010), *TELEMEDICINE in Member States : Opportunities and Developments*, Global Observatory for eHealth Series, Volume 2, Geneva.

WHO (2016), Health Systems Responsiveness(http://www.who.int/responsiveness/hcover/en/) (2016.01.18. 열람).

제 2 부

의료보장제도의 발전과 최근 동향

제 7 장 의료보장제도의 등장과 발전과정

제 8 장 기본권 개념과 전국민의료보장

제 9 장 자본주의의 변화와 의료개혁

제10장 베버리지형 국가의 의료개혁

제11장 비스마르크형 국가의 의료개혁

제12장 의료체계의 전환

제7장
의료보장제도의 등장과 발전과정

제1절 비스마르크 이전의 의료보장

유럽지역에는 비스마르크의 질병보험제도가 등장하기 이전에도 질병이라는 위험에 대하여 사회적으로 대처하는 제도가 있었다. 그리스나 로마시대에도 가난한 사람들의 질병을 사회적으로 대처하였는데, 특히 흉년이나 재해로 인하여 이재민이 발생하면 이들을 수용소에 수용함과 동시에 질병 문제도 함께 다루었다. 그리고 감염병이 발생하면 환자들을 격리 수용하는 방법을 택하였다. 그러나 이 당시에는 가난한 사람들의 복지를 위해 서라기보다는 시민들의 생활이 위협받지 않기 위해 시민들로부터 이들을 격리하는 것이 주된 목적이었다. 중세 봉건시대에는 봉건 영주, 기사, 농노 등으로 신분이 상하 예속관계로 굳어졌고, 농노들의 질병은 봉건 영주나 기사들의 안전을 위해 시혜(施惠)적으로 관리되었다.

중세 시대에는 교회의 재력이 강하여 교구를 중심으로 빈민의 의료문제와 빈민구제 활동을 함께 다루었다. 국가가 제도적으로 빈민들의 문제에 관여하기 시작한 것은 영국으로 1601년 「구빈법(救貧法)」 제정이 그 효시가 된다[1]. 초기의 구빈법 제도는 교구로 하여금 빈민, 노동자 그리고 병든 자에게 현금급여를 지급하고, 아동 보호도 하도록 규정하였다. 그리고 청소년에게는 도제제도를 통하여 일터를 제공함으로써 빈곤 퇴치가 사회적 의무라는 원칙을 마련하였다.

구빈법에 의한 구빈 행정과는 별도로 중세 시대부터 직인조합(guild)과 같은 우애조합

---

1) 영국의 「구빈법」 역사는 후술되는 바와 같이 1388년으로 거슬러 올라가지만 실효성 있는 조치들은 1601년의 법에서부터 시작되기 때문에 흔히 「구빈법」의 출발을 1601년부터로 표기하고 있다.

(friendly society)이 결성되었고, 직인조합이 조합원을 위하여 공제활동(공동 구제활동으로 보험기능과 유사)을 하였다. 또한 노동조합들도 조합원을 위한 공제활동을 실시하여 근로자들의 생활상 위험을 공동으로 대처하는 전례를 만들었다. 이러한 위험 분산 방법은 질병으로 고생하는 회원들을 돕기 위하여 기금을 만든 것에서 유래한다(Ron et al., 1990). 조합에 가입한 회원은 일정액의 기여금을 정기적으로 납부하고 이에 따른 권리로 병이 났을 경우에 도움을 받았다. 산업화가 이루어짐에 따라 건강을 위해(危害)하는 일들이 더욱 많아져 근로자들의 생계를 위협하게 되었다. 이러한 질병으로부터 오는 위험에 공동으로 대처하기 위하여 18세기 후반에서 19세기 초반에 이르는 시점에 동일한 종류의 산업이나 같은 지역에 있는 근로자나 농부들이 상호공제조합으로써 질병금고를 만들었다.

초기의 상호공제조합(mutual benefit societies)은 비영리 조직으로써 기여금을 징수하여 필요한 회원에게 반대급부로 상호공제급여를 지급하는 일을 하였다. 상호공제조합을 운영하는 기본 원칙은 사회연대로써 가입회원들은 조합의 관리에 참여하고, 회원들의 변화하는 요구도를 상호공제급여로 대처함으로써 연대가 유지되었다.

초기의 공제조합은 회원이 병이 나면 오늘날의 상병수당에 해당하는 현금급여를 지급하였는데, 조합은 의사들과 계약을 맺어 계약의사에게 질병 유무의 확인을 요청하여 이를 토대로 현금을 상병수당으로 지급하였다. 그리고 일부 공제조합은 계약을 맺은 의사들에게 의뢰하여 회원들에게 의료서비스를 제공하기도 하였다.

공제조합은 임의가입이 원칙이었으나, 고위험 직종인 광업과 같은 분야에서 새로운 접근법이 사용자에 의하여 제기되었다. 이런 고위험 분야에서 사용자들은 강제적으로 피용자들을 가입시키고 사용자가 기여금을 내었으며, 기여금은 위험을 토대로 한 것이 아니라 임금에 비례하는 방법으로 하였다(Ron et al., 1990).

사회보장제도가 없던 시기에 질병은 단기적으로는 소득의 상실을 초래하지만, 장기화될 경우에는 소득원이 되는 직업의 상실로 연결된다. 특히 산업화의 진행에 따라 인구의 도시 집중은 대단위 농업경제가 몰락하고 소단위 가족경제로 전환됨을 의미하게 되었다. 이것은 지금까지 마을 단위로 이루어지던 위험 분산 기능이 가족 단위로 전환을 불가피하게 만들었고, 그에 따라 위험 분산 기능은 제약되었다.

19세기 말에 가까워지면서 의료서비스를 둘러싼 환경에 변화를 맞게 된다. 당시는 의료분야에 종사하는 사람들이 고임금을 받는 직종도 아니었고 의료수준이 지금처럼 높지도 않았다. 따라서 병을 치료하는 치료비도 크게 부담이 되는 시대는 아니었다. 공제조합과 같은 보험이 성장하자 정치가들은 이러한 사적인 공제 계약의 인기를 실감하게 되었다. 정치가들은 근로자들의 건강상태뿐만 아니라 근로자의 직장에 대한 충성도를 향상시키기 위한 수단으로써 사용자 단위로 개입하여 근로자를 돕는 방법보다 더 적극적인 방법을 찾기 시작하였다. 정치가들의 이러한 인식을 최초로 그리고 가장 심도 있게 실현한 국가가 독일이었다.

제2절 자본주의 등장과 비스마르크 질병보험

1. 비스마르크에 의한 사회보험제도의 도입 배경

독일은 영국보다 약 100년이 늦어진 1800년대 중반에 산업혁명이 진행되어 자본주의 국가로 진입하였다. 1871년 비스마르크에 의한 독일제국의 등장으로 독일 자본주의는 본격적인 발전기에 들어가게 된다. 독일 자본주의의 발전은 거센 노동운동에 직면하게 되어 비스마르크는 노동자들의 불만과 사회적인 불안에 대처하기 위하여 1883년 질병보험, 1884년 재해보험, 1889년 노페보험(뒤에 연금보험이 됨)의 3대 사회보험을 완성하였다. 그리고 1927년에 실업보험이 도입되고 1994년에 노인요양보험이 도입되었다. 독일에서 사회보험제도가 도입된 배경을 간단히 살펴보기로 한다.

1) 상호공제금고의 발전

독일에서 사회보험제도는 완전히 새롭게 고안된 제도라기보다는 기존에 존재하던 상호공제금고(相互共濟金庫)가 발전되었던 것이다. 수많은 길드나 상호공제금고가 조직되어 처음에는 상병수당인 현금급여를 제공했고 19세기에 들어 의료서비스도 급여로 제공하였다. 19세기에는 매우 호전적인 노동자 집단인 광산노동자, 철도노동자, 금속노동자들이 노동조합을 설립하고 조합 내부에 질병금고를 만들었는데, 이는 근로자들이 사회주의에 넘어가는 것을 방지하기 위한 방안이었다(Glaser, 1991). 또한, 가톨릭교회나 지방 정부도 질병금고를 만들기도 하였다. 이러한 전통 속에서 강제가입을 규정하고 근로자와 사용자에게 보험료를 분담시키는 임금세(payroll tax) 형식의 보험료 부과를 근간으로 하는 질병보험이 등장할 수 있었다.

2) 독일제국의 성립 : 귀족과 중산층 중심

1880년대 독일의 사회입법은 1871년에 출발한 독일제국과 연결된다. 독일제국은 유럽의 다른 국가들에 비해 늦게 형성되었고 제국 입법의 전통도 없었다. 통일 독일제국의 건설에는 자유적이고 이상적인 사상을 지닌 중산층의 역할이 지대하였다. 독일제국의 권력은 군대와 행정 권력을 장악한 과거 프러시아 귀족층과 산업, 무역 및 금융업을 장악한 중산층에 의해 균형이 유지되고 있었다. 귀족층은 보수적이었던 반면 중산층은 자유·민주적인 경향이 강하였다. 그러나 중산층도 기득권층이 되면서 민주적인 경향은 퇴색되고 정치적인 영향력을 발휘하기 어려워 봉건적 성격을 유지하였다. 독일제국의 봉건적 성격으로 인하여 노동자들은 이웃 국가들에 비해 독일사회의 통합에 참여하기가 상대적으로 어려웠다(Zöllner, 1982). 이것이 이웃 국가와는 다르게 독일에서 노동운동이 격화되는 계기가 되었으며, 비스마르크는 과격한 노동운동이 체제 전복으로 이어질 것을 우려하여 근로자 중심의 사회보험을 도입하기에 이른다.

3) 노동운동

독일의 노동운동은 프랑스 혁명[2]의 여파로 1848년 베를린에서 지방 노동자 조합들을 규합한 독일 노동자 연합의 결성이 정치적인 노동운동을 위한 첫 조직체가 되었다. 그러나 노동자 연합은 법으로 금지되고 다만 비정치적인 노동조합만이 허용되었다. 1863년에 정치적인 의도를 갖는 독일 노동자 연합이 결성되었는데, 이 자체가 정당으로 간주되었다(Zöllner, 1982). 1869년에는 노동조합을 토대로 하는 사회민주노동당이 창당되었다. 1875년 노조지도자들이 사회민주당(사회민주노동당은 1891년부터 사회민주당으로 불리게 됨)과 결합하게 되었으며, 1877년 선거에서는 12명의 당원이 당선되어 의회에 진출하기에 이르렀다.

이에 위기를 느낀 비스마르크는 1878년 「반사회주의법」을 제정하여 사회주의 노동당을

---

2) 프랑스 대혁명은 1789년 7월의 시민혁명을 의미한다. 시민혁명으로 루이 16세가 처형되고, 세금을 내는 시민들의 목소리가 높아져 귀족세력을 대체하였다. 그 후의 정치적 혼란으로 나폴레옹이 황제로 등장하였으며, 그의 사후에는 루이 18세 왕이 등장하여 왕정으로 복귀되었고 귀족을 대체한 시민 부르주아 계층이 귀족화됨에 따라 1848년 2월 다시 시민혁명이 일어나 왕정을 폐지하고 공화정으로 돌아가게 되었다. 여기서 프랑스 혁명은 1848년의 시민혁명을 의미한다.

해체하였고, 많은 사람들이 투옥되거나 국외 추방 또는 해외로 떠나게 되었다(Zöllner, 1982). 「반사회주의법」은 노동조합에도 적용되어 조직적인 운동은 비밀리에 이루어지게 되었다. 「반사회주의법」이 철폐되었을 때 사회주의 노동조합들은 급성장을 하게 된다. 사회주의 노동당이 지향하는 바는 자유로운 사회주의자의 세상으로써, 임금노동제를 철폐하여 임금철칙(iron law of wage)을 없애고 사회적·정치적 불평등을 제거하는 것이었다.

독일의 노동운동에 대한 비스마르크의 대응은 「반사회주의법」과 함께 사회정책에 관한 입법을 하는 것이었다. 노동조합연합회가 주장한 것은 「사용자 책임법(Employers' Liability Act)」의 연장이었으며, 1864년에 독일 노동자 연합 2차 회의에서는 노동자들을 위한 노령연금보험 도입을 주장하게 되었다. 이 제도는 근로자가 일정 연령 이상이 되면 기금에서 일정액의 현금을 지불하는데, 가입은 노동자가 임의로 하고 비용의 일부는 사용자가 부담하는 것으로 되어 있었다.

비스마르크는 사회보험의 실시와 같은 사회입법 그 자체를 목적으로 하지는 않았고 단지 목적을 위한 수단의 하나로 간주하였다. 비스마르크는 노동자가 국가에 위험이 될 수도 있다는 두려움 때문에 사회정책에 관심을 갖게 되었다. 비스마르크는 노동문제는 억압으로 해결할 수 없음을 인식하고 사회주의 운동을 멈추게 할 수 있는 방법은 사회주의자의 요구 가운데 타당하다고 판단되는 것들을 당시의 사회 질서 속에서 수용하는 것이라고 생각하였다. 그리하여 노동자들의 사회적 안전에 대한 요구나 노동자들의 권리 가운데 필요한 요구는 사회입법으로 수용하는 정책을 택하였다(Zöllner, 1982).

4) 사회개혁가의 영향

산업혁명 이후의 자본주의 경제는 정부 개입의 최소화로 자유방임 시장경제와 자유무역을 원칙으로 하였다. 그런데 영국보다 후진국이었던 독일로서는 자유무역이 독일 경제를 영국에 예속시킨다는 피해적 생각을 갖게 되었다. 그 결과 보호무역을 주장함과 동시에 경제에 대한 정부 개입을 강조하는 쉬몰러(Gustav Schmoller) 등의 역사학파가 등장하게 되었다[3].

---

3) 세계화에 대한 역사상 첫 번째 반대로 간주할 수 있다. 영국에서 시작된 산업혁명은 시장경제를 출발시켰으며, 자본주의 시장경제는 시장의 규모가 커질수록 참여자의 후생이 증대되고 경제 규모가 커질 수 있기 때문에 자연스럽게 자유무역을 신봉하였다. 그러나 산업화 후발국인 독일의 입장에서는 자유무역이 자국 경제에 보탬이 되기보다는 영국 경제에 대한 원료조달국의 위치로 전락하는 것으로 간주하여 역사학파를 중심으로 보호무역을 주장하여 무역논쟁을 일으켰다. 오늘날의 시각에

이러한 역사학파의 인식은 당시 독일 사회개혁가들의 공통적 생각이었으며, 이러한 사고가 사회입법을 가능하게 만들었다. 즉, 당시 사회개혁가들의 경제에 대한 정부의 역할을 강조하는 가운데 사회보험과 같은 사회정책이 등장하게 된 것은 당연한 귀결이었다고 볼 수 있다.

2. 독일 사회보험제도의 형태

독일의 사회보험은 1883년 처음으로 입법된 이후 저축, 복지, 기업가 책임, 보험 등의 네 가지 요소를 간직하고 있었으며, 사회보장제도의 출발을 의미하였다. 먼저, 저축은 특별한 정치적인 의미는 없었다. 저축은 당시 문헌에서 장려되어야 할 미덕으로 칭송되었으나 개인으로서는 자발적 저축이나 영국식의 적립식 강제저축에 가입할 여력이 없었다 (Zöllner, 1982). 그러나 재해보험의 급여를 보험료의 지출액과 가입기간에 연동시킴으로써 저축의 아이디어는 이어나갔다. 그러나 여기서는 네 가지 요소 가운데 저축은 제외하고 설명하기로 한다.

1) 복지

복지는 기독교의 박애정신에 기원한다. 옛날부터 기독교는 오늘날의 사회정책이라 불리는 조치들에 대한 책임을 맡아왔다. 교구나 수도원 등에서 병원이나 구빈원을 짓고 가난한 사람, 병든 사람, 그리고 노인들을 구호하였다. 병원이나 구호소의 설립에 지방 정부(도시)의 보조를 받기도 하였다. 산업혁명 후에는 지방 정부가 징세권을 가져 재정적인 여력이 생기자 지방 정부가 이러한 구호기관들을 인수하여 운영하게 된다.

1794년 프러시아의 관습법은 국가는 스스로 생활을 영위하기 어렵거나, 다른 사람으로부터 도움을 받기 어려운 사람을 보호할 책임이 있음을 명기하고 있다. 비록 빈민구제가 길드나 노동조합과 같은 조직체나 지역사회에 떠넘겨져 있었다 해도 1794년 법에서는 이러한 일들이 국가의 책임임을 분명히 하고 있다. 이러한 복지적인 성격이 보험의 측면과 어우러져 독일 사회보험을 형성하였으며, 사회보험에 대한 국가의 보조라든가 급여는 필요도에 기초한다는 원칙은 복지적 성격을 뜻하는 것이다.

서 본다면 당시 영국과 독일간의 자유무역을 둘러싼 논쟁이 바로 세계화 논쟁이라 볼 수 있다.

2) 사용자 책임

사용자가 그들의 피용 근로자를 위한 사회보험 급여에 대하여 책임이 있다는 것은 지주, 길드 그리고 선원에 있어서의 가부장적 전통으로 거슬러 올라간다. 그러한 가부장적 행태는 개인의 자유에 대해 제한으로 작용한다는 비판을 때때로 받아왔으나, 초기 산업사회에까지 지속되어 노동자들을 위한 많은 수의 복지기구 설립으로 이어져 왔다. 프러시아 통산부 조사에 의하면 1876년에 4,850개 기업에서 노동자들의 복지기금이 설립되었는데 이 중 2,828개 기금이 산업재해를 위한 것이었고, 다음이 질병과 구호를 위한 기금이었다. 1874년에는 5인 이상을 고용하는 상공업체의 3.6%가 이러한 기금을 가졌고 가입 노동자는 35.8%에 이르게 되었다(Zöllner, 1982).

그 후의 사회입법은 이러한 초기의 전통을 이어 나갔다. 1810년의 프러시아 고용칙령은 장인(master)에게 피용자가 병이 났을 경우 피용자에 대한 치료와 간병을 의무화시켰으며, 1861년의 통상조례에서는 선주에게 선원이 국내 항구에서 병이 났을 때는 3개월을, 외국의 항구에서 병이 났을 때는 6개월의 치료와 간병을 의무화시켰다. 그리고 6주간의 임금을 주는 것도 동시에 규정하여 노동자가 일과 관련하여 재해를 입었을 경우 사용자의 책임을 분명히 하였다.

노동자의 작업장에서의 재해에 대비하여 1871년에 제정된 독일의 「산업재해보험법」에서는 사용자의 책임을 민법에 비해 강화시켰다. 이에 대응하여 사용자들은 책임보험에 가입하게 되었으며 보험료는 위험도와 함께 노동자의 총 임금에 따르도록 하였다. 1879년에는 독일 공장 노동자들의 1/3이 산업재해보험에 적용을 받게 되었다. 이러한 제도가 사회보험의 형성에 있어서 사용자 책임을 강조하여 보험료에 대한 사용자 기여라는 방식이 되었고, 산업재해보험에서는 사용자가 보험료의 전액을 부담하는 재원조달 방식의 기원이 되었다.

3) 보험원리

독일에서 사회보험이 도입된 근본 바탕은 어디까지나 보험원리에 있었다. 보험원리는 비슷한 위험을 갖는 사람끼리 조합을 형성하는 것이다. 이유는 피보험자에 의해 지불되는 보험료 수준은 위험도에 좌우되며, 위험에 따른 보상은 보험에서 지불되기 때문이다. 제도적인 관점에서 볼 때 사회보험이 이루어지기 이전에 이미 세 가지 형태의 보험과 유사한 방법이 존재하였는데, 첫째는 민영보험이며, 둘째는 시혜적인 구제기금이며, 셋째는 광부들의 적립기금이었다.

민영보험은 해상보험과 화재보험에서 처음 출발한 후, 19세기 초반에는 사망에 대하여 일정액을 보상하는 생명보험의 등장으로 이어졌다. 민영보험은 사회보장이라는 측면에서는 큰 의미가 없었으며, 또한 노동자들을 위해서도 마찬가지였다. 그러나 사회보험이 입법화될 때 수십 년 전부터 발전되어온 민영보험은 기술적인 측면에서 매우 유용한 아이디어를 제공하였다.

구제기금은 길드에 속하였던 직인(journeymen)들이 길드기금에 기여금을 갹출하는데서 출발하였다. 길드와는 별개로 직인들은 우애조합을 만들어 여기에 기여금을 갹출하였다. 길드와 마찬가지로 직인조합들도 병든 사람에게는 의료비를 지불하였으며 병으로 일을 못하는 조합원에게는 상병수당을 지급하였다.

중세 초기부터 광부들은 장원의 영주에 묶이지 않은 자유로운 신분이었다. 그들의 생활조건은 산업혁명 이후의 노동자와 비슷했지만 그들은 특정 지역에 모여 살았으며 임금에 의존하는 생활을 하였다. 광부들은 도시 길드의 예를 따라 조합을 구성하였다. 이러한 조합이 광부들의 적립기금으로써 광부들이 아프거나 사고가 날 때 광부와 그의 가족들을 돌보아 줄 수 있게 되었다. 초기에는 임의가입 형태였으나, 후에는 자주적으로 만든 광산의 규칙에 따라 질병, 사고, 장애 및 사망에 대하여 급여종류, 급여수준, 급여기간이 정해지고, 광부와 탄광 소유주가 기여금을 공동으로 부담하는 것을 강제화하였다. 광부 적립기금에 대한 강제가입, 사용자의 기여금 분담, 독자적인 기금관리는 독일 사회보험입법의 토대가 되었다.

3. 비스마르크 질병보험의 특징

1) 질병보험의 이념

1883년 독일이 질병보험제도를 도입할 당시 질병보험에 대한 이념을 명시적으로 설정하지 않았다. 그러나 이미 중세시대부터 존재하던 직인조합이나 길드의 상호공제금고와 같은 조직이 대상자를 강제로 가입시킨 것은 사회연대(social solidarity)라는 이념적 토양이 있었기 때문이다. 길드의 상호공제기금에서 제공되는 급여는 가입자들의 필요도에 맞추어 변화되었다. 초기에는 상병수당이 급여의 중심이었고, 길드에 참여하는 의사의 역할은 상병수당을 판별할 수 있도록 질병 여부를 구분하는 정도였다. 그러다 점차 길드는 의사의 역할을 가입자에게 의료서비스를 제공하는 방향으로 발전시켰다.

상호공제기금에 의한 사회연대는 사용자에 의하여 주도된 자치경영 원칙의 하나로 초기 단계에서부터 성립되었다. 특히 위험도가 높은 직종의 사용자는 의료서비스 제공을 위하여 정기적인 기여금을 부담하였으며, 기여금의 크기는 위험이 아니라 근로자의 임금을 기준으로 하는 개념으로 발전하게 되었다. 그리고 근로자들을 위한 지원이 근로자들의 건강증진만이 아니라 근로자들의 회사에 대한 충성도를 높이는데 기여한다는 생각이 굳어지게 되었다.

이와 같은 배경에 따라 독일은 1883년 「질병보험법」 제정이라는 의미 있는 정치적인 조치를 취하게 되었다. 독일 「질병보험법」은 다음과 같은 중요한 두 가지 내용을 갖고 있다. 첫째, 일정액 이하의 임금을 받는 직종의 근로자들은 해당되는 질병금고에 강제로 가입하여야 한다. 둘째, 질병금고의 재정은 사용자와 근로자들의 기여금으로 조달된다. 독일 질병보험은 근로자들의 강제 가입과 기여금 부담을 통하여 사회연대를 실현하도록 하였다. 비스마르크 질병보험이 오늘에 이르기까지의 지배적인 이념은 사회연대와 자치경영이라고 할 수 있다[4](Busse et al., 2017).

2) 저소득 근로자 중심

독일은 산업혁명 초기의 자유방임경제 시대에 사회보험 형태의 질병보험을 도입하였으나, 의료는 사적재화로 간주되었다(Schlesinger, 2002). 당시 비스마르크에 의하여 사회보험 형태로 도입된 질병보험은, 산업혁명 이후 정치사회체제의 변동 없이 산업화를 추진하기 위하여 근로자들의 소득보장을 주목적으로 도입되었기 때문(Greβ, Gildmeister and Wasem, 2004)에 질병을 사회적 위험으로 간주하지는 않았다. 따라서 사회보험 형태의 질병보험이었지만 초기의 적용 대상자는 현장 근로자(blue-collar worker)에 한정되었고 근로자의 가족이나 자영자들은 제외되었다. 그리하여 질병보험을 노동부가 지도·감독하였다. 그러나 질병금고에 따라서는 피부양자(non-working dependents)를 일부 포함시키기도 하였다. 독일은 점차 적용 범위를 확대하여 1901년에는 사무직 근로자들을 적용하였고, 1914년에는 하녀나 집안의 일꾼과 농업이나 임업에 종사하는 근로자들에게 질병보험을 적용하였다(Zöllner, 1982).

4) 두 가지 이념은 지금까지 지속되고 있으며, 1993년 질병금고에 대한 선택권을 부여하면서 경쟁이라는 이념이 추가되었다.

그리고 상병수당의 필요성이 인정되지 않는 일정 소득수준 이상의 고소득 근로자는 적용대상에서 제외하였다. 이러한 원칙은 제2차 세계대전 이후 전국민의료보장을 위한 과정에서도 서유럽의 몇몇 국가에서 유지되었다. 그러다 2006년 네덜란드가 의료개혁을 하면서 이 원칙을 깨고 모든 국민에게 건강보험을 강제 적용하였다.

3) 상병수당 중심

1883년 비스마르크가 질병보험제도를 고안하였을 당시의 의료수준을 현재의 시각에서 본다면 매우 보잘 것이 없었다. 그 당시 사람들의 평균수명은 짧았으며 또한 의학으로 치료할 수 있는 질병도 상당히 제한되어 치료비 부담도 적었다. 1871년에서 1880년간 독일 국민들의 0세에서 기대수명을 보면 남자가 35.58세, 여자는 38.45세라는 기록이 있다(Twarog, 1997).

당시는 의료기술이 그리 높지 않아 병이 났더라도 의사가 제공할 수 있는 서비스가 제한되었기 때문에, 질병에 대한 치료비용은 큰 경제적인 위협이 되지 않았다. 치료가 필요한 경우, 질병금고가 의사를 고용하여 가입자의 질병을 치료하는 형태였다(Glaser, 1991). 질병 치료보다는 질병으로 인하여 일을 할 수 없게 되면 임금이 지불되지 않았기 때문에 질병으로 인한 수입 중단이 근로자에게 큰 경제적인 위협이 되었다. 질병으로 인한 수입 중단이라는 위협을 방지하기 위하여 임금을 보상해 줄 수 있는 상병수당이 필요하였다. 당시 질병보험은 질병의 치료비 부담보다는 상병수당, 장제비, 유족수당과 같은 현금으로 지급되는 급여가 중심이었음에 주목할 필요가 있다(Glaser, 1991). 초기의 상병수당(sick pay 혹은 sickness allowance)은 지난 13주간의 평균 임금을 기준으로 50%로 하고 1년간 지급할 수 있도록 하였다. 상병수당 외에 지급된 현금급여에는 출산수당과 장제비 및 유족수당(death compensation)이 포함되었다(Busse and Blümel, 2014).

비스마르크 질병보험의 급여구조가 초기에는 상병수당을 중심으로 하는 현금급여 중심으로 구성되어 있었다는 논거는 질병보험 적용률, 서비스급여의 비율 등을 표시한 [표 7-1]을 보면 잘 알 수 있다. 즉, 비스마르크 질병보험이 시작된 직후인 1885년의 통계를 보면 보험 적용률이 10%로 근로자들의 일부만이 적용되었음을 알 수 있다. 당시의 보험급여 구조를 보면 서비스급여 비율이 불과 37.0%에 불과하고 63.0%가 상병수당을 중심으로 하는 현금급여가 차지하고 있었다. 그러다 1925년에는 적용률이 51%로 높아졌고, 서비스급여의 비율이 50.0%로 높아졌으며, 1960년에 이르면 80.0%로 높아지고 있다.

자료 출처에 따라 현금급여에 대하여 조금 다른 수치를 제시하고 있으나 초기에는 현금급여가 질병보험 급여의 대종을 이루고 있었다는 점만은 분명하다. 즉, Saltman(1988)은 독일 질병보험에서 현금급여의 비중을 1960년에 28.4%, 1970년 9.5%, 1980년에는 7.3%로, 1986년에는 6.1%로 감소하고 있는 자료를 제시하고 있다. Saltman의 자료를 갖고 현금급여의 비중을 역으로 추정하더라도 1880년대는 현금급여가 보험급여의 대부분을 차지하였다고 판단할 수 있다.

[표 7-1] 독일 질병보험의 변화

구분	1885	1913	1925	1938	1950	1960	1987	1997	2005	2010
	독일제국				서독			통일 후		
질병금고 수	18,776	21,342	7,777	4,625	1,992	2,028	1,182	554	267	165
금고당 피보험자	229	636	2,345	4,832	10,141	13,383	30,917	91,782	188,800	311,400
적용률(%)	10	35	51	-	-	83	88	88	85	85
보험료율(%)	2	3	6	-	6	8.4	12.6	13.6	14.6	14.6
보험료 상한배율	3.1	2.1	1.6	1.9	1.5	1.3	1.1	1.3	1.2	1.2
서비스급여 비율(%)	37.0	-	50.0	-	-	80.0	88.9	92.3	95.2	95.0

주 : 1) 보험료 상한배율이란 적용자 평균소득에 대한 최고 부담자의 소득배수를 의미
2) 2005년 이후 보험료율 14.6%는 근로자들이 부담하는 상병수당을 위한 추가 보험료 0.9%를 제외한 값임

출처 : Busse and Blümel(2014)

4) 의료비 부담의 증가와 본인부담제 도입

비스마르크 질병보험에서 제공한 의료서비스는 처음에는 본인부담 없이 모두 무료로 제공하였다. 의료서비스로 의사에 대한 외래방문서비스, 투약, 그리고 안경과 기타 보조 장치는 모든 질병금고에서 제공하였으며, 병원서비스는 질병금고에 따라 임의적으로 제공하는 곳도 있었다. 그러다 1936년부터 병원서비스 제공을 의무화시켰다(Zöllner, 1982). 의료서비스를 제공하는 의사에 대한 지불을 초기에는 인두제로 하였고, 의사 1인이 담당해야 할 피보험자 수를 1,350명으로 제한하는 규정을 1913년에 실시하였다.

바이마르 공화국 말기로 가면서 실업률이 높아져 보험료 수입이 줄고 특히 1923년에는 초 인플레이션(hyperinflation)으로 의료비 지출이 증가함에 따라 보험재정이 악화되자

응급 처방으로 질병보험에 본인부담제도를 도입하기 시작하였다. 독일 건강보험제도의 본인부담 내용은 이미 제2장에서 설명되었다.

제3절 유럽 및 중남미 국가의 질병보험제도 확산

1. 유럽 국가들의 질병보험 도입

서유럽 건강보험 선진국들의 보편적인 질병보험제도는 거의 700년의 오랜 역사적인 뿌리를 갖고 있다(Saltman and Dubois, 2004). 질병보험 역사의 초기 단계는 중세 후반 장인 길드의 후원으로 소수의 근로자 그룹이 상호공제조합을 구성하면서 출발한다. 공제조합에 관한 첫 기록은 1300년대로 거슬러 올라가는데 회원은 엄격하게 길드의 회원으로 하여 전인구의 5% 이내로 한정되었다. 직업에 기반을 둔 질병보험의 이와 같은 선례는 독일어권 국가와 스웨덴의 사회보험 모델의 핵심적 원리가 되었다. 초기에는 특정 산업분야에서 일하는 소수의 근로자만 적용하던 것이 현재는 전국민(혹은 일정 소득 이하의 전국민)을 적용하게 되었다. 그리고 질병보험의 핵심 개념도 초기에는 상병수당이나 장제비와 같은 현금급여 중심이던 것이 현재는 통원진료와 입원을 비롯한 의료비와 처방의약품비를 지급하는 것이 중심 급여가 되었다. 질병보험의 행정적 특성도 시간이 지나면서 변화되어 1883년 독일에서 시작된 근로자들의 협동조합 성격에서 20세기에 들어서는 국가의 강제적인 입법(1941년 네덜란드에서 시작되어 1996년 스위스에 이르기까지)으로 실행되는 구조로 변화가 이루어졌다(Saltman and Dubois, 2004).

18세기 말부터 정부가 의료문제에 적극적으로 개입하게 되는데 두 가지 중요한 추세가 있었다. 첫째는 스웨덴에서 시작되어 북유럽의 노르딕 국가들이 채택하였던 정책으로 지불능력이 없는 의료 취약자들을 돌볼 의도가 있는 구역의사에게 정부가 보수를 지불하는 제도로 스웨덴과 노르웨이의 식민지였던 핀란드에서도 실시되었다. 둘째는 간접적인 방법으로 길드의 경제적인 힘을 깨뜨리고 정부의 힘을 강화시키면서 일어난 일이다. 즉 1789년 8월의 프랑스 혁명은 더욱 자유로운 노동시장과 형평을 위하여 길드를 금지시켰고 비슷한 사건이 1789년 네덜란드에서, 1861년에는 덴마크에서 일어났다. 길드가 금지되자 질병에 대한 보험 기능은 독립적인 상호공제조합으로 넘어가면서 정부의 법적 통제가 1883년부터 시작되었다(Saltman and Dubois, 2004).

길드가 사라짐에 따라 다양한 집단의 비영리적 조직이나 영리적인 조직들이 질병보험을 제공하겠다고 등장하게 되었다. 이와 같은 시민사회의 노력들은 나라에 따라 다양하게 이루어졌다. 예를 들어 네덜란드에서는 민간상업보험이 등장하였으나 만족스럽지 못한 결과를 초래하여, 1800년대 후반 임의질병금고들이 피보험자들에 의하여 조직되거나 회사 혹은 자선단체 등에 의하여 조직되었다. 비슷한 시기에 노르딕 국가[5]들에서도 임의질병금고가 나타났고 프랑스에서는 중산층을 위한 질병금고가 등장하였다. 스위스에서는 민간상업보험이 가가호호 방문을 통한 가입 권유로 평판이 나빠짐에 따라 이를 대체하기 위하여 임의질병금고가 등장하였는데 금고의 형태, 적용 인구, 제공되는 서비스는 임의금고에 따라 다양하였다(Saltman and Dubois, 2004).

한편 독일에서는 길드에 의한 질병금고가 대체로 유지되었다. 무엇보다도 국가의 감독역할이 1859년 오스트리아의 「산업법규(Industrial Code)」에 등장하게 되었고, 네덜란드와 벨기에에서는 대부분의 분야에서 민간 자선 조직을 국가가 대체하게 되었다. 사회보험방식의 질병보험 시대는 1883년 독일의 비스마르크에 의하여 출발하게 된다. 비스마르크는 당시 노동조합이 공산주의 영향으로부터 오는 정치적인 압력에 대한 우려와 강력한 독일을 세우겠다는 의지를 갖고, 근로자들로 구성된 독립적인 질병금고를 유지하되 금고의 활동은 국가의 지도 아래 두겠다는 확고한 신념으로 질병보험을 시작하게 된다. 그러한 신념으로 만든 법률은 독일만이 아니라 많은 서유럽 국가들의 질병금고에 대한 법적 및 사회적인 근거로 활용되었다(Saltman and Dubois, 2004).

1883년 독일에서 시작된 사회보험방식의 질병보험제도는 일정 소득수준 이하의 저소득 근로자들을 대상으로 하여 질병에 따르는 비용[6]을 보장하는 방식으로 시작되었다. 독일의 뒤를 이어 다른 유럽 국가들도 산업화를 거치면서 사회보험방식의 질병보험제도를 도입하게 되었다. 독일형의 질병보험제도가 확산된 순서[7]를 보면 오스트리아(1888), 헝가

---

5) 북유럽의 스칸디나비아 반도에 위치한 덴마크, 스웨덴, 노르웨이, 핀란드, 아이슬란드 등의 5개 국가를 통칭한 용어이다.

6) 여기에는 치료비 및 상병수당이 포함된다.

7) 자료에 따라 도입 연도가 약간씩 차이가 있어 이 책은 미국의 Social Security Administration의 Office of Policy와 Office of Research, Evaluation, and Statistics에서 2006년 9월에 발간한 Social Security Programs Throughout the World를 참고하였으며, 프랑스와 네덜란드는 Saltman and Dubois(2004)를 참고하여 재정리하였다. 참고로 Ron, Abel-Smith and Tamburi(1990)는 도입 연도를 오스트리아 1887년, 노르웨이 1902년, 영국 1910년, 프랑스 1921년(실행 1930년)으로

리(1891), 스웨덴(1891년에는 상병수당을, 1931년 의료서비스를 급여화), 덴마크(1892), 벨기에(1894), 룩셈부르크(1901), 노르웨이(1909), 영국(1911), 스위스(1911), 그리스(1922) 등의 순이었다.

유럽에서 질병보험의 확산은 제1차 세계대전(1914~1918)이 끝난 이후에도 지속되었다. 프랑스는 1920년에 강제적인 「질병보험법」을 제정하였으나 실행은 1930년에 하게 된다(Saint-Jours, 1982; Saltman and Dubois, 2004). 비스마르크형 질병보험은 스페인(1929년 분만관계, 1942년 의료서비스), 포르투갈(1919년 법 제정, 1935년 도입), 이탈리아(1912년 분만관계, 1927년 결핵, 1943년 건강보험) 등으로 확산되어 갔다. 유럽 국가들 중 마지막은 네덜란드가 1941년 나치 치하에서 법률을 제정하였으나, 제2차 세계대전이 끝나는 1945년까지 실행을 유보하였다(Saltman and Dubois, 2004).

유럽이 아닌 다른 대륙에서도 산업화와 함께 질병보험제도가 도입되었는데 일본이나 중남미 국가들에서 찾을 수 있다. 아시아지역에서는 1927년 일본이 근로자에 대하여 질병보험제도를 도입(1922년 법 제정)하였다. 한편 중남미 국가 중 브라질(1923-철로, 1934-상업, 1936-산업일반), 칠레(1924), 아르헨티나(1934년 분만관계, 1944년 의료서비스)에서 질병보험제도를 도입하였다.

세계 각국이 질병보험제도를 도입하는데 있어서 자국의 전통적인 가치, 국가가 처한 사회경제적인 제반 조건, 사회적인 이념, 국민의 선호 등을 고려하여 적합한 제도를 도입하였다(Ron, Abel-Smith and Tamburi, 1990).

2. 영국 질병보험제도의 등장

1) 질병보험의 등장이 늦어진 배경

영국은 독일에 비해 산업화는 100년 가까이 빨랐으나 사회보험의 역사는 늦었다. 독일에 비해 영국에서 질병보험제도의 등장이 늦었던 이유를 경제적 측면과 사회제도적 측면에서 살펴볼 수 있다.

먼저 사회제도적 측면에서 보면 영국은 「구빈법」에 의하여 가난한 사람을 구제하는 제도적인 장치가 있어 질병보험과 같은 제도의 필요성을 크게 느끼지 못하였다. 영국 「구빈법」의 역사는 1388년으로 거슬러 올라갈 수 있다. 이 법은 부랑자에 대한 보호와 같은 시

기록하고 있다.

책을 실시하는 등 구제의 기원이 되었다. 1536년 헨리(Henry) 8세는 「구빈법」을 개정하여 교구가 빈민을 위하여 모금할 수 있게 하는 권한을 부여하였다. 그리고 1576년에는 빈곤한 사람에게 일자리를 주어 구제하는 원칙이 법에 반영되기도 하였다(Fraser, 1984). 1601년 엘리자베스 여왕 시대의 「구빈법」은 지방행정조직과 구빈행정을 일치시켰고 구빈을 위하여 국가가 지원하는 조치를 취하여 구빈제도가 효과적으로 작동될 수 있도록 체계화하였다(Fraser, 1984).

사회제도적인 측면에서 볼 수 있는 또 다른 요인은 영국에는 많은 길드조합, 직인조합 등의 동종조합이 있었으며 이들 동종조합들이 조합원을 위하여 공제사업을 하고 있었기 때문에 질병보험과 같은 사회적인 장치의 필요성을 크게 느끼지 않았다.

경제적인 측면에서 영국은 산업혁명이 가장 먼저 진행되어 자본주의 경제제도가 확립됨에 따라 정부의 개입보다는 자유방임에 의한 경제운용에 대한 신념이 강하였다. 자유방임 경제란 정부는 법질서 유지를 위한 최소한의 간섭만 하며 모든 것을 시장의 가격기구를 통하여 결정하는 제도이다. 따라서 초기 자본주의 시장경제 원칙에서 볼 때 정부의 개입을 의미하는 질병보험제도는 이념적으로 맞지 않은 측면이 있었다.

또 다른 경제적 측면의 요인으로는 당시 영국은 자본주의 최선진 국가로써 경제적으로 부유하였기 때문에 질병보험과 같은 사회정책의 필요성을 느끼지 못하였다. 영국은 산업혁명이 가장 먼저 일어나 경제적 부의 축적과 함께 많은 식민지를 가져 여기에서 곡물을 값싸게 구입할 수가 있었기 때문에 국민들의 생활이 비교적 안정되어 있었다. 이러한 경제적 기반으로 인하여 사회보험과 같은 사회정책의 필요성을 크게 느끼지 못하여 독일에 비하여 질병보험제도의 도입이 늦었다.

2) 질병보험제도의 등장

영국은 가장 앞선 자본주의 국가로 자유방임의 원칙에 따라 국가 개입은 군대와 경찰 업무로 한정하는 야경국가론이 지배하여 1870년대까지 국가의 개입은 최소 수준에 그치고 있었다(Fraser, 1984). 1870년 국가가 개입한 분야를 보면 걸인에 대한 보호, 부녀자와 소년고용의 제한, 이민(유입)의 제한(Passenger Acts), 공해의 통제(Alkali Acts), 학교・소년원・감옥・경찰에 대한 재정과 감독, 출산・결혼・사망의 등록과 예방접종 등이었다. 이와 같이 영국도 시간이 지남에 따라 개입의 종류가 점차 늘어났으며 다양한 분야의 서비스가 지방 정부에 의하여 제공되어 공공 세탁소, 도서관 및 공원에 이르는 분야로 확대되었다.

영국에서는 자유방임 경제 속에서 점차 정부가 성장하여 자유방임과 정부 성장이라는 역설이 나타났는데 이에 대한 설명은 여러 각도에서 이루어졌다(Fraser, 1984). 그 중 하나는 이론과 현실의 괴리로 마음속에서는 자유방임이 최선이라는 생각을 하였으나 현실적으로 산업화된 도시지역의 여러 문제로 인하여 정부 개입이 불가피하다는 점이다. 다른 견해는, 경제의 운영법칙으로는 자유방임이지만 사회문제에 대한 해결책을 구하는 데는 정부의 개입이 불가피하다는 점이다. 맥도나(MacDonagh, 1958)는 초기에는 문제를 해결하기 위하여 정부가 개입하는데, 개입이 시작되면 스스로의 발전원리에 의하여 개입의 폭이 확대된다는 것을 제시하고 있다. 이러한 논리는 로버츠(Roberts, 1968)의 『영국 복지사회의 기원』에서 1830년대와 1840년대의 행정적 발전을 지적하는 점에서도 발견된다.

정부의 역할이 다양한 방면에서 확대되는 추세 속에서 1880년대에는 빈곤문제가 사회문제화 되었다. 영국은 산업혁명에서 다른 국가들보다 앞섰기 때문에 경제적인 번성을 누렸으나 자유방임경제의 문제점인 빈부격차와 경기변동은 극복하기가 어려웠다. 1842년에 발간된 채드윅(Chadwick)의 『위생개혁보고서』에서 빈곤의 실태를 언급하였으며, 영국의 언론인 메휴(Mayhew)도 1851년에 런던의 노동자와 빈민들의 생활에 대한 보고서를 발간하였다. 특히 1870년대 후반에서 1880년대 중반까지의 대규모 불황으로 인한 실업과 저임금문제는 심각하였다(Fraser, 1984). 이에 1881년 조지(George)에 의하여 발간된 『번영과 빈곤』이라는 보고서는 런던지역을 중심으로 하는 빈곤과 불결함에 대한 조사와 보고서 발간의 붐을 이루는 계기가 되었다(Fraser, 1984).

영국의 빈곤실태에 대해서는 부스(Booth, 1892)와 로운트리(Rowntree, 1901; Rowntree, 1906)의 보고서를 들 수 있다. 부스는 1887년 동부 런던 및 헤크니 지역에 대한 주민의 생활실태를 예비 조사한 결과 약 1/3에 해당하는 주민들이 빈곤선 이하에 속해 있음을 밝혔으며 런던시민의 약 30%가 개인적인 자선으로는 구제되기 어려운 빈곤인구라는 결론을 내렸다(Fraser, 1984). 부스의 조사는 로운트리가 1901년 요크시 주민의 생활실태를 조사함으로써 다시 입증되었다. 로운트리의 연구는 전통적인 도시지역의 주민 생활을 대도시지역과 비교하는 것이었는데 28%의 주민이 빈곤선 이하에 있음을 보고하였다. 두 사람의 조사 결과를 취합할 때 영국 인구의 약 1/3 정도가 빈곤에 시달리는 것으로 추정되었다(Fraser, 1984).

빈곤조사 결과가 발표됨에 따라 빈곤에 대한 대중의 관심이 점차 높아졌고, 빈곤구제에 대한 과제가 정치적인 문제로 등장하게 되었다. 뿐만 아니라, 불황에 따른 노동쟁의의 빈발과 사회주의사상의 대두 등은 새로운 정책의 수립을 요구하게 되었다. 그리하여 영국에서는 당시의 자선조직협회의 지도자, 노동자, 사회주의자들이 중심이 되어 빈곤의 근본 원인을 자본주의 제도에서 구하고 저임노동의 폐지, 최저임금제의 도입과 같은 구빈제도의 근본적 개혁이 논의되었다.

이러한 상황에서 1905년에 집권한 자유당 정부는 수상 조지(George)가 중심이 되어 1905년 「노동쟁의법」에 의하여 파업권을 인정하고, 1913년의 「노동조합법」에 의하여 조합의 정치운동을 재확인하였다. 이러한 사회개혁정책의 하나로 1911년 「국민보험법」이 제정되었다. 이 법의 제정 이전에 1897년 「근로자재해보상법」이, 1908년에는 「노령연금법」이 제정되었다. 「국민보험법」은 강제 질병보험과 실업보험에 관한 것으로 1911년 법을 제정하고 1912년부터 실시하게 되었다.

3) 영국 국민보험의 특징

조지의 영국형 사회보험은 비스마르크의 독일형 사회보험과 몇 가지 점에서 차이가 있었다. 먼저, 보험료의 부과와 보험급여가 독일에서는 임금에 비례하는 비례갹출과 비례급여임에 비해 영국은 임금에 관계없는 균일갹출과 균일급여 방식이었다. 영국의 균일제도는 뒤에 『베버리지 보고서』에서도 그대로 계승되는 영국형 방식으로, 최근에도 자영자들의 연금보험에서 자주 적용하고 있는 방식이다.

영국이 국민보험에서 균일방식(flat system)을 적용하고도 재분배가 가능하다고 여긴 것은 당시의 상병구조가 급성 전염성 질환이 중심이었기 때문에 저소득층의 생활환경이 열악하고 영양상태가 나빠 발병률이 높다고 판단되어 균일한 정액방식을 택하여도 저소득층이 급여를 받을 기회가 많기 때문이라 볼 수 있다. 그러나 오늘날에는 상병구조의 변화로 고소득층의 의료이용이 높기 때문에 상황은 전혀 다르다고 하겠다.

두 번째의 차이점은, 사회보험의 운영에 있어서 독일은 강제적이며 관료적이었던 반면에 영국은 자치 경영원칙을 유지하였다. 영국의 조지 수상은 기존의 우애조합이나 민영보험과의 대립을 우려하여 기존의 조합들이 질병보험을 취급하려고 신청할 경우 이를 승인하여 인가하는 형식의 인가조합을 통하여 질병보험을 자치적으로 운영토록 하였다. 이 인가조합은 완전한 자치, 이윤추구의 배제, 위원회 조직, 최소 1만 명 이상 피보험자의 가입 등을 조건으로 기존의 우애조합이나 노동조합을 비롯하여 생명보험조합, 기타조합을 인가한 관계로 근로자 중에서도 제외되는 사람이 많았다.

세 번째 차이점은, 독일의 사회보험에서는 볼 수 없었던 실업보험을 영국은 국민보험 속에 포함시켰다는 점이다.

3. 중남미 국가의 질병보험 도입

중남미 국가들의 의료보장제도 도입의 역사는 비교적 오래되었다. 중남미 국가들 가운데 제1차 세계대전이 끝나고 난 1920년대에 사회보험제도를 도입한 국가들도 있지만, 대부분의 국가들은 제2차 세계대전을 전후하여 사회보험제도를 완비한 특징이 있다. 그리고 이들 국가의 사회보험 형태는 기본적으로 비스마르크형에 의거하여 근로자 중심의 사회보험형으로 질병보험, 산재보험, 연금보험과 같은 보험을 일시에 도입하는 형태였다. 그런데 사회보험을 일시에 도입함에 따라 기업의 보험료 부담이 심하여 국가 경제의 성장에 제한을 주었고(Morgan, 1987), 이로 인하여 근로자들의 가족이나 자영자에 대해서는 제대로 사회보험을 적용하지 못하고 있는 특징이 있다[8].

중남미 국가들이 사회보험제도를 본격적으로 도입하게 된 시기는 제2차 세계대전이 끝난 1950년대로 볼 수 있다. 1950년대를 전후하여 중남미 국가들의 생활 조건들을 보면 농촌주민들의 낮은 생활수준, 도시주민의 최저 생계수준에 가까운 생활, 열악한 주거조건, 영양부족상태, 열악한 생활환경에서 기인하는 전염성 질환과 취약한 건강(ill-health), 의료인력의 부족과 함께 대도시에 집중된 불균등 분포, 병상의 부족과 의료장비나 의료기술의 부족, 저수준의 공공행정능력, 경제의 불안정 등이 이들 국가들의 여건이었다. 사회보험제도를 도입한 중남미 국가들은 자국의 이러한 여건을 감안하여 자기 나라에 적합한 보험제도를 도입하였기 때문에 서구 국가와는 다른 다음과 같은 특징을 발견할 수 있다(Ron et al., 1990).

첫째, 사회보험당국이 징수한 보험료로 병원과 같은 의료시설을 건립하고 의사를 고용하여 병원서비스를 제공하였으며, 1차 서비스를 제공하기 위하여 의사를 전임제 또는 시간제로 고용하였다. 병원 건립을 위한 재원은 보험료 수입이나 국가의 보조금도 있었지만, 이들 국가는 질병보험과 함께 다른 사회보험도 도입하였던 관계로 연금보험의 기금

---

8) 남미 국가들의 이러한 분배 위주의 대중 영합주의 경제정책을 페론주의라 부른다. 이러한 정책은 장기적으로 성장의 한계를 초래하여 전국민건강보험은 차치하고 빈곤을 초래시킨 요인이 되었다.

에서 차입한 재정도 의료의 하부구조 구축에 큰 원천이 되었다. 중남미 국가들이 보험제도 도입 초기에 의료서비스를 보험공단이 소유한 의료기관을 통하여 직접 제공하는 방식을 택하였던 관계로 오늘날에도 이들 국가들의 상당수 의료기관들이 보험공단의 소유로 되어 있다[9]. 그러나 오늘날에는 의료서비스가 보험공단이 설립한 의료기관에 의하여 직접 제공되기보다는 많은 의료기관(공공이나 민간)과 계약을 통하여 간접 제공되는 형태가 지배적이다.

둘째, 사회보험의 적용을 점진적으로 확대하였다. 이것이 뜻하는 바는 강제 적용 방식의 질병보험은 지역조건, 피부양자에 대한 이해나 피부양자의 범위 등의 문제로 적용에 제약을 받는다는 것이다. 즉, 질병보험의 적용이 용이해지기 위해서는 자격관리의 용이성, 보험료 부과의 용이성, 의료자원의 적정 확보와 지역적 균점과 같은 조건이 갖추어져야 하기 때문에 대부분의 국가들은 적용이 용이한 도시지역에 있는 근로자 계층부터 먼저 적용하고 다음 단계로 근로자의 피부양자에 대하여, 끝으로 자영자에 대한 확대라는 단계적 방식으로 적용하였다. 그런데 많은 중남미 국가들은 경제적인 제약과 의료자원상의 문제로 농촌주민에 대한 적용은 어려운 상황이다.

셋째, 피보험자가 사회보험행정에 참여할 수 있도록 사회보험공단의 이사회 참여를 허용하고 있는 점이다. 피보험자가 보험관리에 참여하게 되면 그만큼 보험재정에 대한 이해가 깊어져 보험료 부과가 용이해지거나 보험급여 관리가 쉬워지는 이점이 있다[10]. 중남미 국가들의 사회보험방식의 질병보험 도입 시기를 살펴보면 브라질이 1923년(「질병보험법」은 1934년 제정), 칠레 1924년, 아르헨티나 1934년, 에콰도르 1935년, 페루 1936년, 콜롬비아 1938년, 베네수엘라 1940년, 코스타리카 1941년, 파나마 1941년, 멕시코 1943년, 파라과이 1943년, 과테말라 1946년, 도미니카 1947년, 볼리비아 1949년, 엘살바도르 1949년, 온두라스 1952년, 니카라과 1955년, 우루과이 1960년 등이다. 중남미 국가들의 질병보험 도입 시기가 차이가 나는 만큼 발전 정도도 많은 차이가 있다. [표 7-2]에서 중남미 국가들을 의료보장의 발전 단계별로 구분하여 보면 매우 선진화된 국

---

9) 중남미 국가 가운데 초기에 제도를 도입한 칠레는 계약에 의한 간접 제공 방식이었으나, 브라질은 보험자가 의료서비스를 직접 제공 방식으로 하는 등 일반적인 모습은 없었다. 그러나 후에 도입한 국가들은 대체로 직접 제공 방식을 많이 채택하였다.

10) 그러나 이러한 이점은 보험관리 방식에 따라 달라질 수 있을 것이다. 보험관리를 질병금고나 보험조합으로 할 경우 잘 활용될 수 있는 반면에 보험관리를 단일 관리할 경우에는 피보험자의 이해를 구하는 방식보다는 보험공단의 획일적인 통제방식에 오히려 의존케 될 것이다.

[표 7-2] 중남미 국가들의 의료보장 발전 단계에 따른 구분

구분	매우 선진화된 국가	선진화된 국가	초기 단계의 국가
국가	• 브라질 • 칠레 • 아르헨티나 • 코스타리카 • 파나마	• 콜롬비아 • 페루 • 에콰도르 • 우루과이 • 온두라스 • 베네수엘라 • 멕시코	• 볼리비아 • 도미니카 • 엘살바도르 • 파라과이 • 과테말라
특징	1. 서비스 공급이 잘 조화되어 단일 이용자그룹에 제공되는 것 같음 2. 다양한 공급자에 의하여 높은 질의 의료 제공 3. 소득 보험료 외의 추가재원 활용 4. 전국민에게 적용	1. 서비스 공급의 조화를 시작하는 단계 2. 서비스 공급이 적용자 그룹에 따라 다름 3. 전국민의 50~70%에게만 적용 4. 재정조달기능이 원활치 못함	1. 의료기관간의 조화가 잘 이루어지지 못하여 여러 기관이 연계·조화되지 못한 형태의 서비스를 제공 2. 사회보험 적용인구가 제한됨

주 : 자료가 오래되었지만 중남미 국가들의 3 단계의 발전 상황은 현재와 큰 차이가 없다.
출처 : Beirute(1988)

가, 선진화된 국가, 초기 단계 국가와 같이 3개의 그룹으로 나누어 볼 수 있다.

매우 선진화된 국가로는 브라질, 칠레 그리고 아르헨티나와 같은 국가가 있으며, 이들 국가는 전국민 의료보장이 거의 실현되고 있으며, 서비스 공급이 잘 연계·조화되어 이용자에게 제공되며, 비교적 다양한 공급자에 의하여 높은 질의 의료가 제공되고 있다. 선진화된 국가들에는 콜롬비아, 에콰도르, 멕시코 등이 있으며, 서비스 공급의 연계·조화를 시작하는 단계로 서비스 공급이 질병보험 적용자 그룹에 따라 다르며 재정조달 기능이 원활치 못하여 전국민에게 적용이 되지 못하고 있다. 초기 단계의 국가들로는 볼리비아, 엘살바도르 등이 있으며 의료기관간의 조화가 잘 이루어지지 못하여 여러 기관이 연계·조화되지 못한 형태의 서비스를 제공하고 질병보험의 적용 인구가 제한되는 특징이 있다.

중남미 국가를 위시한 제3세계의 개발도상국가들이 서유럽에서 실시된 질병보험제도를 쉽게 받아들인 배경을 보면 다음과 같다(Ron et al., 1990). 첫째, 이들 국가의 많은 정치지도자들은 유럽에서 실시된 사회정책들에 대하여 본질적인 호감을 갖고 있었으며, 둘째, 이들 국가들은 대부분 스페인이나 포르투갈의 식민지였던 관계로 서유럽의 문화적인 유산으로써 서유럽 제도에 대한 친숙함이 있었다. 셋째, 이들 국가들의 많은 정치지도자들이 서유럽에서 교육을 받은 관계로 서유럽 제도에 익숙해질 수밖에 없었다.

따라서 중남미 국가들의 사회보험제도는 자국의 전통적인 민족 문화의 반영이라기보다는 외국으로부터 습득한 수입된 제도라는 특이성이 있다(Ron et al., 1990). 서유럽에서는 사회보험의 여러 제도가 시차를 두고 개발되었으나 중남미를 위시한 개발도상국들 가운데 일부 국가들은 서유럽의 사회보험제도가 좋다고 판단하여 수입한 관계로 의료, 연금, 실업, 산재 등의 4대 사회보험을 단계적으로 도입하지 않고 근로자를 중심으로 동시에 모든 제도를 도입하되 재정조달을 감안하여 적용대상자는 단계적으로 한 특징이 있다[11]. 1950년에 사회보험을 도입한 대만도 의료, 연금, 실업, 산재를 노공보험으로 하여 하나의 제도로 통합하여 도입하였다[12].

중남미 국가 가운데 제도적인 성격이 매우 상이한 브라질, 칠레, 아르헨티나 3개국의 질병보험제도의 도입에 관한 사례는 제8장에서 살펴보기로 한다.

---

11) 다양한 제도를 동시에 도입할 경우에는 비용부담의 충격을 일시에 주기 때문에 기업의 국제 경쟁력을 떨어뜨려 경제성장을 제한하는 문제가 있다. 그런데 모든 제도를 동시에 도입할 경우 제도 설계를 획일화시켜 행정의 중복을 방지할 수 있는 이점도 있다. 제도 획일화가 행정의 단순화를 초래하지만 다른 한편에서는 관료화를 심화시키고 부패를 조장하는 문제도 있다(World Bank, 1997). 남미 국가들의 제도 개혁은 바로 이러한 관료화와 부패문제에서 출발하고 있다. 따라서 남미형의 제도는 외형적으로는 단순해 보이지만 경제성장의 제한, 제도 운영의 관료화 등의 내부적인 문제를 생각해 보아야 한다.

12) 4대 사회보험을 하나로 통합된 제도로 도입하고 보니 근로자는 편리한 측면이 있지만 사회적 위험이 근로자와 다른 지역주민들이나 근로자의 피부양자들은 4대 보험에 포함시킬 수가 없었다. 그러나 의료는 모든 국민이 갖는 위험이기 때문에 전국민의료보장을 하려니 4대 사회보험이 통합된 틀 속에서는 실행이 불가능하였다. 이에 대만은 1995년 노공보험과 공무인원보험에서 의료보험은 분리하여 중앙건강보험국을 만들고 여기에서 모든 국민을 단일 관리하는 방식으로 개혁을 하였다. 즉, 4대 사회보험이 통합된 형태에서 의료만을 분리시켜 별도 제도로 독립시켰다. 1995년 전국민을 건강보험에 적용시킴과 함께 노공보험에서는 연금, 실업, 산재만을 다루고 있다. 공무인원보험에서는 연금과 산재만을 대상으로 하고 있다.

참고문헌

Beirute LA (1988), Trends, policies and strategies in medical care provision in Latin America, *American Regional Round Table Meeting on the Role of Social Security in the Delivery of Medical Care and In the Formulation of Health Practices*, Paraguay, 13-15 July.

Booth C (1892), *Life and Labour of the People in London*, quoted in Fraser (1984).

Busse R and Blümel A (2014), Germany health system review, *Health Systems in Transition* 16(2), European Observatory on Health Care Systems and Policies, Copenhagen: WHO Europe.

Busse R, Blümel A, Knieps F and Bärnighausen T (2017), Statutory health insurance in Germany: a health system shaped by 135 years of solidarity, self-governance, and competition, *The Lancet*, 390: 882-897.
(http://dx.doi.org/10.1016/s0140-6736(17)31280-1)

Fraser D (1984), *The Evolution of the British Welfare State* (2nd), London: Macmillan.

Glaser WA (1991), *Health Insurance in Practice*, San Francisco, CA: Jossey Bass Publishers.

Greβ S, Gildmeister S and Wasem J (2004), The social transformation of American medicine: a comparative view from Germany, *Journal of Health Politics, Policy and Law*, 29(4-5): 679-699.

MacDonagh O (1958), The nineteenth-century revolution in government: a reappraisal, *Historical Journal*, Vol. 1: 52-67.

Morgan LM (1987), Health without wealth? Costa Rica's health system under economic crisis, *Journal of Public Health Policy*, 8(1): 86-105.

Roberts D (1968), *Victorian Origins of the British Welfare State*, New Haven, quoted in Fraser (1984).

Ron A, Abel-Smith B and Tamburi G (1990), *Health Insurance in Developing Countries: The Social Security Approach*, Geneva: ILO.

Rowntree BS (1901 and 1906), *Poverty: A Study of Town Life*, quoted in Fraser (1984).

Saint-Jours Y (1982), France, In: Köhler PA, Zacher HF and Partington M eds, *The Evolution of Social Insurance 1881~1981:* 93-149, New York, NY: St. Martin's Press.

Saltman RB ed (1988), *The International Handbook of Health-Care Systems*, New York, NY: Greenwood Press.

Saltman RB and Dubois HFW (2004), The historical and social base of social health insurance systems, In: Saltman RB, Busse R and Figueras J eds, *Social Health Insurance in Western Europe:* 21–32, European Observatory on Health Care Systems and Policies Series, Berkshire, England: Open University Press.

Schlesinger M (2002), On values and democratic policy making: the deceptively fragile consensus around market-oriented medical care, *Journal of Health Politics, Policy and Law*, 27(6): 679-699.

Twarog S (1997), Heights and living standards in Germany, 1850~1939, In: Steckel GH and Floud R eds, *Health and Welfare during Industrialization:* 285-330, National Bureau of Economic Research, Chicago: The University of Chicago Press.

World Bank (1997), *World Development Report 1997: The State in a Changing World*, Washington DC: The World Bank.

Zöllner D (1982), Germany, In: Köhler PA, Zacher HF and Partington M eds, *The Evolution of Social Insurance 1881~1981:* 1–92, New York, NY: St. Martin's Press.

제8장
기본권 개념과 전국민의료보장

제1절 기본권 보장과 전국민의료보장

의료가 인간의 기본권으로 자리 잡기까지는 오랜 역사가 있다. 먼저 17세기 영국의 철학자 존 로크(John Locke)는 의료를 사회적 재화로 간주하였다. 이 당시는 의료와 건강이라는 개념이 혼재되던 시기였기 때문에 건강을 기본권으로 간주하였다고 보아도 될 것이다. 로크는 의료(건강)를 인간의 자위적 본능(self-preservation)을 추구하기 위한 빼앗을 수 없는 권리(inalienable right)로 정의하고, 사람들이 정부를 구성하는 것은 자위적 본능을 보호하기 위한 것이라고 하였다(Patel and Rushefsky, 1995).

의료가 인간의 기본권리라는 것이 정책적인 의미를 갖게 된 것은 1930년대부터 사회정책에서 등장한 사회보장의 개념에서 찾을 수 있다(Ron, Abel-Smith and Tamburi, 1990). 사회보장은 결핍으로부터의 자유(freedom from want)라는 사회적인 목표를 제시하면서 의료를 기본적인 인권으로 선언하였다. 이것이 의미하는 바는 사회는 구성원들에게 공적인 조치를 통하여 경제적이며 사회적인 불안으로부터 보호막을 제공하여야 한다는 것이다. 경제적이거나 사회적인 불안의 원인은 질병, 출산, 산업재해, 실업, 장애, 노령과 사망 등에 기인하는 소득의 감소나 중단이라 하겠다. 따라서 비용 걱정 없이 의료에 대한 자유로운 접근이나 자녀를 둔 가정에 대한 보조와 같은 조치 또한 사회보장의 책무에 속한다.

그런데 미국은 1935년 「사회보장법」을 통하여 구체적인 사회보장정책을 실행하면서 의료보장이 제외됨에 따라 의료가 기본권이라는 취지는 무색해져버렸다. 의료보장이 인간의 기본권으로 구체화되는 계기는 1942년 『베버리지 보고서』의 발간과 1948년 「세계인권선언」이다. 『베버리지 보고서』에서 의료는 지불능력에 관계없이 예방에서 재활에 이르기까지 포괄적인 서비스가 제공되어야 함을 주장함으로써 의료를 사회적 재화로 공식화하였다[1].

『베버리지 보고서』가 이론적인 토대가 되어 영국은 1948년 질병보험제도를 국영의료제도(NHS)로 바꾸어 전국민을 적용하였으며, 의료를 개인적 권리가 아니라 공공재로 간주하고 의료서비스의 제공에 집단주의 접근법을 강조하게 되었다(Klein, 1995). 「세계인권선언」은 의료가 인간의 기본 권리의 하나[2]라는 사실을 국제적으로 인정하는 계기(UN, 1948)가 되어, 이후부터 의료는 국제사회에서 사회적 재화로 공식화된다(Blendon et al., 2003; Barr, 2007). 의료를 기본권으로 간주한 「세계인권선언」을 서유럽의 산업화 국가들이 받아들임으로써 정부가 전국민들의 의료를 보장하는 방법으로 발전되어 갔다.

그리하여 제2차 세계대전 이후 영국에 이어 독일이나 다른 유럽 국가들은 지금까지 실시하던 질병보험을 개혁하여 전국민의료보장을 하게 된다[3]. 일본도 제2차 세계대전 이후 기본권 보장의 이념을 도입하여 건강보험제도를 재건하였다(일본 후생성, 1996). 이러한 과정을 거치면서 미국과 남아프리카공화국을 제외한 대부분의 산업화 국가들은 의료서비스를 인간의 기본적인 권리(fundamental right)로 인정하였다(Patel and Rushefsky, 1995).

미국도 1960년대 존슨 대통령 시절 빈곤과의 전쟁(War on Poverty)을 선언하면서 Medicare와 Medicaid 제도를 도입하기 위한 「사회보장법」을 개정할 때의 구호로 'Health care as a right, not a privilege'를 내세워 공적재정으로 공급되는 의료는 인간의 기본권이라는 개념으로 접근하였다(Torrens, 2002). 그러나 오바마 개혁이 나오기 이전까지 미국은 제한된 범위에서만 의료를 기본권으로 인정하였다[4].

---

1) 비스마르크 시대인 1883년 당시에는 의료기술이 낮아 질병보험에서 제공할 수 있는 의료서비스가 많지 않아 상병수당 중심으로 운영되었다. 그러나 베버리지 시대에는 의료기술이 상당 수준 발전하여 의료서비스의 이용에 소득이 큰 장애요인이 되었기 때문에 의료를 권리로 간주하게 된다.

2) 세계인권선언(Universal Declaration of Human Right)은 파리에서 개최된 제3차 유엔 총회에서 결의되었다. 인권선언 제25조에 의료를 필수적 서비스, 제22조에 사회보장권, 제35조에 생명권을 명기하여 의료를 기본권으로 간주하게 되었다. 인권선언 제25조의 원문을 보면 "Everyone has the right to a standard of living adequate for the health and well-being of himself and of his family, including food, clothing, housing and medical care"라고 기술하고 있다.

3) 제2차 세계대전 이후 유럽 국가들은 근로자 가족이나 자영자들을 건강보험에 적용하였으나, 소득 상위 계층은 적용에 제외시켰다.

4) 미국도 2014년부터 오바마 케어(Obama Care)를 실행함에 따라 의료를 기본권으로 인정하는 시대로 접어들었다고 볼 수 있다.

「세계인권선언」에서 밝힌 의료가 인간의 기본권이라는 개념을 실천하기 위하여 WHO는 1978년 알마아타(Alma-Ata)에서 '지구상의 모든 사람에게 건강(Health for All)'이라는 구호를 내걸고 PHC(Primary Health Care) 전략을 추진하게 된다[5]. 그러나 PHC가 성과를 거두지 못하자 WHO는 2010년 PHC 전략의 기반위에서 보편적 건강보장(Universal Health Coverage, UHC) 운동을 추진[6]하기에 이르게 되었다.

유럽의 사회보장 국가에서 의료를 기본권으로 간주하는 것과 거의 유사한 규범적 접근이 미국에서도 경제이론으로 제시되고 있다. Fox(1990)는 의료에 대한 규범적 가치에 따라 사회갈등 모형(social conflict model), 집단복지 모형(collective welfare model), 경제 모형(economizing model)의 세 가지로 구분하였다. Melhado(1998)는 앞의 두 가지 모형을 구모형(old model)으로 뒤의 경제 모형을 신모형(new model)으로 정의하고 1980년대 이후 미국에서는 경제 모형인 신모형이 지배하고 있다는 설명을 하였다.

구모형은 의료에서 사회연대와 분배적 정의를 강조하는 것으로 유럽에서 의료를 인간의 기본권으로 간주하는 것과 동일한 이념 위에 있다. 미국에서는 구모형이라는 사회갈등 모형이나 집단복지 모형은 1960년대 존슨 대통령 시절 빈곤과의 전쟁이나 위대한 사회(Great Society) 주장이 사회적 가치로 등장할 당시에 주류를 이루었다가 1980년대 이후에는 퇴조를 보이고 있다. 구모형인 사회갈등 모형이나 집단복지 모형에서 의료는 생존을 결정하는 특별한 재화로 간주되어 의료는 생의학에 기초하는 필요도에 따라 제공되어야 하며, 필요도 결정에는 전문가적 판단이 요구된다는 것이다(Melhado, 1998). 유사한 접근으로 의료를 가치재(merit goods)로 간주하는 시각이 미국에서 존재한다. 가치재는 Musgrave and Musgrave(1976)에 의하여 제기된 이론으로 가치재를 토대로 의료보장을 언급한 문헌으로 Phelps(1997)나 Normand and Weber(2009)가 있다. 의료에 대한 이념과 의료보장에 관해서는 필자가 집필한 『보건의료정책(개정판)』 제4장에 상세하게 설명되어 있다.

---

5) Primary Health Care는 광범위한 정치적 의미를 지니기 때문에 1차 의료(primary care)와 구분되어야 한다(Boerma and Kringos, 2015).

6) WHO는 2010년에 발간한 *World Health Report 2010 - Health Systems Financing: the Path to Universal Coverage*를 통하여 UHC 추진을 공식화 하였다.

제2절 건강보험방식의 전국민의료보장

1. 건강보험 선진국들의 전국민건강보험 발전

제2차 세계대전 이전까지 많은 국가들이 정부의 감독을 통하여 비스마르크형 질병보험제도의 확대를 위하여 인구집단을 분화시켜 단계적으로 적용하는 등의 노력을 기울였으나, 질병보험 선진국들도 전국민을 적용하지는 못하였다. 그러나 『베버리지 보고서』와 「세계인권선언」은 질병보험을 개혁하여 건강보험으로 하고 적용 대상자를 근로자에서 전국민으로 확대하는 계기가 되었다. 그리하여 국가에 따라 차이가 있지만 일정 소득수준 이하의 모든 근로자와 가족, 그리고 연금수급자들이 건강보험에 적용되어 전국민건강보험을 거의 달성할 수 있었다.

주로 농업에 의존하는 남유럽 국가들은 북부에 위치한 국가들에 비하여 산업혁명이 늦었으며, 첫 질병금고는 새로운 산업 분야의 기업부터 설립되었다. 스페인과 포르투갈과 같은 남유럽 국가는 독재자가 통치한 기간에 질병보험의 적용률이 낮았으나, 20세기 후반에는 다른 유럽 국가와 거의 같은 수준에 도달하였다. 예컨대 포르투갈은 20세기 전반기에는 산업장 근로자들만 적용하였는데, 1959년 이후부터 다른 분야에도 확대하여 1978년에는 거의 모든 국민을 적용하게 되었다. 스페인에서는 1967년 「사회보장기본법」의 제정으로 적용 인구의 대폭적인 확대가 가능하였다(Saltman and Dubois, 2004).

비스마르크 질병보험제도가 저소득 근로자층을 중심으로 출발하였던 전통으로 인하여 독일과 네덜란드는 적용 인구의 비율이 다른 국가들에 비하여 낮았다. 건강보험 선진국 가운데 전국민건강보험은 1961년 일본이 처음으로 달성하였고, 서유럽 국가들은 일본에 비하여 늦었지만 1996년 스위스, 1998년 벨기에, 2000년 프랑스가 달성하였으며, 이스라엘도 1995년 전국민건강보험을 달성하였다(Saltman and Dubois, 2004). 특히 서유럽 국가들은 비스마르크의 초기 전통에 따라 일부 계층(자영자 계층, 혹은 일정 수준 이상의 부유한 계층)을 제외하고 전국민건강보험을 달성하였다(Busse, Saltman and Dubois, 2004). 네덜란드는 2006년 개혁을 통하여 부유한 계층이나 자영자를 제외하는 방식을 버리고 모든 국민을 건강보험에 적용하였다. 독일은 강제보험으로 전국민보험을 달성하지는 않았으나 2009년 개혁으로 건강보험에서 제외된 소득 상위 10% 계층에 대하여 건강보험이나 민영보험 가운데 반드시 선택적으로 가입을 강제화하여 전국민의료보장을 달성하였다고 볼 수 있다.

건강보험 후발국으로서는 1989년 우리나라가 전국민건강보험을 달성하였고, 뒤이어 대만이 1995년 전국민에게 건강보험을 적용하였다. 유럽 국가들 가운데 수치상으로 전국민건강보험을 달성한 국가는 네덜란드에 불과하지만 나머지 국가들도 건강보험 적용률이 90%를 상회하고 있어 전국민건강보험을 달성한 것으로 간주할 수 있다. 제2차 세계대전 이후의 유럽을 위시한 건강보험 선진국 몇 개 국가의 경험을 기술하면 다음과 같다.

1) 독일

바이마르 공화국이 나치 정부의 등장으로 멸망하였으나 독일 질병보험의 골격에는 큰 변화가 없었다. 1941년에 연금수급자에게 질병보험이 확대되었다. 그러나 1933년에 나치 정권은 유태인 근로자들에게 피보험자 자격을 박탈하고 유태인 의사들에 대해서는 진료 활동을 금지시키는 조치가 이루어졌고, 많은 의사들이 나치의 잔학한 행위나 학살 행위를 합법화하는데 동원되었다.

1945년 5월 나치 정권이 항복하고 제2차 세계대전이 끝나자 독일에서는 연합국들에 의한 신탁통치가 시작되었고, 전범처리를 위한 국가 정상화가 이루어짐에 따라 1949년 8월 자유선거를 통하여 독일연방공화국(서독)이 수립되었다. 독일연방공화국은 건국에 앞서 1949년 5월에 독일 「기본법(Grundgesetz)」을 제정하였는데, 「기본법」은 「헌법」에 해당하는 것으로 인간의 존엄성과 불가침 인격권을 보장하고 모든 국민은 생명과 신체의 안전에 관한 권리를 갖는 것으로 규정하고 있다. 독일 「기본법」에는 우리나라 「헌법」과 같이 구체적인 건강권이나 사회보장권은 명시하지 않고 인간존엄성, 신체의 안전과 같이 매우 포괄적인 개념으로 표현하고 있다.

독일은 「기본법」 제정 이후 1949년 6월에 「사회보험법」을 수정하여 건강보험에서 근로자와 사용자가 부담하던 보험료의 분담비율을 2:1에서 1:1로 변경하여, 근로자 부담을 낮추었다(Glaser, 1991). 연금보험은 1889년 도입 당시부터 근로자와 사용자의 보험료 분담을 1:1로 하였는데 건강보험은 제2차 세계대전 이후에 근로자 분담률을 낮추었다. 사회보장(social security)이라는 용어는 미국에 비하여 독일은 다소 늦게 사용되어 1953년 5월 포괄적인 사회개혁(comprehensive social reform)이 시도되었다(Zöllner, 1982)[7].

1959년에는 의료이용 억제를 위하여 경증의 서비스(bagatelle case) 이용을 규제하는

7) 그러나 구체적인 프로그램 도입은 이루어지지 않았다.

재정보호 장치의 도입이 시도되었다. 의료보장에서 관심을 두어야 할 대상은 소액 의료비가 들어가는 경증 서비스가 아니라 고액의 의료비가 소요되는 중증 서비스라는 취지의 조치인데도 불구하고 노조의 반대로 경증 서비스에 대한 규제정책은 도입되지 못하였다.

1972년에는 농민, 학생, 장애인에게 건강보험을 확대하였고, 1973년에는 근로자의 93%가 건강보험의 적용을 받게 되었다. 1972년에는 병원의 자본비용을 주 정부에서 그리고 경상비용은 건강보험에서 상환해주는 이원적 지불보상체계가 출발하게 된다. 건강보험에서 지불하는 경상비용에는 의료기관 종사자의 임금, 서비스와 관련되는 비용, 의료시설의 유지 보수와 같은 것으로 보험수가로 보상하고 있다. 자본비용을 주 정부가 보상하게 된 것은 제2차 세계대전으로 파괴된 병원을 재건하여 부족한 의료 인프라 문제를 해결하기 위한 목적이었다. 병원이 자본비용을 보상받기 위해서는 주 정부가 작성하는 병원계획(hospital requirement plan)에 등재되어야 한다. 이 계획에서는 필요한 전문과목을 열거하고, 병원별로 전문과별 병상수를 기재한다. 병원수와 병상수에 대한 계획은 주 정부, 병원, 질병금고 대표들로 구성되는 위원회에서 결정된다. 자본비용은 장기적인 비용과 단기 비용으로 나누고 단기 투자비용은 3~5년의 경제적인 기한을 갖는 것으로 매년 정액으로 주 정부가 지불하는데 병원의 규모와 발전 비용을 고려하여 결정한다. 장기 자본투자는 필요시에 신청한 투자 금액을 심사하여 건당 총액으로 결정한다(Busse and Blümel, 2014).

1973년 제1차 오일 쇼크로 인하여 전 세계가 인플레이션을 경험함에 따라 독일도 의료비 증가 문제로 인하여 1973년부터 비용억제가 주요 과제로 등장하였으며, 1990년 의료개혁의 중심과제가 되었다. 비록 독일이 베버리지 원칙이나 「세계인권선언」을 건강보험의 명시적 이념으로 제시하지 않았지만, 제2차 세계대전 이후 전국민을 의료보장에 적용하기 위한 노력을 기울여 단계적으로 확대하는 접근 전략을 구사하였다. 그리고 건강보험의 급여에 관해서는 포괄적 제공 원칙이 처음부터 유지되어 의료의 영리화 같은 문제는 제기될 틈이 없다.

2) 프랑스

프랑스의 현대사는 1793년 「시민의 권리선언(The Declaration of the Rights of Man and Citizen)」으로 시작한 특징이 있다(Horton and Ceschia, 2016). 이 권리선언에서 강조한 것은 인간의 자연권(natural right)으로서 평등, 자유, 안전 그리고 번영이었다.

안전은 오늘날의 인간안보를 뜻한다. 이 권리선언 속에는 사회연대, 형평, 세계주의를 모두 강조한다고 볼 수 있다. 그리고 사회계약이 오늘날 여전히 프랑스인의 마음속에 깊이 새겨져 있다. 이와 같은 정신이 2세기가 지난 오늘날 프랑스가 모든 국민에게 건강보장(universal health coverage)을 위한 노력으로 연결되고 있다(Horton and Ceschia, 2016).

프랑스는 이미 옛날부터 상호공제조합의 전통이 있었고 19세기에 급속적인 성장을 한 것으로 기록되어 있다. 1900년까지 상호공제조합이 13,000개나 있었으며 회원 수는 250만 명에 달하고 있었다. 20세기 초기에도 이러한 발전 추세는 지속되어 1940년에 상호공제 조합의 회원 수가 거의 천만 명에 달하였다(Chevreul et al., 2015). 1893년 7월부터 지역사회(commune)에 신고된 의료취약계층에 대해서는 공공부조제도에 의하여 무상으로 입원이나 병원서비스를 제공하였다.

프랑스는 1930년 「사회보험법」을 제정하여 일정 소득수준 이하의 근로자에 대하여 질병보험을 적용하기 시작하였다. 그러나 여전히 상호공제조합의 역할이 강하여 1939년 제2차 세계대전이 시작될 때 프랑스 국민의 2/3가 상호공제조합을 통하여 질병을 치료받았으며, 의료공급자는 자유 선택이 가능하였다. 제2차 세계대전이 끝난 1945년 새로운 사회보장제도에 의한 건강보험제도가 창설되면서 상호공제조합은 해산되거나 보충형 민영보험회사로 전환하게 되었다(Chevreul et al., 2015).

제2차 세계대전 이후 프랑스는 『베버리지 보고서』의 영향을 받아 전국민건강보험을 서두르게 된다. 나치로부터 해방이 되자 프랑스는 1945년 제4공화국이 출범하면서 사회보장제도가 「10월의 법령(Ordinance of 4 October 1945)」 제정으로 출발하게 된다. 이 법령에 의한 사회보험의 3원칙으로 첫째는 전국민에 대한 적용, 둘째는 제도의 단일화, 셋째는 피보험자 대표와 정부 대표가 참여하는 공동 운영이었다(Saint-Jours, 1982). 그러나 프랑스의 건강보험은 『베버리지 보고서』의 영향을 받아 다른 건강보험 국가에 비하여 중앙집권적이며, 정부의 영향력이 강하다. 특히 재정의 조달에서 세금에 의존하는 정도가 큰 특징이 있다(Chevreul et al., 2015).

제4공화국에서 『베버리지 보고서』의 정신을 반영하여 사회보험의 개혁안을 제시하였으나 민간주도의 과거 전통과 완전히 단절하기 어려워 제도의 단일화와 같은 원칙은 실행에 옮길 수가 없었다. 먼저 근로자와 그 가족을 건강보험에 강제 적용하였으며, 건강보험에서 의료비의 80%를 상환하도록 하였다. 1958년부터 출발한 제5공화국에서 농민과 자영자에 대한 단계적인 확대가 이루어졌다. 1961년 1월에 농민들이 적용되었고, 1966년 7월에 공업 분야의 자영 근로자, 그리고 상업분야, 수공업 분야 자영 근로자, 전문직 자영 근로자에게 건강보험을 단계적으로 적용하여(Saint-Jours, 1982) 1999년 전국민건강보험을 달성하게 되었다(Chevreul et al., 2015).

대부분의 서유럽 국가들은 『베버리지 보고서』나 「세계인권선언」의 정신을 암묵적으로 받아들였으나 프랑스는 건강보험제도를 유지하면서 『베버리지 보고서』의 원리를 실천하겠다고 명시적으로 밝힌 점이 특이하다. 프랑스의 건강보험제도는 제2차 세계대전이 끝난 이후부터 보편성(universalism)과 평등성(equality)을 증진시킨다는 이념 위에서 운영되었다. 전후 오늘에 이르기까지 70여 년간 이와 같은 이념에 따라 전국민에게 의료를 보장하였다. 또한 건강보험제도는 재분배의 실현이라는 철학에 기초를 두어 보험료는 능력에 비례하여 기여하고 보험급여는 누구에게나 동일하게 제공하여 저소득층도 높은 수준의 의료를 누릴 수 있도록 하였다. 재분배라는 바탕에는 사회정의와 사회연대의 실현이 깔려있다(Nay et al., 2016). 보험료는 근로자와 사용자가 공동으로 분담하여 왔는데 1990년 재정개혁을 통하여 사회보장제도의 재원을 보험료에서 조세로 대폭 전환하였다. 이러한 개혁에 따라 1998년 근로자가 임금에서 부담하는 보험료를 모든 소득에 대하여 부과하는 일반사회기여금(Contribution Sociale Généralisée, CSG)이라는 특별세로 대체시켜 근로자의 보험료 부담을 없앴다[8]. 그리고 사용자는 임금소득의 13.0%를 보험료로 부담한다. 다만 최저임금의 2.5배 이하인 사업장의 경우는 사용자가 7.0%를 보험료로 부담한다. 그리고 건강에 유해한 술과 담배에 특별세를 부과하고 제약회사에도 일정 세금을 부과하여 건강보험을 위시한 사회보장을 위한 재정에 사용하고 있다. 프랑스는 민영보험 가입률이 매우 높은 국가로 국민의 90% 이상이 보완형(complementary) 민영의료보험에 가입하여 전체 의료비의 13.8%를 조달받고 있다. 민영보험은 보완형으로 건강보험의 본인부담분을 보상하기 때문에 본인이 지출하는 의료비(OOP)가 상대적으로 유럽의 다른 국가에 비하여 낮은 특성이 있다[9](Chevreul et al., 2015).

의료서비스 공급은 행위별수가를 토대로 하는 의사와 공공병원, 비영리 민간병원, 영리병원이 담당하고 있다. 병원은 공공병원이 많으며 민간병원의 39%가 영리병원이다. 영리

---

8) 2022년 1월 기준으로 CSG는 모든 소득에 대하여 9.2%를 부과하는데 이 재정은 건강보험을 위시한 사회보장제도 전반에 사용된다.

9) 프랑스는 저소득층의 민영보험 가입을 지원하기 위하 보조금이 있어 접근성의 형평을 도모하고자 한다(Zeynep O., et al., 2023).

병원은 주로 소규모의 전문화된 병원으로 병원수는 많으나 병상수의 비중은 낮다. 그래서 공공병원의 병상수가 전체 급성기 병상의 67%를 차지하고 있다. 일반적으로 개업의사 서비스는 환자가 의사에게 진료비를 먼저 지불한 후에 건강보험에 청구하여 상환받게 된다. 그러나 비싼 진료비가 소요되는 서비스나 저소득층은 예외로 보험자가 진료비를 지불하는 형태이다. 현재 의사서비스의 35% 정도만 상환제 형태를 취하고 있다. 1983년부터 공공 및 비영리 민간병원은 일당진료비에서 총액예산방식으로 진료비를 지불받았는데, 2004년부터 점차적으로 DRGs 방식이 적용되었다.[10)]

병원(공공 및 비영리민간 병원)의 자본비용은 건강보험으로부터 상환받는 진료비와 정부 및 지역의 특별 프로그램으로 조달된다. 그런데 1983년에서 2003년 기간 중에 병원 지불제도가 총액예산방식(global budget payment system)이 되어 자본투자가 매우 위축되었다. 그래서 병원 의료의 질과 안전기준을 달성하기 위한 목적으로 두 개의 전국적인 투자계획(2003년에 수립한 *Plan Hôpital* 2007 및 2007년에 수립한 *Plan Hôpital* 2012)을 수립하여 병원에 대한 자본투자를 지원하고 있다. 병원 자본투자에 대한 관리는 지역병원관리국(Regional Hospital Agency, ARS)에서 담당하고 있다(Chevreul et al., 2015).

3) 스위스[11)]

스위스는 서유럽 국가 가운데 매우 특이한 사회보험구조를 갖는 국가로 23개 주(Canton)와 약 2,900개의 지방정부(Municipality)로 구성되어 있다. 23개 주 가운데 3개 주는 반(半)으로 나누어진 반 주(demi-Canton)[12)]로 되어 실질적으로 26개 주가 있는 형국이다. 스위스는 매우 발전된 의료체계를 갖추고 있다. 의료체계는 제2차 세계대전 이후에 대규모로 확대되었다.

20세기 초 반세기 동안 감염병으로 인하여 보건의료정책의 초점은 예방사업에 주어졌다. 제2차 세계대전이 끝난 후부터는 개인적으로 발생하는 질병에 대한 치료에 관심이 높아졌다. 1970년대 초반까지는 의사의 부족, 특히 치과의사와 병원 근무 의사의 부족 문제가 심각하였고 농촌지역의 의료문제가 제기되었다. 그 후의 정책적인 노력으로 의사

10) DRGs는 2004년에 공공 및 비영리병원 중에서 10%, 2005년 25%, 2008년에 모두 적용되었고, 영리병원은 2005년 3월부터 전부 적용되었다(Or, 2014).

11) 이 부분은 Health Care Systems in Transition, Switzerland(2000)에서 발췌하여 인용하였다.

12) 반 주는 Half-Canton으로 불리는데, demi-Canton은 프랑스식 발음이다.

부족에서 이제는 의사와 시설의 과잉이라는 문제가 생기고 있다.

제도적인 측면에서 본다면 주 정부와 지방정부가 주민들의 의료와 복지 문제에 절대적인 책임을 갖고 있다. 스위스는 1648년 신성로마제국에서 독립하여, 1815년 주변 국가들로부터 영세중립국으로 인정을 받았다. 스위스는 1848년 연방 「헌법」을 제정하였는데, 이 당시 「헌법」에는 의료보장에 관한 언급은 없었다. 1890년에 와서야 연방 정부에 질병보험과 사고보험에 대하여 입법할 수 있는 강제권이 부여되었다. 1911년 독일 비스마르크의 질병보험을 모방하여 「질병보험법」이 제정되었다. 이 법에서 보험급여 범위가 설정되었고, 피보험자들은 질병금고를 선택하고 바꿀 권리가 부여되었다. 질병보험의 강제 적용 여부는 주 정부가 결정하도록 하였다. 질병보험의 재정은 수요 예측의 실패로 곧 파산되어 질병보험을 재건하려는 시도는 여러 차례 시도되었다. 현재 발효 중인 「건강보험법」은 1994년 5월에 통과되어 1996년 1월부터 실시되었다. 이 법은 강제보험을 취급하는 건강보험회사는 표준적 급여패키지를 제공할 것을 규정하고 있다. 보험료는 보험회사가 1인당 정액형(community rating)으로 부과[13]하는데 연령을 감안하여 3개의 그룹으로 조정할 수 있도록 하고 있다(van Ginneken, 2016). 보험회사는 정부가 정한 표준 급여에 대하여 deductibles이 다른 몇 가지 종류의 기본 플랜(basic plans)을 제공하고 있다. 기본 플랜의 deductibles을 높이고 관리의료를 도입할 경우에는 보험료가 낮아진다. 그리고 주민들에게 보험회사의 선택과 함께 보험회사가 제공하는 기본 플랜을 선택할 권리를 부여하여 경쟁에 의한 전략적 구매가 가능하도록 하였다.

주민에게 건강보험회사를 선택할 권리를 부여(연 2회)한 관계로 퇴출되는 회사가 생겼다. 1991년 건강보험을 담당하는 회사가 203개나 되었으나, 2002년에는 93개, 그리고 2014년에는 61개로 줄었다. 등록된 건강보험회사는 강제보험과 추가형(supplementary) 민영의료보험을 담당할 수 있다. 등록된 건강보험회사는 지역, 연방, 종교 또는 직업을 토대로 설립이 되었다. 등록된 건강보험회사는 가입을 원하는 사람을 거절할 수는 없도록 하여 보험회사가 위험을 선택하는 것을 방지하고 있다.

건강보험에서 제공하는 입원서비스는 병원서비스와 간호양로원 서비스가 있다. 대부분의 지방정부는 병원을 직접 소유하고 있고, 어떤 지방은 민간병원에 대하여 보조금을 주어 운영하고 있다. 그리고 정부의 지원이 전혀 없는 순수 민간의료기관도 있다. 간호서비

13) 가입자 1인당 정액으로 보험료를 부과하는 경우에는 건강한 사람이 허약한 사람의 의료비를 지원하는 꼴이 되어 건강을 기준으로 하는 사회연대가 이루어진다.

스와 가정에서의 돌봄(nursing and domiciliary care)은 지방정부(Municipality) 소관이며 다른 일반적인 의료서비스(병원서비스, 의사서비스 등)는 건강보험회사가 관장하도록 되어 있다. 건강보험회사는 주 정부(Canton) 단위로 설립되는데 주 단위의 협회가 있고, 연방 정부의 내무부(Fed. Department of Home Affairs) 산하에 설치된 연방사회보험청에서 지도·감독을 맡고 있다.

4) 일본

(1) 의료제도 및 건강보험 도입[14)]

일본의 근대화는 1868년 메이지유신으로부터 시작하지만 서양의학은 이미 1803년 제너의 종두법 도입으로 시작되었다[15)]. 일본은 메이지유신 이후 1874년 「의제(医制)」가 공포되면서 근대적인 의료제도를 갖추게 된다(島崎謙治, 2011). 「의제」에는 공중보건의 행정구조, 의학교육, 그리고 약사업무에 이르기까지 광범위한 내용을 포함하고 있다. 「의제」 공포에 앞서 이미 1869년 독일 모형의 의료제도 채택을 결정하고 의학교육도 독일 방식을 도입하면서 면허제도가 도입되었다. 「의제」를 토대로 1875년 위생국이 내무성에 설치되었고 공중보건의 책임을 지방정부에 위임하였다. 일본은 예방사업을 강화하기 위하여 1893년에는 공중보건업무를 경찰 시스템과 결합하였다. 1937년에는 「보건소법」을 통과시켜 49개의 보건소가 설립되어 결핵을 퇴치하기 위한 노력을 기울였다. 그 이후 10년간 보건소는 550개로 늘어나 주민의 보건교육과 상담을 통하여 결핵 퇴치에 노력하였다. 1944년에는 보건소가 전국에 걸쳐 770개로 늘었다(Tatara and Okamoto, 2009). 1947년에는 「보건소법」을 개정하여 보건활동에 대한 대인 서비스 제공 업무와 함께 약사업무, 식품위생, 환경보건에 대한 규제업무를 시작하였다.

「의제」에 따라 의사면허 시험이 1875년 도쿄, 교토, 오사카 지역에서 실시되었고, 1878년 전국으로 확대되었다. 1883년에 치과의사 면허시험이 의사면허와 분리되어 실시되었

14) 이 부분은 Tatara and Okamoto(2009), 島崎謙治(2011), 이규식(2013) 등을 참고하였다.

15) 일본은 1543년 포르투갈 사람이 다네가섬(種子島) 영주에게 조총을 선물하면서부터 서양사회와 교류가 이루어져 루이스 알메이다(Luis Almeida)가 분고(豊後, 현재의 오이타(大分))에 서양식 병원을 개설하면서 서양의학이 도입되었다. 이 병원은 1586년 시마즈(島津)군이 오이타를 점령할 때 불에 타 없어졌다. 그 후 1600년 네덜란드(화란)가 나가사키 데지마(인공섬)에 '화란상관'을 설치하면서 서양문물을 받아들이는 창구 역할을 하였으며 시볼트(1796~1866)라는 네덜란드인이 서양의학과 서양문물의 도입에 많은 역할을 하였다.

고, 「의사법」과 「치과의사법」은 1906년에 제정되었다. 의사면허 시험은 서양의학에 대한 것으로 전통적인 한의학은 배제되었다. 서양의학이 공식적으로 도입됨에 따라 의약분업이 시도되었다. 의제에 의약분업을 명시하고 약사 자격 요건을 규정하였다. 그러나 처방과 조제가 동시에 제공되는 한방의료 이용에 익숙한 국민에게 의약분업은 의사들로 하여금 환자를 쫓아내는 것과 다름이 없다는 인식으로 의사들이 반대하여 실행에 옮기지는 못하였다(Tatara and Okamoto, 2009).

「의제」는 1948년에 제정되는 「의료법」의 기원이 되었다. 일본은 우리나라와 마찬가지로 서양의학이 전래되면서 초기에는 의원에서도 입원실을 갖추었기 때문에 병원과 의원의 역할이 구분되지 않았으며, 의료이용에 문지기제도와 같은 전통이 수립되기 어려웠다. 1886년에는 의약품의 생산, 유통과 관련하여 약전(藥典)을 제정하였다. 약전에서 전통적 투약에 관한 요소를 제거함으로써 전통의료인 한의제도와 한방의료가 사라지게 되는 계기가 되었다. 「약제사법(藥劑師法)」은 1925년에 제정되었다. 간호사 교육은 1884년 도쿄 민간병원 간호학교 개설로 시작되었으며, 1886년에는 교토간호학교가 설립되어 영국 나이팅게일 간호학교(1860년 설립)의 교육 시스템을 따랐다. 1948년에는 「보건부조산부간호부법(보조간법)」이 제정되었다.

일본은 1868년 메이지유신을 단행한 이후 산업혁명을 거치면서 근로자를 대상으로 복지운동이 일어났으며 그러한 운동의 결과로 질병보험제도가 도입된다. 일본은 질병보험제도가 도입되기 이전에 이미 에도시대에 다양한 종류의 상호공제조합이 존재하고 있었다. 그러나 청일전쟁(1894)과 러일전쟁(1904) 이후 급속적으로 진행되는 산업화 과정에서 근로자들을 보호하기 위한 제도적 장치로 질병보험제도가 개발되었다(Tatara and Okamoto, 2009). 질병보험제도가 도입되기 이전인 1911년 「공장법」을 제정하여 사용자는 근로자가 질병에 걸리거나 부상을 입었을 때 보호해야 함을 의무화하였다. 일본에서 비스마르크형 질병보험제도의 도입을 처음 주장한 사람은 내무성 의정국장이던 고토이다. 그는 1892년 독일에서 연구를 하면서 근로자들에 대한 질병보험의 필요성을 인식하게 되어 1898년에 「근로자질병보험법」을 내각에 제출하게 된다. 일본의 경제력이 제1차 세계대전 시기에 이미 서유럽과 비슷한 수준까지 따라 갔지만 높은 인플레이션이 근로자의 삶의 질을 떨어뜨렸기 때문에 근로자들의 복지를 위한 운동이 일어났다. 특히 1919년에 창설된 세계노동기구(ILO)의 보고서나 권고가 근로자 복지를 위한 운동에 큰 영향을 끼쳤다(Tatara and Okamoto, 2009).

이상과 같은 역사적인 과정을 거쳐 일본은 1922년 「건강보험법」을 제정하였다. 그러나 1923년 관동대지진[16]으로 건강보험의 실시를 연기하다 1927년 1월부터 시행에 들어갔다. 처음에는 「공장법」 및 「광업법」에 적용을 받는 근로자에 한정하였으며, 건강보험조합을 설립하여 관리운영을 하였다. 이 당시의 건강보험의 내용을 보면 보험급여로 질병, 부상, 사망(장제비), 출생(출산비)에 따른 비용을 부담하였으며, 보험자는 정부나 조합이 담당하였다. 300인 이상 고용 사업장은 조합을 구성하였고 그 이하 중소기업은 정부가 보험자가 되었다. 보험급여는 피보험자에게 제한되었으며, 예방보건서비스를 장려하였고, 보험료는 사용자와 근로자가 1/2씩 부담(당시 독일은 사용자 1/3, 근로자 2/3부담)하였다(Tatara and Okamoto, 2009). 정부는 보험사무비용에 대하여 국고를 보조하였다(독일은 보험자 자치를 원칙으로 국고보조 배제).

1935년에는 건강보험제도를 다른 육체노동자에게 확대 적용하였고, 1939년에는 「직원건강보험법」을 제정하여 판매・금융업 종사 노동자를 별도 제도로 적용하였다. 그러나 1942년 「건강보험법」 개정으로 「직원건강보험법」을 흡수하여 하나로 통합하였는데 이때 피부양자제도를 도입하여 근로자 중심에서 벗어나기 시작하였다. 그리고 1939년에는 「선원보험법」을 제정하여 1940년부터 선원들을 건강보험에 적용하였다.

이때까지는 근로자를 대상으로 단계적으로 건강보험이 확대되는 과정이었으나, 1938년 「국민건강보험법」[17]을 제정하여 농민들을 적용하면서 지역주민에 대한 건강보험이 시작되었다. 이 법은 제2차 세계대전 중에 건강한 병력의 확보라는 목적이 가미된 전시 입법의 성격을 지녀 도시자영자들도 대상이었다. 그러나 당시 농업공황으로 농민들의 경제력이 열악하여 의료비 지불에 어려움이 많았기 때문에 농민을 주 대상으로 하였다. 특히 의료시설이 도시에 편재되어 농민들의 건강관리에 문제가 많아 농촌지역을 우선 적용하였다. 농민을 대상으로 함에 따라 자연스럽게 가족들도 모두 건강보험에 적용하게 되었다. 지역주민들을 건강보험에 적용함에 따라 보험의 관리는 시・정・촌 행정조직이 담당하였다. 지역주민에 대해서는 근로자 보험과 달리 진료비의 50%를 본인에게 부담시켰다.

처음에는 건강보험제도를 근로자부터 적용하였기 때문에 상병수당제도가 있었다. 일본

16) 1923년 도쿄, 요코하마 등의 관동지역에 일어난 대지진은 10만 명 이상의 사망자와 이재민, 그리고 시설이나 도로의 붕괴 등으로 경제적 및 사회적 혼란으로 건강보험실시는 우선순위에서 밀려나 1927년에 와서야 시작을 할 수 있게 되었다.

17) 일본은 근로자에 대해서는 건강보험, 지역주민에 대해서는 국민건강보험으로 명칭을 구분하여 사용하고 있다. 1938년의 「국민건강보험법」은 지역주민을 대상으로 제정한 법률이다.

이 처음으로 건강보험제도를 실시한 1927년에는 이미 의료기술이 상당한 수준이 되어 건강보험의 급여에서 질병을 치료하는 의료비가 가계에 큰 부담이 되었기 때문에 상병수당보다는 의료비를 부담하는 것이 더욱 중요하였다[18]. 의료비 부담의 대상이 되는 의료서비스는 처음부터 포괄적으로 제공되었다. 그러나 전통적인 한의와 한방의료가 사라졌기 때문에 한방은 보험급여에서도 제공되지 않았다. 건강보험제도를 도입한 초기에는 의료비에 대하여 본인부담제도는 없었다.

(2) 건강보험제도의 발전

일본은 제2차 세계대전에서 패전함에 따라 1945년 8월부터 미군정이 실시되어 이듬해 11월 평화 「헌법」을 제정하게 된다. 이 「헌법」은 1947년 5월에 발효되었는데 제25조에 '모든 국민은 일정한 기준의 건강하고 문화적인 삶을 유지할 권리가 있음을 밝히고 이와 같은 목적을 달성하기 위하여 국가는 국민들의 사회복지, 사회보장, 공중보건을 증진하고 유지하여야 함'을 명기하였다. 그 후의 의료와 공중보건정책은 평화 「헌법」에 기초하고 있다(Tatara and Okamoto, 2009). 일본 정부가 발간하는 『후생백서』에서도 제2차 세계대전 이후 일본은 건강보험을 생존권 보장 차원에서 재건하였음을 밝히고 있다(日本 厚生省, 1996).

미 군정시기(1945~52)인 1948년 군정청은 일본의 사회서비스에 관한 미국조사단(American Mission for an Investigation of Social Services)을 초청하여 7월에 정책보고서를 발간하였는데, 이 보고서는 정부에 의하여 추진될 사회정책을 자문하고 권고할 위원회 설치를 권유하게 되었다. 이 보고서를 토대로 일본 정부는 1949년 총리의 자문기구로 사회서비스위원회를 설치하게 되었다. 이 위원회는 1956년 정책보고서를 발간하여 사회서비스를 위한 정책의 단일화와 지방정부에 의한 강제적인 사회보험 도입을 통한 전국민건강보험을 권유하였다(Tatara and Okamoto, 2009). 그리고 기본권 이념으로 건강보험을 운영하여 건강보험의 기본원칙인 보험급여의 포괄성과 최소수준원칙을 고수하여 소위 '혼합진료'를 금지하고 있다[19]. 이와 같은 정책에 의하여 의료서비스를 주로 민

---

18) 독일은 1925년에 현금급여와 의료서비스 급여의 비중이 각기 50%씩으로 동일해졌으나 일본은 1927년에 건강보험을 실시할 당시 의료서비스 급여에 보다 큰 비중을 두었다.

19) 혼합진료 금지란 우리나라와 달리 건강보험 급여 서비스와 비급여 서비스를 동시에 제공하면 진료비 전액을 환자에게 부담시켜 건강보험에서 비급여 서비스가 제공될 수 없도록 한 제도를 말한다. 우리나라에서는 급여 서비스는 건강보험에서 보상을 하고, 비급여는 전액 본인이 부담하도록 하여

간의료기관이 제공하는 일본이지만 의료의 영리화와 같은 문제는 제기되지 않고 있다[20].

1948년 「국가공무원 공제조합법」을 제정하여 공무원에 대하여 건강보험을 적용하였고, 같은 해에 도·도·부·현 단위로 '사회보험진료보수지불기금'을 설립하여 의료기관이 청구한 진료비를 조합 단위로 심사·지불하는 문제를 개선하였다. 건강보험이 조합 단위로 운영됨에 따라 의료기관들은 진료비를 각 조합에 청구하여 지불받는 것이 매우 복잡하여 단일 창구로 간편화하기 위하여 도·도·부·현 단위로 지불기금을 설립하여 업무를 간소화하였다. 1953년에는 「사립학교교직원 공제조합법」을 제정하여 건강보험을 적용하였고, 1961년에는 도시지역의 자영자들에게 건강보험을 적용하여 34년 만에 전국민건강보험을 완성하게 된다.

건강보험제도는 근로자와 지역주민을 구분하여 관리한다. 대규모 직장은 직장단위로 건강보험조합을 설립하여 관리하며, 중소기업은 도·보·부·현 단위로 건강보험협회를 설립하여 관리하고 있다. 공무원이나 사립학교교직원은 중앙공무원, 지방공무원, 사립학교 교직원 공제조합을 각각 설립하여 관리하고 있다. 지역주민은 시·정·촌 단위로 국민건강보험조합을 설립하여 관리하고 있다.

1938년 농촌 자영자에 대한 건강보험을 적용하면서 본인부담률을 50%(1966년 30%로 낮춤)로 하고, 1942년 직장 근로자들에 대하여 피부양자제도를 도입하면서 피부양자의 본인부담률을 50%('73년 30%로 낮춤)로, 그리고 건강보험의 피보험자에 대해서는 1982년 본인부담률을 10%로 하는 등 보험종류와 피보험자와 피부양자 여부에 따라 본인부담률이 다원화되어 있었다. 다원화된 본인부담률이 제도를 복잡하게 하였기 때문에 2003년에 제도나 피보험자 여부에 관계없이 아동과 노인을 제외하고는 본인부담률을 모두 30%로 통일하였다(이규식, 2013).

급여 서비스와 비급여 서비스를 동시에 제공하는 혼합진료를 허용하고 있다. 우리나라 의료기관은 비급여 서비스가 허용된 혼합진료를 통하여 영리적인 활동을 하는 문제가 있다.

20) 일본에서는 특별진료가 용인되지 않고 1인실과 같은 편의적 병상(amenity bed)은 허용되고 있으나, 차액병상의 비중은 2013년 전체 병상의 19.1%에 불과하다. 그리고 병실료를 보면 5,918엔(二木立, 2014)으로 한국에 비해 크게 낮다.

2. 중남미 국가의 건강보험제도 도입과 발전

1) 브라질

(1) 초기 : 제2차 세계대전 이전

중남미 국가 가운데 면적이나 인구 측면에서 가장 큰 국가가 브라질이다. 브라질은 1494년 포르투갈의 식민지가 되었으며, 1822년 독립을 하였다. 19세기 중반 유럽 각국으로부터 이민자들이 쏟아지면서 남동부 지역부터 경제 발전이 이루어졌으며, 제2차 세계대전과 함께 브라질은 경제의 붐을 이루었다. 유럽인들이 들어오기 이전에는 마술이나 주술과 같은 전통적인 치료법으로 질병에 대처하였다. 유럽인들이 들어오면서 브라질도 다른 중남미 국가들과 마찬가지로 가톨릭 성직자들에 의하여 조직화된 의료체계가 형성되었다(Roemer, 1991). 부유한 사람들로부터 도움을 얻기 위하여 가톨릭 성직자들은 자비의 성전이라 불리는 복지기구들(welfare societies = santas casas da misericordia)을 조직하였다. 브라질에서 복지기구의 전형적인 모습은 노인이나 고아들을 위한 수용시설이나 병원과 같은 곳이었다. 1960년 이전까지 브라질에서 흔한 형태의 병원은 이러한 복지기구에 의하여 운영되는 병원(santa casa hospital)들이었다. 1950년대의 복지기구에 의하여 운영되는 병원들은 낡고 불결한 건물에 큰 병동들(20~30개 병상으로 구성)을 갖추고 있었다. 병원의 위생상태나 의료장비는 보잘것없었으며 간호사 수도 적었다. 의료서비스는 주기적으로 방문하는 소수의 의사에 의하여 제공되었는데 그들은 연간 소액의 보수를 지급받았다. 의사들은 대도시에 있는 큰 성당 인근에 살았으며, 그들의 환자는 도시지역 빈민 계층들이었다.

의료수준은 향상되는데 반하여 자선기구의 수입이 떨어지면서 많은 중남미 국가에서 성직자들이 운영하던 복지병원은 정부의 보조금으로 지탱하다, 마침내는 정부가 운영하게 되었다. 국가에 따라 이러한 병원들은 성스러운 명칭만 유지되거나 어떤 경우는 제한된 역할이지만 성직자들이 이사회에 참여하는 정도에 그치게 되었다. 브라질에서는 많은 수의 복지병원이 여전히 존속하였으나, 병원의 성격이나 재정의 조달 운영형태는 매우 달랐다. 병원의 소유권은 시민들로 구성된 이사회에 남아 있었지만 병원의 의료서비스는 더 이상 가난한 사람들을 대상으로 하는 것이 아니라 사회보장 프로그램의 가입자들을 대상으로 하였고, 병원 재정도 복지 기부금이 아니라 사회보장 프로그램으로부터 지불받은 진료비로 조달되었다. 다만 이러한 병원들은 사회보장에서 커버되지 않는 의료 취약계층을 위하여 병상수의 10% 정도를 사용하였다.

많은 병원들은 민간의사들이 운영하여 시설을 리모델링하고, 보다 좋은 장비나 의료진을 갖추어 형식적으로는 비영리병원이었지만, 영리병원 형태로 변해갔다. 복지병원들은 현대화를 위한 재정을 보건부로부터 대출을 받아 조달하였다. 과거에는 복지기구에 의하여 발행된 채권이 이제는 정부의 사회발전기금(Fund for Social Development)으로 조달원이 바뀌었다. 브라질 보건부는 1904년 법무부내에 공중보건국(Public Health Directorate)으로 출발하였으나 1953년에 독립된 부처가 되었다(Roemer, 1991).

중남미 국가 가운데 매우 선진화된 국가에 속하는 브라질(Dicstein, 1982; US DHHS, 1998)은 1923년 철도근로자들을 위한 퇴직 및 연금기금을 설립하기 위한 소위 「엘로이 캐버스 법(Eloy Chaves Act)」을 통과시키고 이 법을 토대로 의료서비스도 제공하였다. 그러나 이 법은 정식 「건강보험법」은 아니었고, 「건강보험법」은 칠레 다음으로 1934년에 제정되었다(Roemer, 1991). 이 법에 의하여 건강보험의 강제가입이 정해졌고, 의료서비스와 함께 다른 사회보장 급여를 위한 대규모의 금고를 구성하여 사용자와 피용자가 보험료를 분담하도록 규정하였다. 사회보험 기구는 직업별로 분리하여 다양한 금고를 설립하였다. 1934년에는 상업근로자(commercial workers), 1936년 산업근로자(industrial workers), 다음으로 교통 분야 근로자 등의 순으로 직종별로 대규모 금고(IAPs)를 설립하였으며, 1960년에는 7개의 개별금고가 존속하였는데 이 당시 인구의 25%가 건강보험의 적용을 받았다(Roemer, 1991).

브라질은 질병금고 설립과 함께 금고가 의료기관을 설립하여 피보험자에게 의료서비스를 제공하는 직접서비스 제공 방식을 택하였다. 브라질의 방식이 다른 중남미 국가들의 서비스 제공 방법에 지대한 영향을 미치게 되었다(Roemer, 1991). 그러나 브라질은 건강보험제도 도입 당시에 채택한 직접 제공 방식을 계속 유지한 것이 아니라 건강보험의 발전과 함께 민간의료기관이 점차 발전함에 따라 민간의료기관과의 계약에 의한 간접 제공 방식을 허용하여 현재는 간접 제공하는 비율이 훨씬 높다. 간접 제공 방식의 비중은 공공과 민간의 병상 수 분포를 보면 쉽게 알 수 있다. 즉, 공공병상의 비중이 1976년 27%에서 1992년에는 25%로 줄어들었고 이제는 직접 제공보다는 간접 제공이 대종을 이루고 있다(Lobato and Burlandy, 2000). 브라질 역시 공중보건서비스나 저소득층에 대한 의료는 보건부가 별도로 제공하였다.

(2) 제2차 세계대전 이후 제도의 발전

브라질은 1964년부터 1985년까지 군사 독재정권이 집권하였다. 이 기간 중에 경제는 급성장하였지만 소득격차가 벌어져 소득의 불평등이 심화되었다. 소득의 불평등이 의료체계에도 반영되어 부유한 정규직 영역(formal sector)의 근로자들은 실업이거나 비정규 영역에서 일하는 사람들에 비하여 의료에 접근성이 훨씬 좋았다. 도시와 농촌 간의 격차도 심해, 대부분의 의원이나 병원은 대도시 지역에 위치하였다. 대부분의 병원은 민간자본에 의하여 소유되었고, 행위별수가의 영향으로 전문화가 선호되었다. 1980년대 초반 브라질 경제가 불황을 맞으면서 군사정권이 몰락하고 1985년 민주정부가 들어서게 되었다. 브라질의 민주화는 의료개혁을 이끌게 하는 유도제 역할을 하였다. 특히 1988년 브라질은 「헌법」에 의료를 국민 기본권의 하나로 명기하면서 의료개혁을 시작하였다(Dugan et al., 2013).

기본권 이념에 따라 의료에서의 평등과 보편적인 의료보장을 달성하기 위하여 브라질 정부는 의료청(Unified and Decentralized Health System, SUS)을 설립하였다. 의료서비스 제공과 관련된 문제점은 중앙집권화와 이원화 체계였다. 즉, 의료서비스의 제공은 사회보장부(의료보장청) 외에 보건부에서도 담당하여 이원화를 이루었다.

1988년 브라질 의회는 의료서비스 제공을 일원화시키되 분권화된 체계를 구축할 것을 결정하였다. 의회 결정에 따라 1990년 「의료조직법(Health Organization Law)」을 개정하여 일원화된 의료를 조직할 계기를 만들었으며, 분권화를 위하여 연방 정부 법, 주 정부 법, 지방 정부의 조직법을 개정하였다. 의료청을 통하여 1차 의료, 외과수술, 투약은 무상으로 제공함과 동시에 의료청은 가족건강 프로그램(Family Health Program, PSF)을 제공하도록 하였다.

「의료조직법」에서는 건강증진, 건강보호, 치료를 급여 대상으로 하고 연방 정부, 주 정부, 지방 정부의 각 수준별로 권한과 자원배분에 대하여 영역을 정하여 분권화를 시도하였다(Lobato, 2000). 일원화된 의료서비스의 제공 업무를 총괄할 조직인 의료청(SUS)은 「의료법」을 토대로 설립하여 의료와 관련된 모든 공공기구는 의료청으로 흡수시켰으며 1993년에는 의료보장청(INAMPS)을 폐쇄하였다. SUS를 지탱하는 세 가지 기본원칙은 다음과 같다. ① 전국민에 대하여 포괄적인 서비스(1, 2, 3차를 포함) 제공을 기본권으로 보장, ② 분권화(중앙, 주, 지방)에 의하여 의료보장 책임을 공유, ③ 분권화된 가운데 각 정책 주체(health council)의 의료정책의 수립과 모니터링에 대하여 사회적인 참여를 보장한다. 그리고 SUS를 통하여 강조하는 정책은 의료의 질 보장(quality care), 계층 간의 격차 해소(reducing disparity), 비용 통제(cost containment), 서비스의 통합과 조정(integration and coordination), 전자의무기록(electric health record), 의료의 혁신(innovation)이었다(Massuda et al., 2020).

브라질의 의료재정은 정부의 일반재정(연방 정부, 주 정부, 지방 정부)[21], 건강보험료, 환자의 본인부담금, 고용주의 의료비 지출로 구성되어 있다. 정부 일반재정만으로 SUS를 운영하면 의료재정이 부족해지기 때문에 사회보험료도 계속 징수하고 있다. 브라질은 전국민은 물론 브라질을 방문하는 여행객에게도 SUS를 적용하여 포괄적 서비스를 본인부담 없이 제공하고 있다. 모든 국민에게 무상의 의료서비스를 제공함에 따라 필요도 접근을 통한 서비스의 배급형태가 되어 의료기관에서의 대기와 같은 문제가 심각하다. 이에 대한 불만을 갖는 주민들을 수용하기 위하여 민영보험을 허용하고 있는데 2019년 현재 국민의 23%가 이용하고 있다(Massuda et al., 2020).

브라질은 2016년 기준으로 의료재정의 구성비를 보면 공공재정(중앙, 주, 지방 정부가 부담하는 재정과 각 정부가 징수하는 사회보험료)의 비중이 43%, 민간보험이 30%, 기타 사적 지출이 27%에 이른다(Massuda et al., 2018). SUS는 1차 의료에 대해서는 가족건강 프로그램에 따른 1차 의료팀(Family Health Team)이 서비스를 제공하고 있다. 1차 의료팀은 의사, 간호사, 간호보조원, 보건진료원(Community Health Worker)이 가정을 방문하여 서비스를 제공하는 사업으로 1970년대부터 시작하였다. 이 사업은 모자보건 사업의 하나로 위험요소가 높은 사람들을 대상으로 시작하였는데 1978년 WHO가 '알마아타 선언'을 발표하자 브라질 정부는 지방 정부로 하여금 1차 의료팀을 통하여 1차 의료를 중심으로 기본적인 의료의 접근성을 높이려는 정책을 펴기 시작하였다. 1984년에는 가족건강 프로그램(PSF)을 SUS에 통합하여 지방 정부(Municipality)가 중심이 되어 추진하고 있다(Dugan et al., 2013). 2016년 현재 국민의 58.5%가 SUS에 의한 사업을 통하여 1차 의료를 무상으로 제공받고 있다(Massuda et al., 2018). SUS는 이 사업을 운영하는 지방 정부에 1인당 정액의 예산을 배정하고, 지방 정부는 1차 의료팀에 속한 직원들에게 월급제로 보수를 지불한다. 그리고 민간보험에서도 동일한 사업을 하고 있으나 이곳을 이용할 경우 본인부담을 지불해야 한다(Massuda et al., 2020).

---

21) 2016년 기준으로 일반재정의 조달은 연방 정부 40.8%, 주 정부 27.0%, 지방 정부 32.2%로 되어 있다(Massuda et al., 2018).

전문의 서비스는 전문의가 독립적으로 설립한 통원clinic과 몇 명의 전문의가 공동개업을 한 Policlinic이 있다. SUS가 주 및 지방 정부에 예산을 할당해주면, Clinic은 행위별수가로 진료비를 받고 있다. SUS에서 제공하는 전문의 서비스는 무상으로 이용할 수 있으나, 민간이 운영하는 곳은 본인부담이 있다(Massuda et al., 2020).

병원은 병상기준으로 2019년 현재 71%가 SUS 소유이며, 나머지 29%가 민간소유로 되어 있다(Massuda et al., 2020). 공공병원에 대해서는 SUS가 주 정부나 지방 정부에 DRGs 방식으로 예산을 배정하고, 주 정부나 지방 정부는 행위별수가로 병원에 진료비를 지불하고 있다(Massuda et al., 2018). 치료가 복잡한 서비스나 고가의 의약품이 소요되는 경우는 별도의 이용량 토대로 지불(volume-based payment)을 하게 된다. 병원서비스도 SUS를 통한 이용은 본인부담이 없지만 민간병원을 이용할 경우 본인부담이 있다(Massuda et al., 2020).

처방의약품은 [표 8-1]에서 볼 수 있는 바와 같이 SUS에서 원칙적으로 무상으로 제공하고 있다. 2017년 현재 869개 의약품과 치료재료가 제공된다. 그리고 처방의약품은 전액 무상으로 하고 있는데, 가족건강 프로그램(Famácia Popular Program 즉 Family Health Program, PSF)에 해당하는 질병에 대한 처방의약품은 SUS가 90%의 보조금을 지불한다. SUS나 가족건강 프로그램에 적용받지 않을 경우 처방의약품도 전액 본인부담으로 한다(Massuda et al., 2020).

[표 8-1] 브라질의 제도별 서비스별 본인부담과 사회안전망

서비스	공적 영역(SUS)	민간보험	연간 본인부담과 사회안전망
1차	No charge	No limit*	No limit*
개업 전문의	No charge	No limit*	No limit*
입원(일당 혹은 방문당)	No charge	No limit*	No limit*
처방의약품(외래)	No charge. 예외는 Famácia Popular Program에 속하는 것으로 이상지혈증, 비염, 파킨슨병, 골다공증, 녹내장, 피임약이며, Free medication이 되는 것은 고혈압, 당뇨병, 천식임	2018년에 국립의료원(National Agency for Health, ANS)은 연간 copayment와 월간 본인부담상한선을 설정하였음	

출처 : Massuda et al. (2020)

민간의료보험은 의료보험(Health Insurance)과 Health Plan의 두 가지로 나누어진다. Health Plan은 특정지역으로 적용범위가 제한되지만 의료보험은 지역 제한이 없다. Health Plan은 진료비를 전액 부담하면서 미국의 HMO 형식의 관리의료가 도입되고 있다. 의료보험은 Health Plan에 비하여 보험료가 저렴하며 보험회사에 의하여 주로 운영되는 특징이 있다(Dugan et al., 2013).

2) 아르헨티나

(1) 초기 : 제2차 세계대전 이전

아르헨티나는 다양한 측면에서 다른 중남미 국가와는 차이가 있다. 의사 수를 위시하여 병원이나 병상 수도 다른 국가들에 비하여 많으며, 국민소득도 높았다. 중남미 국가로는 브라질 못지않게 사회보험에서 앞선 국가인 아르헨티나는 브라질과 다른 형태로 발전하여 왔다. 아르헨티나는 다른 중남미 국가들과는 달리 비교적 작은 규모의 수많은 질병금고들을 조직하여 의료서비스를 제공하여 왔다(Roemer, 1991). 그리고 의료서비스도 개인 개업의사와 공공 및 민간병원을 통하여 제공한 것으로 서구 국가들과 유사한 발전 형태를 지녔다. 아르헨티나는 법적으로 1934년에 분만급여 위주의 질병보험을 도입하여 1944년 의료서비스 급여로 확대한 것으로 기록되지만 실질적인 도입은 이보다 훨씬 빨랐다. 아르헨티나는 20세기 초반에 국가가 주도하는 공적의료체계가 확립되었고, 상호공제조합이 처음으로 설립되었는데, 민족이나 노동자 신분에 따라 조직되었다(Machado, 2018). 1910년에 아르헨티나 노동조합들은 조합원들의 질병 문제에 공동으로 대처하기 위하여 소규모의 질병금고를 조직하였는데, 그 명칭을 상호공제조합(obras sociales, 약칭 OS)으로 불렀으며 정부로부터 자율적인 운영권을 보장받았다(Romer, 1991).

(2) 제2차 세계대전 이후 제도의 발전

아르헨티나는 사회의료보험제도를 운영하기 때문에 재정조달과 의료공급은 분리되어 운영하고 있다. 1946년에 집권한 페론 정부는 '상호연대'를 토대로 노동조합이 의료서비스 제공을 위하여 건강보험조합(OS)을 강화하였다[22]. 1955년까지 페론 정부가 집권하는

---

22) 건강보험조합(OS)의 중앙연합회 성격의 OSN(Obras Sociales Nacionales)이 산업별로 구성되어 있다.

동안, 재정난으로 어려움을 겪게 되면서 보험료 지불능력에 따라 제도가 분권화되었다. 그리고 OS를 둘러싸고 조합주의 협정(corporative pact)을 맺어 사용자와 피용자가 보험료를 분담하도록 하였고, 노조 지도자와 중앙 정부의 관리능력이 중요해졌다. 민간 의료공급은 민간 의료기관들이 OS와 계약을 맺어 정부의 통제 밖에서 의료서비스를 제공할 수 있도록 하였다. 의료보장의 적용은 근로상태에 따라 확대되었고, 의료체계는 제도적으로 분화되어 공공분야, 건강보험(OS)분야 그리고 민간분야로 구성되었다(Machado, 2018).

OS 간의 급여나 재정조달 등에 대한 기준을 정하고 정부의 개입을 용이하게 하기 위하여 1970년에 사회복지부 산하에 사회보험청(National Institute of Obras Sociales, INOS)을 설치하였다(Belmartino, 2000). 1983년 알폰신 대통령의 집권으로 노동조합이 관리하는 OS의 재 조직화와 재정 통합 및 전국민 적용을 제안하였으나 노조의 저항과 경제위기 등으로 실행에 옮기지 못하였다(Machado, 2018). 1984년 INOS는 보건부 산하로 이관되었고 그 후 OS에 대한 정부의 규제가 강화되었다. 보건부 산하로 이관된 후 정부는 OS가 직영병원을 갖는 등의 계획에 제동을 걸어 1995년 현재 OS가 소유한 병원이 갖는 병상 수는 전국 병상 수의 2.8%에 불과하다(Belmartino, 2000). 그리고 건강보험에 적용을 받는 사람들은 [그림 8-1]에서 볼 수 있는 바와 같이 건강보험과 계약한 민

재정부담자	중앙 정부	주 및 지방정부	OSN	OSP	PAMI	민영보험	본인부담
재정분담률	20%	10%	40%(건강보험료)			10%	20%
적용인구	35% (무보험자 대상)		60%			5%	

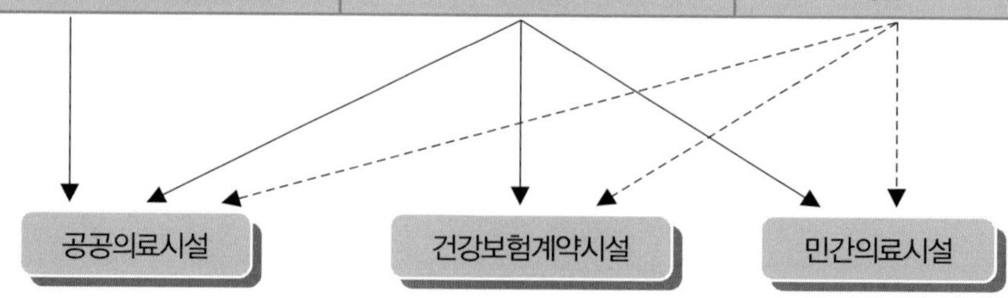

주 : 2015년 기준
출처 : Rubinstein et al. (2018)

[그림 8-1] 아르헨티나의 의료재정 및 의료공급의 구조

간시설을 주로 이용하되 공공의료시설 및 민영보험과 계약한 순수 민간의료시설도 이용할 수 있다.

아르헨티나는 1997년 기준으로 GDP의 8%를 의료비로 지출하였는데, 2015년 10.2%로 크게 증가하였다. 재정 조달은 [그림 8-1]과 같이 3개 영역으로 구성되는데 조세로 조달되는 공공영역, 건강보험료로 조달되는 건강보험(OS)영역 그리고 민영보험 및 순수 자비부담에 의한 민간영역으로 나누어진다. 보건부가 세 영역을 모두 감독하고 규제를 하고 있다.

공공영역은 의료재정의 30%를 부담하고 있는데 건강보험이나 민영보험에 가입하지 못한 사람들을 위하여 재정을 조달하며 운영은 분권화되어 있다. 재정은 중앙 정부, 주 정부, 지방 정부가 공동으로 부담하지만 주로 중앙 정부가 조달하여 주 정부에 배분하고, 주 정부는 중앙 정부로 받은 재정에 주 정부가 추가하여 주 정부 보건국이 공공영역의 의료공급에 책임을 갖고 있다. 공공영역은 예방, 보건교육, 건강증진을 포함한 기본적인 의료를 제공하고 있다. 기본적 의료는 모든 국민에게 제공하도록 되어 있으며, 건강보험에 적용을 받지 못하는 사람들은 공공의료기관만 이용하도록 제한되어 있다. 건강보험에 적용을 받지 못하는 사람들은 무상으로 서비스를 이용하고 있다. 그러나 외래에서 의약품 비용은 본인에게 부담시키고 있다. 공공영역에서 무상의료에 적용되는 인구는 국민의 35% 정도로 매우 높은 비중을 차지하고 있다.

건강보험영역은 세 부분으로 나누어진다. 첫째는 일반근로자들을 위한 건강보험이 있다. 근로자 건강보험(*Obras Sociales,* OS)은 조합을 구성하여 운영되는데 전국에 269개가 있으며 노동조합이 관리하고 있다. 보험료는 근로자가 3%, 사용자가 6%를 부담한다. 건강보험조합의 규모가 적고, 조합에 속한 근로자들의 경제적 수준의 차이로 조합 간의 재정격차가 심하다. 그러나 보험급여는 모든 노동자에게 동일하게 적용[23]하기 때문에 적자조합이 생기고 있다. 적자조합의 재정을 보조하기 위하여 조합 간의 재정을 조정하기 위한 재정조정기금(Redistribution Fund)이 조성되어 있다. 재정조정기금만으로 적자조합의 재정적자를 충당하기에는 부족하기 때문에 조합 단위로 차이가 나는 본인부담이나 사용자 부담(user fee)을 활용하고 있다(Cavagnero et al., 2006).

건강보험의 또 다른 시스템은 공무원이나 공공영역의 근로자들을 위한 24개의 OSP (*Obras Sociales Provinciales*)가 있다. 공무원을 위한 보험은 주 단위로 조합을 결성하

23) 보험급여는 'Compulsory Medical Plan(PMO)'라 하며, 모든 가입자에게 동일하게 제공한다.

고 있어 규모가 큰 편이다. 그리고 건강보험의 특수한 형태로 노인, 장애인 및 은퇴자를 위한 7개의 연금수급자 조합(*Programa de Atención Médico Integral*, PAMI)이 있다. 연금수급자를 위한 보험재정은 임금에 추가 기여금을 부과하고, 연금을 수령하면 여기에 일정률의 기여금을 부과하여 조달한다. PAMI가 설립되기 이전에는 연금수급자들은 건강보험의 사각지대에 놓여 있었다(Cavagnero et al., 2006). 이와 같은 다양한 방법으로 건강보험을 실시하여 전인구의 60%가 건강보험의 적용을 받고 있다. 분야별로는 OS가 전인구의 38%, OSP가 14%, PAMI가 8%가 된다(Machado, 2018). 세 개 종류의 건강보험에서 조달하는 의료재정은 40% 정도가 된다. 세 종류의 건강보험의 적용자들은 주로 건강보험과 계약한 의료기관을 이용하며, 고가의 의료기술이 적용되는 서비스는 공공의료기관에서 제공받게 된다.

공공재정이나 건강보험에 적용을 받지 못하는 사람들은 민영보험에 가입하거나 진료비 전액을 본인이 부담하게 된다. 민영보험 가입자들은 보험료 크기에 따라 보험급여 수준이 달라진다. 민영보험에 의하여 의료비를 조달하는 사람은 국민의 5% 정도가 된다. 그리고 건강보험 가입자들 가운데 추가적인 급여를 받기 위하여 민영보험에 가입하기도 하는데 2015년 기준으로 건강보험 가입자의 약 15%인 4백만 명에 이르고 있다(Rubinstein et al. 2018). 민영보험 및 순수 자비부담으로 조달되는 재정은 30%에 이른다. 그리고 이 영역에 속하는 사람들은 주로 민영보험과 계약한 민간의료기관을 이용하되 공공의료기관이나 건강보험과 계약한 의료기관도 이용이 가능하다.

[그림 8-1]에서 의료공급구조를 보면 세 영역으로 구분된다. 가장 큰 영역이 공공의료기관으로 구성된 공공영역이다. 공공의료기관은 무상의료를 제공받는 사람만 이용할 수 있는 것이 아니라 건강보험 적용자나 민영보험 적용자도 모두 이용할 수 있다. 아르헨티나의 민간의료기관은 규모가 작기 때문에 고가의 의료장비를 구비하기 어렵다. 공공의료기관은 고가의 의료장비를 갖추어 복잡하고 진료비가 비싼 서비스(complex and expensive diagnosis or therapeutic procedures)를 제공할 수 있기 때문에 민간의료기관이 제공하기 어려운 서비스도 제공이 가능하다. 특히 정부는 1984년 이후 건강보험조합(OS)이 의료기관을 설립하는 것을 금지시켰고, 또한 조합은 규모가 작아 직접적으로 의료기관을 운영하기도 어려웠다. 그리하여 건강보험에서는 민간의료기관과 계약을 통하여 서비스를 제공하고 있다. 민영보험회사도 규모가 작아 직접 의료기관을 운영하기 어려워 계약을 통하여 서비스를 제공하였다.

1990년대 메넴 정부가 무역자유화와 민영화를 중심으로 하는 신자유주의 개혁을 하게 되었다(Machado, 2018). 신자유주의적 개혁에 대한 노조의 반대에도 불구하고 공적분야, 사회보험(OS) 분야 그리고 민간분야에서 서서히 변화가 일어나게 되었다. 먼저 공적분야에서는 이미 상당한 정도로 의료체계가 주(Province) 정부 단위로 분권화가 되었으며, 1993년 병원을 자율적으로 경영(self-management)할 수 있도록 법률을 바꾸었고, 1999년에 이르러서는 1,000개 이상의 공적재정에 의존하는 병원들이 자율화(autonomy)를 할 수 있게 되었다. 건강보험분야에서는 경제위기에 따라 실업의 증가와 고용관계의 변화가 나타났으며, 1995년에는 세계은행의 후원을 받아 건강보험에서 경쟁원리를 도입하였다. 많은 조합(OS)들이 민간보험도 같이 제공할 수 있는 특별 제도를 도입하였다[24]. 근로자들은 OS들 가운데 하나를 선택할 수 있었고, 민간보험과 계약을 맺어 특별서비스를 제공하는 OS도 선택할 수 있게 되었다. 그리고 사용자의 보험료 부담을 6%에서 5%로 낮추었다. 이로 인한 건강보험조합의 재정적 어려움이 부닥치자, 이를 해소하기 위하여 부자들을 위하여 OS가 민영의료보험과 계약을 통하여 건강보험이 제공하지 않는 의료를 허용하였다.

근로자에게 건강보험조합(OS)에 대한 선택권을 부여함에 따라 건강보험 내에서 사회연대가 약화되었다. 아르헨티나에서 건강보험의 보험료 징수는 연방공적재정조달청(Fed. Administration of Public Revenue)이 담당하여 중앙기금 역할을 하고 있다. 재정조달청이 징수한 보험료의 80~90%를 건강보험조합(OS)에 돌려주고, 10~20%를 재분배재정(FSR)으로 사용한다. 이 재정은 부유한 조합에서 가난한 조합으로 재정을 이전하여 사회연대를 높이려 하고 있다. 여기에 더하여 사후적 위험조정기금(SUR)을 운영하여 OS간의 연대를 높이려는 노력을 하고 있다. 사후적 위험조정기금(SUR)은 건강보험연합회(OSN)가 운영하여 고가의 의료기술(high cost, high-tech)이 필요한 서비스의 진료비를 직접 지불하여 재정이 빈약한 조합의 가입자를 지원하게 된다(Rubinstein et al. 2018). 1990년대의 신자유주의 개혁은 비용이나 건강산출물 측면에서 실패한 것으로 평가되었다(Machado, 2018).

2000년대 집권한 중도좌파 정부는 특별한 공적 프로그램의 확대와 OS 분야 및 민간분야의 규제에 관한 논쟁으로 특정지을 수 있다. 연방정부의 의료위원회는 범정부적 기구

---

24) 아르헨티나에서 민간보험은 Prepaid Health Insurance 혹은 Prepaid Health Care Company로 부르고 있다.

로서의 중요성을 얻게 되었고, 2004~2007년간 연방의료계획에서 우선순위를 정의하고 국가의약품정책, 모성영유아 건강, 공적건강보험, 특별 프로그램 그리고 1차 의료를 계획에 포함시켰다.

3) 칠레

(1) 초기 : 제2차 세계대전 이전

칠레는 스페인의 식민지로 있었지만 1810년 중남미의 다른 국가에 비하여 비교적 일찍 식민지에서 벗어나 독립을 하였다. 칠레는 의료분야에서 유럽의 영향을 많이 받아 17~18세기부터 의료문제는 지방의 책임으로 하였다. 18세기에는 주로 천연두와 같은 감염병의 예방접종을 지방 정부의 책임 아래 두었으며, 19세기에는 가난한 사람들을 위한 자선병원(beneficencia hospital)을 가톨릭 교구와 연계하여 지방 도시에 설립하였다. 다른 중남미 국가와는 달리 칠레는 지방 병원의 운영에 대하여 중앙 정부의 영향력이 매우 강하였다(Roemer, 1991).

1886년 병원을 규제하는 정부 기구가 발족되었고 내무부에 의하여 규제는 강화되었다. 1917년에는 자선기구들(beneficencia societies)의 전국적인 모임이 조직되었으며 각 지역의 이러한 조직들이 준정부적 위상을 가져 사회부조 활동을 자발적이 아니라 정부의 공식적 차원에서 책임을 갖고 할 수 있게 하였다. 1927년에는 중앙복지청이 설립되어 모든 지방의 자선기구들을 연계하도록 하였다. 1932년에는 이 조직의 업무를 더욱 확대하여 의료서비스 제공을 위한 단일 기준을 설정하고, 병원 물자를 공동 구매하고, 임금수준을 고정하고, 경영상 협력을 할 수 있도록 하는 등의 일을 하였다. 이 당시 설정된 칠레의 중앙집권적인 활동은 훗날 건강보험제도를 도입할 때, 유럽 국가들과는 다르게 단일 보험자 조직으로 하는 계기가 되었다(Roemer, 1991).

19세기 후반 칠레의 다른 한 특징은 1886년에 「공중보건법」을 제정하여 도시지역의 환경위생에 대한 최소한의 기준을 설정한 것이다. 환경위생 업무는 내무부에서 담당하게 되었고, 1918년에 내무부에 보건국(General Directorate of Health)을 설치하였다. 칠레는 1924년 중남미에서는 최초로 「질병보험법」을 제정[25]하여 저소득 근로자에게 강제

25) 브라질이 1923년에 제정한 「엘로이 캐버스 법」이 철도 근로자들의 건강보험을 다루었지만 순수한 「건강보험법」은 아니었기 때문에 1924년 칠레에서 제정된 「건강보험법」이 중남미의 첫 번째 법률이

적용을 시작(Roemer, 1991)함과 동시에 내무부에서 담당하던 보건위생업무는 사회보장과 함께 보건복지부(Ministry of Hygiene, Assistance and Welfare)를 설립하여 이관하였다.

1924년에는 사회보장에 관한 입법을 통하여 근로자에게 사회보장 급여를 제공하였는데, 칠레는 유럽 국가들과는 달리 단일 기금으로 하였다. 사회보험에서는 주로 지방 정부가 설립한 병원을 통하여 의료서비스(입원 및 통원 서비스)가 제공되었고, 개인 개업의사도 계약을 통하여 서비스를 제공할 수 있었다. 칠레 사회보험에서는 근로자만 적용 대상이었기 때문에 가족은 제외되었다. 1932년 이후에는 사회보장기금이 주요 도시에 직영 의료기관(consultorios)을 설립하여 전문의 서비스, 약의 조제, 임상병리검사 등의 업무를 수행하였다. 칠레에서는 강제적인 사회보험을 주로 저소득 근로자층에 적용하였으며, 1925년 이후에는 소규모의 화이트칼라 층 근로자들의 의료 공급을 위하여 민영보험을 조직하였다. 민영보험 이용자에게는 개인 개업의사나 병원의 자비부담병상을 이용케 하였다(Roemer, 1991).

칠레는 질병보험 적용 근로자들이 예방 가능한 질병의 치료에만 전념한다는 비판을 피하기 위하여 1938년 「예방의료법(Preventive Medicine Law)」을 제정하여 매년 건강검진을 실시하였다. 그 후에는 주로 결핵, 매독, 심장질환, 암과 같은 질환에 대하여 비교적 간단한 진단을 통하여 일반적인 상황을 확인하는데 질병보험의 초점이 주어졌다. 칠레의 공중보건은 환경위생, 감염병 관리, 모자보건(Maternal and Child Health Care, MCH)에 관심을 두었다.

(2) 제2차 세계대전 이후 제도의 발전

칠레는 제2차 세계대전 중에 경제적인 어려움을 겪었으며, 노동자와 농민들의 폭동과 사회적인 불안에 시달리면서 의료보장을 공공영역과 민간영역으로 2원화하게 된다. 그리고 의료재정의 조달과 의료서비스 제공을 분리시켜 운영하였다.

공공영역은 저소득 블루컬러 근로자와 저소득층을 대상으로 하였다. 이들은 국영의료제도(SNS)에 적용시키고 재정은 조세로 조달되는 정부의 일반재정과 사용자가 부담하는 보험료(employers payroll tax)로 조성하였다. 근로자 가운데 고소득층으로 구분되는 화이트컬러 층은 국민의료보험(SERMENA)에 적용시키고, 재정은 사용자가 부담하는 보

라 하겠다.

험료와 본인이 부담하는 비용(co-payments)으로 조달하였다. 소득이 높은 상층부 국민은 자비로 진료비 전액을 부담하도록 하였다.

의료서비스 공급도 계층에 따라 달리하였다. 저소득층과 블루컬러 근로자들은 SNS 공급자만 이용하도록 제한하였다. SNS는 영국의 국가 공영제인 NHS를 본받아 1952년에 칠레가 도입한 칠레형 국가 공영제라 하겠다(Roemer, 1991). 이 제도는 영국과는 달리 중산층 이상은 제외시키고 블루컬러 근로자와 그 가족 및 저소득층을 대상으로 하였다. 주요 재원은 근로자들의 경우에는 종래와 같이 보험료로 조달하고 근로자 가족과 저소득층에 대해서는 정부의 일반재정에서 조달하였다. 그리고 지방 정부의 병원이나 사회보험기구가 설립한 병원은 모두 보건부 산하로 이관시켜 SNS 공급자로 하였다.

국영의료제도(SNS)에서 제외된 중산층은 국민의료보험회사(National Medical Service, SERMENA)를 통하여 SNS 공급자 및 민간의료기관을 이용하였다. 피노체트 정부가 들어서서 개혁을 단행하기 이전, 칠레 국민들의 의료보장 적용 현황을 보면 국민의 약 60%가 국영의료제도에, 25%가 국민의료보험에 적용을 받고 있었으며, 상층부 10%는 자비로 민간의료기관만 이용할 수 있었으며, 나머지 5%는 군인으로 군병원을 이용하였다(Manual, 2002).

1973년 군사혁명을 통하여 집권한 피노체트 정부는 신자유주에 입각한 정책을 통하여 칠레 경제를 회복시키고자 하였다. 개혁의 일환으로 공공기관의 역할을 줄이고 사회정책에 있어서도 복지국가 개념을 보조형 국가(Subsidiary State)로 바꾸었다. 이러한 개념에 따라 의료분야도 민영화의 과정에 들어서게 되었다. 민영화의 개념으로 개인의 자유, 재산권, 보조정책이 등장하였다. 이 시스템에서 정의란 자유롭게 동의한 보험제도나 개인이 기여한 만큼 의료를 이용하는 것으로 간주하였다(Missoni and Solimano, 2010).

피노체트 정부에서 개정한 1980년 「헌법」은 민영화를 위한 출발점이 되었다. 「헌법」에 건강보호를 위한 권리를 명기하였으나, 공공기관이든 민간기관이든 규범이나 법에 일치하는 건강관련 행동이면 정부가 보장하는 것으로 규정하고 개인은 민간이든 공공이든 어떤 의료기관이라도 선택할 수 있도록 하여 의료체계를 2층 구조로 만들었다.

피노체트 정부가 개혁한 의료보장체계는 [그림 8-2]와 같다. 1979년 공공재정을 조달하는 국민건강기금(National Health Fund, FONASA)이 설립되었다. FONASA는 개혁 전의 SNS와 SERMENA의 통합으로 조직되었다. FONASA는 공적기구로써 재정의 50%는 조세로, 대상근로자는 임금의 7%를 보험료로, 그리고 진료비 일부는 co-payment로

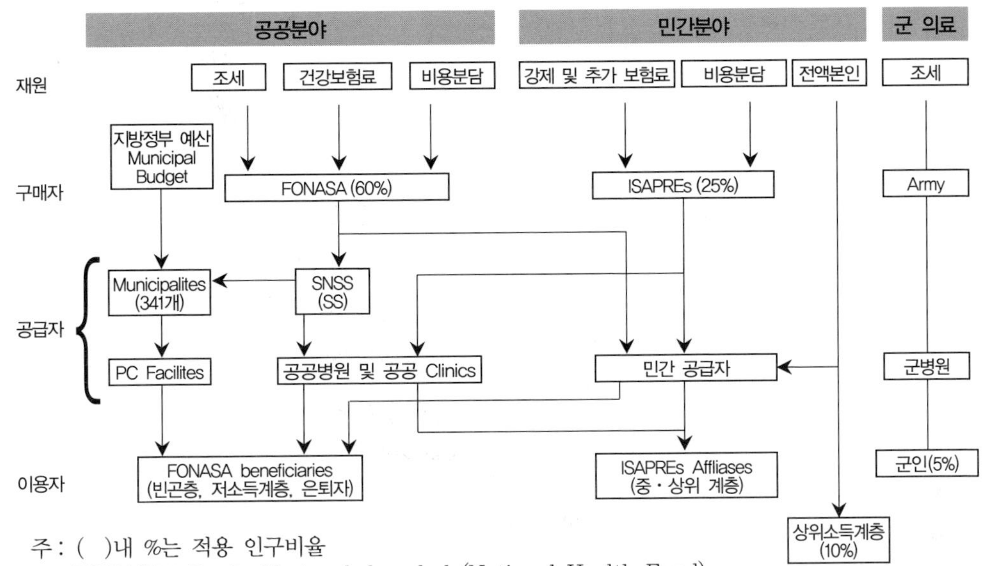

주: ( )내 %는 적용 인구비율
FONASA: Fondo Nacional de salud (National Health Fund)
SS: Servicies de Salud (Regional Health Service): 26개
SNSS: Sistema Nacional Servicies de Salud (National Health Service): 1개
출처: Manuel(2002)

[그림 8-2] 칠레 의료체계

조달하였다. FONASA의 적용대상자는 빈곤층, 저소득층 및 은퇴자 등으로 국민의 60%가 해당되었다.

칠레는 구매자와 공급자를 구분하여 FONASA에게 구매자 기능을 부여하였다. 서비스 공급은 각 주별로 운영되는 27개의 RHS(Regional Health Service)에 속한 공공병원이나 공공 clinic이 담당하고 있다. 그리고 전국을 커버하는 1개 NHS(National Health Service) 조직은 전국의 공공 의료기관들을 네트워킹 하였다(Manual, 2002). FONASA 적용자들도 민간의료기관을 이용할 수 있다. 그러나 저소득층은 보험료가 면제되는 반면에 공공의료기관만 이용해야 한다.

중상층(upper-middle class)은 1981년에 설립된 별도의 건강보험제도인 ISAPRE를 통하여 재정을 조달하고 있다. ISAPRE의 재정은 건강보험료로 소득의 9.2%, 사용자가 부담하는 추가보험료(additionary voluntary contribution)로 과세소득의 2%, 그리고 적용자가 별도로 납부하는 진료비의 본인부담(co-payment)으로 조달하고 있다. 보험조직인 ISAPRE는 구매자 기능을 수행한다. 의료서비스 공급자는 ISAPRE와 계약을 맺은 민간의료기관이나 FONASA 산하에 있는 공공의료기관이 된다. ISAPRE에 적용되는 사람은 전 인구의 25%에 이른다(Manual, 2002). ISAPRE에 적용을 받는 민간기업의 근로자들은 주로 민간의료기관을 이용하고 있다. ISAPRES 시장에서는 미국의 HMO와 유사하게 Health Plan을 운영하였는데 성, 연령, 건강위험도, 추가형 보험료(supplementary premium), 본인부담 등에 따라 보험료가 다른 약 8,000개 정도의 Plan이 운영되었다(Missoni and Solimano, 2010).

한편 고소득층(전 인구의 10%)은 진료비 전액을 본인이 부담하며, 의료서비스는 민간의료기관을 이용하도록 제한되어 있다. 군인(전 인구의 5%)은 조세로 재정이 조달되며, 군 의료시설을 이용하도록 제한된다(Manual, 2002).

칠레 의료체계의 특징은 분권화에 있다. 분권화는 두 가지 측면에서 일어났다.

첫째는 의료서비스의 제공과 관련된 분권화로 주 정부 단위로 26개의 지역의료서비스(Regional Health Service, RHS)와 27번째의 지역의료서비스로 환경보건재해를 담당하는 RHS 조직이 있다. 지역의료서비스(RHS)는 관할 지역의 건강증진 및 건강보호에 대한 책임과 함께 병원과 Clinic 네트워크를 통하여 의료서비스를 제공하는 책임을 지녔다. 이와 같은 의료체계를 구축할 당시에 칠레는 두 개의 별도의 조직을 설립하게 된다. 하나는 공중보건서비스를 제공하는 공중보건청(National Institute of Public Health, ISP)이고 다른 하나는 의약품 등의 물품을 조달하는 조달청(Procurement Center, CENEBAST)의 설립이었다(Manual, 2002).

둘째는 1981년부터 시작된 1차 의료의 원활한 제공을 위한 분권화였다. 1차 의료에 대한 분권화는 [그림 8-2]에서 볼 수 있는 바와 같이 주 정부 아래에 있는 지방 정부(Municipality)에 역할을 부여한 것이다. 1차 의료를 위하여 FONASA가 별도의 재정을 341개 지방 정부로 배분하면 지방 정부는 1차 의료시설(primary care, PC Facilities)을 통하여 FONASA 수혜자(저소득층, 중하층 및 은퇴자)에게 1차 의료서비스를 제공하게 된다(Manual, 2002). 1차 의료에 대한 관리를 지방 정부로 이관한 후, 지방 정부와 지역 RHS인 SNSS 지역대표는 환자의뢰체계의 적용을 합의하였다. 이 합의에 따라 SNSS가 관리하는 2, 3차 병원을 이용하기 위해서는 1차 의료시설에서 발급하는 의뢰서를 필요로 하였다. 즉 1차 의료의 제공은 RHS와 지방정부가 운영하는 1차 의료시설과 협력을 통하여 이루어진다.

진료비 지불은 1994년부터 1차 의료서비스(municipal service)는 시설에 등록한 인구수에 비례하는 인두정액방식(capitation fee)으로 지급한다. 병원에 대해서는 흔한 질병은 DRGs 방식을 적용하고 다소 덜 흔한 질병은 Prospective Payment로 하고 있다[26] (Manual, 2002).

1989년 12월 피노체트 군사정권이 몰락하고, 1990년에 중도-좌파 연합 정부가 집권하여 그 이후 20년간 모든 선거에서 승리를 거두었다. 이 기간 중에 의료 인프라에 대한 투자를 늘려, 병원 자본과 장비, 인건비의 인상, 새로운 자리를 만드는 등의 일이 이루어졌다. 1990년 이후 의료에 대한 공적 지출이 놀랄 수준으로 증가하였고, 피노체트 정권 때 삭감되었던 정부재정을 회복시키기 위하여 조세개혁이 승인되었다. 2000년 문민정부는 의료개혁을 시작하였는데, 칠레의 라고스(Lagos) 대통령은 취임사에서 '환자의 권리를 보장하고 사회연대에 기반하는 재정조달 체계를 확립하기 위한 개혁'을 천명하였다. 의료개혁의 목표로 '사회경제적인 조건에 관계없이 모든 국민들에게 의료에 대한 법적인 권리와 의료에 대한 균등한 접근 기회 보장'을 내세우고 있다. 문민정부에 의한 개혁을 위하여 2005년까지 네 개의 개혁 입법이 이루어졌는데 내용은 다음과 같다(Missoni and Solimano, 2010).

첫째, 정부의 우선적인 사회적 목표를 수행하기 위하여 AUGE Plan[27]의 재정조달을 위하여 1%의 부가가치세를 증액한다.

둘째, 「민영의료보험법」을 수정하여 ISAPRES에 의한 Health Plan의 일방적인 비용 인상을 통제하고 보험회사가 위험도가 높은 중증환자를 배제하는 'skimming practice'를 못하게 규제한다.

셋째, 새로운 개념의 보건청을 설립하여 시민의 참여를 강화한다. 종래의 ISAPRES의 감독기구를 재조직하여 ISAPRES, FONASA 그리고 공공 및 민간의료기관도 감독할 수 있도록 의료감독청으로 전환한다.

넷째, 2004년 AUGE Plan을 위한 「AUGE 법」을 제정하여 모든 국민들에게 의료접근성을 명확히 보장하는 시스템(System of Universal Access and Explicit Guarantees in Health Care)을 구축한다.

---

26) DRGs가 Prospective Payment의 일종인데 여기서 이야기하는 Prospective Payment는 필자도 어떠한 방식을 뜻하는지 이해하기 어렵다.

27) AUGE Plan이란 56개의 건강조건에 대하여 진단과 치료의 우선적 리스트에 속한 서비스를 제공하는 보험급여로, 모든 국민에게 동일한 급여를 제공하려는 계획이다. 재정은 소비세를 18%에서 19%로 1% 포인트 인상하고, 담배 판매, 관세 수입 등에서 조달하도록 하였다.

다섯째, AUGE Plan에 의한 보험급여에 대하여 본인부담률은 이미 정해져 있던 co-payment와 별도로 부과된다. 본인부담률은 의료기관의 질(quality)에 따라 0~20% 사이의 세 가지로 사전에 공급자를 선택하여 등록하여야 한다.

3. 중진국인 튀르키예의 의료보장제도

2016년 기준으로 튀르키예[28]의 1인당 GDP는 10,788 달러로 OECD 가입국 가운데 소득이 가장 낮은 중진국에 속한다. 튀르키예가 비록 EU국가라 하여도 다른 서유럽의 건강보험 선진국과 같이 다루기는 어색하여 불가피하게 중진국으로 분류하여 다루도록 한다. 튀르키예는 오랜 역사를 갖는 국가로 이 지역에서 여러 국가가 흥망성쇠를 하였다. 근대에 들어와서 1453년 오스만 튀르크인들이 비잔티움제국(동로마 제국)을 멸망시키고 이스탄불(콘스탄티노플)을 수도로 하여 오스만 제국을 건설하고 현재의 튀르키예 공화국이 수립되기까지 이 지역을 지배하였다. 세계 제1차 대전이 끝나고 1923년 로잔조약으로 오늘의 터키 국경선이 정해졌다.

1920년 4월 튀르키예 공화국 의회가 구성된 이후, 의료서비스는 국가의 기본적인 책무의 하나가 되어 의료서비스를 제공하는 책임을 보건부가 지니고 있다. 역사적으로 튀르키예의 의료체계 발전은 네 단계를 거친다(Tatar et al., 2011).

제1기는 1921~37년간으로 의료체계의 급진적인 변혁을 이루었고, 오늘날까지 영향을 미치고 있다. 이때 「공중위생법」을 제정하여 공중보건의 규칙과 규제를 구체적으로 설정하였다. 1928년에는 국립위생원을 설립하여 여러 가지 백신을 생산하여 예방서비스를 위한 중요한 계기가 되었다. 입원서비스 제공은 지방정부 책임으로 하였고, 보건부가 모델병원이라 불리는 특별 병원을 건립하여 지방정부를 위한 사례를 제시하였다.

제2기는 1937~60년 기간으로 입원서비스의 중요성이 높아지는 반면에 예방사업에 대한 관심은 줄어들었다. 의료체계의 조직화가 급속히 이루어져, 전국을 7개 의료권역으로 구분하여 21개의 다양한 의료시설(일반병원, 정신병원, 요양원, 감염병원, 낮돌봄시설 등)을 설립하고, 모든 의료시설의 관리는 보건부가 하였다. 1940년대에는 말라리아, 결

28) 2022년 6월 1일 터키정부는 유엔에 국호를 Turkey에서 Türkiye로 변경을 요청하여 우리나라도 6월 24일부터 공식적으로 튀르키예를 국호로 인정하였다. 과거 제도는 그 당시 사용하던 방식으로 터키로 표기하였다.

핵, 트라코마와 같은 감염병 퇴치를 위하여 수직적 조직을 설립하였고 「의료법」, 「약사법」, 「제약법」을 비롯하여 의료분야의 여러 가지 법령을 제정하였다. 그리고 1950년에는 공무원 퇴직기금(Government Employees' Retirement Fund, GERF)이 출발하게 되었다. GERF는 퇴직 공무원의 건강보험, 연금보험 등의 각종 사회보험 프로그램을 관리하는 기구가 되었다.

제3기는 1961년부터 시작되었는데, 의료서비스의 사회화에 관한 법률이 제정되었다. 의료의 사회화는 『베버리지 보고서』를 기초로 기본권 이념에 의하여 이루어졌다. 그러나 재정조달 측면을 보면 정부 재정과 건강보험료로 이루어져 베버리지 모형과 비스마르크 모형이 혼재된 형태를 보이고 있다(KurŞun and Rakici, 2015~16). 이 당시는 인구의 2/3가 농촌에 거주하였는데 앞서 언급한 감염병 관리를 제외하고는 의료서비스를 받을 곳이 없는 문제가 있었다. 이 법에 의거하여 인구 5,000명당 의사 1명과 다른 직원을 갖춘 보건소를 설립하였고, 인구 2,000명당 간호사와 조산사를 갖춘 보건지소를 설립하였다. 1965년에는 사회보험조직(SSK)이 설립되어 육체노동을 하는 근로자와 그 가족을 적용하였다. SSK는 병원을 자체적으로 건립하여 직접 서비스를 제공하는 방법을 택하였다. 이 방법은 2005년까지 유지되었다. 2005년 이후에는 SSK 병원은 모두 보건부로 이관되었다. 1971년에는 상인, 가내수공업자, 그리고 자영업자를 위한 사회보험청인 Bağ-Kur를 설립하였다.

제4기는 1980년대에 시작되었다. 1980년대 들어 튀르키예 정부는 경제사회발전을 위하여 자유화 정책을 도입하였다. 1982년 의료서비스를 국가의 책무로 보장하는 「신헌법」을 채택하고 일반적 건강보험의 제공을 규정하였다. 개정 「헌법」을 토대로 전국민건강보험은 다음 30년간의 의료정책 과제가 되었다. 1990년에 국가기획청(State Planning Organization)에서는 터키의료종합계획(Turkish Health Sector Master Plan)을 발간하였다. 이 계획안은 일반적 건강보험의 도입, 구매자와 공급자의 분리를 통한 의료서비스의 간접 제공 방식으로 개혁, 가정의제도의 확립을 제안하였다. 그리고 1992년에는 저소득층에 대하여 정부재정으로 의료를 보장하는 Green Card 제도를 도입하였다.

그러나 1990~2002년 사이의 정치적 소용돌이로 인하여 1990년 제안은 실행에 옮기지 못하였다. 2003년에 집권한 새 정부는 건강보험전환계획(Health Transformation Program, HTP)을 수립하고 이 계획에 따라 SSK와 다른 사회보험하의 의료시설들을 보건부로 이관하였다. 2006년 의회는 「사회보험 및 건강보험법」을 인준하고 2008년 10월에 기존의 다섯 가지의 제도를 하나의 틀 속에 통합하였다. 기존의 세 가지 제도(SSK, Bağ-Kur, GERF)는 2008년에 새로 설립된 사회보장기구(Social Security Institution, SSI)로 넘겼고, 2010년 1월에는 현직 공무원을 대상으로 한 제도를 SSI와 통합하였다. 남은 제도인 저소득층을 대상으로 한 녹색카드(Green Card)제도는 2011년에 통합하기로 하였으나 실행에 옮기지 못하고 있다.

2008년 기준으로 전국민의 94.2%(Green Card 소지자 13.2% 포함)가 의료보장의 적용을 받게 되었다. 보험료는 민간기업 근로자만 임금의 12.5%(근로자는 5% 부담)이며 다른 계층은 임금이나 소득[29]의 12%이다. 공무원도 임금의 12%인데 전액을 정부가 부담하고 있다. Green Card 소지자나 실업수당을 받는 실업자는 정부재정으로 의료를 보장받고 있다. 그리고 보험급여는 포괄적이며 모든 국민에게 동일하게 제공하고 있다.

2020년 기준으로 GDP에서 차지하는 경상의료비는 4.6% 수준이다. 그리고 2020년 현재 의료보장 재정을 보면 공적재정(건강보험료 및 정부재정)이 78.0%를 차지하고 있다. 정부 재정은 조세를 통하여 조달되며 사용은 보건부, 국방부, 대학병원, 기타 공공기관, 그리고 공무원의 보험료를 위하여 지불된다. 건강보험료는 SSI 가입자로부터 징수하여 이들을 위하여 사용된다. 민영보험을 위한 기타 재정은 민간의사 및 민간병원에 대한 지불에 사용된다. 한편 병상의 소유구조를 보면 2020년 기준으로 인구 1,000명당 3.0개이며 그 가운데 공공병상(공공병원 및 대학병원)은 2.3개로 76.7%가 된다(보건복지부, 한국보건사회연구원, 2022).

4. 개발도상국가의 의료보장제도

개발도상국가라 하면 그 범위가 매우 넓다. 오랜 역사와 독립국가로서의 전통을 갖고 있는 국가도 있고 제2차 세계대전 이전에는 서유럽 국가들의 식민지였으나, 종전과 함께 독립을 한 국가도 있다. 국민소득을 기준으로 분류할 때 1960~1970년대를 전후하여 산업화에 성과를 거두어 소득수준이 상당히 높은 개발도상국가 그룹이 있다. 다른 한편에서는, 국민들의 소득수준이 매우 낮고 대부분의 국민들이 여전히 전통적 사회에 살고 있으나 1980년대에 들어와 경제개발을 서두르고 있는 저개발국가들도 있다.

29) 근로자는 임금에 대하여 정률로 하고, 농민을 포함한 자영자는 정부가 설정하고 있는 기본 임금률을 토대로 한 소득그룹에 따라 보험료가 책정되는데 최고소득그룹은 기본 임금률의 6.5배에 이른다.

여기서는 편의상 개발도상국들 가운데 산업화가 앞선 국가들을 개발도상국으로, 그리고 산업화가 늦게 시작되고 있는 국가들을 저개발국으로 구분키로 한다. 아시아나 아프리카 북부에 위치한 개발도상국가들 가운데 1960년대를 전후하여 산업화를 추진한 국가들은 이미 1960년대 이전에 사회보험제도를 도입하였으며, 1980년대에 들어와서 산업화를 서두르는 저개발국가들은 1990년대에 들어와서 사회보험을 도입하고자 노력하고 있다. 따라서 여기서는 주로 1950~1960년대에 사회보험을 도입한 개발도상국가들의 의료보장형태를 먼저 살펴보고, 저개발국가들에 대하여는 그들의 의료체계의 특징과 함께 오늘날 의료보험을 도입하고자 노력하는 추세에 대하여 살펴보기로 한다.

중남미 국가들의 경우에서 본 바와 같이 개발도상국가들에 있어서도 의료보장 형태를 단일 방식의 일반론으로 유추할 수는 없다. 그러나 개발도상국들은 일부 중남미 국가들에서 본 바와 같이 의료서비스 제공을 위한 하부구조가 제대로 갖추어져 있지 않았다. 이로 인하여 대부분 개발도상국들은 보험공단과 같은 보험자가 의료기관을 설립하여 의료서비스를 직접 제공하는 형태를 취하고 있었다.

이들 국가의 건강보험조직은 국가기구 내지는 준 국가기구가 되어 있기 때문에 피보험자에 대한 의료서비스를 제공하는 데는 보험조직이 갖는 의료시설만이 아니라 정부의 의료시설도 계약을 통하여 활용하고 있었다. 그러다 점차 민간의료기관이 발전함에 따라 민간의료기관들과도 계약을 맺어 의료서비스를 간접 제공하는 방식으로 전환하였다.

대부분의 개발도상국들이 근로자 가운데서도 일부에게만 건강보험을 적용하고 있는 관계로 1980년대 후반부터 전국민의료보장이 의료개혁의 주요 과제가 되어(World Bank, 1987), 2000년대에 이를 달성한 국가도 등장하였다. 여기서는 2000년대 들어 전국민의료보장을 달성한 태국을 개발도상국가의 전형으로 간주하여 설명한다.

태국은 오랜 역사를 갖고 있는 국가로 외국의 지배를 받아 본 적이 없는 유일한 동남아시아 국가이다. 태국의 근대적인 보건・의료제도는 Rama 6세 왕이 집권한 1910~1925년 기간 중에 천연두나 매종(yaws, 피부병의 일종)과 같은 감염병을 퇴치하는데 초점을 두고 식수나 위생의 개선을 위한 노력을 시작하였다. 제2차 세계대전 이후에는 경제사회발전 5개년계획의 일환으로 1970년대 보건・의료개발계획이 시작되었다(Tangcharoensathien et al., 2018). 1970년에는 출산억제를 위한 인구정책이, 1976년에는 예방접종의 확대를 통한 면역사업이 시작되었다. 태국은 주민의 건강관리를 위하여 기초행정단위(subdistrict)별로 보건소를 설치하고 병원은 구역(district) 단위로 설치하였다. 보건소는 대략 인구

3,000~5,000명 단위로 병원은 인구 30,000~50,000명 단위로 30~150병상 규모로 설치하였다. 보건소는 예방이나 건강증진사업과 함께 간호사나 다른 인력들에 의하여 1차 의료를 제공하는 업무도 수행하였으며, 구역병원에서 2차 의료와 입원서비스를 제공하였다. 구역병원으로부터 의뢰된 환자는 교육병원의 기능도 갖는 광역단체병원(province hospital)에서 3차 의료를 제공한다.

태국은 2016년 기준으로 1인당 GDP가 5,908 달러 수준이며, 국민경상의료비가 GDP의 4.1%(2014년 기준)에 이르는데 77.8%가 공적 재정으로 조달되고 있다. 의료공급측면에서 공공과 민간의 혼합형으로 1980~90년대의 빠른 경제성장이 민간병원을 성장시켰으나, 1997년 경제위기 이후 의료수요의 감소로 많은 민간병원이 문을 닫았다. 2003년 기준으로 병상수의 분포를 보면 공공병원이 병상수의 78.4%를 점유하고 있었으며, 2014년에는 81%(보건부 소속 병원이 67%, 다른 부처 공공병원이 19%)로 증가하였다(Tangcharoensathien et al., 2018). 병상가동률을 보면 국립병원이 82.7%, 공공병원이 67.1%, 민간병원은 40.5%로 공공병원이 선호되고 있다. 공공분야에서 일하는 의사들은 정부로부터 월급을 받고 있으며, 근무시간 외에는 민간영역에서 추가적인 수입을 위하여 일하는 것이 허락되고 있다(Hanvoravongchai and Hsiao, 2007).

태국에서 처음으로 의료보장제도가 발의된 것은 1954년이었으나, 의회에서 받아들여지지 않았다. 처음으로 시작된 의료보장은 1975년 저소득층(자산조사에서 일정 수준 이하 계층)을 대상으로 한 무상 의료제도(Low-income Scheme)였다. 그 이후에는 노인층, 장애인, 12세 이하의 어린이들도 적용하였는데 보건부가 운영하는 보건소 및 병원에서 서비스를 제공하였다. 1980년에는 공무원과 부양가족을 위한 CSMBS(Civil Servant Medical Benefit Scheme)가 정부의 재정으로 도입되었다. 의료서비스는 행위별수가로 보상이 이루어졌으며, 연금, 주택(housing benefit) 및 아동수당이 포함되었다. 1983년에는 자영자들에 대하여 임의보험제도(Health Card Project)를 도입하여 저소득층이 받을 수 있는 수준의 의료서비스가 제공되었다. 이 제도는 임의가입을 토대로 하였기 때문에 역선택이 만연하여 건강한 층은 가입을 하지 않고 만성질환자나 의료이용을 많이 하는 계층들만 가입하여 만성적인 적자에 시달리자 가입자를 확보하기 위하여 정부는 1994년부터 가입자가 부담하는 보험료만큼 보조금을 지원하였다. 그럼에도 불구하고 재정적자를 면하지 못하여 이 제도는 실패하였다. 1990년에 「사회보장법」을 제정하여 민간사업장의 근로자들에게 건강보험을 적용하였는데, 연금, 장애보상, 장제비를 포함하였다. 대상자들은 강제가입과 함께 보험료를 부담하였다. 사회보장제도에 대한 보험료는 근로자, 사용자, 정부가 1/3씩 부담(월급여의 1.5%씩, 1999년에 1.0%로 낮추었음)하였다. 사회보험청은 포괄적 급여(외래, 입원, 고가 서비스)에 대하여 단일의 인두제 방식으로 진료보수를 지불하였다.

보편적인 제도가 확립되기 이전인 2001년 태국 국민들의 약 70% 정도가 네 가지의 복잡한 의료보장제도에 적용을 받았다. 태국에서는 전국민에게 의료를 보장하는 것이 매우 큰 과제였다. 1993년에는 경제사회개발부, 보건부, 세계은행이 공동으로 워크숍을 개최하는 등으로 전국민의료보장을 위하여 노력하였으며, 시민단체나 언론 등에서도 많은 관심을 보여, 2001년 선거에서 주요 정강 정책으로 채택되었다. 2001년 7월 탁신(Thaksin) 수상이 이끄는 집권당에서 보편적인 제도에 대한 법안을 제출한 후에 반대측 의견을 반영하여 약간의 수정을 거쳐 2002년 8월에 「국민건강보장법(National Health Security Bill)」이 제정・공포되기에 이르렀다. 이 제도는 2004년 현재 국민의 75.24%가 적용되고 있으며, 일반재정으로 운영되고 있다. 태국에서는 보편적인 제도와 함께 공무원들에 대한 후생복지 형태의 CSMBS(약 7.07%)와 민간기업의 근로자를 위한 SSS(약 13.16%)가 함께 존재하여 전국민의 95.47%가 의료보장의 적용을 받고 있어(Hanvoravongchai and Hsiao, 2007) 개발도상국가로는 흔치 않게 전국민의료보장이 실현되었다.

5. 저개발국가의 의료보장제도

1) 저개발국가의 의료체계

저개발국가들의 의료체계는 흔히 공적부조형으로 불리는 형태를 취하고 있다. 공적부조형 의료체계란 의료서비스를 원칙적으로 정부가 소유한 의료기관이나 보건소망을 통하여 무료로 제공하는 형태이다.

그런데 대부분의 저개발국들은 의료재정이 부족하여 모든 국민에게 무료로 서비스를 제공할 만큼 의료자원이 충분치 못한 한계가 있다. 그 결과 정부가 소유한 공공의료기관 주변에 살고 있는 주민은 현대적인 의료를 누리지만 그렇지 못한 대부분의 주민은 현대적인 의료권역 밖에 살고 있는 문제가 있다. 즉, 대부분의 저개발국가들은 제2차 세계대전 이후에 건국을 하거나 아니면 식민지에서 독립하여 의료문제에 대하여는 이미 국민의 기본권리로 인식하는 세계적인 흐름이 지배하던 그러한 배경 위에서 출발을 하게 된다.

따라서 대부분의 저개발국가들은 의료서비스를 정부의 책임 하에 정부재정으로 제공하는 기본 틀을 유지하였다(Roemer, 1991).

그러나 저개발국가들은 정부재정의 한계와 함께 사회・경제구조의 발달 정도로 인하여 일부 계층만 재정에 의한 무상의료를 누릴 수 있게 되었다. 저개발국가들은 대다수의 국민들이 전근대적인 수렵 채취 경제권역 속에서 생활하거나, 아니면 부족 단위로 산재되어 생활하기 때문에 먼저 충분한 세금원을 확보하기가 어려워 국가재정이 모든 국민에게 의료서비스를 무료로 제공할 만한 여유가 없어 일부 국민만이 무료서비스의 혜택을 받을 수밖에 없었다.

그 뿐만 아니라, 주민의 생활이 도시를 중심으로 밀집된 것이 아니라 전래적으로 살아오던 촌락을 중심으로 산재되어 있기 때문에 모든 주민에게 무료의 서비스를 제공할 체계를 갖춘다는 것은 거의 불가능에 가까운 것이다. 그 결과, 정부가 건립한 보건기관이나 병원을 중심으로 인근에 생활하는 주민들은 무료의 서비스를 제공받을 수 있는 공적부조형의 의료체계를 갖추고 있다.

저개발국가들이 갖는 의료제공체계의 일반적인 형태를 살펴보면, 먼저 외래서비스는 보건소를 건립하여 찾아오는 환자에게 무료로 제공하는데, 보건소에는 의사인력을 확보하기가 어려워 보건간호사 내지는 조산사들이 서비스를 제공하고 있다. 보건소는 공중보건서비스를 제공하는 것이 주 업무이긴 하지만 주민의 필요에 따라 의료서비스도 제공하는 것이 보편적인 형태이다. 이런 국가들에서는 세계보건기구(WHO)에서 강조하는 PHC 전략(primary health care)의 중요성이 지대하다고 하겠다.

보건소에서 치료가 어려운 환자는 정부가 건립한 병원으로 후송되어 여기서 의사의 치료와 함께 필요시에는 입원서비스를 받게 된다. 입원서비스 역시 정부가 건립한 병원이기 때문에 무료로 제공되는 것이 원칙이다. 정부 재정사정으로 충분한 병원(입원) 서비스 및 보건소 서비스가 국민에게 주어지지 않고, 서비스의 질적 수준도 그렇게 만족할 만한 수준은 아니다.

저개발국가에서도 부유층은 자유 개업하는 민간의사를 찾아 진료비 전액을 본인이 지불하면서 서비스를 제공받을 수 있다. 그리고 국가에 따라서는 민간병원의 건립을 허용하여 병원서비스도 본인이 의료비를 전액 지불하면서 고가의 질 높은 서비스를 이용할 수 있다.

또 어떤 국가는 정부가 건립한 공공병원의 병상 일부를 자비부담병상으로 허용하여 병원재정의 일부를 조달하기도 하고 또한 부유층의 고급의료에 대한 수요를 충족시키기도 한다. 그러나 저개발국가들의 대부분 국민들은 여전히 전통 사회에서 생활하고 있어 보건소와 병원이라는 현대적인 의료서비스보다는 전통적으로 전해 내려오는 전래치료사(primitive traditional healer)를 찾는 특색이 있다.

2) 저개발국가의 건강보험제도 도입에 대한 요구 증가

저개발국가들도 1980년대 중반 이후부터 경제성장을 하게 되면서 건강보험제도에 대한 필요성이 강조되고 있다. 저개발국가들에서 의료보험제도의 도입 필요성이 강조되는 이유는 다음 몇 가지 점에서 찾을 수 있다(Ron, Abel-Smith and Tamburi, 1990).

첫째, 현재의 공공의료기관을 통한 의료서비스의 양과 질에 대한 불만으로 건강보험제도의 도입을 요구하고 있다. 국민소득의 증가로 민간의료기관에서 치료받을 수 있는 사람의 수가 늘어나면서 의료서비스는 국민의 기본권이라는 주장과 함께 건강보험제도의 도입을 요구하고 있다. 특히 의료이용자의 정치적 대표자들이 의료자원의 부족, 서비스 생산의 비효율성, 민간의료기관에 대한 진료비 부담 등의 문제로 인하여 건강보험제도의 필요성을 강조하고 있다.

둘째, 경제가 발전하고 산업화가 이루어지면서 상근 근로자의 수가 증가됨에 따라 질병은 임금소득을 잃게 할 뿐 아니라 심지어는 직장마저 잃기 때문에 사회보장으로서의 건강보험제도 도입의 필요성이 제기되고 있다. 산업화로 근로자들이 농촌을 떠나 도시로 이동함에 따라 가족구성이 소가족화되어 위험 분산 기능이 제약될 뿐만 아니라 병이 났을 때 돌봐줄 가족도 없어 건강보험제도의 필요성이 제기되었다. 그리고 임금근로자들은 병이 났을 때 멀리 떨어진 곳에 위치하는 공공의료기관에서 장시간 대기하여 진료를 받을 시간적인 여유도 없고 민간의료기관을 찾아 진료를 받을 능력도 없기 때문에 건강보험제도의 등장을 갈망하고 있다.

셋째, 사용자들도 건강보험제도의 도입을 희망하는 방향으로 태도 변화가 일어나고 있다. 건강보험을 통하여 근로자들의 질병을 치료하여 건강한 근로자를 유지하는 것이 생산성 향상에 도움이 되기 때문에 사회보험 방식의 건강보험을 사용자들이 지지하게 되었다.

넷째, 미국과 같은 선진국에서는 사회보험에 대하여 의사들의 반대가 심하였지만 저개발국 내지는 개발도상국들은 그렇지 않다는 점이다. 의사들이 건강보험과 관련하여 관심을 보이는 것은 그들의 소득과 진료의 자율성인데, 개발도상국가들의 의료공급자들은 건강보험에 대하여 매우 수용적이다. 특히 의사수의 부족에도 불구하고 공공의료기관의 수가 충분치 못하여 의사 가운데서도 실업상태에 있는 사람도 있다 보니 건강보험의 도입을 지지하고 있다. 심지어 일부 국가들에서는 의사들이 자신들의 소득증대를 위하여 건강보험제도 도입에 앞장서는 경우도 있다(Normand and Weber, 1994).

다섯째, 경제·사회가 발전함에 따라 국민들의 요구도가 변하여 건강보험제도의 도입을 원한다. 저개발상태에서는 질병도 급성 전염성 질병이 유행하여 공중보건사업이 강조되나 경제가 발전하여 생활 하부구조가 개선되면 전염성 질병도 점차 퇴치가 된다. 이때에는 개인적인 질병 치료에 대한 관심이 높아지고 치료비도 가계에 부담이 되기 때문에 건강보험에 대한 욕구가 일어난다.

오늘날 의료기술이 발전하고 국민의료비가 증가하는 시대가 됨에 따라 저개발국가들도 선진국에서와 마찬가지로 보건의료정책의 목적이 모든 국민을 오래 살게 하고 동시에 좋은 건강상태를 유지시키는 것이라 하겠다. 이러한 목표달성을 위한 정책의 주요 과제는 ① 피할 수 있는 질병으로부터 인구를 보호하고, ② 효율적인 의료서비스를 모든 계층에게 제공하고, ③ 제공되는 서비스의 질을 향상시킬 수 있도록 하는 것이다(Normand and Weber, 1994).

국민들의 건강을 증진시키기 위한 방법에 대하여 보건학자들은 건강장의 개념을 사용하는데 이 논리에 따르면 건강증진을 위해서는 환경, 생활습관, 유전요인 그리고 의료체계가 중요함을 제시하고 있다(Lalonde, 1974; Blum, 1974). 그런데 국가의 발전단계별로 경상의료비의 지출정도를 살펴보면 대체로 선진국들은 국내총생산(GDP)의 10~12% 내외를 지출하고 있는데 반하여 저개발국가들은 3~5% 수준에 불과하다.

저개발국이라 하여 지도자들이 국민들의 건강을 도외시하는 등의 본질적인 이유가 있는 것이 아니라, 저개발국들은 의료서비스의 제공보다는 경제개발을 통한 주택, 상수도, 통신 등의 하부구조개선이 더욱 중요하기 때문이다. 저개발국가에서는 경제개발을 통한 식량의 증산과 국민영양개선, 그리고 생활 하부구조의 개선이 장수나 건강증진에 더욱 좋은 효과를 나타내고 있다.

저개발국가들은 보건·의료분야 내에서도 우선순위가 치료적인 개인의료 분야보다는 집단적인 공중보건서비스 분야가 보다 강조되며, 이를 위해서 정부의 공중보건기관이 공중보건활동을 전개한다. 그리고 국민들의 치료적인 수요를 외면하기가 어려워 이들 공중보건기관에서도 1차적인 진료서비스를 제공하여 부족한 의료자원에 대응하는 것이 통상적인 일이다. 그리고 2차 진료 이상은 국가가 건립한 공공의료기관을 중심으로 서비스를 제공하게 된다.

저개발국가들이 경제가 성장함에 따라 치료적인 개인의료서비스에 대한 수요가 증가하게 된다. 개인 차원의 치료적인 서비스에 대한 요구가 높아지면 공공의료기관만으로는 국민들의 의료욕구를 모두 충족시키는 것이 불가능하기 때문에 민간의료기관이 등장하게 된다. 그리고 경제성장과 더불어 치료적인 개인의료서비스에 대한 우선순위가 높아지면 이에 따라 가계의료비 지출도 점차 높아지게 된다. 이러한 단계에 이르면 두 가지 각도에서 건강보험제도의 도입이 모색된다.

첫째는, 정부재정만으로 국민들의 의료욕구를 충족시키기는 매우 어려워 부족한 재원을 보충하기 위하여 정부 차원에서 건강보험제도의 도입이 모색된다. 이러한 현상은 오늘날 개발도상국가들에서 볼 수 있는 전형적인 행태라 하겠다. 둘째는, 개인 차원에서 개인의료서비스의 이용증대에 따른 비용부담이 점점 어려워지기 때문에 이를 공동으로 조달하기 위한 방안으로 건강보험제도의 도입이 모색된다(Normand and Weber, 1994).

제3절 공영제 방식의 전국민의료보장

제2차 세계대전 이후 유럽의 의료보장제도 발전에서 중요한 변화는 많은 국가들이 건강보험제도에서 조세로 재원이 조달되는 베버리지 방식의 공영의료제도로 전환한 것을 들 수 있다(Saltman and Dubois, 2004). 공영의료제도는 중앙 정부가 운영하는 국영의료제도(NHS)와 지방 정부가 운영하는 지방공영의료제도(RHS)로 나누어진다.

1. 국영의료제도(NHS)의 확산

1) 일반적 동향

의학이 보다 과학화되고 치료기술이 점차 발전함에 따라 의료비의 증가는 필연적이었다. 그리고 의료에 대한 시민들의 인식도 바뀌어 교육과 같이 시민들의 권리의 하나로 여기게 되었다. 1930년대에 들어 사회정책에서 변화가 나타나 사회보장(social security)의 개념이 미국의 「사회보장법」 제정을 계기로 일반화되기에 이르렀다. 그러나 미국의 「사회보장법」이 의료보장을 배제시킴에 따라 의료가 기본권이라는 이념은 「사회보장법」이 아니라 『베버리지 보고서』와 UN이 발표한 「세계인권선언」이 토대가 된다.

의료가 기본권이라는 이념의 변화는 근로자 중심의 질병보험을 조세로 하는 국영의료제도로의 변혁을 초래하게 되었다. 자본주의 국가로서는 1938년 뉴질랜드가 병원서비스에 대하여 NHS를 택하였고, 1948년에는 영국이 질병보험을 버리고 NHS를 택하였다(1946년 법 제정). 1979년에는 이탈리아(1978년 법 제정)가, 1980년에는 포르투갈(1979년 법 제정)이 국영의료제도인 NHS로 전환하였으며, 뒤이어 그리스(1983년 법 제정), 스페인(1986년 법 제정)이 NHS로 전환하였다. 한편 남미에서는 1982년 니카라과가 NHS를 택하였다.

사회주의 국가의 무상의료제도인 세마쉬코 모형은 자본주의 국가의 공영의료제도와는 개념적으로 다르기 때문에 별도로 다루도록 한다. NHS로 운영되는 의료체계에 관해서는 유럽에서 처음으로 NHS를 도입한 영국과 30년 후에 제도를 도입한 이탈리아 2개국에 관하여 간략히 살펴보기로 한다.

2) 영국 NHS제도의 등장

영국의 NHS 등장은 『베버리지 보고서』[30)]가 그 이론적인 바탕이 되었지만 혁명적인 개혁의 결과가 아니라 기존제도의 점진적인 진보의 결과라 할 수 있다. 즉, NHS는 1911년 제정된 「국민보험법」을 계승한 결과이며, 의료서비스의 공적 제공은 우연의 결과가 아니라 중세시대부터 「구빈법」을 토대로 빈곤 구제의 차원에서 실시되던 오랜 전통의 계승이라 할 수 있다.

20세기 이전 영국의 의사들은 시장에서 제공되는 서비스에 대하여 큰 가치를 부여하지 않았다. 의사들은 환자를 위로하고 편안하게 하는 일에 큰 관심을 두지 않았고 병원은 치료를 받는 곳이라기보다는 죽으러 가는 곳으로 인식되었다. 그리고 공적인 복지에 의존하는 사람에게는 돌봄(care)과 의료서비스(medical care) 간의 구분이 힘들었고 또한 그러한 구분을 할 의미도 없었다. 영국의 의료사회화는 이렇게 빈곤 구제라는 역사적 기원

30) 베버리지는 케인스(Keynes) 학파에 속하는 학자로 의료는 지불능력에 관계없이 누구나 이용할 수 있어야 함을 주장하였으며, 베버리지의 주장이 많은 여론의 지지를 얻게 되자 영국은 독일식 질병보험제도를 버리고 국가가 직접 의료서비스를 제공하는 국영의료제도(NHS)를 택하게 된다.

속에서 뿌리를 내리고 있었다(Goodman, 1980).

1911년 국민보험으로 입법화된 질병보험은 중하위층의 저소득 근로자를 위한 것으로 14세 이상 인구의 약 1/2 정도가 가입되었고 저소득자는 「구빈법」에 의하여 여전히 보호를 받게 되었다. 조지 수상의 주요 관심 사항은 질병이 빈곤의 원인이 되기 때문에 소득을 획득하는 근로자의 질병에 관심을 두었으며, 그들의 가족은 대상 밖에 있었다(Chaplin, 1982). 조지 수상으로서는 근로자들의 질병을 빨리 치료하여 사업장에 복귀시킴으로써 그들의 소득을 보전시키는 것이 중요하다고 생각하였다. 당시 급여는 질병이나 장애에 따른 치료비와 상병수당이었다. 질병에 대한 치료에 있어서도 병원서비스는 급여에서 제외되었다.

그리고 결핵에 대한 시설 수용이 급여로 되었고 부가급여로는 치과서비스와 안과치료가 허용되었다(AMA, 1976). 도입 당시의 보험료는 주당(週當) 근로자가 4펜스, 사용자가 3펜스, 정부가 2펜스였는데, 정부는 9펜스의 보험을 근로자에게 4펜스만 받고 제공한다고 선전하였다. 그러나 경제이론이나 실질 자료가 입증하는 바는 사용자 부담분은 근로자의 임금 항목에서 지불되기 때문에 근로자의 부담으로 간주되어 실질적으로 근로자 부담이 막대하였다(Goodman, 1980). 그리고 국가가 부담하는 2펜스도 결국은 세금이었기 때문에 조세부담의 대종이 근로소득이었다는 당시 현실을 감안한다면 근로자는 9펜스의 보험을 9펜스를 지불하고 구매하였다고 하겠다(Goodman, 1980).

영국의 질병보험은 독일에 비하여 늦게 출발하였으나 참가 의사나 대상 근로자 모두에게 불만의 대상이 되었다. 먼저, 참가 의사들의 불평은 낮은 수가에 있었다. 즉, 당시 의사에 대한 진료비지불제도는 인두(人頭)제를 택하고 있었는데, 1913~45년간에 인두수가는 50%의 인상에 그친 반면에 환자들의 의사에 대한 방문횟수가 50% 증가하여 의사로서는 일만 많아진 결과가 되었다. 그럼에도 불구하고 소비자물가는 100%나 상승하여 결과적으로 의사의 실질소득은 반으로 줄어들게 되었다(Lynch and Raphael, 1973). 그뿐만 아니라 인두제 방식 하에서 의사들로서는 의료서비스의 질을 유지할 유인이 없었다는 것이다. 즉, 제공되는 서비스의 질에 관계없이 동일한 수가가 설정됨에 따라 최소한의 질만이 유지될 뿐이라는 점이다.

일반근로자들의 불평은 질병보험의 형평성 문제에 있었다. 먼저 질병보험의 조합을 인가(認可)조합으로 함에 따라 임의적으로 가입자를 심사하여 병약한 위험군은 배제하고 건강한 집단만 선호함으로써 건강한 집단의 조합은 재정적 여유가 생겨 치과, 안과, 심지어 병원서비스까지 부가급여로 제공되었으나 병약한 위험집단에게는 최소한의 급여만 제공되었고 심지어 재정파탄의 위기까지 초래되는 문제가 있었다(AMA, 1976).

또 다른 문제는 보험 적용 환자의 서비스가 자비부담 환자의 서비스에 비해 질적으로 열등할 것이라는 일반 국민들의 편견도 있었다. 이러한 편견은 질병보험과 구빈 서비스를 동일 부처에서 관장하도록 정치적인 구조 개편을 했음에도 사라지지 않았다(Bruce, 1966).

이리하여 1920년대와 1930년대에는 끊임없는 제도 개혁 요구가 있었다. 그 내용들을 보면 피부양자제도의 도입, 병원서비스와 전문의 서비스의 급여화 등이었는데 이러한 개혁 요구는 전국민에 대한 무료서비스라는 주장에 묻혀버렸다. 이 당시의 개혁 주장은 질병보험제도가 처음 고안될 당시의 이념이었던 근로자의 건강보호라는 차원을 넘어 의료서비스는 모든 국민이 누려야 할 하나의 권리라는 인식의 결과라 하겠다(Goodman, 1980). 이러한 인식은 의료기술의 발달로 의료서비스의 효능이 향상되고 동시에 의료비가 증가되어 의료비 부담이 높아진데서 연유되었다고 할 수 있다. 의료보장을 둘러싼 이념적인 변화는 사회보장이라는 개념을 통하여 구현되었으며 의료에서는 무료 이용의 개념이 등장하게 되었다(Ron et al., 1990).

이념적 변화에 따라 영국에서 등장한 개혁안들을 보면 1926년 처음으로 보험과는 별개로 공적 자금에 의해 지원되는 단일의 의료서비스를 요구하는 제안이 나왔다. 그리고 의사들은 인두제에 대한 불평이 많아 지불제도를 바꾸기를 원하였고, 또한 진료비를 개별 질병금고로부터 각각 따로 받기 때문에 재정사정이 나쁜 금고로부터는 제때 진료비를 지급받기 어려워 재정 지불 파이프 라인을 공적 자금에 의하여 하나로 하는 것을 희망하였다. 그리하여 1942년 영국의사회는 놀랍게도 정부 계획으로 조성되는 공적 의료서비스(centrally planned public medical service)를 요구하는 중간보고서를 발간하기에 이른다(AMA, 1976). 영국의사회가 정부 계획에 의한 공적 의료서비스를 주장한 것은 이러한 개혁이 기존의 문제(인두제에 대한 불만과 재정이 취약한 질병금고로부터의 진료비 지불의 연체에 따른 불만 등)에서 벗어날 수 있는 새로운 돌파구로 간주하였기 때문이었다.

같은 해에 유명한 『베버리지 보고서』가 발간되었다. 이 보고서는 지불능력에 관계없이 의료에 관해서는 포괄적 서비스를 받아야 한다는 주장을 하여 많은 국민들의 지지를 얻었다. 이에 1943년 처칠 수상이 '모든 계층과 모든 목적을 위하여 요람에서 무덤까지의 강제적인 국민보험(national compulsory insurance for all classes for all purposes from cradle to the grave)'을 발표하기에 이른다(Lynch and Raphael, 1973).

1944년 연합정부(보수, 자유, 노동)는 전국민에게 강제적인 '보험'을 요구하는 백서를 발간하였다. 그 내용은 개인에 대한 치료는 개인이 직접 비용을 부담하는 것이 아니라 공적으로 조달되는 재정에 의해 모든 사람이 보장받아야 하고, 의사는 정부의 고용된 피용자여야 하며, 또한 모든 병원은 국유화되고 국가 통제 하에 두어야 한다는 것으로 국영의료제도(NHS)의 제안이었다. 이 제안에는 희망하는 사람에게는 자비부담 서비스도 허용하여 선택의 자유도 동시에 보장해야 한다는 내용도 포함하고 있었다.

백서가 발표되자 전반적인 안에 대하여 39%의 의사만 찬성하였으나 포괄적 서비스의 무료 제공에 대해서는 60%의 의사가 찬성하는 등으로 내용별로 찬반의 정도가 엇갈렸다(Eckstein, 1970). 그리고 대다수의 의사들은 국가가 운영하는 의료서비스에 대하여 반대를 하지 않았는데, 그 이유는 백서의 제안이 진료에 있어서 더 좋은 조건을 얻게 될 기회로 간주한 기대감 때문이었다.

그러나 많은 의사들이 새로운 NHS제도를 흔쾌히 받아들이지 못하게 된 것은 정부의 과도한 통제와 이에 연유하는 진료상의 자유 및 경제적인 자유를 상실할 두려움 때문이었다. 의사들은 진료상의 자유와 경제적인 자유를 추구하기 위하여 정부의 피고용인이 되는 것보다 독립적인 계약자가 되기를 희망하였고 적용인구도 전국민으로 하는 것이 아니라 90%의 인구로 엄격하게 제한하고 부유한 10% 국민들은 자비부담 환자로 두기를 희망하였다(Goodman, 1980).

1945년 노동당에 의한 단독 정부가 구성되고 보건부 장관으로 베번(A. Bevan)이 취임하자 의사들을 설득하는 일을 시작하여 1946년도에 NHS제도를 입법화하는 데 성공하였다. NHS제도는 의료재정을 사회보험료가 아니라 국가 일반재정으로 조달하기 때문에 적용인구를 90%로 제한하는 것은 받아들일 수 없었으나, 베번은 일반의와 전문의의 이해가 다른 점을 이용하여 분리 접근책을 구사하였다.

먼저 병원 근무 전문의들은 이미 병원에 봉급제 의사로 근무하고 있기 때문에 일반의에 비하여 봉급제 고용에 대해 큰 불만이 없음을 알고, 첫째, 그들에게 개업하여 자비부담 환자를 볼 수 있도록 하기 위하여 병원에 시간제 근무를 허용한다는 것과, 둘째, NHS 병원의 병실 일부를 자비부담 환자를 위하여 사용토록 허용하는 자비부담병상(pay bed) 제도의 도입을 약속하였다.

그리고 베번은 일반의에 대하여도 두 가지를 약속하였는데, 첫째는, 정부의 봉급제 의사 대신 독립적인 계약자 신분을 허용하되 진료비 지불방법은 국민보험에서 사용하던 인두제방식을 유지한다는 것이며, 둘째는, 의사들이 은퇴할 때 그들의 진료에 대한 공헌(practice value)에 보상하기 위한 연금으로 일정액을 적립하겠다는 것이었다.

1944년 백서에 대하여 대체적으로 찬성하던 의사들이 NHS법안이 마련되자 의사들은 베번의 설득에도 불구하고 NHS제도에 대하여 반대하는 모순을 보였다. 1948년 3월에 실시된 의사들에 대한 여론조사결과 89.6%의 의사가 NHS제도에 대해 반대 의사를 보였고 심지어 55.6%의 의사들은 진료활동을 포기하겠다고 하였다[31]. 이러한 우여곡절 속에서도 1948년 7월 5일 영국은 새로운 제도인 NHS제도를 실행에 옮겼다.

3) 이탈리아의 NHS제도[32] 도입

(1) 제도 개요

이탈리아는 앞에서 언급한 바와 같이 비스마르크형의 질병보험제도를 운영하다, 1978년 국영의료제도(이탈리아어로 SSN)로 전환하였다. SSN제도가 지향하는 원칙은 인간의 존엄성, 건강상 필요도 충족과 국민연대였다. 그리고 1978년 개혁의 목표는 ① 소득이나 지역에 구애받지 않고 동일한 수준의 의료에 대한 접근을 모든 국민에게 보장하고, ② 질병을 예방하도록 의료체계를 발전시키고, ③ 의료비 지출의 적정 관리를 도모하고, ④ 대중의 민주적 통제를 보장하는 것이었다.

이탈리아는 국영의료제도이지만 지방분권적으로 운영하도록 기획하여 중앙 정부는 의료체계 운영의 기본원칙, 목표 설정, 제공할 급여 패키지 설정, 3년 단위의 국가 의료계획 수립, 국가 재정의 지역 단위 배분의 책임을 가졌다. 그리고 주 정부(20개 Region)의 Regional Health Authority에서는 지역단위의 의료계획을 수립하고, 의료서비스를 조직화하고 제공하는 책임을 가지며, 지방 정부(107개 Provincia)의 Local Health Authority는 지방 정부 소유의 공공병원과 신임을 받은 민간공급자들을 통하여 각종 서비스를 제

31) 당시 의사들은 의료보장 재원을 정부의 일반재정으로 단일화시켜 진료비를 적기에 받을 수 있도록 하자는 것이었지 의료공급도 국유화하는 NHS제도는 아니었다. 그래서 NHS제도가 입법화된 이후 영국에서는 의사들의 전면 파업 등의 반발이 극심하였다.

32) 이 부분은 Ferré et al. (2014)에서 발췌하였다.

공하는 업무를 수행하고 있다.

이 시스템이 갖는 문제점은 ① 분권화에 따른 중앙, 주, 지방의 책임을 구분하기 어려워 중앙 정부의 국가 계획과 주 정부의 지역계획이 조화를 기하지 못하는 문제, ② 중앙에서 배정하는 재정이 지역주민의 니즈(needs) 충족에 항상 부족하여 지역에서 적자를 내어 누적이 되면, 중앙에서 어쩔 수 없이 누적된 부채를 갚아야 하는 문제, ③ 중앙 정부는 재정을 조달하고, 지역에서는 재정을 사용하는 구조가 되기 때문에 의료비가 항상 증가하는 문제(지역의회는 의료비 지불을 늘리는 행위에 찬성)를 노출하고 있다.

(2) 제도 개혁

이탈리아는 1978년 SSN을 도입한 이후 두 차례의 개혁을 단행하였다.

첫 번째 개혁은 1992~93년간에 이루어졌다. 전국민에 대한 보편적 적용과 재정조달 메커니즘을 결합시키고, 의료서비스의 공급과 구매를 분리하였다. 구매와 공급의 분리는 준시장형 의료체계(quasi-market system)로의 개혁을 의미하였다. 이 체계는 병원의 운영 효율을 높이기 위하여 공급자 간의 경쟁을 유도하기 위한 것이었다. 준시장형 체계의 도입은 지역에 따라 차이가 있었다. 어떤 지역은 준시장형 체계를 도입하지 않았으며, 공공병원이 압도하는 지역은 준시장형 체계 도입에 적극성을 보였다. 준시장형 의료체계로의 개혁은 공급자에 대한 인센티브와 경쟁의 도입으로 미시적 수준에서 소비자의 반응성과 효율성을 제고하고, 거시적 수준에서 비용억제와 형평성을 높이기 위한 목적이었다. 개혁의 방향은 SSN의 경영원칙을 의료의 중심축을 지역으로 분산하는 것이었다. 이를 실행하기 위하여 지방의 Local Health Unit를 공기업(public entity)으로 하고, Local Health Unit가 갖고 있는 공공병원을 자율적인 책임경영기관(autonomous body)으로 하여 정치적 영향에서 벗어나도록 하였고, 관리적 책임은 Regional Health Authority에 부여하였다.

두 번째 개혁은 1992년 개혁에 대한 불만이 대두됨에 따라 1998년에 단행하여 SSN을 개편하였다. SSN내의 세 영역(책무성과 경영을 위한 관리자, 의사나 지방 의료기관의 행위자, 보편적 적용 및 형평성 원칙) 간의 균형을 이루도록 하였다. 개혁의 주요 내용은 지역화(regionalization)의 확대와 지방(Provincia)의 역할 강화 그리고 정부 수준(중앙, 주, 지방) 간 책임의 분산을 분명히 하였다. 그리고 1992년 개혁에서 추진한 준시장형 의료체계 및 내부경쟁 전환을 다소 완화하여 의료공급자 간의 협력을 중시하도록 유의하였다. 세부적인 사업에서는 건강증진사업, 커뮤니티 케어를 위한 지방 정부와의 파트너 십을 촉진하도록 하였다. 노인, 저소득자 그리고 독립적 활동이 어려운 사람에게 용이하게 의료를 제공하기 위하여 사회서비스와 의료의 통합체계를 구축하도록 하였다.

(3) 재정조달

SSN의 재정은 제도 전환 초기에는 정부의 일반재정과 건강보험료의 혼합으로 하였으나 점차 일반재정의 비중을 높여 현재는 건강보험료로 조달되는 재정은 없다. 초기에는 국민건강기금(National Health Fund)을 중앙 정부에 설치하여 기금을 지방에 배분하였으나, 점차 재정조달의 책임을 지방 정부에 넘기도록 하였다[33]. 2000년에는 재정개혁을 시도하여 중앙 정부의 재정조달을 폐지하는 연차계획을 수립하였다. 지역 정부가 징수할 수 있는 다양한 조세제도를 도입하였으나, 지역에서 사용할 만한 충분한 재정 수입이 어려워, 새로운 국민연대기금(National Solidarity Fund, NSF)에서 추가 재정을 조달하도록 하였다. 그러나 재정배분을 놓고 중앙 정부와 지방 정부 사이에 협의가 원활하게 되지 못함에 따라 국민건강기금(National Health Fund)도 여전히 운영할 수밖에 없었다.

2012년 SSN 재정을 보면 공적 재정이 80.8%를 차지하고 19.2%는 사적으로 조달되는 재정으로 구성되어 있다(환자 본인부담이 17.8%, 민영보험이 0.9%, 기타 0.5%). 공공재정 가운데는 부가가치세의 38.5%를 의료재정으로 조달하여 가장 큰 재원이 되고 있으며, 기업에 대한 목적세(IRAP)와 소득세에 대하여 일정 비율의 지방 부가세(surcharge)인 IRPEF가 있다. IRAP와 IRPEF를 합쳐서 35%가 되고, 부가세 및 기타 소비세에서 오는 수입이 의료재정의 47%를 차지하고 있다.

(4) SSN 급여와 지불제도

SSN에서 제공하는 서비스를 보면 1차 의료와 입원의료는 무료이며, 1978년부터 전문의약품에 대하여 본인부담제를 실시하였고 1982년부터 개업 전문의 서비스에 대하여 본인부담제를 도입하였다. 특이한 점은 본인부담이 지역에 따라 차이가 있다는 점이다. 그리고 65세 이상 노인, 6세 이하의 어린이, 실업자, 심한 장애자, 일정 소득 이하의 저소득자는 본인부담이 없다. 환자가 전액 본인부담해야 하는 서비스로는 OTC 의약품이 있

33) 이탈리아 제도는 영국형의 NHS를 토대로 하고 있으나 재정조달이나 재정운영이라는 측면에서 볼 때는 북유럽국가의 지방공영제(Regional Health Service, RHS)와 유사한 측면이 많다.

고, SSN에 의하여 신임받지 않은 민간 공급자를 이용할 때 전액을 부담해야 한다.

1차 의료는 일반의, 소아과 및 독립적인 개업의원이 제공하는 의료로 규정하고 진료비는 인두정액에 행위별수가가 가미되어 있다. 인두정액을 실시하기 위하여 1차 의사당 등록주민수를 1,500명으로 상한을 두고 있다. 상한선도 의사수가 많은 지역과 적은 지역에 따라 약간의 차이가 있다. 1차 의사가 되기 위해서는 SSN에서 실시하는 2년간의 일반내과에 대한 교육과 임상경험이 필수적이다. 1999년 이후부터는 1차 의사들의 집단개원을 장려하고 있다. 전문의 통원서비스(ambulatory services)는 지방보건청이 제공하거나, 지방보건청과 계약을 맺은 공공 혹은 민간병원에서 제공한다. 전문의 서비스를 받기 위해서는 1차 의사가 발급하는 진료의뢰서가 필요하다. 다만 치과, 부인과, 소아과, 소아정신과, 시력 측정의 경우 등은 진료의뢰서가 필요하지 않다. 병원은 외래서비스도 제공하고 있다. 인구 1,000명당 병상 수는 다른 OECD 국가와 마찬가지로 1990대 이후 감축하는 추세이다. 그리고 1990년대 중반 병원의 진료비지불은 DRGs로 변경되었다. 병원에 근무하는 의사는 봉급제로 하되 성과급을 지불한다. 병원의 전문의 외래는 행위별수가로 하고 있다. 병상 수 감축과 DRGs의 도입에 따라 입원율 및 평균재원일수도 1990년대 중반 이후 감소하고 있다.

2005년 기준으로 병원의 소유자 현황을 보면 지방보건청에서 직접 운영하는 병원이 전체 669개 병원의 65.0%를 차지하여 435개가 되고, 공공병원청(Public Hospital Enterprise)에 속하는 것이 97개로 14.5%에 이르고 있다. 7.6%에 속하는 51개 병원이 민간병원으로 SSN에 신임을 받았거나 영리병원에 속한다. 모든 공공병원은 SSN이 정한 급여서비스를 당연히 제공하지만 민간병원도 SSN과 계약을 통하여 SSN의 급여를 제공하게 된다. SSN에서 제공하는 서비스에 대한 모든 종류의 의료수가는 주 단위의 Regional Health Authority가 결정을 하는데, 중앙 정부가 정하는 가격을 참고로 하고 있다.

SSN에 의하여 신임받지 않은 민간 공급자란 주로 영리적인 공급자로서 대기 없이 빠른 서비스를 원하거나 환자가 공급자를 선택하여 더욱 안락한 병실을 원하는 경우로 민간보험에 가입하여 비용을 조달하게 된다. 민간보험은 전체 의료비의 0.9%를 조달하는데 2010년의 민간보험 가입자는 인구의 5.5%로 미미한 수치이다. 민간보험은 보충형으로 본인부담분을 조달하는 경우와 추가형으로 빠른 서비스나 공급자 선택에 따른 비용부담을 위한 것이 있다.

이탈리아의 공중보건서비스는 지방 정부(Regional Government)에 속한 지역보건부

산하의 지역보건청(Local Health Enterprise)에서 담당하고 있다.

2. 지방공영의료제도(RHS)의 확산

북부 유럽에 있는 스웨덴, 덴마크, 노르웨이, 핀란드 등의 국가들은 부분적으로 사회보험을 활용하면서 지방 정부 재정의 점진적인 확대를 통하여 지방공영의료제도를 확립하게 되었다. 북부 유럽 국가들은 지방 정부가 주민들의 의료나 복지와 같은 생활상의 문제를 해결하는 책임을 갖는 전통이 있었다. 이러한 전통이 오늘날 지방공영의료제도(Regional Health Service, RHS)로 발전하게 되었다. 북유럽의 RHS형 국가의 의료보장에 대하여 스웨덴, 덴마크 그리고 핀란드 제도를 간략히 소개하기로 한다.

1) 스웨덴[34)]

스웨덴은 17세기에 이미 도시지역에서 의사를 고용하여 공적 서비스, 즉 공공의료(publicly-provided care)를 제공하였으며, 농촌지역(당시는 대부분이 농촌에 거주)에서는 중앙 정부가 의사를 고용하여 의료서비스를 제공하였다. 이 당시부터 스웨덴에서는 의료에 대한 공적인 책임이 강조되었다.

1862년 지방 정부(county councils)[35)]가 설립되어 의료서비스의 제공은 지방 정부 주임무의 하나가 되었다[36)]. 이것이 오늘날 스웨덴 의료체계의 골격을 이루는 시작이었다. 1928년 「병원법」이 제정되어 지역주민에게 병원서비스를 제공하는 책임을 지방 정부에 부여하였다. 그러나 의사서비스에 대한 책임은 법에 명기하지 않았다. 1930년대 지방 정부는 지역주민에게 병원이 아닌 곳에서 제공할 수 있는 여러 가지 의료서비스(maternity and paediatric health care, child dental care 등)를 제공하는 책임이 주어졌다. 그러나 통원서비스(ambulatory care)를 포함하는 의사서비스는 민간의사가 자신의 사무실 또는 병원에서 제공하였다.

제2차 세계대전 이후에 스웨덴의 의료분야, 특히 병원분야에서 괄목할만한 성장이 이루어진다. 의료분야에서 지방 정부(County Council)의 책임범위가 오늘날과 같이 확충

---

34) 이 부분은 주로 Anell, Glenngård and Merkur(2012)를 토대로 기술하였다.

35) 이하부터 County는 지방 정부로, County 아래의 Municipality는 지역 정부로 호칭하였다.

36) Spri(1992)는 지방 정부(county councils)의 설립을 1864년으로 기록하고 있다.

된 것은 1960년대 말이다(Glenngård et al., 2005). 그리고 1982년에 제정된 「보건의료법(The Health and Medical Care Act)」은 지방 정부의 책임 범위를 넓혀 의료에 관해서는 지방 정부의 책임으로 명시하였다[37]. 어린이 보호, 노인복지와 같은 사회서비스는 지역 정부(Municipal Council, Kommuner)의 책임으로 하였다(Anell, Glenngård and Merkur, 2012). 또한 1955년 상병수당과 같은 현금급여를 담당하는 사회보험이 별도로 도입되었다.

의료기술의 발전은 병원의 발전으로 연결되어 병원 중심으로 의료공급 시스템이 작동하였다고 볼 수 있다. 1930년대 말에 의사의 1/3이 안 되는 숫자가 병원에 소속되었는데 1960년대 말에는 약 80%의 의사가 병원에 봉직의 형태로 고용되었다. 그러나 병원의 외래서비스가 취약한 문제가 있었다. 스웨덴은 1차 서비스는 정부가 설립한 진료소(primary health center)에서 의사를 고용하여 제공하였지만 전문의 서비스는 취약하였다. 그래서 병원의 전문의들은 환자로부터 행위별수가로 진료비를 받고 병원 시설을 활용하여 외래서비스를 제공할 수 있었다. 지방 정부는 병원의 입원서비스에 대한 책임만 있었기 때문에 환자들은 외래 진료는 본인이 진료비를 지불한 후에 상병수당을 담당하는 사회보험으로부터 상환받도록 하였으나 현재는 지방 정부가 지불한다. 이러한 방식은 처방의약품의 경우에도 적용되어 1998년 이후 지방 정부가 지불하고 있다. 스웨덴의 의료보장제도는 제10장에서 상세히 설명되고 있어 여기서는 더 이상 설명을 생략한다.

2) 덴마크[38]

덴마크 역시 지방 정부가 전통적으로 주민의 의료문제를 책임지고 있었다. 18세기 이전까지 장원(莊園) 경제체제에서는 국민이 병이 나면 지주나 장인(匠人)에게 의존하였다. 그러다 장원 경제가 붕괴되고 중앙 정부의 힘이 증가하면서 18~19세기 들어 빈민구제나 질병문제는 도시나 지방의 책임으로 넘어가게 되었다. 중앙 정부는 지침만을 제정하고 대부분의 복지와 관련된 조치들은 지방 정부(Regional Authority로 County에 해당)의 책임이 되어 오늘날까지 이어져 오고 있다. 이러다 보니 덴마크의 의료재정은 행정교구(parish), 도시(town) 내지는 지방 정부(county) 수준에서 내는 세금에 의존하였으며,

37) 스웨덴은 자국의 의료체계를 RHS로 명시하지 않아 RHS가 언제부터 시작하였는지 알 수는 없으나, 1982년 「보건의료법」 제정이 여러 정황을 감안할 때 RHS의 공식적 출발이라 유추해 볼 수 있다.

38) 이 부분은 Strandberg-Larsen et al.(2007)을 중심으로 기술하되, Olejaz et al.(2012)를 참고하여 보완하였다.

유럽의 다른 국가에 비하여 교회의 자선은 큰 역할을 하지 못하였다(다른 Nordic 국가들도 1536년의 종교개혁 이후 비슷한 처지였음).

덴마크는 18세기 말 경에 가난한 사람들을 위한 공적인 구제가 도입됨으로써 병약한 사람을 도우는 것이 하나의 이슈가 되었다. 국민의 건강을 향상시키는 것은 일반적으로 국가 경제의 발전과 공적 지출의 감소라는 양 측면에서 고려되어 국민 건강을 위한 몇 가지 주요한 조치가 이루어졌다. 여기에는 조산사의 교육, 종두법 시행, 의사 교육의 개선, 공중보건의 시행, 국가가 고용하는 구역의사에 의한 저소득층 진료 등이 포함되었다.

덴마크의 첫 번째 병원은 18세기에 도시(town)와 County지역에 설립되었는데 규모는 매우 작았으며, 치료 가능한 환자(성병이나 감염성 질환)들에게 진료와 격리를 제공하였다. 예외적으로 300병상 규모의 국립병원이 1757년 코펜하겐에 설립되어 감염병 환자는 배제되고 의사 및 외과의사의 교육을 위한 병원이 되었다(Olejaz et al., 2012).

19세기에 민간의사가 증가하였다. 의사는 자기 집에서 환자를 진료하였으며, 심지어 큰 수술도 의사 집에서 하였다. 훈련된 조산사는 전국에 걸쳐 고용되어 가난한 사람들의 출산을 무료로 지원하였다. 19세기 중반 공중보건위원회가 설립되어 의료에 대한 정부 규제를 늘리기 시작하였고, 1803년에 국가의료청(National Board of Health)이 설립되어 의료인력과 의료기관의 감독을 하게 되었다. 그리고 다른 부처나 지방 정부(Regions) 및 지역 정부(Municipalities)의 의료문제에 대하여 자문하는 역할을 수행하였다. 또한 국가의료청은 병원 간 전문의 배정을 위한 계획을 수립하였다(Olejaz et al., 2012). 1838년부터 코펜하겐대학에서 의학과 외과술을 교육하여 덴마크의 모든 의사들은 표준적인 의료행위를 할 수 있게 되었으며, 1936년 이후 다른 지역에도 의과대학이 설립되었다(Olejaz et al., 2012).

19세기에는 대부분의 도시나 County에서 자체적으로 공공병원을 설립하였다. 재원은 재산에 부과하는 지방세가 중심이 되었고, 규모는 작지만 자선기부금이나 환자가 지불하는 진료비(환자도 지불하지만 더 흔하게는 사용자가 부담하거나 가난한 사람은 구제기구에서 부담)로 재정이 유지되었다. 원래 병원은 가난한 사람들의 수용을 위한 장소가 되었으나 점차 변화되어 19세기 말에는 오늘의 병원 모습으로 바뀌었다. 1930년대부터 중앙정부에서 병원의 질을 향상시키기 위하여 보조금을 지급하였지만 영향력 행사는 거의 하지 않았으며, 지방 정부(County Council)에서 병원을 관리하였다(Olejaz et al., 2012).

19세기 중반 덴마크는 조직화된 활동이 활발한 국가가 되었으며, 이 기간에 사회보험이 도입되기 시작하였다. 노동조합이 등장하고, 농부들은 협동조합을 만들었으며, 일당 근로자들도 조직을 만들었다. 이 당시 길드에 의하여 처음으로 질병금고가 설립되었으며, 1892년 「사회보험법」이 제정되어 중앙 정부가 질병금고에 대하여 재정을 보조하도록 하였다. 초기의 질병금고 회원들은 주로 저임금 근로자층이었으며, 1900년에 가입자가 국민의 20% 수준이었다. 1925년에 42%까지 증가하였으며, 건강보험제도가 폐지되는 1973년에 가입인구는 90%까지 증가하였다.

1973년 건강보험제도(SHI)의 폐지로 의료재정은 모두 조세로 조달되었으며, 국민들에 대한 의료서비스에 대하여 보건부는 지도・감독하는 기능만 갖고 있고 서비스 제공 책임은 지방 정부가 갖는 지방공영의료제도(RHS)로 전환되었다. 그리고 정부 조직은 중앙 정부에는 보건부(Ministry of Health)를 지방 정부에는 병원과(Hospital Administration)를 그리고 지역 정부에는 사회보건과(Social and Health Administration)를 설치하였다. 2007년 개혁을 통하여 지역 정부(Municipality)의 수를 275개에서 98개로 줄이고 14개 County를 5개의 지방 정부(Region)로 전환하고 병원서비스와 외래서비스를 책임지도록 하였다. 2007년 개혁의 주 목적은 병원 계획에 국가의료청(National Board of Health)의 영향력을 증가시켜 병원 진료의 형평성을 높이고, 지역 정부의 책임을 확대시키는 것이었다(Olejaz et al., 2012). 덴마크의 공적의료체계는 [그림 8-3]에서 볼 수 있는 바와 같이 거의 지방 정부(Region, 즉 County)에 의하여 조직화되고 있다. 지방 정부는 병원서비스, 일반의 및 전문의 서비스, 치과, 의약품, 정신보건서비스 등의 제공에 책임을 갖고 있다. 그리고 지방 정부의 하부 조직인 지역 정부(Municipality)에서 의료와 사회서비스에 대한 제공을 맡고 있다. 지역 정부에서 제공하는 사회서비스는 어린이와 장애인을 위한 치과진료, 2007년부터는 재활서비스, 예방서비스, 건강증진, 알콜 중독자 및 약물 중독자 치료를 맡고 있다. 그리고 소수의 민간병원과 의원이 있는데 이러한 곳은 세금, 민영보험 및 본인부담으로 운영된다.

덴마크에서는 1940년대 이후부터 모든 정당이 동의한 것은 의료서비스는 개인의 생활이나 경제적 자원과 무관하게 제공되어야 한다는 것이었다. 1945~70년간 의료정책은 강력한 의학적 영향과 국민 합의에 의하여 결정된 특징이 있다. 1970년대 이후 덴마크도 다른 국가에서처럼 의료를 둘러싼 논쟁들이 일어났다.

의료서비스는 원칙적으로 무료이며, 장기 간호양로원, 치과, 물리치료, 의약품에는 본인부담이 부과된다. 시력검사와 안경은 환자 본인부담이며 청력검사와 보청기는 무료로

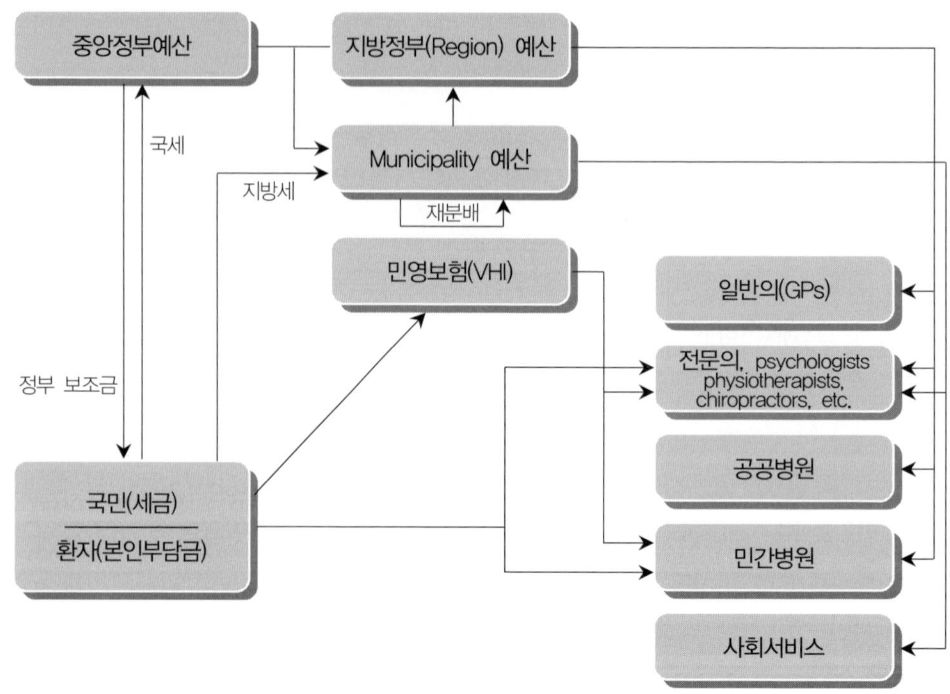

Note : OOP. Out-of-pocket payment.
출처 : Olejaz et al. (2012)

[그림 8-3] 덴마크의 의료체계

제공된다. 저소득층의 본인부담은 사회보장제도로 보상받는다. 민영보험은 본인부담 보상, 민간병원이나 의원 이용, 그리고 상병수당을 추가로 받기 위하여 가입자가 증가하는 추세이다. 많은 사용자가 피용자들에게 민영보험을 제공하기도 한다. 국가의료청이 안전성과 유효성을 인정하지 않는 서비스는 민영보험에서도 보상받지 못한다.

의료재정은 중앙 정부가 소득세를 위시하여 부가가치세, 법인 소득세 등의 다양한 세금을 거두어 지방 정부(Regional Council)와 지역 정부(Municipality Council)에 교부금을 내려주고, 지역에서는 지방소득세와 재산세를 징수하여 일부는 지방 정부에 넘겨주고 나머지는 자체 사업을 위한 의료재정으로 사용한다. 민영보험은 미미한 수준으로 2002년 기준으로 전체 의료비 지출의 1.6%에 불과하다(Strandberg-Larsen et al., 2007). 민영보험은 주로 보완형인데 정부가 제공하는 의료에서 본인부담이 그렇게 높지 않은 데다 제외되는 서비스도 거의 없다 보니 활성화되지 않고 있다. 추가형은 고급화된 민간병원의 이용이나 해외에서의 치료를 위하여 가입이 증가하는 추세에 있다.

덴마크도 1970년대부터 의료비 증가를 관리해야 하는 문제에 부딪쳐 1차 의료의 강화, 예방사업 및 건강증진의 중요성이 대두되었다. 그리고 병원에는 신공공행정이 도입되었으며 경상의료비 관리에 노력하고 있다. 제한된 의료재정의 효율적 사용을 위한 필요도의 우선순위 설정이 지방 정부 차원에서 강조되고 있다(Olejaz et al., 2012). 병원에 대한 예산을 절약하기 위하여 병원 진료비는 1999년부터 DRGs를 점진적으로 도입하여 지불하고 있다. 1999년 병원 예산의 10%를 DRGs로 지불하기 시작하여 매년 그 비중을 높여 2004년에는 20%가 되었으며, 2007년에 50%까지 DRGs로 지불되었다. 2010년에는 5개 Region 가운데 2개는 Region의 의지로 병원 예산의 70%를 활동기준예산(activity-based)으로 배정하고 있다. 개업한 1차 의사(GPs)에 대해서는 70%를 행위별수가로 하고, 30%는 인두제로 지불하고 있다. 인두제는 주로 재가노인들에 대하여 커뮤니티 케어와 같은 서비스 제공을 위한 것이다. 개업전문의들은 행위별수가로 진료비 전액을 지불하고 있다(Olejaz et al., 2012). 신의료기술의 도입을 효율적으로 관리하기 위하여 의료기술평가(HTA)가 이루어지고 있다. 병원 서비스의 안전과 질 보장을 위하여 2004년 「환자안전법」이 제정되었고, 2005년부터 인증제도(accreditation)를 도입하였다. 1990년대 중반부터 심장질환, 암, 관절염, 당뇨병, 경화증과 같은 특정질환이나 의료문제를 중심으로 환자 조직이 등장하여 현재 200~300 정도의 조직이 공개적으로 정책을 제안하는 등의 활동이 이루어지고 있다(Olejaz et al., 2012).

의료서비스의 제공은 보건부의 감독 하에 지방 정부(Regional Council)에서 담당하지만 상병수당을 지급하는 사회보험은 여전히 존재하며 사회보장부에서 취급한다. 상병수당의 재원은 근로자의 경우 사용자가 부담하며 자영자는 본인의 희망에 따라 자발적으로 보험료를 부담하도록 되어 있다.

3) 핀란드[39]

핀란드는 스웨덴의 지배를 600년, 러시아의 지배를 100년이나 받았던 역사를 지니고 1917년 독립 국가가 되었다. 핀란드도 다른 북유럽 국가와 마찬가지로 지방 정부가 주민들의 보건문제에 책임을 갖게 된 것은 1870년대부터로 추정된다. 제2차 세계대전 이전까

39) 이 부분은 Vuorenkoski(2008)을 중심으로 하되, Keskimäki et. al. (2019)을 참고하여 보완하였다.

지 지방 정부는 주로 공중보건, 결핵치료, 정신질환 치료에 집중하고 있었다. 제2차 세계대전 이후 지방 정부가 의료서비스를 제공하는데 대한 법을 제정하게 된다. 1944년 법에 지불능력이나 거주 지역에 관계없이 모자보건서비스에 대한 권리를 명시하게 된다. 그리고 1차 의료를 위하여 일반의 제도가 모든 지역에 도입되었다.

1950년대 이전까지 병원서비스 제공은 미미하였다. 병원의 발전은 1950년대 이후 이루어지게 되었다. 중앙병원(central hospital)의 운영은 거의 지방 정부에 귀속되기 시작하였고, 지방 정부 병원들이 중앙 정부의 보조금을 받게 되었다. 1950~60년대 사이에 병원의 병상 수가 세 배나 증가하였고, 지방의 구역병원(중앙병원에 비하여 소규모)이 새로 건립되어 지방 정부로 귀속되었다. 이 기간 중에 의료에 대한 공공지출의 90%가 병원에 그리고 나머지 10%가 1차 의료에 배정되는 불균형을 보였다. 병원의 팽창은 입원과 외래 간의 불균형을 초래하였다. 이러한 불균형을 개선하기 위하여 1963년에 사회보험제도가 도입되었다. 그리고 의사 양성이 활발해져 의사 수의 증가를 이루는 계기가 되었다.

사회보험제도가 도입되어도 입원과 외래 간의 불균형이나 의료자원의 도시 집중과 같은 문제는 해결되지 못하였다. 그리하여 1970년대 새로운 정책이 선보였다. 1972년 「1차 의료법(Primary Health Care Act)」을 제정하여 국가의료체계(National Health System)의 기초를 지역 정부(Municipality)의 역할에 두었다(Keskimäki et. al., 2019). 이때를 핀란드가 RHS를 도입한 시기로 볼 수 있다.

「1차 의료법」에 따라 1차 의료의 발전을 위한 5년 단위의 의료계획을 수립하였다. 1974년에 병원서비스를 의료계획에 포함시켰고, 1984년에는 사회서비스(예: 어린이들의 주간돌봄이나 노인들의 홈 케어서비스 등)를 의료계획에 추가하였다. 1986년 개인의사 제도가 도입되어 개인이나 가족 단위로 보건소 의사 한 사람을 개인의사로 지정하여 단골로 서비스를 받을 수 있도록 하였다. 개인의사에 대해서는 월급제, 인두제, 가정방문 시에는 행위별수가를 가미하는 방식의 지불제도를 채택하였는데 현재 보건소 의사의 거의 반 정도가 개인의사로 활동하고 있다.

1980년대 국가재정보조는 Valtava 개혁에 따라 광범위하게 재정 및 계획 구조의 변화를 이루었다. 이 개혁은 재정지원 및 기타 인센티브의 초점을 사업의 확장을 유지하는 방향으로 변화를 일으켰다. 개혁은 더 나아가 1980년대 후반에서 1990년대 초반 지역 정부(Municipality)의 자율과 자치 경영을 촉진하여, 자원배분에서 지방 정부의 힘을 더욱 강화시켰다(Keskimäki et. al., 2019).

지방 정부의 자율성 강화를 위하여 지방 정부의 경제적 인센티브를 높이도록 중앙 정부가 주는 보조금 제도를 개혁하고, 서비스를 제공하는 원칙을 유연하게 하는 등으로 세부 의료계획에서 분권화를 강화하였다. 정부 보조금의 개혁은 사후적으로 1차 의료, 전문의의료로 특정하여 지불하는 방식을 버리고, 사전적으로 1인당 정액방식으로 공급자가 아닌 지방 정부에 직접 보조하는 방식으로 바꾸었다. 서비스를 제공하는 원칙을 유연하게 한 것은 민간공급자의 서비스도 지방 정부가 구매할 수 있도록 하였다. 분권화는 1993년 중앙 정부가 초기에 장악하였던 규제력을 포기하고 역할을 의료정책의 목표 설정이나 필요한 정보를 제공하는 방향으로 정립하고 의료계획은 지방 정부 차원이나 지방 정부 연합회 수준에서 하도록 하였다. 중앙 정부의 행정적 규제를 담당하였던 국립의료청(National Board of Health)도 폐지하기에 이르렀다.

1990년대 핀란드는 혹독한 불경기를 경험하면서 의료개혁을 추진하여 자원 투입을 줄이고 의료인력에서 눈에 띄지 않는 중복을 줄이는 방향으로 개선을 이루었다. 이러한 개혁으로 의사인력 양성을 줄였는데 의료수요는 증가하여 1990년대 후반에 의사와 치과의사 부족 문제를 낳았다. 의사부족 문제는 특히 보건소와 농촌 오지 지역에서 더욱 심각하였다. 그러는 동안에 핀란드 경제가 회복을 하여 2001년 핀란드 정부는 '의료의 미래를 보장하기 위한 국가 계획(National Project to Ensure the Future of Health Care)'을 수립하였다. 이 계획에서의 관심사는 접근성, 대기시간, 대기 명단 문제 그리고 미래에 가용한 인력과 다양한 서비스의 가용성 등에 맞춰졌다.

핀란드에는 1972년의 「1차 의료법」에 추가하여 1991년 「전문의료(Specialized Medical Care)에 관한 법」, 2010년에 「의료법(Health Care Act)」을 제정하여 의료서비스와 관련된 규제 및 거버넌스의 틀을 만들었다. 2010년의 「의료법」은 서비스 공급측면을 주로 다루었고, 다른 두 가지 법률은 1차 의료와 전문의료의 행정적 구조(administrative structures)를 정의하였다(Keskimäki et. al., 2019).

핀란드는 공적재정으로 운영되는 의료체계를 갖고 있는데 [그림 8-4]와 같이 세 가지의 다른 형태의 시스템이 존재한다. 먼저 가장 큰 부분을 차지하는 것은 지역 정부 의료(municipal health care)이며, 다음은 사회보험 의료, 마지막으로 산업장 의료(occupational health care)가 있다. 지역 정부 의료가 의사 및 외래 의료의 71%, 입원 의료의 95%를 차지하고 있다. 2007년 기준으로 핀란드는 415개의 지역 정부가 있는데 여기에서 20개의 병원 구역(Hospital Districts, Federation of Municipalities)[40]을 갖고 전문의에

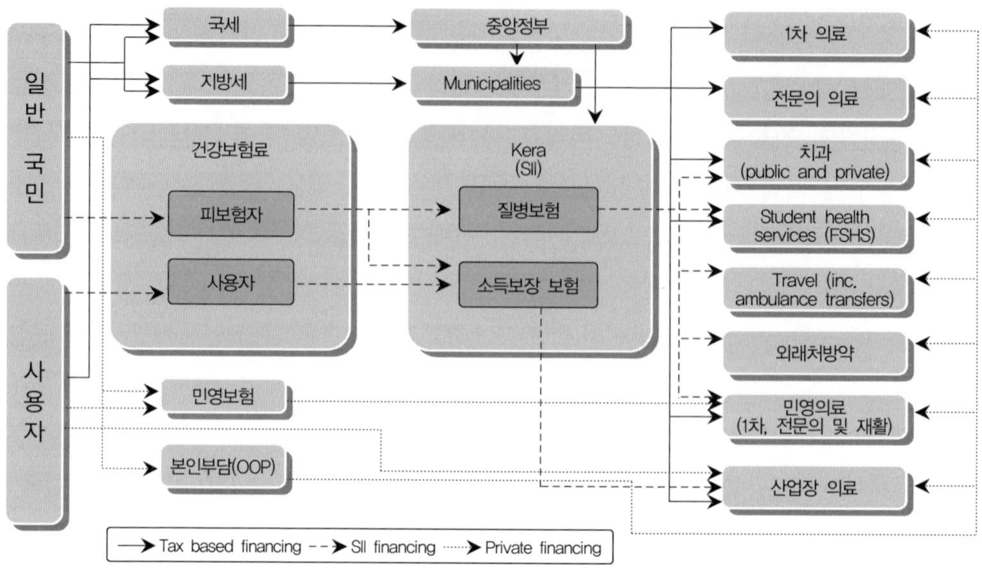

출처 : Keskimäki et. al. (2019)

[그림 8-4] 핀란드의 의료체계

의한 병원서비스를 제공한다. 대부분의 병원은 공공영역에서 소유하고 있으나 민간이 소유하거나 민간과 공동으로 소유하는 병원이 증가하는 추세이다. 20개 병원 구역이 소유하고 있는 대형병원으로 15개의 중앙병원(central hospital)과 5개의 대학병원이 있다. Municipalitiy와 병원 구역이 1차 의료, 전문의료시설, 그리고 독자적인 정신질환시설 네트워크를 운영하고 재정으로 조달하고 있다. 2000년 이후 병원의 통폐합이 이루어져 병원수와 병상수의 감축이 이루어지고 있다(Keskimäki et. al., 2019).

최근에는 일부 Municipality에서 병원 구역(Hospital District)을 의료와 사회서비스의 결합 조직(joint regional health and social care authorities)으로 전환시키고 있다(Keskimäki et. al., 2019). 그리고 지역 정부(Municipality)는 237개의 보건소를 갖고 있는데 여기에서 일반의에 의한 1차 의료와 함께 공중보건서비스를 제공하고, 또한 지역병원(municipal hospital)이나 일반의에 의하여 운영되는 입원 병동이 별도로 있다.

40) 1개의 District에 6~35개의 Municipality가 속해있다.

핀란드는 전통적으로 의료와 사회서비스는 분리하여 제공되었는데 최근에는 통합이 일어나 거의 대부분 지역 정부에서 의료담당과(health board)와 사회서비스담당과(social welfare and services board)를 합병하여 의료와 사회서비스 간의 연계를 개선하고 있다(Keskimäki et. al., 2019).

지역 정부 의료를 위한 재정은 지역 정부가 징수하는 지방세와 중앙 정부가 지원하는 교부금, 그리고 지역 정부가 운영하는 병원이나 보건소로부터 징수하는 이용자의 본인부담금 수입으로 구성된다. 중앙 정부는 소득 및 부유세, 그리고 부가세로, 지역 정부(Municipality)는 소득세, 재산세, 기업의 법인세에서 재정을 조달한다(Keskimäki et. al., 2019). 2017년 기준으로 경상의료비는 GDP의 9.2%인데 공공재정의 비율이 75.2%를 차지하고 있다. 이 가운데 중앙 정부가 35.4%, 지역 정부가 26.35%로 합하여 61.7%를 부담하고 사회보험에서 13.4%를 부담한다. 민간부담 24.8%는 환자본인(OOP)이 20.2%이며 민영보험이 4.6%를 차지한다. 전체의료비는 외래에 33.0%, 입원에 24.7%, LTC에 19.0%, 의약품 및 소모품에 12.3%, 예방에 3.9%, 기타서비스 등에 7.1%가 사용된다(Keskimäki et. al., 2019).

핀란드는 1990년대 초반 의료체계의 성과 향상[41]을 위하여 구매자-공급자 분리모형에 의한 내부시장을 채택하였으나 심한 경제적 불황으로 제대로 이행하지 못하다 2000년대 접어들어 성과를 내기 시작하였다. 핀란드는 다른 나라와 달리 내부시장 모형을 지역 단위로 추진하였으며, 서비스도 지역 단위에서 제공되는 1차 의료와 사회서비스, 그리고 A&E 서비스(사고와 응급의료) 중심으로 한 특징이 있다(Tynkkynen, Keskimäki and Lehto, 2013)[42]. 2009년 조사에 의하면 지역(Municipality)의 약 1/3이 내부시장 모형을 도입하였으며, 2010년경에는 거의 대부분 큰 지역은 내부시장 모형을 도입한 것으로 알려지고 있다(Tynkkynen, Keskimäki and Lehto, 2013).

사회보험조직(Social Insurance Institution, Kera)을 통하여 건강보험료로 조달하는 의료재정은 상병수당, 분만 휴직 수당, 외래 의약품, 민간부분 의료비 일부, 산업장 의료비 일부, 교통비 등의 지급에 사용되고 있다. 특히 2017년 기준으로 보면 사회보험재정의 1/2인 6.7%가 외래의약품 및 소모품비 지출에 사용되는 특징이 있다. 사회보험 재정

---

41) 내부시장에 의한 성과 향상에는 비용억제, 효율성 제고, 조직의 유연화, 환자의 필요도에 대한 서비스의 반응성 향상이 포함된다(Enthoven, 1993).

42) 다른 나라는 구매자-공급자 분리에 의한 내부시장 모형을 전국 내지는 지역(Region) 단위로 하고 서비스도 병원 전문의 서비스와 노인을 위한 재가서비스를 포함한 것과 대조를 이룬다.

은「건강보험법(Health Insurance Act)」에 의하여 보험료로 조달하는데 2017년 기준으로 보험료는 피용자 및 자영자에 대하서는 소득의 1.54~1.77%, 사용자는 총임금의 2.12%, 그리고 연금수급자는 소득의 1.47%로 책정하고 있다. 보험료율은 매년 국무회의가 시행령으로 결정한다(Keskimäki et. al., 2019). 사회보험을 통한 의료비 부담은 그렇게 높지 않을 뿐만 아니라 주로 현금급여에 사용되기 때문에 핀란드는 지방공영제 국가로 분류할 수 있다.

핀란드는 일찌감치 환자권리 문제에 관심을 두고 1993년 유럽에서는 처음으로「환자권리에 관한 법률(Act on the Status and Rights of Patients)」을 제정하였다. 이 법률은 진료에 대한 정보, 사전 동의(informed consent), 관련된 의무기록의 열람 권리, 의료에 대한 고충을 토로(complain)할 권리, 자율권(autonomy)을 허용하고, 의료기관에 옴부즈맨 시스템을 포함하였다(Keskimäki et. al., 2019).

참고문헌

보건복지부, 한국보건사회연구원(2022), *OECD Health Statistics*.

이규식 (2013), 한국과 일본 건강보험제도의 비교, 제8회 한일의료복지심포지움, 나고야, 일본복지대학.

이규식 (2018), 『보건의료정책(개정판)』, 서울: 계축문화사.

대법원 1994.7.29 선고 92다30801 판결.

二木立 (2014), 日本における混合診療 解禁論, 제9회 한일의료복지심포지움, 연세대학교 의료복지연구소.

島崎謙治 (2011), 『日本の醫療』, 東京: 東京大學出版會.

日本 厚生省 (1996), 『厚生白書』, 平成 8年版.

American Medical Association(AMA) (1976), *The British Health Care System*, Chicago: Economic Models Ltd.

Anell A, Glenngård AH and Merkur S (2012), Sweden health system review, *Health Systems in Transition,* 14(5), European Observatory on Health Care Systems and Policies, Copenhagen: WHO Europe.

Barr DA (2007), *Introduction to U.S. Health Policy: The Organization, Financing, and Delivery of Health Care in America*, Baltimore: The Johns Hopkins University Press.

Belmartino S (2000), Reorganizing the health care system in Argentina, In: Fleury S, Belmartino S and Baris E eds. *Reshaping Healh Care in Latin America: 47-77* Ottawa: IDRC.

Blendon RJ, Benson JM, Roches CM (2003), Americans' view of the uninsured: an era for hybrid proposals. *Health Affairs Web Exclusive*; August 27: 405-414.

Blum HL (1974), *Planning for Health : Development and Application of Social Change Theory*, New York, NY: Human Sciences Press.

Boerma W and Kringos D (2015), Introduction, In: Kringos DS, Boerma WGM, Hutchinson A and Saltaman RB eds. *Building Primary Care in a Changing Europe:* 27-40, European Observatory in Health System and Policies, Copenhagen: WHO Europe.

Bruce M (1966), *The Coming of the Welfare State*, London: B. T. Batsford Ltd.

Busse R and Blümel A (2014), Germany health system review, *Health Systems in Transition*, 16(2), European Observatory on Health Care Systems and Policies, Copenhagen: WHO Europe Office.

Busse R, Saltman RB and Dubois HFW (2004), Organization and financing of social health insurance systems: current status and recent policy developments, In:

Saltman RB, Busse R and Figueras J eds. *Social Health Insurance Systems in Western Europe*: 33-80, Berkshire, England: Open University Press.

Cartin B (1998), Chile, the effectiveness of the reform, In: Cruz-Saco MA and Mesa-Lago C eds. *Do Options Exist: The Reform of Pension and Health Care Systems in Latin America*, Pittsburgh: University of Pittsburgh Press.

Cavagnero E, Carrin G, Xu K and Aguilar-Rivera AM (2006), *Health Financing in Argentina: An Empirical Study of Health Care Expenditure and Utilization*, Mexico: Instituto Nacional de Salud Pública.

Chevreul K et al. (2015), France health system review, *Health Systems in Transition*, 17(3), European Observatory on Health Care Systems and Policies, Copenhagen: WHO Europe.

Chaplin NW ed (1982), *Health Care in the United Kingdom*, London: Kluwer Medical.

Dicstein J (1982), National monographs-Brazil, in *Medical Care Under Social Security in Developing Countries*, Studies and Research No. 18, Geneva: International Social Security Association.

Dugan B, Hsaio W, Robert M, Sinclair M and Noronha J (2013), Brazil's national health system, *Ministerial Leadership in Health*, Harvard School of Public Health and Harvard Kennedy School.

Eckstein H (1970), *The English Health Service*, Cambridge, Mass.: Harvard University Press.

Enthoven A (1993), The history and principles of managed competition, *Health Affairs*, 12: 24-48.

European Observatory on Health Care Systems and Policies (2000), *Health System in Transition: Switzerland*, Copenhagen: WHO Europe.

Ferré F et al. (2014), Italy health system review, *Health Systems in Transition*, 16(4), European Observatory on Health Systems and Policies, Copenhagen: WHO Europe.

Fox DM (1990), Health policy and the politics of research in the United States, *Journal of Health Politics, Policy and Law*, 15(3): 481-499.

Glaser WA (1991), *Health Insurance in Practice, International Variation in Financing, Benefits, and Problem*, San Francisco: Jossey-Bass Publishers.

Glenngård AH et al. (2005), Sweden, *Health Systems in Transition*, European Observatory on Health Care Systems and Policies, Copenhagen: WHO Europe.

Goodman JC (1980), *National Health Care in Great Britain : Lessons for the U.S.A.*, Dallas, Texas: A Fisher Institute Publication.

Hanvoravongchai P and Hsiao WC (2007), Thailand: achieving universal coverage with social insurance, In: Hsiao WC and Shaw RP eds. *Social Health Insurance for Developing Nations*: 133-154, Washington DC: World Bank.

Horton R and Ceschia A (2016), France: a philosophy for health, *The Lancet, Comment* (May 2): http://dx.doi.org/50140-6736(16)30243-4.

Keskimäki I et. al. (2019), Finland health system review, *Health Systems in Transition 21(2)*, European Observatory on Health Care Systems and Policies, Copenhagen: WHO Europe.

Klein R (1995), *The New Politics of the National Health Service* (3rd), London: Longman.

KurŞun A and Rakici ve Cemil (2015~16), The analysis of health expenditures in Turkey and the social welfare states, *Turkish Yearbook of Human Rights*, 37-38: 57-86.

Lalonde M (1974), *A New Perspective on the Health of Canadians*, Ottawa: Office of the Canadian Minister of National Health and Welfare.

Lobato L (2000), Reorganizing the health care system in Brazil, In: Fluery S, Belmartino S, and Baris E eds. *Reshaping Health Care in Latin America:* 103-131, Ottawa: IDRC.

Lobato L and Burlandy L (2000), The context and process of health care reform in Brazil, In: Fluery S, Belmartino S and Baris E eds. *Reshaping Health Care in Latin America: 79-102*, Ottawa: IDRC.

Lynch MJ and Raphael SS (1973), *Medicine and the State*, Oak Brook, Illinois: Association of American Physicians and Surgeons.

Machado CV (2018), Health policies in Arzentina, Brazil and Mexico: different paths, many challenges, *Ciência & Saude-Coletiva*, 23(7): 2197-2212. Doi: 10.1590/1413-81232018237.08362018.

Manuel A (2002), The Chilean health system: 20 years of reforms, *Salud Pública de México*, 44(1): 60-68.

Massuda et al. (2018), The Brazilian health system at crossroads: progress, crisis and resilience, *BMJ Global Health*, 3:e000829. Doi: 10.1136/bmjgh-2018-000829.

Massuda et al. (2020), *Brazil Health System Overview*, The Commonwealth Fund, December.

Melhado EM (1998), Economist, public provision, and the market: changing values in policy debate, *Journal of Health Politics, Policy and Law*, 223(2): 215-263.

Missoni E and Solimano G (2010), *Towards Universal Health Coverage: the Chillean Experience*, World Health Report (2010) Background Paper 4, Health System Financing, The Path to Universal Coverage, Geneva: WHO.

Musgrave RA and Musgrave PB (1976), *Public Finance in Theory and Practice*, New York, NY: McGraw-Hill.

Nay O et al. (2016), Achieving universal health coverage in France: policy reforms and the challenges of inequalities, *The Lancet* (May 2), http://dx.doi.org/10.1016/50140-6736(16)00580-8

Normand C and Weber A (1994), *Social Health Insurance: A guidebook for Planning*, Geneva: WHO and ILO.

Normand C and Weber A (2009), *Social Health Insurance, A Guidebook for Planning* (2nd), ADB, ILO, WHO and GTZ.

Olejaz M et al. (2012), Denmark health system review, *Health Systems in Transition 14(2)*, European Observatory on Health Care Systems and Policies, Copenhagen: WHO Europe.

Or Z (2014), Implementation of DRG payment in France: issues and recent developments, *Health Policy*, 117:146-150.

Patel K and Rushefsky ME (1995), *Health Care Politics and Policy in America*, New York, NY: M.E. Sharpe, Inc.

Phelps CE (1997), *Health Economics* (2nd), New York, NY: Addison-Wesley.

Roemer MI (1991), *National Health Systems of the World*, Vol. 1, New York, NY: Oxford University Press.

Ron A, Abel-Smith B and Tamburi B (1990), *Health Insurance in Developing Countries*: The Social Security Approach, Geneva: ILO.

Rubentsein A, Zerbino MC, Cejas C and López A (2018), Making universal health care effective in Argentina: a blue print for reform, *Health Systems & Reform*, 4(3): 203–213, Doi: 10.1080/23288604.2018.1477537.

Saint-Jours Y (1982), France, In: Köhler PA, Zacher HF and Partington M eds. *The Evolution of Social Insurance 1881~1981:* 93-149, New York, NY: St. Martin's Press.

Saltman RB and Dubois HFW (2004), The historical and social base of social health insurance systems, In: Saltman RB, Busse R and Figueras J eds. *Social Health Insurance in Western Europe:* 21-32, European Observatory on Health Care Systems and Policies Series, Berkshire, England: Open University Press.

Spri (1992), *The Reform of Health Care in Sweden*, Spri Report 339, Stockholm.

Strandberg–Larsen M, Nielsen MB, Vallgård S, Krasnik A and Vrangbæk K (2007), Denmark health system review, *Health Systems in Transition* 9(6), Copenhagen: WHO Europe.

Tangcharoensathien V et al. (2018), Health development in Thailand: a solid platform for successful implementation for universal health coverage, *The Lancet* published online January 31, http:dx.doi.org/10.1016/s0140–6736(18)30198–3: 1–18.

Tatar M et al. (2011), Turkey health system review, *Health Systems in Transition* 13(6), Copenhagen: WHO Europe.

Tatara K and Okamoto E (2009), Japan health system review, *Health Systems in*

Transition 11(5), Copenhagen: WHO Europe.

Torrens PR (2002), Historical evolution and overview of the health services in the United States, In: Williams SJ and Torrens PR eds. *Introduction to Health Services* (6th): 2-17, Albauy, NY: Thomson Delmar Learning.

Tynkkynen L-K, Keskimäki I and Lehto J (2013), Purchaser-provider splits in health care-The case of Finland, *Health Policy*, 111: 221-225.

US DHHS (1998), *Social Security Programs Throughout the World-1997*, Washington DC: Social Security Administration.

UN (1948), *Universal Declaration of Human Rights*.

van Ginneken E (2016), Governing competitive insurance market reform: case studies from the Netherlands and Switzerland, In: Greer SL, Wismar M and Figueras J eds. *Strengthening Health System Governance: Better policies, stronger performance*: 129-142 European Observatory on Health Systems and Policies Series, Berkshier, England: Open University Press.

Vuorenkoski L (2008), Finland health system review, *Health Systems in Transition 10(4)*, Copenhagen: WHO Europe.

WHO (2010), *World Health Report 2010-Health Systems Financing: the Path to Universal Health Coverage*, Geneva: WHO.

World Bank (1987), *Financing Health Services in Developing Countries: An Agenda for Reform*, Washington DC: The World Bank.

Zeynep O, et al., (2023), France health system review, *Health Systems in Transition*, 25(3), European Observatory on Health Care Systems and Policies, Copenhagen: WHO Europe.

Zöllner D (1982), Germany, In: Köhler PA, Zacher HF and Partington M eds. *The Evolution of Social Insurance 1881~1981*: 1-92, New York, NY: St. Martin's Press.

제9장

자본주의의 변화와 의료개혁

제1절 자본주의와 의료보장제도의 발전[1)]

자본주의 경제가 등장한 이후의 의료보장제도가 발전된 과정을 요약하면 [표 9-1]과 같다. 자본주의 경제가 자유방임시대로 시작하여 혼합경제시대를 거쳐 신자유주의의 등장에 이르기까지 변모한 것과 거의 궤를 같이하여 의료보장제도도 대략 3단계로 발전하여 왔음을 볼 수 있다. 제1단계는 1883년 비스마르크에 의하여 근로자 중심의 질병보험이 도입된 이후 제2차 세계대전이 끝나는 시기까지로 볼 수 있으며, 제2단계는 「세계인권선언」을 전후하여 기본권 보장 차원에서 전국민의료보장을 실시하는 등의 복지국가 시대로 볼 수 있다. 제3기는 현재도 진행 중에 있는데 1980년대 신자유주의의 등장으로 1990년대부터 본격화된 의료개혁의 시대로 구분할 수 있겠다.

이 장은 [표 9-1]을 중심으로 자본주의의 변천과 의료보장제도의 발전을 그 시대의 특징, 지배적 이념, 의료보장제도의 특징, 제도를 끌고 가기 위한 규제전략이라는 관점에서 살펴보기로 한다.

1. 비스마르크 이후 「세계인권선언」 이전까지

1) 자유방임경제와 의료보장

산업혁명을 거치면서 의료서비스 제공에 대하여 사회적인 접근을 하게 되었는데 그 시

1) 이 절은 이규식(2007) 및 이규식(2017)에서 발췌하여 재정리하였다.

[표 9-1] 유럽 의료보장제도의 발전 과정

발전단계	1단계	2단계	3단계
기간	1880년대-1940년대	2차 대전 종전-1980년대	1990년대 이후
시대적 특징	산업혁명 이후 근로자 동요, 자유방임경제	경제성장(Golden age)과 복지국가의 등장, 개인의 의료비 부담 증가, 혼합경제	저성장 경제, 고령화, 복지국가의 종언과 신자유주의 등장, 의료개혁 대두
지배적 이념	근로자 생활안정 사회연대	기본권으로서의 의료보장	효율성, 형평성, 반응성
제도의 특징	상병수당 중심, 동일위험군에 의한 질병금고 설립	의료서비스 중심, 보편적 적용, 포괄적 급여, 공영의료제(NHS, RHS) 등장	중앙금고를 통한 재정통합, 보험자의 전략적 구매자 역할, 통합의료등장, 지속가능성, Semashko 모형 폐기와 SHI 도입(구공산권)
규제 전략	보험원리에 따른 수지상등 원칙	command and control에 의한 직접적인 규제, 전통적 관료 행정	전략적 구매를 통한 steer and channel 방식의 간접적 규제, 스튜어드십 이론의 등장

출처 : 이규식(2017)을 일부 수정함

도는 비스마르크의 질병보험이었다. 그러나 비스마르크의 접근은 의료를 개인의 특권(privilege)으로만 간주하였지 사회적인 책임으로 간주하지 않았다. 그리고 적용대상도 근로자 중심이었으며, 보험급여도 상병수당 위주였다.

Rimlinger(1971)는 비스마르크 질병보험이 의료를 사회적인 책임으로 간주하지 않은 것에 대하여, 조세가 바탕이 되는 구빈제도나 공적부조는 대상자가 제한되지 않지만 질병보험은 근로자로 제한한데서 그 이유를 찾고 있다. 이 시기의 의료보장의 특징은 근로자들의 동요를 방지하여 자본주의 체제 유지를 위한 수단으로 활용된 점에서 찾아야 한다. 따라서 이 당시 의료보장의 지배적인 이념은 근로자의 생활안정에 있었고, 위험이 유사한 집단끼리 질병금고를 만들어 관리하는 방법을 택하였다. 그리고 정부가 질병금고의 관리에 특별히 관여하지도 않아 자율성이 유지되었다[2]. 다만 질병금고로는 수지 균형을 맞추는 것이 중요한 과제였다.

이 기간 중에 특징적인 사실은 공중보건이 공공재로 등장하였다는 점이다. 산업혁명으

2) Busse et al.(2017)은 독일 건강보험 135년을 기념하는 논문에서 독일 건강보험의 이념은 사회연대, 강제적용, 자치경영의 세 가지로 요약하고 있음을 볼 때 초기에는 질병금고에 대한 정부의 개입은 없었다고 볼 수 있다.

로 등장한 초기 자본주의시대는 생산, 소비, 분배와 같이 자원배분에 관련된 모든 문제의 해결을 시장에 일임하고 정부는 관여하지 않음에 따라, 정치경제사상은 자유방임주의로 불리었다. 초기 자본주의에서는 개인의 이기심(소비자는 싸게 사고자 하는 이기심, 공급자는 비싸게 팔고자 하는 이기심)이 보이지 않는 손(시장)에 의하여 균형을 이루어 재화가 생산되고 소비(배분)된다는 이념을 지녔기 때문에 모든 경제활동에 대하여 정부의 간섭을 최소화하고 시장에 일임하였다.

산업혁명 이후 자유방임경제 시대에도 시장에 맡겨서 생산이 어려운 재화나 서비스는 정부가 생산할 수밖에 없었다. 자유방임경제 시대를 대표하는 학자인 아담 스미스(Adam Smith)도 공공서비스의 제공에 대해서는 정부의 적극적인 역할을 인정하였다(Fraser, 1984). 고전학파 경제학자인 맬더스(Malthus), 리카도(Ricardo), 밀(Mill) 등도 생계수단, 건강, 질병 등에 대하여 관심을 보였지만 큰 주목을 받지 못하였다. 그러다 벤담(Bentham)을 위시한 공리주의자들에 의하여 공중보건이 공공서비스로 간주되기 시작하였다(Fox, 1979). 산업혁명은 인구 이동을 촉진하여 도시화가 이루어졌으며, 급속한 도시화는 깨끗한 물과 같이 가격이 없는 지역사회 공동재화의 공급부족을 초래하였다. 또한 도시화는 배수나 오물처리를 할 수 있는 시설의 수용 능력을 초과한 인구 집중을 초래하여 황열이나 콜레라 등의 감염병을 창궐하게 만들었다(Fraser, 1984). 이러한 현상을 본 벤담(Bentham)의 제자 채드윅(Chadwick)이 1842년『위생개혁보고서』를 발간함으로써 공중보건에 대한 개념을 확립하였다. 공리주의자(Benthamite)들은 질병예방을 위한 공공의 역할 확대를 주장하였으며(Fox, 1979), 공중보건은 정부 기구에서 제공하는 공공재로 취급되어[3] 1875년「공중보건법」의 개정과 함께 공중보건시스템이 영국에서 출발하게 되었다[4].

---

3) 당시 영국에서는 '법률을 가장 적게 제정하는 정부가 가장 좋은 정부'로 인식되었으며, 의회는「구빈법」, 공중보건, 철도 그리고「공장법」가운데 정부가 담당해야 할 업무에 관한 논의에서 공중보건이 가장 적합하며,「구빈법」은 그 의미가 점차 줄고 철도나「공장법」은 억지 논리로 가능하다(Fraser, 1984)라고 하고 있어 이미 공중보건이 공공재로 간주되고 있었다고 판단된다.

4) 영국의「공중보건법」은 1848년에 처음 제정되었다. 그 이전인 1834년「신 구빈법」의 제정을 위한 위원회에 채드윅이 책임자로 취임하면서 국민들의 건강문제의 중요성을 제기하였고 뒤이어 1842년에는『위생개혁보고서』를 발간하였다. 이러한 바탕위에 1848년 영국은 콜레라가 만연함에 따라 이를 관리하기 위하여「공중보건법」을 제정하였다. 그러나 오늘날의 공중보건시스템을 체계화하는데 기초가 된 법은 1875년에 개정된「공중보건법」이다.

2) 혼합경제 시대의 개막과 사회보장법

자유방임적인 자본주의 시장경제는 1930년대 세계 경제공황으로 인하여 심각한 위기에 직면하게 되었다. 자본주의 초기의 자유방임 시장경제는 경제의 기본문제(무엇을, 어떻게, 그리고 누구를 위하여 생산하느냐의 문제) 해결을 시장 가격기구에 맡기는 형태였다. 그러나 자본주의 시장경제는 두 가지 문제에 직면하였다. 첫째, 시장에서 수요와 공급이 일치하여 안정을 이룬다는 것은 사후적인 것으로써 실제 시장에서는 수요와 공급이 늘 일치하지 못하여 경기변동이라는 문제를 야기하였다. 둘째, 사유재산을 인정한 시장경제는 빈부격차를 초래시키는 문제가 제기되었다.

자본주의 경제에서 경기변동은 불가피한 것으로써, 그 이유는 공급자들이 주문 생산하는 것이 아니라, 시장 수요를 예측하여 공급을 하기 때문에 수요와 공급이 일치하는 것은 거의 불가능하다. 따라서 공급이 수요보다 적으면 인플레이션이 일어나고, 반대로 공급이 수요를 초과하면 재고가 쌓이고 재고가 모두 팔릴 때까지 생산을 줄이기 때문에 불경기가 일어나 경기변동은 불가피해진다.

제1차 세계대전(1914~1918) 이후 세계경제의 중심지는 영국에서 미국으로 이동하였다. 미국은 제1차 세계대전 이후 공산물이나 농산물의 생산이 과잉되었으며, 유럽 대륙에서도 1920년대 중반 이후 전후 복구가 이루어짐에 따라 생산이 증가하고 세계적으로 공급 과잉을 빚게 되었다. 공급 과잉은 결국 불황으로 연결되어 1929년 뉴욕 증시의 주가폭락으로 경제공황이 촉발되었다. 경제공황으로 대규모의 실업이 발생하게 되었고, 미국의 경제공황은 바로 유럽 대륙으로 번져나갔다. 특히 독일은 제1차 세계대전 후의 전후복구와 전쟁 배상에 허덕이는 가운데 미국의 경제공황으로 그 타격은 말이 아니었다.

세계 경제공황의 발생은 자본주의 시장경제의 불완전성을 노출시키는 계기가 되었으며, 경제공황 문제는 1930년대 영국 경제학자 케인스(Keynes)가 유효수요이론을 제시하여 해결을 보게 된다. 즉, 당시 불황의 근본 원인이 공급과잉이었기 때문에 케인스는 정부가 나서서 유효수요를 인위적으로 창출하여야 이를 막을 수 있음을 주장하였다. 유효수요 창출을 위한 케인스의 처방은 정부로 하여금 재정정책이나 금융정책을 사용하여 시장에 개입하여야 한다는 것으로 자유방임경제 시대의 종지부를 찍고 혼합경제 시대를 열게 하였다.

그리하여 미국에서는 유효수요 창출을 위하여 뉴딜정책이 채택되어 불황을 타개하게 되었다. 뉴딜정책의 하나로 1935년 「사회보장법」이 제정되고, 이 법을 토대로 사회보장제도가 등장하여 빈부격차를 해결하기 위한 다양한 복지 프로그램이 도입되고 정부의 재정

지출이 이루어지게 되었다. 사회보장제도란 과거 자유방임 시대에는 모든 것을 시장에서 해결토록 하였으나, 시장에 맡겨둘 경우 장애 등으로 시장에 진입하기 어려운 사람이 생기고, 실업으로 시장경쟁에서 탈락하는 사람, 그리고 고령으로 시장에서 밀려나 독자적으로 생활을 영위하기 어려운 사람이 생겨나기 때문에 정부가 개입하여 그들의 생활을 보호하자는 제도이다.

2. 혼합경제와 복지국가의 등장

1) 혼합경제와 복지국가

서유럽 국가들은 제2차 세계대전 이후 1980년대 이전까지 경제적 황금시기(golden age)를 맞이하여 복지제도를 확장해왔는데 이는 냉전체제의 양극화가 초래한 결과라 하겠다. 미국은 전후 서유럽의 경제복구를 위하여 막대한 원조[5]를 제공하였으며, 서유럽은 공산국가들의 확산을 막기 위하여 산업 투자를 희생하면서 의료분야나 사회서비스에 대한 지출의 증대가 요구되었다. 이에 미국은 NATO군의 창설을 통하여 서유럽의 군사비 부담을 줄여주게 됨에 따라, 복지비 지출이 가능했던 점도 간과할 수 없다(Fox, 1998). 서유럽 국가들은 복지국가 시대에 사회보장 및 복지의 확충이 대폭 이루어졌다. [표 9-2]에서 서유럽 국가들의 사회복지비 지출과 경제성장 속도를 비교하여 보면, 노르웨이가 경제성장률에 비하여 복지비 지출의 증가율이 2.34배나 높았으며, 영국은 2.31배 높았다. 그리고 사회복지비 지출이 GDP의 15%가 된 시기는 거의 대부분 국가들에서 1971년 이전으로 기록되고 있다.

[표 9-2] 경제성장률에 비교한 사회 지출의 증가 속도의 배수

시기의 특징	경제성장률 대비 사회 지출 증가 배수	사회복지비 지출이 GDP의 15%된 해	비고
1960~1975 경제의 황금시기로 복지확장기	노르웨이: 2.34배 네덜란드: 2.31배 영　　국: 2.31배	1970 1965 1971	서유럽 복지국가들은 대부분이 1971년 이전에 사회복지비가 GDP의 15%가 되었음

출처 : 한국경제연구원(2006)

5) 미국은 서유럽의 전후 복구를 위하여 당시의 국무장관 마셜의 제안에 따라 1949년 4월부터 4년간 총 127.4억 달러(2016년 현재 가치로 1,925.3억 달러)에 이르는 지원이 이루어졌다. 이 가운데 26%가 영국, 18%가 프랑스, 11%가 독일에 지원되었다(Wikipedia, 2018).

이 시기는 케인스 경제학이 지배하여 정부가 경제정책을 통하여 시장에 개입하던 혼합 경제시기로 서유럽에서는 정부의 재정지출을 토대로 하는 각종 사회보장제도가 도입되었다. 그러한 가운데 의료를 사회적인 시각으로 바라보기 시작하였다. 역사가나 사회과학자들 간에 복지국가의 의미나 복지국가의 기원에 대하여 일치된 견해는 없으나, Lowe (1999)는 『베버리지 보고서』[6]를 복지국가의 시작으로, 그리고 청사진으로 간주하였다[7].

베버리지는 케인스학파에 속하던 사회사상가로서 사회보장에 새로운 이념적인 틀을 제시하였다. 복지국가의 의미로 광범위한 사회적 서비스(discrete range of social services)라는 견해와 정부나 사회 전체에 의하여 이루어지는 광범위한 힘(full range of powers exercised by government or indeed a whole society)이라는 견해가 있다(Lowe, 1999). 복지국가는 사회 전체로 하여금 시민의 복지를 향상시키도록 하고, 국제법을 존중하며 군주적 복지 상태에 반대되는 개념으로 인식되었다(Lowe, 1999).

1940년대 후반 영국에서는 복지국가라는 용어가 노동당 정부 하에서 국가 힘의 증대로 표출되었다. 산업화와 정치적 민주화의 성장으로 대중의 열망이 모아지고 구체적으로 표출된 것이 사회보장이며, 사회보장은 빈곤으로부터의 자유를 의미하고 『베버리지 보고서』의 발간을 계기로 구체화 되었다. Flora(1986)는 복지국가란 유럽적 고안으로써 국민 국가, 대량 민주주의, 산업자본주의로 특징짓고 있다.

비록 복지국가의 성격은 국가에 따라 다르지만 복지국가 정책에 대해서 좌파에서는 자본주의 지배도구로, 우파에서는 생산성을 약화시키고 경제의 활력을 떨어뜨리는 정책으로, 중도파는 사회연대를 제고하고 다른 국가의 정책과 비교하여 우열을 촉진시키는 수단이 된다는 세 가지 다른 견해가 있다(Fox, 1998).

서유럽에서 복지국가와 관련된 이념적인 모형은 소극적 집단주의(reluctant collectivism), 사회민주주의(democratic socialism) 그리고 신자유주의(new right 또는 neoliberalism)의 세 가지로 살펴볼 수 있다(Lowe, 1999).

---

6) 『베버리지 보고서(Social Insurance and Allied Services)』는 그 제목이 나타내는 바와 같이 의료 문제만을 다룬 것이 아니며 사회보장 전반에 걸친 이념과 실천내용 및 방법을 다루었다.

7) Lowe(1999)는 역사학자와 사회과학자 가운데서 복지국가의 기원을 19세기라고 주장하는 학자와 2차 세계대전 이후라고 주장하는 학자가 있음을 소개하고 있다. 19세기 설은 비스마르크에 의한 사회보험제도의 도입을 기준으로 하는 반면에 2차 세계대전 이후로 보는 견해는 1950년대부터 1970년대 중반까지 경제성장의 황금시대를 맞이하여 서유럽에서 여러 가지 사회보장제도가 확충되었기 때문이다. 그러나 Starr(1982)는 강제적인 사회건강보험제도의 도입은 의료를 자비심으로 제공하는 것이 아니라 권리로써 제공하게 되었다는 점을 강조하여 비스마르크의 사회보험제도 도입을 기준으로 하고 있다.

먼저 소극적 집단주의란 서유럽 우파의 복지이념으로 영국 보수당 정부의 복지정책을 사례로 들 수 있다. 여기에 속하는 대표적인 학자로는 케인스와 베버리지가 있다. 이들은 기본적으로 자본주의를, 개인적으로는 자유 시장을 토대로 하고 있었다. 그래서 국가개입을 최소화하고, 개인의 자유는 최대화하여 정치적인 자유, 경제적인 효율성, 사회적인 다양성을 추구하였다(Lowe, 1999). 케인스는 완전고용을 달성하기 위하여 정부는 시장에 개입하여 유효수요를 창출할 필요성이 있다는 점을 강조하였다. 베버리지는 최소한의 국가 개입을 강조하였지만 시간이 경과하면서 국가의 개입 범위는 다양화되었다. 그는 1944년 전시계획(戰時計劃)의 지속을 제안하고 영국 경제의 구조적 취약성을 고치기 위하여 수년간에 걸친 통제를 제안하였다(Lowe, 1999).

사회보장을 조직화하는데 있어서 정부는 개인에 대한 인센티브, 기회, 책임감을 막아서는 안 된다고 주장하여 사회보장에서도 개인의 역할을 강조하였다. 사회보험이나 사회부조에 있어서 국가의 역할은 시민 개개인이 최저 생계수준의 소득을 유지시키는데 한정해야 하며, 그 이상의 개인 생활수준의 유지는 국가가 아니라 개인의 노력으로 결정되어야 한다는 것을 강조하는데서 소극적 집단주의의 특성을 이해할 수 있다. 그리고 이들은 의료를 인간의 기본적인 권리로 인정하고 공공재 내지는 사회적 재화라는 시각을 지녔다. 그러나 소극적 집단주의에서는 민영보험에의 자발적인 가입도 허용해야 한다는 견해를 가졌다. 베버리지의 이념에 따라 완성된 영국의 NHS는 의료를 공공재로 간주하여 공급과 배분을 정부가 장악하는 의료국영화였다. 그러나 의료가 규범적 차원에서 공공재이기 때문에 영국에서는 경제학적으로 의료가 사적재화라는 실증적 영역을 인정하여 정부의 통제권에서 벗어날 수 있는 민영의료를 일부 허용하고 민영보험의 가입을 허용하였다.

사회민주주의는 소극적 집단주의와 대비되는 주장으로 서유럽 좌파의 복지이념을 나타내고 있다. 이들은 자본주의보다 사회주의를 선호하였는데, 다만 혁명적인 방법이 아니라 민주적이며 시민이 원하는 방향에서 사회주의 국가를 건설하고자 한데서 소극적 집단주의와 큰 차이를 보인다. 사회민주주의에서 정부 개입은 시장실패에 대한 단순한 보정 차원이 아니라 평등(equal)하고 공정(fair)한 사회를 작동시키기 위한 수단으로 필연적임을 주장(Lowe, 1999)하여 소극적 집단주의의 시장 보정과는 큰 차이를 보이고 있다. 사회민주주의에 속하는 대표적인 학자로는 마셜(Marshall), 티티무스(Titimuss), 크로스랜드(Crosland) 등이 있다.

사회민주주의를 신봉하는 학자들은 자유방임적 시장은 사람의 필요도에 따라 보상하지 않기 때문에 사회적으로 정의롭지 못하며, 이기심과 탐욕을 자극하기 때문에 비윤리적이라고 비판한다. 그리하여 그들은 민주적 수단에 의하여 기존의 자본주의적 사회를 사회주의 사회로 전환시켜야 함을 주장(Lowe, 1999)하고 있다. 그렇게 되면 모든 가용자원이 보편적인 재화의 생산에 활용되어 생산이 효율화되며, 경제적인 힘의 균등화를 통하여 정부가 모든 국민에게 정치적 자유를 부여할 수 있으며, 또한 이타심이 지배하여 정의로운 사회가 보장된다는 것이다. 따라서 복지국가에서는 경제에 대한 정부의 개입을 당연시 하며, 정부 개입이 타당한 기술적 이유로 시장실패를 들고 있다[8].

2) 복지국가와 전국민의료보장

복지국가를 지탱하는 정치·경제적 이념인 소극적 집단주의와 사회민주주의에서 보는 의료에 대한 규범적 시각은 미국에서 등장한 사회갈등 모형이나 집단복지 모형과 거의 동일하다(Fox, 1990). 이 두 가지 모형은 복지국가의 소극적 집단주의나 사회민주주의에서 주장하는 의료를 필요도에 의하여 접근해야 한다는 이념과 거의 같았기 때문에 의료를 공공재로 간주하였으며, 전국민의료보장은 당연한 결과가 되었다. 특히 제2차 세계대전 이후에는 이미 의료기술이 상당히 발전하여 의료서비스의 이용에 소득이 큰 장애요인이 되고 있었기 때문에 근로자 외에도 의료보장의 필요성이 제기되었다(이규식, 2007).

이에 영국을 중심으로 많은 국가들은 근로자 중심의 질병보험을 버리고 국영의료제도인 NHS나 지방(정부)공영의료제도인 RHS를 통하여 모든 국민들의 의료문제를 보장하는 방식을 택하였다. 반면 독일과 같이 사회보험제도(SHI)를 고수하는 국가들은 제2차 세계대전 이후 제도의 전면적인 개혁을 통하여 질병보험에서 한발 더 나아가 건강보험의 적용을 전국민으로 확대하는 노력을 하였다[9].

이 시기에는 이미 의료기술의 발전으로 의료보장제도는 상병수당 중심에서 의료서비스 제공을 급여의 중심으로 바뀌게 되었다. 급여제공의 원칙은『베버리지 보고서』에서 주장한 바와 같이 포괄적 원칙과 제공되는 서비스 수준은 최소수준을 유지하는 방향으로 발전하였다. 그리고 의료보장을 함에 있어서 관리는 정부나 보험자가 공급자에 대한 명령과 통제라는 전통적인 계층제 행정에 의존하게 되었다. 명령과 통제는 의료체계의 효율

8) 시장실패는 외부효과, 자연독점, 공공재의 존재를 들고 있으나, 역사학자인 Lowe(1999)는 정부의 개입이 타당한 기술적 이유로 불완전한 정보, 불완전한 경쟁, 외부효과, 공공재를 들고 있다.

9) 전국민건강보험을 달성한 시기는 제8장 제2절에 기술하였다.

적인 운영을 공급자에게 일임하는 형태였기 때문에 효율성 제고에는 한계를 지녔다.

사회보험국가들은 의료서비스의 공급을 정부가 하지 않고 공공 또는 민간이 설립한 의료기관과 계약을 통하여 제공하였다. 그러나 유럽의 건강보험국가들은 비록 정부가 의료공급을 직접 담당하지는 않아도 병원에 대한 자본비용을 주로 정부(지방 정부 포함)가 지원하여 국민들의 의료보장에 대한 책임을 다하도록 하였다. 이러한 방법은 민간병원이라 하더라도 예외 없이 적용되는 방법이다. 심지어 독일의 경우 영리병원들도 질병금고와 계약을 한 병원들은 자본투자에 대한 감가상각비를 보상받고 있다(Busse and Riesberg, 2004). 그러나 우리나라나 일본은 서유럽 국가들과 달리 사회보험료로 자본비용과 경상운영비를 모두 보상하는 특징이 있다.

3. New Right의 등장과 의료개혁

1) 복지국가의 위기와 신자유주의 등장

제2차 세계대전 이후 서유럽 국가들의 경제성장은 1970년대 중반에 이르러 경기의 장기침체가 시작되면서 황금기가 끝이 나고 복지국가의 위기가 닥쳤다. Fox(1998)는 복지국가가 위기를 맞게 된 원인으로 대략 다음의 다섯 가지를 열거하고 있다.

첫째, 경제적인 비효율과 함께 복지제도의 유지를 위한 조세부담이 노동비용을 높여 경쟁력을 상실하였기 때문이다.

둘째, 선진국 경제가 제조업 중심에서 서비스업 중심으로 전환됨에 따라 구조적 실업의 증가와 함께 복지수요가 증가되어 부담이 늘었기 때문이다.

셋째, 1970년대의 두 차례 오일 쇼크로 석유가격의 상승[10]과 국제금융제도의 형성으로 재화나 서비스의 가격이 전반적으로 상승하고 경제는 장기침체(stagflation)기로 접어들었기 때문이다.

넷째, 인구고령화의 가속으로 노인들에 대한 의료와 소득유지를 위한 비용이 증가되어 근로 계층의 부담이 증가하였기 때문이다.

다섯째, 의료나 복지서비스 수혜자의 증가로 개인들의 근로에 대한 인센티브가 감소하

10) 1973년의 1차 오일 쇼크는 제4차 중동전쟁의 결과로 발생하여 배럴당 3달러 수준이던 석유가격이 11.65달러로 급등하였으며, 2차 오일 쇼크는 1979년 이란의 팔레비 정권이 붕괴된 후 중동정세의 불안으로 발생하여 1980년에는 배럴당 47달러까지 치솟았다.

였기 때문이다.

복지국가의 위기를 경험하면서 미국과 서유럽에서는 신자유주의라는 새로운 이념이 등장하게 된다. 신자유주의는 케인스 이론에 따른 정부 개입정책이 1960~1970년대 여러 가지 부작용을 경험하면서 그 반동으로 등장하게 된다. 특히 케인스의 처방에 의한 정부 개입은 시장의 자율성을 해칠 뿐만 아니라 규제에 따른 비효율을 초래하게 되었다. 1970년대 들어 Stigler(1971), Jordan(1972), Posner(1974) 등이 제기한 '규제의 경제이론'은 정부 개입을 새로운 시각으로 조망하였다. 규제의 경제이론에 의하면 규제란 산업을 독점화하기 위한 명백한 목적 아래 개발된다는 것이다. 전통 경제이론에서는 독점기업에 대한 규제를 통해 경쟁기업과 같은 성과를 거둘 수 있다고 하는 반면 규제의 경제이론에서는 경쟁기업을 독점기업과 같이 행동하도록 만들기 위해 규제가 취해진다는 것이다. 즉, 규제는 규제대상 기업의 가격을 높이고, 산출물의 생산을 억제시키며, 이윤을 증가시키고, 잠재가능 경쟁자로부터 규제대상 기업을 보호하는 결과를 낳는다는 것이다(이규식, 김주경, 2004). 특히 1970년대에 들어서 규제가 경제성장도 해결하지 못하고, 높은 인플레이션과 대량실업의 얽힌 문제도 해결하지 못함에 따라 시장에 더 큰 자유를 주어야 한다는 신자유주의가 힘을 얻게 된다.

소극적 집단주의와 사회민주주의가 경제공황으로 시장기능이 잘 작동되지 못함에 따른 반동으로 출현하였다면, 신자유주의는 1960~1970년대의 정부 개입의 실패(정부의 실패)에 따른 반동으로 1979년 영국의 대처 정부, 1981년 미국의 레이건 정부 출현과 함께 등장하였다. 1980년대 신자유주의의 등장으로 정부 개입을 축소하고 시장 기능의 회복을 통하여 경제가 회생하는 것에 대하여, 미국의 새뮤엘슨(Samuelson) 교수는 시장의 재발견이라 표현하였다(Samuelson and Nordhaus, 1992).

신자유주의가 자본주의 초기의 자유방임시대와 다른 것은 사회보장제도를 유지한다는 점이다. 신자유주의가 자유경쟁으로 회귀하지만 시장경쟁에서 생존하기 어려운 사람들을 보호하기 위하여 사회보장제도는 유지한다는 점이다. 그러나 이 시기의 특징은 사회보장제도를 유지하더라도 제도의 개혁이 이루어져 과거 복지국가시대와는 제도의 내용이 달라졌다. 예컨대, 의료분야에서 경쟁원리의 도입이나, 연금제도에서 완전적립방식(defined contribution method)의 도입과 같은 제도 개혁이 이루어지게 되었다. 또한 사회복지분야에서도 소비자의 선택문제가 등장하였다. 과거에는 복지서비스를 정부 내지는 정부기관이 수혜자에게 직접 제공하는 형태를 취하였으나, 정부기관이 갖는 비효율 문제 등으로 인하여 정부는 별도의 서비스 공급자에게 업무를 위임하고 수혜자는 서비스 공급자를 선택하는 방식을 통하여 수혜자의 만족도를 제고하도록 하였다(Wistow et al., 1996).

2) 신자유주의와 의료개혁

신자유주의는 개인에게 최선의 정치적인 안정과 자유를 보장해 줄 수 있는 제도는 정부가 아니라 시장이라는 견해를 유지하였다. 그렇다고 정부의 개입을 전면 거부하는 것은 아니었으며, 정부는 시장이 자유롭게 작동할 수 있도록 독점이나 카르텔을 방지하고, 또한 시장이 작동할 수 있도록 규칙을 정해주고 이를 지키도록 강제력을 발휘해야 한다는 원칙을 유지하였다.

신자유주의 이념은 대처리즘 형성에 큰 영향을 미친 Joseph(1976)의 다음과 같은 언급에서 잘 나타나고 있다. “시장은 앞을 보지 못하며, 무계획적이고, 조화롭지 못하지만, 잘 연구되고, 합리적이며, 조직적이고, 조화로우며, 과학적인 기초를 갖고, 미래를 내다보며, 통계적인 근거를 갖는 정부의 계획보다 훨씬 우월하다”는 것이다. 즉, 시장이 개인의 수요를 조화시킬 가장 효율적인 기구이며, 정부는 단기적으로는 시장의 실패를 고칠 수 있지만, 정부가 아무리 전문적이고 자비적이라 하여도 장기적 관점에서 효율적으로 행동할 충분한 정보(자원의 효율적 사용과 개인의 만족을 충족시킬 정보)를 모을 수 없기 때문에 시장보다 효율적일 수가 없다는 것이다. 소극적 집단주의와 사회민주주의가 정부를 믿는데 반하여, 신자유주의에서는 어떠한 정부라 하더라도 공평성(disinterest)과 이타심(altruism)을 달성할 길이 없음을 강조하고 있다(이규식, 2007).

신자유주의의 이러한 논리는 세계적으로 확산되어 세계화 논리의 토대가 되었으며, 많은 국가들이 시장기능의 회복을 위한 개혁을 모든 분야에서 시도하였고, 의료개혁도 그 일환이었다.

복지국가는 의료분야에서도 새로운 문제를 제기하게 되었다. 복지국가론에 따라 사회보험이나 조세를 통하여 무료에 가까운 의료서비스가 제공되었음에도 불구하고 건강수준의 불형평은 오히려 악화되었다는 문제가 있다. 그리고 무료에 가까운 의료서비스의 제공은 자기책임 의식을 약화시켜 의료비 부담을 가중시켰다. 증가하는 의료비 문제에 대응하여 필요도를 관리하고 공급을 제한하는 등의 조치들을 취하였으나 병원에서의 환자 적체로 인한 대기문제, 소비자 만족 문제, 공급의 자율성 문제 등이 제기되었다.

의료를 필요도 접근법에 기초하는 사회갈등 모형이나 집단복지 모형에서도 가격이나 소비자의 소득 및 선호도[11]가 중요하다는 사실을 깨달았다. 또한 1950년대 이후 경제의 황금시기 경제성장에 따른 소득증가로 의료에 대한 기대감 증가, 인구고령화로 인한 수요 증가, 상병구조의 변화, 의료기술의 급속적인 발전 등의 요인이 의료수요를 급증시켜 높아지는 의료비 부담이 사회적인 문제가 되었다(Figueras, Saltman and Sakellarrides, 1998).

1980년대에 등장한 신자유주의 이념은 1990년대 서유럽 지역의 의료개혁을 이끄는 동력이 되었다. 1990년대 의료개혁을 주도한 이론가인 Enthoven(1977)은 이미 1970년대 후반부터, 의료분야에 있어서 정부의 규제나 통제를 통하여 모든 문제를 해결하기보다는 경쟁을 도입하자는 이론을 제기하였다. 신자유주의 이념에 따른 경쟁 모형은 1989년부터 네덜란드에서는 '관리된 경쟁에 의한 개혁'을 영국에서는 '내부시장에 의한 개혁'이 대두되어 오늘날까지 지속되고 있다. 두 모형의 핵심은 의료의 구매자가 환자가 아니라 보험자 혹은 정부이며, 구매자(보험자나 정부)가 환자를 대리하여 공급자와 시장에서 경쟁을 하도록 제도를 개혁해야 한다는 것이다.

의료공급체계도 1990년대 이후 큰 변화가 시작되었다. 그 이전까지의 의료체계는 급성질병에 부합되는 병원을 기반으로 하는 병원중심의 의료체계였다. 병원중심의 의료체계는 1920년대 현대 의료기술이 발전하기 시작하는 즈음에 지역을 토대로 단계적인 이용을 통하여 효율성을 높이는 방향으로 발전되어, 이를 Fox(1986)는 계층적 지역주의(hierarchical regionalism)로 불렀다. 계층적 지역주의 모형은 필요도에 기초한 의료공급 모형으로 간주되었다. 즉, 의료서비스가 시장을 통하지 않고 필요도에 의하여 생산과 배분이 되어야 하기 때문에 의료서비스의 효율적 제공을 위해서는 공급자 조직을 기술적인 난이도 등에 따라 계층화하고 이 계층 조직을 지역의 범위에 따라 배치하는 공급체계가 유용하다는 점이다.

이러한 계층적 지역주의는 고령화와 만성질병 구조에서는 적합하지 못하다. 즉, 계층적 지역주의에 의거한 공급체계는 만성병구조와 일치하지 못하기 때문에 비용부담을 증가시키게 된다는 것이다. 그리하여 1990년대 이후 미국을 위시한 많은 국가들은 의료공급체계를 만성질병에 적합한 연속적 서비스(continuum of care)를 제공할 수 있는 통합

11) 같은 조건에서 건강에 신경을 많이 쓰는 사람은 조금만 불편하여도 병의원을 찾거나, 담배가 건강에 해롭다는 소식을 들으면 바로 금연을 시작한다. 그러나 건강문제에 소홀한 사람은 약간 아파도 병의원을 잘 가지 않으며, 담배가 해롭다고 하여도 금연을 좀체 실행하지 않는다. 이것이 바로 의료와 관련된 소비자의 취향이라 하겠으며, 소비자의 건강에 대한 취향이 의료이용도에 차이를 준다.

의료로 전환하고 있다[12]. 그리고 병원을 기반으로 하는 병원중심의 의료체계는 급성질병에는 적합하지만 완치가 어려운 만성질병을 병원에서 치료한다는 것은 의료비 증가만 초래시키기 때문에 환자를 지역사회로 돌려보내 재가서비스를 통하여 의료와 돌봄이라는 사회서비스를 통합적으로 제공하는 모형이 북유럽을 중심으로 등장하기도 하였다.

4. 「세계인권선언」 이후 의료개혁의 흐름

유엔이 1948년 「세계인권선언」을 통하여 의료를 인간의 기본적 권리로 선언한 이후 세계적으로 의료체계는 3세대에 걸친 개혁(three generations of health system reform)을 이루고 있다고 WHO는 *World Health Report 2000*에서 설명하고 있다[13].

제1세대의 개혁은 1940~1950년대 사이에 이루어졌다. 이 시기는 1942년 『베버리지 보고서』가 발간되어 의료가 기본적 권리라는 개념이 싹트게 되었고, 1948년 「세계인권선언」으로 의료가 인간의 기본권임을 공식화하였다. 이와 같은 기본권 이념에 따라 미국을 제외한 모든 산업화 국가들은 국가 공영제이든 건강보험제도의 확충이든 전국민을 의료보장권속에 넣도록 하는 국가 의료체계를 정립하였다. 심지어 남아프리카 공화국도 비록 실행은 하지 못하였지만 1944년 영국 모형과 거의 유사한 공영제 모형을 제안하기에 이르렀다(WHO, 2000). 그리고 스웨덴이나 노르웨이 등의 북유럽 국가들은 지방 정부에 의한 공영제가 도입되었다. 제1차 세계대전 이후 유럽 밖으로 전파된 비스마르크 모형을 발전시켜 일본은 1961년 전국민의료보험을 달성하는 개혁이 이루어졌다. 소련도 전국민을 위한 국가의료체계(세마쉬코 모형)가 도입되었고, 헝가리를 위시한 유럽 공산 국가들도 세마쉬코 모형에 의하여 전국민을 적용하는 국가의료체계가 수립되었다. 제2차 세계대전 이후 독립한 국가들도 국가가 강력히 개입하는 포괄적인 의료체계를 수립하기 위하여 노력하였다. 예컨대 인도는 1946년 보래보고서(Bhore Report)를 토대로 국가적인 의

12) 계층적 지역주의가 만성질병에 부합하지 못하다는 의미이지 계층적 지역주의에 의한 환자의뢰체계(referral system)의 무용론까지 제기하는 것은 아니다. 왜냐하면 만성질병 중심에서도 급성질병은 여전히 존재하기 때문이다. 그리고 만성질병에 대처하기 위한 통합의료에서는 의료공급의 조정자 역할이 중요하여 1차 의료가 그 역할을 담당할 필요가 있기 때문이다.

13) WHO(2000)에서 3세대 개혁을 이야기 하고 있는데, 시기적으로 보면 제1세대는 1940~50년대로 보면 될 것 같으며, 제2세대는 20여 년 후인 1970~80년대, 그리고 제3세대는 1990~현재로 볼 수 있을 것 같다. WHO 보고서는 3세대(three generations)로만 표현하였을 뿐 구체적으로 시기를 못 박지 않았기 때문에 시기 구분은 필자가 WHO(2000) 보고서를 토대로 유추하였다. 이 책의 초판에서 WHO를 WHO Europe로 잘못 인용하여 개정판에서 이를 바로 잡았다.

료체계 수립을 위한 야심 찬 5개년 계획을 수립하기도 하였다(Government of India, 1946).

1960년대 후반에는 10~20년 전에 정립된 국가 의료체계의 비용 증가 문제가 대두되었다. 특히 선진국에서는 의료체계가 병원 중심으로 형성되면서 의료서비스의 양이나 서비스 강도로 인하여 비용이 증가하였는데 개발도상국가들도 유사한 문제에 직면하였다. 특히 대부분의 개발도상국가들은 도시에 큰 병원들이 위치하였으며, 이러한 병원들을 이용하는 국민은 불과 10~20%에 불과한데도 불구하고 정부 의료재정의 약 2/3가 병원에서 사용되어 심각한 비효율 문제, 불형평 문제 그리고 접근성 문제 등이 제기되었다. 이와 같은 문제에 대하여 효율성을 높이고, 형평을 도모하고 접근성은 높이기 위한 의료체계의 급진적 변화가 필요하다는 주장이 대두되었다.

그리하여 제2세대 개혁은 감당할 수 있는 수준의 비용(저비용)으로 전국민이 건강을 성취할 수 있도록 하는 전략으로써 예방서비스나 1차 의료의 적극적인 장려에 목표를 두었다. 이러한 접근은 1940년대 남아공, 이란, 유고와 같은 국가에서 질병관리사업의 경험을 반영하여 등장된 논리였다. 특히 중국, 쿠바, 과테말라, 인도네시아, 탄자니아, 니제르 같은 국가 가운데 일부 국가에서 비교적 적은 비용으로 좋은 건강 산출물을 얻게 됨에 따라 주목을 끌게 되었다. 이와 같은 전략을 20년 정도 실행한 일부 국가는 출생시의 기대수명이 15~20세 정도 증가하게 되는 놀라운 성과를 얻었다. 이들 국가들은 의료와 함께 식량, 교육, 안전수 공급, 기초적 위생에서 최소 수준의 보장을 위한 많은 노력을 투입하여 건강상의 좋은 성과를 얻었다. 이와 같은 성과를 거두는데 핵심적인 요소는 지역사회 보건요원(community health worker)들을 통하여 임상적인 치료보다는 공중보건과 예방에 노력하고, 주민들에 대한 보건교육을 실시하고, 필수 의약품을 제공하는 등의 노력이 있었던 것이다. 이와 같은 사례에서 교훈을 얻어 WHO/UNICEF는 공동으로 1978년 소련의 알마아타(현재, 카자흐스탄 Almaty)에서 국제회의를 개최하여 2000년까지 지구상의 모든 사람들의 건강(Health for All by 2000)을 보장하기 위한 '알마아타 선언(AlmaAta Declaration)'을 통하여 Primary Health Care(PHC) 전략을 채택하였다. WHO는 PHC 전략에 따라 세계 어느 곳에 있든 기본적인 의료는 이용할 수 있도록 하는 노력에 활력을 불어넣었다. 한편 선진국에서는 1차 의료가 전체 의료체계에 잘 융합하여 GP나 가정의가 결합되었고, 또한 임상간호사나 보조의사제도가 등장하여 비용 절감형 의료체계로 연계되었다. 미국의 Managed Care는 1차 의료의 강화로 불필요한 입원을 방지하도록 하였다.

그러나 PHC 전략은 많은 국가에서 저렴한 1차 의료의 제공을 추구함에 따라 기대한 성과를 거두지 못하였다. 특히 'primary'라는 용어가 다양한 의미를 함축하고 있어 많은 혼란이 초래되었다. 먼저 기술적으로는 의료체계에 대한 첫 번째의 접촉으로 기존의 1차 의료라는 의미로, 혹은 비교적 덜 훈련받은 공급자가 제공하는 간단한 의료로, 혹은 질병의 1차 원인에 대한 개입으로 해석되었다. 그리고 정치적으로는 다양한 영역에 의존하는, 혹은 지역사회의 참여라는 의미로 해석이 되었다. 'Primary'라는 용어의 복잡성과 모순적인 정책의 실행으로 PHC는 단일 모형을 만들어내지 못하였고, 부담 가능한 적은 비용으로 건강상의 개선을 이룩한 초기의 성공을 거둔 국가들의 사례를 따라가기 어렵게 만들었다.

많은 국가에서 현대적인 의료에 접근하기 어려운 농촌지역 주민들에게 기본적이고도 비용효과적인 서비스를 간단한 의료시설에서 제공하기 위하여 지역사회 보건요원을 훈련시켰다. 그러나 지역사회 보건요원을 통한 프로그램은 부분적인 실패를 경험하였다. 그 이유는 재정이 불충분하였고, 보건요원들은 예방이나 지역사회 활동에 힘을 쏟을 시간이 없었기 때문이다. 특히 지역사회 보건요원들은 자신들이 직면하고 있는 해결해야 할 문제에 비하여 훈련이 제대로 되어 있지 않았고 장비도 불충분하였다. 그들이 제공하는 1차 의료는 가난한 사람에게 제한되었고 매우 간단한 서비스만 제공되어 1차 의료의 질은 'primary가 아니라 primitive' 수준에 불과하였다. 그리고 환자의뢰체계도 적절히 작동하지 못하여 환자들은 지역사회에서 제공하는 이러한 서비스를 외면하고 병원으로 직행하는 습관이 유지되어 도시지역의 3차 병원에 투자하는 관행이 여전히 유지되었다.

PHC 운동에서 강조되었던 접근법은 의료이용자들이 인지하는 질이나 반응성에 큰 영향을 받는 수요가 아니라 공급자들이 사정하는 필요도에 집중하였다는 비판에 직면하게 되었다. 수요와 필요도가 합치되지 못할 때 의료시스템은 실패한다. 부적합한 수요에 대한 인식은 알마아타 선언이 언급하는 의료공급이나 민간재정의 조달에 차질을 빚고, 지역사회 참여는 단지 소규모 민간재정의 조달에서 끝나는 문제가 있었다.

빈곤은 필요도를 수요로 연결될 수 없도록 한다. 이 문제는 돈이나 시간 등으로 표시되는 비용을 낮추어 의료를 제공할 수 있다면 해결이 된다. 사람들의 필요도와 수요를 일치시키지 못하는 것은 여러 다른 이유가 있기 때문에 단순히 시설을 늘리거나 서비스 제공으로 문제를 해결할 수 없다. 그리고 1978년 '알마아타 선언'은 의료서비스의 제공뿐만 아니라 빈약한 건강의 사회・경제・정치적 원인의 해소를 강조한 포괄적인 건강 전략을 요구하는 것이었다(Kickbusch and Gleicher, 2012). 그리하여 PHC는 단순한 수준의 의료서비스를 제공하는 1차 의료와는 구분되어야 한다고 Boerma and Kringos(2015)는 주장하고 있다. 그러나 많은 국가에서 보다 저렴한 1차 의료의 제공에 초점을 둠으로써 PHC 전략은 성과를 거두지 못하였다.

이러한 문제를 극복하기 위하여 보다 수요에 반응하고, 가난한 사람들이 보다 쉽게 의료에 접근할 수 있도록 공공영역의 공급에만 의존할 것이 아니라 보조금을 포함한 재정을 더욱 강조하는 제3세대 개혁이 1990년대부터 시도되어 현재도 진행 중에 있다. 특히 제3세대 개혁은 사회・경제・정치적 상황이 전혀 다른 가운데 이루어지기 시작하였다. 이미 앞에서 본 바와 같이 서유럽 지역에서는 신자유주의가 등장하여 의료체계에서도 경쟁원리의 도입이 논의되고 있었다. 그리고 1980년대 후반에 이미 중국, 중부 유럽, 소련 등에서 공산주의 계획경제가 붕괴하고 시장경제로 전환함에 따라 의료체계도 전환할 수밖에 없었다. 이들 국가는 공산주의 계획경제에 부합하는 세마쉬코 모형을 더 이상 지탱하기 어려웠기 때문에 건강보험의 도입이 불가피하였다.

제1세대 개혁과 제2세대 개혁은 공급 측면만 강조되었다. 그리하여 제3세대 개혁은 앞세대 개혁과 다르게 수요에 관심을 두었다. 그래서 재정이 환자를 따르게 하고, 단순히 예산을 배정하던 것을 추정되는 필요도에 따르도록 하였다. 제3세대 개혁에서 수요 측면이 강조됨에 따라 의료체계의 비의료 측면에서 소비자의 반응성이 주목을 받았고, 의료체계에서 정부의 규제나 통제가 줄고 대신 구매자의 역할이 강조되는 전략적 구매라는 시장의 경쟁 기전의 도입이 강조되었다. 그리고 제3세대 개혁은 상병구조가 만성질병 구조로 바뀐 이후에 일어났기 때문에 의료체계도 과거의 급성기 시대의 질병 episode로 접근하던 단절적 서비스와는 다르게 연속적 서비스(continuum of care) 체계로 바꾸는 통합의료라든가 통합의료체계 내의 1차 의료의 강화와 같은 개혁으로 진행되고 있다.

5. 보편적 건강보장(UHC)과 전국민의료보장

WHO가 *World Health Report 2010*에서 '보편적 건강보장(universal health coverage, UHC)'[14]을 제안함에 따라 이 용어가 일반화되고 있다. UHC 개념은 1978년 9월 WHO

14) Universal이란 단어는 전국민을 적용한다는 의미이다.

가 알마아타에서 '2000년까지 지구상의 모든 사람들에게 건강(Health for All by 2000)'이라는 구호를 내걸면서 의료(건강)가 기본권이라는 개념에 입각하여 내세운 PHC(Primary Health Care) 전략을 실천적으로 발전시킨 것이다. WHO는 UHC의 실현을 위하여 2012년 1월에 Bangkok Statement, 4월에는 Mexico City Political Declaration을 통하여 UHC를 강조하였으며, 12월에는 UN 총회에서 모든 회원국에 UHC를 추진하도록 결의함에 따라 UHC는 중요한 세계적 주제가 되었다.

그런데 UHC의 개념에 대하여 전국민건강보험(Universal Health Insurance Coverage, UHIC)의 달성과 많은 사람이 혼동하고 있다. 그래서 UHC와 UHIC와의 관계를 정립할 필요가 있다. 먼저 *World Health Report 2010*에서는 UHC를 다음과 같이 정의하고 있다. 지구상의 모든 사람들이 필요로 하는 건강서비스(예방, 건강증진, 치료, 완화요법, 재활)를 효과적이면서 질이 보장되도록 이용하되 재정적인 어려움이 없도록 하는 것을 뜻한다. 따라서 UHC는 전국민건강보험의 실행보다는 PHC 전략에 더욱 가깝다고 하겠다. 건강보험은 지나치게 의료적인 측면이 강조되어 건강보험이 전국민을 적용하여도 건강격차가 오히려 심화되는 문제가 일어나고 있다. UHC와 UHIC의 차이를 살펴보기 위해서는 「세계인권선언」의 기본권으로서의 의료의 개념을 보다 면밀히 검토할 필요가 있다. 「세계인권선언」 제25조에서 의료(medical care)는 의식주(food, clothing, housing)와 더불어 모든 사람들이 적정한 수준의 건강과 복지를 누릴 권리를 보장하기 위한 것이다. 따라서 의료만을 강조하는 전국민건강보험만으로 보편적 건강보장을 달성하기 어렵다는 측면에서 UHC 개념이 강조되고 있다. 즉 UHC나 UHIC 모두 「세계인권선언」을 바탕으로 하고 있지만 UHC는 의료적 측면이 지나치게 강조되는 UHIC와 개념상 차이가 있다.

[그림 9-1]은 UHC가 달성되었을 때의 상태를 나타낸다. UHC가 달성되기 위해서는 세 가지 요소가 필요하다. 첫째는 인구 측면에서 모든 사람이 의료보장에 적용되어야 한다는 것이다. 즉, UHIC가 하나의 요소가 된다. 둘째는 제공되는 서비스는 건강증진을 포함하는 예방에서부터 재활에 이르기까지 모든 서비스가 포괄적이 되어야 한다는 것이다. 셋째는 비용은 공적재정으로 부담하여 적용대상자는 비용을 걱정하지 말아야 한다는 것이다. 이와 같은 정의는 사실상 이상적인 목표로 보아야 할 것이다. Kutzin(2016)은 UHC의 목표를 완전히 달성한 국가는 아직 없고, 특히 저소득 국가로서는 UHC 달성은 더욱 힘들다고 하였다. 한편 Reich et al.(2016)은 11개 국가의 사례를 분석하여 UHC의 진행

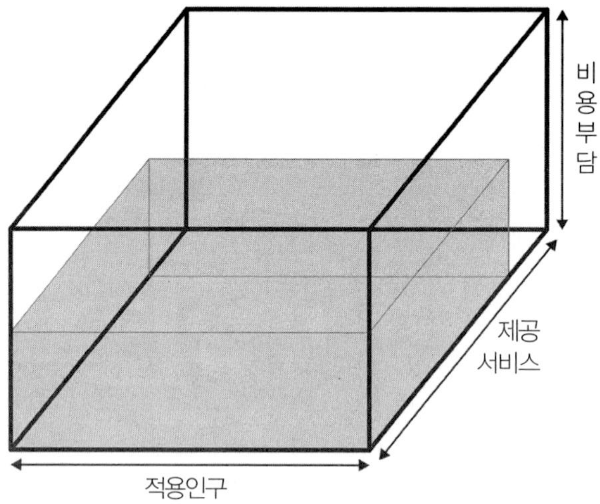

출처 : WHO(2010)

[그림 9-1] UHC와 현실

상황을 [표 9-3]과 같이 4개 군으로 제시하고 있다. 제1군은 가장 저 개발된 국가로 방글라데시(Bangladesh)와 에티오피아(Ethiopia)를, 제4군은 가장 발달된 국가로 프랑스와 일본을 예시하고 있다.

우리나라의 경우 건강보험이 모든 국민에게 적용되어 전국민건강보험(universal health insurance coverage, UHIC)은 달성되었지만 제공되는 서비스가 포괄적이지 못하고 비용 부담측면에서 본다면 2020년 기준으로 경상의료비에서 공적재정이 차지하는 비중이 62.6%로 OECD 평균인 76.3%에도 미치지 못하고 있어(보건복지부, 한국보건사회연구원, 2022) UHC가 달성되었다고 볼 수 없다. 그래서 [그림 9-1]에서 바깥의 굵은 선으로 표시한 6각형은 UHC가 달성된 상태를 나타내고 이 6각형 안에 연한 검정색의 6각형은 UHC가 달성되지 못한 우리나라의 현실을 나타내고 있다.

그러나 모든 국가들이 원하는 방향은 첫째, 건강산출물을 향상(건강수준 및 건강형평성)시키고, 둘째, 필요도와 이용간의 격차를 해소하여 의료이용에서 형평성을 달성하고, 셋째, 서비스의 질을 향상하고, 재정적인 어려움을 해소하는 것이다. 이와 같은 UHC의 목표 달성에 있어서 건강보험제도는 중요한 수단이 된다는 것이다. 2020년 기준으로 경상의료비 가운데 공공재정의 비율이 가장 높은 나라를 보면 룩셈부르크 86.4%, 노르웨

[표 9-3] UHC 진행 상황별 현황(11개 국의 사례)

	제1군	제2군	제3군	제4군
UHC 추진 현황 및 프로그램	정책과제 설정, 시범사업 및 새로운 시스템 개발	시스템의 초기단계로 의료보장 도입. 미적용인구를 위한 수용능력 및 의료보장시스템의 지속적인 개발의 필요	강력한 정치적 리더십과 국민들의 요구로 UHC를 위한 투자와 시스템의 개혁. 새로운 요구를 충족시키기 위한 프로그램과 시스템 개발	성숙한 의료보장제도를 갖추고 있음. 증가하는 의료비와 변화하는 수요를 충족시키기 위한 끊임없는 제도의 조정을 하고 있음
의료보장 현황	의료보장 초기 단계로 낮은 적용률	상당부분의 인구가 재정적 보호를 받음. 그러나 여전히 의료접근성과 재정보호에 적용되지 못하는 인구비율이 높음	전국민의료보장은 달성하였으나, 재정보호와 서비스의 질 향상에 초점을 둔 정책 추진	의료에 대한 포괄적 접근과 효과적인 재정보호를 갖추고 UHC에 거의 접근
대상국가	방글라데시, 에티오피아	가나, 인도네시아, 페루, 베트남	브라질, 태국, 터키	프랑스, 일본

주 : Reich et al.은 전국민의료보장을 달성하고 포괄적 서비스가 거의 제공되는 국가는 UHC가 달성된 것으로 평가하여 Kutzin과 유사한 견해를 나타내고 있다.

출처 : Reich et al.(2016)

이 86.0%이며, 다음이 스웨덴 85.9%, 독일 85.1% 순이다(보건복지부, 한국보건사회연구원, 2022). 노르웨이나 독일의 경우 나머지 재정은 민영보험이나 본인부담금으로 조달할 수 있어 대부분의 국민들이 재정적인 어려움이 없기 때문에 UHC를 거의 달성하였다고 볼 수 있겠다. 우리나라와 같이 공공재정의 비중이 낮은 경우, 건강보험료를 높이거나 조세를 통한 정부의 재정지출을 늘려 UHC에 한발 더 다가갈 수 있으나 현실적으로 두 가지 모두 쉽지 않은 일이다. 그리고 저개발국가들은 정규적 영역의 고용이 낮아 건강보험의 확대가 어렵기 때문에 건강보험제도를 통하여 UHC로 가기에는 한계가 있어 정부재정의 역할이 중요하다고 Kutzin(2016)은 강조하였다.

제2절 1990년대 이후의 의료개혁

1. 의료개혁이 대두된 배경

1989년 1월 영국이 『Working for Patients』란 보고서의 발간을 통하여 1991년 4월부터 내부시장원리(內部市場原理)라는 경쟁원리 도입을 통한 NHS제도의 개혁을 선언하였다[15]. 네덜란드에서는 비슷한 시기인 1989년 1월부터 질병금고에 대한 선택권 부여라는 의료개혁을 추진[16]할 것을 선언하였다. 그리고 미국에서는 클린턴 대통령이 집권함과 동시에 힐러리(Hillary)를 위원장으로 하는 의료개혁위원회가 구성되고 1993년 10월 경쟁원리를 토대로 하는 의료개혁안이 발표[17]됨으로써 의료개혁은 1990년대의 의료분야의 세계적인 관심사로 등장하게 되었다. 특히 1990년대 전 세계적으로 신자유주의 이념이 확산되면서 영국과 네덜란드에서 일어나기 시작한 의료개혁은 많은 국가들에서 국가 개혁의 주요 과제 중 하나로 시도되었다. 개혁의 내용은 조세로 의료를 보장하는 영국이나 뉴질랜드와 같은 국가들은 형평성 문제가 없기 때문에 구매자와 공급자의 분리를 통한 제도의 효율성 제고에 유념하였다. 건강보험제도를 유지한 국가들은 질병금고간의 형평성 문제를 극복하기 위하여 위험조정을 강화하거나 중앙기금의 설치를 통한 재정의 통합을 이루는 개혁을 하였다. 그리고 구매자와 공급자가 이미 분리된 건강보험에서는 효율성 제고를 위하여 질병금고(구매자)를 선택할 권리를 피보험자에게 부여하여 구매자인 질병금고간의 경쟁을 도입하는 개혁을 단행하였다.

1990년대 의료개혁이 일어나기 이전의 유럽은 국민의 기본권을 충족시키기 위한 방안

15) 영국 정부는 의료개혁을 단행하기 이전인 1987년 NHS에 대한 대안으로 목적세(earmarked tax)에 의한 재원조달, 건강보험제도(SHI)로의 전환, 민영건강보험으로 전환, 높은 본인부담률 제도의 도입, 민영화 의료체계로 전환 등을 검토한 결과 가장 바람직한 대안이 SHI로의 전환이었으나, 제도 전환을 할 경우 사회적 이전비용(social transaction cost)이 너무 많은 점으로 인하여 NHS를 유지하는 가운데 제도 개혁을 하기로 내각에서 결정하였다(Butler, 1992).

16) 네덜란드는 1989년 1월부터 1992년까지 4년간에 걸쳐 의료개혁을 단행코자 하였으나 빈번한 정권교체로 전면적 개혁은 계획대로 실천되지 못하고 부분적인 개혁을 거쳐 2006년에 완전한 개혁이 이루어졌다.

17) The White House Domestic Policy Council(1993)에서 *Health Security: The President's Report to the American People*이란 보고서를 10월에 발표하여 의료개혁의 추진을 공식화하였다. 그러나 보험료의 70%를 사용자가 부담하도록 함에 따른 사용자의 반발과 함께 사회보험제도의 도입을 원천적으로 반대하는 의료계의 반발로 실천에는 옮기지 못하였다.

으로써 공영의료제도나 건강보험제도를 유지하였기 때문에 의료분야에 대한 규제나 통제는 당연한 것으로 받아들여졌다. 유럽 국가들과는 반대로 의료를 국민의 기본권리로 받아들이지 않은 미국[18]도 의료서비스가 갖는 정보의 비대칭성, 면허제도에 따른 경쟁의 제한, 의료기관의 비영리적 동기 등의 특성을 감안하여 1970년대에는 정부의 규제나 개입을 당연시하였다. 그리하여 의료자원이 주로 민간자본에 의존하고[19] 있음에도 불구하고 1974년 「Health System Agency(HSA)법」을 통과시켜 지역의료계획을 수립하였다. 「HSA법」은 병원이 10만 달러 이상의 자본투자(고가장비 구매 포함)를 위해서는 지역의료기획당국(HSA)으로부터 필요면장(Certificate of Need, CON)을 발급받도록 하였다. CON을 발급받지 않고 고가장비를 사용하였을 경우 해당 장비사용에 대한 진료비를 Medicare나 Medicaid에서 상환해주지 않는 강력한 통제 정책을 사용하였다. 또한 정부가 운영하는 Medicare나 Medicaid에서는 수가를 고시하는 정부 규제정책이 사용되었다. 그 외에도 의약품, 의학교육, 의료보험, 의학연구, 병원이용, 시설의 건축 및 운영 등에 대한 규제정책이 1980년대 초까지 실시되었다(Haglund and Dowling, 1993; Phelps, 1992).

그러다 1979년 영국에서 대처 수상이 집권하고 1981년 미국에서 레이건 대통령이 취임하면서 침체된 자국 경제에 활력을 불어넣기 위한 개혁조치로 시장기능을 회복하는 신자유주의 정책이 등장하게 되었다. 이와 같은 국가의 개혁정책은 의료분야에도 예외 없이 적용되어 미국에서는 지역의료계획기구가 폐지되고[20] 의료분야에서도 경쟁원리가 강조되었다(Haglund and Dowling, 1993). 영국에서는 NHS제도 하에서 경쟁원리를 도입하기 위한 개혁을 1991년부터 시작하여 그 일환으로 국영병원을 정부가 예산을 주어 운영하는 방식을 버리고 NHS Trust 병원으로 하여 병원을 책임경영기관으로 전환하고 병원별로 이사회를 구성하고 이사회의 결정에 따라 자율적으로 인력을 고용하고, 투자와 구매 등이 가능케 하는 자율화 조치들이 취해졌다(DOH, UK, 1992).

---

18) 미국은 1965년에 와서 비로소 일부 국민(저소득층, 장애인 및 노인)에 대해서만 의료를 기본 권리로 인정하여 Medicare 및 Medicaid 제도를 입법화하였다.

19) 2015년 현재 미국의 병상수는 총 897,961개인데, 이 가운데 공공병상은 203,750개로 22.7%에 불과하다(OECD Health Statistics, 2017).

20) 1981년 집권한 레이건 행정부는 비용절감을 이유로 CON제도를 인정하지 않게 되었다. 그리고 2004년 연방공정거래위원회(Federal Trade Commission)와 법무부는 '주(州)정부는 공급자 시장의 진입장벽 조치를 축소시킬 것'을 권고하게 된다. 그 결과 2005년 현재 34개 주에는 병원에 대하여, 2개 주에는 요양시설과 재활시설에 대하여 CON이 있으나 Medicare 지불과 연계되지 않아 실효성은 제한적인 것으로 알려져 있다(Kavanagh, 2006).

이미 의료분야에서도 1970년대부터 경쟁의 중요성을 강조한 학자들이 있었다. 의료체계 내에서의 경쟁원리 도입은 Enthoven(1977)이나 Greenberg(1978) 등에 의해 주장되어 관리된 경쟁, 내부시장, 계획된 경쟁(planned markets) 등의 이론으로 발전하였다. 이러한 이론이 토대가 되어 1990년대에는 많은 국가들이 의료분야에 경쟁원리를 도입하기 위한 의료개혁을 생각하게 되었다. 한편 1990년대 들어와서 세계은행은 경제 분야에 있어서 경쟁과 시장원리를 강조하는 가운데 의료분야도 개혁을 강조하였다. 세계은행은 1996년에는 *From Plan To Market*을 1997년에는 *The State in a Changing World* 라는 보고서를 발간함으로써 정부의 역할 재정립과 함께 의료분야에서 경쟁원리의 강조와 민영화 원리까지 제시하였다.

영국은 1990년대 내부시장 모형에 의한 의료개혁을 하면서 NHS내에서 구매자와 공급자를 분리하게 되었다. 지금까지 NHS가 직접 의료서비스를 생산・제공하는 구매와 공급이 통합된 형태에서 구매자와 생산자를 분리하여 내부시장 모형을 채택함에 따라 건강보험제도와 유사한 형태로 전환되었다. 비록 건강보험제도는 구매자(보험자)와 공급자가 분리되어 있었지만 대부분 건강보험국가의 보험자 역할은 공급자가 환자를 진료하고 진료비를 청구하면 이를 심사하여 지불하는 소극적인 기능(reimbursing)에 한정하고 있었다. 그리고 영국은 내부시장 모형으로 개혁을 단행하면서 구매의 중요성을 인식하게 됨에 따라 구매이론이 대두되었다(Øvretveit, 1995). 건강보험국가도 1990년대 의료개혁 과정에서 보험자는 필요도의 사정, 필요도를 토대로 하는 서비스의 구매 그리고 배급에 이르기까지 다양한 역할을 통하여 의료체계의 효율성 및 반응성 제고와 같은 목표를 달성시켜야 했다. 따라서 보험자 역할을 단순한 진료비 지불(reimbursing)에만 한정시킬 것이 아니라 구매(purchasing)와 같은 새로운 역할이 요구되어 구매이론이 주목을 끌게 되어 구매자의 전략적 역할이 강조되었다(이규식, 2021). 따라서 필요도 접근에서 구매이론은 필수적이 되었다.

의료보장제도에서 의료시장이 제 기능을 할 수 없음에 따라 수요가 아니라 필요도로 서비스를 배분해야 하다는 이론은 이미 정립되었으나(Feldstein, 2005), 영국과 같은 공영제 국가가 아니고는 의료서비스의 배급제(rationing)를 찾아보기는 어려웠다. 배급제 국가에서도 필요도의 우선순위 설정과 같은 세부적인 과제를 갖고 하기 보다는 정부가 병원에 예산을 배정해주면 의사가 자신의 경험 등을 토대로 서비스 제공의 우선순위를 염두에 두고 예산을 집행하는 수준이었다. 그러다 1989년 미국 오리건 주의 Medicaid에서 골수 이식거부(Perry and Hotze, 2011), 영국에서 백혈병 치료를 위한 골수이식 거부, 1992년 뉴질랜드에서 심질환자의 신장투석 거부와 같이 공적재정의 한계에 따른 문제가 사회적으로 제기됨에 따라 우선순위 설정(priority setting)이 중요한 과제로 등장하게 되었다(Ham, 1997). 이에 1987년 노르웨이를 시작으로 미국의 오리건 주, 네덜란드, 스웨덴 등에서 필요도에 대한 명시적인 정의와 우선순위 설정이 주요 과제가 되었다[21](이규식, 2021).

또 다른 새로운 동향은 의료보장에서 스튜어드십의 등장이다. 지금까지는 공적재정으로 운영되는 의료보장제도는 거의 정부의 관료적 행정에 맡겨져 있었다. 물론 보험료를 주된 재정으로 운영되는 건강보험제도는 보험료를 납부하는 근로자와 사용자가 참여하고는 있었지만 의료공급에 대해서는 정부나 보험자가 명령과 통제(command and control)로 공급자를 관리함에 따라 의료체계의 비효율과 소비자의 선호가 고려되지 않는 문제가 있었다. 의료보장제도가 필요도를 토대로 배급제 방식으로 서비스가 배분되기 때문에 정부의 개입은 불가피하지만 보험가입자가 보험자(구매자)를 선택하도록 허용하는 경쟁원리의 도입은 전통적인 관료행정보다는 새로운 스튜어드십을 요구하게 되었다. 의료체계에 경쟁원리의 도입은 의료공급에서 시장이 거두는 효율성과 유사한 성과를 거두려는 시도로 연결되어 스튜어드십이 중요한 개혁과제로 등장하게 되었다. 그러한 결과 소비자의 권리가 등장하고, 의료체계의 반응성, 의료의 질 향상과 의료의 성과 향상과 같은 문제에 관심이 대두되었다.

한편 공산권 국가에서는 1991년 소비에트연방이 해체되고 공산주의 계획경제체제가 시장경제로 전환됨에 따라 의료보장도 세마쉬코 모형에서 사회보험 모형으로 전환하였다. 중앙계획경제가 시장경제로 전환함에 따라 정부 개입이나 통제가 줄어들고 분권화나 민영화가 촉진되었다. 이념적으로는 개인의 선택과 책임이 강조되었고 정치적으로는 정부가 무엇을 해줄 것이라는 기대에 한계를 느끼도록 하였다.

여기서 중요한 점은 유럽을 위시한 각국들의 의료개혁을 보면 의료분야에서 개혁의 필요성이 제기되어 이루어지기 보다는 국가 전체의 개혁이 일어나면서 의료분야도 개혁이 진행되었다는 점이다. 예컨대 영국의 경우 이미 대처 수상이 집권하면서 국가 전반에 대하여 규제 철폐와 노동시장의 유연성 제고라는 시장경제의 활성화를 위한 개혁이 일어나면서 의료분야에서 내부시장에 의한 개혁이 일어났으며, 구 공산권 국가는 소연방이 붕

---

21) 앞의 [표 3-3]에서 명시적인 필요도의 우선순위를 토대 설정의 사례 국가를 제시하였다.

괴되면서 시장경제로의 진입을 하는 과정에서 사회보험방식의 건강보험제도의 도입이 이루어졌고, 독일의 경우 2002년의 하르츠 개혁을 통한 시장경제의 회복을 위한 개혁과정이 진행되면서 2009년의 의료개혁이 이루어졌다는 점을 명심할 필요가 있다.

2. 의료개혁의 목표

의료분야가 추구해야 할 목표는 '건강하게 인간다운 생활을 오래도록 누리는 것'과 같은 궁극적인 목표가 있을 것이며, 이를 실천하는 데 따른 수단적인 목표가 설정될 수 있다. 의료분야의 궁극적인 목표인 '장수하되 그리고 건강하게'라는 것은 어느 사회에서나 설정하게 되는 일반적인 목표가 될 것이다(Normand and Weber, 1994). 그러나 이를 달성하는데 있어서 실천적인 목표는 다양해질 수 있다.

1990년대 의료개혁의 바람이 전 세계적으로 확산되었지만 국가마다 처한 사정의 차이로 인하여 개혁의 목표나 내용은 달랐다. 의료개혁의 목표나 내용을 국가별로 모두 소개할 수는 없기에 여기서는 서유럽 국가에서의 개혁에 관하여 주로 설명하도록 한다.

1) OECD의 목표

전국민에 대한 의료보장제도가 이미 확립된 OECD 국가들도 국민의료비 부담 등의 여러 가지 문제들을 극복하기 위하여 의료개혁을 추진하고 있는 바 이들 국가의 의료개혁의 목표를 요약하면 다음과 같다(Hurst, 1991).

첫째, 의료의 접근에 대한 적정성(適正性)과 형평성(衡平性)의 보장이다(adequacy and equity in access to care). 선진국이라 하더라도 의료의 적정성이 확보되거나 형평성이 이루어진 것은 아니다. 따라서 의료개혁의 가장 우선적인 목표는 모든 국민에게 어떤 최소 수준의 서비스가 제공되어야 하고, 공적으로 조달되는 재원에서 의료는 필요도(needs)와 일치되어야 한다.

둘째, 국민들의 소득을 질병치료비로부터 보호(income protection)하는 것도 중요한 목표가 된다. 과도한 진료비의 지불로 인한 가계 경제의 타격을 보호하는 것이 개혁의 중요 목표가 되어야 한다.

셋째, 거시적(巨視的) 효율성(macro-economic efficiency)의 추구이다. 경상의료비의 적정수준에 대한 명확한 근거는 없으나 의료비의 증가와 국민의 건강수준 향상과는 그렇게 큰 상관이 없음에도[22] 불구하고 경상의료비의 증가속도가 경제성장률을 상회하여 국민들의 부담이 증가한다는 것이 문제가 되고 있다. 따라서 경상의료비의 증가를 경제성장과 같은 정도로 관리하는 것도 중요한 일이다.

넷째, 미시적(微視的) 효율성(micro-economic efficiency)의 추구이다. 지출되는 경상의료비로 소비자의 만족을 극대화하고 건강이라는 산출물을 제고하기 위하여 여러 가지 서비스 배합의 효율화(allocative efficiency)를 이루는 것도 중요하다. 그리고 각 서비스의 생산과 관련하여서는 생산비를 최소화하는 기술적 효율성(technical or cost efficiency)을 달성하는 것도 중요하다.

다섯째, 소비자들에 대한 치료처 선택의 자유를 보장하는 것도 중요하다. 선택의 자유는 민간의료 분야에서 뿐만 아니라 공공 분야에서도 가능해야 한다.

여섯째, 의료공급자들에게도 공급 행위와 관련하여 적절한 자율성(appropriate autonomy of provider)을 보장하는 것이 중요한 과제이다. 위의 다섯 가지 목표들을 성취하는 것과 조화를 기하기 위해서는 공급자에게도 최대의 자율이 보장되어야 한다. 특히 의학이나 조직의 혁신을 기하기 위하여 공급자의 자율이 필요하다.

2) 세계보건기구 유럽 지역의 목표

WHO Europe 지역본부(1997)가 서유럽 국가 및 과거 동구권이나 소비에트연방 국가에 속했던 후진국들의 의료개혁에 관련된 보고서를 발간하면서 개혁과 관련한 가치체계로 세 가지 과제를 제시하고 있다.

의료개혁의 첫 번째 가치체계로 형평성 제고를 제시하고 있으며, 형평성의 개념을 개인 또는 집단 간의 균등한 분배로 정의내리고 있다.

두 번째의 가치체계로 개인의 자율성을 제시하고 있다. 자율성은 독립성이나 자유를 포함하는 것으로써 형평이라는 집단적 개념과 대조되는 개념으로 보고 있다. 자율성에는 행동의 자율과 독립적으로 행동할 능력(이것은 독자적 판단과 바라는 결과를 성취시키는데 필요 자원을 겸비하는 능력)의 두 가지를 내포하는 것으로 정의하고 있다.

세 번째의 가치체계로 효율성을 제시하고 있다. 효율성은 기술적 효율성, 배분적 효율

22) 의료비 지출과 건강수준 향상과는 큰 상관이 없다는 사실이 많은 경제학자들에 의하여 건강생산함수에 관한 연구를 통하여 이미 밝혀졌다(Auster et al., 1969; Hadley, 1982; Fuchs, 1974 이외에도 많은 연구들이 있음).

성, 사회적 효율성의 세 가지로 분류하고 있다.

따라서 WHO Europe 본부가 개혁의 목표로 제시한 것도 보다 세분화시키면 결과적으로 OECD 국가들의 의료개혁의 목표와 동일하다고 하겠다.

3) 세계보건기구의 *World Health Report 2000*에서 제시된 목표

WHO는 *WHR 2000*의 발간을 통하여 세계 각국 의료체계의 성과를 평가하면서 기존에 많이 사용하던 형평성과 효율성을 전통적인 목표로 간주하고 새로운 목표로 건강(level and equity), 반응성(people's non-medical expectation), 그리고 재정조달의 공정성(fairness of financial contribution, financial protection)을 제시하였다. 그리고 이를 실행하기 위한 기능으로 자원의 개발(인력 및 시설), 재정 관리(조달, 위험 분산, 구매), 서비스 제공 그리고 스튜어드십(거버넌스)을 제시하고 있다. 특히 스튜어드십이 개혁을 이끌고 지원하는 가장 핵심적 기능이 된다고 보고 있다.

3. 전통적 목표 달성을 위한 개혁

1) 형평성 제고를 위한 개혁

선진국들은 이미 의료자원 측면에서의 접근성에는 문제가 없어 보인다. 오히려 문제는 의료자원의 과잉으로 인한 공급자의 수요창출을 걱정해야 하는 단계에 있다. 독일의 경우에는 1993년 「의료개혁법」에서 1999년부터 지역별로 질병금고와 계약할 수 있는 의사 수를 지역의사회가 통제할 수 있도록 하는 권한을 부여하고 있다(NERA, 1993G). 이탈리아의 경우 건강보험제도를 SSN(NHS)제도로 전환하는데 의사회가 동의하게 된 배경의 하나가 의사 수는 많은데 행위별수가를 적용하여 의사들 간의 소득불균형이 심하였다는 점이다. 이탈리아는 개혁안으로 SSN으로 전환과 함께 의사에 대한 지불을 인두제로 제안한 것을 의사회가 환영하였다는 사실을 감안할 때, 선진국에서 의료의 접근성 문제는 의료자원의 과소에서 찾기는 어렵다.

선진국에서 접근성은 결국 건강보험제도와 결부하여 제도의 형평성에서 찾아야 할 것이다. 선진국들은 1883년 독일에서 질병보험제도가 출발한 이래 제1차 세계대전을 전후한 시점에서 대부분 국가들이 독일식 질병보험을 도입하였고, 질병보험의 급여는 질병금고의 자율에 맡겨졌기 때문에 질병금고 간의 급여내용에서 차이가 많았다. 질병금고는 직종에 따라, 또는 지역에 따라 만들어졌기 때문에 질병금고 간 재정상태가 달랐다. 보험급여도 질병금고별로 설계되어[23] 재정상태가 좋은 질병금고와 그렇지 못한 질병금고 간에 차이가 있어 접근성이나 형평성에서 문제가 제기되었다. 따라서 선진국에서의 형평성이나 접근성의 개선은 먼저 질병금고 간 재정격차에 따라 보험급여 패키지가 다른 것을 통일시켜 법정급여(GHCP)를 설정하는 일이었다. 보험급여를 통일함에 따라 질병금고 간의 재정격차가 심각해지기 때문에 이를 어떻게 조정하느냐는 것이 형평성 달성을 위한 또 다른 과제였다[24].

이에 독일이나 일본은 일찍부터 질병금고 간의 재정조정사업을 실시하여 형평성을 제고시키려는 노력을 기울였다. 먼저 독일의 경우 1977년 같은 주(州) 내에서 동일 종류의 금고 간에 재정조정을 임의규정으로 실시하였다. 그러나 임의규정이었기 때문에 전반적인 실시는 안 되었고 일부 주에서 기업질병금고와 농업질병금고 간의 재정조정만 실시되었다. 1989년부터는 같은 주(州) 안에서 동일 종류의 질병금고 간의 재정조정을 의무화하였다. 그러다 1993년 「의료개혁법」에 의하여 1994년 1월부터 모든 질병금고 간의 위험구조조정이라는 재정조정사업을 도입하여 형평성을 개선시켰다(NERA, 1993G).

재정조정은 근본적인 처방이 되지 못하였다. 이에 네덜란드는 『데커보고서』에 따라 질병금고 간의 형평성 제고를 위한 개혁으로 모든 국민에게 소득에 비례하는 보험료를 부과하여 이 재정으로 중앙기금을 설치하여 형평을 도모하였다. 1989년 『데커보고서』에서는 보험재정의 85%를 소득에 비례하는 보험료를 징수하도록 하였으나, 2006년 개혁에서는 보험재정의 50%만 소득에 비례하는 보험료로 징수하여 중앙기금에 이전하도록 했다. 이것은 지나친 형평이 갖는 경쟁의 제한으로 효율성이 저하되는 문제를 보완하기 위한 조치였다.

독일은 2009년에 건강보험제도의 전면적인 개혁을 통하여 종래에 실시하던 질병금고 간의 재정조정사업을 폐지하고 모든 국민에게 소득에 비례하는 단일 방식의 보험료를 징수하여 중앙기금에 이전한 후 이를 질병금고에 가입자의 수(질병위험도를 감안)에 비례하

---

23) 건강보험이 통합되기 이전에 우리나라는 「의료보험법」에 급여를 규정하고(법정급여) 있어 보험조합 간에 급여 차이가 있을 수 없었다. 다만, 조합의 재정에 따라 달리할 수 있는 부가급여가 있었지만 부가급여가 전체 급여에서 차지하는 비중이 1% 미만이었기 때문에 조합 간 급여차이가 없었다고 말할 수 있다.

24) 유럽 국가들은 처음부터 질병금고가 독립성을 유지하였기 때문에 재정사정에 따라 급여내용이 달랐다. 형평성 제고를 위하여 급여내용을 통일하게 되자 재정력이 약한 금고의 재정적자가 심각해지게 되었다. 이와 같은 재정격차를 조정하기 위한 제도가 재정조정사업이었다.

여 배분하는 방식으로 형평 문제를 해결하였다.

2) 효율성 제고를 위한 시장경쟁원리의 도입

의료분야의 효율성과 관련하여 항상 논의되는 주제는 규제와 경쟁이다. 의료분야에서 정부의 개입이나 규제가 타당성을 갖게 된 이유는 의료산업이 갖는 몇 가지 특성에 기인한다. 정부의 규제 내용들을 살펴보면 소비자들의 정보부족으로 인한 부작용을 없애기 위하여 면허제도, 의료이용심사와 같은 제도가 도입되며, 공급자들의 비이윤 동기에 따른 비효율을 제거하기 위하여 수가 통제, 고가장비 도입심사, 정부에 의한 자원배분 등의 정책이 도입된다.

의료분야에서 정부가 핵심 역할을 해야 한다는 생각이 지배적이었으나 1980년대 후반부터 재검토가 일어났다(WHO Europe, 1997). 이러한 재검토는 정부 역할을 축소시키고 대신 경쟁원리를 의료분야에 도입하는 방안이었다. 1970년대 중반까지만 하여도 의료분야에서는 규제를 강화하기 위한 입법들이 타당성을 인정받았다. 그러나 '규제의 경제이론'들이 1970년대 등장하여 규제가 시장의 실패요인을 보완하여 효율성을 제고시키는 기능보다 오히려 규제대상기업을 보호하여 새로운 진입장벽으로 작용하는 측면이 강하다는 사실(Stigler, 1971; Posner, 1974)이 밝혀지면서 1980년대 후반에 들어와서는 의료분야에서도 효율성 제고를 위해 정부의 개입보다는 경쟁이 보다 유효하다는 논리가 자리를 잡게 되었다.

각국이 설정하는 의료개혁의 목표는 만약 적절한 재분배장치를 갖춘다면 경쟁 메커니즘에서 보다 잘 성취될 것으로 판단하고 있다. 즉 경쟁체계에서 소비자는 자신이 소비하는 서비스에 대해 지불코자 하는 가격과 그 서비스로부터 얻게 될 편익이 같아지도록 하는 동기를 가지며, 반면 생산자는 생산비를 최소화하여 생산물의 가치를 극대화시키려는 동기를 갖기 때문에 결국 가격은 장기적으로 최저 생산비에 일치하게 된다. 따라서 재분배에 대한 적절한 장치를 갖는 경쟁시스템은 소비자 선택권, 생산자의 자율성을 보장하고 경제적 효율성을 보장하며, 경쟁은 기술혁신과 조직의 혁신을 기할 수 있는 변화를 수반한다(OECD, 1992).

(1) 의료분야에서의 경쟁 모형

의료분야에서 명확한 시장 개념이 정립되어 있지는 않다. 시장원리는 재원조달, 서비스 생산, 그리고 생산자에게 재원을 배분하는 부분에서 부분적으로 도입되고 있다. 의료체계가 공영제이든 건강보험제이든 의료서비스의 구매자는 환자가 아니라 정부나 보험자가 되고 환자는 필요시 이용자 기능만 하기 때문에 일반적인 시장 모형을 상정할 수 없다.

경쟁에 대한 시도는 NHS제도를 택하고 있던 영국에서는 내부시장으로 나타났다. 내부시장이란 종래까지 정부가 직접 의료서비스를 생산하여 국민들에게 제공하는 역할을 하여, 구매자와 공급자 기능을 모두 소유하고 있던 방식에서 벗어나 구매자와 공급자 기능을 분리하여 인위적으로 NHS제도 내에 시장을 형성한 것을 말한다. 정부는 의료서비스 구매자 기능만 맡고 공급을 맡은 국영의료기관을 자율화시켜 독립적인 공급자 기능을 부여하여 NHS제도 안에서 구매자와 공급자가 시장을 형성하여 경쟁을 하도록 개혁을 이루었다. 그리고 건강보험제도를 택하고 있는 네덜란드나 독일에서는 이미 보험자가 구매자이며 공급자는 보험자와 독립되어 있기 때문에 구매자인 보험자가 전략적 구매자 기능을 수행하여 공급자와 경쟁을 할 수 있도록 하는 관리된 경쟁으로 나타나고 있다.

관리된 경쟁의 구체적 표현의 하나는 의료를 이용하는 건강보험 가입자로 하여금 보험자(구매자)를 선택하도록 하고 보험자가 공급자와 경쟁을 통하여 효율성을 이루도록 하는 데커(Dekker) 모형이다. 이 모형은 먼저 건강보험 가입자에게 보험자를 선택하도록 허용하여 보험료가 높은 보험자는 퇴출되도록 하였다. 보험자가 퇴출되지 않기 위해서는 의료공급자를 경쟁시켜 의료비를 절감할 수 있게 한다는 논리이다. 네덜란드는 2006년부터 사회보험의 관리를 민영보험회사에 위탁하는 혁신을 이루어 경쟁을 더욱 강화시키는 개혁을 단행하였다. 이스라엘은 민영보험 도입과 함께 경쟁체계를 만들었다(WHO Europe, 1997). 독일도 질병금고에 대한 피보험자의 선택권 부여란 경쟁원리를 도입하였다.

독일의 경상의료비가 GDP에서 차지하는 비중을 보면 2010년 11.0%이던 것이 2016년 11.3%로 안정적이며, 네덜란드는 같은 기간 중에 10.4%에서 10.5%로, 이스라엘은 7.0%에서 7.3%로 안정적 추세를 보여 경쟁체제가 의료비 절감이라는 효과를 얻고 있다고 볼 수 있다.

(2) 분권화(decentralization)와 민영화(privatization)

분권화는 건강보험제도를 택하고 있는 국가보다는 중앙 정부가 주도하는 공영제 방식의 의료보장제도를 택하고 있는 국가에서 효율성 제고 방안의 하나로 채택하고 있다. 분권화는 NHS형의 유럽 국가들이나 구 동구권 국가 그리고 아시아 지역의 개발도상국가들에 있어서 중요한 개혁 과제가 되었다. 분권화의 이점으로는 의료서비스의 제공에서의 효율성을 개선하고, 주민들의 필요에 부합하게 자원을 배분하고, 우선순위 설정에서 지역사회의 의견을 반영하며, 건강과 관련한 불평등의 개선에 유효하다는 점이다. 특히 정보시스템의 급속적 발전은 분권화의 기술적 가능성을 더욱 높이고 있다(WHO Europe, 1997). 중앙집권화는 효율의 저하, 변화와 혁신의 지체, 환경 변화에의 대응력 결여로 나타나기 때문에 분권화에 대한 매력이 더욱 커진 것이다. 분권화에는 행정적인 분산화(deconcentration), 정치적인 분권인 권력이양(devolution), 업무위임(delegation), 민영화(privatization)의 네 가지가 있다(Cheema and Rondinelli, 1983).

네 가지 주제 가운데 가장 관심을 끄는 영역이 민영화이다. 민영화는 NHS를 택하든 RHS를 택하든 구매자와 공급자를 분리하는 과정에서 등장하고 있는 주제이다. 구매자 기능은 정부가 맡거나 정부가 정한 조직이 맡고 공급에서는 정부가 손을 떼는 방식으로 구매자-공급자 분리가 이루어졌다. 즉, 종래 정부가 소유하는 의료기관의 자율성을 보장하거나, 아예 민영화시켜 독립성을 보장하는 방식이다. 의료공급의 민영화는 정부로 하여금 구매자 기능을 충실하게 수행하도록 하여 의료체계의 관리에 시장원리를 도입하여 효율성과 질을 향상시키기 위한 방안의 하나가 되었다. 그러나 베트남과 같은 일부 국가에서는 공공병원의 자율화가 외부 자본을 병원에 끌어들이기 위한 수단으로 동원되어 비급여서비스가 개발되는 등의 부작용도 발생하고 있었다(이규식 외, 2013).

4. 새로운 목표 설정과 의료개혁

1) 전략적 구매와 성과관리

(1) 구매자와 공급자의 분리

의료보장제도는 환자가 의료의 구매자가 되는 것이 아니라 보험자(또는 정부)가 구매자가 되고 환자는 보험자가 구매해 놓은 서비스를 필요시 이용하는 이용자에 불과하다. 건강보험제도를 택하고 있는 국가는 당초부터 보험자(구매자)가 의료시설을 구비하고 있는 것이 아니라 의료공급자와 계약을 통하여 서비스를 구매하여 건강보험 가입자가 이용할 수 있도록 하고 있었다. 따라서 의료서비스의 구매자와 공급자는 분리되어 있어 구매자인 보험자(질병금고)가 환자의 대리인 기능을 하게 된다. 그러나 구매자인 보험자가 명령과 통제로 의료체계를 관리하여 공급자는 자율성을 지닐 수가 없어 구매자와 공급자 분리의 이점을 찾지 못하고 있었다.

공영제 국가에서는 정부(중앙 혹은 지방 정부)가 재정도 조달하고 의료기관도 소유하여 정부가 구매자도 되고 공급자도 되었다. 그러다 보니 자연스럽게 의료체계의 관리(stewardship/governance)는 정부의 명령과 통제방식을 사용할 수밖에 없었다. 1970년대까지만 하여도 이 방법이 의료비를 통제하는데 매우 효과가 있어 보였고, 의료기관의 지역적인 균점도 도모할 수 있어 접근성 보장에서도 매우 유리해 보였다. 그러나 이 방식은 의료서비스 생산에서 관료화로 인하여 효율성이 떨어지는 문제가 있었다. 그리고 정부의 독점적 공급으로 의료이용자인 국민들의 만족도도 떨어졌다. 공영제 국가들도 1990년대 들어 정부가 구매자와 공급자 역할을 모두 하는 것에서 구매자와 공급자를 분리하는 방식으로 개혁이 일어났다.

(2) 전략적 구매와 성과관리

구매자와 공급자의 분리만으로 의료체계가 효율성을 발휘할 수는 없고 구매자의 적극적인 역할이 의료체계의 효율성을 제고하기 위해서 절대적으로 필요하다. 따라서 구매자가 이용자를 대리하여 의료서비스 구매에 적극적인 역할을 하는 전략적 구매가 매우 중요하다. 전략적인 구매에 대해서는 이미 제3장에서 상세히 설명하였기 때문에 여기서는 간략하게 요지만 제시한다.

전략적인 구매를 유발하는 핵심 요소(triggering factor)는 건강보험 가입자에게 구매자(즉 보험자)를 선택하도록 허용하여 경쟁원리를 도입하는 것이다(Robinson, Jakubowski and Figueras, 2005). WHO는 *WHR 2000*에서 전략적 구매가 의료체계 성과를 개선하는 데 가장 중요한 선택이라고 강조하고 있다(Robinson, Jakubowski and Figueras, 2005). 그런데 가입자에게 구매자 선택권을 부여하기 위해서는 전제되는 조건은 재정조달의 공정성이다. 즉 가입자가 어떤 구매자를 선택하여도 보험료를 내는 방법이 동일해야만 선택 행위가 가능해진다. 독일이 2009년 개혁을 통하여 보험료 부과를 소득기준으로 통일한 것도 전략적 구매를 위하여 질병금고 선택이 자유롭게 이루어 질 수 있도록 한 조치로 보아야 한다.

의료개혁 이전에는 정부나 보험자가 명령과 통제에 의하여 의료체계를 관리하여, 의료체계의 효율성을 공급자의 책임으로 간주하였다. 그런데 의료개혁을 통한 전략적 구매는 의료체계의 효율성 제고를 구매자의 구매활동을 통하여 달성하는 간접적 구조로 전환한 특징이 있다(WHO, 2000).

2) 반응성 제고와 환자의 권리

환자의 권리 강화는 제6장에서 이미 언급한 반응성과 연관된다. 지금까지의 의료체계는 정부나 보험자에 의하여 주도된 명령과 통제형으로 관리되어 의료체계의 핵심적인 주체의 한 축인 일반 국민들의 선호나 의견은 도외시되었다. 1990년대 의료개혁에서 중요한 과제로 등장하게 된 반응성은 명령과 통제방식의 의료체계 운영에 대한 반동으로 등장하게 되었다. 특히 의료보장제도에서는 소비자인 환자가 가격을 인식하지 않기 때문에 소비자 시장이 없어지고, 서비스 배분은 필요도를 토대로 배급(rationing)으로 이루이지기 때문에 소비자의 선호도(preference)가 무시될 수밖에 없다. 이에 WHO Europe에서는 앞의 제6장에서 설명한 바와 같이 1996년 'Ljubljana 헌장'을 통하여 의료체계의 반응성을 강조하게 되었다.

WHO에서 이야기하는 의료체계 반응성의 핵심은 소비자 중심주의인데 의료분야에서는 의료기관 선택과 진료과정 결정에서 환자의 발언권이 보다 커지는 것을 의미하며, 소비자 중심주의로 인한 개혁의 주요 과제로 등장한 것이 환자권리의 강화 내지는 선택권의 보장이다.

환자의 권리부여란 의료기관 선택과 진료과정의 결정에서 환자의 주도권이 커지는 것을 의미한다. 의료기관 선택과 진료과정에서 환자의 선택권과 시민참여는 의료재정과 의료조직과 연계되어 다양한 방법들이 제시되고 있다.

시민참여에 대해서는 두 가지 상반된 견해가 있다. 의사결정과정에 시민이 참여하여 집단적 견해를 밝히는 것은 의료서비스를 민주화하고, 의사들이나 정부가 더 큰 책임을 갖도록 한다(Saltman, 1994)는 견해이다. 반대 견해로는, 시민참여 또는 환자의 선택권 강화는 경쟁과 같은 시장원리를 강조하는 시스템과 결부되어야 한다는 것이다. 환자의 선택권은 소비자 주권이나 개인의 의료수요 충족을 위하여 중요하다는 점이다. 한편 환자의 권리와 관련하여서는 환자권리장전을 제정하거나, 옴부즈맨 제도를 택하거나, 아니면 의료서비스의 질 보장을 위한 제도적 장치를 강구하는 것이다.

소비자의 선택에는 의료공급자를 선택하는 것과 질병금고를 선택하는 두 가지가 있으며, 의료공급자에 대한 선택은 일반의(또는 가정의) 선택과 전문의 선택으로 나누어진다.

서유럽 국가에서 1차 의사의 선택은 국가에 따라 다양한데, 선택을 제한하는 국가가 자유롭게 선택을 허용하는 국가에 비하여 많은 편이다. 어떻게 하던 전문의는 1차 의사의 소견서를 토대로 이용할 수 있도록 제한하는 국가가 많은 편이다. 그리고 병원의 선택도 1차 의사의 의견을 토대로 하기 때문에 선택이 제한되지만 선택의 자유를 허용하더라도 우리나라와 같이 완전한 자유보다는 제한된 선택이 이루어진다고 보아야 할 것이다.

반면에 내부시장 모형에서는 의료구매자가 계약된 병원에 환자를 보내기 때문에 소비자 선택은 계약 병원으로 제한되기도 한다. 현재까지의 평가는 병원의 생산성이나 환자 만족도, 환자 적체 해결 문제에 있어서 환자에게 선택의 자유를 확대하는 것이 성과가 더욱 좋다는 점이다(WHO Europe, 1997).

다음으로는 구매자인 질병금고에 대한 선택으로 서유럽의 사회보험국가(독일, 네덜란드, 프랑스, 룩셈부르크, 벨기에, 오스트리아, 스위스, 이스라엘) 가운데 5개국(독일, 네덜란드, 벨기에, 스위스, 이스라엘)에서 선택권을 부여하고 있다(Busse, Saltman and Dubois, 2004).

3) 의료체계의 성과와 스튜어드십

(1) 정부의 역할

의료분야에서 시장 기능과 정부가 맡아야 할 영역에 대한 논의는 그치지 않고 계속되고 있다. Feldstein(2005)과 같은 의료경제학자는 자본주의 시장경제체계에서 의료분야에 대해 정부가 개입하게 된 이유를 시장경쟁의 불완전성과 시장의 실패라는 두 가지 요소에서 찾고 있다. 시장실패에 대해서는 자연독점, 공공재, 그리고 외부효과에서 그 원인을 찾는데, 시장실패가 발생한다면 정부 개입은 당연하다.

그러나 제1장에서 이미 설명한 바와 같이 Feldstein(2005)은 자본주의 국가라도 사회적 권리로써 의료에 대한 접근성을 보장할 경우, 환자는 가격을 인식하지 않기 때문에 시장에서 서비스 배분이 불가능하다는 것이다. 따라서 시장 수요가 아닌 필요도를 토대로 서비스가 배급되어야 함을 주장하고 있다. 이때 자원의 제약이 없다면 국민이 원하는 서비스를 모두 제공할 수 있겠지만, 그와 같은 국가는 지구상에 있을 수 없다. 따라서 정부는 제한된 재정으로 국민들이 필요로 하는 서비스를 공급(배급)해야 하기 때문에 제3장에서 본 바와 같이 필요도와 우선순위를 설정하여야 한다. 정부의 이와 같은 행위는 경쟁의 불안전이나 시장실패와는 근본적으로 다르다는 점에 유의하여야 한다.

비록 1990년대 의료개혁에서 시장 기능의 강화나 분권화, 민영화가 이루어지더라도 정부는 의료서비스의 배분을 위하여 필요도와 배급의 우선순위를 설정하고 어떠한 방법으로 배급을 하는 것이 시장에 준하는 효율성을 담보할 수 있을 것인지를 결정하는 기본 틀을 만드는 기능이 중요하다. 그리고 시장이 아닌 배급제로 서비스를 제공할 때, 어떻게 하면 소비자의 선호를 시장에 준하는 수준으로 충족시킬 수 있을지에 대한 방법도 강구하여야 한다. 따라서 소비자 보호와 관련하여 의료분야의 정보에 대한 표준의 설정 및 의료서비스의 수준과 관련한 최소의 기준 설정과 관리, 국민의 안전과 관련된 규제, 의료서비스의 제공이나 건강과 관련한 사업이나 정보의 분석, 평가, 모니터링, 보건의료자원의 개발과 관련된 전략적 결정 등이 중요한 정부의 기능으로 강화되어야 할 분야인 것이다(WHO Europe, 1997).

한편 건강보험에서 경쟁이 효율적으로 이루어지기 위해서는 정부의 역할이 중요하다. 정부는 사회보험에서 경쟁이 유효해지기 위해서 후원자 기능을 해야 한다[25].

(2) 정부의 스튜어드십 기능

1990년대 의료개혁에서 대두된 새로운 흐름의 하나는 정부의 관리 기능에 대한 것이다. 지금까지 의료체계에서 정부의 기능은 주로 규제와 감시기능을 통하여 형평성 제고에 주력함과 동시에 효율성 향상에도 노력하였다. 그러나 정부의 개입방식이 명령과 통제에 의존함에 따라 효율성 제고에는 한계가 있었다. 1990년대 의료개혁에서 정부는 의료체계의 효율성 향상과 함께 다른 다양한 목표(건강, 반응성, 재정조달의 공정성)를 달성하기 위해 노력하게 되었다. 정부가 의료체계의 다양한 목표 달성을 위해서는 의료체계에 대한 관리기능인 스튜어드십이 강조될 수밖에 없었다. 스튜어드십에 대한 구체적인 설명은 이미 제6장에서 언급하였기 때문에 여기서 강조하고 싶은 것은 1990년대 의료개혁의 새로운 물결 가운데 하나가 정부의 스튜어드십 기능에 대한 인식이라는 점이다.

(3) 정부와 시장의 균형

1990년대 들어 '정부냐 시장이냐'란 논쟁은 여러 측면에서 1980년대의 '공공이냐 민간이냐'라는 논쟁을 재현시켰지만, 최근에는 정책적인 관심이 양자의 대립보다는 양자의 상

25) 사회보험에서 경쟁을 강화하기 위한 정부의 후원자 기능은 제6장의 관리된 경쟁에서 설명하였다.

호의존성이 어느 정도인가로 옮겨가는 것 같다(Saltman and von Otter, 1992). 서유럽 국가들의 개혁의 경험은 시장 기구에 대한 의존이 커질수록 정부 역할의 활력이 되살아난다는 점이다. 스웨덴의 사례를 보면, 의료 분야에서 분권화가 이루어져 권한을 위임하는 폭이 커짐에 따라 중앙 정부는 기준을 설정하고, 성과를 관찰하고, 평가하고, 기회주의적 행태를 방지하는 역할의 중요성이 대두되었다는 점이다(Saltman and von Otter, 1992).

여기서 유의해야 할 점은 시장에 대한 의존성이 커진다 하여 의료보장에서 근본적인 의료서비스 배분의 원리가 필요도 접근에서 수요접근으로 바뀐다는 것은 아니라는 점이다. 즉 의료서비스 배분이 배급제라는 기본 틀을 그대로 유지하면서 운영방식에서 시장원리를 접목하여 효율성을 제고하고 반응성을 일깨운다는 점이다. 즉, 중앙 정부의 역할이 강화되어도 과거와 같이 투입요소를 직접 통제하여 공급자를 관리하는 방식이 아니라 산출물을 관찰하고(monitor), 의료체계의 목표를 설정하고 목표의 달성여부를 확인하는 방식으로 바뀌어야 한다는 점이다.

4) 효율적인 자원 활용을 위한 개혁

(1) 지불제도의 개혁

가용자원의 효율화는 의료공급자에게 재원을 배분하는 메커니즘을 재구성하는데서 찾고 있다. 구체적으로는 보험자와 공급자 간의 계약제 도입, 공급자에 대한 지불제도 변경, 의약품의 구매방법, 의료기관에 대한 자본비용의 지불방법 변경 등이다(Saltman and Figueras, 1998).

계약제는 사회보험형 국가에서 이미 익숙한 제도로 보험자(구매자)가 가입자에게 의료서비스를 제공하기 위하여 공급자와 계약을 맺는다. 계약에는 의료서비스의 가격과 질에 관한 것이 주요 대상이 된다. 의료서비스의 종류와 같은 급여범위에 관한 것은 필요도와 우선순위 설정과 같은 방법으로 정하기 때문에 계약의 대상에서는 제외된다. 사회보험국가들은 경쟁 모형을 도입하여 보험자인 구매자가 계약을 활용하여 전략적 구매자 역할을 할 수 있다. 그리고 조세로 재원을 조달하는 공영제 국가들은 과거에는 구매자(지불자인 정부)와 공급자가 통합된 형태였다. 공영제 국가들은 개혁을 통하여 구매자와 공급자의 기능을 분리시켜 가격과 서비스의 질에 관하여 협상을 통하여 계약하는 제도로 바꾸고 구매자가 전략적 기능을 발휘할 수 있는 시스템을 도입하였다.

지불방법의 변경은 자원배분의 재구성을 위한 두 번째 전략이다. 서유럽 국가에서 의사에 대한 지불은 이미 제4장에서 본 바와 같이 병원과 달리 사회보험제도를 택하고 있는 국가들은 개업의사에 대해서는 주로 행위별수가제를 택하고 있고 조세로 의료를 보장하는 국가들은 인두제, 월급제 등을 주로 택하고 있다. 의사들의 기능은 1차 의사와 전문의가 다른데 1차 의사들은 단골의사로서 주로 의료서비스에 대한 상담과 조정(coordination) 기능을 하고 전문의들은 병원의 봉직의로서 환자의 진료에 역점을 두고 있지만 일부 전문의들은 개업을 하는 경우도 많다. 개업 전문의에 대한 보수는 행위별수가로 지불하는 경우가 대부분이다. 네덜란드와 같이 개방형 병원제도를 택한 국가에서는 전문의들은 개업을 하고 행위별수가로 진료비를 지불받는다. 서유럽 국가에서는 환자 진료의 중심에 병원이 있기 때문에 의료자원의 효율적 배분을 논의할 때 관심의 초점이 병원에 맞춰진다. 따라서 자원의 효율적 사용을 위한 지불제도의 개혁도 당연히 병원에 초점이 맞춰지고 있다.

병원에 대한 지불을 보면 사회보험국가에서는 주로 입원 1일당 진료비를 지불해 주는 방식을 택하였고, 공영제 국가에서는 병원에 대하여 사전적으로 정해진 예산을 할당해 주는 방식을 사용하였다. 일당진료비제도나 예산할당제도 모두 공급자들을 나태하게 만

[표 9-4] 서유럽 국가들의 DRGs 제도 도입 내용

국가	DRGs 도입연도	원래 목적	2010년의 주 목적
오스트리아	1997	예산할당	예산할당, 의료계획
영국	1992	환자분류	지불
에스토니아	2003	지불	지불
핀란드	1995	병원활동의 파악, 벤치마킹	계획과 관리, 벤치마킹, 청구
프랑스	1991	병원활동의 파악	지불
독일	2003	지불	지불
아일랜드	1992	예산할당	예산할당
네덜란드	2005	지불	지불
폴란드	2008	지불	지불
포르투갈	1984	병원 산출물 측정	예산할당
스페인	1996	지불	지불, 벤치마킹
스웨덴	1995	지불	벤치마킹, 성과 측정

출처 : Geissler et al.(2011)

들어 입원 적체와 같이 의료공급의 성과가 저조하고 중증환자가 병원에서 기피의 대상이 되는 문제가 제기되었다. 이러한 문제를 해결하기 위하여 서유럽 국가들은 1985년부터 여러 국제기구들(Council of Europe, OECD, EU, WHO Europe 본부)을 중심으로 DRGs 제도의 설계와 활용 등에 대하여 공동 노력을 기울였다(Wiley, 2011). 이러한 노력으로 [표 9-4]와 같이 유럽의 많은 국가들이 DRGs 제도를 자원배분, 의료계획 수립 또는 병원에 대한 지불을 목적으로 도입하여 종래의 일당진료비제도나 예산할당제도를 개혁하고 있다.

(2) 서비스 제공체계의 개혁 : 1차 의료 강화와 통합의료

효율적인 서비스의 제공과 관련되는 개혁으로는 통합의료의 등장이다. 인구구조와 상병구조의 변화, 환자의 기대감 증대, 신의료기술의 발전, 그리고 비용억제에 대한 압력 가중이 1차 의료와 병원진료 간의 대체를 통한 관계 재설정으로 이어지게 되었다. 이러한 과정은 많은 서유럽 국가들에 있어서 1차 의료와 지역사회의료의 위상을 높이게 하였다. 1차 의료를 강화하기 위한 방안은 1차 의사에게 문지기 기능을 부여하는 문제이다. 네덜란드는 1차 의사에게 문지기 기능을 부여하고 있으나, 독일은 없었다. 독일은 1993년부터 문지기 기능에 대한 시범사업을 거쳐, 2004년부터 질병금고에서 가정의의 도입을 선택사항으로 하고 가정의를 찾는 환자에게 보너스를 지급하고 있다(Busse and Riesberg, 2004).

효율적인 서비스의 제공에 있어서 새로운 흐름은 통합의료(integrated care)의 등장이다. 통합의료는 1차와 2차 의료의 협력, 외래와 입원의료의 협력을 통한 서비스 제공 형태이다. 통합의료는 영국에서는 1997년 새로운 NHS의 개혁이라는 블레어 정부의 개혁안에 포함되었으며, 독일은 2000년 「건강보험개혁법」에서 통합의료를 도입토록 하였다. 그러나 법적 장애요인이 많아 통합의료가 제대로 도입되지 못하다, 2004년 「건강보험현대화법」의 제정을 통하여 장애요인을 없애고 질병금고와 통합의료 공급자가 계약할 경우 1차 의사는 지역의사회의 승인[26]이 필요하지 않도록 조치하였다. 통합의료에 1차 의사와 병원이 참여할 수 있어 독일은 질병관리 프로그램(Disease Management Programs,

26) 1차 의사는 주 단위로 지역의사회와 질병금고연합회 간의 총액계약을 하여 진료비를 지불받기 때문에 지역의사회의 승인이 중요하여 쉽게 통합의료에 참여할 수 없었으나, 2004년의 개혁은 이러한 장애요인을 법적으로 제거해주어 1차 의사의 통합의료 참여가 용이해졌다.

DMPs)[27)]을 실행할 수 있도록 하였다.

통합의료의 실행에 있어서 1차 의사의 역할이 매우 중요하다. 1차 의사를 통합의료 내에서 의료서비스 제공의 연계·조정자 기능을 통하여 서비스가 이용자에게 제대로 제공될 수 있도록 한다. 1990년대 후반 스위스에서는 관리의료라 불리는 HMOs들이 설립되었고(Busse, Saltman and Dubois, 2004) 미국에서는 1980년대에 이미 HMOs의 도입을 통하여 통합의료가 시도되었다.

또 다른 모형은 북유럽국가들이 주로 택하고 있는 만성질병에 대처하기 위한 의료와 돌봄서비스의 통합 제공시스템이다. 북유럽국가들은 만성질병으로 병원에 장기 입원하여 병상을 장기간 점유(bed blocker)하는 문제를 해결하기 위하여 지역사회를 기반으로 하는 의료체계를 수립하였다. 만성질병은 완치가 되지 않음에도 불구하고 고령화 시대를 맞이하여 입원 수요가 늘어나는 문제가 있었다. 비록 병원에서 완치되지는 않지만 몸이 불편한 고령의 만성병 환자는 입원하면 의료문제와 돌봄문제를 동시에 해결할 수 있어 입원을 선호하게 되었다. 그러나 정부 입장에서는 만성질병을 앓는 노인 환자를 입원으로 대처할 경우, 의료비를 부담해야 할 젊은 세대를 걱정하지 않을 수 없다. 그래서 덴마크를 위시한 북유럽국가들은 완치가 어려운 만성질병은 병원 입원을 허용하지 않고 지역사회에서 1차 의사를 중심으로 팀을 구성(방문간호사, 물리치료사, 요양보호사, 가사도우미 등)하여 가정에서 의료와 돌봄서비스를 통합적으로 제공받을 수 있는 시스템인 커뮤니티 케어(community care)를 1980년대 이후 발전시켰다[28)].

27) 만성질병 중심으로 상병구조가 바뀜에 따라 독일의 질병금고들은 만성질병을 관리하기 위한 정책으로 질병관리 프로그램을 도입하였다. 독일 DMPs에 대해서는 제11장에서 상세히 설명할 예정이다.

28) 통합의료는 미국과 유럽에서 각기 다른 관점에서 실시되었다. 미국은 의료(cure)의 통합을 위하여 재정조달과 서비스의 통합에 초점을 두었고, 유럽은 고령사회에 대비하여 의료(cure)와 돌봄(care) 통합에 초점을 두었다. 자세한 내용은 필자가 저술한 『보건의료정책(개정판)』 제8장 제3절에서 설명을 하고 있다.

참고문헌

보건복지부, 한국보건사회연구원 (2017, 2022), *OECD Health Statistics.*

이규식 (2007), 의료에 대한 이념과 정책, 『보건행정학회지』, 17(3): 106-128.

이규식 (2017), 건강보험 40년의 성과와 과제, 『보건행정학회지』, 27(2): 103-113.

이규식 (2018), 『보건의료정책(개정판)』, 서울: 계축문화사.

이규식 (2021), 『의료보장과 구매이론』, 서울: 계축문화사.

이규식, 김주경 (2004), OECD 국가를 중심으로 한 의료개혁 동향과 교훈, 『병원경영학회지』, 9(3): 18-48.

이규식 외 (2013), 『베트남 건강보험정책 자문보고서』, KOICA, 국민건강보험공단.

한국경제연구원 (2006), 『유럽복지모델발전과 시사점 보고서』.

American Hospital Association (AHA) (1991), *Hospital Statistics.*

Auster R, Leveson I and Sarachek D (1969), The production of health, an exploratory study, *Journal of Human Resources*, 4(Fall): 411-436.

Boerma W and Kringos D (2015), Introduction, In: Kringos DS, Boerma WGM, Hutchinson A and Saltaman RB eds. *Building Primary Care In a Changing Europe:* 27-40, European Observatory in Health System and Policies, Copenhagen: WHO Europe.

Busse R and Riesberg A (2004), Germany, *Health Care Systems in Transition,* Copenhagen: WHO Europe.

Busse R, Saltman RB and Dubois HFW (2004), Organization and financing of social health insurance systems: current status and recent policy developments, In: Saltman RB, Busse R and Figueras J eds. *Social Health Insurance Systems in Western Europe:* 33-80, Berkshire, England: Open University Press.

Busse R, Blümel A, Knieps F and Bärnighausen T (2017), Statutory health insurance in Germany: a health system shaped by 135 years of solidarity, self-governance, and competition, *The Lancet,* 390: 882-897. (http://dx.doi.org/10.1016/s0140-6736(17)31280-1)

Butler J (1992), *Patients, Policies and Politics*, Buckingham, England: Open University Press.

Cheema G and Rondinelli D (1983), *Decentralization and Development*, Newbury Park: Sage.

Department of Health, United Kingdom (1992), *Reforming Britain's National Health Services*, Published by Foreign and Commonwealth Office.

Enthoven AC (1977), Consumer choice health plan: a national health insurance proposal (Memorandum to HEW Secretary Joseph Califano, 22 September

1977), reprinted in Consumer choice health plan: a national health insurance proposal based on regulated competition in the private sector, *The New England Journal of Medicine*, 298(12 and 13): 650-658, 709-720.

Feldstein PJ (2005), *Health Care Economics* (6th), Clifton Park, New York: Thomson Delmar Learning.

Figueras J, Saltman RB and Sakellarrides C (1998), Introduction, In: Saltman RB, Figueras J and Sakellarrides C eds. *Critical Challenges for Health Care Reform in Europe*: 1-19, Berkshire, England: Open University Press.

Flora P (1986), Growth to Limits, *The Western European Welfare State since World War II, Vol.2 Germany, United Kingdom, Ireland, Italy*, New York, NY: Walter de Gruyter.

Fox DM (1979), From reform to relativism: a history of economist and health care, *Milbank Memorial Fund Quarterly/Health and Society*, 67(3): 297-336.

Fox DM (1986), *Health Policies Health Politics: the British and American Experience 1911-1965*, Princeton: Princeton Univ. Press.

Fox DM (1990), Health policy and the politics of research in the United States, *Journal of Health Politics, Policy and Law*, 15(3): 481-499.

Fox DM (1998), Health policy and the history of welfare state: a reinterpretation, *Journal of Policy History*, 10(2): 239-256.

Fraser D (1984), *The Evolution of the British Welfare State* (2nd), London: Macmillan.

Fuchs VR (1974), *WHO Europe Shall Live*? New York: Basic Books.

Geissler A, Quentin W, Scheller-Kreinsen, D and Busse R (2011), Introduction to DRGs in Europe: common objectives across different hospital systems, In: Busse R, Geissler A, Quentin W and Wiley M eds. *Diagnosis-Related Groups in Europe*: 9-21, Berkshire, England: Open University Press.

Government of India (1946), *Health Survey and Development Committee Report, Vol 1-4*, New Delhi: Ministry of Health (quoted in WHO Europe, 2000).

Greenberg W (1978), *Competition in the Health Care Sector: Past, Present and Future*, Gaitherbury, Maryland: Aspen Publishers, Inc.

Hadley J (1982), *More Medical, Better Health*? Washington DC: The Urban Institute.

Haglund CL and Dowling WL (1993), The hospital, In: Williams SJ and Torrens PR eds. *Introduction to Health Services* (4th): 134-176, Albany, NY: Delmar Publisher.

Ham C (1997), Priority setting in health care: learning from international experience, *Health Policy*, 42(1): 49–66.

Hurst JW (1991), Reforming health care in seven European nations, *Health Affairs*, 10(Fall): 7-22.

Jordan WA (1972), Producer protection, prior market structure and the effects of government regulation, *Journal of Law and Economics*, 15(1): 151-176.

Joseph K (1976), *Stranded on the Middle Ground? Reflections on Circumstances and Policies*, London: Centre for Policy Studies.

Kavanagh KT (2006), Certificate of need unneeded, *Perspective*, USA Health Watch, 2006(8).

Kickbusch I and Gleicher D (2012), *Governance for Health in the 21st Century*, Copenhagen: WHO Europe.

Kutzin J (2016), Sustaining equitable progress towards UHC: guiding principles for reform, *Sustainable UHC through Stronger Health Systems,* International Conference 14~15, January, JW Marriot Hotel, Seoul, National Health Insurance Service and Health Insurance Review & Assessment Service.

Lowe R (1999), *The Welfare State in Britain since 1945* (2nd), London: Macmillan Press Ltd.

NERA (1993G), *The Health Care System in Germany*, Financing Health Care with Particular Reference to Medicines, Vol. 5, National Economic Research Associates, May.

Normand C and Weber A (1994), *Social Health Insurance: A Guidebook for Planning*, Geneva: WHO and ILO.

OECD (1992), *The Reform of Health Care, A Comparative Analysis of Seven OECD Countries*, Paris.

Øvretveit J (1995), *Purchasing for Health*, Buckingham: Open Univ. Press.

Perry PA and Hotze T (2011), Oregon's experiment with prioritizing public health care services, *Virtual Mentor(American Medical Association Journal of Ethics)*, 13(4): 241–247.

Phelps CE (1992), *Health Economics*, New York, NY: Harper Collins Publishers.

Posner RA (1974), Theories of economic regulation, *Bell Journal of Economics and Management Sciences*, 5(2): 335-358.

Reich MR et al. (2016), Moving towards universal health coverage: lessons from 11 countries studies, *The Lancet*, 387: 811–816.
http://dx.doi.org/10.1016/S0140–6736(15)60002–2

Rimlinger GV (1971), *Welfare Policy and Industrialization in Europe America and Russia*, New York: John Wiley & Sons, Inc.

Robinson R, Jakubowski E and Figueras J (2005), Introduction, In: Figueras J, Robinson R and Jakubowski E eds. *Purchasing to Improve Health Systems Performance:* 3-10, England: Open University Press.

Saltman RB (1994), Patient choice and patient empowerment in Northern European health care system: a conceptual framework, *International Journal of Health Services*, 24(2): 201-229.

Saltman RB and Figueras J (1998), Analyzing the evidence on European health care reform, *Health Affairs*, 17(2): 85-108.

Saltman RB and von Otter C (1992), *Planned Markets and Public Competition-Strategic Reform in Northern European Health System*, Buckingham: Open University Press.

Samuelson PA and Nordhaus W (1992), *Economics* (14th), New York: McGraw-Hill.

Starr P (1982), *The Social Transformation of American Medicine: the Rise of Sovereign Profession and the Making of Vast Industry*, New York: Basic Books.

Stigler GJ (1971), The theory of economic regulation, *Bell Journal of Economics and Management Science*, 2(1): 3-21.

The White House Domestic Policy Council (1993), *Health Security*, The President's Report to the American People, Washington D.C.: The White House.

WHO Europe (1996), *Ljubljana Charter on Reforming Health Care in Europe*, Slovenia, 19 June.

WHO Europe (1997), *European Health Care Reform, Analysis of Current Strategies*, WHO Regional Publications, European Series, No. 72, Copenhagen: WHO Europe.

WHO (2000), *The World Health Report 2000-Health Systems: Improving Performance*, Geneva: WHO.

WHO (2010), *The World Health Report 2010—The Path to Universal Coverage*, Geneva: WHO.

Wiley M (2011), From the origins of DRGs to their implementation in Europe, In: Busse R, Geissler A, Quentin W and Wiley M eds. *Diagnosis—Related Groups in Europe:* 3-8, Berkshire, England: Open University Press.

Wistow G et al. (1996), *Social Care Market, Progress and Prospects*, Buckingham, England: Open Univ. Press.

https://www.wikipedia.org/wiki/mayshall_plan (2018.3.15. 열람)

제10장
베버리지형 국가의 의료개혁[1)]

1990년대부터 많은 국가들이 의료체계와 재정조달에 대한 개혁을 하고 있다. 베버리지형의 공영의료제 국가들의 개혁은 정부의 명령과 통제를 통한 의료관리에 시장경쟁원리를 도입하여 효율을 높이고 반응성을 높이기 위한 목적으로 이루어졌다. 구체적인 방법은 구매자-공급자 분리를 통한 내부시장에 의한 개혁이었다. NHS형의 영국에서는 구매자-공급자 분리에 의한 내부시장 모형이 지속적으로 추진되었으나 RHS형의 스웨덴에서는 내부시장 모형에 의한 개혁은 제한된 지역에서 이루어지고 있다. 이제 두 나라의 개혁 사례를 살펴보기로 한다. 특히 영국과 스웨덴은 네덜란드와 더불어 1990년대 중반 시장지향형 의료개혁의 선구자로 불리고 있다(Harrison and Calltorp, 2000). 그래서 이 장에서는 영국과 스웨덴의 개혁 사례를 살펴보기로 한다.

제1절 영국의 의료개혁

1. NHS제도의 도입과 초기 제도의 문제점

1) NHS제도의 도입

영국이 1948년 7월에 이룩한 NHS제도의 조직을 살펴보면 [그림 10-1]과 같다. 중앙에는 보건부가 있고 지역 단위로 병원서비스 제공을 위하여 광역지역 병원관리처(Regional Hospital Board)를, 1차 의료(가정의, 치과, 약국 등의 family practitioner services)

1) 이 장은 이규식(2013), 『의료보장과 의료체계』(제3판)의 제11장을 최근 자료로 대폭 보완하였다.

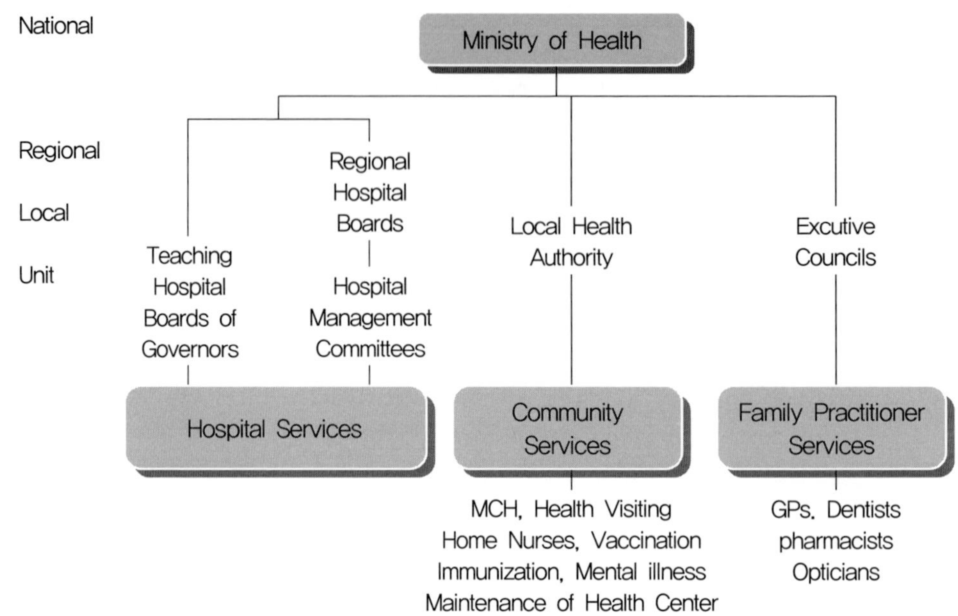

주 : Ministry of Health(MOH)는 1968년 Dept. of Health and Social Security (DHSS)로 바뀜

출처 : Levitt and Wall(1992), *The Reorganized National Health Service* (4th ed.), London: Chapman & Hall

[그림 10-1] 1948년의 NHS 조직체계도

를 제공하기 위하여 1차의료실행처(Executive Council)를, 공중보건서비스 제공을 위하여 지방보건청(Local Health Authority)을 두었다. NHS제도로 전환한 이후 영국에서는 여러 가지 문제가 제기되었는데, 이를 요약하면 다음과 같다(Levitt and Wall, 1992).

첫째, NHS를 설계하면서 여러 이해집단들의 서로 다른 요구들을 적절하게 수용하기 위하여 초기에 대두되었던 이상(理想)인 단일의 포괄적 서비스를 제공한다는 것이 불가능해졌다. 즉, 모든 서비스를 무료로 제공한다는 이상이 희석되어 어떤 서비스에는 환자의 본인부담이 강제되었고 병원서비스와 1차 서비스가 분리되는 등의 문제가 나타났다.

둘째, 의료서비스를 국가의 일반재정으로 공급함에 따라 의료이용에 대한 욕구는 급속하게 증가하였는데 이를 충족시킬 자원은 제약되어 있다는 점이다.

셋째, 지역 간 의료의 격차가 NHS제도 도입 이후에도 개선되지 못하고 불형평 문제가 여전히 남아있었다는 점이다. 정부 예산으로 재정이 조달되기 때문에 국민들은 의료기관의 균점 분포를 강하게 요구하게 되었으나 이를 개선할 길이 쉽게 보이지 않는 점이다.

넷째, 행정적 구조가 병원서비스에 편중됨에 따라 중앙의 정책형성에 강한 영향을 미쳐 병원과 지역사회 보건의료인력 간의 협력이 어려워지는 문제가 생긴다. 따라서 급성질병은 빨리 치료되나 만성질병이나 장애에 대해서는 상대적으로 등한시 되고 있었다.

다섯째, 세 조직(hospital, community, family practitioner services)을 연결하는 조직이 없어 서비스 제공의 조화문제가 제기되었고, 중앙과 지방 정부 간의 재정조달의 분리가 약점으로 작용하였다. 조직의 분화는 예방서비스, 1차 의료 및 병원 의료의 중복문제도 제기되었다.

2) NHS제도의 개혁

1948년에 출발한 NHS제도의 이러한 문제점들을 개혁하기 위한 노력들이 수차례에 걸쳐 시도되었다. 먼저, 단일화된 서비스의 제공을 위한 계획이 1962년『Porritt 보고서』에서 제시되었다. 이 보고서는 보건부와는 독립적으로 의사 대표들에 의하여 지역보건위원회를 구성하는 지방조직을 제시하였다. 비록『Porritt 보고서』는 실현되지 못했지만 의사들이 단일화된 서비스의 필요성을 받아들였다는데 의미가 있다.

1963년에 발간된『Gillie 보고서』는 일반의(GP)의 역할을 개발하는데 더 큰 노력을 할 것을 선호하면서 행정의 단일화는 반대하였다. 이 보고서는 일반의인 가정의가 환자를 대신하여 병원서비스와 지역사회 서비스를 위한 자원을 효과적으로 조화시킬 것을 주장하였다(Levitt and Wall, 1992).

서비스의 단일화와 관련된 논의는 조직의 단일화로 귀결되어 1968년에 발간된『1차 녹서(Green Paper)』[2]에 잘 나타나고 있다.『녹서』(綠書)의 중심 과제는 서비스의 단일화였다.『녹서』에 뒤이어 같은 해에『Seebohm 보고서』가 발간되었는데, 여기서는 모든 개인복지서비스 업무를 단일화하여 지방 정부에 사회서비스과(Social Services Department)를 설치하여 맡길 것을 제안하였다.『Seebohm 보고서』의 주장은 1970년 받아들여져「사회서비스법(Social Services Act)」을 제정하고 지방 차원에서 사회서비스와 의료서비스가 조화를 기할 수 있는 계기가 되었다.

---

2) 1차 녹서의 명칭은 *The Administrative Structure of Medical and Related Services in England and Wales* 이다.

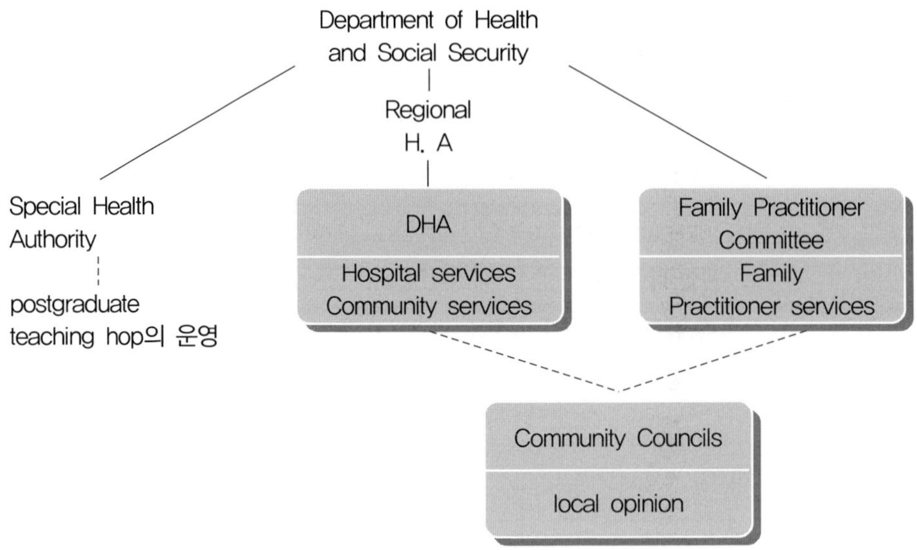

주 : 1) 이 조직은 England 지역에서만 적용
2) DHSS는 1988년 Dept. of Health와 Dept. of Social Security로 분리되었고, 2018년 Dept. of Health and Social Care로 되면서 두 조직을 합치게 됨

출처 : Ham(1992), *Health Policy in Britain* (3rd ed.), London: Macmillan(위 조직도만 해당)

[그림 10-2] NHS 조직개편(1982~1990)

한편 『1차 녹서』의 제안이 받아들여지지 못한데 대한 비판을 수용하여 『2차 녹서』[3]가 1970년에 발간되었다. 이때 정부는 세 가지의 중요한 결정을 내렸다. 첫째, 새 지역보건청(New Health Authority)은 지방 정부와는 독립적이며 오직 중앙의 보건사회보장부(Dept. of Health and Social Security)에 대해서만 책임을 갖는다. 둘째, 공중보건과 사회서비스는 지방 정부의 책임으로 한다. 셋째, 새 지역보건청의 행정구역은 지방 정부의 행정구역과 동일하게 한다. 새로운 조직체계는 지역보건청(Area Health Authority)과 보건사회보장부 사이에 광역보건위원회(Regional Health Council)를 설치하는 것이었다.

1971년에는 『자문의견서(Consultative Document)』[4]가 발표되었다. 여기서는 『2차

3) 2차 녹서의 명칭은 *The Future Structure of the National Health Service* 이다.

녹서』의 많은 의견을 배척했으나 지역보건청과 지방 정부의 관할 범위를 일치시키는 의견은 받아들였다. 사회서비스는 지방행정기구에서 제공하며, 일반의(GP)서비스는 지역보건청과 분리시켜 다른 조직에서 제공토록 하였다. 『2차 녹서』에 이은 『자문의견서』에서 언급된 조직 개혁에 관한 내용은 1972년 『NHS 조직 개편(National Health Services Reorganisation: England)』이라는 백서가 발표되었다. 이 『백서』를 토대로 NHS 조직의 개혁은 1974년에 이루어졌다.

1974년의 조직개편으로 병원서비스, 지역사회 보건서비스, 가정의 서비스는 모두 지역보건청(Area Health Authority)의 책임 하에 제공한 특징이 있다. 그러나 지역보건청 산하에는 병원서비스와 지역사회 보건서비스를 제공하는 구역관리단(District Management Team)과 가정의 서비스를 제공하는 가정의위원회(Family Practitioner Committee), 그리고 주민들의 불평을 듣고 여론을 수렴하는 기능을 가진 별도의 지역보건자문위원회(Community Council)가 있었다.

1980년에는 『환자우선(Patients First)』이란 백서가 발간되었는데, 여기에서 지역보건청을 없애 행정의 단계를 축소시키도록 하였다. 또한, 영리병원이나 간호양로원의 이용 권장안도 포함되었다. NHS제도는 1982년에 또 다시 조직개편을 단행하여 지역보건청은 구역보건청(District Health Authority, DHA)으로 바뀌게 된다. 그 이유는 실질적으로 병원의 진료권이 지역(area)보다는 구역(district) 중심이었기 때문에 진료권과 NHS 행정을 일치시키기 위해서였다.

2. 내부시장에 의한 개혁

1) 영국 NHS의 문제점

영국은 1948년 NHS제도를 도입한 이후 몇 차례에 걸쳐 제도 개혁을 단행하였지만 역시 여러 가지 문제를 지니고 있었다. 특히 1983년에 발간된 『Griffiths 보고서』는 NHS의 효율적인 관리에 많은 관심을 두어 논쟁을 유발하였다. 『Griffiths 보고서』의 골자는 관리의 효율화를 기하기 위하여 기업경영 방식을 NHS에 도입하는 것이었다(Ham, 1992).

또 다른 문제는 NHS의 재정위기였다. 재정 문제는 1980년대 들어와서 심화되었다. 재정 문제는 의료기술의 발전, 인구고령화 등의 요인이 어우러져 의료이용이 급증했음에

4) England의 NHS 구조조정에 관한 자문보고서이다.

도 불구하고 GDP의 6%에 불과한 의료재정으로는 NHS를 꾸려가기가 어렵게 되었던 것이다. 정부는 긴급적인 조치로 재정지원을 늘리고, 동시에 NHS제도의 미래에 대한 전반적인 재검토를 시작하였다(Ham, 1992).

NHS제도가 직면한 또 다른 문제는 제도 참여자에 대한 적절한 보상구조의 결여였다. 즉, 인두제 하의 1차 진료 의사나 예산제 하의 병원은 서비스의 효율적 제공에 관심이 없었으며 변화에 대한 유인도 부족하였다. 1차 의사인 일반의(개업 GP)나 NHS 병원도 NHS와 장기간에 걸쳐 안정적으로 계약을 유지할 수 있기 때문에 변화를 추구할 필요가 없었다. 그리고 예산 배정을 위해서는 의사를 위시한 의료인력의 급료와 같은 사항들은 중앙에서 일률적으로 정할 수밖에 없는 중앙집권적 구조가 불가피하였다.

임금에 관한 계약이 중앙에서 일괄적으로 이루어짐에 따라 지역의 노동시장 조건과 합치되지 않는 경우가 많아 의사 이외의 일반직은 지역에 따라 구하기 어려운 경우도 발생하였다. 1차 개업의사는 인두제로 병원은 중앙에서 예산을 배정하기 때문에 서비스의 제공을 공급자가 지배하는 형태가 되어 소비자의 취향이나 권리는 아예 무시되었고, 공급자는 서비스의 질에 대한 책무도 태만히 하여 소비자들의 불만이 증폭되었다.

그리하여 영국 정부는 1980년대 초부터 의료체계의 근본적인 개혁을 논의하였다. 이 당시 등장한 개혁 대안은 앞의 제9장에서 본 바와 같이 네 가지 모형이 검토된 끝에 NHS제도를 개혁하는 것으로 결론지었다.

2) 내부시장에 의한 NHS 개혁

대처 정부는 국가경쟁력 제고를 위한 전반적인 국가 개혁과 동시에 NHS에 대해서도 근본적인 개혁을 위한 준비에 들어갔다. 이미 앞 장에서 언급한 바와 같이 Enthoven에 의하여 1985년 제시된 내부시장 모형에 관한 보고서가 토대가 되어 1989년 1월 개혁백서인 *Working for Patients*가 발간되었다. 이 보고서의 발간과 유사한 시점에 *Promoting Better Health*라는 보고서가 발간되어 1차 의료를 담당하는 일반의(치과의 포함)와의 계약 변경이 이루어졌다. 일반의에 대한 새로운 계약은 예방서비스와 함께 건강증진도 포함시켜 1990년 4월부터 발효되었다.

지역사회의료(community care)의 원활한 제공과 관련하여서는 1989년 11월 *Caring for People: Community Care in the Next Decade and Beyond*라는 보고서가 발간되었다. 이 보고서는 『Griffiths 보고서』의 상당 부분을 인정하면서 지방 정부가 community care를 개발하고 공급하는데 지도적인 책임을 갖고 하부 관련기관이나 사회서비스 제공기관과 협력할 것을 강조하였다. 이 보고서는 지방 정부가 여러 다른 조직이 제공하는 관련서비스를 조화시켜 구매자 역할을 할 것을 강조하였다.

1989년에 발간된 *Working for Patients*라는 백서가 NHS의 운영원리를 완전히 바꾸는 개혁의 핵심이 되었다. 이 백서에서 정부는 일반의나 병원에 예산을 배정(구매기능)하여 직접 의료서비스를 생산(공급기능)하던 기존 방식(구매와 공급을 모두 NHS가 담당)을 버리고 구매자와 공급자를 분리시키도록 하였다. NHS 본부는 구매자에게 예산을 배정하고 공급자(일반의나 병원)는 구매자와 계약을 맺어 서비스를 공급하고 서비스 제공량을 토대로 구매자로부터 진료비를 받아 생존하는 내부시장이라는 혁명적인 개혁안을 제안하였다. 개혁안의 시행 시점은 1991년 4월로 하였다.

내부시장 원리라 함은 NHS안에서 서비스의 구매자와 공급자를 분리시켜 경쟁을 하는 것을 의미한다. 구매자는 [그림 10-3]에서 볼 수 있는 바와 같이 구역보건청과 기금소유 일반의(GP Fund Holder)가 된다[5]. 일반 국민들은 의료서비스를 제공받기 위하여 구매자를 선택할 수 있도록 허용하였다. 구매자는 선택해 준 주민을 대리하여 서비스 공급자(개업 일반의, NHS trust 병원, 민간병원 등)와 계약을 통하여 등록한 주민에게 의료서비스를 제공하게 되는데 이 과정에서 구매자와 의료공급자가 경쟁을 하게 된다. 여기에서 유의하여야 할 점은 구매자는 환자가 아니고 재정조달자인 NHS 당국이 되는 것이다(Øvretveit, 1995). 그러나 NHS 당국이 전국민을 상대로 구매자 기능을 하기 보다는 제도에 경쟁원리를 불어 넣기 위하여 GP Fund Holder를 수많이 만들어 구매기능을 분산시키고 주민들로 하여금 GP Fund Holder를 선택하도록 하였다. 그런데 주민들 가운데는 GP Fund Holder를 선택하지 않는 사람들이 있으니, 이들을 위하여 어쩔 수 없이

5) NHS 내부시장에서 의료구매자는 의료소비자가 아니다. 영국 의료개혁의 핵심은 의료구매자를 임의로 설정하고 주민들에게 의료구매자를 선택할 권리를 부여하여 구매자들이 많은 수의 주민을 확보하기 위하여 서로 경쟁하도록 유도한데 있다. 의료구매자는 두 가지 종류가 있다.
첫째는 개업한 일반의 가운데서 선발된 사람으로 이들을 기금소유 일반의라 부른다. 이들은 일반의로서 회계에 대한 기본지식과 경영능력을 갖추고 일정수 이상의 주민들을 등록받은 일반의들이다(처음에는 11,000명 이상 등록받아야만 기금소유 일반의가 되었지만 그 뒤에는 차츰 등록 하한선을 낮추어 1995년에는 5,000명 이상의 주민만 등록받으면 되었음). 구역보건청은 기금소유 일반의들에게 등록받은 사람들의 1년간 의료비를 배정해 주어 이들이 가입자들을 대신하여 의료서비스(1차의료 및 병원서비스)를 구매하도록 하였다.
둘째는 기금소유 일반의를 선택하지 않는 주민들을 위하여 구역보건청을 구매자로 하였다. 1995년 현재 국민들의 약 50%는 기금소유 일반의를 구매자로 선택하고 나머지 국민들은 구매자를 선택하지 않아 불가피하게 구역보건청이 구매자 기능을 하고 있다.

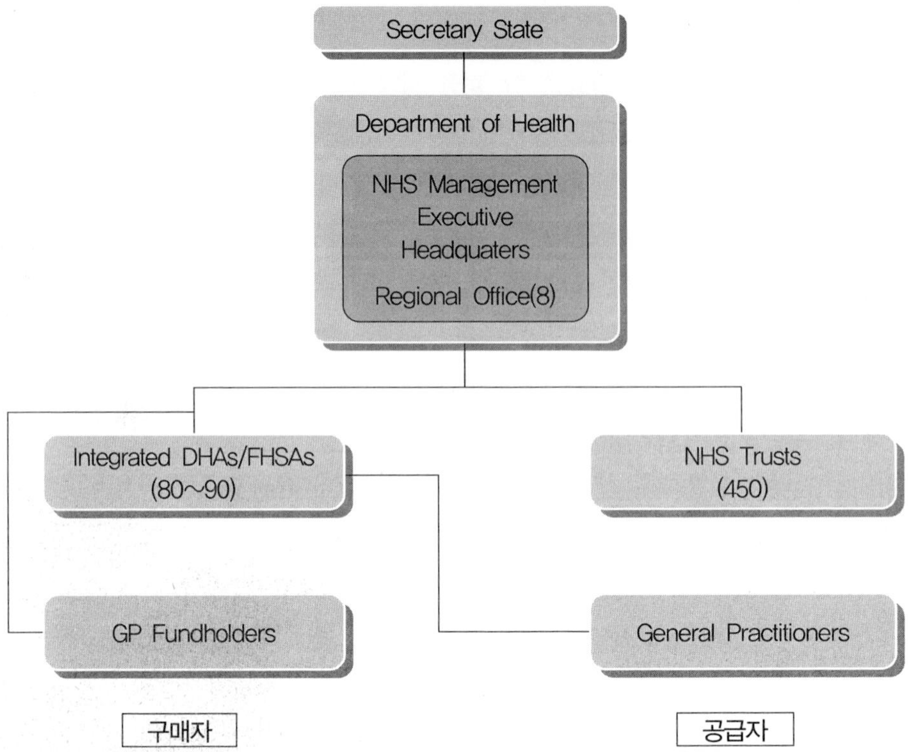

출처 : DoH, UK(1994), *Managing the New NHS: Consultation Document*

[그림 10-3] 영국 내부시장 의료체계(1995/6)

NHS 당국은 구역의료청(Integrated DHAs/FHSAs)을 구매자로 지정하여 내부시장을 운영하였다.

먼저 의료구매자는 보다 많은 지역주민을 등록시켜야 경쟁에서 살아남을 수 있고, 공급자는 많은 구매자와 계약을 하여야 생존이 가능하다. 구매자가 많은 주민을 등록시키기 위해서는 가격이 저렴하면서 질 좋은 서비스를 제공하는 공급자와 계약을 맺어야 한다. 그리고 공급자는 의료구매자와 계약을 위하여 가능하면 질이 좋은 서비스를 낮은 가격에 공급하기 위하여 서로 경쟁한다는 것이다. 이렇게 경쟁을 통하여 서비스의 질을 개선하고 생산성을 증대하면서 의료비를 절감하려는 것이 내부시장 원리이다.

공급자 가운데 특이한 것은 NHS Trust 병원이다. 국영병원의 비효율 문제를 극복하기 위하여 병원을 책임경영기관으로 전환시켜 자율성을 부여한 것이다. 지금까지 병원은 정부(구역보건청)가 예산을 배정해 주어 운영하였으나, 개혁 이후에는 병원은 주민들에게 제공한 서비스에 대한 진료비를 구매자에 청구하여 받은 돈으로 생존하게 되었다. 병원은 진료수입 이외에 병원의 개보수나 새로운 장비 구입을 위하여 독자적으로 금융기관에 자금을 차입하여 사용할 수 있게 허용되었다. 모든 국영병원은 1996년 4월까지 책임경영제인 NHS Trust 병원[6)]으로 전환하였다.

내부시장에서의 경쟁은 의료이용자인 일반 국민이 구매자를 선택하는데서 출발한다. 즉 이용자가 구매자를 선택하는 기준은 보다 좋은 서비스를 원하는 시기에 제공받을 수 있느냐 여부이며 구매자는 공급자와의 계약에서 이용자들이 원하는 서비스를 제공하는 공급자와 계약을 맺을 때 보다 많은 이용자가 등록하여 번성하는 구매자가 된다. 돈이 환자를 따라 간다는 원리를 토대로 경쟁을 이루는 것이 내부시장이다. 이와 같은 구매자와 공급자를 분리시킨 모형에서 구매자를 통한 NHS의 경쟁원리에 대한 이론은 1995년 Øvretveit가 구매이론(*Purchasing for Health*)에서 잘 설명하고 있다.

3. 통합의료체계로의 개혁

1) 내부시장에 대한 비판

내부시장을 도입한 목적은 기금소유 의사 및 구역보건청으로 구성되는 구매자가 공급자인 개업 일반의, NHS Trust 병원 및 민간병원과 계약관계를 통해 경쟁을 유도하여 NHS제도의 고질적인 비효율을 제거하여 가용자원의 범위 내에서 환자의 만족을 최대한으로 충족시키겠다는 것이었다.

이 개혁안의 근본 취지는 NHS제도가 갖는 장점인 조세라는 단일 재원을 통해 거시적 효율성과 형평성은 계속 유지하면서 경쟁을 통하여 미시적 효율도 달성하겠다는 것이다[7)]. 즉 과거에는 관료와 공급자가 지배하던 NHS를 시장원리와 구매자가 지배하는 시스템으로 전환시키겠다는 것이었다. 그러나 사회제도가 완벽한 것이 없는 것처럼 내부시장에 의한 NHS도 많은 문제를 안겨주어 블레어 정부는 새로운 개혁을 시도하였다. NHS

---

6) NHS Trust 병원으로 하였지만 병원소유권은 여전히 정부가 갖고 있어 공공병원에 속한다.

7) 여기서 말하는 거시적 효율이란 GDP 대비 경상의료비를 적게 사용하는 것을 의미하며, 미시적 효율이란 서비스 생산에서의 효율이다.

내부시장이 갖는 문제를 요약하면 다음과 같다(DoH of UK, 1997).

첫째, 내부시장은 의료체계 내에서 기획, 재정조달, 서비스 제공을 분리시켰는데, 세 기능을 조화시킬 기전이 없었으며, 의료서비스와 사회서비스를 통합시키는 기전도 약화되었다.

둘째, 내부시장은 경쟁을 토대로 하는 관계로 공정성이 훼손되는 문제가 있다. 기금소유 일반의들은 임상적 이유가 아니라 재정적인 이유로 환자를 대하게 되어 의사의 도덕성이 경쟁으로 훼손되기도 하였다.

셋째, 구매자 효율지수로 측정하면 서비스 공급의 효율이 있어 보이지만 서비스 제공의 우선순위가 왜곡되고, 다른 여러 가지 문제들이 효율성을 떨어뜨린다. 그리고 응급의료를 위한 예산, 수술대기자 예산, 약처방 예산 등이 분리되어 예산 사용의 신축성이 결여되는 문제가 있었다.

넷째, 내부시장을 관리하는 비용이 높다는 문제가 있었다. 내부시장을 운영하기 위해서는 많은 사람들이 관여하기 때문에 비용이 증가하는 문제가 발생하였다. 관리비의 비중이 1991~1992년간에는 8%이던 것이 1995~1996년간에는 15%로 증가하였고 행정요원의 수도 1990년에 비하여 1995년에는 15%가, 그리고 상위 관리자들도 같은 기간에 133%나 증가하였다(Le Grand, 1999)[8].

다섯째, 계약의 불안정성 문제이다. NHS Trust 병원은 계약의 안정을 위해 구매자와 1년 단위의 계약을 강조하고 있으나, 구매자는 경쟁을 통하여 1일 단위 계약을 요구한 경우도 있어 계약의 불안정성 문제가 제기된다.

여섯째, 의료이용자인 일반 국민이 구매자를 선택함에 따른 경제적인 유인 수단이 약한 문제가 있다. 만약 일반 국민이 구매자를 선택하는데 보험료와 같은 비용을 지불하게 된다면 기금소유 일반의 가운데 보험료가 가장 싼 사람을 선택하여 경제적 이득을 갖게 된다. 그러나 비용조달을 모두 조세로 하기 때문에 이용자 입장에서는 구매자를 선택하는 기준이 구매자와 계약한 공급자들의 의료서비스의 질이나 만족도인데, 일반 국민으로서는 이를 평가할 능력이 없어 기금소유 일반의를 누구로 하든 큰 관계가 없다. 따라서 대부분의 국민들은 구매자를 자기 집 부근의 기금소유 일반의로 하거나 구역보건청으로

8) Le Grand는 관리비는 비록 증가하였지만 비용가중 활동지수(the cost-weighted activity index)로 환산하면 내부시장의 도입이 생산성을 오히려 향상시켜 결과적으로 효율성을 제고하였다는 반론을 펴고 있다.

하여 경쟁이 제대로 작동되지 않는 문제가 있었다.

2) 내부시장을 통합의료(integrated care)로 대체[9]

내부시장 모형에 대해서 여러 가지 논쟁이 제기되었다. 내부시장이 효율적이라는 주장이 있는 반면에 내부시장이 비효율적이라는 문제가 제기되기도 하였다. 이런 와중에 시장경쟁을 선호하지 않는 노동당 정부가 집권하자 1997년 새로운『NHS 백서』를 발간하여 내부시장 모형을 통합의료로 대체하게 된다. 통합의료는 내부시장이 주장하는 경쟁을 버리고 공정성(fairness)과 동반자 정신(partnership)을 갖고 효율과 질을 추구하고자 하였다(DoH, UK, 1997). [표 10-1]에서 내부시장과 통합의료의 차이점을 비교해 보면 통합의료가 의도하는 것은 주민의 건강 향상이며 이를 토대로 주민의 필요도를 파악하여 지역사회 중심으로 서비스를 제공하는 것이라 하겠다.

통합의료는 NHS를 과거의 중앙집권적 통제시스템으로 회귀하는 것도 아니고 내부시장에 의한 경쟁을 고수하자는 것도 아닌 동반자 정신과 성과에 의한 운영이라는 '제3의 길'을 추구하는 것이다. 여기서는 1차 의료를 중시하여 환자가 처음 접촉하는 창구가 일반의(가정의)나 지역사회 간호사이기 때문에 이들의 역할을 기대하는 모형이다.

[표 10-1] 영국 NHS의 내부시장과 통합의료의 비교

구 분	내부시장	통합의료
특징	책임의 분화	건강증진 프로그램의 강조
운영원리	구매자와 공급자 간의 경쟁	1차 의료와 병원 의료의 협력
서비스 제공	다른 사람의 사용에 좌우	필요도(needs)에 기초
의료수준	최선의 의료 제공은 예방	최선의 서비스 제공 기전 마련
효율성	효율 지표의 왜곡	새로운 참조 비용
관리비	관리비 급증	관리비 상한 설정
계약기간	단기적으로 불안정	장기 협정

출처 : DoH, UK(1997), The New NHS: White Paper

9) 이 항은 다음의 자료를 주로 참고하였다.
① Department of Health, UK(1998), *The New NHS, Modern · Dependable*, London: The Stationary Office
② European Observatory on Health Care Systems and Policies(1999), *Health Care Systems in Transition: United Kingdom*, WHO Europe

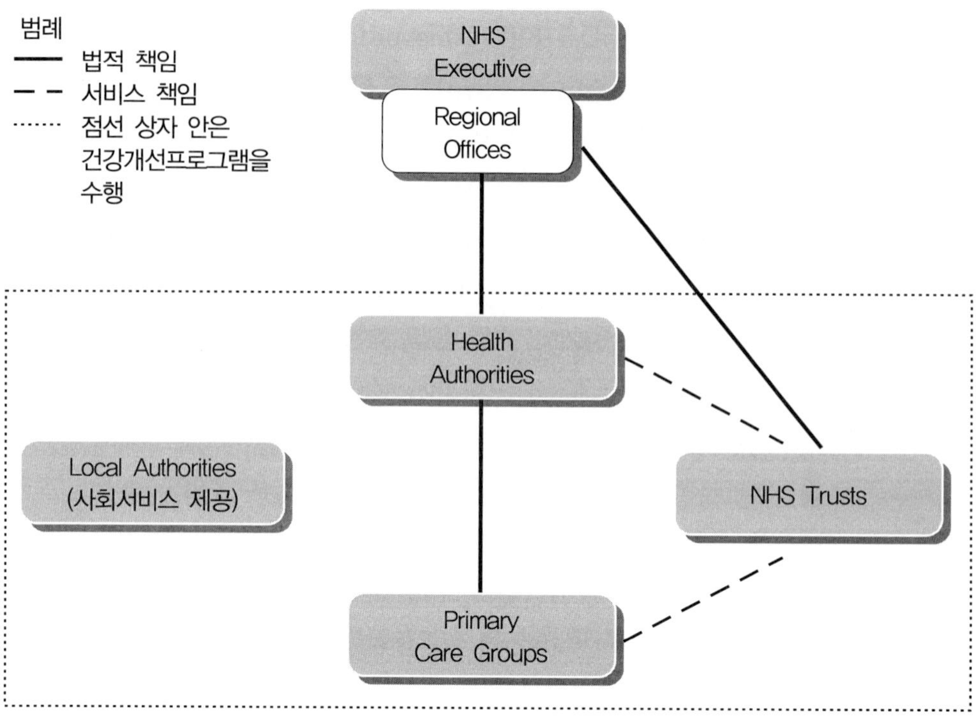

출처 : DoH, UK(1997)

[그림 10-4] 영국 통합의료를 기반으로 한 new NHS의 구조

통합의료를 기조로 하는 노동당 정부의 NHS 개혁안에 의한 new NHS 조직구조는 [그림 10-4]와 같다. 통합의료에서는 지역 단위로 보건청이 책임을 갖고 1차 의료그룹(Primary Care Groups, PCGs)과 NHS Trust 병원이 협력하여 의료서비스의 제공은 물론 지역행정당국과 협력하여 사회서비스의 원활한 제공도 기대하고 있다.

통합의료를 기반으로 하는 new NHS에서의 변화는 다음과 같다. 먼저 기금소유 일반의 제도를 1999년 4월 폐지하고 PCGs로 대체가 이루어졌다. PCGs에는 모든 일반의가 참여하여 지방 정부의 사회서비스과와 긴밀히 협력하여 사회서비스도 제공하도록 하고 있다. 1개의 PCG가 대상으로 하는 인구는 5만 명에서 25만 명에 이를 정도로 다양하며 규모가 큰 특징이 있다. PCG는 등록자를 대신하여 NHS 당국으로부터 기금을 배정받아 지역사회주민을 대신하여 서비스를 구매하고 조정(commissioning)하는 기능을 한다. 과거 기금소유 일반의는 다른 일반의나 병원과 서비스 구매 계약을 맺도록 함으로써 공급자들을 경쟁시켰으나, PCGs는 등록자를 위하여 1차 의료뿐만 아니라 병원서비스도 함께 구매하고 조정하는 기능을 갖는다.

NHS Trust 병원은 그대로 존속시켰는데, 과거에는 단기 계약을 통하여 서비스를 제공하였으나, new NHS에서는 PCGs와 장기 협정방식으로 대체하였다. 그리고 시장경쟁보다는 공급자와 지방 보건당국과의 협력을 더욱 강조하고 있다.

행정조직은 과거의 지역보건청(Regional Health Authority)이 NHS 지역사무소(Regional Office of the NHS Executive)로 바뀌었다. 구역보건당국(DHA)은 단순하게 보건청(Health Authority)으로 바뀌었다. 지역 단위로 설립된 보건청에는 PCGs가 서비스를 제공하는데 더 큰 책임을 가질 수 있도록 전략적인 기획을 하는 임무가 주어졌다. 그리고 보건청은 주민들의 의료에 대한 필요도를 측정하고, 건강증진 프로그램의 형태로 그들의 필요도를 충족시킬 전략을 수립하고, 제공되는 서비스의 범위와 질을 결정하고, PCGs의 개발을 주도하며, PCGs에 예산을 배정하고, PCGs에 대한 감독을 한다. 지역보건청은 독립적으로 일하는 것은 아니며 지방 정부나 기타 조직과 협력하여 사회서비스도 제공하고 사회 환경적 원인으로 인한 공중보건분야의 문제를 찾아내기도 한다. 보건청은 공중보건사업을 수행하는 책임을 지니며 주민의 건강증진이나 보건교육을 위한 중심적인 역할을 수행한다.

서비스의 조정에는 PCGs와 함께 보건청, NHS Trust 병원의 임상의도 참여한다. 서비스 이용의 조정에는 질 표준, 서비스 프로토콜, 협정문이 모두 포함된다. 조정과정에서 PCGs는 비용효과적인 서비스를 선택할 수 있으며, 필요도의 우선순위에 따라 자원배분을 조정한다. PCGs는 지역 단위로 설립되어 있는 보건청에 대하여 책임을 지지만 건강증진 프로그램의 구도 내에서 자원배분 권한을 갖는다.

NHS Trust 병원은 PCGs와 협력하여 지역사회의 1차 의료서비스와 병원서비스의 제공에 관하여 기획하고 전략을 협의한다. 기획과 전략에는 지역사회에서 제공되는 의료질의 수준, 임상적인 우선순위에 입각한 자금배정 순위의 결정, 건강향상 프로그램의 취지에 부합되게 서비스 개선을 위한 재투자를 결정하고 PCGs와 장기적인 협력을 맺는다.

재정은 보건청이 PCGs에 직접 배정하며, 참여하는 PCGs와 NHS Trust 병원들이 기획하고 전략을 숙의하기 때문에 자금의 배정에는 효율성이 제고된다는 것이다. 지역 단위의 보건청이 배정하는 예산에는 1차 의료, 병원서비스, 지역사회보건, 약처방, 하부구조 개선 예산 등이 포함된다. 예산의 사용은 개별 1차 의료 공급자가 하는 것이 아니라 지역사회 내의 모든 PCGs가 집단으로 참여하며 NHS Trust 병원과 의료 질, 서비스의 수준 등에 대하여 협정을 맺는 협력이 기반이 된다.

3) 2002년 이후의 개혁

내부시장에서는 구매자 기능을 구역보건청(District Health Authority)과 기금소유 일반의가 하였는데 이 구매기능이 통합의료에서는 PCGs로 바뀌었다. 그리고 2002년도에는 PCGs가 1차의료책임경영단(Primary Care Trusts, PCTs)으로 바뀌면서 구매기능도 1차의료책임경영단이 수행하게 되었다. 지역보건청(Regional Health Authority)은 전략보건청(Strategic Health Authority, SHA)으로 바뀌었다. NHS Trust 병원은 그대로 두었지만 보다 자율성이 강한 재단법인병원(Foundation Trust)이 새롭게 등장하였다[10](Boyle, 2011).

특이한 점은 노동당 정부가 집권하여 내부시장을 통합의료로 대체한다고 하였으나 잉글랜드 지역에서 2002년 이후의 개혁은 실질적으로는 내부시장을 오히려 강화하는 형태가 되었다. 즉, 2002년 보건부는 Commissioner(전략적 구매자)와 공급자에 대한 지침을 발표하고 협력을 장려하면서 경쟁시장의 활동을 알렸다(Cylus et al., 2015).

2004년도까지 전국에 303개의 1차의료책임경영단이 설립되었으나 그 수를 점차 줄여 2010년 4월에는 151개가 되었다. 그리고 SHAs도 28개에서 10개로 줄였다. 1차의료책임경영단의 역할은 다음과 같다. ① 지역사회 주민의 건강향상과 건강불평등 개선, ② 안전하고 질 높은 의료서비스 제공을 보장하고, ③ 참여 의사와 주민을 대신하여 공급 계약을 관리하고, ④ 지역사회 주민들이 의료와 사회서비스를 통합적으로 누리도록 관련 공급자들을 참여시키고, ⑤ 필요한 서비스를 제공할 독립적인 공급자가 없을 경우에는 공급자 기능을 수행하고, ⑥ 응급적인 계획을 수립한다. 1차의료책임경영단은 1차 의료, 지역사회 보건서비스, 병원서비스, 그리고 재활서비스의 공급에 이르기까지 협력을 강화하여 통합의료를 실현하고자 노력하고 있다. 1차의료책임경영단은 29,000명의 일반의와 21,000명의 NHS 치과의사를 감독하고 예방접종과 감염병의 통제업무도 담당하고 있다(Boyle, 2011).

---

10) 2025년 현재는 상대적으로 많은 자율성을 갖고, 지역사회의 필요에 맞춘 서비스를 제공하는 Foundation Trust가 NHS Trust보다 더 많은 것으로 알려져 있다.

NHS 당국은 1차의료책임경영단에 등록된 인구수에 따라 예산을 배정하는데 전체 NHS 예산의 약 80%가 1차의료책임경영단으로 배정된다. 1차의료책임경영단으로 배정된 NHS 재정은 일반의, 약국, NHS Trust 병원에 지불된다. NHS Trust 병원에 대해서는 2003년에 DRGs의 일종인 PbR이 도입되어 진료비 일부가 일종의 성과급으로 지불되고 있다. 2013년 현재 영국 병원들은 진료비의 30%를 PbR을 통하여 받고 나머지 70%는 여전히 예산(block grant)으로 지불받는다. 영국 국민의 약 13%가 민영보험에 가입하고 있기 때문에 이들은 NHS Trust 병원의 자비부담병상이나 비영리민간병원, 재단법인병원(Foundation Trust hospitals)을 이용하게 된다. 이때 민영보험은 행위별수가로 의료기관에 진료비를 지불한다. 그리고 민영보험은 가입자들의 자비부담 처방의약품이나 일반의약품(OTC 약)의 구매에 대해서는 별도로 지불한다(Boyle, 2011).

4. Health and Social Care Act 제정과 의료개혁

1) 개혁의 개요

이 법률(Health and Social Care Act)은 장차 의료와 사회서비스의 통합을 위한 발걸음을 내린데 의미가 있는 것으로 2012년 제정되어 이듬해 4월부터 시행되었다. 이 법안의 주요 골격은 다섯 가지로 요약할 수 있다. 첫째, 지역주민들의 의료 구매를 152개 1차의료책임경영단에서 담당하던 것을 2013년부터 211개의 임상의료구매단(Clinical Commissioning Groups, CCGs)에서 담당하도록 하고 SHA는 폐지하였다. 둘째, 소비자를 위한 감시기구인 Healthwatch를 중앙과 지방에 설립하여 소비자 권한을 강화하였다. 셋째, 공중보건을 강화하기 위하여 Public Health England를 설치하여 건강수준의 향상과 건강형평성을 추구하도록 하였다. 넷째, NHS 산하 독립기구들의 효율화를 추진하기 위하여 일부 기구의 업무를 조정하였다. NHS 산하의 독립기구로 신의료기술의 검토와 임상의료의 질 향상을 위하여 1999년에 설립한 NICE(National Institute for Clinical Excellence) 업무를 조정하여 2013년 사회서비스(social care)에 대한 지도와 질 기준을 설정하는 업무를 부여하고 NICE의 명칭도 National Institute for Health and Care Excellence로 바꾸었다[11]. 그리고 HSCIC(Health and Social Care Information Center)에도 사회서

11) NICE는 1999년에 출범하였으며, 2005년 National Institute for Health and Clinical Excellence로 명칭을 변경하였고 2012년에는 Health and Social Care Act 법이 제정됨에 따라 2013년 4월

비스에 관한 정보 수집, 분석, 발표 업무를 부여하였다. 다섯째, 환자에게 최선을 다하기 위하여 시장경쟁을 더욱 강화하도록 하고, 영리병원도 임상의료구매단에 등록을 하면 NHS 서비스를 제공할 수 있도록 하였다.

2) 임상의료구매단(CCGs)의 폐지와 통합의료시스템(ICSs)의 도입

임상의료구매단은 2013년에 NHS내의 구매자 조직인 PCTs(Primary Care Trust)가 변하여 조직되었다. 주민들의 건강상의 필요도에 반응하고 임상적인 주도를 위하여 설치되었는데, 관할 지역에 있는 개업일반의들을 회원으로 하는 조직체로써 전략적 구매자 역할을 수행하게 되었다. 전략적 구매자인 임상의료구매단에서 구매하는 서비스는 지역 단위로 구매하는 서비스(locally commissioned services)와 전국 단위로 구매하는 서비스(nationally commissioned services)로 나누어진다. 지역 단위로 구매하는 서비스는 1차 의료를 비롯하여 응급의료, 출산 및 신생아 관련 서비스, 2차 의료, 지역사회 서비스, 정신보건서비스, 재활서비스 등으로 등록한 주민에 대하여 제공한다.

1개 임상의료구매단에 등록한 인구는 61,000명~860,000명이며 구매단에 등록한 평균 인구는 25만 명이다. 임상의료구매단이 구매하는 서비스의 2/3가 지역 단위에서 이루어지며, 나머지 1/3은 전국 단위에서 이루어지는데 구매하는 서비스 종류는 동일하다. 임상의료구매단은 NHS 당국으로부터 가중인두금액으로 예산을 받는데 가중치 산정요소로는 등록자 수, 등록자의 인구구조, 등록자의 건강, 등록자의 거주지가 된다. 전국 단위로 구매하는 서비스는 NHS 본부에서 직접 담당하는데 대상자는 지역주민으로 구분하기 어려운 죄수, 군인과 그 가족, 안전지대 보호 주민 그리고 성폭력 희생자들이다. 임상의료구매단 업무를 지원하고 감독하기 위하여 2012년 10월에 NHS Commissioning Board를 설립하여 건강산출물의 향상과 질 높은 서비스 제공을 목적으로 하고 있다.

구매조직을 지원하는 조직으로는 이동이나 통신을 지원하기 위하여 전국에 걸쳐 9개의 임상의료구매지원단(Commissioning Support Units, CSUs)이 있고, 다 분야 전문 자문그룹이 12개가 있으며, 우선적인 서비스 지역(priority service areas)을 위하여 Strategic Clinical Networks(전략 임상자문 네트워크)가 있다. [그림 10-5]는 2013년 개혁으로 임상의료구매단이 설립된 이후의 의료체계를 나타낸다.

그러다 2022년에는 CCGs에 통합의료시스템인 ICSs가 도입되어 NHS 조직과 지방정부,

현재의 명칭으로 바뀌게 되었다. 그러나 영어 이니셜은 그대로 NICE를 사용하고 있다.

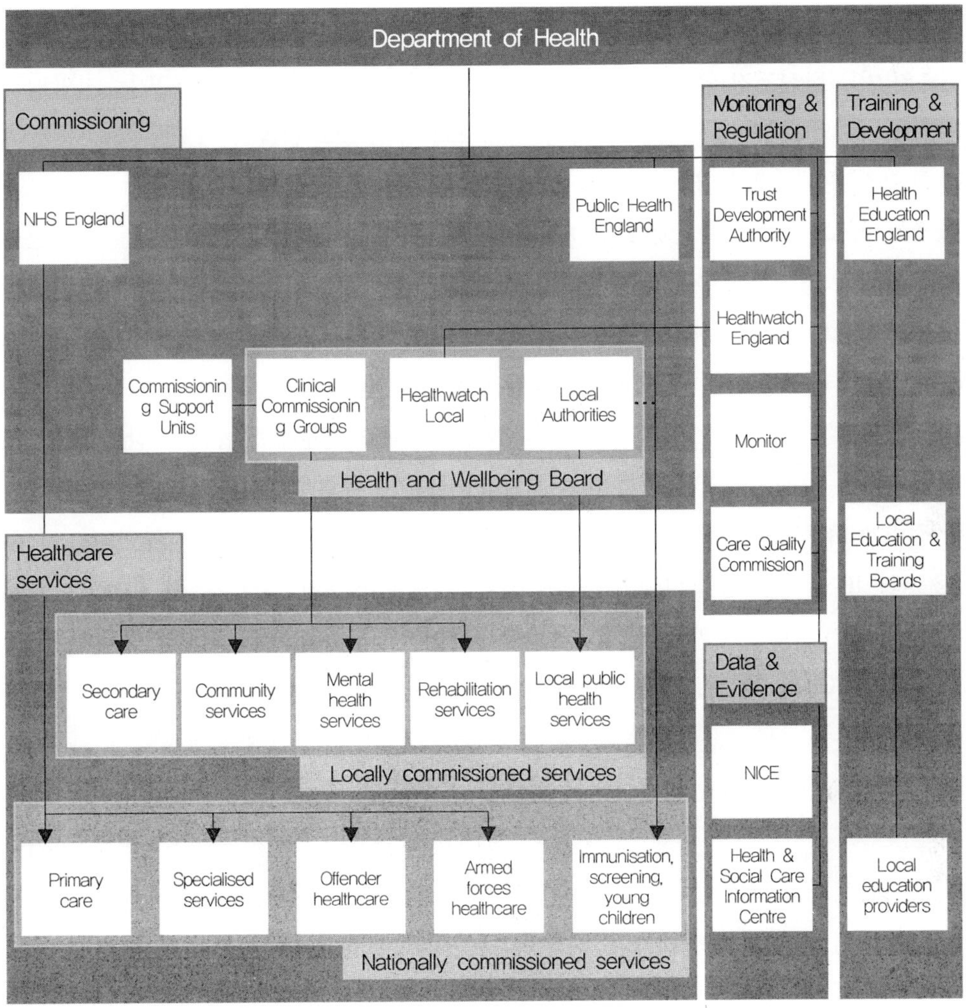

출처 : NHS England(2014)

[그림 10-5] 영국의 의료체계

지역사회기관이 협력하여 지역 맞춤형 의료서비스를 제공하고 있다. 영국 전역에 42개의 ICSs가 운영 중에 있다. CCGs는 전통적인 구매자(purchaser)로서, 병원·정신건강기관·지역사회 서비스 등 공급자(provider)와 계약을 맺고 서비스를 구매하고 있다. 반면 ICSs는 공급자와 구매자의 경계를 허물고, 협력과 공동 책임을 강조하는 구조로 전환되었다. 즉, 구매자 역할은 유지되지만, 공급자와 함께 전략을 수립하고 실행하는 방식으로 전환되었다. ICSs는 ICB(Integrated Care Board)와 ICP(Integrated Care Partnership)라는 두 개의 핵심조직으로 구성된다. ICB는 NHS 예산 집행, 서비스 계획수립, 의료공급자(GP, 병원, 정신건강)와의 협력을 주 임무로 하는 NHS 중심이며, ICP는 지방정부·자선단체·사회복지기관 등과 협력하여 지역사회 중심으로 일을 한다. 두 조직이 함께 5개년 통합전략을 수립한다.

ICSs의 목표는 지역 주민의 건강 개선, 건강 격차 해소, 의료 자원의 효율적 사용, 지역 경제·사회 발전 지원이라는 4가지에 두고 단순한 치료를 넘어서 예방 중심의 건강관리로 전환하려는 NHS의 장기 전략의 추진에 있다. ICSs가 기대하는 효과는 (1) 서비스 간 장벽 제거: 병원, GP, 사회복지, 자선단체 등과 협력하여 중복과 비효율을 줄이며, (2) 개인 맞춤형 돌봄: 만성질환자, 노인, 정신건강 대상자에게 통합적 지원, (3) 예방 중심 접근: 질병 발생 전 조기 개입 및 자기관리 지원, (4) 지역 자율성 강화: 지역 상황에 맞게 전략과 조직을 설계할 수 있도록 한다.

CCGs와 ICSs의 특징을 비교하면 [표 10-2]와 같다(ChatGPT 참고).

[표 10-2] CCGs와 ICSs의 특징

	CCGs	ICSs
도입	2013년	2022년 7월
역할	지역 의료서비스 구매	지역 통합 의료 계획 및 구매자
구성	GP 중심의 지역 위원회	ICB(통합위원회), ICP(통합파터너십)
운영원칙	경쟁 기반, 공급자 분리	협력 기반, 공급자와 구매자 통합
법적 지위	NHS 내부 조직	법적 권한을 가진 독립 법인

ICSs 대상인구는 42개 시스템에 따라 다르며, ICB당 인구는 50-300만 명이며, ICP당 인구는 25-50만명으로 지역 맞춤형 서비스 설계 및 시행을 한다. ICSs 체계 이후에도 여전히 지역 단위 서비스 구매와 국가 단위 서비스 구매가 병존하고 있으며, ICB는 지역(place) 단위로 권한을 위임하면서도 NHS England와 협력하여 전국 단위 서비스도 함께 운영하고 있다. NHS England는 현재도 일부 의료서비스에 대해 직접 구매(commissioning) 책임을 가지고 있다. 이러한 영역은 대개 고비용, 고위험, 고전문성을 요구하는 서비스로, 전국적 기준과 일관된 접근이 필요한 경우에 해당한다.

NHS England가 직접 구매하는 영역은 다음과 같다.

(1) **전문화된 서비스(Specialized Services)**: 희귀 질환, 고난이도 치료, 고가 의약품 등을 포함하는 암 치료(특히 방사선 치료, 항암제), 심장 수술 및 중환자 치료, 신장이식, 간이식 등 장기 이식, 선천성 질환(소아심장질환 등), 신경계 질환(예: 다발성경화증, 파킨슨병 등), HIV/AIDS 전문 치료, 혈우병, 유전성 면역결핍 질환으로 전체 인구의 10% 이하에 해당하지만 NHS 예산의 약 14% 사용

(2) **군인 및 군 복무자 서비스(Armed Forces Health Services)**: 현역 군인 및 그 가족의 의료서비스, 군 특수 환경에 맞춘 건강관리 포함

(3) **구금시설에 수용된 사람들을 위한 의료(People in Detention)**: 교도소, 구금시설에 수용된 사람들을 위한 의료서비스, 육체적, 정신적 건강서비스, 사회복귀 및 연계 치료 프로그램도 일부 포함

(4) **구강 건강 서비스(Some dental services)**: 고정급여 계약이 아닌 일부 고난이도 또는 전문 치과 서비스, 병원 기반 치과, 교정치료, 구강암 치료 등

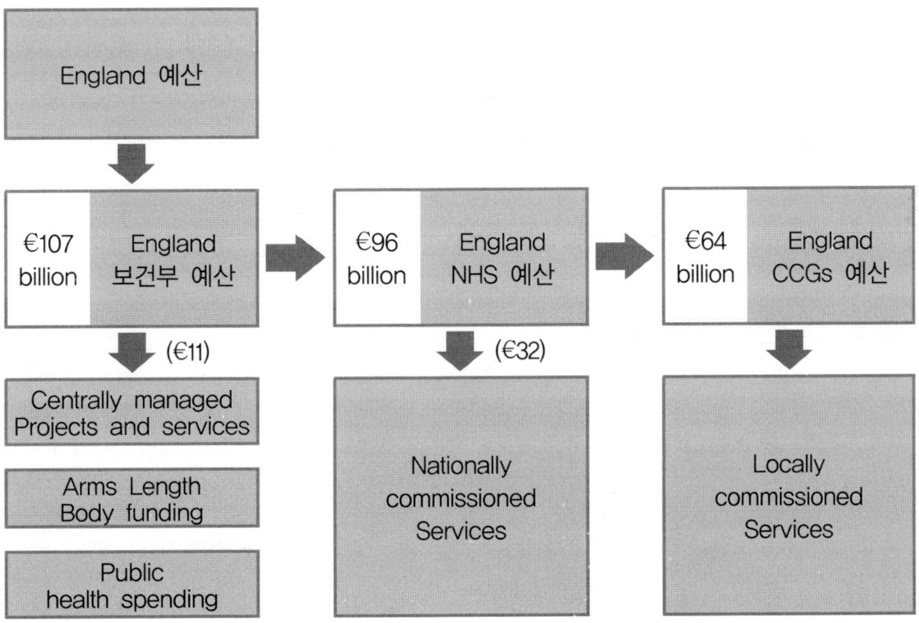

출처: NHS England(2014)

[그림 10-6] 영국 NHS의 재정 흐름(England 사례)

(5) **안과 및 청각 관련 전문 서비스**: 망막 이식 수술, 고급 청각보조기기, 시각장애 관련 재활 서비스 등

(6) **예방접종 및 선별검사 프로그램(National Screening and Immunization Programs)**: 전국 단위의 공공보건 차원의 예방접종: HPV 백신, 독감 백신, 유방암, 자궁경부암, 대장암 선별검사, 신생아 청각검사 및 대사검사

[그림 10-6]은 영국 England 지역의 예산이 어떻게 배분되고 있는지를 보여준다. 2010년 기준으로 총예산 가운데 €1,070억이 보건부 예산으로 배정되고, 이 가운데 보건부가 자체 사업, 산하기구 운영비, 공중보건사업으로 €110억을 사용하고, 나머지 €960억은 NHS 예산으로 넘기게 된다. NHS는 €320억을 중앙에서 전국단위의 서비스 구매에 사용하고, €640억을 지방으로 넘겨 지역단위의 CCGs가 주민들의 의료를 구매할 수 있도록 예산을 배정한다.

3) 의료와 사회서비스의 통합

2012년 의료와 사회서비스 법 제정 이후 영국은 통합서비스 제공을 위하여 보건부(Dept. of Health)가 지방자치부(Dept. of Community and Local Gov't), 지방정부연합회(Local Gov't Association), 성인사회서비스국 연합회(Association of Directors of Adult Social Services), NHS England와 협의하여 정책 프레임을 개발하였다. 2013년 통합서비스의 개발을 보건부와 기타 부서가 연합하여 Integrated Care and Support: Our Shared Commitment를 발표하고 참여 기구로 보건복지청(Health and Wellbeing Boards), 지방정부(Local Authority), NHS, Care and Support Provider, 교육, 주택서비스, 공중보건, 기타(화재 구제 등)로 하여 다양한 특징이 있다(www.gov.uk/government/organisations, 2018).

참여기구들과 협력을 통한 통합서비스 모형을 개발하기 위하여 Integrated Pioneers Program을 시작하여 2013년 11월에 1차 활동(first wave)으로 14개의 시범활동 지역사회를 선정(pioneer site)하였으며, 2015년 1월에는 잉글랜드 지역에 25개의 지역사회가 추가되었다(www.gov.uk/government/publications, 2018). 그리고 의료와 사회서비스의 통합을 위하여 별도의 예산(Better Care Fund, BCF)이 배정되었다. Integrated Pioneers Program에서 개발된 정책 프레임이 인간중심의 통합·연계서비스 모형(person-centred coordinated care)이다(NHS England, 2015). 인간중심의 통합·연계서비스

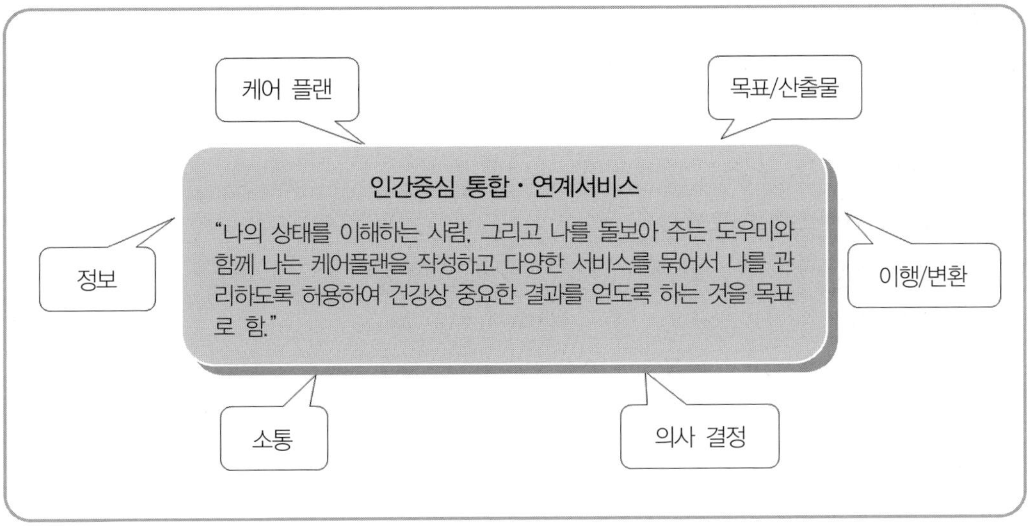

[그림 10-7] 인간중심 통합・연계서비스

를 이용자를 중심으로 하여 모형을 제시하면 [그림 10-7]과 같다. 2018년에는 보건부(Dept. of Health)를 보건사회서비스부(Dept. of Health and Social Care)로 개편을 하고 의료와 돌봄서비스의 통합 제공이 시작되었다. 그러나 여전히 Social Care와 Public Health는 지방자치단체(Local Authority)에서 담당하고 있어 통합서비스 제공은 겨우 시도하는 단계에 머물고 있다고 볼 수 있다.

5. 영국 의료제도 현황[12)]

영국은 기본적으로 조세를 재정으로 하여 의료를 보장하는 국가이지만 사회보험료나 본인부담 등도 재정의 일부를 구성한다. [표 10-3]에서 영국의 의료비 구성을 보면 공공재정의 비중이 2013년 83.5%, 본인부담이 9.3%, 민영보험은 2.8%에 불과하다. 본인부담이나 민영보험은 민영의료의 이용(고급병실 포함), 장기돌봄시설의 이용, 약제비 일부 본인부담, 치과 및 안과에서의 본인부담 등이다. 민간보험의 가입자는 1970년에 전국민의 3.6%에 지나지 않았으나, 1995년에 10.6%, 2000년도에 11.7%(Foubister et al., 2006), 2013년에는 13%로 증가(Cylus et al., 2015)하였다. 그러나 민영보험의 재정 비

12) 이 항은 Boyle(2011)을 참고하여 정리하였다.

중은 2005년을 정점으로 떨어지고 있는 추세이다. 사적의료로는 민간병원, 민간시설에 종사하는 전문의 서비스, NHS 내 자비부담병상이나 민영의료시설의 이용, 본인부담 일반의 서비스 등이 있다.

[표 10-3] 영국 NHS의 의료재정 (단위 : %)

재정 원		1995	2000	2005	2010	2013
공공재정		83.9	79.1	81.3	84.0	83.5
민간지출		16.1	20.9	18.7	16.0	16.5
민간지출	본인부담	10.9	11.1	9.6	8.8	9.3
	민영보험	3.2	3.7	3.9	3.2	2.8

출처 : Cylus et al.(2015)

의료서비스의 공급 구조를 보면 1차 의료를 담당하는 일반의들이 문지기 기능을 하여 일반의의 의뢰서가 없으면 전문의 진료나 병원 입원이 불가능하다. 1차 의료에 속하는 의사 외의 인력들로는 임상간호사, 구역간호사(district nurse), 조산사, 방문간호사(health visitor), 물리치료사, 언어치료사, 상담사 등이 있다. 그 외에도 치과의사, 안경사, 처방약사 등이 1차 의료에 속하고 있다. 임상간호사는 개업일반의에 고용되어 만성질환관리, 건강증진활동, 예방접종이나 노인들의 건강평가를 담당하고 있다. 여기에 더하여 지역사회 간호사들이 있는데 이들은 지역사회병원에 고용되어 일반의나 임상간호사, 구역간호사, 조산사, 방문간호사 등의 다른 1차 전문인력과 함께 일한다. 구역간호사는 재가 환자에게 전문적인 간호(skilled nursing care)를 제공한다. 방문간호사는 간호사보다 훈련을 조금 더 받은 인력으로 신생아나 어린이가 있는 가정을 집중적으로 방문하여 아픈 사람을 돌보고 건강증진을 위한 노력도 한다. 앞에서 언급한 바와 같이 1999년 4월부터 1차 의료는 1차 의료그룹(PCGs)에서 제공하였고, 2002년에는 1차의료책임경영단(PCTs)으로 전환되어 구매기능을 수행하고 있었으며, 2013년에는 다시 전략적 구매조직인 임상의료구매단(CCGs)으로 바뀌어 통합된 서비스를 제공하고 있다. 영국에서는 1차 의료에도 민영의료가 허용되어 있다.

1차 의료와 관련하여 NHS 조직에서 주목할 조직은 1997년에 설립된 NHS Direct로써 많은 변화를 거치다 2004년 4월부터 현재의 모습을 갖추었다. 이 조직은 전화, 인터넷, 디지털 TV 등으로 24시간 의료문제를 상담하는 곳으로 간호사에 의하여 운영된다. 상담의 내용은 전통적인 일반의 서비스를 대체하는 편리한 곳을 안내하는데 여기에는 부상이나 질병을 치료하기 위하여 예약 없이 바로 갈 수 있는 NHS walk-in centre(내원센터)도 포함되었다. NHS 내원센터는 2000년에 도입된 제도인데 1차의료책임경영단(현 임상의료구매단)에 의하여 운영되는 조직으로써 365일 쉬지 않고 일하는데 주로 간호사가 경증의 부상이나 질병에 대하여 초기 서비스(first-contact services)를 제공한다.

2차 및 3차 의료는 병원을 중심으로 제공된다. 영국 병원은 3단계의 계층화된 구조를 갖고 있다. 가장 보편적인 것이 지역사회 단위로 있는 소규모의 지역사회병원이다. 주로 50병상 규모인데 큰 것은 200병상에 이르기도 한다. 이러한 병원들은 가끔 일반의들이 환자를 직접 치료할 수 있도록 개방하기도 한다. 이곳에는 진단장비, 수술실, 소규모 부상자 치료시설 그리고 낮 병동 시설도 있다. 영국에서도 서비스의 집중화가 일어나 지역사회병원의 수가 많이 줄어들었다. 지역사회병원보다 큰 것이 구역종합병원(district general hospital)인데 대상 인구는 15만 명에서 20만 명 정도가 된다. 최고 수준의 3차 의료를 제공하는 병원은 지역의료센터(regional and supra-regional specialties)로써 신경외과, 간이식, 신장이나 암 전문 치료기관인데 대학병원이 이러한 역할을 담당한다. 구역병원 전문의들의 진료의뢰로 서비스가 제공되는 것이 통상적이다. 다른 서유럽 국가들과 마찬가지로 영국에서도 1990년대 이후 병원과 병상수가 꾸준히 감소하고 있다. 1960년에 3,000개에 이르던 병원수가 1993년에 2,000개 정도로 감소했으며, 1990~1994년 기간 중에만 245개의 병원이 문을 닫은 것으로 보고되었다. 이렇게 병원수가 줄어드는 이유는 여러 가지가 있는데 첫째는 정신질환을 병원에서 치료하다 지역사회로 복귀시켜 돌보게 하였으며, 둘째는 낮 수술(day surgery)과 같은 새로운 치료법이 병원 입원을 줄이도록 하였으며, 셋째는 새로운 약이나 기술로 입원을 하지 않고도 치료가 가능하게 되었으며, 넷째는 병원의 생산성이 향상되어 입원일수가 짧아지게 된 것을 들 수 있다. 예컨대, 1991~1997년간 병상수는 줄었는데 급성기 질환의 진료 건수는 750만 건에서 960만 건으로 증가한데서 생산성 향상을 잘 알 수 있다(European Observatory on Health Care Systems, UK, 1999).

영국은 병원의 대부분이 국가 소유이지만 민간병원도 허용하고 있다. 1986년에 200개이던 민간병원이 1998년에는 229개로 늘었다. 민간병원은 4개의 병원그룹(BMI Healthcare, BUPA Health Services, Nuffield Hospitals, Community Hospitals Group PLC)이 136개의 병원을 차지하면서 민영병상 수의 59.7%를 점유하고 있었다. 영국에서는 민간병원과 민영의료보험이 수직적인 통합을 하면서 보험회사가 소유한 병원이 많다는 점이 특징이다. 그리고 민간병원 병상의 65% 정도가 영리병원에 의하여 소유되고 있다[13].

한편 영국은 공중보건을 위해서 별도의 체계를 유지한다. 블레어 정부는 보건부 내에 공중보건을 담당하는 장관(Minister)을 둔 첫 행정부가 되었다. 공중보건부서가 하는 업무는 전통적인 공중보건은 물론 금연과 같은 건강증진, 식품안전과 같은 건강보호, 응급의료, 건강불평등, 출산문제 등을 다룬다. 보건부 내에는 Chief Medical Officer가 있어 공중보건업무를 다루고 있다. 지역보건청에는 독립적인 보건국이 있었으나 2002년 이후의 개혁 과정에서 공중보건을 담당하는 부서는 전국에 산재한 10개의 SHAs로 전환되었다. 공중보건업무를 총괄하는 조직으로 HPA(Health Protection Agency)가 있었으나 2013년 4월에 PHE(Public Health England)로 개편하였다. 2021년에는 건강증진업무를 강화하기 위하여 PHE를 UK Health Security Agency와 Office for Health Improvement and Disparities로 개편하였다.

2013년 개혁에서 SHAs가 해체되면서 SHAs가 수행하던 지역의 공중보건업무는 PHE로 이관되었다. PHE는 8개의 지방센터(local centres)와 런던을 위한 통합지역센터(an integrated region and centre for London), 그리고 4개의 지역센터(4 regions: north of England, south of England, Midlands and east of England, and London)를 두고 있다.

1992년에 『국가건강(*The Health of the Nation*)』이라는 백서에서 처음으로 5대 핵심분야(심장질환, 암, 정신질환, 성 질환, 사고)에서의 사망률 감소를 목표로 우선순위를 정하였으며, 지금까지 지나치게 개인행동에 치중하였고, 건강에 대한 사회적인 결정요인에 대하여는 간과하였음을 지적하였다. 그리고 1999년 백서인 『삶의 연장(*Saving Lives: Our Healthier Nation*)』에서 공중보건에 대한 새로운 접근전략을 발표하였다. 새로운 접근전략은 가난한 사람들의 건강을 향상시킴으로써 건강의 격차를 줄이는 것이다. 이를 위하여 중앙 정부, 지방 정부, 지방의 SHAs, 자원조직 및 기업들이 서로 파트너십을 갖고 협력하는 것이 중요하다고 강조하였다.

영국의 new NHS에서는 새로운 의료기술을 관리하는 NICE가 1999년 설립되었으며, 2012년에 제정된 Health and Social Care Act에 따라 역할이 변화되었다. NICE를 설

---

13) 제11장 [표 11-7]의 OECD Health Statistics 2018에서는 영국에 영리병원이 없는 것으로 기록하고 있다. 그러나 영국 민간병원의 상당수는 영리병원으로 알려져 있다.

립한 것은 영국이 1990년대 신의료기술을 받아들이는데 뒤처져 있음을 깨닫고(Dillon, 2008) 신의료기술이나 임상지침 등을 만들어 서비스의 질을 향상시키기 위함이었다. 2009년도에는 CQC(The Care Quality Commission)라는 의료서비스, 정신보건서비스, 사회서비스에 대한 질 향상을 목적으로 하는 독립적인 기구가 설립되었다.

2004년도에는 환자선택권을 확대하는 조치가 취하여졌다. 수술대기가 6개월 이상 된 환자에게는 치료처의 대체 선택권이 주어졌으며, 의사로부터 병원 진료를 의뢰받은 환자에게는 적어도 4개 병원의 선택권이 주어졌다. 영국에는 에이즈, 골다공증, 백혈병, 당뇨병과 같은 질병에 대한 민간 소비자 조직이 있으며, 이들 조직은 환자에게 필요한 정보를 제공하고, 지원서비스를 제공하기도 하여 NHS에서 제공하는 서비스의 수준 향상에 기여한다.

제2절 스웨덴의 의료개혁

1. 의료제도의 개요

스웨덴은 전통적으로 지방 정부가 주민들의 의료문제에 책임을 갖는 국가이다. 17세기에 이미 도시지역에서는 의사를 고용하여 공적으로 의료를 제공하였으며, 당시 대부분의 국민이 거주하는 농촌지역에서는 중앙 정부에 고용된 구역 일반의가 의료를 제공하였다. 1752년에 첫 병원이 스톡홀름에 설립되었다(Glenngård et al., 2005). 그러다 1862년 지방 정부(County Council, Landsting)가 구성되면서 의료문제는 점차 지방 정부의 책임으로 발전하였다. 육체적으로 병든 사람을 돌보는 병원 운영도 지방 정부 역할의 하나가 되었다(Ministry of Finance, Sweden 2005). 이러한 역할이 점차 확대되어 1960년대에는 정신질환과 통원진료(모든 1차 의료 포함)에 대한 것도 중앙 정부(National Government, Riksdag)로부터 이양 받아 지방 정부의 책임이 되었으며, 의료분야에서 지방 정부 책임의 범위가 오늘날과 같이 확충된 것은 1960년대 말 경으로 보고 있다(Glenngård et al., 2005).

1982년에 제정된 「보건의료법(The Health and Medical Care Act)」은 지방 정부의 책임을 더욱 넓혀 의료에 관하여는 그 책임을 지방 정부가 갖는 것으로 명시하였다[14].

스웨덴에서는 의료에 대한 보장은 지방 정부의 책임으로 하고 있으나, 어린이 보호, 노인복지와 같은 사회서비스(social services)는 지방 정부의 하부기초자치단체인 지역 정부(Municipality, Kommuner)의 책임으로 하고 있다(Anell, Glenngård and Merkur, 2012). 스웨덴에서는 1860년대 응급의료를 제공하는 종합병원이 지방 정부에 귀속되기 시작하여 1928년「병원법(Hospitals Act)」이 제정된 이후 본격적으로 병원의 입원서비스가 지방 정부 책임으로 넘어갔다. 이때에는 외래서비스에 대한 책임은 제외되었으며, 정신질환이나 장기요양 환자들은 일반적인 원칙에서 제외되기도 하였다. 통원서비스는 주로 개업의사에 의하여 제공되어, 1930년대 말에 의사의 1/3만 병원에 적을 두었고 나머지는 전부 자유개업을 하는 형태였다. 그러다 점차 병원 봉직의사가 늘어나 1960년대에는 약 80%의 의사가 병원에 고용되었다(Glenngård et al., 2005)[15]. 스웨덴 의료체계에서 병원의 확장은 제2차 세계대전 이후에 본격적으로 이루어져 유럽의 다른 국가들과 마찬가지로 병원 중심으로 의료체계가 변화되었다. 그러다 1990년대 이후부터 스웨덴 의료체계에 중대한 변화가 시작되었다. 병원에 입원하던 환자를 병원 외래나 1차 의료시설로 전환시키고, 환자를 지역사회로 돌려보내기 위하여 커뮤니티 케어를 발전시켰다. 이와 같은 정책의 변화로 스웨덴은 1980년대 이후 병상 수가 꾸준히 감소하고 있다.

스웨덴은 2003년 공중보건정책에서 11개의 정책목표[16]를 정하여 공중보건을 강화하고 있는데 이 목표들은 건강결정요인을 토대로 설정하여 공중보건정책을 신공중보건의 시각에서 건강증진 중심으로 전개하고 있다. 2008년에는 개인의 책임과 선택을 추가하는 혁신을 공중보건정책에서도 추구하고 있으며 정책의 대상으로 주로 어린이, 청년층 그리고 노인인구 층에 초점을 맞추고 있다(Anell, Glenngård and Merkur, 2012).

14) 이규식(2002)에서「보건의료법」의 제정을 1983년으로 한 것은「신보건법(new Health Service Act)」의 착오였으며,「보건의료법(Swedish Health and Medical Services Act)」은 1982년에 제정되었다.

15) 유럽에서의 병원의 기원은 수용소(almshouse나 pesthouse) 등이었으며, 의사는 자유개업하여 수용소 등에 봉사 차원에서 서비스를 제공하는 형태가 되어 병원은 개방형 체제가 되었다. 그러다 의료기술의 발전으로 고가의 장비가 이용되자 개업의사들은 장비구입이 어려워 점차 병원 중심으로 의료체계가 변화되어 갔으며, 이러한 과정에서 의사들은 자유개업에서 병원 봉직의사로 전환되었다. 그러나 미국, 캐나다, 네덜란드에서는 여전히 병원은 개방형으로 의사들은 attending 제도를 통하여 입원서비스를 제공하고 있으며 다른 나라에서는 우리나라와 같이 병원에서 의사를 고용하여 입원서비스는 물론 외래서비스도 제공하고 있다. 스웨덴의 경우도 1930년에는 개방형 병원이 중심이었으나, 1960년대 들어 폐쇄형으로 전환되었다.

16) 11개 목표는 이미 제5장에서 Public Health Objectives라는 명칭으로 설명하였다.

2. 의료체계

1) 일반현황

국가 행정조직은 중앙 정부, 지방 정부(county level), 지역 정부(local level)의 3단계로 되었으며, 중앙 정부는 입법이나 규칙을 제정하여 의료공급과 관련된 일반적인 원칙을 정하는 업무를 하고 있다. 특히 중앙 정부는 의료서비스의 공급, 공중보건, 사회보험의 발전을 위한 업무에 노력하고 있다.

의료와 관련하여 조직이나 재정조달, 서비스의 공급은 모두 지방 정부의 업무로 귀속되어 있다. 의료시설은 지방 정부에 귀속되어 있으며, 서비스의 공급과 재정조달의 책임이 통합되어 있다. 지방 정부는 민간의료기관의 설립을 막지 못하지만 민간의료기관(개인의원이나 민간병원)이 공적재정의 영역에 들어오면 규제를 할 수 있다. 스웨덴의 병원은 권역중심병원(regional hospital), 지방병원(county hospital), 지구병원(district hospital)으로 나누어지며, 전국에 약 1,100개 정도의 진료소(health centre로 의원 기능과 보건소 기능을 동시에 갖고 있음)가 있다. 스웨덴은 전국을 6개의 의료권역(Region)으로 나누고 각 권역에 최소 한 개의 권역중심병원을 두고 있다. 국립으로 되어 있던 두 개의 대학병원(스톡홀름에 있는 캐로린스카 병원과 업살라에 있는 아카데미 병원)도 1980년대 초반에 지방 정부로 이관되어 권역중심병원이 되었다. 2012년 현재 7개의 권역중심/대학병원이 있다. 지방 단위로 대략 1개의 지방병원(전국에 약 20개)이 있으며, 지방병원보다 전문성이 조금 떨어지는 지구병원이 전국에 약 70개가 있다.

스웨덴의 의료인력 양성을 위한 교육은 전적으로 중앙 정부의 재정으로 이루어진다. 6개의 의료권역별로 1개의 의과대학이 설립되어 있으며, 스톡홀름 지역에는 2개의 의과대학이 있어 전국에 7개의 의과대학이 있다. 의학교육은 5년 6개월의 학교 교육과 21개월의 임상 훈련을 거쳐 일반의(가정의)가 된다. 전문의가 되기 위해서는 5년의 임상 훈련이 더 요구된다. 치과대학은 4개로서 2개 의료권역에는 치과대학이 없다.

2) 서비스의 제공

먼저 공중보건서비스는 1992년에 설립된 국립공중보건원(The National Institute of Public Health)이 지방(county)이나 지역(municipality)에서의 공중보건 업무에 대한 지침을 설정하고 지도 감독 및 모니터링을 담당하고 있다. 스웨덴은 국가의 공중보건정책의 방향을 건강증진과 건강격차 해소에 두고 있다. 지방 정부는 주민의 건강이나 안녕(wellbeing)에 대한 책임을 지니며, 질병예방, 건강증진, 예방접종 등의 업무를 담당한다. 지역 정부는 사회적인 지원이나 도움을 주는 업무를 담당하는데 알코올 문제나 어린이 돌봄과 같은 업무를 담당하며 최근에는 건강결정요인으로서의 실업, 교육, 환경 등의 문제를 다룬다. 예방이나 주민의 건강문제와 같은 공중보건 업무는 1차 의료와 통합되어 진료소에서 담당하고 있는 특징이 있다.

스웨덴 국민은 1차적으로 진료소를 찾아 무상으로 의료서비스를 제공받으며, 민간의사를 찾을 경우에는 사회보험에서 진료비를 지불한다. 진료소는 4~6명의 1차 의사(가정의)와 간호사, 조산사, 물리치료사, 심리학자, 부인과전문의 등을 고용하여 무료로 1차 서비스와 예방서비스를 제공하고 있으며, 단독 개원하는 1차 의사는 찾아보기 어렵다(Esmail, 2013). 스웨덴에서는 간호사가 1차 의료의 상당부분을 담당하여 환자의 첫 접촉대상자가 된다. 그리고 간호사는 방문의료(home visit), 특히 노인에 대한 방문의료를 실시하고 있다(Esmail, 2013). 2010년 1,100개의 진료소 가운데 약 1/3 정도가 개인이 운영하는 민영진료소이다. 민영진료소는 주로 도시지역에 많아 스톡홀름(Stockholm)이나 홀랜드(Halland) 지역에는 약 1/2이 민영진료소인데, 인구밀도가 낮은 지역은 민영진료소를 찾아보기 어렵다(Anell, Glenngård and Merkur, 2012).

1차 의사(가정의)가 제공하는 서비스는 치료, 상담(advice), 예방이며, 진료소에 고용되는 인력으로는 간호사, 조산사, 물리치료사, 부인과 의사 등이 있다. 1차 의료에 종사하는 인력 가운데 구역간호사(district nurse)가 특별한 역할을 한다. 보건의료체계와의 첫 접촉은 구역간호사가 주로 하게 된다. 따라서 환자에 대한 첫 번째 평가는 구역간호사가 하며, 필요하면 진료소의 1차 의사에게 의뢰하든가 아니면 병원으로 바로 가도록 의뢰하는 케어매니저 역할을 수행한다. 구역간호사는 커뮤니티 케어에서 방문간호 업무도 맡고 있다. 특히 구역간호사는 커뮤니티에서 노인에 대한 정규적인 방문서비스를 제공하며, 제한된 범위에서 처방도 하는데, 이러한 일들을 독자적으로 하는 것이 아니라 의사의 지도 감독 하에 한다. 조산사도 제한된 범위에서 처방을 한다. 민간의사가 많아도 대부분은 사회보험 재정으로 진료가 이루어지며, 진료비 전액을 환자 본인이 부담해야 하는 순수 민간의료(민간의사 및 민간병원)는 극히 드물다. 약국은 약 1,200개가 있다(Anell, Glenngård and Merkur, 2012).

1995년 정부의 방침에 따라 1차 의료에 종사하는 모든 의사는 가정전문의가 되도록 하였다. 1차 의사에 대한 호칭은 일반의(general practitioner), 가정의(family physician), 구역의사(district physician) 등으로 지방에 따라 다양하게 불린다. 민간병원은 극소수이지만, 민간의사는 상당수에 이른다. 의료인력에 대한 면허를 위시한 감독은 보건복지청(National Board of Health and Welfare)에서 담당하고 있다. 만약 의사가 민간의사가 되기를 원하면 보건복지청에 신고하고, 의사가 공적재정 하에 들어오려면 지방 정부와 계약을 통하여 가능하다.

스웨덴의 지난 수 십 년간의 의료정책의 핵심은 환자권리 신장을 위하여 환자의 의료필요도 충족에 우선순위를 두고 의료공급자에 대한 선택권이나 진료를 받을 수 있는 기회의 보증을 중시하였다. 의료서비스 공급과 관련된 기본원칙은 1982년에 제정된 「보건의료법」에 명시되어 있는데 모든 국민은 질 좋은 서비스를 제공받을 권리를 갖는다는 것이다.

모든 지방은 24시간 운영되는 전화 핫라인 서비스를 제공하고 있다. 여기에는 간호사가 근무하여 필요한 서비스를 어디에서 받을 수 있는지 정보를 제공하며, 필요한 조언을 한다. 진료소에서 필요한 자원(장비나 의료지식)을 얻기 어려우면 상급 시설로의 이송이 이루어진다. 이송 절차는 지방마다 차이가 있어 어떤 지방은 1차 의사에게 문지기기능을 부여한다[17]. 환자는 1차 의사를 거치지 않고 바로 병원 외래로 갈 수 있다. 이 경우 1차 의사의 의뢰서를 지참한 환자에 비하여 대기시간이 오래 걸린다(Glenngård et al., 2005). 1차 의사로 진료소가 아닌 민간의사를 찾아도 무방하다(Glenngård et al., 2005).

스웨덴은 무상으로 의료서비스를 제공하기 때문에 서비스 제공에는 인간의 존엄성, 필요도와 연대성(need and solidarity), 비용-효과성(cost-effectiveness)이라는 세 가지의 기본 원칙이 있다. 또한 전국민에게 의료서비스 제공을 보증하기 위한 규제나 법들이 있다. 하지만 의료서비스 공급이 무상으로 이루어지기 때문에 대기가 심각하다[18]. 긴급을 요하지 않는 치료(특히 elective surgery[19])의 경우, 장기 대기문제가 제기되어 1992년에는 3개월 이내 치료를 보증하는 조치들이 취하여졌다.

스웨덴의 의료재정은 원칙적으로 지방 정부 단위의 조세로 조달된다. 지방 정부(county

17) 스웨덴은 1차 의사에 문지기기능을 요구하는 지방(county)과 그렇지 않은 지방이 있다.

18) 현재는 무상으로 의료를 제공하지는 않고 본인부담을 점차 높이고 있다.

19) 긴급을 요하지 않아 예약을 통한 수술이나 선택적인 수술로 인공관절 수술, 백내장 수술, 디스크 수술, 치질수술 등을 사례로 들 수 있다.

council)와 지역 정부(municipality)도 누진적 소득세를 부과할 권리가 있다. 그리고 지방 정부도 약간의 지방소비세를 징수하는 권리를 갖는다. 의료재정은 지방 정부가 부과하는 소득세가 주 재정이며 그 외에는 소액의 본인부담, 중앙 정부 보조금과 사회보험청으로부터 일부 조달하고 있다[20](Glenngård et al., 2005). 지방 정부 예산의 92%가 보건의료비로 지출되고 있다. 2009년 지방 정부 재정 수입의 분포를 보면 [표 10-4]와 같다.

[표 10-4] 스웨덴 지방 정부(county councils)의 재정 수입의 분포 (단위 : %)

수입 원	1999	2001	2007	2009
조세	68	72	72	71
중앙 정부 교부금	14	16	16	17
보조금(subsidies)	7	3	3	3
소비세 및 기타수입	5	4	4	4
환자의 본인 부담	3	3	3	2
기타	2	2	2	2
계	100	100	100	100

출처 : Anell, Glenngård and Merkur(2012)

3) 지불제도 및 본인부담

대부분의 의료 공급자는 공공에 속하여 의사, 치과의사, 약사 그리고 다른 인력들은 주로 월급제로 고용되고 있다. 대부분의 의사는 중앙의학회(Central Organization of Sewdish Academics) 회원으로서 중앙의학회가 의사를 대신하여 임금 협상권을 갖는다. 치과의사나 약사들도 각기 협회를 구성하여 정부와 매년 임금 협상을 한다. 민간의사나 치과의사는 봉급제, 인두제, 행위별수가제가 혼합되어 있다. 민간치과의사의 경우 사회보험청이 보조금을 지불하고 있으며, 다른 인력에 대해서는 지방 정부(County Council)에서 진료보수를 지불하고 있다(Anell, Glenngård and Merkur, 2012).

의료기관에 대한 진료비 지불방법은 지방에 따라 다양하다. 대부분의 지방은 분권화 원칙에 따라 구역(district) 단위로 진료비 총액을 예산으로 할당한다. 또한 병원이나 1차 진료소도 예산을 할당해주고 있다(global budgeting). 2008년 현재 병원에 대한 예산배정을 함에 있어서 건당진료비(per-case payment)의 일종인 DRGs를 기준으로 병원 예

20) 현재 사회보험청은 치과 진료비의 일부만 보조하고 있다.

산의 약 55%를 배정하고 나머지 45%는 예산할당제로 집행하여 병원의 생산성 향상에 노력하고 있다(Anell, Glenngård and Merkur, 2012). 그러나 지방마다 독립적인 분권화 원칙에 따라 병원에 예산을 배정하는 방법은 차이가 있다. 즉 어떤 지방에서는 병원에 배정할 모든 예산을 예산할당제로 배정하기도 한다. 7개의 대학병원들은 매우 고도의 의료기술을 제공하는데, 이 병원들은 거주 지역에 관계없이 의뢰된 환자를 받는다. 그리고 대학병원에 대한 진료비는 행위별수가로 지불된다[21](Glenngård et al., 2005).

지방 정부가 1차 진료소에 예산을 배정하는 기준은 가중평균 인두제(등록자의 성, 연령, 지역 등을 감안)로 하지만, 진료소는 소속된 의사에게 인두제(fixed prospective payment for registered patients), 방문당 변동 지불제(일종의 행위별수가제), 그리고 성과에 따른 지불(P4P) 방법을 사용한다. 스웨덴에서는 지방에 따라 지불방법이 다른데 스톡홀름 지역에서는 약 40%가 인두제, 55%가 방문당 변동 지불제, 나머지가 성과에 따른 지불제로 하고 있다. 다른 지방에서는 인두제가 80%(어떤 지역은 98%에 이름)를 차지하고 있다. 1차 의사에게 다양한 지불방법이 혼용된 것은 1차 의사에 대한 선택권 보장과 민영화라는 개혁에 따른 결과이다(Anell, Glenngård and Merkur, 2012).

그리고 지방 정부와 계약을 한 민간 의료공급자(private practitioner)에게도 지방 정부가 진료비를 지불하게 된다(Anell, Glenngård and Merkur, 2012). 민간 공급자는 지방 정부에서 정한 수가에 따라 환자에게 진료비를 부과할 권리가 있다. 그러나 진료비 지불에 대해서는 별도의 계약에 따른다(Glenngård et al., 2005).

스웨덴에서는 환자들의 의료 남용을 방지하기 위하여 소액의 본인부담제를 실시하고 있다. [표 10-5]에서 보면 2009년도 경상의료비 가운데 공공지출 78.6%, 민간지출 16.6%, 기타 4.8%로 구성되어 있다. 민간지출 가운데 92.8%를 환자들이 직접 지불(OOP)하고 있으며 민영보험을 통한 조달은 1.2%에 불과하다. 스웨덴도 경상의료비가 증가함에 따라 공공지출의 비중이 점차 낮아지는 특징이 있다. 환자의 본인부담은 처방약과 치과 진료, 그리고 정부가 규제하는 다른 서비스를 위한 고비용 보호제도(high-cost protection schemes for different services are regulated by the Government, 2002년 7월에 실행)의 서비스를 이용할 경우이다.

1991년 이후 전국적인 지침 하에 지방 정부 단위에서 병원이나 1차 의료에 대하여 환자 본인부담을 자체적으로 결정할 수 있도록 하여 지방 간에 환자 부담의 차이가 있다.

21) 병원에 소속된 봉직의사는 월급제로 보수를 받는다.

[표 10-5] 스웨덴의 경상의료비 구성 (단위 : %)

	1995	2000	2005	2008	2009
경상의료비/GDP	8.0	8.2	9.1	9.2	9.9
경상의료비 중 공공지출 비중	86.6	84.9	78.8	78.3	78.6
경상의료비 중 민간지출 비중	13.4	15.1	17.4	16.8	16.6
민간지출 중 본인직접부담 비중	99.9	91.1	93.5	92.8	92.8
민간지출 중 민영보험의 비중	0.1	1.2	0.8	1.2	1.2

출처 : Anell, Glenngård and Merkur(2012)

이에 스웨덴 의회는 연간 환자 1인이 부담해야 할 총액의 한도액을 설정하여 지역 간 본인부담의 차이를 보완하고 있다. 그러나 20세 미만의 어린이나 청소년층에 대해서는 본인부담이 면제되고 있다. 노인과 장애인에 대해서는 별도의 본인부담제를 실시하고 있다.

2012년 기준으로 환자 본인부담액을 보면 1차 의사의 진료는 €12~€22, 병원 전문의 진료는 €25~€35로 하고 있다. 고비용 보호제도에 따른 본인부담 한도액을 보면 외래 진료의 경우 1차 의사 및 전문의 진료를 합하여 연간 €122(1,100크로네)로 한정하고 있다. 그 이상은 지방 정부에서 지불하고 있다. 처방 의약품은 처방 당 €122(1,100크로네)까지는 전액 본인부담으로 하고, 그 이상은 지방 정부에서 누진율로 보조를 하는데 본인부담의 한도액은 연간 €244(2,200크로네)로 하고 있다. 처방의약품에 대한 본인부담은 전국적으로 통일되어 있다. 처방의약품이 아닌 일반의약품(OTC)은 전액 환자 본인부담이 된다.

치과 진료는 20세까지는 전액 무료이며, 성인이 되면 기본적인 치과 진료에 대해서는 사회보험(치과)에서 보조금을 치과 의사에게 직접 지급하고 있다. 환자가 €333(3,000크로네)에 이르기까지 전액 본인부담이며, 그 이상 €1,667(15,000 크로네)까지는 50%를 보조하고, €1,667 이상이 되면 85%의 비용을 보조한다.

3. 의료개혁

스웨덴도 의료분야의 문제는 끊이지 않고 이어졌으며, 이러한 문제를 해결하기 위한 개혁이 시도되었다. 개혁은 중앙 정부와 지방 정부 차원에서 꾸준히 이루어졌다.

1) 개혁의 역사

지방 정부 차원에서 주도한 개혁은 주로 새로운 관리시스템이나 조직구조와 연관된 효율성 제고를 위한 것들로 1980년대 후반과 1990년대의 DRGs나, 구매조직, 공급자에 대한 소비자 선택권 등과 같은 문제들이다.

스웨덴 의료개혁의 흐름을 보면 1970년대와 1980년대에는 형평이 주제였으며, 1980년대 말에는 비용통제, 1990년대 초반에는 효율성, 1990년대 후반에는 의료서비스의 조직과 제공에서의 구조적 변화, 2000년대 초반에는 비용통제 문제가 재등장하였으며, 책임의 분권화가 개혁의 중심과제였다. 의료개혁의 주 내용은 환자선택권 보장과 진료보증제, 구매자-공급자 분리와 내부시장 모형, 노인에 대한 의료와 사회서비스의 통합, DRGs에 의한 활동기준 지불, 약제비 개혁 등으로 살펴볼 수 있다.

스웨덴 의료개혁의 역사를 간략히 살펴보기 위해서는 먼저 1982년 「보건의료법」의 제정부터 살펴보아야 한다. 1982년 법은 모든 국민에게 동일한 서비스를 제공(equal health for all)하려는 비전을 제시하였다. 의료서비스 제공의 책임을 지방 정부(county council)에 두고 재정에 대한 책임과 자원배분결정권 또한 지방 정부에 두도록 명시하였다. 1985년의 DAGMAR 개혁은 공적이든 사적이든 통원서비스(ambulatory care)의 비용에 대한 책임을 사회보험청에서 지방 정부로 이관시켰다. 이때 개혁의 주 목적은 민간시설에 대하여 지방 정부가 통제를 원활히 하는 데 있었다.

DAGMAR 개혁 이후, 1992년 노인들의 의료 및 사회서비스에 관한 ÄDEL 개혁, 그리고 12가지 비응급진료(elective services)에 대하여 환자진료보증제도(national guarantee of treatment for patient)의 도입, 1993년 구매자-공급자 분리를 통한 내부시장 도입과 함께 DRGs 도입, 1993년 환자의 치료처 선택권 보장, 1994년 민영의료에 관한 법률 제정, 1997년 이후의 약제비 개혁, 2011년 환자안전에 관한 법률 도입 등이다.

2000년 이후 의료개혁은 일곱 가지의 주제 내지는 영역이 설정되어 있었다. 그 내용을 보면 다음과 같다(Anell, Glenngård and Merkur, 2012).

첫째, 병원 안에서 서비스의 전문화와 집중화의 지속

둘째, 지방 간의 합병을 포함한 서비스의 지역화

셋째, 노인인구를 위하여 의료와 사회서비스가 통합된 커뮤니티 케어[22] 및 협력의료의 개선(improved coordinated care)

---

22) 커뮤니티 케어는 노인 가운데 혼자의 힘으로 기동이 어려운 경우에 제공된다.

넷째, 1차 의료의 발전을 위한 공급자 선택과 민영화의 활성화

다섯째, 의약품 분야의 민영화와 경쟁의 조성

여섯째, 치과와 의약품에 대한 본인부담과 보조금 제도의 변화

일곱째, 질과 효율 지표의 공적인 비교와 의료분야 투자 가치의 향상

2) 의료와 사회서비스의 통합 제공과 ÄDEL 개혁

노인인구가 증가함에 따라 의료와 복지서비스의 통합이 요구되었는데, 그러한 측면의 준비가 결여된 문제가 있었다(Ham and Brommels, 1994). 그러다 1992년 인구고령화에 대비하여 ÄDEL 개혁을 단행하였다. 스웨덴은 1980년대 초반까지 복지사회를 구가하였으나, 1970년대 두 차례에 걸친 오일 쇼크와 인구고령화로 더 이상 노인복지를 누리기 힘들었다. 특히 고령화와 함께 만성병 시대에 접어들자 완치가 어려운 만성병을 갖는 노인들을 병원 입원서비스로 대처하기 어려웠다. 특히 만성질병에 이환된 노인들이 급성기 병원에 장기간 입원하여 병상을 점유하는 현상(bed-blocker)이 사회적인 문제가 되어(Styrborn and Thorslund, 1993), 이들을 급성기 병원이 아닌 가정에서 의료와 사회적 서비스를 동시에 제공하는 커뮤니티 케어를 위한 ÄDEL개혁이 1992년 1월부터 이루어졌다. 이 개혁은 노인을 위한 장기요양서비스(long-term care, LTC)나 장애인을 위한 복지서비스에 대한 책임을 지방 정부에서 지역 정부(municipality)로 이관시켰다. 이 개혁이 스웨덴의 의료서비스 제공체계에 실질적인 영향을 미쳤다. 노인들은 의료적 처치가 끝났다고 판단되면 더 이상 병원에 머무를 수 없었으며, 가정으로 이송되어 지역사회에서 의료와 사회서비스를 통합적으로 제공하는 커뮤니티 케어를 받도록 하였다. ÄDEL 개혁으로 문제가 모두 해결된 것은 아니며 지역에서 의사부족 문제, 간호양로원의 접근성 문제, 재활서비스와 가정간호에서 지방 정부와 지역 정부 간의 책임의 분할 문제 등이 남아 있었다.

3) 환자진료보증제도

스웨덴 의료체계상의 문제는 조세로 재원을 조달하는 다른 국가들의 사례와 같이 환자대기가 심각하다는 점이다. 이와 같은 문제를 해결하기 위하여 1992년에는 12가지 비응급진료에 대하여 환자진료보증제도(national guarantee of treatment for patient)가 도입되어 환자가 3개월 이내에 적절한 진료를 받지 못하면 어느 곳에서라도 치료를 받을

수 있도록 중앙 정부가 지방 정부에 특별교부금을 주었다. 1997년도에는 환자진료보증제도가 개정되어 1차 의료와 전문의료에 대한 접근성 제고를 위한 조치가 도입되었으며, 보건의료법에 의료에서의 우선순위(priority)를 정하는 규정이 추가되었다. 우선순위는 세 가지의 윤리기준(인간의 존엄성, 필요도와 연대성, 비용-효과)을 토대로 네 가지 우선순위 진료군을 설정하였다. 첫째는 생명위협 질병과 생명말기진료, 만성질병진료, 둘째는 예방과 재활, 셋째는 비급성이나 비만성질환자, 넷째는 성형과 같이 질병이나 부상이 아닌 의료로 구분하였다(Glenngård et al., 2005).

2005년 11월에는 환자진료보증제도에 한 걸음 더 나아가 신 환자진료보증제(new guarantee)를 도입하여 0-7-90-90 원칙을 수립하였다. 이 원칙에 의하면 의료체계와는 즉시 접촉(zero delay)을 보장하며, 1차 의사(가정의) 진료는 7일 이내에 이루어져야 하며, 전문의 진료는 90일 이내, 그리고 진단과 치료 사이의 간격은 90일을 넘어서는 안 된다는 것을 보증한 것이다. 그러나 긴급을 요하지 않는 치료를 위한 대기문제는 심각하여 민간보험 시장이 성장하는 요인의 하나가 되었다. 2003년의 경우 스웨덴 국민의 2.3%가 추가형 민영의료보험(supplementary insurance)에 가입하고 있다. 2008년에는 성과토대지불(P4P) 제도를 도입하여 중앙 정부가 국가적 목표로 설정한 대기시간 내에 환자를 진료하는 지역주 정부에 대하여 특별보너스를 지급하도록 하였다. 신 환자진료보증제도는 2010년 「신 보건의료법(new Health Care Act)」에 법적으로 규정하였다(Anell, Glenngård and Merkur, 2012).

4) 환자의 선택권 보장과 민영의료의 허용

1993년에는 지방 정부가 개인이 치료처를 선택할 수 있는 제도를 도입하였다. 이 제도는 법으로 규정한 것이 아니라 지방 정부의 자율 결정에 맡겼다. 그런데 「보건의료법」에 따르면 환자에게 자기가 거주하는 주 안에서 적절한 치료가 제공되지 못할 경우, 다른 지방에 있는 병원 진료를 주선할 것을 규정하고 있다. 그렇지만 다른 지방 정부는 자기 지방에 거주하지 않는 환자에게 진료를 제공할 의무가 있는 것은 아니다. 다른 지방에서도 환자들의 대기가 심하기 때문에 그 환자는 다른 지방에 가서도 기다릴 수밖에 없다. 따라서 다른 지방에서의 진료를 장려하지는 않는다(Glenngård et al., 2005).

이러한 문제를 해결하기 위한 개혁이 시도되었다. 1980년대 공공영역에서 응급적 내지는 준응급적 의료가 아닌 분야에서 대기가 심해지자 일부 시민들은 자기 돈을 지불하고 사적으로 개업한 민간의사나 민간병원을 선택하였다. 그 결과 대도시를 중심으로 민간공급자(private provider) 수가 증가하였다[23]. 1994년에 가정의와 민영의료 설립의 자유에 관한 법을 제정하여 의료기관의 민영화가 이루어지기도 하였다. 동시에 가정의를 자유롭게 선택할 수 있도록 허용하였다. 이 법은 1995년에 철회되었지만 의료영역에서 시장 중심적인 사고가 한때 나마 유지되어 사회주의 정당이 여당이 아닌 지방에서는 민영의료의 공급이 장려되었다(Glenngård et al., 2005). 그리하여 2000년에는 스톡홀름에 있는 응급병원인 St Göran Hospital이 민간영리병원으로 매각되기도 하였다. 그러다 2000년 스웨덴의 사회민주당 정부가 응급병원을 민간영리 투자가에 매각하는 것을 금지하는 한시적인 법률인 「Stop Law」를 제정하여 지방 정부가 급성기병원을 민영화하는 것을 방지하였다. 그러나 이 법은 2007년에 폐지되었다(Anell, Glenngård and Merkur, 2012).

Anell(1996)은 스웨덴의 의료개혁 가운데 중요한 것으로 환자가 의료공급자를 선택하는 권한을 강화시키는 것을 꼽고 있다. 1992년에는 최장 대기기간을 3개월로 설정하고 이 기간을 초과하면 다른 병원, 다른 지방에 속한 병원, 또는 민간병원으로 이송을 할 수 있게 하였으며, 1993년에는 모든 지방에서 1차 진료처의 자유 선택권을 인정하고, 병원 선택권과 함께 다른 지방의 병원도 선택할 수 있도록 하였다[24]. 1999년 1월에는 1982년 제정된 「보건의료법」을 개정하여 환자에 대한 지방 정부의 의무를 높여 환자권리가 강화되었다. 환자에게 1차 진료 의사를 선택할 권리를 허용하였으며, 이 권리는 지리적인 제약을 받지 않도록 하였다. 환자는 자신에게 적합한 맞춤형 정보(tailored information), 검사, 진료를 받을 권리를 갖게 되었다.

2011년 1월부터는 환자의 안전을 위한 새로운 법을 발효시켰다. 이 법은 환자안전에 대

---

23) Stockholm County에는 Capio라는 민영의료회사(Private Health Care Company)가 있으며 2000년 10월에 스웨덴 증권회사에 상장까지 하였다(Lofgren, 2002).

24) 스웨덴의 지방행정구역은 자료 출처에 따라 차이가 있다. 1989년에 발간된 자료는 23개의 County council과 3개의 Municipality(county급임)로 구성되어 있었다(Ministry of Health and Social Affairs, Sweden, 1989). Glenngård et al.(2005)에서는 18개의 County council과 2개의 Region 그리고 1개의 Municipality로 구성되었다고 설명하고 있다. 스웨덴 재무부(Ministry of Finance, 2005)에서 발간한 Local Government in Sweden에서는 20개의 County council이 있으며, Gotland county는 County council이 없고 대신 Gotland Municipality가 County council 기능을 하는 것으로 기술되어 있다. 그러나 2007년 스웨덴 보건사회부가 발간한 자료(fact sheet on health and medical care)에는 21개의 County council이 있다고 설명하고 있다(Ministry of Health and Social Affairs, Sweden, 2007). 최근에 발간된 자료는 21개 County council과 290개의 Municipality가 있다고 기록되고 있다(Anell, Glenngård and Merkur, 2012).

한 의료공급자의 책임을 명확히 하였다. 스웨덴은 국민의 안전에 관해서 세계적으로 가장 제도가 잘 갖추어진 국가로 평가받고 있다(Anell, Glenngård and Merkur, 2012).

5) 내부시장에 의한 개혁[25)]

이 모형은 1980년대 후반부터 주민의 공급자 선택권에 대한 논란과 함께 지방 정부(county council)가 비용 통제를 하지 못한다는 점과 낮은 수준의 의료 질에 대한 비판이 전문가 사이에 대두됨에 따라 1990년대 초반 신공공행정의 하나로 구매자-공급자 분리(purchaser-provider split model), 공급자와 새로운 계약, 주민들의 공급자 선택권 보장과 같은 주제가 등장하였다(Anell, Glenngård and Merkur, 2012).

구매자-공급자 분리 모형의 이념은 정치인과 전문가의 역할을 재정립하는데서 출발하였다. 정치인은 주민들의 필요도를 반영하여 지방 정부에 예산을 배정하고 구매 기능을 담당케 하는 것이었다. 그리고 전문가는 병원의 경영을 책임지도록 하였다(Magnussen, Vrangbæk and Saltman, 2009). 그리하여 종래와 같이 병원이나 1차 진료소에 예산을 직접 배정하는 방식은 폐지되고, 진료비가 서비스 제공을 토대로 지불되었다.

1993년 8개 지방 정부에서 그리고 1994년에는 지방의 절반 이상인 14개 지방 정부(county council)에서 구매자와 공급자를 분리하는 모형을 선택하였다. 구매자는 지방 정부가 담당하여 주민으로서는 구매자를 선택할 여지는 없었다[26)]. 구매자 수는 지방에 따라 달랐는데, 어떤 지방은 지방 정부가 구매자 기능을 하여 한 개의 구매자가 존재한 반면에, 어떤 지방에서는 구역 단위 또는 지역 단위로 상당수의 구매자를 두었다. 즉, 어떤 지방은 구매권을 지역으로 분산시키고 1차 의료권역과 행정권역을 같이하여 의료와 사회서비스가 통합 제공되도록 하였으며, 어떤 지방에서는 구매권을 지방의 중앙에 두고 구매자의 힘을 크게 하여 서비스의 조화도 광역화시켰다. 예컨대 Bohus에서는 이전의 1차 의료구역 당국(14개)이 구매자 기능을 맡았고 스톡홀름에서는 이전의 의료구역 당국(9개)이 구매자 기능을 맡았다. 구매자의 권역은 1차 의료의 진료권을 기초하거나 응급의료 병원의 진료권을 기초하는 경우도 있었다(Anell, 1996).

---

25) 구매자-공급자 분리를 위시하여 DRGs 도입, 민간회사에 의한 1차 진료소 운영, 민간응급병원 허용(St. George's Hospital)과 같은 경쟁을 도입하는 여러 개혁안을 스톡홀름 모델(Stockholm Model)이라 부르고 있다(Bergman, 1998; Quaye, 2001; Lofgren, 2002).

26) 스웨덴에서는 지방 정부가 구매자 기능을 맡고 있어 주민에게 구매자를 선택할 권리를 부여하였다는 문헌은 찾지 못하였다.

구매자들이 구매권을 사용한 방법은 지방 정부마다 달랐는데, 어떤 지방 정부는 공급자간의 경쟁을 유도하는 방향에서 구매권을 사용하였으며, 어떤 지방에서는 병원과 1차 의료 간의 조화에 주력하였다. 지방 정부는 구매자와 공급자간의 협상이 결렬되면 개입할 수 있었는데, 실제로는 지방 정부가 구매자 기능을 하였기 때문에 자율적인 결정의 여지는 적었다. 협상이란 구매자와 공급자간의 새로운 형태의 비용통제 방법이라 하겠다. 과거 스웨덴은 예산제를 바탕으로 의료비를 통제하였지만 내부시장에서는 협상을 통한 계약으로 비용을 통제하였다.

구매자-공급자 분리를 통한 경쟁 모형이 병원의 생산성과 효율성을 높여 의료 질을 저해하지 않고 진료 대기를 대폭 줄이는 효과를 보였다(Magnussen, Vrangbæk and Saltman, 2009). 그러나 구매자-공급자 분리가 그렇게 강하지 못하여 분리모형에서 얻는 인센티브가 제한되었다. 이것은 구매자와 공급자 간의 계약의향서(letter of intent, LOI)로 구체화되었는데, 계약의향서를 택하였다는 의미는 언제든 과거의 계획에 의한 경영으로 되돌아 갈 수 있다는 것이었다(Anell, 2005). 실질적으로 구매자와 공급자의 임명권이 지방 정부에 있었기 때문에 새로운 구매 계약이라는 것이 경쟁을 통한 효율의 제고가 아니라 비용절감과 생산성 제고에 대한 강압으로 느끼도록 작용하였다는 점이다(Harrison and Calltorp, 2000).

결국, 시장을 기초한 모형에 대한 회의감이 늘었으며 사회적인 형평을 저해한다는 우려가 등장하였다. 그 결과 1990년대 후반에는 경쟁(competition) 대신에 협력(cooperation)이라는 용어가 사용되어 구매자와 공급자 간에 대화가 늘어났으며 많은 공급자가 참여하는 프로그램들이 등장하였다(Bergman, 1998). 예컨대, 어떤 병원은 인근 병원에 대한 행정직 지원을 하였으며, 병원의 검사실을 공동으로 운영하는 등으로 효율을 높여나갔다.

6) DRGs 제도의 도입

스웨덴은 전통적으로 예산할당방식으로 병원에 대하여 진료비가 지불되었다. 그러다 1990년대 들어 내부시장에 의하여 구매자와 공급자가 분리되고, 양자 간에 진료비 계약을 위하여 DRGs 점수가 활용되었다. 이때 활용된 DRGs 코드 수는 약 1,000개 정도였다(Lofgren, 2002).

그리고 지방 정부에 따라서는 병원에 예산을 할당하는데 성과에 따른 지불방법(P4P)을 사용하기도 하고 일당 진료비를 사용하기도 하였다. 지방 정부는 구매자로서 병원과 재정(진료비)과 활동(업무량)을 계약하는데, DRGs에 기초한 건당 가격을 가격, 양, 질에 대한 적절한 통제를 병행하여 이루어지도록 하였다. 건당진료비가 정상치 범위를 벗어나면(outliers), 일당진료비로 보완되기도 하였다(Anell, Glenngård and Merkur, 2012).

7) 의약품 급여 개혁

1990년대 말에 의약품 급여 개혁(drug reform)이 이루어졌다. 첫 번째 단계로 1997년 6월에 새로운 의약품 급여항목(National Drug Benefit Scheme)이 실행되었다. 그 내용은 의약품 급여에서 본인부담을 일반 진료에서의 본인부담과 분리하였다. 지방 정부는 입원 환자에 대한 의약품을 제약회사로부터 직접 구입할 수 있는 조치가 이루어졌다. 그리고 모든 지방에 의약품 급여위원회(pharmaceutical committee)를 설치토록 하였다. 두 번째 단계는 1998년 개혁으로 지방 정부가 의약품 급여비에 대한 전적인 책임을 지니게 되었으며, 지방 정부는 의약품 급여비 지출에 더 많은 관심과 처방에 영향을 미칠 수 있게 되었다. 2002년 10월에는 치과 및 의약품에 대한 급여를 관장하는 치과 및 의약품 급여청(Dental and Pharmaceutical Benefits Agency, TLV)을 설립하여, 포지티브 리스트 제도를 도입하였다. 그리고 복제약(generic 의약품) 대체제도가 도입되었으며, 대체 가능 의약품의 선정은 TLV에서 담당하였다. 2009년 이전까지 모든 약국은 정부가 소유하는 국영약국회사(National Corporation of Swedish Pharmacies) 소속이었다. 그러다 2009년 7월부터 국영약국을 민간에 매각하여 독점체제에서 경쟁체제로 전환시켜 나갔다. 동시에 2009년 11월부터는 일반의약품 가운데 일부를 약국외 판매를 허용하여 슈퍼마켓이나 잡화점 등에서도 쉽게 구입을 할 수 있게 하였다(Anell, Glenngård and Merkur, 2012).

4. 사회보험의 역할

스웨덴은 의료보장이 지방 정부의 책임으로 되어 있기 때문에 사회보험의 역할은 상대적으로 미미하다. 1891년 상병수당의 제공을 위한 질병보험이 처음 등장하였으며, 1931년에는 질병보험의 급여에 민간의사 진료비나, 의약품 급여비 보상이 추가되었다. 그러다 제2차 세계대전 이후 질병보험을 전국민에게 적용시키기 위한 「사회보험법」이 1946년 의회를 통과하였으나, 재정사정으로 1955년에 이르러서야 실행이 되었다. 1955년부터

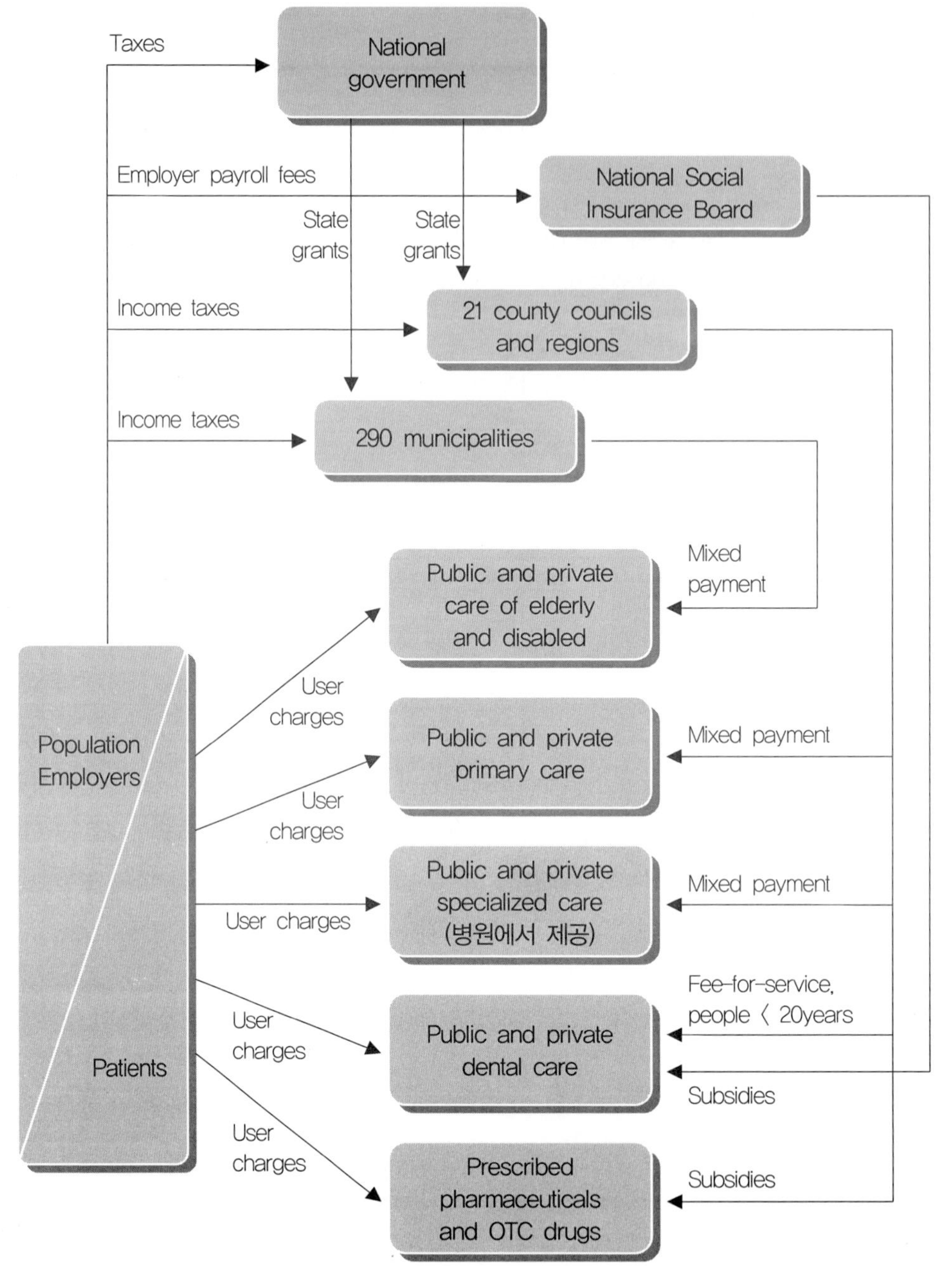

출처 : Anell, Glenngård and Merkur(2012)

[그림 10-8] 스웨덴 의료체계

실행된 사회보험은 전국민에게 적용하여 임금기준 보험료를 징수하여 의약품 급여비, 민간의사의 진료비 및 상병수당을 제공하였다. 그러다 1962년 개혁을 통하여 질병금고는 사회보험사무소로 되었다(Lindquist and Wadensjö, 2006).

[그림 10-8]에서 본 바와 같이 스웨덴 의료재정의 흐름을 보면 국민들은 세금 외에 사회보험료를 사회보험청에 납부한다. 징수된 사회보험료의 지출은 상병수당 지급이 가장 큰 부분이고, 그 외에는 치과 진료에 대한 보조금 지급이다. 고비용 보호제도에 의하여 정해진 본인부담액 이상의 의료비와 처방의약품의 처방 당 본인부담 한도액 이상의 의약품비도 사회보험에서 지불하였다(Glenngård et al., 2005). 2012년 1월 처방의약품에 대한 본인부담 한도액이 조정되었다. 이제는 상병수당과 치과 진료비에 대한 보조금만 사회보험에서 담당하고, 그 외의 보조금은 모두 지방 정부(county council) 부담으로 하고 있다(Anell, Glenngård and Merkur, 2012).

참고문헌

보건복지부, 한국보건사회연구원 (2020), *OECD Health Statistics*.

이규식 (2002), 『의료보장과 의료체계』, 서울: 계축문화사.

이규식 (2013), 『의료보장과 의료체계』(제3판), 서울: 계축문화사.

Anell A (1996), The monopolistic integrated model and health care reform: the Swedish experience, *Health Policy*, 37: 19-33.

Anell A (2005), Swedish healthcare under pressure, *Health Economics*, 14: 237-254.

Anell A, Glenngård AH and Merkur S (2012), Sweden health system review, *Health Systems in Transition 14(5)*, European Observatory on Health Systems and Policies, Copenhagen: WHO Europe.

Bergman S-E (1998), Swedish model of health care reform: a review and assessment, *Int. J. Health Plann. Mgmt*. 13: 91-106.

Boyle S (2011), United Kingdom (England), *Health Systems in Transition 13(1)*, European Observatory on Health Systems and Policies, Copenhagen: WHO Europe.

Cylus J et al. (2015), United Kingdom, *Health Care System in Transition 17(5)*, European Observatory on Health Systems and Policies, Copenhagen: WHO Europe.

Department of Health, UK (1994), *Managing the New NHS: Consultation Document*, London: The Stationary Office.

Department of Health, UK (1997), *NHS: White Paper*, London: The Stationary Office.

Department of Health, UK (1998), *The New NHS, Modern Dependable*, London: The Stationary Office.

Dillon A (2008), NICE purpose and products, *Evidence-based Decision Making Process in Healthcare*, International Symposium with Guest Speakers from NICE, JW메리어트호텔, 건강보험심사평가원, 6월 25일.

Enthoven AC (1985), *Reflections on the Management of the National Health Service*, London: NPHI.

Esmail N (2013), Health Lessons from Sweden, Fraser Institute, www.fraserinstitute.org/FraserInstitute (2018.11.10. 열람)

European Observatory on Health Care Systems and Policies (1999), *Health Care Systems in Transition: United Kingdom*, Copenhagen: WHO Europe.

Foubister T at al. (2006), *Private Medical Insurance in the United Kingdom*, European Observatory on Health Systems and Policies, Copenhagen: WHO Europe.

Glenngård AH et al. (2005), Sweden, *Health Systems in Transition*, European

Observatory on Health Care Systems and Policies, Copenhagen: WHO Europe.
Griffiths R (1989), *Community Care : Agenda for Action*, HMSO, London.
Ham C (1992), *Health Policy in Britain* (3rd), London: Macmillan.
Ham C and Brommels M (1994), Health care reform in the Netherlands, Sweden, and the United Kingdom, *Health Affairs*, 13(Winter): 106-119.
Harrison MI and Calltorp J (2000), The reorientation of market-oriented reforms in Swedish health care, *Health Policy*, 50: 219-240.
Le Grand J (1999), Competition, cooperation, or control? Tales from the British National Health Service, *Health Affairs*, 18(3): 27-39.
Levitt R and Wall A (1992), *The Reorganized National Health Service*, London: Chapman & Hall.
Lindquist GS and Wadensjö E (2006), *National Social Insurance-not the Whole Picture*, Ministry of Finance, Sweden.
Lofgren R, The Swedish health care system: recent reforms, problems, and opportunities, *Public Policy Sources*, No. 59, The Fraser Institute.
Magnussen J, Vrangbæk K and Saltman RB (2009), *Nordic Health Care Systems, Recent Reforms and Current Policy Challenges*, European Observatory on Health Systems and Policies, Copenhagen: WHO Europe.
Ministry of Finance, Sweden (2005), *Local Government in Sweden-organization, activities and finance*.
Ministry of Health and Social Affairs, Sweden (1989), *Health and Medical Care in Sweden*, Fact Sheet.
Ministry of Health and Social Affairs, Sweden (2007), *Health and Medical Care in Sweden*, Fact Sheet.
NHS Management Executive, UK (1989), *Working for Patients*, London: HMSO.
NHS England (2014), *Understanding The New NHS*, London: BMJ.
NHS England (2015), *Integrated Care Pioneers: One Year On*.
NICE (2005), *A Guide to NICE*, Midcity Place, London.
Øvretveit J (1995), *Purchasing for Health*, Buckingham: Open Univ. Press.
Quaye RK (2001), Internal market systems in Sweden, *European Journal of Public Health*, 11: 380-385.
Styrborn K and Thorslund M (1993), 'Bed-blockers': delayed discharge of hospital patients in a nationwide perspective in Sweden, *Health Policy*, 26: 155-170.
https://www.gov.uk/government/publications/integrated-care (2018.7.1. 열람)
https://www.gov.uk/government/organisations/department-of-health-and-social-care (2018.7.1. 열람)

제11장
비스마르크형 국가의 의료개혁[1)]

이 장에서는 1990년대부터 오늘날에 이르기까지 유럽의 건강보험을 도입한 국가들의 일반적인 개혁동향과 함께 가장 개혁이 잘 이루어진 네덜란드와 독일의 사례를 중심으로 살펴보기로 한다.

제1절 유럽 8개국 건강보험의 개혁 동향[2)]

1. 재정조달의 다원화

1883년에 등장한 비스마르크형의 질병보험제도는 『베버리지 보고서』와 「세계인권선언」에 따라 꾸준한 개혁을 통하여 오늘의 건강보험제도를 구축하게 되었다. 가장 주목할 만한 개혁은 재정조달 방법을 사회보험료에서 조세로 바꾸는 것이었다. [표 11-1]은 유럽 국가들이 의료보장의 주 재정을 사회보험료방식에서 조세방식으로 바꾼 현황이다.

재정조달을 사회보험료에서 조세로 전환시킨 변화는 3단계로 나누어 고찰할 수 있다(Saltman and Dubois, 2004). 제1기는 1948~1973년으로 1948년 영국이 질병보험을 정부 일반재정으로 운영하는 공영의료제도(NHS)로 바꾸고, 뒤이어 노르웨이, 스웨덴, 덴마크, 핀란드, 아일랜드가 조세방식으로 전환하였다. 북유럽 국가들은 이미 지방 정부

---

1) 이 장은 이규식 (2013), 『의료보장과 의료체계』(제3판)의 제12장을 최근 자료로 대폭 보완하였다.

2) 이 절은 Saltman, Busse and Figueras(2004)를 참고하여 요약 정리하였다.

[표 11-1] 서유럽 국가들의 재정조달 방식

국가	사회보험방식	조세방식	조세방식으로 전환한 연도	당시의 고령화율
오스트리아	○			
벨기에	○			
덴마크		○	1973	12.9
핀란드		○	1972*	3.7
프랑스	○		1990년대 이후 조세비중 증가	
독 일	○			
그리스		○	1983	13.3
아일랜드		○	1970*	11.1
이스라엘	○		1995년 건강세 신설	
이탈리아		○	1978	12.7
룩셈부르크	○			
네덜란드	○			
노르웨이		○	1967	12.4
포르투갈		○	1979	11.1
스페인		○	1986	12.3
스웨덴		○	1970*	13.7
스위스	○			16.0
영 국		○	1946	9.7(1950)

주 : 1) 여기에 기록된 연도는 법이 제정된 연도이며 제도의 실행은 1~2년의 시차가 있음. 예컨대 영국의 경우 NHS법은 1946년에 제정되었지만 실행은 1948년 7월에 이루어짐
2) *를 표시한 국가에서는 사회보험제도가 큰 역할을 못하였거나, 또는 기록된 해부터 중앙 정부가 적용인구의 확대에 더 많은 책임을 갖고 조세의 역할을 증대시켰음
출처 : Saltman and Dubois(2004) 및 OECD 홈페이지 통계자료실(http://stats.oecd.org/)

가 주민들의 의료나 복지문제 등에 대하여 개입하는 전통이 있었기[3] 때문에 지방 정부의 재정으로 제도를 운영하는 지방공영의료제도(RHS)를 택하였다.

제2기는 1978~1983년으로 남유럽 국가들인 이탈리아, 그리스, 포르투갈, 스페인 등이

3) 18세기말부터 노르딕 지역인 스웨덴에서는 구역의사를 통하여 취약계층에 대하여 무료 의료서비스를 제공하였으며(Glenngård et al., 2005), 스웨덴이 핀란드와 노르웨이를 지배할 때 이러한 전통을 심어주었다(Järnelin, 2002; European Observatory on Health Care Systems: *Norway*, 2000).

사회보험에서 중앙정부 공영의료제도인 NHS로 제도를 바꾼 것이다. 특이한 점은 남유럽 국가들이 사회보험을 NHS로 바꿀 때 집권당이 모두 사회주의 정당이었다는 점이다.

제3기는 1990년대에 일어난 일들로 사회보험을 유지하면서 재정조달에서 조세의 비중을 증가시킨 제도 개혁이다. 1990년대가 시작되면서 임금기준 보험료를 대신할 다양한 대안들이 등장하게 된다. 먼저 프랑스는 1990년에 일반사회기여금(CSG)이라는 목적세[4]를 제도화시킨 후에 사회보험재정의 일부를 임금기준 보험료에서 CSG로 전환시켜 조세의 역할을 강화시켰다. 룩셈부르크는 비록 실패하였지만 1992년에 질병금고를 폐지하는 법안을 제안하였다. 이스라엘은 1995년 질병금고에 내는 보험료를 누진적인 국민건강세로 대체하는 법안을 만들었다.

1948년 이후 많은 국가들이 건강보험을 공영제 방식으로 바꾸어 이제는 서유럽에서 건강보험을 유지하는 국가는 불과 8개국에 지나지 않는다. 보험료에 근거하는 건강보험 방식을 유지하고 있는 서유럽 8개국은 오스트리아, 벨기에, 프랑스, 독일, 이스라엘[5], 룩셈부르크, 네덜란드, 스위스이다.

2. 1990년대 이후 유럽 건강보험의 개혁

1) 질병금고(Sickness Funds)

건강보험의 제3의 지불자 역할은 주로 질병금고에 의해 수행되지만 질병금고의 숫자나 규모, 구조 등은 [표 11-2]에서와 같이 나라마다 다른 양상을 보이고 있다. 프랑스 시스템에서 질병금고는 다양한 사회제도(regime)로 인하여 차별화되어 있다. 프랑스에서 가장 큰 질병금고는 국민의 95%를 적용하는 일반금고로써 피라미드 구조를 갖고 16개의 지역협력기금, 129개의 지방조직을 갖고 있다. 룩셈부르크에는 9개의 질병금고가 근로자, 농부, 자영자, 국가공무원, 지방공무원 등의 분류에 의해 조직되어 있다.

8개 국가 가운데 오스트리아, 프랑스, 룩셈부르크를 제외하고 5개국에서는 질병금고를 선택할 권리를 피보험자에게 부여하고 있다[6]. 피보험자들에게 질병금고의 선택권을 부여

---

4) 이 세금은 임금기준이 아니라 모든 소득(임금, 연금, 실업수당, 자산소득 등)에 대하여 보험료를 부과하는 정률세로써, 세율이 1990년에 2.4%에서 1998년에 7.5%로 높아졌다.

5) 이스라엘은 서유럽 국가는 아니지만 Saltman, Busse and Figueras(2004)는 편의상 서유럽 국가와 함께 설명하고 있다.

6) 독일의 경우 농부, 광부, 선원은 각각의 질병금고에만 속해야 하고, 네덜란드는 2006년 개혁을 통

하는 것은 경쟁을 통하여 효율성을 제고하기 위함이다. 오스트리아, 프랑스, 룩셈부르크에서 질병금고는 피보험자의 직업과 거주지라는 두 가지 기준에 의해서 구성된다. 질병금고에 대한 선택권을 부여하는 경우, 선택한 질병금고에 의무적인 가입기간은 국가마다 차이가 있는데 독일, 이스라엘은 1년으로 하였으며, 스위스는 6개월, 벨기에는 3개월로 되어 있다. 벨기에를 제외한 4개국에서는 보험료를 인상하였다면 1~2달 내에 금고를 변경할 수 있게 하고 있다.

[표 11-2] 서유럽 국가들의 질병금고 조직과 재정조달

구 분	오스트리아	벨기에	프랑스	독 일	이스라엘	룩셈부르크	네덜란드	스위스
질병금고의 수 (2014년 현재)	24	94(7개의 협회)('02)	17	105 ('20)	4	9	43	61
가장 큰 질병금고의 가입자 비율(%)	18	5	95 ('20)	-	55	38	4개 회사가 국민 88% 적용	15
질병금고 선택	×	○	×	○	○	×	○	○
보험료율 (임금의 %) (2020)	직업에 따라 7.635~9.05	7.4	7.0 (최저임금의 2.5배 이하 층) 13.0 (일반근로자)	14.6	3.1 (최저 임금 이하), 4.8(일반)	5.6	6.9 (정액보험료 별도)	community -rating
사용자/피용자 부담비율 (2020)	50/50	50/50	100/0	50/50	0/100	50/50	50/50 (사용자가 환불)	0/100
보험료 상한선 (1000€/년)	46	없음 (자영자는 73)	없음 (자영자는 146)	€50.85 ('12)	평균임금의 5배	82	€32.3* ('09)	-

주: 네덜란드 및 독일은 2006년과 2009년 개혁 이후 상황임
 * 네덜란드의 상한선은 소득기준 보험료(€2,233)를 보험료율 6.9%로 역산하여 산출
출처: 기본 자료는 Busse, Saltman and Dubois(2004) 그 이후의 변화는 필자가 보완, 2020년 자료는 손동국 외(2020).

스위스, 독일에서는 선택권을 부여한 이후 질병금고의 수가 급감하고 있는 것을 [표 11-3]에서 볼 수 있다. 독일의 경우 경쟁과 질병금고 운영의 전문화로 인해 질병금고의 수가 1991년 1,209개에서 2014년 132개, 2022년 105개로 급격하게 감소하였다. 오스트

하여 질병금고를 해체하였다.

리아, 벨기에, 프랑스, 룩셈부르크와 마찬가지로 독일의 경우에도 모든 질병금고는 비영리 조직이며 법에 의하여 구성되어 있다.

질병금고는 일반적으로 노・사 동수에 의하여 운영되는데 반해 프랑스에서는 위원회 구성에 사용자측이 피용자보다 2배 많으며, 독일의 대체금고(substitute fund)는 일정 소득 이상의 피용자(약 10%)만 가입을 허용하고 있다.

[표 11-3] 질병금고 수의 변화

국가	1991	1995	1996	1998	2000	2002	2014	1991~2014 (% 변화)
오스트리아	26	26	26	26	26	24	24	-7.7
벨기에	127	114	116	109	103	94	미상	미상
프랑스	17	17	17	17	17	17	17	0
독일	1,209	960	642	482	420	355	132	-89.1
이스라엘	4	4	4	4	4	4	4	0
룩셈부르크	9	9	9	9	9	9	9	0
네덜란드	31	27	29	28	27	24	4(43)*	미상
스위스	203	166	145	118	101	93	61	-70.1

주 : * 네덜란드는 43개 보험회사가 건강보험을 다루지만 4개 회사가 88%의 주민을 수용('10년 현재)

출처 : Busse, Saltman and Dubois(2004) 및 2014년 자료는 필자가 보완함

2) 피보험자

피보험자에 대한 정의를 8개국이 서로 다르게 하고 있고, 이에 따라 보험의 확대 방법도 달랐으며, 전국민을 건강보험에 적용하는 국가도 제한적이다. 이스라엘은 1995년에, 스위스는 1996년에 전국민을 건강보험에 적용하였다. 벨기에(1998), 프랑스(2000)는 직업상의 이유로 미적용된 인구에게 보험을 확대하였으며, 독일은 일정한 소득 이상의 사람은 건강보험의 적용에서 제외시키고 있었으나, 2009년 개혁을 통하여 일정 소득액 이상의 고소득층은 건강보험이나 민영보험 가운데 선택적으로 반드시 가입하도록 강제하고 있다.

벨기에는 전국민을 2종의 제도로 적용을 하고 있는 바, 국민의 88%는 일반제도(general regime)에 적용을 하여 포괄적인 급여를 제공하며 국민의 12%인 자영자는 별도 제도에 적용하여 주요 질병치료만 급여로 제공하고 있다. 오스트리아와 룩셈부르크는 거의 모든

국민이 의료보장에 적용을 받으며, 극히 소수의 사람만 적용에서 제외되고 있기 때문에 전국민건강보험이 실현된 것으로 간주한다. 프랑스는 일반근로자 및 자영자를 위한 일반제도(88%), 농업부문의 근로자 및 자영자를 조합(5%), 특수전문직, 군인을 포함한 공무원, 국립 철도원 등(7%)을 위한 약 20여개의 조합으로 관리하고 있다(Chevreul et al., 2015). 네덜란드는 2006년 개혁을 통하여 전국민에게 건강보험제도(Zorgverzekeringswet, Zvw)를 강제적으로 적용하고 관리는 민간 손해보험회사에 위탁하고 있다.

3) 보험료 징수기관

보험료 징수를 담당하는 기관도 나라마다 다양하지만 대략 다음의 다섯 가지로 구분할 수 있다. ① 질병금고가 직접 징수하는 국가로 오스트리아, 독일, 스위스가 있다. ② 질병금고연합회가 징수하는 국가로 룩셈부르크가 있다. ③ 국가 관리하의 특별기관이 징수하는 국가로 벨기에와 이스라엘이 있다. 벨기에의 경우 대부분의 보험료를 국민사회보장국에서 징수하여 이를 해당 사회보험기구(예: 연금, 건강보험, 실업보험 등)에 배분한다. 건강보험급여를 담당하는 조직은 국민건강보험원인데, 자영자의 보험료는 여기에서 징수하고 있다. 이스라엘에서는 보험료를 국민보험원에서 징수하며, 징수된 보험료에 정부의 보조금을 추가해 이를 질병금고에 배분하고 있다. ④ 네덜란드는 국세청과 보험회사가 징수한다. ⑤ 별도의 징수기구가 징수하는 국가로는 프랑스가 있다. 프랑스는 징수기구 지부에서 각종 사회보험료를 징수하여 중앙으로 이전시킨다.

4) 건강보험료

스위스를 제외한 대부분의 건강보험 국가에서는 소득에 기초한 보험료가 주 수입원이지만 각국마다 보험료율, 사용자와 피용자의 갹출 비율, 보험료 상한선, 비임금 계층에 대한 보험료 산정 및 보험재정에서 일반 조세의 역할 등에서 차이가 있다.

먼저 벨기에, 프랑스, 이스라엘, 룩셈부르크 및 독일에서는 금고나 회원 자격요건에 상관없이 모든 피보험자에게 정률로 보험료를 부과하고 있다. 네덜란드는 보험재정의 1/2에 해당하는 금액을 국세청이 소득비례로 징수하고, 나머지 1/2은 보험회사가 가입자 1인당 정액으로 부과한다. 오스트리아의 경우 금고 간에 보험료율은 차이가 없으나, 해당 금고 내에서는 고용상태에 따라 7.635~9.05%의 보험료율의 차이를 두고 있다. 스위스는 주(Canton) 단위로 보험회사가 건강보험을 관리하고 있으며, 보험료는 보험회사가 가입자들의 연령을 감안하여 3개 등급으로 구분하여 1인당 정액(community rating)을 부과하고 있다. 스위스의 보험료 부과는 건강을 기준으로 사회연대를 하는 방식이다.

한편, 노・사간의 보험료 갹출 비율을 오스트리아, 벨기에, 독일, 룩셈부르크에서는 50 : 50으로 하고 있다. 프랑스에서는 1970년대 초 사용자와 노동자의 갹출 비율이 80 : 20에서 1980년대 후반 및 1990년대 초반 70 : 30으로 조정되었다가 1990년대 후반부터는 일반사회기여금을 확대하여 노동자의 부담률을 낮추었다. 1999년 피용자의 보험료가 실질적으로 폐지됨에 따라 사용자/피용자의 갹출 비율이 94 : 6으로 되었으며, 2018년에는 100 : 0이 되었다.

이와 반대로 이스라엘의 경우 피용자는 건강세의 명목으로 보험료를 납부하고 있지만, 1997년 이후 사용자의 보험료가 일반 조세로 대체됨에 따라 현재 사용자/피용자 갹출비율은 0 : 100이다. 보험료율은 최저임금 이하의 저임 근로자는 3.1%, 그 외 일반근로자는 임금의 5.0%로 하고 있다. 네덜란드의 경우 노・사간의 분담률은 50 : 50이지만 근로자 부담분을 사용자가 보상함에 따라 사실상 사용자가 건강보험료 전부를 부담하고 있다.

보험료에 대한 상한선은 오스트리아, 독일, 이스라엘, 룩셈부르크, 네덜란드에서는 존재하나, 벨기에와 프랑스는 자영자 이외에는 보험료 상한선이 없다. 독일에서는 보험료 부과 상한선과 건강보험 강제가입 상한선이 같다.

한편 벨기에, 프랑스, 네덜란드에서는 임금에 기초하지 않는 추가적 보험료도 징수하고 있다. 벨기에는 명목상 존재하는데 질병금고에 무관하게 연 €12(2003년)를 추가로 부과하고 있다. 네덜란드의 경우는 보험회사의 선택과 관련되어 있다. 즉 모든 가입자는 소득비례 보험료를 내고, 소득기준 보험료 이외에 보험회사가 독자적으로 1인당 정액보험료를 부과할 수 있도록 하였다(nominal premium). 네덜란드는 피보험자가 보험회사가 정한 정액보험료의 크기를 놓고 보험회사를 선택토록 함으로써 보험회사간의 경쟁을 유도하는 틀을 유지하고 있다. 독일은 질병금고가 중앙기금으로부터 배정받은 예산이 소진되어 적자가 예상될 때, 질병금고는 가입자 1인당 정액의 보험료를 추가로 징수할 수 있다. 프랑스는 피용자의 보험료 부담분을 모든 소득에 부과하는 일반사회기여금(CSG)이라는 특별세로 대체하였다.

보충적 보험료 제도와 반대되는 개념으로 독일은 1989년부터 1997년까지 무이용 보너스제도(no claim bonuses)를 시범 실시한 후에 1997년에는 모든 금고에서 사용하였으나 1998년 사민당 정부가 집권하여 사회연대성과 배치된다는 이유로 폐지하였다. 스위스에서도 1990년대 초반 이래 임의적인 무이용 보너스제도를 도입하였는데, 2002년에 전 인구의 0.12%가 적용을 받았다.

보험료는 스위스를 제외하고는 임금을 기준으로 부과하고 있으며, 임금소득이 없는 사람들에 대해서는 [표 11-4]와 같이 하고 있다. 먼저 연금수급자에 대하여 독일, 룩셈부르

[표 11-4] 비근로자, 연금수급권자, 저소득자에 대한 건강보험 보험료

	비근로자(unemployed)	연금수급자	저소득자
오스트리아	실업수당의 6.8%, 수당이 없는 실업자는 정부가 지불(망명신청자 등 포함)	보험료율은 연금액의 3.75%이며, 나머지는 연금기금이 부담	일정소득 이하의 저소득층은 보험료는 없음
벨기에	보험료 없음. 질병금고를 선택하면 그 금고가 보험료를 부담	근로자 보험료의 1/2만 연금수급자가 부담하는 원칙. 15년 이상 근로자인 경우는 보험료 없음. 15년 미만인 경우는 정부가 정액보조금 지급	피보험자가 되기 위한 최소보험료가 요구됨(21세 이상 근로자의 연수입을 기초로 함)
프랑스	실업수당의 6.2%를 일반사회기여금(CSG)에 납부, 그 중 3/4인 4.65%가 건강보험에 배정됨	연금수령액의 8.3%를 일반사회기여금(CSG)에 납부, 건강보험으로 할당은 소득별로 차이(3.07~4.77%)	최저임금의 2.5배 이하 사업장의 사용자 부담 보험료율은 7.0%
독일	실업기금이 전액 지불함. 보험료는 실업 전 월급의 80%에 기초하여 부과	일반근로자와 동일한 보험료율 부과. 보험료의 1/2을 연금기금이 부담	소득에 따라 보험료율 차등 적용
이스라엘	평균임금의 25%의 소득이 있는 비근로자는 5.0% 보험료 부과, 무소득자는 NIS 104의 보험료 부담	복지혜택이 있는 연금수급자는 월 NIS 104의 건강보험료 부담. 복지혜택이 없는 연금수급자는 월 NIS 200(부부인 경우 NIS 288)을 부담	평균 임금의 60%까지는 임금의 3.1%, 그 이상인 경우 임금의 5.0%를 보험료로 부과
룩셈부르크	최저임금 소득자의 보험료와 동일한 보험료를 납부하고 자발적 보험 가입이 가능함(원칙적으로 보험료를 납부하지 못하면 건강보험 적용 제외)	일반근로자와 동일한 보험료율 부과. 보험료의 1/2을 연금기금이 부담	최저임금 이하인 경우 보험료의 강제는 없음. 최저임금 수준의 소득에서는 자발적 보험이 가능함
네덜란드	연금수급자와 같은 방식으로 실업수당에 적용할 것으로 추정. 저소득자에 대해서는 보조금(health care allowance) 지급	보험료율은 근로자 보험료율 7.3%보다 낮은 5.45% 적용. 연금수급자가 전액 부담	자영자는 보험료율 5.45% 부과. 저소득자에 대해서는 보조금 지급
스위스	소득에 관계없이 Canton 내에서 정액보험료 부과, 보조금 이용 가능함	연금수급자도 정액보험료이며, 연금기금이 1/2을 부담. 저소득층은 보조금을 지원	소득에 관계없이 Canton 내에서 정액보험료 부과, 보조금이 이용가능함(단: 자산조사 토대)

주 : 2002년 전후 자료를 토대로 하였음. 네덜란드는 2006년 개혁 이후의 자료임
출처 : Busse, Saltman and Dubois(2004), 프랑스, 이스라엘은 손동국 외(2020).

크, 스위스는 임금근로자와 같은 방법으로 사용자와 피용자의 부담률을 적용하는데 이때 연금기금이 사용자 역할을 담당한다. 네덜란드는 연금수급자가 전액을 부담한다. 연금수급자의 보험료는 일반근로자보다 낮은 국가도 있으며, 반면에 높은 국가도 있다. 벨기에는 연금수급자에게 일반근로자들의 본인부담보험료(사용자 부담분 제외)만 적용하고 연금기금에서 별도의 보험료를 부담하지는 않는다. 오스트리아에서는 연금수급자 보험료율이 근로자보다 높지만 연금수급자는 근로자의 평균 보험료에 해당하는 보험료(3.75%)만 내고 2/3에 해당하는 보험료(7.25%)는 연금기금에서 부담한다.

임금수준이 낮은 피보험자들에 대한 보험료의 배려도 눈에 띄는데, 프랑스와 룩셈부르크에서는 일정 소득 이하의 사람들에게는 보험료를 면제하고, 독일은 저소득층에 대하여 소득단계에 따라 보험료 경감에 차등을 두고 있다. 이스라엘에서는 보험료율을 낮춰주고 있다. 오스트리아, 벨기에, 네덜란드에서는 저소득층에 대하여 최소금액의 보험료를 부과하고 있다.

5) 조세의 역할

건강보험제도를 실시하고 있는 국가들에서 의료서비스 공급에 따른 재정조달은 소득기준 보험료를 전제로 하고 있지만 조세로 보조금을 제공하는 국가도 있다. 하지만 조세의 역할이 다소 애매하여 질병금고에 대한 보조금만을 대상으로 하는지 건강보험 전체의 지출에 대한 보조금까지 대상으로 하고 있는지는 불분명하다.

오스트리아는 농민질병금고에 대하여 조세에서 보조금을 지급하고 있다. 질병금고협회에 지불되는 조세보조금은 벨기에, 이스라엘, 룩셈부르크 등에서 볼 수 있다. 특히 벨기에는 국제경쟁력 강화의 일환으로 1981년에 사회보험료를 6.17% 포인트나 인하하고 대신 부가가치세를 인상하여 조세의 비중이 높아졌다. 이스라엘도 유사한 이유로 1997년 이후 보험료의 사용자 부담분을 일반조세로 대체하였다. 오스트리아와 스위스에서는 병원진료비용의 큰 부분이 조세에 의해 조달되며, 독일에서는 병원의 주요 자본비용을 지방 정부가 부담한다.

프랑스는 1998년에 일반사회기여금(CSG)이라는 특별세를 도입하여 근로자들의 보험료에 대체하였고 이에 앞서 1996년 소득의 0.5%에 해당하는 사회부채세라는 특별세를 도입하였다[7]. 그 외 담배와 술과 같은 건강위해 소비재에 대하여 특별세를 부과하고, 제

7) 프랑스는 1996년부터 건강보험지출을 통제하기 위하여 건강보험 지출에 통제선(national ceiling)

약기업에 대해서도 세금을 징수하고 있다. 프랑스도 병원에 대한 자본비용을 부담하는 병원계획을 수립하고 있으며, 병원 자본투자에 대한 관리를 위하여 지역병원 관리국이 있다. 건강보험제도를 택한 8개국 중 총 경상의료비에서 사회보험료 수입이 차지하는 비중이 60%가 넘는 국가는 독일과 벨기에이다. 프랑스, 오스트리아와 룩셈부르크는 50% 미만, 그리고 이스라엘은 25% 정도에 불과하다[8].

6) 질병금고간의 위험구조 조정

네덜란드와 벨기에는 1990년대 중반 이전까지는 징수된 보험료를 전국적으로 통합하여 이를 실제 지출에 맞춰 사후에 질병금고로 배분하는 방식을 취했으나, 1990년대 중반

[표 11-5] 질병금고간의 재정조정을 위한 위험조정 요소

국가	도입연도	위험조정 요소	비고
오스트리아	×		1. 네덜란드는 2006년, 독일은 2009년 개혁으로 위험조정은 의미가 없어졌으나, 중앙기금에서 질병금고나 보험회사에 가입자 수에 비례하여 재정을 할당해 줄 때 위험조정 요소로 표준화시켜 재정을 할당함 2. 2002년 이후 자료는 저자가 추가하였음
벨기에	1995	연령, 성, 사회보험 지위, 고용 지위, 소득	
프랑스	×		
독일	1994 / 5 2002 2009	연령, 성, 장애연금의 지위 연령, 성, 장애연금의 지위, DMPs 등록자 Morbidity-based risk structure로 전환	
이스라엘	1995	연령	
룩셈부르크	×		
네덜란드	1993 1996 1999 2002	연령, 성 연령, 성, 지역, 장애 정도 연령, 성, 지역, 사회보장/고용 연령, 성, 지역, 사회보장/고용, 약제비군, 진단명 비용군	
스위스 (Canton 내에 한함)	1994	연령, 성	

출처 : Busse, Saltman and Dubois(2004)

을 설정하였다. 의료비 절감을 위한 강력한 조치가 취해지면서 통제선보다 지출이 적게 이루어졌다. 1996년 사회보장의 부채를 관리하기 위한 특별기구가 설치되었고 소득의 0.5%에 해당하는 사회부채세라는 특별세를 도입하였다. 이 제도는 건강보험재정을 위하여 도입되었다고 볼 수 없으며, 연금을 위시한 사회보장제도의 전반적인 부채를 관리하기 위한 특별세라 할 수 있다.

8) 보험재정에서의 비중이 아니라 경상의료비의 구성을 의미한다. 그리고 보험료에 의한 재정 비중이 낮은 이유는 병원의 자본비용이나 보험관리비를 보험료와 무관하게 정부(지방 정부)가 별도로 지원하기 때문이다.

개혁을 통하여 질병금고에 대하여 위험이 조정된 보험료를 사전에 배분하는 방식으로 전환하였다. 즉 네덜란드는 소득비례보험료를 중앙기금에서 관리하는데 성이나 연령 등을 감안한 1인당 위험조정액을 보험회사의 가입자 수에 비례하여 배분하는 방식으로 재정조정을 한다. 벨기에도 국가의 특별징수기관이 보험료를 징수하여 1인당 위험조정액을 질병금고에 배분한다. 룩셈부르크에서는 질병금고연합회가 병원진료비를 직접 지불하여 실질적으로 재정의 공동 사용이 이루어진다. 개업의사에 대해서는 상환제 방식을 택하여 사후에 재정조정이 이루어진다.

오스트리아는 질병금고가 보험료 징수기관이자 지불기관이다. 프랑스는 징수기구에서 보험료를 징수하여 질병금고에 배분하면 금고는 진료비를 의료기관에 직접 지불한다(단, 개업의사에 대한 지불을 상환제로 하는 경우에는 지불을 환자에게 함). 이 두 국가에서는 질병금고 간의 재정조정은 없으며, 단지 질병금고는 총 지출의 일부에 대해서만 재정책임을 지고 있다.

독일은 2009년 개혁으로 보험료 부과를 소득기준으로 통일하여 중앙기금에서 재정을 관리하며, 중앙기금은 각 질병금고에 가입자 수에 비례하여 재정을 배분하는데 이때 [표 11-5]에 있는 위험조정 요소를 감안한다. 이스라엘에서는 대부분의 재정이 조세에서 조달되며 보험료는 정부의 특별기구에서 징수하기 때문에 질병금고는 특별기구로부터 연령으로 조정된 피보험자 1인당 정액을 할당받고 있으며, 5대 주요 질병의 경우는 별도로 특별 할당을 받는다. 질병금고는 위험이 조정된 후 수취한 자금과 실제 지출을 맞추어야 하며, 그렇지 못할 경우 보험료율을 올리거나(독일), 정액보험료를 인상하거나(스위스), 적자재정(이스라엘)을 택해야 한다.

7) 보험급여

건강보험의 급여 내용은 국가마다 다르며, 급여는 건강보험법(이스라엘)이나 시행령(네덜란드)에 규정하고 있고, 독일은 질병금고와 공급자가 참여하는 G-BA(Federal Joint Committee)라는 기구에서 결정한다. 최근의 논쟁은 질병치료가 아닌 건강증진을 위한 서비스나 장기요양서비스를 급여에 포함시키느냐의 여부이다.

네덜란드는 이미 1968년부터 별도의 사회보험제도(AWBZ)로 전국민에게 장기요양서비스를 제공하고 있으며, 오스트리아는 1993년, 독일은 1996년, 룩셈부르크는 1998년에 장기요양서비스를 위하여 별도의 사회보험제도를 도입하였다. 그러나 프랑스는 2004년

장기요양과 관련된 급여를 위하여 사회연대자립기금(National Solidarity Fund for Autonomy)을 설립하였다. 재정은 건강보험과 연대 및 자립을 위한 기여금으로 하고 있다(Chevreul et al., 2015).

8) 의료서비스 공급기관

서유럽 8개국에서의 의료서비스 공급기관들은 공공, 민간비영리, 민간영리 등의 성격을 가지나 이스라엘을 제외하고는 구매자인 질병금고와 분리되어 있다. 이스라엘의 경우 가장 규모가 큰 질병금고가 의료공급조직을 소유, 운영하고 있다. 이러한 통합적 접근은 스위스에서도 볼 수 있는데 1990년대 후반 스위스에서는 관리의료라 불리는 HMO들이 설립되었고, 네덜란드에서는 1999년 이후 질병금고가 약국을 운영하는 것을 허용하고 있다.

[표 11-6]은 각국의 병원 소유 형태를 나타내고 있다. 이 표에서 볼 수 있듯이 병상수를 기준으로 하여 오스트리아, 벨기에, 프랑스는 공공병원이 주를 이루고 있다. 유럽의 건강보험국가들의 특징은 영리병원을 허용하는 국가들이 많다는 점이다. 그러나 대부분 국가에서 영리병원의 비중이 비영리병원의 비중에 비하여 적으나, 프랑스에서는 민간병원 가운데 영리병원의 비중이 더 높은 특징이 있다. 이스라엘은 영리병원과 비영리병원의 비중이 거의 같으며, 병원의 13%가 질병금고의 소유로 되어 있다. 병원의 소유형태가 나라마다 다른 점은 각국의 병원이 발전해 온 역사적인 과정이 다른데서 기인한다.

건강보험 국가에서는 보험급여를 제공하는 병원이면 민간이 소유하던 공공이 소유하던 모두 공공의료로 간주한다(이규식, 2017). Feldstein(2005)은 의료보장제 하에서는 소비자 시장이 없어지고 서비스 배분은 배급제(rationing)로 하기 때문에 소비자의 만족극대화 원칙은 무시되고, 공급자의 비용최소화 원칙만 유효하다고 설명하고 있다. 이 이론에 따르면 병원의 소유가 민간이냐 공공이냐가 중요한 것이 아니라 누가 의료서비스를 효율적으로 생산하느냐가 중요하다. 이에 네덜란드는 의료개혁 과정에서 1998년을 마지막으로 공공병원을 민간비영리병원으로 전환(Busse, Saltman and Dubois, 2004)함으로써 모든 병원이 민간비영리의 성격을 갖게 되었다. 그러나 뒤에서 설명되는 바와 같이 네덜란드는 민간영리병원의 설립을 2014년 법적으로 허용하였다.

[표 11-6] 각국의 병원소유 형태별 병상 비중(2020) (단위 : 인구 1,000명당 병상 수)

국가	병상 총수	공공병원	민간병원(2015, %)[1]	
			비영리	영리
오스트리아	7.1	4.8	17.2	13.5
벨기에	5.5	1.5	40	0
프랑스	5.7	3.5	14.1	23.9
독일	7.9	3.1	29.1	30.1
이스라엘	2.9	2.0	18.5	11.3
룩셈부르크	4.2	–	50	–
네덜란드[2]	2.9	–	100.0	0
폴란드	6.2	4.9	0	26.7
포르투갈	3.5	2.4	20.0	11.1
스페인	3.0	2.0	12.1	19.2
스웨덴	2.1	–	0	2
핀란드	2.8	2.7	0	5.5
덴마크	2.6	2.4	4.6	2.1
영국[3]	2.4	2.4	4	0

주 : 1) Busse, Saltman and Dubois(2004)에서 발췌
2) 네덜란드는 2012년 현재 민간병원의 30.5%가 영리병원임(Barua and Esmail, 2015)
3) 영국은 제10장에서 보면 민영병상이 59.7%, 그 중 65%가 영리병원에 의하여 운영하는 것으로 기록되어 있음(European Observatory on Health Systems, UK(1999)
출처 : 보건복지부, 한국보건사회연구원(2022), OECD, Health Statistics.

9) 보험자와 의료서비스 공급자간의 관계

서유럽의 건강보험국가에서는 의료서비스를 계약방법으로 간접 제공하여 왔다[9]. 따라서 질병금고와 의료서비스 공급자를 분리하고 서비스 공급을 위한 질병금고와 공급자간의 계약이 건강보험의 특징적인 요소가 되었다. 벨기에, 프랑스, 이스라엘, 룩셈부르크에서는 급여의 내용이 정부에 의해 정해지나, 양과 가격 등은 계약 당사자에게 일임하고 있다.

독일의 경우 세부적인 급여 패키지나 상환수준 등은 G-BA에서 결정되며, 수가는 공급자 대표와 질병금고 대표의 협상으로 결정된다. 그리고 개업의사에 대한 진료비는 주 단위로 총액을 개업의사 대표와 질병금고 대표의 협상으로 결정하여 이를 개별의사에게 배분한다[10]. 진료비 총액에 대한 주 단위의 협상 결과는 연방 차원의 계약 형태로 만들

9) 건강보험에서의 서비스 제공방법은 제6장에서 설명한 바와 같이 직접 제공과 간접 제공 방식이 있다.
10) 독일은 총액계약형식으로 1차 의료비가 주 단위로 협상에 의하여 결정되었는데, 1997년에는 총액

어진다. 대부분의 건강보험국가에서 모든 질병금고들과 의료공급자들 간의 단체계약이 표준으로 인식되고, 선택적인 계약은 불법으로 취급되지만 독일에서는 1997년 이후 특정의 조건하에서 선별계약을 허용하고 있다. 이와 반대로 네덜란드에서는 1992년 이후 오히려 선별계약이 장려되고 있고 1997년의 「반독점법(Anti-Cartel Act)」에 의하면 단체계약을 불법으로 규정하고 있다.

병원의 자본비용에 대한 재정조달은 경상운영비와 별도로 취급된다. 네덜란드의 경우에는 자본비용과 운영비용이 모두 예산제로 지불되다가, 2006년 개혁 이후에는 DBCs로 바뀌었다. 벨기에의 경우 자본비용의 60%는 지역에서, 40%는 중앙 정부가 지불하고 있으며 독일에서는 자본비용을 주 정부가 지불하고 있다.

10) 환자의 의료접근성

네덜란드를 제외한 나머지 건강보험 7개국은 강제적인 문지기 제도가 없다. 따라서 환자들은 계약된 의료공급자들을 자유로이 선택하여 방문할 수 있다. 오스트리아, 독일, 이스라엘, 네덜란드는 제3자 지불제도를 택하고 있다. 벨기에, 프랑스, 룩셈부르크, 스위스는 입원에서만 제3자 지불제도가 정립되어 있고 통원서비스는 상환제를 사용하고 있다[11]. 상환액과 관련하여 두 가지 요소가 중요하다. 첫째는 의사들이 질병금고가 정한 수가 이상을 받을 수 있느냐는 점이다. 둘째는 일정한 본인부담제를 설정하느냐는 것이다. 오스트리아는 통원서비스에서 계약 의료기관을 이용하도록 하며 다른 공급자와 같이 무료서비스로 하고 있다.

벨기에, 프랑스, 룩셈부르크에서는 통원서비스에 대하여 대략 30%의 본인부담률을 부과하고 있다. 스위스에서는 10%의 본인부담률과 €157의 본인부담정액제(deductibles)를 사용하고 있다. 오스트리아에서는 20%의 인구에 대해서는 통원서비스에 대하여 20%의 본인부담정률을 적용하고 있으며, 만약 비계약병원을 이용할 경우에는 상환수준을 계약기관의 80% 수준에 그치도록 하고 있다. 독일에서는 1997년까지 임의가입자에게 상환제를 옵션으로 허용하였다. 1997년 이후에는 모든 가입자에게 옵션을 허용하다 1999년 이후에는 다시 임의가입자에게만 허용하였다. 만약 이러한 옵션을 택하게 되면, 환자는 보험상환액과 실제 비용과의 차액을 부담하고 관리비의 일부(계약 수가의 1.5~7.5%)를 부

이 철폐되고, 협상가격에 의한 행위별수가제로 복귀하는 등의 시장친화적인 정책이 시행되었으나 1998년 사민당 정부에 의해 다시 총액계약제로 회귀하였다.

11) 모든 통원서비스를 상환제로 하지 않고, 가격이 비싼 서비스는 제3자 지불제도로 하고 있다.

담해야 한다.

네덜란드의 경우 피보험자가 특정 일반의에게 등록을 하면, 해당 일반의는 전문의 진료와 입원 치료를 위한 문지기 역할을 하게 되고, 환자는 일반의의 의뢰에 따라 2차 진료를 받을 수 있게 된다. 이때, 외래 이용에 대해서는 본인부담이 없다.

매우 흥미로운 점은 전통적으로 환자가 자유롭게 의료를 이용하던 관행이 관리의료형으로 이행하는 조짐을 보인다는 점이다. 관리의료형의 이용은 스위스에서 가장 분명하게 시행되고 있으며, 독일은 2000년 이래 시행하고 있는 주치의(주로 문지기 기능을 할 수 있는 일반의)에 대한 자발적인 등록이나 임상진료지침(clinical guidelines) 실시와 같은 것을 들 수 있다. 이스라엘은 문지기제도의 도입 여부를 질병금고가 결정하는데, 규모가 가장 큰 질병금고에서만 문지기제도를 부분적으로 도입하여 일부 전문 과목 전문의의 직접 방문을 제한하고, 나머지 3개 질병금고는 자유로운 이용을 허용하고 있다.

[표 11-7] 공급자 및 질병금고의 선택 여부(2003년 현재)

	오스트리아	벨기에	프랑스	독일	이스라엘	룩셈부르크	네덜란드	스위스
GP	가능	가능	가능	가능	부분 가	가능	부분 가	부분 가
외래전문	가능	가능	가능	가능	부분 가	가능	부분 가	부분 가
입원진료	가능	가능	가능	가능	가능	가능	부분 가	부분 가
너싱홈	가능	가능	가능	가능	가능	가능	부분 가	부분 가
질병금고	불가	가능	불가	가능	가능	불가	가능	가능

출처 : Busse, Saltman and Dubois(2004)

제2절 네덜란드의 의료개혁

1. 개혁 이전의 네덜란드 의료제도와 문제점[12)]

1) 네덜란드 제도의 개요

2006년 의료개혁 이전의 네덜란드 의료제도는 이규식(2002)에 상세히 설명되었기 때문에 여기서는 간략하게 개요만 정리하기로 한다.

12) 이 절은 이규식(2007) 및 이규식 외(2008)를 토대로 수정 보완하였다.

(1) 재정조달

개혁 이전 네덜란드 국민들은 다음과 같은 네 가지의 재정조달원을 통하여 의료를 보장받고 있었다.

① Exceptional Medical Expenses(AWBZ)

이 제도는 전국민을 대상으로 하는 일종의 장기요양보험제도로 1968년 1월부터 실시되어 현재에도 존속하고 있다. 이 제도의 주요 급여는 365일을 초과하는 병원입원서비스, 간호양로원서비스, 장애인을 위한 서비스, 정신보건서비스, 그 외 가정간호서비스와 같은 장기요양서비스를 중심으로 하되 예방접종과 같은 일부 공중보건서비스를 포함하고 있다. 재정은 소득에 대한 정률보험료와 중앙 정부의 지원으로 구성되며, 자영자는 정률보험료 전액을 본인이 부담하는 반면에 근로자는 사업주가 부담한다. 보험료 징수는 국세청이 담당하고 있으며 재정관리는 Health Insurance Board(CVZ)가 담당하고 있다. 그리고 15세 이하와 65세 이상 인구층에 대해서는 보험료가 면제된다.

② 질병금고에 의한 건강보험(전국에 24개 금고, 2002년)

일정 소득 이하의 사람을 대상으로 1966년 1월 「건강보험법」에 근거하여 질병금고가 관리하는 사회보험제도(ZFW)가 있다. 네덜란드도 일정 소득 이상의 사람은 적용에서 제외시킨 특징이 있었는데 2005년 기준으로 전 국민의 약 63%가 이 제도에 적용을 받았다. 그러나 이 제도는 2006년 개혁으로 폐지되었다.

③ 민영의료보험

사회보험에서는 일정 소득수준 이상의 국민은 적용에서 제외하기 때문에 제외된 사람들은 민영의료보험에 가입하고 있었다. 2005년 기준으로 전체 인구의 약 37%가 민영의료보험에 가입하고 있었다. 이 제도는 2006년 개혁으로 폐지되고, 보험회사가 건강보험 외의 보충형 부가급여를 별도의 보험료를 받고 추가 제공하고 있다.

④ 기 타

중앙 정부 및 지방 정부의 공무원(경찰 포함)은 별도 제도에 적용되었다. 보험재정은 공무원과 사용자인 정부가 부담하는 보험료 수입(각 1/2씩)과 보험기구의 자산수입 등으로 충당하였으며, 보험 급여내용은 건강보험과 거의 같았다. 그 외 일부 노인층은 사회부조에 의해 관리되며 극소수의 사람만이 전혀 제도 적용을 받지 못하고 있었다. 이 제도 역시 2006년 개혁으로 폐지되었다.

(2) 의료서비스

네덜란드의 의료공급은 크게 두 부문으로 나누어진다(Wiggers, 1992).

첫째, 1차 의료로 일반의 서비스를 위시하여 개업의사가 제공하는 서비스, 치과의사, 약사, 사회복지사, 물리요법사 등이 제공하는 서비스가 여기에 속한다.

둘째, 2차 의료로 전문의 서비스 및 병원서비스, 재활센터, 정신병원, 간호양로원 서비스가 여기에 속한다.

① 1차 의료부문(basic and primary care sector)

1차 의료는 주로 일반의에 의존하고 있다. 1992년 이후부터 일반의의 개업이 자유화되었으나, 일반의는 인두제로 보수를 지급 받았으며 일반의 1인당 등록환자의 상한선이 설정되어 있다. 일반의에 대한 환자는 두 가지 범주로 나누어지고 있었다. 첫째, 건강보험에 적용받는 사람들은 자기가 원하는 일반의를 찾아 등록하고 1차 의료를 받았다.

둘째, 민영보험에 적용받는 사람도 1차 의료는 개업 일반의의 진료를 받았으나, 이들의 진료에 대해서는 행위별수가로 진료비를 지불하였는데 상환제도를 택하고 있었다. 건강보험을 적용받는 환자들에 대해서는 환자의뢰체계를 강제 적용하여 1차 의료의사인 일반의의 후송의뢰서 없이는 2차 진료가 불가능하도록 되어 있으며, 이 방법은 많은 민영의료보험에서도 채택하고 있다. 1차 의료 및 지역사회 보건서비스는 보건간호사(community nurses)에 의해서도 제공되며 방문보건서비스는 1980년 이래 장기요양보험(AWBZ)의 급여로 되었다.

② 전문의 및 병원부문

네덜란드의 병원은 개방형 제도로 개업전문의와 계약을 통해 환자에게 입원서비스를 제공하고 있다[13]. 개업전문의의 대부분은 3~6인이 집단 개원형태를 취하고 있고 개업

13) 대부분의 병원은 개방형이지만 점차 폐쇄형을 선호하여 2012년까지는 병원의사의 약 25%, 2015년에 약 40% 정도가 폐쇄형의 봉직의로 되어 봉직의 비율이 매년 증가하고 있다(Kroneman et al., 2016).

전문의는 행위별수가로 진료비를 지불받고 있다. 건강보험 적용 환자에 대한 보험수가는 질병금고 협회와 전문의 협회 간의 협상으로 결정된다. 병원은 1998년 이후 모두 비영리민간병원이 되었으며, 개인영리병원의 설립은 법으로 금지되어 있었다. 그러나 현실에서는 영리병원이 설립되어 2012년 현재 259개 병원 가운데 79개 병원이 영리병원으로 운영됨에 따라 2014년 네덜란드 하원에서 영리병원의 설립을 허용하는 법안을 제정하였다(Barua and Esmail, 2015). 네덜란드는 다른 유럽 국가들과 마찬가지로 병상수가 과잉되어 병상 수 감축을 위해 병원의 합병을 추진하였으며, 이를 통하여 병원이 규모의 경제를 이루도록 시도하였다.

2) 의료제도의 문제점

네덜란드 의료제도가 갖는 문제점은 다음과 같았다.

첫째, 재정조달이 다양하여 형평성 문제와 함께 효율적인 정책의 수립이 어려운 문제가 있었다. 의료보장을 위하여 사회보험(장기요양(AWBZ), 질병금고(ZFW), 공무원 보험)과 민영의료보험 그리고 사회부조 등에 의한 다양한 재정조달원으로 인하여 형평성 문제가 제기되었으며, 또한 다양한 제도로 인하여 통일된 의료정책을 수립하는데 어려움이 있었다.

둘째, 효율성을 제고할 유인이 결여된 문제가 있었다. 병원에 대하여 예산할당제를 실시하였지만 전문의들에 대한 행위별수가제는 값싼 통원수술과 같은 서비스보다는 입원을 부채질하였으며, 과잉서비스를 유발하는 문제가 있었다. 그리고 개업 일반의에 대한 인두제는 문지기 역할보다는 환자를 손쉽게 병원으로 후송 의뢰하는 방법을 택하여 병원의 입원 대기 문제만 심각하게 만들었다. 그 뿐만 아니라 보험에서의 급여가 충분하고 모든 비용이 상환됨에 따라 의사들은 환자 치료의 효율성에 신경을 쓰지 않았다. 또한 질병금고들은 보험료를 직접 부과 징수하여 재정을 관리하는 것이 아니라 중앙기금으로부터 지출에 대해 예산을 배정받았기 때문에 진료비 관리에 관심이 없었다.

셋째, 정부 통제는 실효성이 거의 없었다. 네덜란드는 사회보험국가였지만 실질적으로는 영국의 NHS제도와 거의 유사하게 1차 의사에 대하여 인두제를 통한 문지기 기능을 부여하고 병원에 대하여 예산을 할당하는 등의 방법으로 국가에 의한 명령과 통제 방법을 택하였다. 특히 1982년에는 「의료수가법(Health Care Price Act)」을 통과시켜 의료수가는 물론 의사 소득까지 통제하였으나, 실효를 얻지 못하여 경상의료비는 증가하고 입원 대기가 늘어나는 등의 문제만 심각해졌다(Wynand and Schut, 2008).

넷째, 보험시장의 실패를 들 수 있다. 질병금고는 지역 내에서 독점적 지위를 유지하기 때문에 효율적 운영에 무관심하였으며, 민영의료보험도 질병금고에 비하여 상대적으로 위험이 낮은 사람들이 가입하여 효율성에 대한 관심이 적었다. 민영의료보험에 가입하였던 사람들이 진료비가 많이 소요되는 중증 질환에 이환되면 질병금고로 이동하는 역선택이 일어나 결과적으로 질병금고가 손실을 보는 문제가 있어, 이를 보상해 주어야 하는 복잡한 문제가 제기되었다.

2. 『Dekker 보고서』에 의한 제도 개혁

네덜란드 정부는 이러한 문제를 해결하기 위하여 1986년 말 Philips 회사의 회장을 역임한 데커(Dekker)를 위원장으로 하는 의료개혁위원회를 구성하였다(Maarse, 1997). 이 위원회는 엔토벤의 관리된 경쟁이론을 받아들여 1987년 3월 의료개혁에 관한 보고서 *Willingness to Change*를 발표하였으며 이듬해 3월 정부는 『Dekker 보고서』를 검토한 결과, 이에 대한 승인을 하는 *Changes Assured*라는 정책보고서를 발간하였다. 의회의 토론을 거쳐 새로운 제도 도입을 향한 첫 단계는 1989년 1월에 취해지도록 계획되었다.

1) 데커(Dekker) 개혁의 세 가지 핵심 사항

데커 개혁안에는 지금까지 네덜란드 의료체계가 갖는 과제들에 대한 해결책이 제시되었을 뿐만 아니라 많은 사회보험국가들이 참고해야 할 개혁의 핵심 사항들이 있었다. Jacobs and Goddard(2000)는 다음과 같은 이유로 네덜란드 개혁안이 OECD 국가 가운데 가장 급진적인 개혁이라고 평가하고 있다.

첫째, 전국민에게 단일의 건강보험제도를 도입하여 형평을 유지한다는 것이다. 사회보험에서 형평의 유지는 매우 중요한 사항이기 때문에 『Dekker 보고서』는 이 점에 유의하였다.

둘째, 의료와 관련되는 서비스 제공을 단일화하여 모든 질병금고는 법으로 정하는 기본적 서비스(guaranteed health care package, GHCP)는 반드시 제공하도록 하여 형평을 실질적으로 이루도록 하였다.

셋째, 의료체계를 관리하는 원칙을 정부 통제방식에서 관리된 경쟁(managed competition) 방식으로 전환하였다는 점이다. 정부는 의료서비스의 질에 대한 기준을 설정하고 지역 간, 계층 간 서비스 접근의 형평성을 보장하여 국민연대를 이루는 일에 책임을 갖도록 역할을 한정시켰다.

특히 의료소비자인 일반국민, 의료공급자, 그리고 보험자인 질병금고에 대하여 효율성을 제고시키기 위한 인센티브를 제공하였다는 점이다. 의료개혁에 있어서 중요한 개혁동기는 참여자에 대한 인센티브이다. 사람은 누구나 현재의 균형에서 새로운 균형으로 나아갈 경우 새로운 균형이 초래시킬 불확실성 때문에 개혁을 반대하게 된다. 『Dekker 보고서』는 이 점에 유의하여 참여자의 반대를 막기 위하여 인센티브를 고려하였다.

2) 개혁안의 주 내용

모든 개인의 소득에 대하여 정률보험료를 정부가 징수하여 이를 중앙기금으로 이전시켜 의료보장의 주 재정으로 사용한다. 그리고 모든 개인은 다수의 질병금고 가운데 하나를 선택하며 이 금고를 통하여 의료서비스를 보장받는데, 모든 가입자는 질병금고가 부과하는 가입자 1인당 정액의 보험료(nominal premium)를 납부해야 한다[14]. 소득기준 정률보험료는 보험재정의 85% 정도로 하여 국민연대를 기하도록 하고 각 금고가 효율성 제고를 위하여 부과하는 정액보험료는 15% 정도로 하였다.

질병금고의 수입은 가입자에게 부과한 정액보험료와 중앙기금이 등록 피보험자의 수에 따라 배분하는 예산으로 구성되었다. 중앙기금은 질병금고가 위험선택을 하지 못하도록 가입을 희망하는 모든 사람을 받아들이도록 한 대신에 가입자들의 위험률을 고려하여 중앙기금을 배분하였다. 가입자들의 위험요소는 연령, 성, 지역, 고용상태 등으로 위험조정액(risk-adjusted capitation payment)을 산정하였다. 초기에는 연령과 성만 고려하였으나 1999년부터는 지역, 고용 및 사회보장상태 등도 추가하였다(Schut and Doorslaer, 1999). 질병금고는 필수적으로 제공해야 하는 기본적 서비스(GHCP) 외에 금고의 자율적인 결정에 따라 부가급여를 제공할 수 있도록 하였다. 부가급여를 제공하게 될 경우 별도의 추가보험료를 부담하여야 한다.

14) 이와 같은 정액보험료가 community rating(지역사회보험료부과방식)에 속한다. 네덜란드에서 community rating이라는 용어는 Kroneman et al. (2016)이 발간한 보고서에 처음 등장한다.

3) 피보험자와 질병금고간의 관계

질병금고가 제공하는 기본급여 내용은 일반의서비스, 병원서비스, 전문의서비스, 간호양로원 서비스, 방문간호서비스 및 가사서비스(family care)이다. 기본급여를 위한 재정은 소득기준보험료와 가입자 1인당 부담하는 정액보험료로 조달되었다.

중앙기금의 주 기능은 건강보험의 형평성과 효율성 달성에 있었는데 형평성은 재정의 85%를 소득기준 보험료로 조달하여 재분배가 가능하도록 함으로써 달성할 수 있었다. 효율성은 질병금고 간에 피보험자 확보를 위한 경쟁을 통하여 달성하고자 시도하였다. 보험재정의 15%에 해당하는 정액보험료는 각 질병금고마다 차이가 날 수 있는데, 이는 질병금고의 경영 성과(관리의 효율과 공급자와의 계약조건)에 의하여 좌우된다. 본인부담제도의 도입 여부는 각 질병금고가 결정하도록 위임하여 질병금고를 선택하는 지표의 하나로 활용하고자 했다.

4) 질병금고와 공급자간의 관계

개혁안에서 질병금고는 서비스의 질, 가격을 중심으로 의료공급자와 직접 협상하여 효율성을 기준으로 선택적으로 계약하도록 하였다. 피보험자는 한 질병금고를 선택하여 가입한 후에는 질병금고와 공급자간의 계약에 따른 제약을 받아들여야 한다. 그런데 여기에서 피보험자가 제약 없는 공급자를 희망하면 그러한 서비스를 제공하는 질병금고(정액보험료가 높아짐)도 등장할 수 있다.

질병금고는 정액보험료가 낮아야 피보험자 확보 경쟁에 우위를 차지할 수 있는데, 보험료를 낮추기 위해서는 낮은 가격으로 서비스를 공급하는 공급자와 계약을 하는 것이 중요하다. 이러한 경쟁이 자칫 서비스의 질 저하를 낳을 우려가 있다. 그러나 질병금고는 적정 질 유지에도 유의하여야 피보험자 확보가 가능해진다. 정부는 의료 질에 최소 기준을 설정하는 기능을 담당한다. 정부의 또 다른 역할은 쌍방이 계약을 유리하도록 만들기 위해 담합하는 행위를 금지하고 이를 감시하여 자유경쟁 하의 계약이 이루어지도록 하는 것이다.

5) 피보험자와 공급자간의 관계

피보험자는 질병금고를 선택하는데, 여기에서 선택 기준은 보험료 크기, 제공되는 서비스 기관의 형태, 서비스 질이다. 피보험자들의 질병금고 선택이 의료시장에서 자원 배분을 위한 적절한 신호(signal) 기능과 서비스 질에 대한 감시 기능을 하며 이것이 바로 피보험자와 공급자간의 관계이다. 정부는 신임제도나 질 보장(quality certification)제도를 운영함으로써 질 관리를 지원할 필요가 있다.

6) 데커 개혁안의 실행(이규식 외, 2008)

『Dekker 보고서』에서 제시된 관리된 경쟁모형에 의한 개혁은 1989년 시작하여 1992년까지 4개년에 걸쳐 완료하고자 계획하였다. 1990년 정권이 교체되고 시몬스 계획(Simons Plan)으로 알려진 새로운 제안(1990 Proposals)이 1992년 의회에 제출되었다. 1990 제안은 『Dekker 보고서』에 비해서는 시장을 토대로 하는 용어를 많이 대체시켰다(Jacobs and Goddard, 2000). 예를 들면 경쟁, 시장, 인센티브와 같은 용어들은 shared responsibility between parties, consumer choice, decentralization 이라는 용어로 바꾸어 사용되었다. 시몬스 개혁안은 정치적인 균형에 유의하였다. 전국민 강제적용은 좌파에게, 규제된 경쟁은 우파에게 적합한 개념이 되었다. 시몬스 계획은 1995년까지 완료한다는 목표를 설정하였다. 그러나 이 계획도 1993년에 실패하였는데 사용자는 비용증가를 우려하였고, 노동조합은 소득감소를 그리고 질병금고는 재정손실을 두려워하였기 때문이다. 즉, 개혁과 관련된 여러 참여자들이 새로운 균형에 대한 두려움 때문에 실행에 우여곡절을 겪게 되었다(Bartholomee and Maarse, 2006). 무엇보다도 의료분야의 규제된 시장의 실행 가능성과 바람직함에 대한 의견이 상충되었던 것이다(Schäfer et al., 2010). 그리고 1994년 좌파 정권이 집권하면서 중앙집권적인 규제와 기획이 강조되는 등 데커의 개혁 방향과는 다른 방향으로 흘러가 시장 접근이 철회되는 상황이 되어 개혁은 흐지부지되었다(Jacobs and Goddard, 2000).

3. 2006년 의료개혁

1) 2006년 개혁에 이르는 과정

데커 개혁안이 발표된 이후 네덜란드 정부는, 관리된 경쟁 개념에 기초한 단일의 강제적용 건강보험제도를 입법화하기 위해 노력하였다. 수년간의 논의를 통하여 2003년 5월 정부는 전국민에게 강제적인 건강보험을 제공할 것을 약속하였고, 2006년 건강보험제도의 근본적인 재설계를 통한 의료개혁을 단행하였다. 2006년의 새로운 개혁안은 보건부

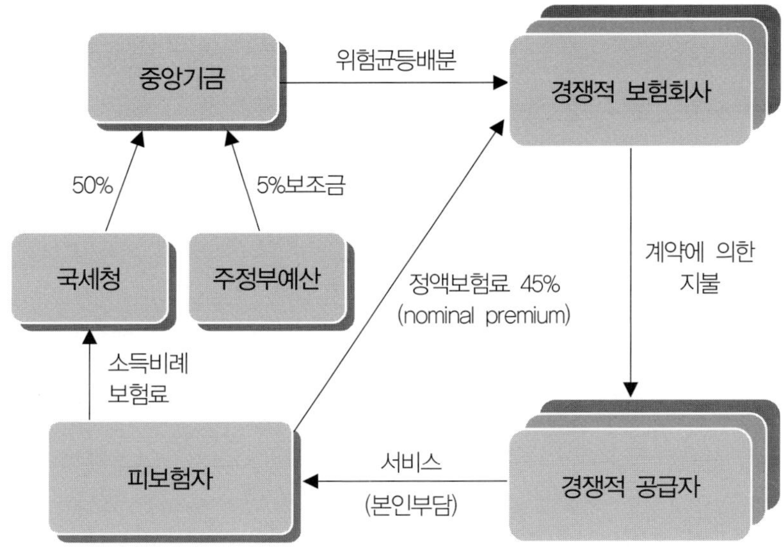

주: 데커 개혁안에서는 소득비례보험료를 85%, 정액보험료를 15%로 하였음

[그림 11-1] 네덜란드의 건강보험 개혁 모형

장관 한스(Hans Hoogervorst)가 데커 개혁안을 토대로 만들었는데, 건강보험의 관리를 민영보험회사에 위임하는 내용을 골자로 하여 데커 개혁안보다 훨씬 급진적인 개혁을 이루었다(Bartholomee and Maarse, 2006). 새로운 개혁안에 대하여 '의료분야에서 시장경쟁은 적용하기 어렵다'는 논리를 내세워 반대하는 사람들도 많았다. 그러나 네덜란드는 그 동안에 이미 많은 보험자와 공급자 조직들이 시장친화적 행태로 발전하였으며, 의료분야에 대한 정부 개입이 바람직한 결과를 내기 어려워 극적인 개혁이 요구되는 상황이었기 때문에 반대 논리가 힘을 얻기 어려웠다(Bartholomee and Maarse, 2006).

데커 개혁의 전면적인 실행은 비록 이루어지지 못하였지만 1990년대를 거치면서 『Dekker 보고서』에서 제안된 내용의 일부가 실천에 옮겨졌는데, 첫째, 건강보험에서 소득비례보험료 외에 정액보험료가 부과되었고, 둘째, 공급자와 보험자 간의 단체 계약제도가 폐지되어 경쟁의 기전이 마련되었으며, 셋째, 중앙기금은 각 질병금고에 배정하는 위험조정기금의 배분방법에서 발전을 하였던 것이다(Bartholomee and Maarse, 2006). 특히 1990년대에는 ① 위험균등화, ② 의료서비스 구분 및 가격 설정, ③ 성과 및 질 측정 도구, ④ 소비자의 가격 및 질에 대한 정보 확보, ⑤ 거버넌스 및 경쟁 촉진과 같은 여러 측면에서 대안을 마련하고 시행착오를 거치면서 2006년에 [그림 11-1]과 같은 전면적인 개혁이 가능하도록 만들었다(Wynand and Schut, 2008).

2) 2006년 개혁의 골자

2006년 개혁의 핵심은 전국민에게 강제로 건강보험을 적용하고, 건강보험 관리를 민영보험회사에 맡기되, 국민들이 보험회사를 선택하도록 하여 보험회사 간의 경쟁을 강화시키는 관리된 경쟁 모형의 도입이었다. 보험회사는 의료공급자와 계약을 통하여 공급자들을 경쟁시켜 의료의 질을 향상하고 의료비를 절감하는 것을 목표로 하였다. 2006년 개혁은 모든 국민을 건강보험에 가입시켜 형평을 도모하고, 보험자와 공급자를 경쟁시켜 효율을 달성하도록 설계하였다. 모든 국민은 법이 정하는 표준급여(standard health care package)를 제공하는 민영보험회사를 선택하여 가입하도록 규정하였다. 민영보험회사는 표준급여 이외의 부가급여(supplementary benefits)를 별도의 추가 보험료를 받고 제공할 수 있으며, 장기요양서비스를 다루는 AWBZ 제도는 그대로 존속시켜 의료보장의 틀을 [그림 11-2]와 같이 만들었다.

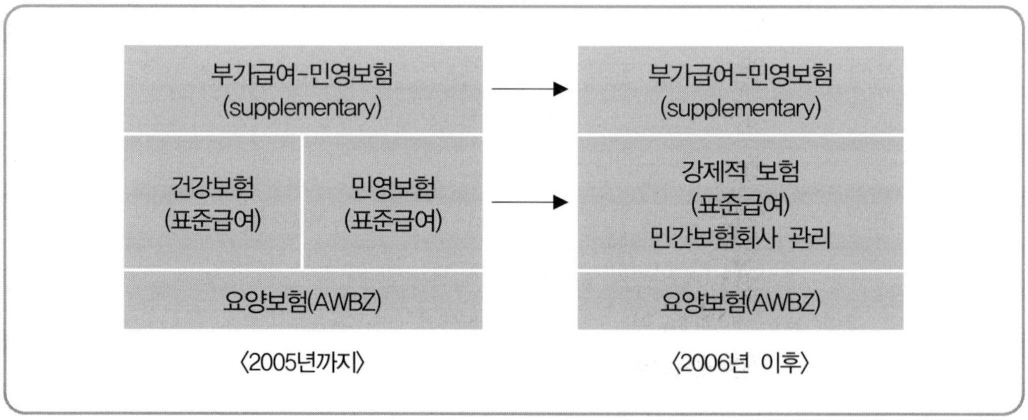

[그림 11-2] 2006년 제도개혁 전·후의 네덜란드 의료보장제도의 틀

3) 2006년 개혁의 내용

(1) 보험자

보험을 관리하는 보험자는 질병금고가 아니라 민영보험회사이며 건강보험의 표준급여와 부가급여를 동시에 취급하도록 하였다. 보험자를 민영보험회사로 하였다는 것[15]은 사회보험의 관리를 외주 형식으로 위탁 경영하였음을 의미하며, 민영보험회사가 영리 목적으로 건강보험을 취급하는 것을 허용하고 있다. 민영보험회사가 영리 추구를 위하여 위험도가 높은 사람의 가입을 회피하는 것을 방지하기 위하여 가입을 희망하는 모든 사람을 보험회사는 무조건 받아들이도록 법으로 강제화하였다. 피보험자는 선택한 보험회사에 대하여 의무가입기간을 1년으로 하였으며, 만약 보험회사가 정액보험료를 인상하게 되면 1년 만료 전이라도 보험자를 바꿀 수 있도록 하였다. 건강보험에서 의료서비스를 제공할 책임은 질병금고에게 있지만, 대부분 건강보험국가에서 외주 형식으로 의료기관과 계약을 맺어 간접적으로 서비스를 가입자에게 제공하여 왔었다[16]. 네덜란드는 이러한 방식을 건강보험의 관리에도 적용하여 가입이나 재정조달은 법적으로 강제화하되 관리는 민영보험회사에 위탁하는 독특한 사례를 만들었다.

(2) 적용대상자

네덜란드는 건강보험의 효율성 제고를 위하여 보험회사에 관리를 위탁하였고, 모든 국민을 강제 적용함으로써 형평을 이루었다. 따라서 네덜란드의 모든 법적 거주자는 강제가입해야 하며, 외국인이라도 네덜란드에서 임금기준 보험료를 납부할 수 있으면 당연히 강제 적용한다. 다만 군인은 군대 의료체계의 적용을 받기 때문에 적용에서 제외하였으며, 건강보험제도 자체를 반대하는 일부 양심적 반대자에 대해서는 소득비례보험료와 유사하게 대체세(substitute tax)를 납부하도록 하고, 이 재정으로 의료보험과 유사한 서비스를 제공하고 중앙기금(CVZ)에서 별도 회계로 관리하도록 하였다(MHWS, 2006).

---

15) 민영보험회사가 건강보험을 취급하기 위해서는 중앙은행(De Netherlandsche Bank)의 허가를 받아야 한다.

16) NHS 제도에서는 의료서비스를 외부 의료기관에 위탁하지 않고 정부가 직접 생산하여 제공하고 있다.

(3) 재정조달

건강보험을 위한 재정은 소득비례보험료, 정액보험료(community rating), 정부 보조금, 강제적인 본인부담정액으로 구성된다.

첫째, 소득비례보험료는 국세청이 징수하여 중앙기금(CVZ)으로 이전하는데, 보험재정의 50%를 차지한다. 데커 개혁안에 비하여 소득비례보험료의 비중을 낮추어 형평보다는 효율에 좀 더 치중하였다. 2009년 기준으로 소득비례보험료율을 보면 근로자는 소득의 6.9%(보험료 상한액 연간 €2,233), 자영자와 연금소득자는 4.8%(상한액 연간 €1,554)로 하고 있다(Schäfer et al., 2010). 그런데 근로자들이 납부한 보험료는 사용자가 상환해 주도록 하여 실질적으로 근로자 부담은 없는 것과 같다. 자영자나 연금수급자는 전액 본인이 부담하여야 한다.

둘째, 나머지 50%의 재정은 모든 가입자에게 동일한 정액으로 부과하는 지역사회부과방식(community rating)으로 조달하고 있다. 정액보험료는 소득과 무관하게 보험회사가 독자적으로 부과・징수한다. 2009년 현재 정액보험료는 €933에서 €1,150 로 회사에 따라 차이가 있다(Schäfer et al., 2010). 정액보험료는 두 가지 측면에서 효율성을 제고시킨다. 먼저, 피보험자가 정액보험료가 낮은 보험회사를 선택하도록 유인하여 비용 인식을 심어주며, 다음으로 보험회사들로서는 많은 가입자를 확보하기 위해서는 정액보험료가 낮아야 하기 때문에 공급자들을 경쟁시켜 의료비용을 낮추게 하려는 동기로 작용한다.

셋째, 정부가 중앙기금에 납부하는 보조금이 있다. 정부 보조금은 18세 이하 가입자들의 정액보험료와 전쟁이나 테러로 인한 의료비로 대략 보험재정의 5% 내외가 된다. 소득비례보험료와 정부의 보조금을 합한 금액이 중앙기금이 관리하는 위험조정기금이 된다. 중앙기금은 위험조정기금을 각 보험회사에 가입한 사람의 연령, 성, 지역 등을 토대로 인두정액을 산출하여 가입자 수에 따라 각 보험회사에 배분한다.

보험재정을 소득비례와 정액보험료를 50대 50으로 구성한다는 것은 대 원칙에 속하며 실질적으로는 정부 보조금으로 인하여 구성비는 달라진다. 2008년 기준으로 건강보험재정의 구성을 보면 소득비례보험료와 정부 보조금을 합쳐서 56%, 정액보험료가 40%, 강제적 본인부담 4%로 구성되어 있었다(Schäfer et al., 2010).

(4) 저소득층에 대한 지원

2006년 개혁으로 정액보험료의 비중이 50%로 높아진 만큼 형평성은 불가피하게 저해

될 수밖에 없다. 이를 보완하고 또한 전국민을 단일 제도에 적용시킬 때 저소득층의 보험료 부담을 보조하기 위하여 의료보조금(healthcare allowance) 제도를 도입하였다. 의료보조금은 가입자의 정액보험료가 소득에 비하여 높은 저소득층을 보조하기 위하여 고안되었으며, 국세청이 피보험자 또는 보험회사에 지급한다(MHWS, 2006).

2006년 기준으로 성인의 약 1/3이 지원금을 받았는데 연간 €24에서 €1,155에 이르고 있다. 2009년 현재 보조금을 받을 수 있는 개인의 최고 소득은 연간 €32,502이며, 가족 단위로는 €47,880였다. 그리고 보조금의 최고 지불액은 개인에게는 €692이었으며, 가족 단위로는 €1,462였다(Schäfer et al., 2010).

(5) 보험회사에 대한 예산 배분과 위험조정

중앙기금은 국세청으로부터 이전 받은 재정을 각 보험회사에 할당하게 되는데 이를 사전적인 위험조정배분(ex ante risk adjustment)이라고도 한다. 중앙기금은 보험회사가 위험도가 높은 사람의 가입을 회피하지 않도록 보험회사 간 위험조정을 한다. 즉 보험회사의 정액보험료가 가입자들의 건강위험도에 따라 차등화될 경우, 보험회사는 만성질병이 많은 노인들을 받아들이지 않아 공정한 경쟁이 될 수 없다. 그리하여 중앙기금은 각 보험회사 가입자들의 건강위험도를 감안한 가입자 1인당 위험조정액(risk-adjusted capitation)을 산정하여 예산을 배정하게 된다.

사전적인 위험조정정액의 산정은 다음의 요소를 토대로 한다(Schäfer et al., 2010).

① 가입자의 성과 연령이다. 특히 여성은 20~40대 사이에는 출산에 따른 의료비 지출이 높기 때문에 이를 감안하고 있다. ② 가입자 소득의 성격(사회보장수혜자, 피용자, 자영자)이나 사회경제상태가 고려된다. 소득의 차이나 사회경제상태에 따라 건강상태가 달라지기 때문에 위험조정의 대상이 된다. ③ 가입자가 거주하고 있는 지역을 고려한다. 비유럽지역 이민자들은 건강상 문제로 더 많은 의료비를 사용하기 때문에 이들이 많이 거주하는 지역의 보험회사에 대해서는 더 많은 예산을 배정한다. ④ 가입자의 약제비 사용에 따른 위험도를 감안한다. 만성질병을 갖는 사람들이 약제비 사용이 높기 때문에 네덜란드는 약제비 사용을 20개의 그룹으로 구분하여 위험조정을 한다. ⑤ 가입자의 질병군을 고려한다. 만성질병을 갖는 사람들이 의료비 지출도 높기 때문에 의료비 지출 패턴에 따라 13개 질병군으로 구분하여 위험조정을 한다.

보험회사에 배정된 예산은 사용한 후에 중앙기금이 사후 조정(ex post compensation)

하여 가감 지급을 한다. 사후 조정은 사전적인 위험조정배분의 불완전성을 보정하기 위한 목적으로 이루어진다. 사전 조정으로 보험회사에 예산을 배분한 후 1년 사이에 가입자의 변동이나 가입자들의 위험도가 바뀔 수 있기 때문에 사후 조정에서 이를 보정하여준다. 가입자의 위험도 변화는 진료비 지불방법인 DBCs수가에서 협상으로 결정할 부분의 비중이 변화로 알게 된다(Schäfer et al., 2010). 그리고 보험회사는 사후 조정을 통하여 사전 조정에서 배제된 극단적 지출(outlier risk sharing)에 대하여 보상을 받게 된다. 또한 보험회사는 총 비용에 대한 사후 보정(retrospective correction)을 받게 된다. 사후 보정은 당초 예상된 의료비보다 더 많은 지출이 발생(보험회사의 통제 밖 요소에 의한 비용)하였다면 추가로 지원을 받고, 당초 예상된 비용보다 적은 비용이 발생하였다면 중앙기금에 그 차액을 반환하는 것이다.

(6) 보험급여

네덜란드 보험회사가 제공하는 건강보험급여는 [표 11-8]에서 볼 수 있는 바와 같이 두 가지로 「건강보험법」에 의하여 모든 국민에게 강제로 똑같이 제공하는 표준급여와 각

[표 11-8] 네덜란드의 강제보험의 표준급여와 보충형 부가급여

구분	강제보험의 표준급여 (Standard Package)	부가급여-민영의료보험 (Supplementary Benefits)
보장 내용	• GP 진료, 전문의 진료, 병원 이용 • 18세 미만 어린이의 치과 진료 • 고령자에 대한 특수 치과 진료 및 의치 • 의료용 압박 스타킹 등 일부 의료 보조장치 / 의약품 • 가정간호와 개인돌봄(식사보조, 옷입기보조 등) • 출산과 관련한 진료 / 산부인과 진료 • 구급차 및 휠체어 택시 이용 등 보건의료적 수송에 드는 비용 • 정신과 치료, 언어장애 치료, 산재치료, 교정적 치료(remedial therapy)는 제한적으로 보장 • 영양섭취와 식이요법 등에 대한 상담 • 금연 프로그램 • 고령자 재활 • 정신질환(3년간, 3년 이후는 신요양보험(Wlz)	• 안경 • 18세 이상 성인의 치과 진료 • 성인의 피임 비용 • 요법치료와 같은 대체의료 • 기본형에서 보장하지 않는 정신과 치료 등

출처 : MHWS(2006), Kroneman et al. (2016)

보험회사가 개별적으로 개발한 부가급여가 있다. 표준급여는 필요도(needs)를 토대로 결정되는데 선정 기준은 필수성(essential), 유효성(effective), 비용-효과성(cost-effective), 개인적으로 부담이 되는(unaffordable) 서비스로 하고 있다. 필수성은 삶의 질을 떨어뜨리는 것을 예방할 수 있거나 생명을 위협하는 질병을 치료할 수 있는 서비스를 뜻하며, 부담가능성이란 개인이 경제적으로 감당할 수 있는 서비스는 별도로 제공할 필요가 없다는 뜻이다(Kroneman et al., 2016).

(7) 진료비 지불제도

보험회사는 가입자에게 의료서비스를 제공하기 위하여 공급자와 계약을 한다. 공급자와의 계약에 앞서 네덜란드에서의 진료비 지불제도에 대한 이해가 필요하다. 이미 앞에서 간략히 설명하였지만, 네덜란드는 개방형 병원으로 전문의는 독립적 위치에서 병원과 계약을 하지만 병원에 봉직하는 전문의도 많다. 1차 의사와 병원에 봉직하지 않는 전문의들은 자유 개업을 하며, 1차 진료 의사는 의료이용에서의 문지기 기능을 하여 1차 의사를 거치지 않고는 전문의 진료나 병원 입원이 불가능하다.

① 병원에 대한 진료비 지불

병원에 대하여 1988년부터 기능 위주 예산제도(function-directed budget)가 도입되었는데 네 가지의 비용요소(고정비용, 준 고정비용, 가변비용, 위치비용)가 고려되었다. 2000년부터 병원 예산은 고정예산 방식에서 성과 위주의 목표예산(target budget) 방식으로 바뀌었다. 병원 예산제도가 바뀐 가장 큰 이유는 입원 대기 문제가 심각하였기 때문이다. 그러다 2005년 1월부터 병원에 대해서는 새로운 지불제도인 DBCs(Diagnose Behandelings Combinaties = Diagnosis Treatment Combination)가 도입되었다. DBCs는 A, B 두 영역으로 나누어지는데 A 영역은 주로 자본비용 영역으로 의료청(Dutch Health Care Authority, NZa)에 의하여 전국적으로 단일 가격이 설정되며, B 영역은 경상운영비 영역으로 보험회사와 병원 간에 협상으로 결정된다[17].

② 의사에 대한 지불

네덜란드에서 활동하는 의사는 다양하며 진료비 지불방법도 다양한 특징이 있다. 통

---

17) DBCs에 대한 개괄적 설명은 제4장에서 하였다.

상적으로 구분하면 의사들은 일반의와 전문의가 있다. 일반의는 동네 단위로 개업하며, 1차 의료기능을 수행하며, 인두제와 행위별수가가 혼합된 방법의 진료비를 지불받는다. 2006년 개혁 이전에 건강보험환자는 인두제로 진료비를 받았고, 민영보험(국민의 약 34% 가입)에서는 행위별수가로 진료비를 지불받았기 때문에 민영보험이 없어진 2006년부터 두 가지 지불제도가 혼합되어 있다.

1차 의사의 수가는 보험회사와 일반의 대표자 및 전국 일반의협회 대표가 위원회를 구성하고 이 위원회와 보험회사 대표 간에 협상으로 결정한다. 협상은 지역 단위로 하는데 지역을 대표하는 보험회사와 GP 위원회 간에 이루어진다. 한 명의 1차 의사가 여러 보험회사와의 계약이 가능하며, 2006년의 등록자당 인두액 평균 금액은 연간 €52이고, 방문당 진찰료(consultation fee)는 평균 €9이었다.

전문의는 행위별수가로 진료비를 지불받았으나, 2005년 DBCs가 도입된 이후 전문의 진료비는 병원에 지불되는 DBCs속에 포함시켜 지불하고 전문의는 병원과 계약을 통하여 보수를 지불받고 있다.

(8) 본인부담제도(cost sharing)

네덜란드는 보험가입자의 도덕적 해이를 방지할 목적으로 본인부담정액제(deductibles)를 채택하고 있다. 피보험자가 의료이용 시 보험회사에 납부하는 강제적인 본인부담정액이 있다. 2016년 현재 €385가 18세 이상의 피보험자에게 부과된다. 본인부담정액은 일반의 진료, 부인과 진료, 가정간호(home nursing care) 그리고 통합의료(4개 질병을 대상으로 하는 DMPs)에는 면제된다. 그러나 GPs가 처방하는 의약품과 진단검사에는 본인부담정액이 적용된다. 다만 본인부담정률제의 대상이 되는 의약품에는 본인부담정액이 면제된다. 강제적인 본인부담정액제 이외에 피보험자가 정액보험료를 줄이기 위하여 자발적인 본인부담정액제(personal excess)가 있는데 연간 €100에서 최대 €500가 된다(Kroneman et al., 2016).

한편 정신과 외래진료(outpatient mental care)에 대해서는 2014년까지 분기당 €20를 최대 5분기 동안 부과하였으나, 2014년 이후에는 이를 폐지하여 환자에게 무료의 외래정신과 진료를 제공하고 있다(Kroneman et al., 2016).

뒤에 설명될 신장기요양의 주거형 돌봄(residential care)에 대해서는 다소 복잡한 소득에 비례하는 본인부담률(높은 본인부담률과 낮은 본인부담률)이 적용된다. 첫 6개월 동안에는 모든 사람이 낮은 본인부담률(소득의 12.5%)을 적용한다. 6개월 후 집안에서 환자를 돌봐 줄 배우자나 자식이 있으면, 12.5%를 유지하게 된다. 그러나 집안에 돌봐 줄 사람이 전혀 없으면, 소득비례본인부담률에 추가하여 자산의 8%를 추가로 본인부담으로 하고 있다(Kroneman et al., 2016).

(9) 만성질병 관리와 통합의료

네덜란드도 다른 국가와 마찬가지로 의료서비스 제공이 분절되어 만성질병의 관리에 적합하지 못한 문제점이 지적되었다. 특히 만성질병의 관리를 위하여 다양한 공급자 간의 연계 필요성이 질병관리 프로그램(DMPs)으로 표출되었다(Baan, 2012). 네덜란드에서는 DMPs가 통합의료, 협동의료(shared care), 연계의료(guided care)와 같은 개념이 혼재되어 등장한다(Baan, 2012). DMPs는 1990년대 천식에 시범적으로 적용하기 시작하였고, 2000년부터 당뇨병Ⅱ에 적용하기 위하여 표준적인 임상진료지침을 개발하기 시작하였다. 2010년부터 정부는 당뇨병, 천식, 심장마비, 심혈관 질환의 4개 질병에 적용하고 있다. 공급자들은 진료팀을 형성하여 보험회사로부터 진료비를 묶음형(bundled payment)으로 받아 진료팀 내에서 배분하는 형식으로 통합이 이루어지고 있다.

4) 경쟁메커니즘 작동을 위한 기전

(1) 위험조정

건강보험에서 경쟁원리를 도입하기 위한 전제 조건은 전 국민에 대한 형평성 보장에 있다. 형평성이 전제되지 않는 경쟁은 민영의료보험의 영역이기 때문에 굳이 국가가 개입할 필요가 없다. 그런데 모든 국민에게 완전한 형평(100% 형평)을 유지하려 한다면 경쟁은 불가능해진다. 데커 개혁안에서는 보험 재정의 85%를 소득비례로 하였으나, 2006년 개혁에서는 소득비례보험료를 50%로 낮추어 경쟁을 강화시키도록 하였다. 위험조정기금이 설치되어 있기 때문에 보험회사는 가입을 신청하는 모든 피보험자들을 받아들여야 하며, 보험료에 차등을 두어서는 안 된다는 점을 강조하였다(MHWS, 2005).

(2) 피보험자의 보험회사 선택

피보험자인 국민들은 다음의 세 가지 기준(MHWS, 2005)을 갖고 보험회사를 선택하게 되고, 이것이 의료공급자간의 경쟁을 유도하게 된다.

첫째, 보험회사가 부과하는 정액보험료의 크기이다. 보험회사는 정액보험료를 낮추기 위하여 공급자들을 경쟁시켜 표준급여의 가격과 관리운영비용을 낮추도록 노력해야 한다.

둘째, 보험회사의 운영성과이다. 보험회사가 어떠한 의료기관과 계약을 맺고 있으며, 병원에서의 대기시간[18)]이나 서비스의 질, 그리고 보험회사가 제공하는 부가급여의 종류와 보험료의 크기가 보험회사를 선택하는 기준이 된다.

셋째, 본인부담정액제(deductibles)에 해당하는 개인 초과액(personal excess)이 선택의 기준이 된다. 보험회사는 본인부담정액과 유사한 개인 초과액을 €100에서 €500까지 자율적으로 설정할 수 있다(MHWS, 2006). 이것은 강제적인 본인부담과 구분하여 자발적인 본인부담(voluntary deductibles)으로 부른다. 건강보험가입자들은 자신의 선택에 의하여 개인 초과액을 보험회사에 먼저 지불하도록 한다. 보험회사는 개인 초과액의 크기에 따라 정액보험료를 낮출 수 있다. 따라서 개인 초과액은 보험가입자가 보험회사를 선택하는 또 다른 기준이 된다.

(3) 보험료 감면 혜택

보험회사의 선택은 직장 단위로 하는 것이 아니라 개인 단위로 하게 되어 있다. 보험회사는 관리비용을 절감하기 위하여 단체 가입에 대해서 정액보험료를 최대 10%까지 할인하고 있다. 단체 구성은 주로 직장을 단위로 하지만 환자 조직, 스포츠 그룹, 노조, 인터넷을 통하여 하기도 한다. 2007년 기준으로 57%의 국민이 단체 가입하여 평균 7%의 정액보험료 할인 혜택을 받았는데 단체가입의 2/3가 직장 단위였다(Wynand and Schut, 2008).

또한 이용할 병원의 수를 제한하는 경우 보험료를 할인하는 제도도 있으며, 환자가 운동이나 생활습관 개선으로 주사제 등 고(高)비용 치료에서 벗어나도 인센티브를 받는다. 예를 들어 20개 병원만 이용할 수 있는 보험 상품을 구매하면 보험료를 20% 정도 할인받을 수 있다.

---

18) 네덜란드는 사회보험국가임에도 불구하고 앞에서 언급한 바와 같이 과거 영국과 유사하게 인두제와 예산제를 사용하였기 때문에 병원 병상은 과잉임에도 불구하고 병원의 입원 대기가 심각하였다. 제도 개혁으로 입원 대기가 없어지기를 기대하고 있다.

5) 2006년 개혁의 목적

2006년 개혁의 정책적 목적을 보다 구체적으로 기술하면 다음과 같다(이규식, 2007).

첫째, 모든 국민을 단일의 표준적인 급여를 제공함에 따라 형평성 제고에 목적을 두었다.

둘째, 보험회사와 의료공급자 간의 경쟁시스템을 구축함에 따라 효율성을 제고함은 물론 서비스의 질을 향상시키도록 하였다. 경쟁은 의료의 질의 향상과 함께 입원 대기를 줄일 수 있도록 하여 소비자의 반응성에도 유의하였다.

셋째, 효율성 제고를 위한 또 다른 수단으로 개인의 책임을 강화시켰다. 피보험자 개인에게 재정적인 책임(정액보험료 부담)을 강조하는데 따른 반대급부로, 보험회사를 선택할 권한을 부여하여 보험회사들 간의 경쟁을 유발시켰다.

넷째, 의료보조금(healthcare allowance) 제도를 도입하여 형평성을 보완하고 있다. 경쟁을 강화하기 위하여 정액보험료의 비중을 높인 만큼 형평성은 종래에 비하여 약화될 것이기 때문에 이를 보완하기 위하여 의료보조금 제도를 도입하였다.

다섯째, 건강보험에 시장원리를 접목시키는 실천적인 정의를 만들었다. 사회보험이라면 지금까지 질병금고가 명령과 통제로 관리하는 것으로 믿어왔던 것이다. 그런데 건강보험의 관리를 민간영리보험회사에 위탁하고 피보험자가 정액보험료, 보험형태, 부가급여를 토대로 보험회사를 선택하도록 함으로써 보험회사를 경쟁시켜 시장의 역할을 확대하였다. 정부는 경쟁을 관리하기 위하여 Health Care Authority를, 그리고 보험회사나 공급자들이 담합하는 것을 방지하기 위하여 Competition Authority를 운영하고 있다. 의료 질을 관리하기 위하여 Health Care Inspectorate를 별도로 운영하고 있다.

6) 네덜란드 제도의 평가

많은 사람들이 보험회사를 변경하고 있어 보험회사 선택을 통한 경쟁이라는 당초의 목표는 달성되는 것 같다. 개혁이 이루어진 첫해인 2006년부터 활발하게 보험회사를 선택하여 보험회사를 변경하는 국민의 비율을 보면 2006년 18%에서 2011년에도 6%에 이르고 있다. 이러한 선택을 통한 보험회사 변경으로 2009년 현재 4개의 대형 보험회사가 시장의 88%를 장악하고 있다(Schäfer et al., 2010). 2014년 기준으로 보험회사 수는 26개이며, 9개의 영업그룹으로 나누어진다. 그 중에서 4개 회사가 각각 13~32%의 피보험자를 가입시켜 건강보험시장의 90%를 장악하고 있다(Kroneman et al., 2016)[19]. 이렇게 된 것은 결국 보험회사들이 피보험자 확보를 위한 치열한 경쟁을 하였기 때문이다.

네덜란드 의료체계에 대한 외국 기관의 평가를 보면 매우 호의적이다. 제6장에서 언급한 Health Consumer Powerhouse가 발표한 34개 국가의 Euro Health Consumer Index를 보면 2005년부터 계속 3위 이내에 있었으며, 2010년대 보고서에서는 계속 1위를 기록하였을 뿐만 아니라 지금까지 기록에서 가장 높은 점수로 평가를 받아(HCP, 2013), 네덜란드 개혁은 세계적으로 좋은 평가를 받고 있다.

2006년 의료개혁으로 경쟁이 경상의료비 증가를 억제시킬 것으로 기대하였다. 그러나 네덜란드는 2008년 재정위기에 직면함에 따라 다음 절에서 볼 수 있는 바와 같이 새로운 개혁이 불가피하였다.

4. 2006년 이후의 의료개혁[20)]

1) 개혁의 특징

네덜란드는 2006년의 개혁에 만족하지 않고 그 후로도 끊임없는 개혁을 이루었다. 2006년 이후 의료개혁을 꾸준히 추진한 이유는 인구고령화에 따른 의료비 지출의 증가에 대한 대응책이 필요하였다. 네덜란드는 2006년 전국민건강보험을 달성하고, 관리된 경쟁을 통하여 의료비 증가를 억제하려고 기도하였으나, 그러한 기대가 무너짐에 따라 2006년 이후 다음과 같은 새로운 의료개혁을 추진하게 된다.

첫째, 불필요한 전문의 진료를 줄이기 위한 노력이 시도되었다. 그러한 개혁의 하나로 2014년 1월부터 정신보건사업(mental health)을 세 영역으로 나누었다. 먼저 GP에 의한 정신의료(GP-based mental health), 다음으로 개업일반의에 의한 기본정신의료(Generalist Basic Mental Health), 마지막으로 전문의 정신의료(Specialist Mental Health Care)이다. 국민이 정신보건에 문제가 생기면 먼저 자신의 단골주치의(GP)를 찾아야 한다. 이때 주치의는 정신보건전문간호사(mental health practice nurse)와 협력하여 서비스를 제공하게 된다. 정신질환이 DSM-IV로 의심이 되면 GP는 환자를 기본정신의료를 받도록 의뢰하고, 더 복잡한 정신질환자일 경우 GP는 환자를 전문의 진료(Specialist care)를 받을 수 있도록 의뢰한다.

---

19) 건강보험을 다루는 보험회사는 2006년도 33개, 2008년 35개, 2014년 26개로 조사되었으나, 다른 손해보험도 취급하고 있어 건강보험가입자가 4개 보험회사에 집중하여도 보험회사가 폐업하지는 않는다.

20) 이 부분은 Kroneman et al. (2016)을 토대로 작성하였다.

둘째, 1968년부터 실시해오던 장기요양보험(AWBZ)에 대한 개혁이다. 2015년「장기요양보험법」을 폐지하고 장기요양보험에서 제공하던 서비스를 분화시키고 서비스 제공의 분권화 혹은 분산화(decentralization)를 다음과 같이 이루었다.

① 하루 24시간 이하의 돌봄이 필요한 사람들을 위한 가정간호(home nursing)나 개인 돌봄(personal care), 그리고 장기 정신보건(long-term mental health care)은 건강보험제도(Zvw)로 이관하였다.

② 24시간 관리가 필요한 취약 노인층과 장애인을 위한 집중적 주거형 케어(intensive residential care)는「장기요양보험법」을 고쳐「신(新)장기요양보험법(Wlz)」으로 제공하고 있다. 요양서비스를 원하는 시민은 지자체에 신청을 하면 지자체는 신청자의 필요도 사정을 하게 된다[21]. 필요도 사정의 결과 24시간 관리가 필요한 사람들은 전문가가 제공하는 서비스 조직인 주거형 장기요양시설의 입소나 가정에서 낮 돌봄(day care)이나 청소년정신보건(elements of youth (mental health) care services)과 같은 서비스를 받게 된다. 그런데 필요도 사정의 결과 수혜자로 인정을 받았음에도 불구하고 자신의 가정에서 서비스를 조직화하여 이용하고자 하는 사람에게는 개인이 사용할 수 있는 예산(personal budget)을 배정하여 준다. 2015년 1월부터 정부 조직인 사회보험은행(Social Insurance Bank)이 개인예산 소지자를 대신하여 개인 예산을 관리하여 허위 사용을 방지하고 있다. 신장기요양제도를 위한 재정조달은 두 가지가 있다. 첫째는 국세청이 사용자를 통하여 징수하는 소득비례 보험료이다. 둘째는 장기요양서비스를 받는 개인이 서비스를 받을 때 비용을 분담(cost-sharing)함으로써 재정의 일부를 부담하는 방법이 있다. 비용분담은 소득에 비례하는데 중앙행정청(Central Administration Office, CAK)에서 담당한다. 두 가지 재정은 국립의료원(ZiEL)이 관리하는 요양보험기금(LTC Fund)에 예탁된다. 중앙행정청의 지역별 사무소가 요양보험의 구매자 기능을 담당하는데, 필요도 사정처(CIZ)가 평가한 대상자가 필요로 하는 돌봄의 강도(intencity of care)를 토대로 개인예산을 사용할 수 있게 한다.

③ 사회서비스는「사회적 지원법(Wmo)」에 의하여 제공하는 것과「청소년돌봄법(Youth Act)」에 의하여 제공하는 사회심리적 청소년 돌봄서비스(psycho-social youth care)

21) 필요도 사정(needs assessment)은 필요도 사정처(Center for Needs Assessment, CIZ)에 속하는 구역간호사(district nurse)가 담당한다.

가 있다. 사회서비스를 받기 위해서는 대상자가 지자체에 신청을 하여야 한다. 신청자의 필요도 사정을 통하여 재가서비스(domestic care)나 지원 돌봄(support care)이 제공된다. 「사회적 지원법」의 목적은 지자체가 대상자를 지원하여 사회참여를 가능하도록 하는데 있다. 그리고 가사도움(home help)과 함께, 이동수단(휠체어 등), 주거개조(문지방 낮추기, 화장실의 손잡이 설치) 등의 서비스가 제공된다. 대상자는 먼저 자신의 사회연결망(social network)을 통한 도움으로 스스로 돌볼 수 있는 방법을 모색해야 한다. 만약 사회적 연결망을 통한 자원이 불충분하다고 여겨지면, 지자체가 공적재정을 통한 지원에 나서게 된다. 지자체는 시민을 위하여 맞춤형 지원을 자유롭게 조직화할 수 있으며, 지자체마다 지원 방법은 다를 수 있다. 지난날 「장기요양보험법」은 권리개념으로 접근(rights-based approach)하였으나, 「사회적 지원법」은 공급기반으로 접근(provision-based approach)하도록 대체한 것이다. 예를 들어 과거에는 지자체가 전문직을 통하여 돌봄서비스를 제공하였다면, 「사회적 지원법」은 이웃이나 자원봉사자가 지자체를 대체하여 돌봄서비스를 제공할 수 있도록 하였다. 그렇다고 법에서 사회연결망의 도움을 강제화한 것은 아니다. 모든 시민은 지자체에 지원을 요청할 수 있으며 지자체는 도움이 정말 필요로 하는 것인지, 그리고 어떤 도움이 필요한지를 결정하게 된다.

또 다른 종류의 사회서비스는 2015년 사회심리적 청소년 돌봄서비스(psycho-social youth care)의 개혁을 통하여 서비스 제공을 지자체(Municipality)로 분권화(decentralization)하고, 돌봄서비스 제공이 다양하게 흩어져 제대로 돌봄서비스가 제공되기 어려운 문제를 「청소년돌봄법(Youth Act)」에 따라 지자체를 청소년돌봄의 주된 책임자로 하여 돌봄서비스가 제대로 제공될 수 있도록 하였다.

두 가지 사회서비스의 재정은 일반 조세수입에서 조달하여 지자체 기금(Municipality Fund)에 모아서 사용하도록 하였다. 이 기금을 지자체에 배분하는 것은 지자체의 특성(주민 수, 지리적 크기, 사회보장적용자 수 등)에 따라 배분받은 재정을 지자체가 책임을 갖고 자율적으로 사용할 수 있도록 하기 위한 목적에서였다.

2015년 의료제도의 개혁의 핵심인 장기요양보험의 개혁은 [그림 11-3]과 같다. 장기요양보험(AWBZ)을 해체하고 「신장기요양보험법」, 「사회적 지원법」, 「청소년돌봄법」의 제정, 그리고 가정간호서비스 제공을 위하여 「건강보험법」을 개정한 것이 주목된다. 특히 장기요양보험제도 개혁은 크게 두 가지 전제를 바탕으로 하고 있다. 첫째는 서비스 제공

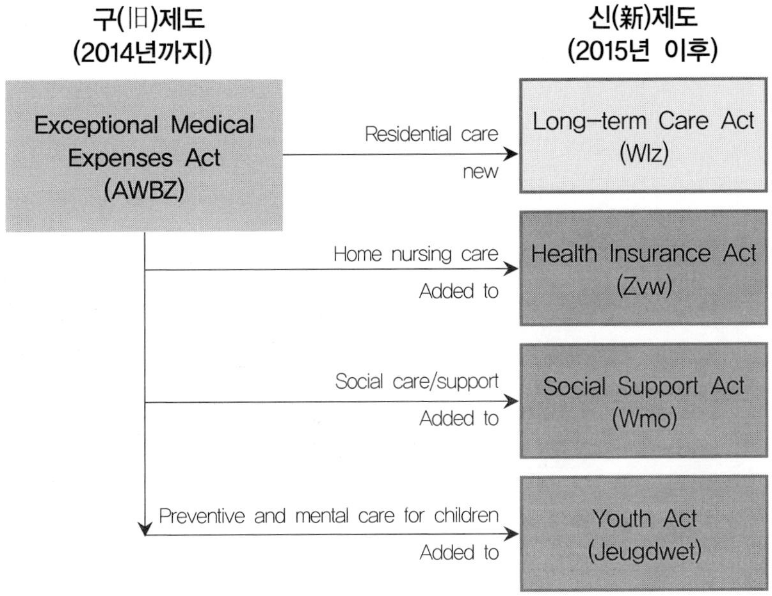

출처 : Kroneman et al. (2016)

[그림 11-3] 네덜란드의 2015년 장기요양보험의 개혁

을 분권화에 초점을 두고 분권화가 효율적이라는 전제를 바탕으로 하고 있다. 지자체는 중앙정부보다는 시민의 곁에 있기 때문에 시민들에게 맞춤형 서비스 제공을 보다 효율적으로 값싸게 제공할 것으로 보고 있다. 두 번째 전제는 지금까지 시민들이 복지국가에 의존하여 모든 문제를 정부에 크게 의존하는 행태를 개혁을 통하여 자신의 문제는 먼저 시민 각자가 책임을 갖도록 자극하였다는 점이다.

2) 개혁을 통한 변화의 내용

앞에서 설명한 내용은 개혁의 혁신적인 흐름을 파악하는데 초점을 두었다. 구체적인 개혁의 내용은 다음과 같이 몇 가지로 정리하였다.

(1) DBCs 제도의 변화

네덜란드에서 병원에 대한 진료비 지불은 보험자와 협상을 통하여 할 수 있는데, 어떤

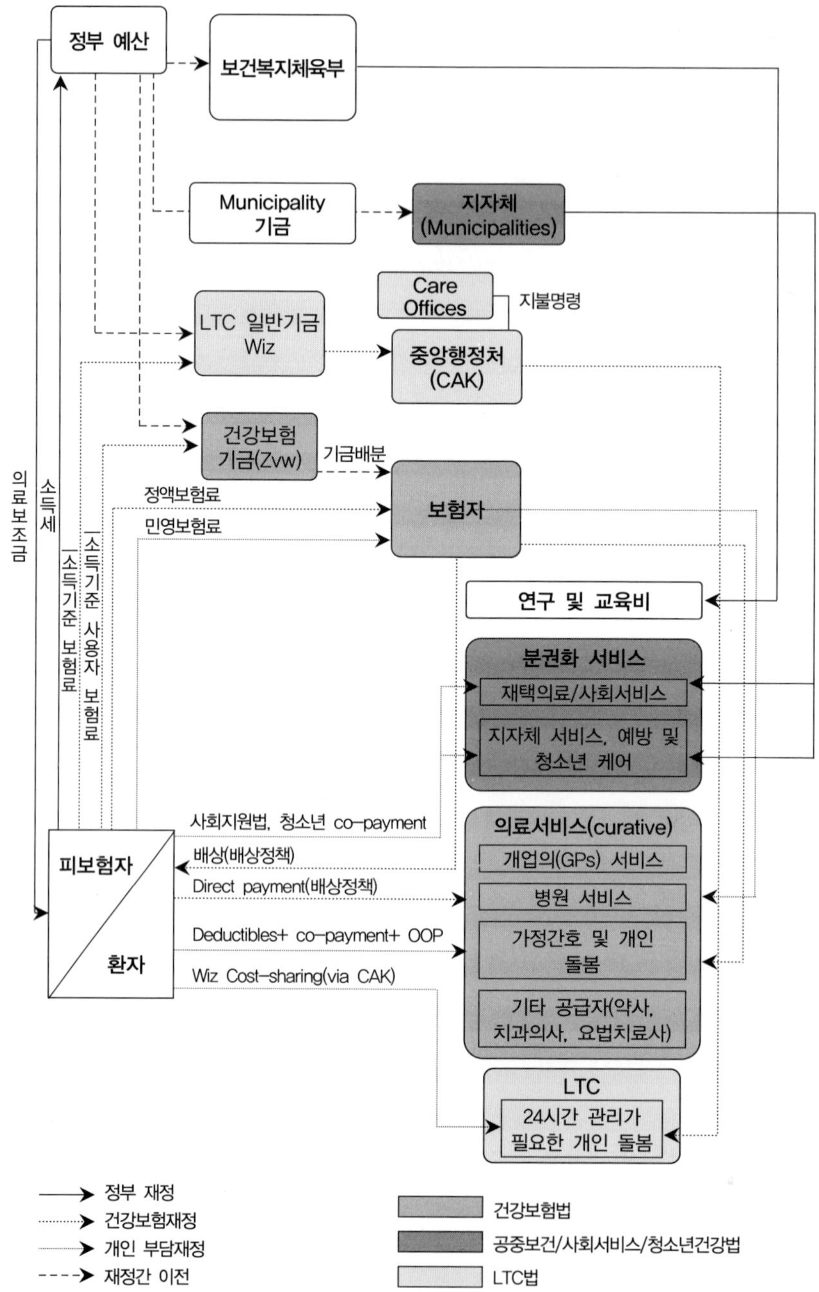

주 : CAK는 Central Administration Office로 LTC에 대한 본인부담 결정과 지불을 담당
출처 : Kroneman et al. (2016)

[그림 11-4] 네덜란드의 의료재정체계

보험자는 병원과 총액(lump-sum budget)을 일괄 협상하기도 하지만 다른 보험자는 병원과 개개 서비스에 대하여 가격과 서비스 량을 협상할 수 있다. 보험자와 공급자가 가격을 협상하는 제도를 DBC시스템이라 한다.

2005년 DBCs를 처음 도입할 때만 하여도 병원정보시스템(혹은 DBC information system)이 발전되지 못하였기 때문에 가격을 협상으로 결정할 수 있는 부분(free segment로 DBC-B)은 진료비의 10% 정도에 불과하였다. 그리고 자본비용은 협상 대상 비용이 아니라 의료청(NZa)이 결정하는 부분(fixed segment로 DBC-A)이었다. 2009년부터 자본비용도 협상 대상 비용(DBC-B)으로 바뀌게 되었다. 2013년부터는 DBCs의 코드 수가 30,000개에서 4,400개로 대폭 줄게 되었다. 이렇게 한 것은 코드수가 많아 너무 복잡하여 오류가 잦고, 허위 청구와 같은 부정이 따르기 때문이었다.

그리고 협상 가능한 비용의 개념도 2005년도 당시와는 크게 달라졌다. 초기에는 비용의 기능적 성격에 따라 가격 협상 가능 가격(주로 경상운영비, DBC-B)과 의료청이 결정하는 가격(주로 자본비용 성격, DBC-A)으로 나누어졌었다. 2013년부터는 기능적 성격으로 Free segment(DBC-B)와 Fixed segment(DBC-A)로 나눈 것이 아니라 서비스의 성격을 기준으로 협상 가능한 서비스와 협상이 어려운 서비스로 나누었다. 그리하여 의료청(NZa)이 정하는 Fixed segment에 속하는 것은 소수의 공급자에 의하여 제공되는 난해한 서비스로 이식수술(transplantation) 혹은 외상(trauma care)과 같이 계획을 하기 어려운 질병으로 가격 협상이 어렵다고 판단하여 의료청이 가격(maximum price)을 정하고 있다.

2013년 이전에는 보험자는 병원과 전문의를 별도로 협상을 하였다. 그러다 2013년부터 보험자는 병원과만 협상을 하고 병원이 전문의와 협상하는 방식으로 변하였다. 그러나 협상에 가용한 질 지표가 마땅하지 못하여 협상에서 의료 질은 큰 역할을 하지 못하였다.

DBCs는 DRGs와 달리 환자에게 복수의 코드를 허용하여 multi-morbidity의 경우 다수의 전문의가 환자 진료에 참여를 용이하게 할 수 있는 이점이 있다. DBC시스템은 병원에서 환자의 첫 consultation부터 치료 후 마지막 follow-up check에 이르기까지 총비용을 상환하도록 설계되었다. DBC시스템은 관리된 경쟁(managed competition)을 토대로 병원의료의 효율성을 제고하여 비용을 억제하는 것을 목표로 하고 있다. DBCs는 2012년부터 care product로 부르기도 하는데 여기에는 전문의 비용, 간호비용, 의료장비 사용비용, 진단 과정비용을 보상하고, 이와 같은 직접비 이외 교육, 연구, 응급의료비용과 같은 간접비를 포함하고 있다. 그리고 입원일수(일정기간)나 진단과정의 많고 적음은 수가에 영향을 미치지 못한다. 이러한 내용은 모두 보험자와 병원 간 가격 협상이 된다. 이것을 DBCs의 Free segment라 부른다. 2013년 현재 Free segment에 속하여 가격협상이 가능한 부분이 2006년 10%에서 70%로 증가하였고 의료청이 가격을 정하는 Fixed segment부분은 30%에 불과하다. 이와 같이 자유로운 가격협상이 가능한 Free segment가 증가한 것은 보험자나 의료공급자들이 협상과정에서 각자의 역할에 적응하기 위한 시간이 필요하였기 때문에 시간이 지나면서 비중이 증가하였다.

Intensive care나 비싼 의약품 등은 DBCs가격에 포함되지 않는데, 이러한 항목(add-on)에 대해서는 추가적 상환이 이루어진다. 더 나아가 DBCs에 등재되지 않는 비용에 대하여 추가적 지불을 받을 수 있는데, 여기에 속하는 것으로 교육업무(educational tasks)나 인구가 적은 지역의 응급의료실(emergency department) 유지비용 등이다.

(2) 1차 의료에 대한 지불제도의 개혁

병원서비스는 보험자와 병원간의 협상이 이루어지지만 개업의(GPs 중심이지만 일부 전문의도 포함)와 진료비 협상은 개별 의사와 이루어지는 것이 아니라 의사단체와 이루어진다. 그리하여 2013년 개업의 대표자, 보험자 그리고 정부는 GPs(개업의)에 대한 새로운 지불제도를 2015년부터 실시하기로 합의하였다. 새로운 지불제도는 네덜란드 의료체계에서 개업의가 1차 의료의 중심적 역할을 할 것을 강조하였으며, 통합의료(integrated care)와 공급자 간의 협력을 활성화하고 또한 2차 의료를 1차 의료로 대체하는 것을 활성화하도록 하였다(Kroneman et al., 2016).

개업의 진료비에 대한 새로운 시스템은 세 부분으로 구성되었다. 첫째 부분(segment 1)은 개업의(general practitioners)의 기본의료에 대한 강조로 개업의의료가 환자의 첫 접촉 의료가 되어, 2차 의료의 문지기 기능을 하는데 주력하였다. 이를 위하여 세 가지의 지불방법이 동원되고 있다. 첫째는 인두제로 등록한 환자 수에 따라 진료비를 지불하는 부분이다. 그러나 연령(65세 미만과 65세 이상)과 신체상의 결함의 과다에 따라 인두액에 차이를 두고 있다. 둘째 부분은 개업의(GPs)가 consultation과 home visit를 할 때 진료비를 청구할 수 있는 부분으로 이때는 보험자와 계약을 하지 않아도 진료비를 청구할 수 있도록 하였다. 셋째 부분은 전문간호사의 수가에 대한 것으로 전문간호사가 정신질환(mental care)이나 다른 형태의 서비스 제공에 대하여 수가를 별도로 받을 수 있도록 하였다. 그러나 이 부분은 개업의가 보험자와 계약을 해야만 진료비를 받을 수 있다.

둘째 부문(segment 2)은 통합의료에 적용되는 진료비 지불이다. 만성질병 관리를 위한 통합의료는 앞에서 살펴본 바와 같이 1990년 천식에 대하여 시범적으로 도입한 이후 2000년 당뇨병 II에 적용하기 위하여 표준적인 임상진료지침을 개발하고 2010년에 통합의료를 위하여 묶음형 지불제(bundled payment)[22]가 도입되었다. 이 당시 네덜란드의 통합의료는 만성질환을 관리하기 위한 질병관리프로그램(disease management programs, DMPs)으로 대표된다. 관리되는 질병으로는 당뇨병 II, COPD, 천식, 고위험 심혈관질환의 네 가지로, 개업의들이 진료팀(care group)을 조직하여 필요한 서비스를 통합하여 제공하고 진료팀에서 보험자로부터 묶음형으로 진료비를 받아 참여한 공급자에게 보수를 지급한다. 진료팀의 크기는 4인에서 150인의 개업의에 이르기까지 다양하다. 환자들은 진료팀을 선택하여 자유롭게 통합의료를 받을 수 있다. 2014년 기준으로 개업의사의 약 80%가 통합의료의 진료팀에 참여하고 있다. 통합의료를 위한 진료팀은 보험자와 환자당 정액을 협상한다. 보험자와 계약은 묶음형 지불을 위한 필요한 전제조건에 관한 것이다. 통합의료 진료팀에 참여하는 개업의라도 segment 1에서 언급한 등록 환자당 정액을 받으며, 환자가 만성질환이 없을 경우에는 상담료도 별도로 받을 수 있다.

셋째 부문(segment 3)은 P4P와 혁신에 대한 보상이다. 여기에 해당하는 지불은 보험자와 계약이 전제된다. P4P에 적용되는 것은 서비스의 접근성, 처방의약품의 효율성, 환자를 2차 의사에게 의뢰하는 효율성, 인증과 같은 care에 직접 관련되지 않는 사항 등이다. 2015년도의 성과에 따른 지불은 문지기 기능의 적정성, 의약품 처방의 합리성, 서비스와 접근성이 평가의 초점이 되었다.

일반의의 수준에서는 첫째 부문(segment 1)이 의사 진료수입의 77%, 나머지 두 개 부문(segment 2, 3)에서 23%를 충당하는 것을 바라고 있다. 거시적 측면에서 보건부, 보험자협회, 환자협회, 그리고 1차 의료협회는 첫째 부문(segment 1)인 일반의의 기본의료와 둘째 부문(segment 2)인 통합의료는 매년 1.5% 성장을, 셋째 부문(segment 3)인 2차 의료를 1차 의료로 대체하는 것과 P4P의 도입은 매년 1.0% 정도 성장하기를 원하고 있다(Kroneman et al., 2016). 네덜란드에서 개업의는 독립적인 기업가로써 수입은 매

22) 묶음형 지불은 행위별수가와 달리 증상(episode)별수가라 할 수 있다. 증상별수가를 개발하는 것이 수월하지는 않다.

출액과 비용의 차액이 된다.

(3) 전문의 지불제도

2008~2015년 사이에 병원에서 파트너 십으로 일하도록 조직화된 독립적인 전문의는 2015년 기준으로 60% 정도 되고, 나머지는 병원에 봉직의사로 월급을 받고 있다. 2008년부터 2015년 사이에 독립적인 전문의들은 DBC system으로 보수를 받았다. 네덜란드 의료청(NZa)에서는 각 DBCs 마다 전문의가 일해야 하는 표준 시간과 시간 당 수가(an hourly tariff)를 설정하였다. 이 수가는 모든 전문의에게 동일하게 적용되었는데, 시간 당 수가 설정위원회(Hourly Tariff Commission)가 전문의협회의 자문으로 결정하고 있다.

2015년 이후는 보험자가 병원과 DBCs 수가 협상을 하는데 여기에는 전문의 지불도 포함되어 있다. 독립적인 전문의는 자신이 일하고 있는 병원과 보수에 대한 협상을 해야만 한다. 보건부는 독립적인 전문의가 모두 병원의 봉직의가 되기를 희망하고 있다[23] (Kroneman et al., 2016).

3) 공중보건서비스

공중보건서비스는 지역자치단체(Municipality)의 책임으로 제공하는데, 주요업무는 질병예방(예방접종과 검진), 보건교육, 건강보호(식품검사 등 위생검사), 환경보건, 역학조사, 학교 구강위생, 예방적 지역사회 정신보건 등이 있다(Wiggers, 1992). 이러한 업무는 「공중보건법」(Public Health Act)에 명시되어 있으며, 2015년 기준으로 명기된 업무는 다음과 같다.

① 청소년 건강 관리(아동건강센터 및 학교의 예방서비스)
② 환경보건
③ 사회-의료 상담
④ 주기적인 위생 검사
⑤ 난민의 공중보건(결핵 검진 등)
⑥ 예방적 검진
⑦ 역학

23) 네덜란드 정부는 개방형 병원을 모두 폐쇄형 병원으로 전환되기를 희망하고 있다.

⑧ 보건교육

⑨ 예방접종

⑩ 예방적인 지역사회 정신건강관리.

Municipality는 상기 업무를 위해 지역보건소(Municipal Health Center, GGD)를 설립하고 다른 Municipality와 협력하고 있다. 현재 전국에 25개의 GGD가 설립되어 있고, 2014년 이후에는 대형 사고나 재난 시 의료 구호를 조율하는 지역 의료구호조직(GHORs)을 포함하고 있다. 네덜란드가 역점을 두는 두 가지 공중보건사업은 청소년 건강 관리와 조기 건강검진 및 예방접종이다.

(1) 아동을 위한 예방, 건강검진 및 예방접종

사업의 대상자는 0세부터 19세까지의 모든 아동이며, 특정 그룹의 아동이나 개인적으로 관리가 필요한 청소년들은 Municipality가 관리하는 「청소년법」(Youth Act)에 의한다.

먼저 신생아에게는 발뒤꿈치 혈액 검사(heel prick)를 통해 심각하면서도 치료 가능한 질병검사를 하고 있다[24]. 이 검사는 가정에서 태어난 아이들은 조산사나 방문간호사가 하고 병원에서 태어난 아이들은 병원에서 하게 된다.

4세까지의 아동은 아동건강센터에서 의료와 육아 상담을 받는다. 여기에서 성장과 발달의 모니터링, 건강 문제(또는 위험) 또는 사회적 문제의 조기 발견, 검진과 예방접종 등을 제공하는데 전문 의사나 간호사가 제공하게 된다. 4세 이하의 아동은 국가 예방접종프로그램(RVP)에 포함된 예방접종을 받는다. 학령기에 접어든 이후에는 지역보건소(Municipal Health Center)에서 예방접종을 담당한다.

5세 생일 이후에는 학교 의사가 예방적 검진을 하며, 학교 의사는 모든 아동을 5세, 10세, 그리고 13세에 검진하게 된다.

청소년 정신건강관리와 육아지원은 2015년부터 Municipality의 책임이 되어[25] 청소년 의료팀(Youth Healthcare Team)을 조직하여 관리하고 있다. Municipality의 다른 유형의 청소년 의료팀은 청소년 보호, 청소년 재활, 수용시설 내 청소년 의료, 그리고 경미한 정신 장애를 가진 아동의 건강을 다루고 있다.

---

24) 이 검사를 통해 32개의 질병을 선별할 수 있다고 한다.

25) 그전에는 Province의 책임이었다.

(2) 성인을 위한 건강검진 및 예방접종

성인 대상 건강검진 및 예방접종은 가정의(GPs)에 의해 매년 이루어진다. 제공되는 서비스로 60세 이상의 사람을 대상으로 인플루엔자 예방접종을 하는데 백신 접종률은 최근 매년 감소하여 2008년 72%에서 2014년 53%로 떨어졌다. 그리고 폐렴구균 감염에 대해서는 예방접종은 실시하지 않고 있다.

연령에 따른 건강검진은 5개의 지역 검진센터에서 실시하고 있다. 55세에서 75세 사이의 모든 국민을 대상으로 2014년부터 매 2년 단위로 대장암 검진을 하는데 분변검사를 거쳐 내시경 검사로 이어진다. 자궁경부암 검사는 30세에서 60세 사이의 여성을 매 5년 간격으로 실시한다. 2016년에는 건강검진이 변경되어 여성들이 HPV 바이러스의 존재 여부를 검사한 후 바이러스가 존재하면 자궁경부 세포 이상 검사를 하게 되는데 5년 주기로 하게 된다. 유방암 검진은 50세에서 75세 사이의 여성들을 대상으로 2년 간격으로 실시하고 있다.

제3절 독일의 의료개혁[26)]

1. 독일 제도의 개요와 문제점

1) 건강보험제도

독일은 세계에서 처음으로 질병보험제도를 도입하였다. 앞의 [표 7-1]에서 본 바와 같이 독일의 질병금고는 1913년 21,342개이던 것이 1950년에 1,992개 금고로 2010년에는 165개로 합병되었다. 보험재정은 보험료가 대종(정규 소득자는 소득기준 보험료)을 이루고 있으며 이외에 연금기금, 지방실업자 기구 및 복지조직에서의 이전금으로 구성된다. 질병금고에 대한 국고지원은 없으며[27)] 연금수급자는 연금기금에서 보험료의 50%를 지원하고 있다. 일정소득 수준 이상 되는 사람 가운데 임금 근로자는 민영보험으로 가더라도 사용자로부터 보험료의 50%를 지원받는다.

---

26) 이 절은 이규식(2012)의 제Ⅲ편의 외국의 개혁사례 가운데 독일 편을 재정리하였다.

27) 2009년 개혁이후 정부가 보조금을 중앙기금에 직접 제공하고 있다.

독일의 질병금고는 다음과 같이 크게 두 가지로 구분된다.

첫째, 지역을 중심으로 하는 Primary Funds(RVO-Kassen)가 있다. 여기에 속하는 금고로는 지역주민을 주 대상으로 하는 지역금고(AOK)와 상시고용 1,000명 이상의 기업 중심의 근로자 금고(BKK), 그리고 수공업자가 중심이 되는 길드금고(IKK) 및 농민금고(LKK)가 있다.

둘째, 전국 단위로 조직되는 Substitute Funds(Ersatz Kassen)가 있는데, 특정 직종을 중심으로 하고 있어 직종금고로 부르고 있다. 여기에 속하는 질병금고들로는 White-collar Substitute Funds와 Technical Substitute Funds가 있다. White-collar Funds는 모든 White-collar에게 문호를 개방하고 있는데 반해 Technical Funds는 회원 자격을 엄격히 제한하고 있다.

비스마르크형 질병보험도 제2차 세계대전 이후에는 [표 7-1]에서 본 바와 같이 큰 변화를 하게 되었다. 제2차 세계대전을 전후한 의료에 대한 이념의 변화로 근로자 중심에서 전국민으로 적용범위가 넓어졌다. 보험급여에서 상병수당의 비중이 줄고, 의료서비스 급여가 주를 이루게 되었으며, 1949년부터는 사용자와 근로자의 보험료 부담 비율도 50: 50으로 변화되었다. 보험급여는 의료서비스를 모든 가입자에게 제대로 보장하기 위해 법정급여로 하였으며, 환자이송비용, 해외에서의 치료도 급여에 포함하였다. 비용은 대부분 무료 제공을 원칙으로 하여 입원, 약제, 치과를 제외하고는 본인부담률이 낮은 특징이 있다.

장기요양서비스는 보험급여에서 제외되었다가 1995년 별도의 요양보험제도를 도입하여 지불하고 있다. 장기요양의 대상자는 심사를 거쳐 5개 등급으로 적용하고 있다. 2015~17년간의 개혁으로 현금급여와 서비스 급여의 결합에 보다 유연성을 갖고 적용자의 확대에 유의하였다. 적용자의 수는 확대하였으나, 대부분의 적용자를 입소 서비스보다는 자기의 집에서 비공식 제공자(informal carer)의 도움으로 재가서비스를 받도록 하고 있다(Blümel et al., 2020).

피보험자들은 자신들의 직업, 지역에 따라 질병금고 가입이 의무화되어 있으며 White collar substitute funds에게는 경쟁의식을 심어 주기 위해 질병금고의 선택권이 1993년 법 개정에 의하여 부여(1996년부터 발효토록 되었으나 실제는 1997년 1월부터 유효)되었다. 1997년부터는 지역금고(AOK), 직장금고(BKK), 수공업자금고(IKK)의 적용자에게도 White collar funds와 같이 조합 자유선택권을 부여하여 경쟁을 통한 관리에 유념하였다. 선택권의 부여로 피보험자들의 질병금고 선택의 집중화가 일어나 2019년 12월 기준으로 3개의 대형금고에 전체 가입자의 1/3 이상이 가입하는 편중화가 일어나고 있다(Blümel et al., 2020).

질병금고 간의 재정격차 문제를 해결하기 위하여 재정조정(위험구조조정)사업을 연방보험국(Federal Insurance Office) 주관 하에 1994년 1월부터 시작하였다. 조정 요소는 소득, 피부양자수, 성, 연령, 1인당 표준 급여비이며, 이는 실질적으로 소득비례보험료 부과와 같은 효과를 지녔으나, 2009년 개혁으로 중앙기금이 설치됨에 따라 재정조정사업은 폐지되었다.

독일 건강보험의 특징에 대하여 Kieslich(2012)는 사회연대와 협동조합방식의 자율적 운영(corporatist body of self governance)을 이념으로 하고 있다는 점을 밝히고 있다. 2017년 Busse 등은 독일 건강보험 135주년을 기리는 논문에서 비스마르크 질병보험에서 시작되어 오늘에 이르기까지 건강보험의 지배적인 이념은 사회연대, 강제적용 그리고 자치경영이라고 강조하고 있다. 사회연대는 재정 부담과 의료이용이라는 두 가지 측면에서 이루어진다고 설명한다. 이러한 이념을 토대로 독일은 2004년 「건강보험현대화법」을 제정하여 공급자 대표와 구매자(보험자) 대표가 동수로 참여하는 G-BA(Fed. Joint Committee, Gemeinsamer Bundesausschcess)를 설립하고 건강보험 급여와 관련된 주요 의사결정을 하고 있다. G-BA가 설립되기 이전에는 의사, 치과의사, 보험자별 연방위원회, 병원위원회 그리고 조정위원회(Coordination Committee)가 구성되어 있었다(G-BA, 2018).

2) 의료공급체계[28)]

독일의 의료서비스 공급은 공중보건서비스, 의사서비스, 병원서비스로 구분된다.

(1) 공중보건서비스

국가 차원에서 몇 개의 기구들이 공중보건에 참여하고 있다. 대표적인 곳이 Robert Koch 연구소로 감염병의 예방과 발견, 특히 여러 주(州)로 확산의 방지를 위한 조치에 관하여 자문을 한다. 연방보건교육센터(Fed. Centre for Health Education, BZgA)에서 매스컴이나 건강관련사업을 통하여 질병예방과 건강증진의 핵심적 역할을 한다. BZgA는

28) 이 항은 주로 Busse R and Riesberg A(2004) 및 Blümel et al. (2020)를 참고하여 정리하였다.

연방질병금고협회에 의하여 운영되는데 예방과 건강증진에 관한 프로그램의 개발, 실행 및 평가업무를 수행하고 있는 핵심기구이다(Blümel et al., 2020).

공중보건서비스 제공의 우선적 책임은 16개의 주 정부에 있다. 공중보건사업을 위하여 2019년 기준으로 전국에 375개 보건소(Public Health Office)가 설치되어 있다. 보건소에 근무하는 인력은 약 17,000명이며, 이 가운데 2,561명이 의사이다. 보건소에 더하여 지역(Municipality), 주(Land 혹은 Bundesland), 연방 단위에서 다양한 조직들이 공중보건서비스를 수행하고 있다. 보건소 및 기타 조직에서 제공하는 공중보건서비스의 내용은 다음과 같다(Blümel et al., 2020).

① 감염병의 예방, 감시, 치료 및 보고(health reporting)
② 병원 내 및 병원 직원 간에 대한 위생 감독, 개업의사, 치과의사, 관련 전문인력 그리고 장기요양시설에 대한 위생 감독
③ 식품, 의약품을 포함한 상업적 활동에 대한 감독
④ 환경위생의 일부 영역에 대한 감독
⑤ 학생이나 기타 그룹의 신체검사
⑥ 성병이나 결핵과 같은 특수한 감염병 환자에 대한 진단과 치료
⑦ 난민이나 망명 신청자에 대한 진단과 치료 및 수용소의 위생 감독
⑧ 지역사회 지향의 정신보건서비스 제공
⑨ 보건교육과 건강증진
⑩ 다른 공공기관과의 협력이나 지원

독일은 건강보험에서도 공중보건서비스를 제공하는데, 1970년 이전에는 보건소에서만 공중보건서비스를 제공하였고, 다만 산전 진료만 건강보험의 급여에 포함시켰다. 1970년에 건강검진(medical check-up)과 어린이 건강진단이 건강보험 급여에 포함되었다. 1970년 이후 「사회법전(Social Code Book)」의 규정이 바뀌어 보건소에서 제공하던 많은 개인 예방서비스(immunisation)를 개업의사가 제공할 수 있도록 하였고 질병금고에서 진료비를 상환하고 있다. 1971년부터 20세 이상의 여성과 45세 이상의 남성에 대하여 암검사를 건강보험에서 실시하였다. 같은 해부터 4세 이하의 어린이에 대한 정규 건강검진이 건강보험급여에 포함(1989년에 6세까지, 1997년에는 성인까지 확대)되었다. 건강증진서비스는 1989년에 급여에 포함되었다가 1996년에 제외되었다. 그러다 2000년에 수정된 형태로 다시 포함되었다(Busse and Riesberg, 2004).

또한 건강보험에서 치과 예방서비스도 급여로 제공하게 되었는데, 1989년부터 12세 이하 어린이들에 대한 집단 치과 예방서비스, 1993년부터는 12~20세층에 대하여 개인 치과 예방서비스를 급여에 포함시켰다. 그리고 건강검진이 건강보험에서 중요하게 다루어졌다. 1989년부터 심혈관질환, 신장질환, 당뇨병에 대한 검진과 같은 정규적인 건강검진이 급여에 포함되었고, 2003년에는 기존의 암검진(cervic/genitals, breast, skin, rectum/colon, prostate)에서 대장내시경(colonoscopy)도 급여로 확대되었다(Busse and Riesberg, 2004). 2019년에는 감염병 예방을 위한 백신과 같은 면역 활동의 대부분은 건강보험 의사에 의하여 이루어지고 있다(Blümel et al., 2020).

여기에 추가하여 1차 예방조치(검진과 초기 발견)도 건강보험에서 전적인 책임을 갖고 제공하고 있다(Blümel et al., 2020).

성과 연령 그룹에 따라 이루어지는 암 검진이 있다. 먼저 여자의 경우 20세가 넘으면 매년 자궁경부암 검진이 있으며, 30세 이상이 되면 유방암 검진이 있다. 50~69세 사이에는 매 2년 간격으로 유방조영술 검사가 있다. 남성은 45세가 넘으면 전립선 검사가 있다. 양성 모두 35세에 이르면 피부암 검진을 매 2년 단위로 하게 되며, 10년 후에 결장과 직장에 대한 암 검진을 하는데 남성은 50세에서 여성은 55세에 대장내시경을 포함하게 된다. 2020년부터 대장암 및 자궁경부암 검진 프로그램은 조직화된 검진으로 운영된다. 질병금고에서 5년마다 검진자에게 추가 정보를 제공하고 프로그램 평가도 하고 있다. 20세에서 34세 사이의 여성은 매년 세포학적 진단을 받을 수 있으며, 35세 이후에는 3년마다 HPV 검사를 받을 수 있다.

성인 대상의 정기 건강검진은 18~35세 사이에서는 1회의 심혈관 및 신장질환, 당뇨병 검사를 받을 수 있으며, 35세 이상은 3년마다 받을 수 있다(소변 검사와 같은 진단도 포함). 25세 이상 여성은 매년 클라미디아 트라코마티스(chlamydia trachomatis) 검진을 받을 수 있다. 또한, 2017년부터 65세 이상 남성은 복부 대동맥류 검진을 받을 수 있다.

산전 관리는 산부인과 의사 또는 다른 건강보험과 계약한 의사가 최대 14회의 산전 진료와 3회의 초음파 검사를 제공하며, 필요한 경우 추가 진단검사(예: HIV 검사)도 제공한다.

어린이를 위한 정규 건강검진은 6세에 이르기까지 실시되고, 청소년은 (a) 12~14세, (b) 16~17세 기간에 제공된다. 일반 건강검진 및 필요한 경우 상담(아동의 사회적 환경 포함)에 추가하여 건강보험에서 급여로 진료되는 특정 질병(예: 맥박 산소 측정 검사, 낭성 섬유증)에 대한 검사도 제공한다.

건강보험에서는 산업장 건강증진도 제공한다. 2019년부터 질병금고는 산업장 건강증진을 위하여 가입자당 €3.15를 배정하고 있을 정도이다.

(2) 1차 의료: 개업일반의 및 전문의 통원의료

독일에서 1차 의료를 담당하는 사람은 개업일반의(office-based physician)와 외래통원의료(ambulatory care)를 담당하는 전문의로 구성되어 있다. 개업일반의는 건강상담, 병원에 대한 후송의뢰서 발급, 약 처방, 상병수당 수혜 여부를 판정하는 일을 담당한다.

의사가 개업을 하려면 1993년 개정법에 따라 의사협회의 통제를 받아야 하는데 전문과목별로 필요의사수의 110%를 초과하는 경우는 신규 개업을 허용하지 않는다. 외래 담당 전문의가 되기 위한 조건으로써 약 5명의 조수를 갖출 것을 요구하는데 이것은 심전도(ECGs), X-ray, 내시경 장비와 같은 고가 의료장비를 구비해야 함을 의미한다.

개업의사가 질병금고의 계약의사가 되기 위해서는 교육, 훈련 요건을 갖추고, 신임 지정을 받아야 한다. 독일에서 신임제도의 적용은 1994년 이전까지 그렇게 엄격하지 않았으나 1994년 이후부터 점차 강화하고 있다. 독일 건강보험의 특징 가운데 하나는 건강보험과 계약을 맺는 의사는 68세를 정년으로 하고 있는 점이다. 개업일반의는 질병금고와 거래하기 위해서 신임의사협회(accredited physician association)에 가입해야 하며, 협회 기능은 의사 진료비 상환을 위한 협상으로써 연방협회가 질병금고협회와 협상권을 가지게 되는데, 1993년 개정법에 의하면 협상은 지역 단위로 이루어지며 만약 협상이 결렬되면 중재위원회로 넘어가게 된다. 2010년 현재 신임을 얻은 개업의사(통원의료 담당)는 모두 138,472명인데 이 가운데 64,988명(44%)은 가정의이며 78,075명(56%)이 전문의로 되어 있다. 개업의사의 약 60%가 단독으로 개업을 하고 있고, 약 25%는 이중적 진료활동(dual practices)에 참여하고 있다(Blümel, 2012). 개업의사들도 투자에 따른 감가상각은 건강보험, 민간보험 등에서 보상받게 된다. 독일 의사들이 우리나라에 비하여 덜 이윤추구적인 행태를 보일 수 있는 것은 바로 자본투자에 대해 감가상각비를 별도로 보상받기 때문이다. 개업하고 있는 전문의들은 모든 전문과에 걸쳐 있다.

독일의 병원은 폐쇄형으로 전문의가 월급제로 고용되어 환자를 진료하고 있다. 그러나 개업 전문의의 약 5% 정도는 병원의 환자를 치료할 권리가 주어지고 있다. 이들은 주로 희귀 전문분야 외과의사로서 일반병원에서 일주일에 1~2회 수술이 있을 정도로 희귀하여 병원이 전임의사를 고용하기에는 수지가 맞지 않은 경우이다. 다른 개업의사들은 입원이 필요한 환자를 병원으로 후송 의뢰시킨다. 그리고 병원에서 퇴원한 환자는 다시 개업의사에게 되돌려 보내어(통상 post-surgical care는 개업의사가 담당) 상호 협력하는 분위기이다.

개업의사 외에 약 11,000명의 의사들은 외래 환자를 치료할 수 있도록 신임을 얻고 있는데 이들은 주로 병원의 과장급 의사이다. 모두 합쳐 병원 근무 의사의 약 8% 정도가 건강보험환자에 대하여 외래 의료를 제공할 권리를 갖고 있다. 평균적으로 일반병원에서 내과계 의사는 1명 이상이, 외과의사는 1명 정도가 통원의료를 제공할 신임을 받았다(Blümel, 2012).

1차 개업의사에 대한 진료비 지불은 총액계약방식으로 두 단계를 걸치게 된다. 첫째는 질병금고가 개별 의사에게 진료비를 직접 지불하지 않고 지역의사회에 그 지역 진료비 총액을 지불한다. 다만 예외는 통합의료(DMPs 등)에 참여하도록 계약한 경우는 제외한다. 두 번째 단계는 지역의사회가 총액을 건강보험의 신임을 받은 회원에게 '균일 가치척도(uniform value scale)'로 배분하는 것이다.

첫 번째 단계의 지역단위에서 질병금고가 총액을 결정하는데 세 가지 요소가 고려된다. 첫째 요소는 지역의 morbidity이다. 지역단위로 질병금고협회와 개업의사협회가 협상을 하는데 비록 개별 질병금고가 전년도의 지불액을 비교하면서 가입자들의 의료의 필요도에 기초하여 총액을 정하도록 노력하지만 의사지불총액에 대한 상한선에 제약을 받게 된다. 둘째 요소는 의료의 필요도에서 예상치 못한 증가가 발생한다면 총액을 증가시켜야 하는데 질병금고가 이를 감당할 능력이 있느냐 여부이다. 셋째 요소는 morbidity-based로 결정한 예측치가 지불총액을 초과하게 되면, 질병금고가 정해진 가격에 요구되는 개별 서비스에 대한 보상액이다.

두 번째 단계의 지역의사협회가 개별의사에게 총액을 배분하는 과정에서는 전국 단위의 균일 가치척도와 '수가 배분척도(fee allocation scale)'에 따라 지역단위에서 개별 질병금고가 '수가 배분계약(fee allocation contracts)'에 합의한다. 건강보험에서 제공할 수 있는 모든 서비스는 균일 가치척도에 등재된다. 등재 여부의 결정은 2004년에 설립된 G-BA의 다섯째 분과인 Method Evaluation Subcommittee에서, 그리고 균일 가치척도는 Valuation Committee에서 결정한다. 등재된 서비스는 가격으로 표시되는 것이 아니라 우리나라와 같이 점수로 표시된다. 의사들은 매 분기 말에 자신이 제공한 서비스 행위의 총점을 지역의사협회에 제출한다. 지역의사협회는 여러 과정을 거쳐 개별의사가 제출한 총점에 점당 가격(환산지수)을 곱하여 진료비를 지불한다.

민영보험이나 자비부담 환자를 진료한 의사는 건강보험과는 다른 방법으로 진료비를 지불받는다. 지불방법은 행위별수가제로 하는데 수가는 연방보건부가 관련 전문가 단체의 조언을 받아서 결정한다. 각 행위별로 수가 점수가 책정되고 점당 가격은 약 € 0.058 정도로 single charge rate로 되어 있다. 그런데, 최대로 받을 수 있는 가격이 제시되어 있는데 single rate의 3.5배이다, 대부분의 서비스는 2.3배를 받고, 어떤 서비스는 단지 1.7배만 받을 수 있다. 자비부담 수가는 건강보험수가 보다 높은 특징이 있다.

환자는 개업의사를 자유롭게 선택할 수 있도록 허용되었는데 많은 사람들이 단골 가정의를 갖고 있으나, 문지기는 아니다. 환자들은 자기가 속한 질병금고와 계약한 의사에 대한 선택권이 있다. Social Code Book의 규정에 따라 질병금고의 가입자들은 질병금고와 계약한 가정의를 선택한다. 그러나 개업 전문의를 바로 찾아 간다고 어떠한 벌칙이나 제재가 없기 때문에 개업 전문의를 바로 찾는 환자도 많으며, 그 비중은 점차 증가하는 추세에 있다.

독일은 단골 가정의에게 문지기 기능을 부여하기 위하여 1993년부터 질병금고에서 시범사업을 실시하였다. 내용은 단골 가정의를 찾는 환자에게 보너스를 지급하는 제도를 채택하였으나, 여러 가지 법적인 제약, 지역 의사단체의 반대, 시범사업에 따른 추가 비용 등으로 큰 성과를 거둔 질병금고는 적었다. 2004년부터 질병금고는 가입자들에게 단골의사 진료 모형(family physician care model or GP-centered care model)의 도입을 선택사항으로 반드시 실시하도록 하였으며, 많은 질병금고는 단골의사 규정(getekeeping rule)을 따르면 보너스를 제공하였다(Blümel et al., 2020)[29]. 단골의사 진료모형에 의사나 보험 가입자 모두 자발적으로 참여하였다. 독일 개원의협회의 통계에 따르면 2020년 단골의사 진료모형에 참여한 GP수는 17,000명 그리고 등록 인구수는 540만 명이 되었다(Blümel et al., 2020). 참고로 통원의료(ambulatory care)를 담당하는 의사들의 분포를 보면, 2019년 기준으로 총 149,710명이었고 그중 42%인 63,097명이 가정의(family physician)였다. 이들 가운데 34,757명이 일반전문의(a specialist qualification in general physician), 16,305명은 내과 전문의, 7,832명은 소아과 전문의 4,203명은

29) 독일은 1차 의사를 문지기로 받아들이는 사람에게는 본인부담면제 그리고 병원에서의 대기시간 단축과 같은 인센티브를 제공하고 있다(Busse et al., 2017).

일반의(어떤 전문과목도 없는)였다(Blümel et al., 2020).

(3) 2차 및 3차 병원 의료

독일의 병원은 급성기병원, 특수병원 및 장기요양병원의 세 가지 형태로 구분되어 있다. 병원의 소유형태는 시, 자치구, 군(county), 주, 연방 정부가 소유하는 공공병원, 주정부 소유의 대학병원, 종교단체 소유의 민간병원, 의사들의 소유에 의한 개인영리병원으로 나누어진다.

2018년 현재 독일은 [표 11-9]에서 볼 수 있는 바와 같이 3,067개의 병원이 있다. 그 가운데 777개가 공공병원(25.3%), 958개가 민간비영리병원(31.2%), 1,332개가 영리병원(43.5%)이다. 병상수로는 공공병원이 40.7%, 민간비영리병원이 28.7%, 영리병원이 30.6%로 공공병원들의 규모가 크며, 영리병원은 소규모인 특징이 있다[30]. 3,067개 병원 가운데 279개가 정신병원, 61개가 주간 병원 또는 야간 병원이며, 일반 급성기병원은 1,585개로 되어 있다(Blümel et al., 2020). 그리고 소유주에 관계없이 주 정부로부터 자본비용을 보상받을 자격이 부여되어 있다.

[표 11-9] 독일 병원의 특성별 구성(2018)

	총수	병원 소유형태별			병원 기능별			
		공공	민간		급성기	정신	Day or Night	예방 및 재활
			비영리	영리				
병원수	3,067	777	958	1,332	1,585	279	61	1,142
구성비%	100.0	25.3	31.2	43.5	51.7	9.1	2.0	37.2
병상수	662,458	269,607	189,947	202,904	451,582	46,610	0	164,266
구성비%	100.0	40.7	28.7	30.6	68.2	7.0	0	24.8
병원 당 병상수		347.0	198.3	152.3	284.9	167.1		143.8

출처 : Blümel et al.(2020).

그렇다고 자본비용이 100% 전액 보상되지는 않는다. 그리고 자본비용은 병원이 요청한 기일 내에 보상도 어려운 실정이다. 영리병원도 자본투자에 대한 감가상각비를 질병

30) 독일 병원의 소유형태를 2012년과 비교하면 영리병원의 성장을 볼 수 있다. 2012년에 영리병원은 34.6%(697개), 병상수는 18%에 불과하였다. 그러나 2018년에는 병원수에서는 43.5%(1,332개)로 병상수에서는 30.6%로 급성장을 하였음을 알 수 있다.

금고로부터 보상받을 수 있는데 이것은 경상운영비의 상환을 통하여 이루어진다. 주 정부는 주 전체의 병원계획(hospital plan)을 갖고 있으며, 병원신임제도를 운영하고 있다. 민간병원이 주 정부로부터 자본비용을 보상받기 위해서는 병원계획을 제출하여 승인을 받아야만 한다.

건강보험 하에서 환자의뢰체계를 유지하여 1차 진료 의사(가정의 및 전문의 포함)의 진료의뢰서를 토대로 병원을 갈 수 있게 하되, 환자의 의사를 존중하여 병원선택권을 부여하고 있다. 그러나 피보험자가 적절한 이유 없이 의사가 의뢰하는 병원을 가지 않을 경우 질병금고는 추가 비용을 부과하였다. 병원비용은 질병금고와 계약을 하여 1일당 진료비로 지급하였으나, 1993년 「건강보험구조조정법」에 의하여 상당부분 건강진료비나 다른 제도로 전환하여 경상운영비의 자동 상환을 방지하였다. 그리고 신장이식, 간이식, 심장수술과 같은 서비스는 건당정액제(case payment)로 바꾸었다. 2004년부터 호주형 DRGs (Australian DRG system)를 독일 실정에 맞게 수정하여 사용하고 있다. 독일 DRGs의 분류 항목은 1,148개로 되어 있다.

독일 병원은 전통적으로 입원에만 치중하고 있으며, 외래 분야와는 엄격하게 구분한다. 병원계획에 있는 급성기병원은 외래응급서비스를 제공한다. 대학병원은 예외적으로 외래 시설의 설치가 허용되어 있다. 의료기술의 발달로 독일에서도 낮 수술과 통원치료가 점차 활발해지고 있다. 2004년부터는 대학병원 이외에 병원에 대하여도 특수한 치료를 요하는 환자그룹에 한하여 외래 진료를 허용하고 있다(Busse and Blümel, 2014).

재활이나 예방서비스를 위한 병상은 영리병원이 압도적으로 많다. 2018년 기준으로 재활이나 예방서비스를 위한 병상 가운데 공공병원은 18.7%, 민간비영리병원은 15.7%인데 반하여 영리병원이 65.6%를 차지하고 있다. 상병구조 변화로 급성기 및 정신병상은 감소추세인 반면에 줄어든 병상은 재활병상의 증가로 상쇄되고 있다(Blümel et al., 2020).

2. 건강보험제도의 개혁[31)]

독일은 1970년대 국민의료비의 급격한 증가가 이루어졌지만 이를 지탱해 줄 경제가 장기 침체에 빠져 의료비 부담의 문제와 함께 질병금고가 재정위기에 봉착함에 따라 1977년 이후 꾸준한 개혁이 이루어졌다.

31) 이 부분은 Busse, Blümel, Kniep and Bärnighausen(2017)을 참고하여 정리하였다.

1) 1977년 「건강보험비용억제법」

이 법률의 주요 내용은 연금수급자로 인한 질병금고 상호간 재정부담의 불균형 문제를 해소하고자 기금 간의 위험구조조정이란 재정조정사업을 도입하고, 진료비에 대한 본인부담을 증가시키고 보험료의 안정화를 위한 조치를 취하였다.

2) 1989년 「건강보험개혁법」

이 법률은 질병금고의 재정건전화를 위하여 의료공급자는 물론 수요자들에게 비용 인식을 강화시키는 것을 목적으로 입법하였다. 이때 처음으로 의료 질 관리제도(QA) 및 효율감시제도(efficiency audits) 그리고 수요억제를 위하여 의약품에 대한 참조가격제도를 도입하였다. 현금급여를 삭감하고(상병수당제도는 존속시킴) 질병금고가 병원 간의 비용을 비교하여 비효율적 병원과는 계약을 취소할 수 있도록 하였다.

3) 1993년 「건강보험구조조정법」

이 법률은 독일 건강보험에서 매우 중요한 역할을 하였다. 이 법률에 의한 조치들은 매우 급진적인 내용으로 엄격한 비용절감이 강조되었다. 거의 대다수 국민에게 질병금고에 대한 자율선택권을 부여(1996년부터 유효[32])하여 소비자 선택권을 강화하였다. 질병금고에 대한 선택권을 부여하기 위해서는 모든 금고가 재정적으로 같은 위치에 있어야 한다. 그리하여 위험구조보상 장치(risk structure compensation scheme, RCS)가 필요하여 1994년과 1995년 두 차례에 걸쳐 도입되었다. 후자는 은퇴자들을 위한 것으로 1977년 연금수급자로 인한 질병금고 간 재정부담의 불균형 해소를 위한 기금을 대체한 것이다. RSC는 질병금고에 속한 피보험자 간의 성, 연령, 장애에 기인한 지출의 차이를 조정하기 위한 것이었다. 특징은 기본적으로 모든 질병금고의 피보험자들에 대하여 소득에 대하여 동일한 보험료율을 부과하자는 것으로 2004년 13.5%로 되도록 하였다. 질병금고의 자유선택과 RSC라는 두 가지 장치로 인하여 피보험자들의 금고 간 이동이 활발하게 되었다(Busse and Riesberg, 2004).

그 외 이 법률에 담긴 내용을 보면 다음과 같다.

첫째, 병원을 중심으로 하는 공급측면(특히 병원)에서 개혁을 이루었다. 병원에 대한

---

32) Busse and Riesberg(2004)는 1996년부터로 기록하고 있다.

진료비 지불을 일당 진료비로 하던 것을 상당부분 건당 진료비나 다른 지불제도로 전환함으로써 경상운영비용의 자동 상환을 방지하였다. 신장이식, 간이식, 심장수술 및 이식과 같은 서비스는 건당 정액제로 지불방법을 바꾸었다.

둘째, 공급측면에서 규제조치로 1차 의사의 증가를 억제하였다.

셋째, 약제비 총액예산제를 도입하였다. 이 조치는 위헌소지로 2002년에 폐지되고 대신에 의사 1인당 처방한도제로 바꾸었다.

넷째, 통합의료(DMPs)에 대한 시범사업을 실시하였다.

4) 2000년 「건강보험개혁법」

독일은 2000년부터 건강보험 정책의 우선순위가 변화하게 된다. 의료비 절감(cost containment)에 대한 강조가 약화되고(법률은 여전히 의료비 절감을 건강보험의 전체 목표에 포함하지만), 부차적 이슈였던 효율과 질이 핵심적 가치가 된다. 이와 같은 정책의 우선순위 변화는 의료비 절감 정책 수단이 조잡하여 공급자의 불만이 많았으며, 특히 만성질환자들의 care에 대한 조정(coordination)과 같은 질 문제의 심각성을 깨달았기 때문이다.

「건강보험개혁법」에 의거하여 질병금고에 대한 보다 자유로운 선택을 허용하고, 질병금고간 경쟁과 함께 질병금고 간의 위험구조조정을 강화하였다. 비효과적이거나 논쟁적인 의료기술 및 의약품을 보험급여에서 제외시키는 조치를 취하였다. 통원서비스(ambulatory care)에서 전문의와 일반의(GP)에 대한 진료보수 지불 예산을 분리하였다. 병원 서비스의 질 향상을 위하여 질 지표를 강제적으로 수집하였다(Busse et al., 2017). 그리고 병원진료비 지불을 위하여 DRGs 도입을 결정하고 호주형 DRGs를 개편하여 1,148개 DRG 그룹으로 만들었다. DRGs의 전면적인 도입은 2004년에 이루어졌다(Lisac et al., 2010)[33].

5) 2001년 「위험구조보상개혁법(The Act to Reform the Risk Structure Compensation Scheme)」

이 법률은 지금까지 실행된 RCS를 morbidity structure와 연계시켜, 질병금고 간의

33) 독일 DRGs는 호주형 DRGs(AR-DRG version 4.1)를 토대로 만들었으며, 호주형 DRGs는 미국의 All Patient Refined DRGs(APR-DRG)를 부분적으로 수정하여 만들었다.

cream-skimming을 방지하고, 만성질병을 갖는 피보험자에게 특별한 진료를 하는 인센티브를 제공하기 위하여 제정되었다. 기존의 RCS에 더하여 만성질병 관리프로그램에 참여하는 피보험자를 위하여 별도의 RCS 범주를 추가하는 고위험군의 보상 기금을 마련하였다. 그리하여 2007년부터 RCS 틀은 'morbidity oriented'가 되었다.

이 법률에 의거하여 건강보험이 조직한 새로운 형태의 관리의료(managed care) 조직인 만성질병 관리프로그램(DMPs)[34]이 도입되었다. 만성질병 관리의 효율성을 높이기 위한 인센티브를 통하여 질병금고가 만성질환자를 회피하는 위험선택을 할 수 없도록 하고 있다. 그리하여 하나의 질병관리 프로그램에 등록한 피보험자는 RCS의 별도 범주로 다루고 있다.

6) 2002년 「건당진료비법(Case Fees Act)」

이 법률에 의거하여 2003년부터 독일형 DRGs 시스템의 도입을 입법화하였다.

7) 2004년 「건강보험현대화법(SHI Modernization Act)」

질병금고의 재정안정화를 위하여 독일은 제2장에서 본 바와 같이 이미 1923년부터 투약과 의료보조용품에 대하여 본인부담제도를 도입한 이후 점차 확대하였다. 이 법률의 제정 이후 본인부담제도는 다음과 같다(Busse and Blümel, 2014; Blümel et al., 2020).

① 통원외래서비스(primary and specialist care) 무료

② 외래 처방약 10%(하한선 €5, 상한선 €10)(의약품 가격이 참조가격의 30% 이하이면 면제)

③ 입원 일당 €10(연간 28일까지만 부과, 상한선 €280)

④ 처방된 medical aid 진료비의 10%(하한선 €5, 상한선 €10)

⑤ 치과진료는 본인부담 없으나 기준액을 초과하는 진료비는 차액을 본인부담 (crowns and dentures: 정액보조, 치과교정: 어린이 20%, 성인: 전액본인부담)

⑥ 분만수당의 폐지

이상에서 볼 수 있는 바와 같이 co-payment로 환자가 지출한 금액이 전체 의료비의

---

34) 관리의료란 통합의료의 다른 명칭으로 사용되는데, 통합의료는 대상자가 갖는 모든 질병의 관리를 다루지만, DMP는 만성질환 가운데 한 가지만 선택하여 관리하기 때문에 일반적 통합의료와 구분된다.

1% 정도, 건강보험 지출의 약 2% 정도에 불과함에도 불구하고, 대중의 논의는 다른 형태의 직접 지출(OOP)보다는 co-payment에 더욱 집중하고 있다. 이것은 독일 건강보험이 co-payment와 함께 본인부담면제에 대한 오랜 전통에 기인하고 있다(Blümel et al., 2020).

이와 같은 본인부담제도로 인하여 독일도 개인이 조달하는 의료비(co-payment 외에도 치과보철을 위시한 다양 지출을 포함)의 비중이 높아지고 있었다. 독일은 지난 20여 년 간 꾸준히 본인부담을 높여 국민의료비에서 차지하는 개인부담금의 비율이 1995년 10.0%에서 2011년 12.4%, 2018년 13.6%로 높아졌다(Busse and Blümel, 2014; Blümel et al., 2020).

그러나 본인부담으로 인한 의료의 접근성 저해를 방지하는 안전망을 위한 조치가 추가되어 18세에 이르기까지는 본인부담이 없으며, 저소득층이나 만성질환자들에게는 본인부담의 상한선을 두고 있다. 본인이 부담해야 할 총진료비의 상한으로 저소득층은 연간소득의 2%, 만성질환자는 1% 이내로 하고 있다(Lisac et al., 2010).

의료기술의 발전에 따른 보험급여 확대에 앞서 급여에서 불필요하다고 생각되는 서비스를 제외시키는 조치들이 이루어졌다. 경미한 질병에 대한 비처방의약품(OTC)을 급여에서 제외시켰으며, 신의료기술의 도입을 더욱 엄격히 하기 위한 원칙을 정하였다(Lisac et al., 2010).

독일은 보험급여 범위와 수가 결정에 질병금고와 공급자들의 의견을 반영하기 위하여 2004년 G-BA(Federal Joint Committee)를 설립하였다. G-BA는 구매자인 질병금고와 공급자인 의료기관 대표가 동수로 참여하고 있으며, 중재를 위하여 공익 대표가 참여하며 위원장은 공익 대표 중에서 맡고 있다[35]. 다른 조직으로부터 대표들이 참여하지만 토론 과정에 참여하여 의견을 개진할 수 있어도 의사결정을 위한 투표에는 참여할 수 없도록 하고 있다. 급여범위와 수가 결정을 위하여 ① 의약품, ② 질 관리(Quality Assurance, QA), ③ 만성질병관리(Disease Management Programs, DMPs), ④ 고도전문 외래의료(highly specialized outpatient care), ⑤ Method Evaluation, ⑥ Ordered Services, ⑦ 필요도 계획(Needs Planning)[36], ⑧ 정신요법(Psychotherapy), ⑨ 치과의료(Dental

35) G-BA에는 보험자 대표 5인, 공급자 대표 5인, 그리고 공익 대표 3인이 참석하고 있으며, 소비자 대표가 참여하지만 의결권은 없다. 주정부 보건부 대표 2인은 G-BA 및 Needs Planning 분과에 참여하지만 역시 의결권은 없다.

36) 독일이 G-BA에 필요도 계획(Needs Planning)이라는 Subcommittee를 설치하고 있다는 것은 보

Treatment)의 9개 분과(sub-committee)를 두고 있다(G-BA, 2018). 신의료기술의 경제적 비용-효과 평가(특히 신약, 혁신적 신약은 물론 generic 의약품도 포함), 병원신임평가(자율적 평가임) 등을 위하여 산하에 Institute for Quality and Efficiency in Healthcare(IQWiG)를 두고 의약품과 같은 보험급여 항목의 효능이나 위해의 검토 그리고 치료나 검사 방법의 장점이나 문제점에 관한 과학적 근거를 제시하여 대중들이 쉽게 이해할 수 있도록 하고 있다. 또한 2015년에 Institute for Quality Assurance and Transparency(IQTIG)를 설립하여 병원이나 외래서비스에 대한 질을 보장하기 위한 수단이나 지표를 개발하고 병원계획이나 의료공급자에 대한 지불을 질 지표와 연계하는 업무를 수행하고 있다(Blümel et al., 2020).

8) 2007년 건강보험경쟁강화법(Strengthening Competition in SHI Act)

이 법률에 의거하여 모든 국민을 보험에 가입시켰다. 지금까지 소득 상위 10% 계층에 대하여 건강보험 적용에서 제외하던 것을 건강보험이나 민영보험을 선택하여 가입하도록 하여 전국민의료보장을 달성하였다. 그리고 건강보험 적용자에 대한 동일한 정률의 보험료를 2009년부터 부과하였다(a uniform contribution for all members in 2009). 이렇게 부과한 보험료는 질병금고가 징수하여 중앙기금(2009년 개혁의 핵심)에서 관리하도록 하였다. 중앙기금은 이를 질병금고에 배분하여 형평을 달성할 수 있었다. 중앙기금이 질병금고에 배분하는 방법은 질병금고의 가입자 수에 비례하는데, 형평을 유지하기 위하여 가입자들의 morbidity-based risk adjustment scheme에 따라 분배하였다(Busse, Blümel, Kniep and Bärnighausen, 2017). 이 법률에 의거하여 피보험자들이 질병금고 선택을 활성화하여 질병금고 간의 경쟁을 강화시켰다.

3. 2009년 의료개혁[37)]

독일은 1993년 건강보험 구조개혁법(Health Care Structure Act)의 제정을 통하여

험급여를 필요도를 토대로 결정하고 있음을 보여준다.

37) 이 절은 다음의 자료에서 요약 발췌하여 정리하였다.
Schoen C, Helms D and Folsom A(2009), Lisac M et al.(2010), Busse R(2008), Deutsche Bank Research(2006), Busse R, Blümel M, Kniep F and Bärnighausen T(2017), Health Policy Monitor(Germany)

건강보험 역사에 있어 가장 중요한 패러다임 변화를 이루었다. 의료개혁의 핵심은 사회연대 원리를 토대로 운영하는 건강보험제도에 경쟁원리를 도입하여 성과를 향상시키는 것이었다. 한 세기 동안 유지하던 직업별 구분과 사무직 근로자가 육체노동자에 비교하여 갖던 특권을 폐지하였고, 질병금고 간의 경쟁을 위한 새로운 규제의 틀을 만들었고, 질병금고와 공급자 간의 계약을 도입하였다(Busse, Blümel, Kniep and Bärnighausen, 2017).

2009년 의료개혁은 1990년대 이후의 개혁을 발전시킴과 함께 2000년대 이후 의료개혁의 세계적인 흐름(Busse, Schreyögg and Gericke, 2006)에 따라 보험재정의 조달은 중앙집권화하고 재정의 사용은 분권화하여 보험관리구조(governance)를 경쟁 체계로 전환하였다.

1) 전국민 적용(universal coverage)

독일은 2009년의 개혁을 통하여 일반 국민은 건강보험의 가입을 의무화 하고 소득 상위 계층은 건강보험이나 민영보험에 반드시 가입해야 함을 규정하여 전국민건강보험시대를 열였다. 종래에는 일정 소득 수준 이상인 사람이 민영보험에 가입하는 문제는 본인의 자유의사로 하였다. 2022년 현재는 연간 총소득(gross income)이 €64,350 이하에 속하는 국민(전국민의 약 88.2%, 2019년 기준)은 건강보험에 가입을 의무화하고 그 이상의 소득을 갖는 국민이나 자영자 및 공무원(약 11.2%)[38]은 건강보험 또는 민영보험의 가입을 강제화하였다(2020년 현재 42개 민영보험회사가 있음). 기타는 공적재정 지원을 받는 사람들로서, 공공부조 대상자, 군인, 원호대상자 등으로 전국민의 약 0.6%가 해당된다.

2) 재정조달의 단일화

독일은 사회의료보험제도를 개혁하여 2009년 1월 중앙기금을 설치하고 질병금고에 납부하는 국민이 내는 보험료는 중앙기금으로 통합하였다. 보험료를 전부 중앙기금으로 통합하였기 때문에 보험료는 소득이라는 단일 기준으로 부과하고 있다. 모든 국민은 소득의 14.6%를 보험료로 부담[39]하도록 2011년 연방정부의 법령에 포함시켰다(Blümel et al, 2020). 따라서 근로자 및 사용자는 7.3%씩 보험료를 분담하며, 상병수당을 받기 위해서

38) 건강보험 및 민영보험 가입률은 2019년 연방통계청의 표본조사 결과로 발표된 수치이다.

39) 2004년 보험료율이 13.5%임을 감안할 때, 독일의 보험료 인상은 매우 잘 관리되고 있다.

는 근로자만 0.9%의 추가 보험료를 부담하고 있다[40]. 상병수당을 받지 않는 자영자는 소득(국세청에 신고한 소득, declared income)의 14.6%를 보험료로 납부한다[41]. 질병금고는 징수한 보험료를 중앙기금에 이전한 후에 중앙기금이 배정해주는 재정으로 운영하다 적자가 예상되면 가입자에게 추가 보험료(supplementary contribution)을 부과하는데 추가 보험료는 질병금고별로 정한다. 추가 보험료도 중앙기금에 이전하여 질병금고간의 위험분산에 활용한다. 연방보건부에서는 매년 추가 보험료율의 평균을 발표하는데 질병금고에 따라 달라 최소 0%에서 최고 2.7%로 차이가 난다. 평균 추가 보험료는 2015년에 0.83%이던 것이 2018년에 1.08%, 2020년에 1.1%로 되어 보험료는 약 15.7%가 된다. 추가 보험료도 노・사 간에 1/2씩 분담한다(Blümel et al, 2020). 정부는 일반재정에서 건강보험에 대한 보조금을 중앙기금으로 이전하는데, 보조금은 18세 이하 가입자들의 본인부담액, 가계소득의 2%를 초과하는 본인부담액(만성질병인 경우는 1% 초과), 장기적 실업자의 보험료 지원 등으로 1996년에 보험재정의 10.8%에서 2010년 4.8%, 2018년 2.6%로 매년 줄어들고 있다(Busse and Blümel, 2014; Blümel et al, 2020)[42].

3) 보험급여

2009년 개혁에는 보험급여를 위시한 본인부담은 포함시키지 않아 본인부담제도(cost sharing)는 앞서 언급한 2004년 「건강보험현대화법」 제정을 통한 틀을 그대로 유지하고 있다. 본인부담제도는 2004년 틀을 유지하였지만 꼭 필요하다고 여겨지는 분야에 대해서는 급여서비스가 확대되었다. 예를 들면 말기환자에 대한 완화치료, 모자 혹은 부자(父子)를 위해 필요한 건강회복치료(necessary convalescence treatments for mother or father and child), 노인들을 위한 예방접종, 재활기구의 급여화 등이 이루어졌다.

4) 질병금고의 선택과 경쟁원리

2009년 개혁의 핵심은 중앙기금의 설치와 모든 피보험자에게 질병금고를 선택할 권리를 부여하는 것이다. 물론 질병금고에 대한 선택권은 그 이전에도 부여하였지만 선택에

---

40) 근로자의 보험료율은 14.6%에서 상병수당을 위한 0.9%가 추가되어 15.5%가 되었다.

41) 자영자로서 상병수당을 원하는 경우에는 근로자와 같이 소득의 15.5%를 보험료로 납부해야 한다.

42) 전체 의료재정에 대한 조세부담률이 줄게 된 것은 장기요양보험이 1993년 도입된 이후 요양보험료에 의한 재정조달이 증가('96년 4.9%에서 '18년 10.2%)함에 따라 건강보험에 대한 지원율이 줄어들게 되었고, 민간재정부담의 비중이 증가('96년 22.8%에서 '18년 26.5%)하였기 때문이다.

따른 인센티브가 뚜렷하지 않아 선택이 질병금고의 친절도 등에 좌우되었다. 2009년 개혁에서는 질병금고의 선택에 경제적 인센티브가 수반되어 질병금고 간의 경쟁을 강화시킨 특징이 있다. 질병금고가 징수한 보험료가 중앙기금에 모이면 중앙기금은 질병금고에 대하여 가입자의 수, 성, 연령 등의 위험요소를 감안하여 재정을 배분하게 된다. 질병금고는 배분받은 재정을 잘 관리하여 예산이 남으면 가입자를 위한 특별 서비스를 제공할 수 있다.

질병금고는 배분받은 재정을 연말이 되기도 전에 거의 사용하여 재정 부족으로 진료비 지불이 어려울 것으로 판단되면, 가입자에게 1인당 정액의 추가보험료를 징수하여 결손을 보충하여야 한다(Health Policy Monitor, 2009(13)). 질병금고가 정액의 추가보험료를 징수할 수 있는 시점은 중앙기금으로부터 배분받은 재정의 95%를 사용하였을 경우에 한정하고 있다.

지금까지의 경쟁은 이와 같이 추가보험료의 크기를 놓고 이루어졌다. 보험 가입자들이 질병금고가 제공하는 의료서비스를 토대로 하는 경쟁은 극히 제한적이었다. 이렇게 된 것은 질병금고와 공급자 간의 계약이 단체계약이었기 때문이다. 이 제한은 2000년에 해제되어 질병금고와 공급자가 선택적인 개별계약을 할 수 있게 되었다. 이러한 규제의 철폐는 통합의료의 형태가 등장하게 되어 공급자들이 그룹을 형성하여 질병금고와 선택적 계약을 할 수 있게 되었다. 즉, 통합의료는 공급자가 병원이나 개업의사나 상관없이 부문 간 경계를 넘어 서비스를 제공할 수 있게 되었다.

통합의료로의 전환은 질병금고가 단순히 가격 경쟁(추가 보험료)을 넘어 경쟁 환경에서 차별화를 이룰 수 있었다. 선택적 계약은 이후 신중히 확대되었다. 2002년 선택적 계약이 이루어진 비율은 건강급여지출의 0.02%(3,100만 유로)에 불과했으나, 2015년에는 1.5%(31억 3,000만 유로)로 증가하였다. 가정의 케어 모델(family doctor care model)이 2009년에 도입된 이후, 선택적 계약에 따른 보험급여비율이 2009년에 0.75%에서 2010년에 1.61%로 증가하였다. 질병금고가 이러한 프로그램에 등록하는 보험 가입자들에게 옵션(인센티브)을 제공한다면 선택적 계약이 더욱 확대될 것이다. 이러한 인센티브로 가입자들이 전문의를 만나기 전에 가정의를 문지기로 반드시 거쳐야 한다는 규칙을 준수할 경우, 본인부담 면제 또는 대기시간 단축을 부여할 수 있다.

2000년대 중반, 질병금고는 제약회사와 제네릭 의약품에 대한 가격할인 협상을 할 수 있게 되었다. 할인 계약이 체결되면 약국은 해당 제품을 의무적으로 사용해야 하고, 제조업체는 사후에 질병금고에 할인액을 환급해 주고 있다. 2015년까지 총 할인액 비율은 보험급여 지출의 10%를 초과하였다. 2007년부터 질병금고는 민영보험회사에만 허용되었던 차등수가제(tariff)를 선택할 수 있는 옵션을 갖게 되었다. 다양한 보험급여 패키지와 차등수가는 질병금고가 가입자 개개인의 필요도(needs)에 부응할 수 있었으며, 예를 들어 평균보다 높은 본인부담금이란 옵션을 제공할 경우 고소득자와 서비스 사용이 적은 사람들에게 더 매력적인 선택이 되었다. 건강보험 가입제에 대하여 차등수가제는 질병금고 간의 경쟁을 강화하고, 위험도가 낮은 건강한 가입자들이 강제적인 연대 시스템에서 탈퇴하는 것을 방지할 수 있다. 2015년에는 건강보험 적용자의 3.5%가 최소한 한 가지 수가제를 선택했다. 이는 DMPs에 등록한 적용자에 비해서는 훨씬 적었다. 차등수가제를 선택한 사람들 가운데 60%는 현금 환급 방식(cash reimbursement)을 선택하였다. 건강보험 적용자의 27%는 deductible 방식을 20%는 서비스를 이용하지 않았을 경우 보험료를 환급받는 no-claim bonuses제를 선택하였다(Busse, Blümel, Kniep and Bärnighausen, 2017).

독일의 개혁은 네덜란드에 비교하여 덜 급진적이다. 그러나 질병금고 수는 급격히 줄어들어 2002년의 355개에서 2007년 220개(독일 정부 홈페이지), 2009년 196개로 줄었으며(Lisac et al., 2010), 질병금고간의 지속적인 경쟁으로 2014년 132개(Busse and Blümel, 2014)로, 그리고 2017년에는 113개(Busse et al., 2017)로, 2020년에는 105개(Blümel et al, 2020)로 계속 줄어들었다.

5) 질병금고에 대한 중앙기금의 배분

질병금고는 사용자와 근로자로부터 보험료를 징수하여 이를 중앙기금(central reallocation fund, Gesundbeitsfounds)으로 이관한다. 동시에 정부의 보조금도 중앙기금으로 이전하게 된다. 2007년 제정된 「건강보험경쟁강화법(Strengthening Competition in SHI Act)」에 의하여 2009년 중앙기금이 설립되었다. 이 기금은 건강보험료를 모아서 질병금고에 재분배하는 기능을 하는데 연방사회보장청에서 관리한다.

중앙기금은 질병금고에 기금을 배분할 때 morbidity-based risk adjustment scheme (Morbi-RSA)를 토대로 하게 된다. Risk-adjustment scheme은 2009년에 처음 나온 것이 아니라 이미 1994년에 등장하였다. 당시에는 단지 가입자의 성, 연령, 위험요인으로 거동불가능 상태만 사용하였다. 그러나 morbidity-based risk adjustment scheme은 성과 연령에 morbidity의 직접적 지표를 사용하였다. 중앙기금에서 Morbi-RSA를 활용하여 재정을 배분하게 되자 지금까지 사용하던 risk adjustment scheme에 즉각적인 효과가 나타났다. 그 전까지의 보상은 피보험자의 소득에 좌우되었다. 즉 보상의 계산은 건강보험 전 가입자의 총 진료비 지출에 대한 질병금고 가입자의 보험료 수입의 비율에 기초하였기 때문이다. Risk adjustment scheme은 더 이상 소득과 일치하지 않았다. 왜냐하면 모든 가입자의 보험료는 중앙기금에 납부하게 되었기 때문에 개인의 소득 격차를 조정하는 것이 어려웠다. 따라서 재정적 보상은 단일 보험자 간에는 일어날 수 없었다.

2009년 1월 Morbi-RSA의 도입은 risk adjustment scheme에 비하여 보다 효율적으로 기금을 배분하는데 있다. Morbi-RSA에 기반으로 하여 질병금고는 1인당 진료비의 평균에 해당하는 금액을 가입자당 정액의 기본예산(basic flat-rate per insured person)으로 배정받게 되었다. 2011년에 1인당 월 평균 정액은 €209.48였고 2019년에는 €262였다. 질병금고는 정액의 기본예산에 연령/성에 따른 추가액을 받거나 할인되기도 하여 의료필요도에 맞추어 정액을 조정하였다. 이와 같은 절차는 특별히 심각하거나 비용이 많이 소요되는 만성질병에 대응하기 위해서였다. 최근의 risk structure 조정 규정에 따라 연방사회보장청은 과학적인 위원회의 협력으로 80개의 eligible disease를 정의하였다. Eligible disease란 이 질병으로 고통 받는 보험가입자의 평균지출이 적어도 모든 피보험자의 50% 이상의 평균지출보다 높을 경우로 정의하였다. 또한 기존 DMPs의 모든 지표가 고려되고 있다.

6) 만성질병 관리와 통합의료

독일도 다른 선진국들과 마찬가지로 인구고령화로 만성질병의 관리 문제와 함께 고가 의료기술의 급속적인 발전으로 의료비의 증가속도가 너무 빠르다는 문제를 가지고 있다. 의료체계의 구조적인 문제로 병원서비스가 외래통원서비스와 분리되어 효율을 발휘할 수 없는 문제가 있었으며 특히 부문 간의 협력이나 교류가 이루어지지 못하였고 병상과 의사가 과잉되었다는 점이다(Jost, 1998). 이러한 문제를 해결하기 위한 접근전략의 하나로 독일은 1차 의사를 포함한 다양한 공급자들이 참여하는 통합의료에 의한 DMPs의 도입이었다.

1993년부터 통합의료에 관하여 시범사업을 전개하였으며, 2000년 「건강보험개혁법(the Reform Act of SHI 2000)」에서 통합의료가 새로운 공급모형에 포함되도록 법적 근거를 마련하였다. 통합의료를 도입한 목적은 질병금고와 계약을 맺고 있는 다양한 공급분야에서 통원담당 의사(ambulatory physician)와 병원 간의 협력을 증진시키기 위함이었다. 병원이 통합의료모형에 참여하게 되면 병원은 통원서비스를 제공할 수 있는 새로운 기회를 얻게 되는 것이다. 통합의료를 통한 만성질병 관리를 위한 DMPs는 1990년대 후반부터 등장하게 되었다(Pittman, Arnold and Schlette, 2005).

지금까지는 통합의료를 제공하려 해도 법적 제약이 걸림돌이 되었다. 즉, 1차 의사는 주 단위로 개업의협회가 총액으로 진료비를 받아 참여 의사는 행위별수가로 진료비를 지불받았고, 병원은 일당으로 진료비를 지불받았다. 그리고 병원은 통원서비스 제공이 엄격히 통제되었다. 이러한 환경에서 다양한 공급자가 참여하는 통합의료의 제공은 사실상 불가능하다. 그러다 2001년 「위험구조보상개혁법(The Act to Reform the Risk Structure Compensation Scheme)」과 2004년 「건강보험현대화법(SHI Modernization Act)」의 발효로 통합의료를 하는데 장애가 되는 요소가 제거되었다.

2004년 법은 질병금고와 통합의료를 위하여 계약을 함에 있어 다른 영역과 계약 확장과 같은 번거로운 절차나 지역 개업의사회의 승인이 필요 없도록 하였다. 모든 계약 파트너가 동의한다면 다른 질병금고나 공급자들도 통합의료에 참여 가능하도록 하였다. 독일

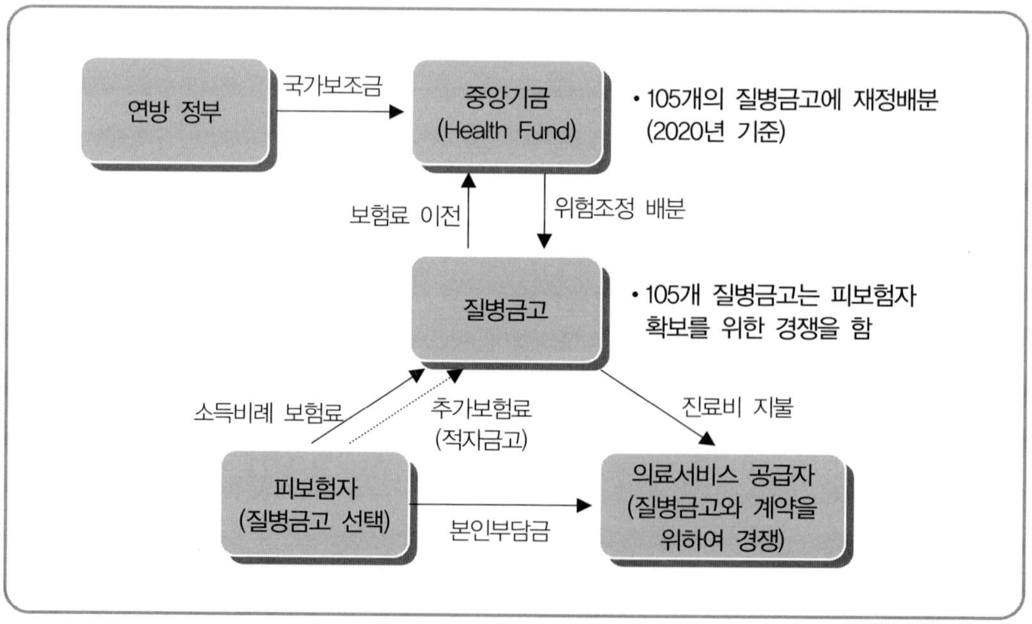

[그림 11-5] 독일의 건강보험제도의 경쟁 모형

은 1차 개업의사에 대한 진료보수가 주(州) 단위로 총액계약을 토대로 제공하기 때문에 통합의료를 하기 어려웠다. 그런데 법 개정을 통하여 통합의료를 위하여 재정을 별도로 할당하게 되어 다른 분야의 공급자와 충돌할 요인이 없어졌다. 질병금고는 단일공급자 또는 네트워크 공급자(의사, 병원, 재활기관 등을 포함)와 별도의 계약을 요구하고 있다. 통합의료에 참여하는 공급자들(일반의, 개업 전문의, 병원 외래의사, 물리치료사 등)은 각 분야 내에서 개별적으로 신임을 받고, 서비스 공급은 통합의료 내에서 영역을 넘어 제공하도록 하였다(예: 통합의료 내의 병원은 통원서비스 제공이 가능). 통합의료가 실행됨에 따라 병원들이 질병관리프로그램(Disease Management Programs, DMPs)에 참여할 유인이 생겼다. 연계·협력의료(care coordination) 측면에서 통합의료와 DMPs는 유사한 성격을 지니고 있다. DMPs에서는 한 가지 질병만을 대상으로 구체적으로 질병을 명시하여 연계·협력의료를 하지만 통합의료에서는 구체적으로 질병 명을 명시하지 않고 의료서비스 전반에 대하여 협력을 강조하는 차이가 있다.

통합의료에서 강조된 만성질환자를 위한 DMPs가 2001년에 도입되었다(Busse et al., 2017). 2003년부터는 가정의(family physicians)와 전문의(specialists) 의료 간의 협력을 제고(to improve coordination of services)하기 위하여 구조화된 프로그램인 DMPs가 도입되었고, 2004년부터는 질병금고로 하여금 가입자에게 앞에서 언급한 단골의사 진료모형(GP-centered model)에 등록하여 DMPs에 속하는 서비스를 받을 수 있는 선택을 허용하였다. 그리고 많은 질병금고는 등록자들이 문지기 제도를 따를 경우 보너스를 제공하고 있었다(Blümel et al, 2020). 2001년부터 도입된 DMPs는 2020년 현재 당뇨병 Ⅰ, Ⅱ, 유방암, 천식, 만성 폐쇄성 폐질환(chronic obstructive lung disease, COPD), 심부전(heart failure), 관동맥성심장병(coronary heart disease), 우울증(depression), 만성요통(chronic back pain), 골다공증(osteoporosis)과 같은 10개 만성질병에 대하여 실시되고 있다. DMPs에 대해서는 의사도 보험가입자도 자유로운 의사(意思)에 의하여 참여하도록 하였다[43](Blümel et al, 2020). DMPs는 만성질환자의 요구에 따라 서비스 제공자의 경계영역(boundaries)을 넘어 더 효율적인 방법으로 치료를 위하여 고안된 것이다. 환자는 하나 혹은 몇 가지 DMPs에 등록하여 근거중심 진료지침서에 따라 서비스를 제공받게 된다. DMPs는 영역을 가로지르는 환자진료(cross-sector patient care)[44]를

43) DMPs에 참여자 수는 앞의 1차 의료의 설명에서 언급한 단골의사 진료모형의 참여자 수와 동일하다.
44) 미국의 통합의료는 의사-병원 등을 묶는 cross-sector care라 하겠다.

목표로 하는 통합의료와는 달리 개업의사 수준에서 다양한 서비스의 협력을 목표로 하되 영역을 넘어 병원으로의 의뢰(referral)를 포함하고 있다. DMPs는 지역(州)내 모든 질병금고들과 지역 개원의사협회(병원 회원도 포함)간의 단일 계약에 토대를 두고 있다(Blümel et al, 2020).

DMPs를 촉진하기 위하여 질병금고는 중앙기금으로부터 참여자에 대한 자금을 배정받게 되었다. 중앙기금이 참여자 당 정액으로 지불하는 재정은 서류 작업과 서비스의 조정(coordination)에 따른 비용이라는 명분이었다. 2009년과 2010년에는 1인당 €180이었으나, 2011년에 €168로 삭감되었고, 2014년에는 €145.86이 되었다(Busse and Blümel, 2014).

7) 정보화

독일의 건강보험제도가 보수주의형 협동조합방식의 자율적 운영으로 함에 따라 의료체계의 스튜어드십도 분권화(decentralization)되고 매우 복잡한 구조가 되었다. 의료체계의 거버넌스가 정부(연방 및 주 정부)와 자율적 운영을 하는 질병금고간의 협력도 중요하였다. 그리고 보험분야도 건강보험을 다루는 105개의 질병금고와 42개의 민영의료보험회사가 존재하는가 하면 피보험자에게 질병금고를 선택할 권리를 부여함에 따라 환자들은 가용성이 높은 다양한 정보를 요구하게 되었다. 환자가 요구하는 정보는 질병금고에 관한 것에 제한되는 것이 아니라 제공되는 서비스의 질에 대한 정보도 포함하였다.

정부의 의사결정도 연방 정부는 전반적인 법률의 제정 등에 한정하고, 16개 주 정부는 병원계획(hospital planning)과 공중보건(public health)에 책임을 갖고 있다. 그리고 의료서비스 공급은 자율적인 운영조직인 질병금고가 공급자와 협상을 통하여 제공하는 구조가 되어 있다. 제공되는 서비스는 공중보건, 통원의료(ambulatory care), 입원의료, 장기요양 등인데 각기 다른 법률에 의하여 관리되고 있다. 그러다 보니 조직, 재정 조달, 진료비 상환이 분화되었고 서비스 제공이 분화되어 영역 간의 조화와 협력, 질 보장, 통합적 정보의 부족이라는 문제가 대두되었다. 독일 의료체계에서 변화가 요구되는 부분은 통원의료의 균등한 접근성 보장, 입원 의료의 질 보장, 서비스의 연계·협력 강화, 의료인력의 자격 및 훈련 요건과 교과과정에 대한 개혁이라 하겠다(Blümel et al, 2020).

이에 따라 독일 의료개혁의 주요 과제가 의료체계의 정보화(digitalization)가 되었다. 정보화를 위한 핵심과제로는 전자건강카드(electronic health card)의 도입과 공급자간

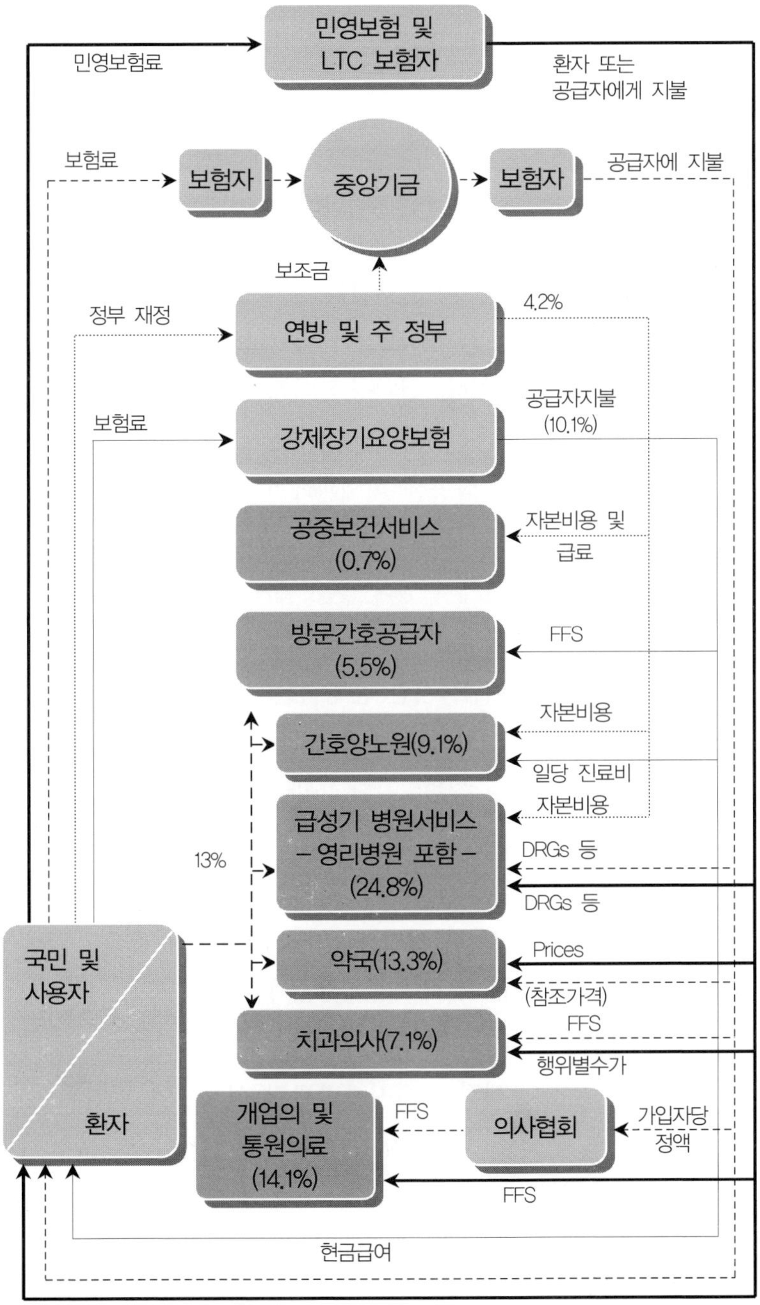

출처 : Blümel et al. (2020).

[그림 11-6] 독일의 의료재정체계

의 정보 교환(data exchange)을 위한 네트워크 구축 등이 있다. 2015년부터 환자가 건강보험제도에서 의료서비스를 받기 위해서는 전자의무기록카드 사용을 강제화하였다. 그 외에도 응급자료의 저장, 환자파일의 전자화, 전자처방, 전자투약계획과 같은 기능을 도입하고 있는 중이다(Blümel et al, 2020).

8) 환자중심의료와 환자권리

앞에서도 언급한 바와 같이 1990년대 서유럽의 의료개혁에서 주요한 과제는 반응성 제고에 있었다. 반응성 제고를 위한 다양한 방안이 있으나 그 가운데 하나가 환자중심의료(patient-centered care)의 실행이다. 환자중심의료를 위하여 환자에 대한 정보 제공, 환자의 선택권, 그리고 환자권리의 신장이 있다(Blümel et al, 2020).

환자에 대한 정보는 의료분야의 다양한 이해관계자(stakeholder)가 브로슈어와 같은 인쇄물, 인터넷, 전화상담, 개인상담 등을 통하여 제공하고 있다. 그러나 환자들은 다양한 정보의 질을 평가하기 어려운 한계가 있다. 환자에게 필요한 정보들은 보험급여 내용, 병원의료의 산출물, 병원 대기시간, 다른 공급자에 비교한 질에 대한 정보(특히 개업의), 의무기록에 대한 접근성, Web이나 24시간 운영하는 상담 전화, 환자만족도, 의료사고 정보 등이 있다. 이 가운데 병원 대기시간을 제외하고는 비교적 용이하게 얻을 수 있다. 정부는 2004년 IQWiG를 설립하여 질병, 진단, allergy, 정신보건, 예방과 같은 정보에 대하여 근거중심의 환자정보를 제공하고 있다(Blümel et al, 2020).

환자의 선택과 관련해서 구매자 조직(질병금고)의 선택, 공급자의 선택 그리고 치료방법의 선택에는 자유를 허용하고 있으나 건강보험과 민영보험의 선택은 앞에서 서술한 바와 같이 엄격한 조건으로 제한하고 있다(Blümel et al, 2020).

반응성과 관련하여 환자의 권리보호를 위한 다양한 정책이 실시되고 있다. 2013년「환자권리법」이 발효되어 병원에 강제적인 환자불만관리 시스템이 도입되었다. 그리고 주(state) 수준에서 의료과오 분쟁을 사법절차 밖에서 해결하도록 의사회, 치과의사회, 약사회에 전문가 위원회를 구성하여 불만처리와 중재를 할 수 있는 시스템을 도입하였고, 옴부즈맨(ombudsperson)이 의료분쟁을 중재할 수 있도록 하였다. 환자가 의료기관이나 제약회사 및 의료기기 회사의 부주의한 과실(negligent action)로 피해를 입었을 경우,「피해보상법(Tort law)」에 따라 보상을 하도록 하였다. 질병금고는 건강보험 의료심의위원회(Medical Review Board)를 구성하여 환자에게 의료사고에 대하여 자문과 함께 의료사고 제소의 해결에 도움이 될 전문가 보고의 초안을 작성해주기도 한다. 「피해보상법」 이외 의약품이나 백신의 부작용과 같은 특별한 환경에서의 의료과오에 대처하기 위한 다양한 특별법이 있다(Blümel et al, 2020).

참고문헌

보건복지부, 한국보건사회연구원 (2022), *OECD Health Statistics.*

손동국 외 (2020), OECD 국가 노인보험료 부과제도 연구, 국민건강보험 건강보험연구원.

이규식 (2002), 『의료보장과 의료체계』, 서울: 계축문화사.

이규식 (2007), 네덜란드의 의료개혁-관리된 경쟁모형, 『관리의료제도의 비교연구』, 한국사회과학협의회: 89-121.

이규식 (2012), 『건강보험통합의 평가와 개혁방향』, 서울: 계축문화사.

이규식 (2013), 『의료보장과 의료체계』(제3판), 서울: 계축문화사.

이규식 (2017), 공공의료의 올바른 정의와 발전방향, 『대한공공의학회지』, 창간호: 79-97.

이규식 외 (2008), 네덜란드의 의료개혁에 관한 연구, 『사회보장연구』, 24(4): 231-255.

Baan CA (2012), Implementing Integrated Care for Chronic Diseases, 네덜란드 RIVM Briefing 자료(2012. 12. 14.).

Barua B and Esmail N (2015), For-Profit Hospitals in Universal Health Care Countries, Fraser Institute, fraserinstitute.org.

Bartholomee Y and Maarse H (2006), Health insurance reform in the Netherlands, *Eurohealth* 12(2), EuroHealthNet: 7-9.

Blümel M (2012), *The German Health System 2012*, Berlin University of Technology (mimeo).

Blümel M, Spranger A, Achstetter K, Maresso A and Busse R (2020), Germany health system review, *Heath Systems in Transition*, 22(6), European Observatory on Health Systems and Policies, Copenhagen: WHO Europe.

Busse R (2008), The health systems in Germany, *Eurohealth*, 14(1): 5-6.

Busse R and Riesberg A (2004), Germany, *Health Care System in Transition*, European Observatory on Health Care Systems and Policies, Copenhagen: WHO Europe.

Busse R, Saltman RB and Dubois HFW (2004), Organization and financing of social health insurance systems: current status and recent policy developments, In: Saltman RB, Busse R and Figueras J eds. *Social Health Insurance in Western Europe:* 33-80, European Observatory on Health Care Systems and Policies Series, Berkshire, England: Open University Press.

Busse R, Schreyögg J and Gericke CA (2006), *Health Financing Revisited*, Washington DC: World Bank, Chapter 9.

Busse R and Blümel M (2014), Germany health system review, *Health Systems in Transition* 16(2), European Observatory on Health Care Systems and Policies, Copenhagen: WHO Europe.

Busse R, Blümel A, Knieps F and Bärnighausen T(2017), Statutory health insurance in Germany: a health system shaped by 135 years of solidarity, self-governance, and competition, *Lancet,* 390: 882-897. (http://dx.doi.org/10.1016/s0140-6736(17)31280-1)

Commission des Comptes de la Sécurité Sociale, RAPPORT (2012, 2022).

Deutsche Bank Research (2006), *Health Policy in Germany*, June 13.

European Observatory on Health Care Systems and Policies (1999): *Health System in Transition, United Kingdom*, Copenhagen: WHO Europe.

European Observatory on Health Care Systems and Policies (2000), *Health Care System in Transition: Norway*, Copenhagen: WHO Europe.

Feldstein PJ (2005), *Health Care Economics* (6th), Albany, NY: Thomson Delmar Learning.

G–BA(Gemeinsamer Bundesausschuss) (2018), *The Federal Joint Committee, Decisions on Healthcare Benefits* (5th ed.), Berlin.

Gerkens S and Merkur S (2010), Belgium health system review, *Health Systems in Transition 12(5),* European Observatory on Health Care Systems and Policies, Copenhagen: WHO Europe.

Glenngård AH et al. (2005), Sweden, *Health Systems in Transition*, European Observatory on Health Care Systems and Policies, Copenhagen: WHO Europe.

Health Consumer Powerhouse (2013), *Euro Health Consumer Index 2013 Report.*

HealthPolicyMonitor(Germany), Survey no, (7) 2006, (13) 2009.

Jacobs R and Goddard M (2000), *Social Health Insurance Systems in European Countries*, Centre for Health Economics, The University of York.

Järnelin W (2002), Finland, *Health Systems in Transition 4(1),* European Observatory on Health Systems and Policies, Copenhagen: WHO Europe.

Jost T (1998), German health care reform: the next steps, *Journal of Health Politics, Policy and Law*, 23(No. 4): 697-711.

Kieslich K (2012), Social values and health priority setting in Germany, *Journal of Health Organization and Management*, 26(32): 374–383.

Kroneman M et al. (2016), Netherlands health system review, *Health Systems in Transition 18(2)*, European Observatory on Health Systems and Policies, Copenhagen: WHO Europe.

Lisac M et al. (2010), Access and choice-competition under the roof of solidarity in German health care: an analysis of health policy reforms since 2004, *Health Economics, Policy and Law*, 5: 31-52.

Maarse, JAM (1997), The health system of the Netherlands, In: Raffel MW ed. *Health Care and Reform in Industrialized Countries:* 135-162, Pennsylvania: The Pennsylvania State University Press.

Ministry of Health, Welfare and Sport(MHWS) the Netherlands (2005), *Health Insurance in the Netherlands: The New Health Insurance System from 2006*,

Hague.

Ministry of Health, Welfare and Sport(MHWS) the Netherlands (2006), *New Health Insurance System for Everyone(mimio).*

Pittman PM, Arnold SB and Schlette S (2005), Care management in Germany and U.S.: an expanded laboratory, *Health Care Financing Review*, 27(1): 9-18.

Saltman RB and Dubois HFW (2004), The historical and social base of social health insurance systems, In: Saltman RB, Busse R and Figueras J eds. *Social Health Insurance in Western Europe:* 21-32, European Observatory on Health Care Systems and Policies Series, Berkshire, England: Open University Press.

Saltman RB, Busse R and Figueras J eds. (2004), *Social Health Insurance in Western Europe*, European Observatory on Health Systems and Policies, Copenhagen: WHO Europe.

Schäfer W et al. (2010), The Netherlands health system review, *Health Systems in Transition 12(1),* European Observatory on Health Systems and Policies, Copenhagen: WHO Europe.

Schoen C, Helms D and Folsom A (2009), *Harnessing Health Care Markets for the Public Interest: German and Dutch Approaches to Multi-Payer Systems with Insights for US Reforms(Draft)*, The Common Wealth Fund.

Schölkopf M (2012), Statutory health insurance, basic principle, challenges and the latest health care reform agenda, 독일 보건부 Briefing 자료(2012. 12. 11.).

Schut FT and Doorslaer EKA (1999), Toward a reinforced agency role of health insurers in Belgium and the Netherlands, *Health Policy*, 48: 47-67.

Wiggers C (1992), *The Dutch Health Care System(unpublished mimeo).*

Wörz M (2012), DMPs, Gemainsamer, 독일 G-BA Briefing 자료(2012.12.11.).

Wynand PMM van de Ven and Schut FT (2008), Universal mandatory health insurance in the Netherlands: a model for the United States?, *Health Affairs*, 27(3), 771-781.

OECD Homepage(https://stats.oecd.org/) (2018.12.4. 열람)

제12장
의료체계의 전환

제1절 의료체계의 전환

한 나라 의료체계의 전환은 그 나라의 경제・사회체제의 변혁과 큰 관련이 있다. 자본주의 시장경제를 토대로 하는 서유럽 국가들도 제2차 세계대전과 같은 전쟁이 끝난 1948년에는 영국이 NHS로 의료체계의 전환을 하였으며 또한 「세계인권선언」이 발표되었다. 그리고 1980년대 포르투갈이나 스페인은 독재체제가 붕괴되면서 건강보험제도를 NHS로 전환하게 되었다. 한편 동구권은 소비에트연방의 붕괴 결과로 세마쉬코 모형에서 건강보험제도로 전환하게 된다(Saltman and Busse, 2002).

동유럽 국가들은 제2차 세계대전 이후 소련의 팽창으로 소비에트연방에 편입되거나 아니면 위성국가가 되어 공산주의 경제체제에 부합하는 세마쉬코 모형의 의료체계를 유지하고 있었다. 세마쉬코 모형은 제1장에서 간략히 언급한 바와 같이 국민의 기본권 보장을 위한 무상의료제도가 아니라 공산주의 배급경제 체제를 유지하기 위하여 설정된 생산목표를 차질없이 달성할 수 있게 작업장 단위로 의료를 무상으로 제공하는 체계였다. 따라서 세마쉬코 모형은 중앙 정부가 통제하는 중앙집권화된 명령체계에 따라 작동하는 의료체계가 될 수밖에 없었다. 모든 의료기관은 정부가 장악하였고, 의사들도 모두 정부에 소속된 노동자에 불과하였다. 의사의 임금도 자본주의 국가들과는 달리 노동가치설에 입각하여 일하는 시간에 비례하여 결정되었기 때문에 일반 근로자와 큰 차이가 없었다. 비록 정부가 무상으로 의료를 제공하였지만 다른 분야와 마찬가지로 의료체계는 효율성이 매우 낮았으며, 의료의 질도 높을 수가 없었다. 대부분 국가에서 소득이 높은 사람들은 더 좋은 서비스를 받기 위하여 의료인에게 음성적 지불(informal payment)을 하게 되어 의료에서 부패가 만연하였으며, 보건의료체계도 감염병을 퇴치하기 위한 위생 역학적 모형(sanitary-epidemiology, Sanepid Model)에 치중하였다.

그러다 1991년 12월 소련이 붕괴되어 시장경제로 전환함에 따라 배급경제를 위한 세마쉬코 모형도 유지할 수 없어 의료체계의 전환이 불가피해졌다. 구 공산권 국가들은 몇 개의 그룹으로 나누어 볼 수 있다. 독립된 국가였으나 소련의 팽창으로 공산화되었던 유럽 동부 및 중부 지역에 위치하였던 CEE(Central and Eastern Europe) 국가들이 있으며, 소연방에 소속되었다가 독립한 CIS(Commonwealth of Independent States) 또는 NIS(Newly Independent States) 국가들이 있다. 이들 국가들은 모두 세마쉬코 모형을 버리고 사회보험방식의 건강보험제도로 전환하였다. 그리고 아시아 지역에서는 중국과 베트남이 공산경제에서 시장경제로 전환하면서 의료체계도 건강보험제도로 전환시켰다.

또 다른 의료체계의 전환은 2010년대 이후 중동의 걸프만에 위치한 GCC(Gulf Cooperation Council) 국가들에서 볼 수 있다. GCC 국가들은 석유 수출에 힘입어 거의 무상으로 국민들의 의료를 보장하였다. 이 나라들은 많은 외국인 노동자들을 받아들여 생산이나 서비스 현장에 활용하였는데, 외국인 근로자들의 안정적인 근로 환경을 보장하기 위하여 이들에게 건강보험을 제공할 필요성이 제기되었다. 동시에 무상의료가 갖는 여러 가지 문제점과 함께 석유가 고갈될 경우 국민들에게 계속하여 무상의료를 제공하기 어려울 것이라는 생각에서 건강보험제도로 전환을 시작하고 있다. 이 장에서 몇 가지 형태의 의료체계를 묶어 전환 과정에 대하여 소개하기로 한다.

제2절 유럽 구 공산국가들의 의료체계 전환

유럽의 구 공산권 국가로는 폴란드, 헝가리, 체코, 루마니아 등의 CEE 국가군과 1990년대 소비에트연방 해체로 독립한 우즈베크, 키르기스, 러시아 등의 CIS 국가군[1])이 있

1) CEE 국가군은 지역적인 특징으로 구분하였기 때문에 해당 국가를 구체적으로 명시하지 않았다. 그러나 CIS(독립국가연합)는 소비에트연방에 속하였던 국가들이 소연방 해체 후에 협력을 강화하기 위하여 1991년 12월 러시아 대통령 엘친의 주도로 벨라루스의 수도 민스크에서 11개국이 모여 연합의 설립에 서명함으로써 1922년 체결한 소비에트연방조약을 폐기하고 탄생하였다. 참가국은 러시아, 우크라이나, 벨라루스, 투르크멘, 아제르바이잔, 아르메니아, 우즈베크, 키르기스, 카자흐, 타지크, 몰다비아 등이다.

다. 여기서는 CIS 국가에 속하는 러시아와 CEE 국가에 속하는 폴란드의 의료체계 전환에 대하여 설명하도록 한다.

1. 구 공산국가들의 의료체계 전환의 필요성[2)]

동유럽 국가 가운데 CEE에 속하는 국가들로서는 불가리아, 체코, 헝가리, 폴란드, 루마니아, 슬로바키아, 슬로베니아가 있다. 그리고 CIS에 속하는 국가들로서는 벨라루스, 조지아, 카자흐, 러시아 등이 있다. 이 국가들이 세마쉬코 모형을 버리고 건강보험 의료체계로 전환하게 된 이유를 살펴보면 다음과 같다.

첫 번째 문제는 국민의 건강수준의 악화였다. 국민 건강수준이 악화된 것은 공산경제의 피폐에 따른 경제성장의 후퇴와 사회적인 불안에 따른 알코올 소비의 증가와 같은 사회경제적인 다양한 요인이 있겠다. 그 결과 구 공산국가들은 OECD 국가들에 비하여 영

[표 12-1] 구 공산권 국가와 OECD 국가간의 건강수준 비교

구분		기대수명(세)				영아사망률(1,000명당)			
		1985	1991	2001	2014	1985	1991	2001	2014
CIS 국가	조지아	70	70	72	75	43	40	29	11
	카자흐	69	68	66	72	50	45	36	14
	키르기스	65	69	69	70	64	54	40	20
	러시아	68	68	65	70	25	22	19	9
CEE 국가	불가리아	71	72	72	75	20	19	17	10
	체코	71	72	75	78	15	12	5	3
	헝가리	69	69	72	76	21	16	9	5
	폴란드	71	71	74	77	18	15	8	5
OECD 국가	한국	69	72	76	82	9	6	6	3
	네덜란드	76	77	78	81	8	7	5	3
	스웨덴	77	78	80	82	6	6	3	2
	영국	75	76	78	81	10	7	5	4

출처 : World Bank, Indicators(http://data.worldbank.org/indicator, 2016.05.30 열람)

2) 이 부분은 Figueras, McKee, Cain and Lessof(2004)에서 발췌하여 정리하였다.

아사망률이 높고 0세에서의 기대수명도 OECD 국가들에 비하여 낮았다(표 12-1 참조). 특히 CIS 국가들은 소비에트연방이 붕괴된 1991년 이후 수년간 기대수명이 떨어지다 1990년대 말에 와서야 그 이전 수준을 회복하게 되었다. CEE 국가들은 소비에트연방이 붕괴되기 이전에는 CIS 국가와 비슷한 수준이었으나 소비에트연방이 붕괴된 이후 기대수명이 지속적으로 증가되는 양상을 보이고 있다(McKee, 2004).

두 번째 문제는 공중보건이 취약하여 국민들의 건강수준을 열악하게 만들었다. 구 공산권 국가의 공중보건은 20세기 초반에 유효하였던 위생 역학적(Sanepid) 측면에만 치중하였기 때문에 세균성 질병 중심의 고전적 감염병 극복에는 효과가 있었다. 그러나 1970년대 이후부터 공중보건은 바이러스 중심의 새로운 감염병이나 비만, 알코올, 흡연과 같은 생활습관상의 문제로 옮겨져 건강을 결정하는 사회경제적인 요인에 대한 대처가 중요한 과제가 되었다. 구 공산권 국가들의 위생 역학적 모형에 의한 공중보건은 이와 같은 새로운 건강상의 과제에 대처하기에는 취약한 문제가 있었다.

세 번째는 의료체계와 관련하여 의료에 대한 시민들의 낮은 반응성을 포함하여 임상의료의 질적 수준이 현저히 낮은 문제가 있었다. 또한 경제성장의 한계로 의료재정이 취약하였으며, 자원배분에서도 효율성이 낮았다. 상병구조가 만성질병으로 바뀌었음에도 불구하고 세마쉬코 모형이 급성질병에 초점을 두었기 때문에 서비스의 연속성에 한계를 나타내었을 뿐만 아니라 보건의료체계가 지역사회와 연계도 제대로 이루지 못하는 문제가 있었다.

이와 같은 문제에 대처하기 위하여 구 공산권 국가들은 다음과 같은 과제에 직면하게 되었다.

1) 보건의료재정을 강화하는 것이 매우 중요하다. 종래의 중앙집권화된 중앙 정부 재정으로 운영되던 세마쉬코 모형은 더 이상 운영하기 어려워짐에 따라 분권화되고 구매자와 공급자가 분리된 건강보험제도의 도입이 절실하게 되었다. 건강보험제도를 도입하여도 일시에 모든 재정을 보험료에 의존하기에는 한계가 있기 때문에 서유럽 국가의 건강보험제도와는 달리 정부 재정이 상당한 역할을 할 수밖에 없게 되었다. 건강보험제도 도입과 함께 종래의 음성적 지불의 근절도 중요한 과제가 되었다. 건강보험제도를 새롭게 도입함에 따라 비용-효과적인 구매를 위한 구매자의 전략적인 활동도 새로운 과제가 되었다.

2) 과거 세마쉬코 모형에 의한 급성기 질병에 적합하던 단절적 서비스 공급구조를 복

합만성질병 구조에 원활하게 대처하기 위하여 서비스의 연속성을 보장하는 공급구조로 바꾸는 것이 중요한 과제가 되었다. 서비스의 연속성을 보장하기 위해서는 네 가지 연계된 문제가 해결되어야 하는데, 첫째는 병원의 성과가 개선되어야 하는 문제로써 지불제도와 연계된 경영의 분권화와 충분한 투자의 확보[3] 등이 중요한 과제가 되었다. 둘째는 구 공산권의 대부분 국가들이 병상은 과잉인데 2~3차 기능을 할 병원이 비효율적이어서 전문적인 의료서비스 제공에 한계가 있는 점이다. 따라서 병원의 구조를 조정할 전략이 필요하였다. 셋째는 1차 의료와 병원 의료 간의 경계를 이동(shift)시켜야 한다. 구 공산권의 문제는 환자가 병원에 언제, 어떻게 입원하고 퇴원하는지 불명확하다는 점이다. 즉 많은 환자들이 병원의 입원보다는 병원이 아닌 의료기관에서 더욱 효과적으로 관리될 수 있다. 따라서 입원에 대한 적절하고 비용-효과적인 대안적 서비스의 제공이 중요하다. 넷째는 1차 의료의 현대화와 강화를 위한 효과적인 전략이 필요하다는 점이다. 구 공산권 국가의 1차 의료는 병원과의 관계가 매우 빈약하였다. 1차 의료기관의 인력들은 제대로 훈련도 받지 않아 수준이 낮았으며, 보수도 적었고, 장비나 시설도 보잘 것이 없었다. 그들의 역할은 환자를 전문의에게 후송하고 병가를 인정[4]하는 정도의 역할에 제한되어 있었다. 따라서 1차 의사를 가정의 개념으로 훈련시켜 의료의 연속성, 인두제 그리고 의사 책무성의 개념과 연계시키는 개혁이 필요하였다.

3) 의료의 질 향상을 위한 개혁이 필요하였다. 의료의 질 향상을 위해서는 새로운 기술의 습득과 임상 행위의 변화가 요구되는데 이를 위하여 의사 업무의 표준을 개선하고 의사 훈련방법을 개선하여 임상적인 시술이 밑에서부터 개선이 이루어져야 한다. 이를 위하여 인증제(accreditation), 근거중심의료, 질 보증 메커니즘, 의료인력 정책의 적절성과 같은 조치들이 필요하다. 그러나 구 공산국가들은 의료자원의 부족, 하부구조의 결여, 관리기법의 부적절성과 같은 과거의 유산에서 자유스럽지 못한 문제가 있어 질 향상이 쉽지 않았다.

4) 지역사회와 연계를 위한 개혁이 필요하였다. 여러 가지 측면에서 의료의 전반적인

---

3) 과거에는 병원이 정부의 예산(line-item budgets)에 의하여 운영되었지만 건강보험제도의 도입으로 병원은 자율적으로 운영되어야 하기 때문에 경영의 분권화와 투자가 중요한 과제가 되었다.

4) 구 공산국가의 배급경제에서 근로자는 생산을 위한 기계와 같은 수단에 불과하였기 때문에 아프다는 구실로 생산 라인에서 자주 빠지려 하였다. 이를 막기 위하여 1차 의사에게 질병을 핑계되는 것을 막을 문지기 기능을 부여하여 질병으로 쉬려면 반드시 1차 의사의 소견서를 요구하였다.

질은 개인에 대한 적절한 치료와 지역사회의 참여와 관련된다. 시민의 자율성 강화와 지역사회 참여는 소비자의 필요도에 대응하고, 권력의 분산과 민주화를 추구하기 위한 개혁 프로그램에서 매우 중요한 요소가 된다. 그런데 구 공산권 국가는 권력이 정부에 집중되어 시민사회가 제한적으로 존재하였기 때문에 사회적인 공적 생활에 시민참여 역시 제한되었다. 그리하여 의료체계 운영에서 개인의 참여는 존재할 수 없었으며, 공급자에 대한 선택도 없었고 소비자의 반응성은 낮을 수밖에 없었다. 따라서 이러한 국가의 의료개혁에서 시민의 자율성 강화를 위한 공급자 및 보험자에 대한 선택권 부여, 임상적 의사결정에의 소비자 참여, 보험급여 결정에 시민참여, 환자권리를 위한 입법과 같은 조치가 중요하다. 지역사회 참여는 시민의 권리 강화로 연결되는 중요한 과제이지만 시민사회가 지역사회 주민의 건강을 주도한다는 근거는 약하다. 구 공산 국가에서는 지역사회의 능력향상(capacity building) 수준에서 건강도시 사업, 안전도시 건설(Safe Community Initiative), 건강증진학교와 같은 프로그램을 통하여 건강을 위한 지역사회 활동을 자극하고 있다.

5) 공중보건의 향상을 위한 개혁이 필요하였다. 개혁의 궁극적인 목적은 의료서비스 제공을 위한 의료개혁이 아니라 주민의 건강수준을 향상시키는 건강개혁이어야 한다. 구 공산권 지역은 복합만성질병이라는 위험 요인에 제대로 대처하지 못하여 앞의 [표 12-1]에서 본 바와 같이 건강수준이 OECD 국가들에 비하여 매우 나쁜 편이다. 소비에트연방에서 1920~30년대에 확립된 공중보건시스템은 많은 성과를 거두었다. 그러나 이 시스템은 현재 직면하고 있는 다양한 건강에 대한 위협 요인에 대처하기에는 한계를 지니고 있다. 구 공산권 국가의 공중보건 개혁은 공중보건의 재건과 건강증진의 강화에 있다. 먼저 공중보건의 재건은 중앙집권적인 위생 역학적 모형을 버리고 새로운 모형을 찾아야 한다. 그러기 위하여 공중보건에 관련되는 제도나 기구를 고치고, 인력의 교육 수준을 향상시키고, 훈련방법을 바꾸고 투자를 늘려 시설이나 장비 그리고 정보체계를 보강하는 등의 조치가 요구되고 있다. 특히 공중보건서비스를 공공재로 인식하는 정책이 중요하다. 또 다른 중요한 일은 건강증진을 강화하여 주민들의 생활 습관을 변화시키는 일이다. 이를 위하여 앞에서 언급한 건강도시나 건강증진학교와 같은 사업이 중요하며, 특히 건강을 위한 다학제적 접근 및 다부문간의 협력이 강조된다.

2. 러시아의 의료체계 전환[5)]

1) 역사적인 변천과정

러시아는 소비에트연방이 1991년 12월에 해체되면서 출발하게 되었기 때문에 소연방의 세마쉬코 형 의료체계를 유산으로 물려받게 되었다. 세마쉬코 모형은 정부의 재정으로 의료체계가 유지되었고, 중앙집권적인 형태로 중앙, 광역 단위 지방, 기초 단위 지방의 계층적 구조 속에서 의료자원이나 인력이 배치되었다. 의료분야에 종사하는 모든 인력은 국가에 고용되었으며, 민간의 개업은 허용되지 않았다. 그러나 보건부가 관리하는 의료체계와 병행하여 내무부나 교통부 등에 의한 대규모 기업에 부속된 의료기관에서 제공하는 병행 의료(parallel health services)도 존재하였다.

세마쉬코 모형이 전국민에게 무상의료를 제공하여 형평성이 있어 보이지만, 지역 간에 제공되는 서비스의 질적 차이나 주류 의료(mainstream)와 병행 의료 간의 질적 차이 그리고 제도 전체의 비효율성 문제가 심각하였다. 이 모형은 감염병 통제에는 상당히 효과적이었지만 역학적인 문제가 비전염성질병(NCD)으로 바뀌는 소비에트연방 말기에는 1차 의료와 건강증진으로 융통성 있게 대처하기 어려운 한계도 나타내었다.

소비에트연방 시기인 1980년대 말에 의료체계의 효율성을 높이고 대중들의 반응성을 높이기 위하여 의료시설의 관리를 분권화하려는 시도가 있었다. 의료체계에 신경제관리기전(New Economic Mechanism)의 도입이라는 시범사업이 3개 지역(Kemerovo, Samara, Leningrad)에서 이루어졌다. 시범사업을 통한 개혁의 목표는 의료서비스의 구조를 적정화하고, 1차 의료에 우선권을 부여하고, 의료공급자에게 더 많은 권위와 책임성을 부여하려는 것이었다. 이러한 시범사업을 거쳐 지역의료공급단(Territorial Medical Association)이라는 조직이 각 지방에 설립되어 특정 인구집단에 대한 의료서비스 공급과 관리에 대한 책임을 부여하였다. 지역의료공급단은 미국의 HMO와 유사하게 일정한 예산을 갖고 등록한 사람들에게 서비스를 제공하는 책임을 가졌다. 지역의료공급단에는 1차 의료의 책임을 갖는 polyclinic을 위시하여 병원, 전문의 클리닉, 부인과 상담 클리닉, 산과 병원, 어린이 요양원, 응급의료기관 등이 포함되었는데, 각 공급단의 예산은 등록 인구수에 비례하여 배정하였으며, 공급단 안에 있는 polyclinic[6)]이 예산을 보유하여 다른 의료기

5) 이 부분은 Popovich et al.(2011)에서 발췌하여 정리하였다.

6) 영국의 내부시장과 유사하게 polyclinic이 기금소유자(fund holder) 기능을 하였다.

관에 배정해주는 지도적인 기능을 담당하였다.

1991년 소비에트연방이 해체되면서 공산주의 계획경제가 시장경제로 전환됨에 따라 의료재정의 조달도 불가피하게 전환될 수밖에 없었다. 소비에트연방이 해체된 이후 러시아는 극심한 경제적인 혼란에 직면하였다. 1992년에는 인플레이션이 심각하여 물가상승률이 무려 2,500%에 달하였고, 경제가 마이너스 성장을 기록하면서 높은 실업률에 시달리게 되었다. 1996년 이후 경제회복이 이루어지기 시작하였으나 동아시아의 금융위기가 러시아 경제에 악영향을 주었다. 2000년대 접어들어 러시아 경제가 회복되면서 인플레이션에서 벗어나고, 고용증가와 함께 실질 임금도 상승하였다. 의료분야의 재정이 부족해지자 러시아는 의료만을 목적으로 사용되는 안정적인 재정 확보를 추구하여 강제적인 건강보험제도를 도입하게 되었다. 특히 러시아 경제가 빠르게 시장경제로 전환됨에 따라 세마쉬코 모형의 비효율성과 재정 문제를 시장의 힘으로 개혁하기 위하여 건강보험제도(Mandatory Health Insurance, MHI)의 도입이 결정되었다.

2) 건강보험제도의 도입

건강보험법은 1991년에 발의되어 1993년에 통과되었는데, 주 목적은 전국민에게 포괄적 서비스를 적용하기 위하여 국가 예산이 아닌 다른 재정을 안정적으로 확보하고 국민에게 보험자와 공급자를 선택할 수 있는 기회를 부여하는데 두었다. 이와 같은 목적은 보험자와 공급자 간의 경쟁이라는 시장원리를 통한 인센티브 메커니즘의 도입과 의료체계의 관리방법의 개선에 있었다.

건강보험법에 의한 새로운 재정조달체계는 다음과 같은 요소를 간직하고 있었다.

첫째, 정부 예산으로 조달되는 재정을 보험료로 대체한 것이 아니라 정부의 보건의료 예산에 보험료를 추가하여 더 많은 재정을 확보하도록 하였다.

둘째, 근로자가 부담해야 하는 임금기준 보험료를 사용자가 부담하도록 하였고, 비근로계층(주로 어린이와 연금수급자)의 보험료는 광역 단위 지방 정부(Regional government)와 기초 단위 지방 정부(Municipality)에서 부담하도록 하였다.

셋째, 사용자와 지방 정부가 부담한 보험료를 공동 사용하기 위하여 중앙 단위의 연방건강보험기금(Fedral MHI Fund)과 광역 단위의 지역건강보험기금(Territorial MHI Funds)을 설치하였다. 보험료율은 근로자의 임금을 기준으로 3.6%로 하였다.

넷째, 건강보험급여 패키지의 기준을 설정하였다. 먼저 중앙 정부 차원에서 급여 패키지를 결정하고 난 후에 광역 단위 지방 정부가 연방급여 패키지에 서비스를 추가할 수 있도록 하였다.

다섯째, 의료서비스 구매자는 공공 및 민간보험회사 또는 광역 단위 지역건강보험기금 지사(Territorial MHI Fund Branch)로 하였다. 지역건강보험기금 지사를 구매자로 하는 경우는 그 지역에 공공이나 민간보험회사가 없어 민간보험사가 설립될 때까지 한시적으로 하였다.

여섯째, 보험회사는 공공이나 민간의료기관과 계약을 통하여 서비스를 제공하며, 성과를 기반으로 하는 기준에 따라 진료비를 지불하였다[7]. 수가는 매년 협상으로 결정되는데 참여자는 광역 단위 지역건강보험기금, 광역 단위 지역보건청, 기초 단위 지방 정부, 의사협회, 보험자 협회이다.

일곱째, 국민들에게는 보험회사(구매자), 의료기관 그리고 의사를 선택할 권리가 부여되었다.

여덟째, 민영의료보험은 건강보험급여 패키지 외의 서비스를 제공할 수 있도록 하였다. 이 경우에는 별도의 보험료를 납부하여야 한다.

러시아의 의료체계 전환은 1993년 연방건강보험기금, 광역 단위 지역건강보험기금 및 보험회사의 설립과 함께 시작되었으나 지역 간의 차이가 있었다. 재정 및 행정 차원의 분권화는 보건부의 최소 개입을 뜻하게 되어 광역 단위 수준에서 지방간 차이가 나타났다. 그래서 법에 규정된 재정 및 구매기구의 가시화는 1990년대 말에 이르러서야 완성되었다. 1993년 임금기준 보험료의 도입은 보건 분야에서 기존의 예산으로 조달되던 공적재정이 추가되는 결과를 초래하여 공적재정이 35% 정도 확충되었다. 그러다 보니 예산이 충분치 못한 기초 단위 지자체에서는 1994~95년간에 보건의료예산을 삭감하는 곳도 있어, 의료시설들은 건강보험 수입으로 운영되도록 하였다. 1997년 예산으로 주어진 공적재정은 1993년 수준의 27% 이하로 낮아졌다[8].

과거의 세마쉬코 모형과 새로운 건강보험 의료체계간의 구조적 차이는 의료체계의 효

---

7) 러시아 제도의 특징은 건강보험기금(MHI)은 중앙기금이며 보험자(구매자)는 공공 또는 민간이 설립한 보험회사들이다. 보험회사는 광역 단위 지역기금(Territorial MHI Funds)으로부터 가입자 수에 비례하여 재정을 배분받아 가입자에게 의료서비스를 제공하고 의료기관에 진료비를 지불하게 된다(그림 12-1 참조). 보험자라 하여 재정을 조달하는 책무가 있는 것이 아니라 광역단위 지역기금으로부터 배정받은 기금으로 서비스를 구매하는 기능만 있다.

8) 이론적으로는 과거 정부가 세마쉬코 모형을 운영할 때의 재정을 유지하면서 건강보험을 통하여 추가 재정의 확보를 기도하였지만 현실은 정부 재정의 축소로 나타났다.

율과 서비스의 질을 향상시키기 위하여 구매자와 공급자를 분리시켰다는 점이다. 보험자(구매자)를 설치하여 의료공급자와 계약을 통하여 구매기능을 갖도록 한 것은 세마쉬코 모형의 명령과 통제에 의한 관료적 모형을 유연성이 있는 경쟁체계로 발전시키는데 목적이 있었다. 이와 같은 변화는 두 가지 차원에서 경쟁을 가능하게 하였다. 첫째는 보험자들이 가입자를 놓고 경쟁하도록 하였다. 가입자는 보험자가 계약한 의료공급자의 질이라든가 보험자가 어느 정도 의료서비스의 질 관리에 유의하느냐를 놓고 보험자를 선택할 수 있도록 한 것이다. 둘째는 의료기관들이 보험자와 계약을 맺기 위하여 경쟁을 하게 된다. 공급자는 과거에는 예산을 배정받았기 때문에 고정된 수입을 가졌으나, 현재는 보험자와 계약에 의하여 진료비를 지불받고 있다. 그래서 보험자는 질 높은 공급자를 선택하고 공급자들은 보험자와 계약을 위하여 경쟁하기 때문에 의료 질을 높이는 인센티브가 주어졌다.

경쟁체계가 한편에서는 보험자(구매자) 간에, 다른 편에서는 공급자 간에 도입되어 개혁의 초석이 되었다. 보험자에 있어서 경쟁은 매우 제한적이었다. 인구가 적은 농촌지역에서는 보험자가 많지 않았으며, 한 개 이상의 보험자가 있는 곳은 보험자들이 경쟁을 하기 보다는 대상 인구를 분할하여 관리함으로써 경쟁을 찾기 어려운 곳도 있었다. 이러한 곳에서는 공급자들 간의 경쟁도 역시 제한되었다. 제한적인 경쟁은 도시지역에서도 볼 수 있었다.

지나친 분권화는 정부의 규제 능력을 상실하게 만들었다. 정부 규제의 중요성은 고려하지 않고 보건의료체계의 문제 해결을 위하여 시장 기전에 지나치게 의존하여 새로운 문제를 야기하였다. 건강보험기금에 대한 규제가 약하였고, 보험자들이 공급자와 계약을 하도록 허용하였지만 실행이 쉽지 않았다. 그리고 중앙, 광역, 기초와 같은 다른 수준의 정부나 보험조직에 따른 참여자의 책무를 명확히 하지 못함에 따라 정책의 부조화와 함께 자원 사용의 효율을 가로막게 되었다.

많은 어려움에도 불구하고 새로운 재정조달 방법을 통하여 여러 가지 긍정적 발전도 있었다. 계약에 의한 쌍방의 참여는 책무성을 조성하였으며, 새로운 행정과 정보시스템의 발전을 이루었고, 일부에 도입된 성과를 토대로 하는 지불제도의 도입은 효율의 향상과 비용 인식을 높이도록 하였으며, 의료의 질과 환자권리를 인식하도록 만들었다.

러시아의 행정은 연방 정부, 광역 단위 지방, 기초 단위 지방의 3단계 계층으로 구성되는데, 연방 정부는 부가가치세(18%, 2004년 기준), 소비세(연방 정부와 광역 단위 지방정부가 별도 징수), 기업소득세(24% 가운데 연방 정부가 6.5% 징수), 사회보험세(임금의

34%, 2011년 기준)를 징수한다. 광역 지방 정부는 기업재산세와 교통세, 기업소득세(24% 가운데 17.5% 징수), 소비세(광역 단위 분을 징수), 개인소득세를 징수한다. 기초 단위의 지방 정부는 토지세, 개인재산세, 개인소득세를 징수한다.

건강보험기금이 처음 도입되었을 때는 근로자들의 보험료는 목적세 형태로 임금의 3.6%를 사용자로부터 징수하였는데, 3.4%는 광역 단위 지역건강보험기금이 징수하고, 0.2%는 연방건강보험기금이 징수하여 광역 단위 지역건강보험기금 간의 재정조정에 사용하였다. 2001년부터는 건강보험 보험료는 연방 정부의 국세청이 사회보험세에 통합하여 징수하여 목적세 형태에서 벗어났다[9]. 그러다 [표 12-2]에서 볼 수 있는 바와 같이 건강보험 보험료가 인상되어 2011년에는 임금의 5.1%를 징수하여 2.1%는 연방건강보험기금에, 3%는 광역 단위 지역건강보험기금들에 배분하였다. 2012년부터는 모두 연방건강보험기금으로 귀속시켜 위험 분산을 전국 단위로 하고 있다(표 12-2 및 그림 12-1 참조).

[표 12-2] 러시아의 MHI 보험재정 분담(임금에 대한 보험료) (단위 : %)

	1993	2009	2011	2012
연방 MHI 기금	0.2	1.1	3.1	5.1
광역 단위 MHI 기금	3.4	2.5	2.0	0

주 : 2012년은 변화될 제도의 내용을 기록한 것임
출처 : Popovich et al.(2011)

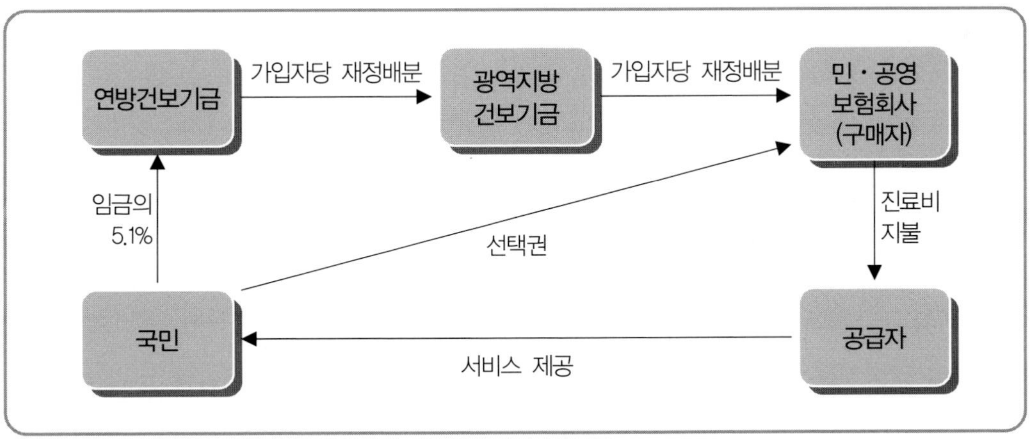

[그림 12-1] 러시아 건강보험제도의 개요

9) 건강보험료(MHI 보험료)가 사회보험세로 통합됨에 따라 러시아 공화국의 의료제도를 정부의 조세로 운영되는 제도라고 소개하는 문헌도 있다.

그리고 2005년 이전까지는 비근로계층에 대한 보험료는 광역 단위 지방 정부와 기초 단위 지방 정부가 공동으로 부담하였으나, 2005년부터는 광역 단위 지방 정부가 모두 부담하도록 하였다. 그러나 일부 광역 단위 지방 정부는 의료기관 운영을 담당하는데 보험료까지 부담하는 것이 어렵다며 비근로계층의 보험료를 부담하지 않는 곳도 있었다. 그러다 2006년부터는 모든 광역 단위 지방 정부에서 비근로계층의 보험료를 부담하고 있다.

러시아는 건강보험기금(MHI)을 도입하여도 정부가 예산으로 부담하는 의료재정을 건강보험료로 대체한 것이 아니기 때문에 2009년 현재 의료재정의 구성을 [표 12-3]에서 보면 정부 예산 39.4%, 건강보험료(MHI) 25.0%, 환자부담 28.8%, 민영보험 3.9%, 기타 2.9%로 되어 있다. 그러나 2011년 이후부터는 건강보험 재정의 비중이 정부 예산보다 높아지고 있다.

[표 12-3] 러시아의 의료재정의 구성(2009) (단위 : %)

	일반재정	보험료	환자부담	민영보험	기타
구성비	39.4	25.0	28.8	3.9	2.9

출처 : Popovich et al.(2011)

러시아 제도의 특징은 연방건강보험기금이 징수한 보험료(근로자 보험료와 비근로계층을 위한 광역 단위 지방 정부의 부담금)를 광역 단위 지역건강보험기금을 거쳐 보험회사(공공 및 민간)에 배분하여 보험회사가 보험자 기능을 한다는 점이다. 배분하는 기준은 보험회사에 등록한 사람 수에 비례하는 1인당 정액으로 한다. 보험회사는 광역 단위 지역건강보험기금이 승인한 수가를 토대로 의료기관의 진료실적에 따라 진료비를 지불하고 있다. 이 시스템은 미국의 Medicare 구조와 유사하다. 즉, Medicare 가입자가 HMO에 가입할 경우 가입자 수에 비례하여 Medicare 예산을 배정하고 HMO는 그 돈으로 의료기관에 진료비를 지불하게 된다.

그런데 광역 단위 지역건강보험기금을 도입할 당시, 지역에 따라 민간보험회사가 없는 곳도 많았다. 이러한 곳에서는 광역 단위 지역건강보험기금의 지사(branch)가 당분간 보험회사 기능도 겸하도록 하였다. 지역건강보험기금 시스템 내에서 운영되는 보험회사는 1998년에 538개나 되었으며, 2009년에는 보험회사들이 통합을 하여 106개가 남았고, 광역 단위 지역건강보험기금의 지사는 246개가 있었다. 광역 지방 정부 및 기초 지방 정부의 보건의료예산도 여전히 존재하였기 때문에 지방 정부와 지역건강보험기금(Territorial MHI Funds) 간의 협력이 중요하였다. 그리고 보건부와 연방건강보험기금(Federal MHI Fund)은 국가 전체로 필요한 재정의 규모를 산출해야 하는데 예산의 역할과 건강보험기금이 맡아야 할 역할에 차이가 있다. 정부 예산은 주로 전문화된 2차 의료와, 3차의 고도 기술 의료, 응급의료, 목표한 보건프로그램 등에 사용되고 건강보험기금은 소위 일상적인 의료(daily need care)에 사용된다.

정부 예산시스템 안에서 연방 정부의 보조금을 광역 단위 지방 정부에 교부하기 위하여 각 지방 정부의 조세 부담 능력과 지출을 고려한 교부 지수 산출을 통하여 암묵적으로 재정조정기전이 마련된다. 각 광역 단위로 산출되는 교부 지수는 러시아 전체의 평균 의료비 지출에 비교한 상대값으로 결정한다. 그래서 결과적으로 의료서비스를 포함한 1인당 보건의료비가 거의 동일하도록 유의한다. 광역지역에서 기초 단위 지역으로 재정을 배분할 때도 같은 방식으로 재정을 공동 사용하게 된다. 연방건강보험기금은 건강보험제도 도입 초기에는 광역 단위 지역건강보험기금들 간의 재정조정에만 사용되었으나 2012년부터는 모든 건강보험 재정은 연방 기금에 모아져 사용된다. 그리고 인력개발이나 다른 특정한 질병의 예방과 같은 프로그램은 별도로 연방 정부, 광역 단위 정부, 기초 단위 정부에서 예산으로 배정한다. 2010년 기준으로 이와 같은 사업비용은 대략 보건에 지출되는 총 재정의 10% 정도가 된다.

3) 서비스의 공급

러시아에서 공중보건은 소비에트연방의 위생-역학적 서비스에 뿌리를 두고 있다. 전통적인 감염병 감시업무와 환경보건 및 감염병 통제 기능은 기초 단위 지방 정부의 위생역학센터(centre of hygiene and epidemiology)에서 수행하여 왔으며, 광역 단위에서는 철도망과 병행한 의료 네트워크와 합쳐진 위생역학센터의 상부 조직이 있어 계층적 구조를 이루었다. 이 조직은 역사적으로 콜레라나 역병과 같은 위험한 질병을 다루었다. 또한 방역소와 12종의 감염병 퇴치소 네트워크가 있었는데 주로 남부의 감염병 창궐지역에 위치하였다. 각 병원은 공중보건의사와 역학조사관을 고용하여 자기 병원에서 발생하는 감염병을 추적하여 보고하도록 하였다.

대규모 중독과 같은 비전염성 질병은 연방 정부가 다른 기구를 통하여 직접 관리하고 있으며, 건강증진과 보건교육은 위생역학센터의 공식적인 책무는 아니다. 아직도 러시아의 공중보건은 전염성 질병에 초점을 맞추고 있다. 보건부는 비전염성 질병과 부상(혹은 사고)에 대응하기 위한 조직을 갖추고 있으나 아직은 역량이 많이 미흡한 편이다. 예방접종이나 산전 의료, 가족계획과 같은 서비스는 1차 의료의 한 부분을 이루고 있으나 국가적인 건강검진 프로그램은 없다.

환자의뢰체계는 각 질병 범주(disease category)에 따라 보건부에 의하여 서비스 제공과정이 결정된다. 기초지방 정부는 1차 의료와 외래방문의료, 응급의료, 산과서비스(산전 및 산후 진료 포함)를 제공할 책임이 있다. 입원 의료시설의 75% 이상이 기초 단위에 속하고 있다. 보건부가 인정하는 1차 의료에는 병원, 입원/polyclinic 시설, 응급의료를 포함하고 있다. 특히 응급 상황의 외상, 중독(poisoning) 등이 포함된다. 제공자로는 구역의사(district physician), 구역 소아과의사, 일반의, 전문의, 이에 상응하는 중간 수준의 의료제공자를 포함한다. 1차 의료시설로는 아주 기초적인 장비와 소수의 병실을 갖춘 FAPs(feldsher-midwife post)가 있다. 이곳은 인구 약 4,000명을 담당하는데 보조의사(feldsher)나 조산원 등이 분만, 예방활동, 주사, 상처의 소독과 같은 서비스를 의사의 지시에 따라 제공하고 있다. 다음으로는 인구 약 7,000명의 농촌지역이나 소규모 구역(micro-district)을 담당하는 보건소(health centre)가 있다. 1차 내과 의사, 1차 소아과 의사, 산과 의사 등이 간호사나 조산사와 같이 일하고 있다. 도시의 polyclinic이나 특별 polyclinic도 1차 의료를 담당한다. 농촌에서는 일반의가 단독으로 1차 의료를 제공한다.

주민들은 1차 의료 공급자나 polyclinic 내 의사를 선택할 수 있지만 이와 같은 권리를 행사하는 주민은 드물다. 환자가 전문의 진료를 위하여 1차 의사를 거치도록 강제하는 규정은 없지만 대부분 환자가 1차 의사를 거치고 있다. 1차 의사가 문지기 기능은 하지 않지만 환자 진료에서 진료조정자로서, 그리고 건강증진과 만성질병을 가진 환자들의 자가관리에 중요한 역할을 하고 있다. 그래서 연방 정부는 GP 당 1,700명, 1차 내과 의사 당 1,800명, 1차 소아과 의사 당 800명의 환자가 적합하다는 기준을 갖고 있다.

2차와 3차 의료(전문화된 외래방문의료와 입원의료)를 제공하는 곳으로는 병원, 병원 외래 clinic, polyclinic에 기초를 둔 전문의 외래센터가 있다. 2차와 3차 의료를 제공하는 병원으로써는 소규모 농촌병원(small rural hospital), 구역병원(district hospital), 중앙구역병원(central district hospital), 도시병원(city hospital), 광역 단위 병원(regional hospital), 광역 단위 전문 클리닉(regional specialized clinic), 연방병원과 연방전문 클리닉(federal hospital and federal specialized clinic), 병행시스템에서의 병원과 전문 클리닉(hospital and specialized clinic in parallel system)이 있다. 그 외에도 병원에서는 낮 병원 의료(day care)와 응급의료가 제공된다.

서비스 공급에 따른 의료기관에 대한 지불은 과거 세마쉬코 모형에서는 정부가 항목별 예산을 책정하여 지불하였는데 병원 입원일수를 줄이고 진단 검사와 조사를 더 합리적으로 하기 위하여 DRGs와 같은 사전적으로 특정 입원 건에 가격을 설정하여 지불하는 방식으로 바꾸었다. Polyclinic에 대한 지불방식은 매우 다양한데, 특징은 1차에서 환자를 많이 다루어 병원으로의 이송을 줄이기 위한 목적으로 인센티브 구조를 설정하고 있다. 실질적으로 보험재정 운영을 위한 지불방법은 매우 복잡하고 광역지역 단위별로 다른 방법이 채택되고 있다. 병원에 적용하는 진료비 지불방법은 48개 광역 단위 지역에서는 사전에 정한 건당(finished case)으로 지불하고, 38개 광역지역에서는 입원 일당으로, 1개 지역은 1인당 정액으로, 1개 지역은 예산할당제를 채택하고 있다. 그리고 의료기관에 종사하는 사람들에게는 봉급제로 보수를 지불하고 있다. 민간의료기관은 더욱 다양한 방법으로 의사들에게 보수를 지불하고 있다. 준 민간기관으로 행위별수가로 진료비를 받는 치과나 안과에서는 의사에게는 봉급에 이익금의 일정액을 추가로 지불하고 있다. 의사가 행위별수가로 일하는 경우에는 받은 진료비의 40~70%를 보수로 받아가고 나머지는 의료기관 운영비로 충당하고 있다.

환자가 본인부담하는 의료비의 비중은 높아 2008년의 경우 전체 국민의료비의 28.3%나 되었다. 여기에는 환자가 음성적으로 지불하는 비용(informal payment)도 포함되었다. 보험급여로 제공되는 서비스는 본인부담이 없다. 그리고 의약품의 경우 입원 환자는 무료이지만 외래 환자는 처방된 의약품이라도 전액 본인이 부담해야 한다. 보험급여 리스트(네거티브 제도)에 제외된 비급여 서비스는 환자가 전액 부담하며, 건강보험기금과 계약하지 않은 민간의료기관을 이용하는 서비스는 환자가 전액 부담하거나 민영의료보험을 통하여 지불한다. 그런데 많은 공공의료기관에서도 환자가 전액 부담하는 서비스를 제공하고 있다. 공공의료기관에서 환자가 본인부담하는 서비스로는 대기하지 않고 급행으로 서비스를 받거나 특실과 같은 보다 안락한 병실에 입원하는 경우이다. 음성적 지불은 대기시간을 단축시켜주거나 더 많은 관심이나 좋은 질의 서비스를 위한 사례금으로 제공된다. [표 12-4]는 음성적 지불을 한 환자의 비율을 조사한 자료인데, 외래에서는 감소하지만, 반대로 입원에서는 증가하는 추세이다.

민영보험에 의하여 지출되는 의료비는 2009년 현재 전체 의료비의 5% 이하로 추계되고 있다. 민영보험은 주로 사용자가 건강보험에서 제외되는 서비스(네거티브 목록에 없는 비급여)의 이용을 위하여 근로자에게 보완형 의료보험(complementary)으로 제공하였는데, 점차 이 범위를 넘어 MHI 급여를 대기시간 없이 급행으로 이용하거나 고급 병실 이용을 위하여 본인이 지불하는 의료비를 부담하는 추가형 의료보험(supplementary)이 등장하고 있다.

[표 12-4] 음성적 지불의 경험률 (단위 : %)

	2001년 조사	2009년 조사
외래 서비스	52.1	28.6
입원 서비스	18.0	38.5

출처 : Popovich et al.(2011)

3. 폴란드의 의료체계 전환[10)]

1) 역사적인 변천과정

폴란드는 소비에트연방이 해체되기 이전에 바웬사가 이끄는 자유노조의 민주화 운동에 힘입어 1989년 소련에서 벗어나 독립을 하였다. 독립과 함께 공산주의 계획경제를 버리고 시장경제로 전환[11)]하게 되었으며, 의료체계도 이에 따라 세마쉬코 모형을 버리고 건강보험제도로 전환하게 된다. 폴란드도 계획경제에서 시장경제로 전환하는 과정에서 GDP가 감소하였고, 이에 기인하여 실업률이 증가하였으며, 높은 인플레이션(1989년 600%에서 1990년 70%)에 시달렸다. 1990년대 중반 이후 경제가 회복기에 들어 GDP가 연 평균 7% 성장하였으며, 인플레이션도 지속적으로 떨어져 2005년 2.1%가 되었다. 그러나 실업률은 2002년 20% 수준에서 좀체 떨어지지 못하고 2006년까지 두 자리 수치를 기록하고 있었다. 경제성장은 2001년까지 지속되었으나 2001과 2002년 세계 경제가 불황기를 맞이함에 따라 정체되었고 뒤이어 2008년 세계적인 불황(global recession)[12)]으로 저성

10) 이 부분은 Sowada, Sagan and Kowalska-Bobko(2019)을 참고하여 요약 정리하였다.

11) 폴란드에서는 이러한 전환을 "Big Bang Approach"로 그리고 시장경제로 전환하는 과정을 "Balcerowicz Plan"으로 부르고 있다(Sowada, Sagan and Kowalska-Bobko, 2019).

12) 2008년 9월 미국의 리먼 브라더서 은행의 파산으로 시작된 세계적인 경제위기를 말한다.

장이 지속되었다. 1인당 GDP의 성장은 낮아졌으나 유럽의 다른 국가에 비하여 경제가 수축되지는 않았다. 세계적인 경제위기에서 벗어나 2010년의 GDP 성장률은 3.6%로 다시 회복되어 2017년에는 4.8%를 기록하였고, 실업률도 4.9%로 낮아졌다.

폴란드는 유럽에서는 보기 드물게 단일민족(homogeneous) 국가로 인구의 97.1%가 폴란드인(Poles)으로 구성되고, 나머지 2.9%가 독일, 우크라이나, 벨라루스에서 온 이민자들로 구성되어 있다. 폴란드의 정치체계는 헌법에 의하여 1997년부터 민주주의를 이념으로 하는 폴란드 공화국이 되었고, 상하 양원제의 의회로 구성되어 있다.

폴란드의 행정체계는 3단계로 중앙 정부가 있고 지방에는 광역 단위(Region)로 voivo-deships/districts(district authorities)가 있고 기초 단위(County)로 gminas, powiats (both are local authorities)가 있다. 그리고 광역 단위의 지방 정부는 두 가지가 있다. 하나는 중앙 정부가 지방 정부의 장을 지명하는 곳과 다른 한 가지는 주민이 선거로 대표를 선출하는 곳이 있다.

폴란드는 소련의 지배에 들어가기 이전인 1918년에 「질병보험법」이 제정(1920년에 발효)되어 임금 근로자들에게 상병수당 중심의 비스마르크형 질병보험이 적용되었다. 1918년에는 보건사회노동부(Ministry of Public Health, Social Assistance and Work Protection)가 설립되었다. 이 당시 주 임무는 감염병 퇴치와 위생수준의 향상이었다. 제2차 세계대전 이후는 감염병 퇴치에 주력하였다. 1944년 감염병 퇴치를 위한 기구가 설립되었고 1945년 보건부가 독립되면서 감염병 퇴치 기구가 핵심조직이 되었다. 보건부는 당초에는 제2차 세계대전 이전에 구상한 기능을 실현하려고 했으나 소련의 압력이 높아지면서 점차 계획경제의 영향 속에서 중앙집권화가 강해졌고, 마침내 1950년에는 소련식의 세마쉬코 모형으로 바뀌었다(Panteli, Sagan and Busse, 2011).

세마쉬코 모형에서 보건 분야 활동은 시설이나 인적 자원의 투자에 초점이 주어졌고, 주요 보건 프로그램은 모자보건에 관한 것이었다. 의료서비스는 작업장과 관련하여 설치된 의료기관에서 무료로 제공되었다. 개인 농장을 갖는 농부나 가족들은 1972년부터 공적재정으로 제공되는 무상의료에 접근이 가능하였다. 수십 년간에 걸쳐 세마쉬코 모형이 확대되었으나 완전하지 못하여 사적인 의료가 여전히 존재하였다(Panteli, Sagan and Busse, 2011).

공산주의 세마쉬코 모형이 지배하는 기간 중에 의료 제공과 관련하여 중요한 변화가 일어났는데, 1972년 통합의료관리조직(integrated health care management unit)의 설립이다. 이 조직은 병원, 외래 진료소, 전문의 서비스, 1차 의료 그리고 사회적인 돌봄까지 관리할 수 있도록 기능이 부여되었다. 이 조직은 WHO가 권장하는 소위 구역의료모형(district health care model)을 체화시킨 것으로 중앙 보건부의 힘을 줄이고 대신에 지방 정부(Region)와 통합의료관리조직의 힘을 강화시키도록 하였다. 공산주의 세마쉬코 모형이 무상으로 의료를 제공한 관계로 주민들은 의료재정 조달에 대한 책임의식이 희박해져 민영의료보험을 통한 재정조달과 같은 개혁에 지장을 초래하고 있다. 그리고 의사들에 대한 음성적 지불이라는 부패가 성행하여 오늘날에도 의사들에게 작은 성의라는 완곡한 형태의 음성적 지불이 남아있다(Panteli, Sagan and Busse, 2011).

1989년 이후 폴란드가 시장경제로 전환함에 따라 1991년에서 1998년 기간 중에 의료분야의 초기 개혁이 뒤따랐다. 초기의 개혁은 의료의 분권화, 민간의료의 발전, 공공의료기관의 하부구조 개선에 초점이 주어졌다. 공중보건의 많은 업무가 보건부에서 광역 지방 정부(Region)로, 그리고 생활단위의 지역 정부(municipality)로 이관이 되었다. 공공의료기관에는 자율화 조치가 이루어져 의료기관 단위로 예산을 운영할 수 있도록 하였다. 종래 중앙 정부에서 관리하던 모든 의료기관들을 지방 정부로 이관하여 기초 지방 정부(county)가 의료기관에 대한 운영 책임을 맡게 되는 분권화 시스템을 갖추게 되었다(Panteli, Sagan and Busse, 2011).

폴란드 정부는 경제의 발전과 관련하여 의료분야에도 몇 가지 계획을 추진하고 있다. 그 중에 중요한 몇 가지 계획을 살펴보기로 한다.

첫째, 장기국가발전전략으로 Poland 2030이 있다. 이것은 세 번째 현대화 계획(Third wave of modernity)으로 경제발전의 중・장기 비전을 제시한 핵심전략계획이다.

둘째, 2014~2020년간의 의료보장을 위한 국가전략 틀(The National Strategic Framework)이다. 이것은 EU Fund로부터 재정지원을 받는 계획안과 연계시켜 의료체계의 우선순위 설정을 위한 계획안이다.

셋째, 국가보건계획(The National Health Programmes, NPZs)으로 공중보건분야의 중기 핵심전략계획이다. 가장 최근 계획은 2016~2020년 기간의 전략이다.

넷째, 2015년부터 시행하고 있는 의료필요도 목표(Annual Health Needs Maps)의 설정이다. 매년 설정되는 의료필요도 목표는 의료정책의 운영이나 전략에서의 의사결정을 지원하는 도구로써 중요하다. 필요도 목표는 단기계획의 도구로 서비스 계약을 향상시키려는 목적으로 도입되었다. 그러나 계약은 가용자원과 의료체계의 인프라 제약으로 지속이 가능한 어려움이 있다.

2) 건강보험제도의 도입

1997년「헌법」을 개정하면서 제68조에 모든 국민은 지불능력에 관계없이 공적재정으로 조달되는 의료에 동일한 접근권을 갖고 있음을 명문화하였다. 이 조항은 모든 국민이 기본권으로서 의료서비스에 접근을 보장하도록 규정하고 있다(Sowada, Sagan and Kowalska-Bobko, 2019). 이에 따라 1997년「건강보험법」이 제정되었고 1999년 시행에 들어갔다. 건강보험제도가 도입됨에 따라 기존의 사회보험은 연금, 장애연금, 산재수당 그리고 상병수당과 분만수당이라는 현금급여를 제공하는 제도로 존속하고 있다. 1998년까지는 정부의 일반예산에 의하여 의료가 제공되었는데,「건강보험법」에 따라 1999년 17개의 질병금고가 설립되어 건강보험료가 공공재정의 대부분을 차지하게 되었으며, 정부의 예산은 보완적인 역할만 하게 되었다. [표 12-5]에서 폴란드의 의료재정의 조달 현황을 보면 2016년 기준으로 공공재정이 69.8%, 민간재정이 30.2%를 차지하고 있다. 공공재정의 10.0%가 정부가 부담하고 나머지 59.8%는 건강보험료로 조달하고 있다. 민간재정 가운데 환자 본인부담이 22.9%이며, 민영보험으로 조달하는 비중은 불과 5.4%에 지나지 않는다.

[표 12-5] 폴란드의 의료재정의 구성 (단위: %)

	1999	2005	2010	2015	2016
의료비 전체	100.0	100.0	100.0	100.0	100.0
정부	13.6	7.2	5.9	9.5	10.0
중앙정부	–	5.5	2.0	5.5	6.1
자치정부	–	1.7	3.8	4.0	4.0
건강보험(NFZ)	57.6	61.5	65.8	60.6	59.8
OOP	26.6	27.7	23.7	23.2	22.9
민영보험	0.4	0.6	0.7	5.0	5.4
기타	1.8	3.0	3.4	1.8	1.8

주: 기타는 기업 및 비영리 기관임
출처: Sowada, Sagan and Kowalska-Bobko (2019).

[표 12-6] 구 공산권 국가들의 건강보험료 부과방법

국가	임금세 도입연도	보험료			
		근로자 (고용주 : 노동자)	자영자	비경제활동인구	징수기관
불가리아	1999	임금(p)의 6%(5:1로 시작했다가 2009년부터 3:3으로 단계적 도입)	신고소득(DI)의 6%	정부재정과 고용기금에서 공동부담	National Social Security Institute
체코	1993	임금(p)의 13.5% (9:4.5)	세전소득과반의 13.5%	평균임금의 13.5%를 정부재정에서 이전	General Health Insurance Fund + Seven sector insurance
에스토니아	1992	임금(p)의 13% (13:0)	신고소득(DI)의 13%	소액의 정부재정 이전을 제외하고 대부분은 자금지원이 없음	Taxation Agency
헝가리	1990	임금(p)의 15% (2004년부터 11:4)	신고소득(DI)의 15% 농부 : 최저임금의 11%	정부재정이전(1인당 이전액은 정해져 있지 않음)	Tax Office
라트비아	1998	개인소득세의 28.4%	개인소득세의 28.4%	정부재정에서 이전	State Revenue Service
리투아니아	1997	임금(p)의 3%(3:0) + 개인소득세의 30%	개인소득세의 30% 농부들은 신고소득의 일정률	연금수급권자들과 실업자들은 사회기금으로(평균임금의 1.5%); 농부들은 토지세로(1999년에는 2%), 정부보험에서는 77 Euro (2005)	State Tax Inspection and State Social Insurance Fund
폴란드	1999	임금(p)의 9%(1998년 7.5%에서 2007년 9%가 되었음)	신고소득(DI)의 9%	총 이윤의 7.5% 저소득층 : 정부 지원 농민 : 특별보험기금	National Health Fund
루마니아	1999	임금(p)의 14%(7:7)	신고소득(DI)의 7% (농부 포함)	연금수급권자들과 실업자들은 총 수입의 기반으로 7%	42 District Health Insurance Funds
슬로바키아	1994	임금(p)의 14%(10:4)	신고소득(DI)의 13.7%	정부재정의 이전(1인당 이전의 양은 법정 최저임금의 73%에 해당되는 비율로 구체화함)	Five Insurance Fund
슬로베니아	1993	임금(p)의 13.25%	신고소득(DI)의 13.25%	정부재정	Agency of Public Accounting & Tax Administration

주 : p = payroll, DI = declared income
출처 : Kutzin, Cashin and Jakab(2010).

2003년에는 17개의 질병금고가 하나로 통합되어 단일의 중앙기금(National Health Fund, NFZ)이 설립되어 유일한 구매자가 되었으며, 16개의 지부(NFZ branches)가 있다. 폴란드는 내부시장 모형이라는 경쟁체제를 도입하고 있다. 그러나 중앙기금(NFZ)의 역할이 가장 중요하다. 중앙기금이 하는 역할이 제도의 핵심이 되는 구조, 규모, 가치를 다룰 뿐만 아니라 계약을 통하여 서비스 질까지 다루고 있다. 그런데 2017년 후반기에 병원 네트워크가 도입되면서 계약기능은 약화되었다. 네트워크에 가입되는 병원은 계약이 자동적으로 4년간 유효하여 굳이 계약을 위한 입찰에 나설 필요가 없다(Sowada, Sagan and Kowalska-Bobko, 2019). 병원 네트워크에 가입된 병상이 70% 정도가 되고 NFZ 기금 가운데 병원 의료의 비중이 90%나 된다. 2017년 현재 중앙기금(NFZ) 통계에 따르면 전국민의 91%가 건강보험에 적용을 받고 있는 것으로 되어 있지만 실질적으로 전국민이 건강보험에 적용을 받고 있는 것으로 알려져 있다(Sowada, Sagan and Kowalska-Bobko, 2019). 건강보험이기 때문에 [표 12-6]에서 볼 수 있는 바와 같이 소득이 있는 사람은 모두 보험료를 납부하여야 하며, 취약계층은 정부가 보험료를 지원하고 있다. 보험료 징수는 두 개의 기관(피용자 및 연금수급자는 ZUS에서 농민은 KRUS에서)에서 담당하고 있는데 징수 수수료로 보험료 수입의 0.2%를 받고 있다. 두 기관에서 징수한 보험료는 중앙기금(NFZ)으로 이관하여 집행된다(Panteli, Sagan and Busse, 2011).

건강보험에서 보험급여는 1999년 제도를 시행할 때는 네거티브 제도에 의하여 제외되는 서비스만 명기하였는데, 2009년 법 개정(Act on Health Care Services Financed from Public Sources)을 통하여 포지티브 제도로 바꾸었다[13]. 이 법에 따라 법정급여목록은 보건부가 작성한다. 다만 2011년에 제정한 「보험급여상환법(Act on Reimbursement)」에 명기된 서비스는 예외로 제공한다. 법정급여에는 1차 의료, 외래전문의료, 입원의료, 강제적 백신접종, 치료적 건강프로그램, 고도의 전문의료가 포함된다. 보건부는 법정급여에 포함 여부의 결정, 공적재정의 상환수준의 결정, 서비스가 제공되는 조건의 변화를 결정한다. 폴란드 건강보험의 특이한 점은 보험급여 및 보험수가 결정에 의료기술평가기구(The Agency for Health Technology assessment and Tariff System, AOTMiT)의 의견을 바탕으로 한다는 점이다[14](Sowada, Sagan and Kowalska-Bobko, 2019).

---

13) 네거티브 제도로 서비스를 택할 경우 건강보험에서 제공하는 서비스는 매우 포괄화된다.

14) 의료기술평가기구(AOTMiT)는 2005년에 설립되었으나, 수가결정 역할은 2015년부터 하게 되었다. 그러나 현재까지도 수가결정은 AOTMiT보다는 중앙기금인 NFZ가 결정적 역할을 하고 있다(Sowada, Sagan and Kowalska-Bobko, 2019).

폴란드는 환자권리(patient empowerment)가 매우 강한 편이다. 2008년에 「환자권리와 옴부즈맨에 관한 법」이 제정되어 총리가 옴부즈맨을 지명할 정도가 되었고, 2012년에는 병원에서 발생하는 의료사고에 대처하여 무과실보상제도(no-fault compensation)를 도입하였다. 환자의 강력한 권한에 따라 환자권리 보호에 관여하는 NGO 대표가 특정 서비스를 법정 급여에 포함시킬지 여부를 결정하는데 참여하고 있다(Sowada, Sagan and Kowalska-Bobko, 2019).

폴란드의 진료비 지불제도는 매우 복잡하다. 1차 의사에 대한 진료비 지불제도는 인두제와 행위별수가제 그리고 2020년부터 도입된 P4P 요소가 가미된 일시불(lump sum)이 혼합되어 있다. 개업 전문의 서비스는 DRGs에 기초한 방문당 정액 그리고 통합의료(coordinated care)에는 P4P요소가 포함된 방문당 정액으로 진료비가 지불된다. 입원의 경우는 DRGs에 기초한 일시불(lump sum), P4P요소의 DRGs, P4P요소의 행위별수가제가 혼합된 진료비가 지불된다(Sowada, Sagan and Kowalska-Bobko, 2019). 다만 만성질병일 경우 전문의 서비스도 유사 인두제(capitation-like)가 적용된다. 2011년 7월부터 경증 질병의 입원을 외래로 유도하기 위하여 전문의 외래진료에 대하여 DRG 형태의 진료비가 적용되었다. 병원의 입원서비스는 2008년부터 폴란드형 DRGs인 JGP(homogeneous patient groups)가 적용되었다. 의사 진료비에 대한 환자 부담은 없으나 약제비에 대해서는 입원환자를 제외하고는 본인부담이 적용된다(Panteli, Sagan and Busse, 2011). 그리고 민영보험은 모든 서비스에 대하여 행위별수가제로 진료비를 지불하고 있다.

폴란드는 다른 EU 국가들에 비하여 환자의 본인부담 지출이 높은 국가로 [표 12-5]에서 본 바와 같이 2016년 현재 경상의료비의 22.9% 정도를 환자가 직접 부담한다. 건강보험에서는 무료가 원칙으로 1차 의료, 외래전문서비스, 병원 의료는 본인부담이 없다. 그러나 외래의 처방의약품이나 약용제품(medicinal product)에 대해서는 본인부담이 정해져 있다. 그리고 장기요양시설, 재활시설 등의 시설을 이용할 경우에도 본인부담이 부과된다. 그리고 정형외과에서 사용되는 항목이나 보조 기구 등은 건강보험에서 1/2만 부담하고 있다(Panteli, Sagan and Busse, 2011).

건강보험에서 보상하지 않는 서비스나 계약하지 않은 의료기관을 이용할 때는 본인이 전액 진료비를 부담해야 한다. 건강보험에서 보상하지 않는 서비스 이용으로 인한 환자 부담 비용의 총액과 지출 내용의 구성비는 [표 12-7]에 제시되어 있다. 1999년에 34억

PLN(Polish unit of currency) 이던 것이 2008년에는 61억 PLN으로 증가하였으며, 치과에서 지출하는 비중이 증가하는 특징이 있다. 그리고 건강보험에서도 치과의 보장률이 낮아 치과 진료를 위한 재정의 거의 85%가 민간지출로 구성되고 있다. 치과에서 보험급여는 필수적인 서비스와 재료에 한정하고 있다. 그리고 민영보험이 있으나 역할은 미미하여 환자가 부담하는 지출의 2.2%만 민영보험에서 조달되고 있다.

3) 서비스의 공급

세마쉬코 모형일 때 보건부는 정책결정자이면서 서비스 공급까지 모두 관장하였지만, 건강보험제도로 전환된 후에는 보건부는 정책결정과 지도 감독 및 규제자의 기능을 하고 있다. 보건부는 정책결정 외에 자본투자, 의학연구, 의학교육에 대한 책임도 갖고 있다[15]. 의료서비스 제공은 중앙기금(NFZ)의 보험급여를 통하여 이루어지는데 NFZ는 의료시설을 가질 수 없도록 규정하고 있다. 지방자치 정부(Territorial self-government)는 자기 관할지역의 의료공급을 위한 하부구조나 공급의 적정량을 평가하고 주민들의 건강증진이나 예방을 위한 책임을 지니고 있다. 그래서 병원의 자본비용을 조달하고 공공병원이 부채를 제대로 상환하지 못할 경우, 지방 정부가 책임을 져야 한다.

의료서비스의 구매와 공급은 엄격히 분리되어 있다. 의료서비스 공급은 1차 의료나 외래통원의료(ambulatory care)는 주로 개인 개업의사가 담당하고 있으며, 그 외 병원서비스는 각 지방자치 정부(Territory self-government)나 보건부가 설립한 공공병원이 담당하고 있다. 대부분의 공공병원은 지방자치 정부의 소유로 되어 있으며, 독립적으로 운영하는데 병원의 명칭을 Independent Public Health Care Units(SPZOZs)로 부르고 있다[16]. 병원(SPZOZs)의 법적 소유형태가 갖는 결점은 운영상 독립이 부여되어 있지만 재정적인 책임과 연계가 제대로 안 되고, 지방자치 정부의 감독 기능이 제한되어 재정관리의 취약성이 있다는 것이다. 지방자치 공공병원(SPZOZs)이 갖는 재정 관리의 취약성은 부채를 낳게 되었다. 부채가 누적되자 이를 해결하는 방책으로 공공병원을 상법이 적용되는 기업형태로 전환하자는 시도(일부 전문가들은 의료의 상업화 'commercialization'으로 부르고 있음)가 일어났다. 그러나 2011~2014년간 462개의 SPZOZs 가운데 174개

---

15) 보건부에 속한 국립기관은 약간의 자율성이 부여된 의과대학, 대학병원, 연구기관 등이 있다.

16) 2016년 기준으로 폴란드의 공공병원은 600개(그 중 462개가 SPZOZs)이며, 민간병원은 326개로 모두 926개가 있다.

공공병원만이 상법의 적용을 받는 기업형태로 전환하여 상업화는 성과를 거두지 못하였다. 상업화의 실패로 공공병원의 부채가 계속 증가하여 2018년 9월말 GDP의 0.6%에 이르게 되었고 부채 가운데 14.5%는 체납되는 악성부채가 되었다. 현재는 공공병원의 상업화 대신 합병이나 활동의 축소 등의 방법을 동원한 구조조정을 통하여 부채문제를 해결하려고 노력하고 있다(Sowada, Sagan and Kowalska-Bobko, 2019).

의료공급분야에 있어서 폴란드는 의료계획을 위하여 2015년부터 중・장기 계획을 수립하기 위한 도구(medium-and long term-planning tools)로 의료필요도 목표(health needs maps)를 도입하였다. 정부는 필요도 목표를 매년 갱신하여 서비스 계약, 투자계획, 그리고 의료정책계획의 개선에 활용하고 있다.

의료분야는 다른 산업분야에 비하여 규제가 심한 편이지만 폴란드에서는 의약품 분야에 대한 규제가 특별히 심하다. 최근의 규제는 복제약 사용을 장려하기 위한 측면에서 의약품의 가격 관리에 집중되었다. 그리고 의약품에 대하여 과도한 지출이 이루어질 경우, 지불의 일부를 환수하는 조치까지 등장하였다(Sowada, Sagan and Kowalska-Bobko, 2019).

폴란드는 1950년대에 국립위생관리청(State Sanitary Inspectorate)을 설립하여 다양한 분야의 사람들에 대한 위생 모니터링을 통하여 감염병이나 작업장 재해로부터 대중을 보호하는 공중보건활동을 수행하고 있다. 국립위생관리청은 보건부의 모자보건과나 국립공중보건원과 협력으로 예방접종 업무를 수행하고 있으며 보건교육이나 건강증진 업무 그리고 역학적 자료 수집 등의 업무를 수행하고 있다[17]. 광역지방 단위로 위생관리청이 있고 지방 단위로 위생관리부서가 있어 지방 단위의 공중보건업무를 수행하고 있다. 보건소는 광역지방 정부의 공중보건업무를 뒷받침하는데 보건부의 보건기획부서 업무 수행을 모니터하고 병원 이용에 대한 통계자료를 수집하여 보건정보센터, 보건부, 국립공중보건원에 제공한다(Panteli, Sagan and Busse, 2011).

의료이용에 있어서는 1차 의사의 역할이 매우 중요하다. 1차 의사는 의료체계의 문지기 기능을 수행하여 특별한 경우를 제외하고는 전문의 서비스는 반드시 1차 의사의 진료의뢰서가 있어야 한다. 1차 의사는 중앙기금(NFZ)과 계약을 맺은 의사 가운데 선택하여 단골 주치의로 정하여 이용하는데 1년에 두 번 단골의사를 변경할 수 있다. 1차 의사의

17) 보건교육이나 건강증진은 보건부내에 보건계획이나 정책 수립을 담당하는 보건기획부서(National Health Programme, NPZ)와 관련되어 업무를 수행하고 있다.

의뢰서를 지참한 환자는 외래 전문의를 선택할 수 있다. 병원 의료가 필요하면 외래 전문의의 진료의뢰서가 있어야 한다. 요양원 입소를 위해서도 1차 의사의 의뢰서를 필요로 한다. 1차 의료의 범위는 예방, 진단, 치료, 재활, 소아과 서비스, 그리고 가족계획서비스, 산전관리 등 다양한 업무가 포함된다. 1993년에 가정 전문의 제도가 도입되었다(Panteli, Sagan and Busse, 2011).

폴란드도 다른 구 공산권 국가와 마찬가지로 의료서비스를 제공받은 후에는 감사의 형태로 음성적 지불이 이루어지고 있다. 음성적 지불은 대기시간을 단축시키기 위하여 뇌물의 형태로 이루어지거나 공공병원에서 최고의 의료진(전문과의 과장 등)에게 서비스를 받기 위하여 이루어진다. 건강보험제도가 도입되기 이전인 1998년 조사에서 음성적 지불이 병원의 경우 의사 월급의 100%나 되었으며, 병원에서 모든 환자 지출의 46%나 되었다. 건강보험이 도입된 이후에는 음성적 지불이 크게 감소하여 2006년에는 환자가 부담하는 의료비의 2%가 음성적 지출이었고, 2009년에는 1.5%로 낮아졌다. 2015년에 Polish Social Diagnosis 조사에서는 2.2%의 가구에서 음성적 지불의 경험이 있다고 응답하였다. 한편 2017년에 발간된 Special Eurobarometer Report on Corruption에서는 응답자의 7%가 지난 1년간 음성적 지불을 하였다고 하여 EU 28개국 평균 4%에 비하여 조금 높게 나타났다(EC, 2017). 아무튼 음성적 지불이 줄어들게 된 것은 정부의 부패추방을 위한 활동과 의사에게 법적 문제, 공정성이나 도덕적인 문제에 대하여 교육을 시켰고, 보건부내에 환자권리국(Patient Right Bureau)이 설치되어 환자들의 행동 지침을 제시하였기 때문이다.

[표 12-7] 폴란드에서 보험급여 외 서비스의 구입비용과 용도 (단위 : %)

		1999	2004	2009
총 지출액(billion PLN)		3.4	4.3	6.1
구성비	치과	47.5	51.0	54.6
	외래 clinic	52.0	40.0	35.9
	기타	0.5	9.0	9.5

출처 : Panteli, Sagan and Busse(2011)

제3절 아시아 공산국가의 의료체계 전환

1. 중국의 의료체계 전환

1) 3단계의 발전과정과 의료체계의 변혁

중국은 1949년 중화인민공화국이 건국된 이후 3단계의 발전과정을 거치면서 오늘의 의료체계를 구축하게 되었다. 건국이후 3단계의 변혁 과정을 간략하게 살펴보기로 한다.

(1) 제1단계(1949~1978): 건국과 중앙집권적 의료체계 확립

중국은 1945년 일본 패망 이후 국·공 내전을 거쳐 1949년 10월 1일 공산당이 이끄는 중화인민공화국을 수립하였다. 건국 후 1952년까지 경제부흥기를 통하여 전쟁과 내전 이후의 국가 경제를 회복하는데 성공하였다. 1953년부터 제1차 5개년 경제계획을 실천하여 본격적인 계획경제시대로 접어들었다. 중국 공산주의는 형평을 핵심적 이념으로 하여 사회주의 정치, 경제, 배급시스템을 택하여 매우 강도 높은 계획경제로 국가를 이끌었다. 따라서 행정체계는 top-down 방식으로 중앙 정부가 이끄는 강력한 중앙집권제였다. 행정적인 수단을 통하여 사회 및 경제문제를 정부가 해결하여, 소득배분이나 복지에서 평등주의를 추구하였다. 이와 같은 top-down 방식이 의료분야에서도 채택되어 중앙 정부가 계획과 조직을 맡아 의료공급체계가 매우 빠르게 구축되었다(Meng et al., 2015). 그러나 의료체계는 소련이 취한 세마쉬코 모형을 따르지는 않았다. 당시 중국은 인구의 거의 80%가 농촌에 거주하고 있었으며, 인구의 약 1/3이 문맹과 절대빈곤에 시달리고 있었다(Eggleston, 2012). 이와 같은 상태에서 전국민에게 무상으로 의료를 보장하는 세마쉬코 모형의 도입은 무리였을 것이다.

1950년대에 시작된 중국의 의료보장제도는 근로자를 대상으로 정부가 무상으로 운영하는 의료보장제도와 농민을 대상으로 하는 농촌합작의료제도(Rural Cooperative Medical Scheme, RCMS)라는 이원화된 시스템이었다.

도시지역의 근로자에 대해서는 정부가 관리하는 의료기관과 정부에 의해 운영되는 보험제도를 통하여 무상의료가 제공되었다. 1951년부터 도입한 도시지역의 일반근로자들을 위하여 단위[18]에서 책임을 지는 노동보험의료제도와 1952년부터 도입한 공무원, 퇴직공무원 및 대학생들을 위하여 정부가 책임을 지는 공비(公費)의료제도가 있었다(Barber and Yao, 2010). 정부가 의료기관 예산을 결정하였고 의료서비스 가격이나 의약품 가격도 정부가 결정하여 의료체계를 운영하였다.

당시는 도시지역에 자영자가 없었고, 서비스업마저도 국영기업이었다. 예를 들어 식당도 정부가 운영하여 개인이 소유할 수 없었다. 따라서 개혁 개방이 이루어지기 전에 도시주민은 노동보험의료제도와 공비의료제도의 적용을 받아 모든 근로자들은 거의 무상에 가까운 의료서비스를 받았다. 당시의 중국 경제가 의료보장을 충분히 뒷받침할 재정인 여유가 없었지만 형평의 이념에 맞추어 보험료를 낮게 책정하고 적용 인구는 가급적 광범위하게 하였다. 낮은 보험료였기 때문에 의료공급자에 대한 보상은 낮았을 수밖에 없었다. 의사의 수준도 높지 못하였고, 의료의 질도 좋을 수 없었다(Meng et al., 2015).

한편 농촌에서는 합작의료제도라는 집단농장의 주민에게 적합한 의료가 제공되었다. 이 제도는 집단농장에 거주하는 주민들이 필요한 경비를 공동으로 부담하여 운영하였는데 3단계의 공급체계를 유지하였다. 제1단계는 마을에 거주하는 '맨발의 의사(barefoot doctor)'[19]가 제공하는 매우 초보적인 1차 의료였고, 제2단계는 보건소, 제3단계는 군립 / 시립 병원을 통하여 의사가 제공하는 의료가 보장되었다. 합작의료제도는 농촌주민의 약 90%를 적용하기도 하였다. 농촌에서 채택된 합작의료제도는 지역사회를 바탕으로 발전시킨 의료체계로 WHO가 상당히 높게 평가하였으며(Meng et al., 2015), 우리나라에도 영향을 미친 모형[20]이기 때문에 여기에서 조금 상세히 설명하기로 한다. 1950년대 중국 인구의 80%에 해당하던 농촌주민들에게 적용된 농촌합작의료제도는 맨발의 의사가

18) 단위(單位)란 생산이 이루어지는 조직인 기업, 사업조직 등으로 구성된 조직형태를 의미한다. 그러나 현실적으로는 생산 영역뿐만 아니라 도시주민의 생활 영역까지 포함하는 광범위한 공간을 지칭하는 일반적인 명칭으로 사용되기도 한다.

19) 현재 중국에서 맨발의 의사는 찾아볼 수 없으며, 경제성장으로 국민들의 의료 욕구가 높아지고, 국가의 경제력이 향상됨에 따라 1990년대 이후 맨발의 의사들을 처음에는 1년, 다음 단계에는 2년씩 의사교육을 시켜 행위별수가로 일하는 정식의 마을의사(village doctor)로 전환시켰다(Eggleston, 2012). 2012년 말 1.02백만 명의 마을 의사가 배출되었다(Min. of Health, China, 2013). 한편 다른 문헌(Meng et al., 2015)에서는 맨발의 의사라는 용어가 1985년 초에 사용이 중단되었다고 기록하고 있다.

20) 중국의 RCMS 모형은 우리나라의 의료체계 구축에도 약간의 영향을 주었다. 우리나라가 중국의 '맨발의 의사' 모형을 모방하여 고안한 것이 농어촌지역에 배치한 보건진료원(community health practitioner, CHP)제도이다. 보건진료원은 간호사 중에서 선발하여 6개월간 교육을 시켜 의사가 없는 오지지역에 배치하여 1차 의료를 담당케 함으로써 주민들이 자기 거주지역내에서 손쉽고 값싸게 1차 의료를 수혜 받을 수 있게 양성된 인력이다.

중심이 되어 기본적인 1차 의료를 제공하던 모형이다. 맨발의 의사는 지역사회 구성원 가운데 선발되어 성(省) 단위로 설립되어 있던 '맨발의사학교'에서 소정의 훈련(초기에는 6개월이었으나 그 후에는 1년 이상 훈련)을 받은 후 자신의 지역사회로 돌아와서 매우 기초적인 1차 서비스[21] 뿐만 아니라 마을의 기본적인 위생이나 감염병을 예방하는 역할을 하였다. 합작의료제도는 집단농장을 단위로 주민들에 의하여 자치적으로 운영되어 주민들이 공동으로 소액을 거두어 맨발의 의사에 대한 보수를 지급하고 필수의약품을 구입하였다.

Salloway(1982)는 중국의 맨발의 의사 모형을 지역사회책임모형(community-responsibility model)이라고 명명하였다. 모형의 지배적인 가치는 건강은 지역사회의 공동책임(health is a community responsibility)이라는 것이다. 이 모형을 끌고 가는 힘은 지역사회의 동료집단의 압력에 있으며 참여자의 순응원리 역시 집단압력에 있었다. 의사결정의 기본원리는 소비자(환자)의 필요가 아니라 지역사회의 필요도라고 할 수 있다. 따라서 의사결정은 지역사회의 집단의지나 압력에 따라 이루어지고, 환자나 의료서비스 제공자는 어떠한 동기화도 없으며, 행위의 통제는 지역사회의 압력에 의해 이루어진다. 이러한 모델은 예방의료나 지역사회보건을 위한 접근방법으로는 효과적이어서 감염병 관리에 기여하였다(Salloway, 1982). 중국 정부가 수립되던 1949년의 평균수명이 35~40세에 지나지 않던 것이 1980년에 65.5세로 증가하였다. 이와 같은 건강수준의 향상에는 제2차 세계대전 이후의 경제적인 안정, 영양개선, 교육수준의 향상과 함께 농촌 합작의료제도를 통한 공중보건의 기여도 있었다고 하겠다(Eggleston, 2012).

(2) 제2단계(1979~2002): 개혁·개방과 사회주의 시장경제 채택

1978년 덩샤오핑이 집권하게 된 이후 중국은 개혁과 개방을 통하여 경제개혁을 진행하게 되었다. 중국은 과거 공산주의 계획경제를 버리고 재정의 분권화와 노동과 생산에서의 시장원리를 도입한 사회주의 시장경제로 전환하였다. 이 기간 중에 정치, 행정, 경제 및 재정분야에 거대한 변혁이 이루어졌다(Meng et al., 2015). 정치 분야에서는 정치와 행정의 분리가 이루어졌고, 행정에서의 분권화와 간소화가 일어났다. 특히 행정개혁은 계획경제에서 시장경제로의 전환에 맞추어 일어났다. 분권화에 따라 지방 정부(省 및 시·

21) 맨발의 의사가 다룰 수 있었던 1차 의료의 범위는 매우 제한적이었고, 의약품도 OTC 중심으로 80여종 이내로 제한하였다. 이들은 전통적인 한약도 다루었다.

군)의 자율이 크게 강화되면서 지방 정부가 의료분야에 대한 역할이 늘어나게 되었다. 그리고 의료공급자의 자율성이 강화되었다. 의료기관은 운영과 재정에서 독립적인 기업으로 기능을 하게 되었다.

개혁과 개방 후 정부는 소비자의 수요에 보다 가까이 다가서기 위하여 계획경제시절에 의료공급의 비효율성을 제거하는데 주력하였다. 경제개혁의 경험을 토대로 의료분야도 시장경쟁을 도입하기 시작하여, 의료기관의 수입배분 메커니즘의 변경, 보험수가표 및 가격정책의 조정을 개혁에 포함시켰다. 동시에 민간의원이나 서비스 제공을 위한 다른 시설을 건립하였고, 공공병원의 민영화도 이루어졌다. 1979년에서 2002년 사이에 의료기관, 병상, 의료장비 및 의료인력은 크게 증가하였다. 그러나 불완전한 의료개혁으로 인하여 의료기관들의 이윤추구 행태가 심해지게 되었다(Meng et al., 2015).

농촌에서 토지소유가 허용됨에 따라 집단농장에 의한 경제가 해체되고, 시장경제가 등장함에 따라 가계가 책임을 갖는 경제로 전환되었다. 개혁 개방 이전에 집단농장을 토대로 유지되던 농촌합작의료제도는 개인이 의료비 지불에 책임을 갖게 됨에 따라 붕괴되기 시작되었다. 결과 1990년대에서 2003년 사이에 농촌합작의료제도에 적용을 받는 사람은 10% 이하로 낮아졌고, 80% 이상의 사람이 의료비를 본인이 부담하는 것으로 조사 결과가 보고되었다(Hu, Shen and Zou, 2011).

재정의 분권화는 1980년대 공산주의 계획경제의 비효율을 바로 잡기 위한 노력의 하나로 도입되었다. 1981년 국민의료비 지출의 55.0%를 차지하던 중앙 정부의 지출 비중이 2003년에는 30.1%로 떨어지고 대신에 지방 정부의 지출 비중이 증가하였다(Hu, Shen and Zou, 2011). 시장경제가 도입됨에 따라 서비스 분야의 많은 국영기업들이 붕괴되어 민간기업으로 전환되었으며, 생산 분야의 국영기업들도 비효율적 운영으로 붕괴되었다. 특히 정부의 재정 분권화 정책은 기존의 많은 국영기업이 무너지고 대신에 개인 기업이나 외국계 기업이 성장하는 계기가 되었다. 경제의 구조적 변화는 도시의 노동보험의료제도와 공비의료제도에 큰 타격을 주었다. 즉, 노동보험의료적용 대상이던 국영기업이 붕괴되고 보험에 적용이 되지 않는 새로운 민간기업과 다국적기업이 등장함에 따라 노동보험의료제도가 흔들리게 되었다. 특히 국영기업으로 있던 서비스 산업 분야가 개인 소유 기업으로 전환됨에 따라 도시지역에서 자영자라는 새로운 계층이 생기게 되었으나 이들은 기존의 노동보험의료에 적용을 받을 수가 없어 개인이 의료비를 지불하는 형태로 되었다.

농촌에서는 집단농장에 의하여 운영되던 경제가 시장경제로 전환됨에 따라 합작의료제도가 붕괴될 수밖에 없었고, 도시지역에서는 국영기업으로 운영되던 경제가 시장경제로 전환됨에 따라 자영자가 등장하고 민간기업과 외국계 기업이 등장함에 따라 노동보험의료제도 역시 붕괴될 수밖에 없었다.

뿐만 아니라 그 간의 무상에 가까운 의료보장제도에 의하여 과잉 이용이나 의료의 남용이 일반화되었으나, 비용 통제에 따르는 인센티브가 의료의 공급측면이나 수요측면에서 찾아볼 수 없었다. 결과 1978년에서 1997년간에 정부 재정수입은 6.6배 증가하였는데 노동보험의료제도나 공비의료제도의 지출은 28배나 증가(Hu, Shen and Zou, 2011)하는 문제가 발생하여 제도 지탱이 어려워지게 되었다. 그리고 재정의 분권화는 의료비 지출에 대한 의사결정권도 중앙 정부에서 성(省) 정부나 지방 정부로 넘어가게 되어 의료분야에 대한 공적재정의 감소를 초래하였다. 의료분야의 공적재정 감소는 지방 정부가 운영하던 병원에 대한 정부 지원을 줄여 환자 본인부담이 증가[22]하는 결과를 초래하였다. 결과 의료비 지출은 크게 늘었으나 의사도 환자도 의료에 대한 만족도는 떨어졌다(Meng et al., 2015).

더구나 인구구조의 고령화로 만성질병이 증가하고, 개방에 따라 신의료술 도입의 증가로 고액의료비 사용이 증가하는 추세로 접어들었다. 여기에 더하여 과거 무상의료를 경험한 사람들은 수요 억제를 하는 경험이 없었는데, 경제개혁으로 개인 소득의 증가는 개인 의료비 지출을 늘리게 하여 의료비 부담이 정치적인 과제가 되었다. 특히 2002년 11월 사스(SARS)가 중국 광동성에서 발생하여 중국에서 349명, 홍콩에서 299명이 사망[23]하였으며, 2003년에는 32개 국가로 전염되었다. 사스로 인한 중국의 경제적 손실도 막대하였다. 이에 중국의 정치 지도자들은 1980~90년대 보건·의료분야에 대한 과소 투자로 인하여 응급상황에 제대로 대처하지 못하였음을 깨닫게 되어 의료개혁이 정책의 최고 아젠다가 되었다.

(3) 제3단계(2003~현재): 사회개발의 대두

중국은 2003년 정치, 경제, 재정개혁이 중요한 단계에 접어들게 되었다. 비록 경제는

22) 2001년 OOP가 경상의료비의 60%나 차지하게 되었다(Meng et al., 2015).

23) 중국은 사스에 5,328명이 감염되어 6.6%의 치사율을 보였고 홍콩은 1,755명이 감염되어 17%의 치사율을 보여 사스는 무서운 감염병이 되었다. 당시 사스로 인한 사망자는 전 세계적으로는 775명이었는데 그 가운데 83.6%가 중국과 홍콩에 집중되었다.

급격히 성장하였으나, 빈부격차, 도・농간의 양극화, 사회보장 적용률의 하락과 같은 사회적 문제가 심화되었다. 2003년 중국 공산당은 16차 중앙위원회(Central Committee)에서 인민 중심의 그리고 경제와 사회의 균형적 발전을 강조하는 '과학적 발전관(View of Scientific Development)'[24]을 내세웠다. 16차 전국인민대표대회(National Congress)는 2020년까지 전면적인 소강사회(小康社會)[25]를 건설한다는 목표를 제시하고 "더 자유스런 사고, 깊이 있는 개혁과 개방, 과학적 발전의 달성, 그리고 사회적 조화의 창조"를 성명으로 채택하였다. 그리고 중요한 국가 과제의 하나로 의료개혁과 발전을 언급하였다(Meng et al., 2015).

중국 정부는 이와 같은 정치・사회적 이념에 따라 의료체계에서의 문제점을 정책에 반영하기 시작하여 치료와 무시되었던 예방사업을 강조하게 되었다. 그리하여 사스 발생 몇 개월 이내 공중보건에 대한 막대한 투자와 새로운 농촌합작의료제도(NRCMS)의 전국적인 실행을 위하여 대규모 지원을 결정함에 따라 의료재정에서 새로운 시대가 열리면서 의료개혁이 시작되었다(Yu, 2015).

2) 의료공급체계와 의료개혁

(1) 공중보건 및 의료의 공급체계(Meng et al., 2015)

중국은 다른 건강보험국가와 마찬가지로 공중보건서비스와 의료서비스의 공급체계를 달리하고 있다.

먼저 공중보건서비스의 공급체계를 보면 중앙정부에 질병관리청(State CDC)이 있어 모든 질병예방은 물론 건강증진과 같은 공중보건서비스의 공급에 관한 정책을 수립하고 있다. 각 성(省)에는 성 CDC 및 MCHI(Maternal and Child Health Institute)가 있고, 성 아래는 시・군 CDC, 군립병원 및 보건소(Community Health Center) 등이 있다. 군 단위 아래는 면(Township)이 있고 보건지소(Community Health Station)가 설립되어 주민들에게 보건서비스를 제공하고 있으며, 필요할 경우에는 군립병원에서 의료서비

24) 후진타오 주석의 지도이념으로 성장률에만 치중하지 않고 인본주의를 핵심으로 전면적이고 협조적이며 지속가능한 발전관을 수립하여 경제사회와 인민의 전면적 발전을 촉진하자는 뜻인데 매우 애매한 개념이다.

25) 등소평이 제시한 것으로 중국현대화의 목표로 사회주의 시장경제체제를 완비하고 대외개방을 확대하는 중요한 단계의 개념이다.

스와 관련된 지원을 하고 있다. 2012년에는 정부부문에서 개혁이 이루어져 보건부와 인구가족계획위원회가 통합되어 보건가족계획위원회(National Health and Family Planing Commission)가 되었고, 식품의약품안전청(China FDA)이 설립되었다.

의료서비스는 서양의학과 중국 전통의학이 병존하여 병원과 한방병원이 별도로 존치되어 있다. 중앙정부에는 국립병원과 국립한방병원이 있으며, 성에는 성립병원 및 성립한방병원이 있다. 시・군의 지방정부에는 시・군립병원 및 시・군립한방병원이 있고, 면단위에는 병원(Township hospital)과 의원(clinic)이 있는 4층(tiers) 체계로 되어 있다.

의료개혁의 새로운 전기는 2009년부터 이루어지기 시작하여, 2020년까지 전국민의료보장을 목표로 설정하였다(Meng et al., 2015). 그리고 보건분야에서 정부지출의 확장을 강조하여 보건분야 지출이 정부 지출의 증가율을 능가하도록 하였다. 중국은 의료개혁에서 정부의 역할과 책임을 분명히 하였다. 필수공중보건을 위한 투자가 2009년 1인당 15위안에서 2013년에 30위안으로 배로 증가하였고, 필수의약품에 대한 접근성을 보장하는 계획이 수립되었다. 공공병원의 개혁이 몇 개 시지역에서 시범적으로 이루어졌고, 이어 군지역 병원도 개혁이 시도되었다. 무엇보다도 민간의료시설을 허용하는 정책이 채택됨에 따라 민간의료부문의 개발이 장려되었다. 2009년에서 2013년간 민간병원이 6,240개에서 9,786개로 늘어났다(Meng et al., 2015).

특히 1979년 이후 개혁・개방으로 분권화가 이루어지면서 의료분야에서는 의료의 영리화(혹은 상업화)가 이루어지고 있다. 병원은 비영비와 영리병원으로 구분되며 현재는 비영리 공공병원이 주류를 이루고 있으나, 공공병원도 경영의 자율화(autonomy)가 이루어지고 있다. 민간영리병원의 성장과 함께 공공병원의 자율화 정책이 병원의 상업화를 촉진시키는 문제가 있다(Hu, Shen and Zou, 2011). 의료의 상업화는 의료서비스에 대한 공급자 유인 과다 소비(provider-induced over-consumption)를 일으켜 의료비를 증가시키는 중요한 촉진요인이 되고 있다. 특히 의사들이 소득을 올리기 위하여 불요필한 서비스나 중복적 진료가 문제가 되고 있다(Chinese Economic Report, 2006). 이와 같은 의료의 영리화 문제는 그 이후에도 지속되어 중국 의료개혁의 방향이 친 시장(pro-market)이냐 친 정부(pro-government)가 되어야 하느냐로 번지고 있다. 이와 같은 논의가 이루어지는 가운데 2016년 중국 정부와 세계은행이 공동 발간한 보고서는 인간중심의 통합의료 모델(people-oriented integrated service model)의 구축을 제시하였다(Chen and Ma, 2017).

(2) 본인부담(OOP)과 민영의료보험(Meng et al., 2015)

중국은 건강보험국가로서 본인부담이 높은 편이다. 중국이 OOP가 높은 것은 의료보장에 미적용인구가 있으며, 의료보장에서의 OOP 비율도 높기 때문이다. 개혁・개방기간인 1980년대에 붕괴된 의료보장제도가 후술하는 바와 같이 1998년 이후 새로운 의료보장제도인 도시근로자기본의료보험(UEBMI)이 겨우 정착이 되었고, RCMS는 개혁을 하지 못한 상태였기 때문에 2000년의 본인부담률은 무려 58.9%에 이르고 있었다. 그 후 2003년 농촌에서는 RCMS가 부활되어 NRCMS가 등장하고 2007년에는 도시지역 주민을 위한 URBMI(도시주민기본의료보험)이 시작됨에 따라 의료보장 적용 인구가 크게 늘어 환자가 직접 부담하는 부담률이 2012년에 이르러 무려 24.6% 포인트 줄었으나 의료보장에서 제공하는 서비스 범위의 제한 등으로 2012년에 전체 의료비에서 차지하는 본인부담률이 34.3%로 여전히 높은 수준이 되고 있다.

높은 본인부담률은 민영의료보험의 발전을 촉진하게 되었다. 새로운 의료개혁을 위한 계획에는 기본의료보험(공적 보험)외에 추가형 민영보험(supplementary)이나 다른 상업보험을 허용하고 장려하여 민영보험이 공적 의료보장제도를 보완하는 역할을 하도록 하였다. 현재 학생을 위한 민영보험, 추가형 민영보험 그리고 상업적 민영보험의 급여 패키지는 의료, 부상, 손해, 생명보험이 통상적이다. 2012년 민간보험에서 중증질환에 대한 보험(Insurance Program for Catastrophic Disease, IPCD)이 시장 메커니즘을 통하여 효율성, 서비스 수준 그리고 질을 향상시킬 것으로 간주되어 장려되고 있다.

민간보험은 주로 세 집단에서 많이 가입하고 있다. 첫째는 기업 차원에서 도시근로자기본의료보험(UEBMI)이 제공하지 못하는 서비스나 의약품, 그리고 입원 환자의 식사와 같은 서비스를 추가적으로 제공하는 복지제도로 근로자의 생산성 향상에 기여할 것으로 간주하고 있다. 두 번째 집단은 도시주민기본의료보험(URBMI)의 적용을 받는 대학생들이다. 도시주민기본의료보험의 입원의료비의 평균 상환율이 45%에 지나지 않아 민간보험의 가입을 선호한다. 세 번째 집단은 일반주민으로 기본 공적보험에서 제공하는 서비스의 범위에 만족하지 못하는 사람들이 가입을 선호한다.

민간보험의 수요는 두 집단에서 강하게 일어나고 있다. 첫째는 자영자나 면지역의 민간기업의 근로자들로 URBMI와 같은 기본보험에 적용을 받지 못하고 있는 경우이다. 민영보험의 가입에는 제한이 비교적 적고 선택이 가능하기 때문에 선호하게 된다. 두 번째는 기본보험에 적용을 받고 있으면서 기본보험이 제공하지 않는 특별 검사, 치료, 의약품을 받기 위한 사람들이다.

(3) 의료인력의 양성과 지불제도(Meng et al., 2015)

의료인력은 다양하기 때문에 여기서는 의사와 간호사의 양성에 한정하여 살펴보기로 한다. 의사는 앞에서 언급한 RCMS를 위하여 개발한 맨발의 의사가 있었으며, 이들이 1985년부터 마을의사(village doctor)가 되었다.

중국에서 의사 양성은 아직은 일반의사(general practitioner)에 한정되어 있다. 이들의 역할은 예방, 진단, 치료를 비롯한 의료서비스, 재활 그리고 만성질병의 관리와 같은 포괄적인 서비스를 제공하는데 있다. 현재 의사(한의사 포함)를 교육하는 기관으로는 대학, 전문대학(junior college), 기술대학(technical secondary school)이 있고, 특별한 경우 고등학교에서도 양성하고 있다. 2012년 현재 대학 및 대학원 과정을 졸업한 의사가 54.5%, 전문대학을 거친 의사가 28%, 기술대학에서 15.5%로 되어 있다. 중국이 표준으로 설정하고 있는 의학교육의 모형은 '5+3' 형이다. 처음 5년을 의과대학에서 공부를 하고, 그 후 3년을 임상적 훈련(GP training) 기간으로 하고 있으나 아직은 의사부족으로 훈련은 초보 단계에 있다. 의사는 1차, 중간(intermediate), 선도(advanced)라는 3단계의 경력경로(career path)가 있다. 전문대학이나 기술대학을 졸업하면 보조의사(assistant physician)의 자격을 갖게 된다. 의과대학을 졸업하거나 보조의사가 일정한 시험을 통과하면 의사 혹은 레지던트 의사(resident physician) 자격을 얻어 1단계 경로(primary title)에 속하는 1차 의사(primary physician)가 된다. 의과대학을 졸업 후 일정기간(예: 5년)이 지난 후, 시험을 거치면 2단계 경로에 속하는 병원 근무가 가능한 의사(attending physician: intermediate title)의 자격을 얻게 된다. 2단계 경로에 진입하기 위해서는 성(省) 수준에서 실시하는 시험에 합격해야 하는데 여기에는 전문지식과 함께 영어와 컴퓨터 기술이 포함된다. 의사 경력의 마지막 단계(advanced title)는 책임의사(chief physician)나 부 책임의사(associate chief physician)가 되는 것이다. 마지막 단계의 경로 진입을 위해서는 성 단위로 전문가들로 구성된 평가위원회에서 자격을 평가하고 본인이 위원회 질의에 방어(defence)하는 절차를 거쳐야 한다. 책임의사나 부책임의사의 임무는 교육, 과학적 연구 그리고 대학원생 지도 등을 맡고 의과대학 부속병원에 근무하여 교수 또는 부교수의 직을 갖게 된다.

간호사는 3년제의 3차 간호교육(3years' tertiary nursing education)을 이수하고 준학

사 학위나 그 이상의 과정을 이수하거나 2차 교육과정(secondary education programmes)을 받은 자(고교 졸업 후 2년제 간호교육을 이수하고 졸업장(diploma)을 소지)로서 성(省) 보건부 혹은 중앙 정부 보건부의 추천을 받은 사람이면 간호사 자격(nursing certification)을 취득할 수 있다. 이 경우 별도의 시험은 요구되지 않는다(Anand et al. 2008).

진료비 지불제도는 공중보건서비스와 의료서비스는 구분된다. 공중보건서비스는 보건소나 보건지소에 대해 지방 정부가 관할 인구수에 비례하여 인두제로 예산을 지불하고 있다. 그리고 공중보건서비스로 제공하지 않는 vaccine과 같은 경우는 이용자가 직접 지불한다.

1차 의료에 속하는 일부 서비스나 응급서비스(first aid services)는 지방 공공병원이 담당하는데 지방 정부의 재정지원과 환자가 행위별수가로 진료비를 부담하고 있다. 중국의 진료비 지불방식은 다소 복잡하기 때문에 이해를 쉽게 할 수 있도록 [표 12-8]로 요약 정리하였다. 공적 의료보험에서 의료기관에 대하여 지불하는 방법은 몇 가지 방법이 혼합되어 있다. 오랜 기간 동안 중국에서는 환자가 병원에서 진료비를 직접 지불하는 것이 익숙하여 행위별수가제가 공적의료보험에서 채택되었다. 지불제도 개혁의 목적은 전체 예산 통제를 강화하는 것에 있었기 때문에 총액예산제(global budget method)를 강구하였다. 그리하여 기본적으로 외래서비스에 대하여 인두제가 강구되었고, 재난성 질병의 외래 및 입원서비스에 대해서는 DRGs가 강구되었다.

[표 12-8] 중국의 진료비 지불제도

공급자	지방 정부	공적의료보험	민간보험	비용분담	직접지불
공공 1차 병원	재정보조	Mixed[예산제, 인두제, DRGs, FFS 등] 혼합	FFS	FFS	FFS
2, 3차 공공병원	재정보조	Mixed[예산제, FFS]	FFS	FFS	FFS
민간의료기관	없음	Mixed/없음	FFS	FFS	FFS

주: Mixed란 외래에 인두제, 입원에 예산제, 그리고 외래 및 입원서비스에 대하여 FFS가 혼합되어 사용됨을 의미

출처: Meng et al. (2015)

이미 확립된 행위별수가제가 의료자원의 낭비를 초래하여 공적보험재정에 대하여 큰 부담이 된다는 부정적 평가의 영향으로 2009년 의료개혁에서는 공적 병원에 대한 진료비 지불제도의 개혁이 강조되었다. 지불제도는 진료체계(clinical pathway)의 구현에 맞

추어서 DRGs, 인두제, 예산제가 적용되어야 한다는 점이 제안되었다. 이렇게 함으로써 의료비 증가를 통제하고 의료서비스의 질 향상을 기할 수 있다고 보았던 것이다.

3) 새로운 의료보장제도의 구축

사회주의 시장경제체제의 도입으로 붕괴된 공비의료제도와 노동보험의료제도를 통합하여 1998년에 도시근로자기본의료보험제도(Urban Employee Basic Medical Insurance, UEBMI)를 새로 창설하였으며, 2003년에는 기존의 농촌합작의료제도를 신농촌합작의료제도(New Rural Cooperative Medical Scheme, NRCMS)로 개혁하였다. 2007년에는 도시지역의 자영자들을 위하여 도시주민기본의료보험제도(Urban Resident Basic Medical Insurance, URBMI)를 창설하였다. 이와 같은 세 가지 제도에 의하여 2011년에는 중국 국민의 95%인 13억 인구가 의료보장권에 속하게 되었다(Yu, 2015). 중국 의료보장제도의 변천과정을 요약하면 [표 12-9]와 같다.

[표 12-9] 중국 의료보장제도의 변천

연도	주요 사항
1949	중화인민공화국 수립
1951	근로자 대상 노동보험의료제도 도입
1952	공무원 대상 공비의료제도 도입
1950년대 후반	농촌 마을 단위 농촌합작의료제도 도입-1970년대 중반 90%의 마을 가입
1978	경제개혁(농촌의 집단농장에서 개인책임제도로 전환하면서 시작)
1980년대	농촌합작의료제도 붕괴
1990년대	노동보험의료제도의 마비(국영기업의 비효율과 의료비 증가)
1998	도시근로자기본의료보험(UEBMI) 창설
2003	신농촌합작의료제도(NRCMS)의 전국 확대-정부의 막대한 재정지원
2007	도시주민기본의료보험(URBMI) 창설
2011	전국민의 95% 의료보장 적용

출처 : Yu(2015)

1998년에 도입한 도시근로자기본의료보험은 정부 공무원, 공기업, 민간기업, 외국기업, 사회조직 등을 위시하여 모든 근로자들을 포함시켜 시 단위로 운영하도록 하였다. 그리고 시 지역에 따라 급여 패키지가 달라진다. 특이한 것은 싱가포르에서 채택하고 있는

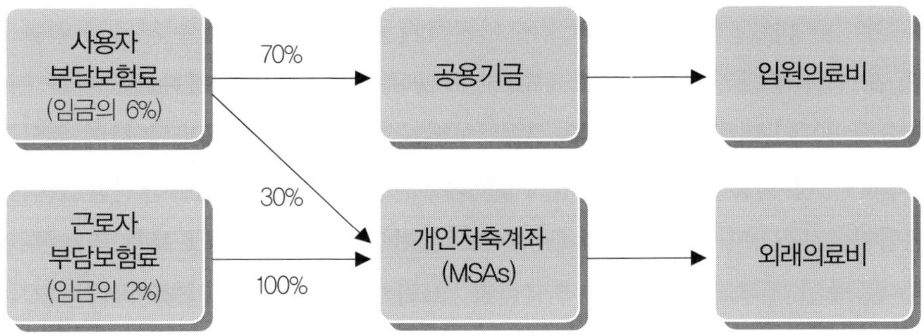

출처 : Hu, Shen and Zou(2011)

[그림 12-2] 중국 근로자기본의료보험제도의 재정구조

의료저축계좌제도(MSAs)가 도입되었다는 점이다. 사용자와 근로자가 부담하는 보험료는 위험 분산을 위하여 공동으로 사용하는 재정과 의료남용을 방지하기 위하여 개인이 사용할 수 있도록 하는 개인의료저축계좌(MSAs)로 나누어진다. 보험료는 임금의 8%로 하여 사용자가 6%를 근로자가 2%를 부담하며, 사용자가 부담하는 보험료의 70%는 공동사용기금으로 근로자가 내는 2%와 사용자 부담분의 30%는 개인저축계좌로 적립이 된다. 개인계좌로 적립된 재정은 의료비가 적게 소요되는 외래이용과 의약품 구입에 사용되며, 공동재정은 의료비 지출이 큰 입원의료비 충당에 사용된다. 이를 알기 쉽게 나타내면 [그림 12-2]와 같다.

2003년에 새로 설계한 농촌합작의료제도는 군 단위로 관리되며, 군 정부가 운영하고 있다. 역시 군 지역이 달라지면 보험급여 패키지가 달라진다. 보험료는 가입자, 중앙 정부, 지방 정부가 1/3씩 부담하도록 하고, 임의 가입을 원칙으로 하고 있다. 2003년에는 각각 10위안씩 부담하였으나 2009년에는 중앙 정부와 지방 정부는 각각 40위안씩 부담하였고 가입자는 20위안을 부담하여 1인당 100위안이 되었다. 저소득층은 의료보호재정(Medical Financial Assistance, MFA) 프로그램을 통하여 보험료를 지원받는다. 여기에도 의료남용을 방지하기 위하여 개인이 사용할 수 있도록 하는 개인 의료저축계좌제도(MSAs)를 도입한 군 지역도 있다. 보험급여는 주로 치료비가 많이 사용되는 입원 의료비의 상환에 초점을 두었고, MSAs를 도입한 지역은 외래 의료비 지불을 MSAs를 활용하였다.

2007년에 도입한 도시주민기본의료보험은 시 단위로 관리되며, 가입대상은 어린이, 학생, 노인, 장애인, 그 외 일하지 않는 비근로계층이 된다. 가입은 임의 가입을 원칙으로 하고 있고 관리 단위가 달라지면 급여 패키지 등이 달라진다. 보험료에 대한 정부지원은 농촌합작의료와 같이 중앙 정부와 지방 정부가 공동 부담한다. 2008년에 중앙 정부가 40위안, 지방 정부가 40위안씩 부담하였는데, 지방 정부의 보조금은 지방 사정에 따라 차이가 있다. 저소득층과 장애인은 MFA 프로그램을 통하여 연간 60위안씩 정부가 추가 부담하는데 중앙 정부가 30위안을 부담한다. 여기에도 의료남용을 방지하기 위하여 개인이 사용할 수 있도록 하는 MSAs를 일부 시 지역에는 도입하였다. 보험급여는 주로 입원 의료비의 상환에 초점을 두었고 MSAs를 도입한 지역에서는 외래 의료비를 상환하도록 하였다.

중국 의료보험의 주요 내용은 [표 12-10]에 수록하였다. 중국 의료보험에서 보험급여는 주로 치료비가 많이 소요되는 입원 의료비의 상환에 초점을 두었다. 입원 의료비 상환율은 도시근로자기본의료보험인 UEBMI가 65%로 가장 높고, 다음이 URBMI가 평균 45%, NRCMS가 41%로 가장 낮다. NRCMS에서는 입원서비스에 대하여 본인부담정액

[표 12-10] 중국 3대 의료보장제도의 주요 내용(2011년 기준)

	UEBMI	URBMI	NRCMS
대상인구	도시근로자	도시주민	농촌주민
적용률(%)	92	93	97
적용인구(백만명)	252	221	832
적용 단위	개인	개인	가구
관리 단위	시 단위	시 단위	군 단위
연간 1인당 보험료	US $240	US $21	US $24
정부 보조금	0	US $18	US $18
입원의료비 상환율*	평균 65%('08)	평균 45%('07)	평균 41%('09)
외래의료를 제공하는 도시 비율(%)	100	58	79
만성질병외래의료 제공하는 도시 비율(%)	100	83	89
상환의료비 상한선	해당 지역 근로자 평균 임금의 6배	해당 지역 주민 가처분 소득의 6배	해당 지역 농민 소득의 6배

주 : 1인당 보험료, 정부 보조금, 상환율은 지역에 따라 다르기 때문에 전국 평균값을 표시함
출처 : Yu(2015), 단 입원의료비 상환율은 Barber and Yao(2010)에서 인용

(deductible)을 도입하고 있는데 병원수준에 따라 정액이 차이가 있다. 중국이 세 가지 종류의 의료보험을 지역별로 운영하기 때문에 보험급여가 각 지역의 재정에 따라 차이가 있어 자세한 설명을 하기는 어렵다. 전국민이 의료보장권에 속하고는 있지만 도시근로자 기본의료보험(UEBMI)을 제외하고는 보장률이 높지 않다.

2. 베트남의 의료체계 전환[26)]

1) 개혁 전의 의료체계

베트남은 1945년 제2차 세계대전 종전과 함께 독립하여 같은 해 9월 2일 사회주의 베트남 공화국을 건설하였으며, 그 이후 남북 간의 오랜 내전 끝에 1976년 통일된 사회주의 베트남 공화국을 건설하였다. 비록 통일 국가를 건설하였지만 오랜 식민지 시대와 통일전쟁의 여파로 경제가 피폐해져, 1980년대 후반까지도 빈곤과 내핍이 일상화된 상태였다. 통일된 베트남의 1976년 1인당 국민소득은 불과 100달러 수준이었으며, 캄보디아를 침공한 직후인 1980년에는 92달러로 떨어졌고 1985년에 겨우 100달러 선을 회복하였다.

특히 베트남의 경제적 지원 국가인 소련과 동구권 국가들이 1980년대에 경제적으로 피폐해짐에 따라 더 이상 지원이나 교역을 기대하기 어렵게 되었다. 베트남은 이와 같은 경제적 위기에 직면하여 이를 극복하기 위한 방안으로 사회주의 테두리 내이기는 하지만 1986년부터 경제구조의 개혁(시장경제 체제의 선택적 도입)과 소위 '도이머이(Doi Moi)'라는 개방정책을 단행하여 새로운 경제성장을 기록하게 되었다.

베트남이 도이머이 정책을 통하여 시장경제로 전환하기 이전에는 공산주의 계획경제에 의한 배급제를 운영하고 있었기 때문에 의료체계도 이와 같은 배급제에 부합하기 위하여 세마쉬코 모형에 의한 무상의료제도를 운영하고 있었다. 베트남은 중국과 인접하고 있어도 의료체계는 중국과 유사한 것이 아니라 동유럽 공산국가들의 의료체계와 유사하였다. 의료기관을 보면 중앙인 하노이에 중앙급 병원이 3차 의료기관 역할을 하고 있으며, 2차 의료기관은 성 단위로 설립된 성급병원이 담당하고 있다. 그리고 현에는 현급 병원과 현 보건소(District Health Centre)가 있다. 현 이하 단위인 면에는 면급 보건지소(Commune Health Station)와 마을보건요원(Village Health Worker)들이 있다. 1차 의료는 현급

26) 이 부분은 필자가 대표 집필자로 참여한 국민건강보험공단(2013), 『베트남 건강보험제도 구축 역량 강화 사업 보고서』의 내용을 요약・정리한 것이다.

병원, 보건소 및 보건지소가 담당하며, 공중보건사업은 보건소, 보건지소와 마을보건요원이 담당한다. 1차 의료를 담당하는 보건소에서 의사의 진료의뢰서가 있어야만 다음 단계의 의료기관 이용이 가능하였다. 그러나 보건의료재정의 제약으로 인하여 무상의료제도는 서비스의 양이나 질의 측면에서 많은 제한이 있었다.

2) 시장경제와 건강보험제도의 도입

베트남은 1986년부터 도이머이 정책에 의하여 개혁과 개방을 서두르면서 점진적으로 시장경제로 전환하였다. 이와 함께 부족한 의료자원을 보충하기 위하여 많은 자원을 보건의료분야에 동원하기 위한 다양한 정책이 등장하게 된다. 그리하여 1989년부터 무상의료제도를 폐지하고 공공의료시설을 이용하는 사람들에게 비용의 일부를 부담하도록 하는 사용자 부담제도(user fee)가 도입되었으며, 같은 해에 민간의료공급자를 법적으로 허용하였다(Nguyen et al., 2014).

1989년부터 비록 공공의료시설에 대하여 유료화가 도입되었지만 당시에도 면 보건소를 이용할 경우에는 무상의료가 가능하였다. 베트남 정부는 비록 무상의료제도를 폐지하였지만, 모든 의료비를 환자에게 전액 부담시킬 수는 없었다. 정부는 병원의 시설비, 장비비, 의사 및 간호사 인건비 등의 비용을 부담하고, 의약품이나 치료재료 등의 비용은 환자 개인에게 부담을 시켰다. 도이머이 개혁으로 민간의료 행위가 허용되었고 제약시장이 개방되었으며 의약품을 자비로 구매해야 하는 등의 큰 변화가 일어났다.

무상의료체계가 유상의료제도로 전환됨에 따라 종래와는 달리 의료비의 일부를 환자 본인이 부담해야 되었기 때문에 건강보험제도를 도입할 필요성이 제기되었다. 이에 베트남 정부는 1989년 9월부터 하이퐁(Hai Phong) 시민을 대상로 건강보험제도를 도입하기 위한 시범사업을 실시하였으며, 1992년부터 5개 성(province)에서 각각 한 개 현(district)[27]을 대상으로 시범사업을 확대하였고, 이와 같은 시범사업을 토대로 1992년 10월 1일부터 공무원, 10인 이상의 공공 및 민간기업 근로자와 같은 정규적 직업(formal sector)에 종사하는 사람들과 연금수급자 등 퇴직자들을 대상으로 강제적인 건강보험제도를 도입하게 되었다.

1994년에 건강보험 가입 확대를 목적으로 임의보험을 실시하여 자영업자, 비공식 부문 근로자, 의무가입자의 가족, 강제 건강보험이 적용되지 않은 정부기관의 근로자를 적용

27) 성(province)에 따라서는 2~3개의 현에 시범적으로 적용한 곳도 있다.

대상으로 하였다. 임의가입자의 경우 보험료를 납부하지 않으면 보험 수급자격이 상실되기 때문에 역선택 문제가 제기되고 있다[28]. 1994년에 빈곤층에 대한 의료접근도 향상을 위하여 보험료 면제 법안을 통과시켰으나 실효성이 적어, 1999년에 성급 정부로 하여금 각 성에 거주하는 빈곤층의 최소 30% 이상을 건강보험에 가입시키는 법안을 공포하였다. 1998년부터는 의회 의원, 유치원 교사, 공훈자, 군인가족 등이 보험에 적용되었다.

2002년에 빈곤층 의료보장제도(HCFP)의 출범과 함께 중앙 정부는 지방 정부로 하여금 모든 빈곤층에게 건강보험증을 발급하거나 진료비를 면제해주는 법안을 시행하게 하였다. 그러나 지방 정부의 재정 부족으로 빈곤층의 급여가 제한적이었고 보험증 발급의 어려움이 있었다. 이에 중앙 정부는 2005년부터 모든 빈곤층을 의무적으로 보험에 가입시키고 보험료는 정부 재정으로 조달하도록 하였다. 그리고 2005년에는 10인 미만을 고용하는 민간기업의 종사자를 위시하여 예비역 군인 등을 적용하는 등으로 단계적으로 확대하였다. 베트남 정부는 2008년 건강보험법을 공포하면서 2014년까지 전국민에게 건강보험을 적용하기로 목표를 설정하였으나(Tien et al., 2011), 2011년 말 기준으로 국민의 63.7%가 건강보험에 적용을 하여 2014년 목표 달성은 현실적으로 불가능하다는 판단 하에 2020년까지 국민의 80%를 건강보험에 적용하기로 목표를 수정하였다.

3) 베트남 건강보험의 주요 내용

베트남 건강보험의 거버넌스 구조를 보면 보험을 시작할 때인 1992년부터 지방 정부를 중심으로 성 단위로 자치적으로 운영하였다. 운영 주체는 성급 건강보험기관이었으며 재정조달은 피보험자의 보험료, 건강보험기금, 중앙과 지방 정부 예산 등 다양한 재원으로 이루어졌다. 성 단위로 분산 관리하다 1998년부터 사회보장청[29]으로 관리를 이관하여 전국적으로 단일 관리체계를 갖추었다. 그러나 병원 관리와 자본비용이나 인건비 등은 보건부가 담당하고, 건강보험에서는 경상운영비를 상환하는 역할을 하고 있어 실질적으로 건강보험이 이원화된 체계로 운영되는 특징이 있다.

베트남 건강보험의 피보험자 자격은 사회경제적 상태에 따라 25종으로 분류되며 보험

28) 역선택이란 보험가입자는 자신의 건강상태를 알지만 보험회사는 모르는 정보의 비대칭성을 이용하여 아플 때는 보험에 가입하여 혜택을 받고, 병이 나으면 탈퇴하는 행위를 말하는 것으로 역선택이 일어나면 민간보험회사는 망하게 된다.

29) 사회보장청은 1995년 연금, 산재보험, 고용보험 등을 관리하기 위하여 총리실 산하에 설치하였으며, 건강보험은 1998년부터 사회보험청에서 관리하고 있다.

[표 12-11] 베트남 건강보험의 피보험자 자격 유형

유형	피보험자 종류	비고
보험료를 사용자와 공동 부담하는 그룹	근로자, 공무원/경찰, 직업군인	강제가입
보험료 전액을 사회보장청에서 부담하는 그룹	연금, 사회보장 수급자 등 7종	강제가입
보험료 전액을 국가로부터 지원받는 그룹	유공자, 국회의원, 빈곤층, 소수 민족, 6세 미만 아동 등 9종	강제가입
보험료 일부를 국가로부터 지원받는 그룹	준빈곤층, 농어민, 학생 등 4종	강제가입
보험료 전액을 본인이 부담하는 그룹	근로자의 가족, 자영업자, 비정규직 공무원 등 3종	임의가입

출처 : 베트남 보건부(2012)

료 부담 주체에 따라 [표 12-11]과 같이 5개 유형으로 관리되고 있다. 즉, 보험료를 근로자와 사용자가 공동 부담하는 그룹, 보험료를 사회보험청에서 부담하는 사회보장수급자, 보험료를 정부가 부담하는 국가 유공자, 보험료 일부 또는 전액을 정부가 지원하는 농어민, 학생, 그리고 임의가입자가 있다.

보건의료의 재정조달 구조를 보면 여전히 본인부담 의료비가 대종을 이룬다. 2009년 기준으로 본인부담이 전체 의료비의 50.5%를 차지하고, 정부(중앙 및 지방)의 보조금이 22.0%나 되는데 반하여 보험료 부담은 17.9%에 불과하다. 보험료는 소득을 기준으로 정률 부과하고 있다. 2013년 기준으로 보험료는 임금의 4.5%이며, 연금수급자나 다른 사회보장의 수급자는 연금이나 사회보험 수당에 대하여 4.5%를 부과하는데 사회보장청이 운영하는 연금기금이나 사회보장 기금에서 전액 부담한다. 신고소득이 없어 소득파악이 어려운 비근로계층에 대해서는 최저임금에 4.5%를 곱하여 정액의 보험료를 부과한다. 임의가입자들도 신고소득이 없어 소득 파악이 어렵기 때문에 최저임금의 4.5%를 곱한 정액의 보험료를 부과한다. 임금근로자나 공무원 등은 보험료의 2/3를 사용자가 부담하고 근로자는 1/3만 부담한다. 모든 국민의 건강보험을 사회보장청에서 단일 관리하고 위험 분산도 가입자 전체를 대상으로 하기 때문에 보험료를 소득기준으로 하되 소득 신고가 안 되는 계층은 최저임금에 정률을 곱한 정액방식으로 부과한다. 보험료에 대한 정부 지원은 저소득층에 대하여 정부가 일부 부담하고 있으며 학생에 대해서는 정부가 30~50%를 지원한다. 보험료 부과에는 상한선이 설정되어 있는데 근로자의 경우 최저임금의 20배로 규정하고 있다.

보험료율은 높지만 보험료를 임금에 비례하여 정률로 부담하는 사람이 아직은 많지 않고 대부분이 최저임금을 기준으로 정액의 보험료를 부담하거나 비공식 부문에 종사하는

사람들이나 학생, 저소득층 등에 대하여 정부 지원이 많은 관계로 보건의료 재정에서 보험료의 비중이 낮은 것이다.

보험급여는 원칙적으로 포괄적 서비스를 제공하는 것으로 되어 있고 보험급여는 네거티브 리스트 제도로 보험급여에서 제외되는 13개 그룹의 서비스[30]는 법에 명기하고 있다. 그러나 정부의 자본투자가 충분치 못하여 병원 자율화 정책에 따라 많은 공공병원들이 고가의 의료장비를 외부 자본가들의 투자를 받아 구입하고 있다. 이렇게 구입한 장비를 대기없이 이용하기 위해서는 건강보험 적용자들도 비보험자로 속이고 자비부담으로 이용하기 때문에 포괄적인 급여의 의미가 많이 퇴색되고 국민들이 건강보험의 필요성을 크게 느끼지 못하게 하는 문제가 있다. 이와 같은 의료이용 행태로 인하여 국민의료비 구성에서 본인부담의 비중이 50%를 초과하는 결과가 나타나고 있다. 그리고 고가의료나 신의료기술의 의료는 최저임금의 40배까지만 보험급여로 허용하고 있어 급여에서 상한제가 있는 것과 같다.

의료이용을 위해서는 3단계의 진료체계가 정립되어 있다. 모든 국민은 1차 의료기관에 등록을 하도록 규정하고 있다. 등록이 가능한 1차 의료기관으로는 현급병원, 현 보건소, 면 보건지소로 하고 있다. 병이 나면 1차 의료기관을 거쳐 2차인 성급병원, 그리고 3차인 중앙급병원을 단계적으로 이용하도록 규정하고 있다. 만약 환자가 환자의뢰체계를 지키지 않을 경우에는 [표 12-12]에서와 같이 본인부담률에 큰 차이를 둔다. 보건소 및 지소는 본인부담이 없으나 현급 이상의 병원은 의뢰체계를 준수하면 진료비의 20%만 본인이 부담[31]하지만 의뢰체계를 무시하고 진료의뢰서를 지참하지 않을 경우 중앙급 병원은 본인부담이 70%, 성급병원은 본인부담이 50%에 이른다.

의료공급을 담당하는 병원은 거의 공공병원인데 앞에서 언급한 바와 같이 1989년 민간병원의 설립이 허용되었다. 그런데 민간병원이 실제 등장한 것은 1996년 다낭의 Binh Dan Hospital이다. 그 이후 민간병원은 매우 느린 속도로 등장하여 2011년 현재 전국에 걸쳐 102개 민간병원이 설립되어 있다. 그 가운데 53개 병원이 사회보장청과 계약을 맺고 건강보험 환자를 진료하고 있어 공공병원과 경쟁 관계를 이루고 있다.

진료비 지불제도는 행위별수가제를 택하고 있으며, 의료수가는 보건부와 재무부가 협

---

30) 13개 그룹의 서비스는 미용이나 라식수술과 같이 일상생활에 지장이 없는 의료서비스, 재가치료, 약물중독 관련 치료 서비스, 보철, 의치, 안경 및 보청기, 범법 행위로 인한 치료(교통사고) 등이다.

31) [표 12-12]에서 볼 수 있는 바와 같이 6세 미만의 어린이, 국가유공자는 본인부담이 면제되고 있으며, 빈곤층이거나 소수민족은 본인부담이 5%로 할인되고 있다. 그리고 총 진료비가 최저임금의 15% 미만인 소액인 경우는 본인부담이 없다.

[표 12-12] 베트남의 의료기관 종별 본인부담률

구분	본인부담 비율		본인부담 특례
	의뢰체계 준수	의뢰체계 무시	
중앙급 병원	20%	70%	1) 6세 미만, 국가유공자 : 0% 2) 총 치료비용이 최저 임금의 15% 미만 : 0% 3) 빈곤층 및 소수민족 : 5%
성급 병원		50%	
현급 병원		30%*	
보건소 및 지소	0%	0%~30%**	

주 : * 1차 의료기관으로 면 보건소에 등록한 가입자가 면 보건소를 거치지 아니하고 바로 현급 병원을 이용하거나, 1차 의료기관으로 현급 병원에 등록한 가입자가 등록한 현급 병원을 이용하지 않고 바로 다른 현급 병원을 이용할 경우, 본인부담률이 30%로 높아짐

** 면급 보건소를 1차 의료기관으로 등록한 가입자가 다른 면급 보건소를 의뢰서 없이 이용할 경우 본인부담률이 30%까지 높아질 수 있음

의하여 결정하며 보건부가 의료수가 항목과 수가 범위(최고가와 최저가)를 고시한다. 이 수가 범위 내에서 중앙급 병원은 보건부와 사회보장청이, 성급 이하 병원은 지방 정부 보건부서와 지방사회보장청이 협의하여 결정한다. 이러한 절차로 인하여 베트남의 의료수가는 지역마다 다른 특징이 있다. 진료비 심사는 사회보장청 직원이 심사를 하고 심사 결과에 따라 사회보장청이 진료비를 의료기관에 지불한다. 심사인력은 2013년 현재 1,900여명인데 이들이 병원급 의료기관 2,300여개에 대하여 심사를 한다. 대형 병원에는 심사인력이 상주하고 그 외 병원에 대해서는 일주일에 1일 또는 2일 순환하면서 진료비를 심사한다. 심사요원이 상주하는 병원은 전체의 50% 정도가 된다.

진료비를 억제하기 위한 목적으로 1차 의료를 제공하는 현급 병원에 대하여 인두제를 2005년부터 시범사업으로 도입하였고, 2010년에는 1,319개 현급 병원 가운데 240개 병원이 인두제에 참여하였다. 인두제의 특징은 보험가입자가 인두제를 실시하는 현급 병원에 등록하면, 그 사람이 사용할 1년치 의료비를 모두 등록한 현급 병원에 배정하여 2차 및 3차 병원을 이용하더라도 1차 현급 병원이 지불을 책임지는 형태로 운영하여 미국의 관리의료(managed care)와 유사하게 운영한다는 점이다. 베트남 정부는 2015년까지 모든 현급 병원에 인두제를 적용할 계획이었지만 인두제는 해당 병원만의 문제가 아니라 2차, 3차 병원도 관련되며 의료제도의 다른 측면도 고려되어야 하기 때문에 정부 계획대로 쉽게 확대하지 못하고 있다.

베트남에서는 병원에 대한 지불제도를 DRGs로 전환시키기 위하여 2009년 12월부터

하노이 소재 2개 병원에서 4개 질병군(충수절제술, 자연분만, 아동 기관지폐렴, 성인 기관지폐렴)을 대상으로 시범사업을 실시하였으나, 여러 가지 사정으로 2013년 시범사업은 중단되었다.

의료수가는 2층 구조로 되어 있다. 1층 요소는 자본비용(시설비 및 장비 구입비), 인건비 및 교육훈련비이며 2층 요소는 약제비, 치료를 위한 재료비, 수도/가스료, 시설/장비 수선비 등 경상운영비에 속하는 비용이다. 베트남은 건강보험제도를 통하여 종래 무상으로 제공하던 의료서비스 비용의 약 50% 정도를 조달할 계획으로 시범사업을 시작하였고, 현재도 그 기조는 유지되고 있다. 아직도 의료수가의 1층 요소인 자본비용이나 의사 인건비 등은 보건부가 병원에 직접 예산으로 지원하고 있다. 건강보험을 통하여 조달하는 비용은 2층 요소인 경상운영비에 해당하는 의약품비, 재료비, 보수 수리비 등의 비용에 불과하다. 그리하여 현재 건강보험으로 조달되는 의료비는 의료서비스 생산비의 50%에도 미치지 못하는 수준이다.

여기에 더하여 공공병원의 재정을 원활하게 확보하기 위하여 2002년부터 공공병원에 대하여 재정 자율화 정책[32]을 실시하여 공공병원이 외부자본을 받아들여 비싼 장비를 구입할 수 있도록 하였다. 이러한 조치는 보건부가 병원에 충분한 자본투자를 하기 어렵다 보니 병원의 장비가 낡아 새로운 의료기술의 도입이 어려운데 따른 특별 대책이었다. 자본비용이 보건부 예산으로 지원되기 때문에 보험이 없는 일반 환자라도 경상운영비만 본인이 부담하면 된다. 그리고 경상운영비가 크지 않기 때문에 보험이 없어도 의료이용에 큰 부담이 되지 않았다. 즉 보험수가는 경상운영비만을 기준으로 설정하여 보험이 있으면 본인부담률 만큼만 부담하고, 보험이 없으면 전액 본인이 부담하는데 보험가입자와 비가입자 간의 부담액의 차이가 그렇게 크지 않아 건강보험의 필요성을 베트남 국민들은 크게 느끼지 못하고 있다. 우리나라의 경우는 건강보험이 전국민에게 적용되기 이전에 일반 환자는 자본비용까지 모두 본인이 부담하여야 했기 때문에 일반 환자의 부담이 보험 환자의 부담에 비하여 엄청 차이가 있었다. 이러한 부담의 차이로 건강보험에 대한 욕구가 강하여 전국민의료보장을 정부가 서두르게 되었는데 베트남의 경우에는 일반 환자들이 보험의 필요성에 대한 인식이 높지 않은 특징이 있다.

---

32) 병원 자율화 정책을 강화하는 시행령이 2006년에도 발효되었다. 병원 자율화 정책은 베트남에서만 실시된 것이 아니라 공공병원 중심으로 의료공급이 이루어지는 대부분의 국가에서 의료개혁 차원에서 실시되었다.

제4절 기타 지역에서의 의료체계 전환

1. GCC 국가의 의료체계 전환

1) GCC(Gulf Cooperation Council) 국가의 특징

GCC 국가에는 사우디아라비아, 쿠웨이트, 아랍에미리트, 카타르, 오만 등이 있다. GCC 국가들은 석유 판매로 국가 재정이 충당되어 모든 국민에게 무상 의료서비스를 제공하는 특징이 있다. 많은 국민들이 비정규적 자영업(informal sector) 등에 종사하고 있어 건강보험제도의 도입이 용이하지 않아 정부 공영의료제에 의한 무상의료가 불가피한 점도 있다. 그리고 생산직의 노동자들은 대부분 외국인으로 충당되었으며, 이들은 입국 시에 신체검사를 거쳐 건강한 사람들이 선발되었기 때문에 이들의 의료문제에 대하여 크게 관심이 없었다. 그리하여 대부분 GCC 국가에서는 외국인 근로자들을 무상의료제도에서 배제하였다. 기업에 따라서는 근로자들의 안정적인 생산 활동을 위하여 사용자가 보험료를 부담해주는 민영의료보험에 적용하여 의료서비스를 제공하기도 하였다.

GCC 국가들의 의료제도가 무상의료였기 때문에 대부분의 의료기관은 정부가 소유하는 공공의료기관이었고, 민영의료보험에서는 민간의료기관과 계약을 맺어 가입자들에게 의료서비스를 제공하고 있었다. 무상의료제도에서는 정부가 서비스의 구매자와 공급자 기능을 동시에 하는 통합된 의료체계를 유지하였다. 무상의료제도에서 의료서비스 이용은 환자의뢰체계를 따르도록 하였고, 병원은 정부가 예산을 항목별로 할당(line item budget)하여 운영하고 있다.

2) 의료체계의 전환 모색[33]

GCC 국가들은 2010년대에 다음과 같은 이유로 새로운 의료체계를 모색하게 되었다. 첫째, 외국인 근로자들을 현재와 같이 방치하는 것은 외국인 근로자의 안정적인 고용에 문제가 있으며, 불안정한 고용은 경제성장에도 도움이 되지 않기 때문에 이들의 의료를 보장할 새로운 체계가 필요하였다. 둘째, 무상의료제도로 제공되는 의료의 질적 수준이

33) 이 부분은 Lee et al. (2015), *Strategic Study for Social Health Insurance in the Sultanate of Oman*에서 일부 내용을 발췌하여 요약하였다.

국민들의 욕구를 충족시킬 수 없어 의료의 질 향상을 위하여 새로운 재정의 조달이 필요하게 되었다. 셋째, 일부 GCC 국가에 있어서는 석유 매장량에 한계가 있어 장래에는 무상의료제도를 지속하기 어려울 수 있기 때문에 지금부터 대안을 마련할 필요가 있었다.

이상의 사정은 대부분의 GCC 국가들이 맞이하는 공통된 상황이지만 무상의료체계에서 다른 의료체계로 전환하고 있는 모습은 국가마다 달라 별도로 간략히 소개하기로 한다.

(1) 사우디아라비아

사우디아리비아의 보건의료분야는 1950년대에 조직화된 예방사업으로 시작되어 1960년대 중반까지는 비교적 느리게 발전하였다. 예방사업은 보건요원과 MCH(모자보건) 센터를 통하여 이루어졌다. 1965년에서 1985년 기간 중에 예방사업은 빠른 발전을 이루었다. 특히 1980년대 WHO의 1차 보건의료전략(PHC 전략)에 발맞추어 이루어졌고, 보건요원이나 MCH 센터는 보건소로 통합되어 발전하였다. 1970년대부터 1980년에 이르기까지 개인 위주의 의료서비스에 대한 요구가 강하여 병원이나 진료소(dispensary) 망을 통하여 서비스 공급이 이루어졌다. 의료서비스는 3단계의 환자의뢰체계로 이루어졌다. 의료시설은 보건부가 주로 장악하였으며 보건부 외 정부 영역에서는 국방부, 치안부, 대학 그리고 사우디 아람코 석유회사와 같은 다국적기업이 병원이나 전문화 병원 등을 운영하기도 하였다. 민간부문에서도 병원, 진료소, 약국 등을 운영하였다[34]. 그리고 사우디아라비아는 1년에 한번 하지(Haj)라는 성지 순례에 2백만 명 가까운 사람들이 참여하여 여러 가지 급성질병(설사, 위장병, 폐렴, 천식, 열사병 등)을 일으키기 때문에 이 문제에 대처하는 의료체계도 갖추고 있다(Al-Yousuf et al., 2002). 사우디아라비아는 의료재정의 대부분(거의 90% 수준)을 정부재정으로 운영하는 무상의료제도를 운영하였다.

사우디아라비아는 인구의 약 1/5이 외국인 근로자들로 주로 석유회사에서 일하고 있다. 이들에게 무상의료를 제공하는 제도의 지속가능성을 보장하기 어렵다는 판단에서 2005년 'Cooperative Health Insurance Act'에 의하여 모든 국민을 3단계로 나누어 사회건강보험(Social Health Insurance)에 적용하기로 계획을 수립하였다(Almalki et al., 2011). 사우디아라비아는 민간보험회사를 보험자로 활용하기로 하고 자격을 갖춘 민간보험회사를 건강보험을 관리할 권한을 부여하였는데 2011년 25개 민영보험회사가 자격을 획득하여 활동 중에 있다. 그리고 보험료는 민간기업에 종사하는 근로자는 외국인,

34) 2009년 기준으로 사우디아라비아 병원 408개 가운데 31%인 125개가 민간병원이다.

내국인의 구분 없이 전액 사용자가 부담하고 있다. 정부 공무원은 그 가족을 포함하여 전부 정부가 보험료를 부담하고 있다.

제1단계는 민간 영역의 근로자와 가족인 피부양자를 대상으로 건강보험을 적용하였는데 다시 3가지 국면(3 phases)으로 적용을 확대하였다. 첫 번째 국면에서는 500인 이상을 고용하는 사업장의 근로자(외국인 포함)와 그 가족을 대상으로 하였고, 두 번째 국면에서는 100인 이상을 고용하는 사업장 근로자와 그 피부양자를 적용하며, 세 번째 국면에서는 나머지 근로자 전부를 대상으로 하고 있다. 2015년 현재 민간부문의 근로자들에 대한 건강보험 적용이라는 제1단계 적용을 완료하였다.

제2단계는 정부 영역에서 일하는 근로자(외국인 포함)와 그 피부양자를 대상으로 하고 있으며, 마지막 단계는 성지 순례자들로 주로 외국인을 대상으로 하고 있다.

사우디아라비아는 의료의 질을 높이고 추가적인 재정을 조달하기 위한 목적으로 공공병원을 모두 민영화하는 개혁을 진행하고 있다. 공공병원을 민영화함으로써 정부 재정 부담이 줄어들면 절약된 재정으로 의료서비스의 질 향상에 투자를 늘릴 계획을 하고 있다.

(2) 카타르

카타르는 2013년부터 강제적인 건강보험제도를 도입하여 2016년까지 모든 국민을 적용할 계획에 있다. 건강보험의 관리를 위하여 단일 보험자인 건강보험공사(National Health Insurance)를 설립하였다. 보험료는 외국인 근로자에 대해서는 사용자가 전액을 부담하고 내국인에 대해서는 정부가 전액을 부담하고 있다. 의료서비스 공급은 정부의 인가를 받은 민간의료기관이 담당하고 있다. 보험급여는 안전성이나 유효성이 있는 모든 의료서비스를 포괄적으로 제공하도록 하고 있다. 카타르는 만성질병의 예방에 초점을 두고 질병관리 프로그램(DMPs)을 도입하고 있다. 진료비 지불은 외래는 외래 질병분류 체계를 통한 행위별수가로 하고, 입원은 DGRs를 도입할 예정으로 있다.

(3) 아랍에미리트(United Arab Emirates)

아랍에미리트는 1971년 독립국가로 건국하였다. 초대 대통령인 세이크 자이드 빈 술탄 알 나히언은 모든 지역사회에 높은 질의 의료를 제공하는 것을 꾸준히 강조하였으며, 이와 같은 주장은 지난 40년간 의료서비스 제공을 위한 개혁의 핵심적인 동력이 되었다(Koornneef, 2012). 아랍에미리트는 7개의 작은 부족국가로 구성된 연방체로 국가마다 다른 의료체계를 갖는다. 아부다비가 두바이와 함께 아랍에미리트의 정치적인 수도 역할을 하고 있다.

아랍에미리트 법에는 사용자가 피용 근로자나 그 가족들의 건강보험을 구매해야 함을 규정하고 있다. 아랍에미리트에 속한 국가 가운데 아부다비의 건강보험제도 도입에 관해서만 간략히 내용을 소개하기로 한다. 아부다비 주민들은 대부분이 일을 하고 있으며 퇴직자나 실업자는 매우 드물다.

아부다비는 2005년 건강보험법을 공포하였으며, 2006년 6월에 외국인 근로자(expatriates)들에 대하여 보험을 적용하였고, 2008년 4월에 내국인(UAE Nationals and those of similar status)들도 강제적인 건강보험을 적용하였다(Vetter and Boecker, 2012). 그리하여 2010년 기준으로 95% 이상의 주민들이 신분에 따라 다음의 세 가지 보험 가운데 한 가지에 가입하고 있다(Koornneef, 2012).

① Thiqa plan : 아랍에미리트 국민

② Basic plan : 기술 수준이 낮은 저소득 외국 근로자

③ Enhanced plan : 기술 수준이 높은 외국 근로자

Thiqa plan과 Basic plan은 Daman 국영건강보험회사(National Health Insurance Company)에서 관리하고 있다. 이 회사는 아부다비 정부가 주식의 80%를 보유하고 있고 나머지 20%는 독일보험회사인 Munch Re라는 회사가 보유하고 있다. Enhanced plan은 정부로부터 허가를 받은 35개 민영보험회사(Daman 회사도 포함)가 가입자 확보를 위하여 경쟁을 하고 있다. 35개 보험회사는 의약품, 치과, 안경 등의 급여 여부와 본인부담률의 차이를 놓고 경쟁을 하고 있다.

보험료는 사용자와 근로자가 공동으로 부담하고 있으며, 진료비 지불은 외래서비스는 행위별수가를 적용하고 있고 입원은 DRGs 방식으로 하고 있다. 보험 가입자들은 아랍에미리트 내의 큰 의료기관도 이용이 가능하며, 외국의 유명한 병원(예: 미국의 Cleveland Clinic이나 Johns Hopkins Hospital)과도 계약이 되어 있어 이용이 가능하다. 건강보험 가입자들은 의료기관을 자유롭게 선택하여 이용할 수 있다. 아부다비 의료체계의 특징은 병원을 민영화하여 의료공급자 간의 경쟁을 유도하고, 외국의 유명 병원과 협력을 통하여 국민들의 의료접근성을 높이도록 한다는 점이다.

(4) 기타 국가

쿠웨이트는 2000년에 외국인 근로자에 대해서만 건강보험제도를 도입하였고 자국민은 여전히 무상의료제도를 통하여 서비스를 제공하고 있다. 보험의 관리는 보건부가 직접하고 있는데 2017년에 쿠웨이트 건강보증회사(Kuwait Health Assurance Company, KHAC)를 설립하여 건강보험 관리를 맡기고 있다. 보험료는 가입자 1인당 정액으로 사용자가 전액 부담하고 있다. 2017년에 설립될 KHAC는 공공과 민간의 파트너 십의 형식으로 운영하며 미국 HMO형으로 의료기관도 같이 운영할 계획으로 하고 있다.

오만은 현재 무상의료제도를 통하여 전국민의 의료를 보장하고 있다. 그러나 무상의료로 인한 정부의 재정 부담으로 의료에 대한 투자를 마음대로 하기 어렵기 때문에 의료 질에 대한 국민들의 욕구를 충족시키기 어려운 문제가 있다. 그리고 외국인 근로자에 대한 의료보장을 기업에 일임시키기 때문에 안정적인 고용문제와 함께 석유 자원의 한계에 따른 미래의 불안 문제가 있어 2015년에 건강보험제도 도입을 위한 연구를 착수하여 도입 방안을 강구중에 있다.

2. 싱가포르의 의료체계 전환[35)]

1) 싱가포르 의료체계의 전환

싱가포르는 오랜 식민지 기간을 거쳐 1965년 완전한 독립 국가가 되었다. 네덜란드의 식민지를 거쳐 1819년 영국의 지배로 넘어와 100여년 이상 지속되었다. 그러다 제2차 세계대전 중인 1942~45년 기간 중에는 일본의 지배를 받았다. 제2차 세계대전 이후에는 다시 영국의 직할 식민지로 돌아왔다. 1959년 말레이시아 연방에 편입되고 리콴유 수상이 취임하여 거의 독립 국가가 되었다. 그러나 완전한 독립 국가가 된 것은 1965년 8월이다.

싱가포르는 오랜 기간 영국 식민 지배하에 있었기 때문에 영국의 영향을 받아 정부의 일반재정으로 국민에게 무료에 가까운 의료를 제공하는 정부 공영제형 의료체계를 유지하였다. 병원은 모두 국유화 되었고, 병원을 이용할 때 환자의 본인부담은 10%에 불과한 수준이었다. 싱가포르는 우리나라와 마찬가지로 1960년대 가족계획사업을 통하여 출산율을 낮추기 위한 인구정책을 실시하였다.

35) 싱가포르 제도에 관해서는 보건부 홈페이지 및 Tikkanen et al.(2020)을 참고하여 작성하였다.

1980년대 들어 합계출산율(TFR)이 인구대체수준인 2.1에 접근함에 따라 향후 싱가포르 사회는 인구고령화 문제로 고민하게 될 것으로 전망한 리콴유 수상은 전반적인 국가 개혁을 단행하는 가운데 의료체계도 시장형에 준하는 획기적인 개혁을 시도하였다. 싱가포르는 의료체계의 전환을 위하여 1983년 의료계획(National Health Plan)을 수립하고 이를 토대로 1984년부터 개혁을 단행하였다. 이 계획은 Medisave 아이디어와 함께 향후 20년간의 하부구조 계획을 밝혔다. 개혁의 주된 목적은 예방과 건강증진의 활성화를 통하여 건강하고 생산적인 인구를 추구하는데 두었다. 이러한 목적을 달성하기 위하여 의료서비스에서의 비용–효과성을 추구하여 의료서비스의 생산과 공급에서 개인과 가족의 책임을 강조하였으며, 정부가 아닌 회사에 의한 복지를 강조하고 정부는 마지막 구원처가 되어야 함을 강조하였다.

2) 싱가포르 의료개혁의 주요 내용

(1) 의료재정 조달의 개혁(Healthcare Financing Reform)

의료재정 조달(Healthcare Financing)의 개혁 원칙으로 첫째는 인구고령화에 대비하여 세대간 이전 기능을 철폐하고 저축 기능을 도입하며, 둘째는 위험 분산을 통한 위험의 보호라는 보험 기능을 도입하며, 셋째는 형평적인 분배를 보장하기 위하여 조세 기능을 도입하는 것이었다.

의료재정의 주요 개혁 내용은 다음과 같았다.

첫째, 무상의료에서 자비 부담의료체계로 전환하면서 정부가 병실의 쾌적도 수준에 따라 의료비를 차등 지원한다.

둘째, 1차 의사(자유 개업의사)에 대한 진료비는 환자가 전액 자비로 부담한다(단: 정부가 운영하는 23개의 GP Clinics는 환자에게 진료비 보조를 함).

셋째, 민간영리병원 설립을 허용하고 민간병원 이용자는 진료비 전액을 본인이 부담한다.

넷째, 공공병원도 원하는 경우 민간영리병원으로 전환을 허용한다.

다섯째, 환자가 본인부담하는 비용을 보험방식으로 대처할 수 있도록 강제적인 개인의 료저축계좌(Medical Savings Accounts, MSA) 제도를 도입한다.

의료재정 조달(Healthcare Financing)을 위한 MSA에서 중요한 것이 Medisave,

MediShield Life, Medifund의 세 가지로 흔히 3M이라 부른다. 구체적으로 각 제도가 도입된 시기와 주요내용은 [표 12-13]과 같다. 재정조달 구조를 보면 2015년 이후 많은 변화를 하게 되었다.

2015년에는 Medishield제도를 폐지하고 새로운 MediShield Life를 도입하게 되었다. 이 제도는 민영보험의 일부 급여까지 포함시켰다. 이 제도는 연령이나 건강상태에 관계없이 병원의 고액의료비를 대상으로 하고 있으며, CPF(Central Provident Fund)에서 관리하고 있다. MediShield Life는 공공병원의 B2/C급 병상을 이용할 경우에 환자가 부담해야 할 비용의 일부를 부담한다. 그리고 A/B1급 병상이나 민간병원을 이용할 때 비용의 일부분은 보험회사에 의하여 지급한다. MediShield Life의 보험료는 가입자의 Medisave 통장에서 자동 인출된다(보건부 홈페이지, 2023.01.20. 열람).

[표 12-13] 싱가포르의 의료재정 조달 방법의 약사

연도	제도	주요 내용
1984	Medisave	강제저축을 통하여 개인과 가족 의료비 지출에 대처
1990	Medishield	고액지출을 요하는 재난성 질병에 대처하기 위하여 Medisave의 일부를 pooling(2015. 11. 폐지)
1993	Medifund	가난한 사람이거나 취약자를 위한 안전망으로 조세에 의한 운영
2000	Eldercare Fund	노인의료비의 조달
2002	Eldershield	장애에 따른 LTC를 제공하는데 주로 노인 대상(2020년 폐지)
2015 11월	MediShield Life	고액의 재난성 질병 비용을 부담하기 위하여 Medishield제도를 대체하여 민간보험의 급여까지 포함하고 있음
2020	CareShield Life	LTC 비용의 보장성을 높이기 위하여 Eldershield를 대체. 장애노인의 현금지불을 높임(첫 지급이 $600)과 동시에 나이가 많아질수록 지불액을 증가시킴
2020	ElderFund	심한 장애를 갖는 사람으로서 추가적 LTC 비용을 필요로 하는 사람에게 월 최대 $250까지 재량적 지원을 함

2020년에는 Eldershield를 폐지하고 새로운 제도인 CareShield Life를 도입하여 Eldershield에 비하여 가입자의 LTC에 지출하는 비용에 대한 보조액을 높였고, 나이가 많아질수록 보조액이 높아지도록 하였다. 또한 2020년에는 ElderFund를 도입하여 심한 장애를 갖는 사람에게 추가적인 LTC 비용이 필요하면 재량적 지원(discretionary assistance)을 할 수 있도록 하였다(Tikkanen et al., 2020).

(2) Healthcare Financing Reform의 내용

싱가포르에서는 의료재정과 관련하여 사회보장저축기구(Central Provident Fund, CPF)와 중앙은행(Monetary Authority of Singapore, MAS)이 중요한 기능을 수행한다. CPF는 세 가지 계정(ordinary account, special account, Medisave account)을 관리하는데 근로자와 사용자는 매월 공동으로 기여금을 내고 있다. MAS는 중앙은행으로서 보험 영역의 정책을 수립하며, 보험 활동의 규제를 위한 실천적인 지침을 제공하여 MSAs의 실질적 운영에 영향을 미친다(Bai et al., 2012).

Medisave에 대한 기여율은 연령에 따라 정액으로 적립하였으나 최근에는 [표 12-14]와 같이 연령별로 소득에 대한 정률방식으로 적립을 하고 있다. 연령이 많아지면 의료비 지출이 많아지기 때문에 저축계좌에 강제로 입금시켜야 할 기여율이 높다. 그리고 의료비 지불에 대비하여 적립되어 있어야 저축계좌의 최고적립액(Medisave Contribution Ceiling, MCC)은 2015년 기준으로 $48,500(싱가포르 달러)였으며, 2016년 1월에는 MCC를 기본적립금(Basic Healthcare Sum, BHS)으로 변경하고 $49,800로 시작하고 있다. 그러나 평균수명이 늘어남에 따른 의료비 증가 등을 감안하여 매년 1월에 BHS금액을 조정하도록 하고 있다(싱가포르 보건부 홈페이지, 2015.11.05. 열람). Medisave에 적립된 기여금은 본인이나 가족의 의료비 지출에 사용하고 일부는 Medishield 및 민영보험(Private Medical Insurance Scheme, PMIS)의 기여금으로 지출하고 있다. 종래에는 연령별로 연간 정액을 Medisave에 적립하였으나 2015년 11월부터 민간보험과 결합시켜 개인별로 기여금이 달라지도록 되어 있다.

[표 12-14] Medisave 강제 기여율(근로자 부담 저축률, 2015년 이후의 기준)

연령 그룹	기여율(임금의 %)
35세 이하	8
35~45세	9
45~50세	10
50세 이상	10.5

주 : 근로자는 월 $1,200 이상 임금을 받는 사람에게 이 표를 적용하며, 자영자들은 순 영업소득이 연간 $6,000을 상회할 경우 전년도 소득을 기준으로 이 표를 적용

출처 : www.moh.gov.sg/content/moh_web/home/costs_and_financing/schemes_subs... (2015.11.05. 열람)

마지막으로 민간재정조달(private financing)이 있다. 공공영역의 강력한 재정조달 제도에도 불구하고 5개의 민영보험회사(American International Assurance, Aviva, Great Eastern Life, NTUC Income, Prudential Assurance)가 있다. 5개사는 모두 개인과 단체를 위한 보험을 제공하고 있다. 그리고 보험급여는 외래 및 입원서비스, 수술비, 심각한 질병치료, 장애 및 장기요양서비스를 포함시키고 있다.

(3) 의료공급 부문의 개혁과 본인부담

싱가포르의 의료공급은 1차 의료, 병원 의료, 장기요양의료(LTC), 그리고 기타 통합의료가 있다. 의료공급부문의 개혁은 1985년 공공병원의 구조조정으로부터 시작되었다. 공급부문을 개혁하기 이전에는 모든 공급자들은 정부 소속으로 되어 있었으나, 개혁을 통하여 1차 의사의 80%, 병원 입원의 20%를 민간 부문으로 전환하였다. 그리고 공급부문을 개혁한 목표는 다음과 같다.

① **병원 자율성 확보 :** 공영의료체계가 갖는 관료주의 탈피

② **통합 :** 연속적 의료 제공(seamless services)

③ **책무성 :** 비용 및 질 지표의 관리

④ **경쟁 :** 의료 공급의 효율성 제고를 위하여 공급자 간 경쟁의 도입

먼저 1차 의료부터 살펴보면, 2020년 기준으로 진료비 전액을 환자가 부담하는 민간부문에서 일반의(private general practitioners, GPs) 약 1,800명이 개업을 하고 있다. 정부가 설립하여 이용환자에게 진료비를 무상으로 지원하다 2019년부터 소득수준에 따라 진료비의 75%까지 보조하는 23개의 Poly Clinics가 있다. 보건부는 2010년부터 일반 개업의가 통상적 만성질환을 잘 제공할 수 있도록 지원하기 위한 Community Health Centres(CHCs)를 개발하였고, 2013년부터는 만성질병관리를 위한 하나의 우산 안에서 지원서비스와 함께 의료서비스를 잘 제공할 수 있도록 지원하기 위하여 Family Medicine Clinics(FMCs)를 개발하였다. 또한 1차 의료 안에서 효과적인 만성질병관리의 닻을 내리기 위하여 Primary Care Networks(PCNs)를 시작하였다(보건부 홈페이지, 2023.01.20. 열람). 공급의 많은 부분을 민간으로 귀속시킴과 동시에 공공병원에 대하여 이용자의 진료비를 종래에는 모든 국민에게 90%까지 보조하던 것을 1985년 이후부터는 [표 12-15]와 같이 병상의 쾌적도(amenity) 수준에 따라 차등화 하였다. 2009년부터 공공병원의 B1급 병상 이용자에 대해서도 입원비의 20%를 지원하다, 2019년부터 중단하였다. 그리

고 B2/C급 병상을 이용하는 경우, 보조금을 최대 80%로 하고 있다. 보조금을 받고자 하는 사람에 대해서 자산조사를 거쳐 소득 및 시민권자 여부에 따라 [표 12-16]과 같이 보조율을 차등화하고 있다[36].

[표 12-15] 병상 등급에 따른 정부의 보조금의 차등 비율(2019년)

병상 등급	보조금(%)	비 고
A(1병상)	없음	에어컨, 욕실, 옷장, 간이침대, 전화, 소형 냉장고, TV, 신문
B1(4병상)	없음	에어컨, 욕실 있는 4인실, 전화, TV, 병상 옆 캐비넷
B2(6병상)	80	선풍기, 공동 욕실, 병동 입구에 공동 전화, 병상 옆 캐비넷
C(병동)		

주 : B1 병상의 보조금이 20%되던 것이 2019년부터 없어짐
출처 : www.moh.gov.sg/home/our-healthcare-system(2023.01.20. 열람)

[표 12-16] 급성기 병상(B2/C급) 입원에 대한 정부 지원율('21년 현재) (단위: %)

월간 가구소득(PCHI)	싱가포르 시민	영주권자
$0〈PCHI〈$1,800	80	50
$1,800〈PCHI〈$2,000	75	42.5
$2,000〈PCHI〈$2,200	70	35
$2,200〈PCHI〈$2,500	65	32.5
$2,500〈PCHI〈$2,800	60	30
$2,800〈PCHI〈$3,100	55	27.5
$3,100〈PCHI	50	25

주 : 영주권자는 대부분 외국에서 온 노동자임
출처 : www.moh.gov.sg/home/our-healthcare-system(2023.01.20. 열람)

공공병원에 대한 비용 지원은 입원 환자만이 아니라 일반병원에서 전문의 외래진료, 처방의약품(standard drug list, SDL), 의약품 보조 기금(medication assitance fund, MAF) 목록에 있는 고가의약품, Day surgery and day operation을 이용하는 환자에 대한 보조금이 있다. 그 외에 ILTC(intermediate and long-term care service)에 속하는 수많은 종류의 서비스에 대하여도 보조금이 지급되고 있다. 또한 저소득 및 중산층을 위하여 Community Health Assist Scheme을 도입하여 민간의원 및 치과의원을 이

36) 2019년에 발간한 이 책 개정판에서 정부 보조보다 훨씬 보조금이 줄어든 것을 발견할 수 있다.

용할 경우 보조금을 지원하는데, 2018년 기준으로 63만 명이 $152 million을 보조받았다(Tikkanen et al., 2020).

한편 공공병원을 이용하더라도 일부 비용을 환자에게 부담시켜 의료의 남용을 방지하기 위하여 본인부담제도를 실시하고 있는데 이용하는 서비스 종류에 따라 다르기 때문에 매우 복잡하다. 서비스 종류별 본인부담의 정도를 정리하면 [표 12-17]과 같다.

싱가포르는 Medisave와 같은 저축구좌의 도입, 그리고 공공병원에 대한 무상의료제도의 폐지, 1차 민간의원에 대한 전액본인부담, 공공의원(GP Clinic)에 대하여 전액 무상의료가 아니라 본인부담제도와 정부의 보조금제도의 도입과 같은 다양한 제도적 장치를 통하여 도덕적 해이를 방지하고 있다. 이와 같은 정책의 결과로 경상의료비가 경제수준에 비하여 매우 낮다. 2019년 싱가포르는 GDP 대비 4.08%를 경상의료비로 지출하고 있어 OECD 국가 평균 12.53% 및 한국의 8.16%와 비교(World Bank, 2023)할 때 싱가포르형 의료체계가 얼마나 비용절감적인지 알 수 있다.

[표 12-17] 환자 본인부담과 안전망

서비스	본인부담/보조금	안전망
1차 의료	Clinic: 전액본인 부담 Public clinic(공공) • 성인 $13.2 • 소아, 노인 $6.9	
전문의 진료 (공공부분)	시민* • 보조받는 환자 $39.0 • 자비환자 $79.2~146.6	전문의 외래진료에 대하여 환자는 소득 수준이나 시민권 여부에 따라 진료비의 75%까지 보조금을 받을 수 있음*
입원(공공병원) 의약품 포함	MediShield Life의 1일당 총액에서 deductible and coinsurance(3~10%) • C급 병상: $2,046 • A급 병상: $6,565	
처방의약품 (외래)	Standard Drug List 1: $1.4 per item per week Standard Drug List 2: 총액의 2.5% 부담	참고: SDL 1은 essential first-line의 약품임 SDL 2는 Drug list있으나, SDL 1에 속하지 않는 의약품

주 : 대부분의 비용은 시민권자에게 적용, 영주권자나 비영주권자는 보다 높은 비용이 적용됨
출처 : Tikkanen et al. (2020)

(4) 만성질환 구조에 대비한 통합의료 및 질병관리 프로그램 운영

싱가포르는 만성질병에 대처하기 위한 통합의료체계가 잘 갖추어진 국가로 평가되고 있다. 통합의료를 운영하기 위하여 1992년 정부 기구로 CLS(Care Liaison Service)를 보건부 산하에 설립하였다. 2001년 두 개의 병원 Clusters와 협력을 위하여 ICS(Integrated Care Services)로 전환하였고, 2008년 다시 통합의료청(Agency for Integrated Care, AIC)으로 전환하였다. 통합의료청의 역할은 환자를 병원에서 장기요양시설이나 가정으로 돌려보내도록 계획을 수립하고 실행하는 일이다. 공공병원에는 ACTION(Aged Care Transition) 팀[37]을 구성하여 이러한 일을 맡기고, 통합의료청은 환자를 가정으로 보내는 의뢰체계의 조정 업무를 담당하고 있다. 특히 2009년에는 통합의료청의 구조개혁을 통하여 보건부의 독립적 지주회사 격으로 되었다. 통합의료청은 장기요양서비스의 전 과정을 연계・조정하고, 환자를 병원에서 가정이나 장기요양시설로 의뢰하는 과정을 관리하고 모니터할 수 있도록 한다. 이러한 업무가 원활하게 작동되도록 1차 의료 및 지역사회 서비스(step-down care)의 발전과 성장을 위한 핵심적인 역할을 수행하고 있다(싱가포르 AIC 홈페이지, 2013. 08. 14. 열람).

환자 중심적이고 지역사회 중심적인 의료를 제공하기 위하여 전국을 6개 권역으로 나누고 각 지역별 550~700병상 규모의 대형병원을 중심으로 의원, 급성기병원, 장기요양시설을 포함하여 지역별 환자의뢰체계를 재정립하였다. 여기에서 통합의료청은 환자들에게 어느 병원이나 의료시설이 가장 적합한지 알려주고 연결하는 의료서비스 중개자(health-care match maker) 기능을 수행하여 통합의료의 핵심인 협력의료의 조정자가 되고 있다는 점이다[38].

또한 만성질병 관리를 위하여 질병관리 프로그램(Chronic Disease Management Program, CDMP)을 [표 12-18]과 같이 운영하고 있다. 이 프로그램에 따라 만성질병에 이환된 사람은 의사(특히 주치의)의 상담과 모니터링을 통하여 적절한 시기에 치료를 받을 수 있도록 하고, 생활습관을 바꾸도록 유도하고 있다. CDMP 프로그램에 속한 사람들

37) ACTION 팀의 케어조정자는 간호사, 사회복지사, 기타 의료인력이며 6개 지역의 중심병원에 상주하는데 상주 인력은 병원 당 평균 10명 정도이다.

38) ACTION 서비스는 3단계로 이루어지는데 1단계는 해당 환자에게 적합한 서비스를 제공하는 팀을 구성하고, 2단계는 의료기관간 협력을 통하여 가장 적합한 의료시설을 찾고, 3단계는 환자가 이러한 시설을 이용할 수 있도록 한다. 케어조정자는 필요시 환자의 가정을 방문하여 환자 및 가족에게 가정에서 필요한 의료 및 돌봄서비스 제공을 위한 교육을 실시하며, 또한 '원 스톱 콜 센터'도 운영하고 있다.

은 2006년 10월부터 Medisave에서 외래 비용을 부담하여 본인부담을 경감시키고 있는데 2015년 현재 외래 의료비의 15%만 본인이 부담하고, 나머지는 Medisave 부담으로 하고 있다. CDMP를 도입하기 이전에는 환자들은 병원에 있는 전문의에게 외래 진료를 받았으나 CDMP를 도입한 이후에는 만성질환자 본인의 Medisave 계정을 이용하여 1차 의료기관에서 관리를 받고 있다. 이렇게 의료체계를 만성질병 구조에 부합하게 개혁함에 따라 1차 의사가 부족하게 되었다. 부족한 1차 의사의 인력 보강을 위하여 AIC는 자체적으로 인력개발원(AIC Learning Institute)을 2010년 설립하여 아급성기 및 장기요양시설에 근무하는 인력의 능력을 배양하는 교육을 하고 있다. 2018년에 AIC는 의료와 사회서비스를 조화시킨 고령자 케어 서비스를 제공할 업무를 부여받았다(Tikkanen et al., 2020).

[표 12-18] 싱가포르의 CDMP(Chronic Disease Management Program)의 도입 현황

도입 시기	만성질병의 종류
2006. 10	당뇨병
2007. 1	고혈압, 지방(질) 대사이상과 뇌졸중
2008. 4	천식, COPD(만성 폐쇄성 폐질환)
2009. 10	우울증과 정신분열증(조현병)
2011. 11	치매와 양극성 장애
2014. 1	골관절염, 전립선 비대증, 불안, 파킨슨병, 신장증/신장염
2015. 6	뇌전증, 골다공증, 건선(마른 버짐), 류머티스(성) 관절염

출처 : www.moh.gov.sg/content/moh_web/home/costs_and_financing/schemes_subs... (2015.11.05. 열람.)

참고문헌

베트남 보건부 (2012), "건강보험법 시행 3년 성과"를 재구성, 국민건강보험공단.

이규식 외 (2013), 『베트남 건강보험제도 정책자문보고서』, 베트남 건강보험제도 구축 역량강화 사업.

Almalki M, Fitzererald G and Clark M (2011), Health care system in Saudi Arabia: an overview, *Eastern Mediterranean Health Journal*, 17(10): 784-793.

Al-Yousuf M, Akerele TM and Al-Mazrou YY (2002), Organization of the Saudi health system, *Eastern Mediterranean Health Journal*, 8(4/5): 645-653.

Anand S, Fan VY, Zhang J, Zhang L, Ke Y, Dong Z and Chen LC (2008), China's human resources for health: quantity, quality, and distribution, *Health System Reform in China 5*, www.thelancet.com. DOI:10.1016/S0140−6736(08)61363−X

Bai Y, Shi C, Li X and Liu F (2012), Healthcare System in Singapore, ACTU4625 Topics: Health Insurance, Columbia University.

Barber SL and Yao L (2010), *Health Insurance Systems in China: A Briefing Note*, World Health Report (2010) Background Paper, No 37.

Chen Y and Ma J (2017), Opportunity and choice: concise evaluation on Chinese health system reform, *Public Administration Research*, 6(1): 13−18. published by Canadian Center of Science and Education.

Chinese Economic Report (2006), What is the key of health care system reform, Hu, Shen and Zou (2011)에서 재인용.

EC (2017), Special Eurobarometer 470 report corruption. Brussels: European Commission. Sowada, Sagan and Kowalska-Bobko (2019)에서 재인용.

Eggleston K (2012), *Health Care for 1.3 Billion: An Overview of China's Health System*, Working Paper 28, Asia Health Policy Program, Walter H Shorenstein Asia-Pacific Research Center, Stanford University.

Figueras J, McKee M, Cain J and Lessof S (2004), Overview, In: Figueras J, McKee M, Cain J and Lessof S eds. *Health Systems in Transition: Learning from Experience*: 13-32, European Observatory on Health Systems and Policies, Copenhagen: WHO Europe.

Hu R, Shen C and Zou F (2011), *Health Care System Reform in China: Issues, Challenges and Options*. No. 517. China Economics and Management Academy, Central University of Finance and Economics.

Koornneef EJ et al. (2012), Health system reform in the Emirate of Abu Dhabi, United Arab, *Health Policy*, 108: 115-121.

Kutzin J, Cashin C and Jakab M (2010), *Implementing Health Financing Reform:*

Lessons from Countries in Transition, European Observatory on Health Systems and Policies, Copenhagen: WHO Europe.

McKee M (2004), Winners and losers: the consequences of transition for health, In: Figueras J, McKee M, Cain J and Lessof S eds. *Health Systems in Transition: Learning from Experience:* 33-50, European Observatory on Health Systems and Policies, Copenhagen: WHO Europe.

Meng Q, Yang H, Chen W, Sun Q and Liu X (2015), People's Republic oh China health system review, *Health Systems in Transition* 5(7), Asia Pacific Observatory on Heath Systems and Policies, Manila: WHO Western Pacific.

Ministry of Health, China (2013), *Health Statistics Yearbook 2012*.

Lee KS et al. (2015), *Strategic Study for Social Health Insurance in the Sultanate of Oman*, Seoul: Korea Medical Holdings.

Nguyen X et al. (2014), Socialization of health care in Vietnam: what is it and what are its pros and cons? *Value in Health Regional Issues 3C*: 24-26.

Panteli D, Sagan A and Busse R (2011), Polland health system review, *Health Systems in Transition* 13(8), European Observatory on Health Systems and Policies, Copenhagen: WHO Europe.

Popovich L et al. (2011), Russian Federation health system review, *Health Systems in Transition* 13(7), European Observatory on Health Systems and Policies, Copenhagen: WHO Europe.

Salloway JC (1982), *Health Care Delivery Systems*, Behavioral Sciences for Health Care Professionals, Colorado: Westview Press.

Saltaman RB and Busse R (2002), Balancing regulation and entrepreneurialism in Europe's health sector: theory and practice, In: Saltman RB, Busse R and Mossialos E eds. *Regulating Entrepreneurial Behavior in European Health Care Systems*: 3-52, European Observatory on Health Care Systems Series, Copenhagen: WHO Europe.

Sowada C, Sagan A and Kowalska-Bobko I (2019), Poland health system review, *Health Systems in Transition* 21(1), European Observatory on Health Systems and Policies, Copenhagen: WHO Europe.

Tien TV et al. (2011), *A Health Financing Review of Vietnam with Focus on Social Health Insurance*, WHO.

Tikkanen R, Osborn R, Mossialos E, Djordjevic A and Warton GA (2020), Singapore, *International Health Care System Profile*, Commonwealth Fund.

Vetter P and Boecker K (2012), Benefits of a single payment scheme: case study of Abu Dhabi health system reforms, *Health Policy*, 108: 105-114.

Yu H (2015), Universal health insurance coverage for 1.3 billion people: what accounts for China's success? *Health Policy*, 119: 1145-1152.

World Bank (2023), "Current Health Expenditure (% of GDP),"
https://data.worldbank.org/indicator/SH.XPD.CHEX.GD.ZS. (2023.01.20. 열람)

World Bank (2016), Indicators (http://data.worldbank.org/indicator (2016.05.30. 열람)

http://www.aic.sg/page.aspx?id=130 (2013.08.14. 열람)

http://www.moh.gov.sg/content/moh_web/home/pressRoom/pressRoomItemRelease. (2015.11.05. 열람)

http://www.moh.gov.sg/content/moh_web/home/costs_and_financing/schemes_subs. (2015.11.05. 열람)

http://www.moh.gov.sg/home/our-healthcare-system/healthcare-services-and-facilities/primary-healthcare-services) (2023.01.14. 열람)

http://www.moh.gov.sg/home/our-healthcare-system/medishield-life/what-is-medishield-life/medishield-life) (2023.01.14. 열람)

제 3 부

한국의 의료보장제도

제13장 의료보장제도의 발전과 문제점

제14장 의료개혁

제13장
의료보장제도의 발전과 문제점[1)]

제1절 의료보장제도의 발전과정

1. 「의료보험법」[2)] 제정 이전

우리나라 사회보장에 관한 연구는 1959년 10월 보건사회부 의정국 주관의 '건강보험제도 도입을 위한 연구회'라는 모임에서 그 효시를 찾을 수 있다(의료보험연합회, 1997). 이 연구회는 당시 윤유선 국장을 위시한 8명이 구성하였다. 이 연구회에 소속된 엄장현이 1960년 『의료보험제도 도입에 관련된 제 문제에 관한 견해 및 예비권고』를, 1961년 양재모가 『사회보장제도 창시에 관한 건의』를, 같은 해에 손창달이 『사회보장의 최저기준에 관한 국제조약』, 『현대 사회보장적인 제 법규의 고찰』, 『세계 각국의 사회보장 일람』을 발간하여(의료보험연합회, 1997) 우리나라에서 건강보험제도 도입의 필요성을 인식시키고 의료보험제도에 관한 기초 지식을 심어 주었다.

이러한 연구들이 진행되는 가운데 1961년 5월 군사혁명이 일어나면서 사회 전반에 대한 전환기를 맞게 되었다. 군사정부는 정권의 정통성과 지지기반 확보를 위하여 각종 사회입법을 통하여 사회보장에 대한 관심을 나타냈다. 군사정부는 1961년 12월 「생활보호법」을 제정하면서 의료보호를 그 내용의 하나로 포함하였다[3)]. 그리고 1962년 3월에는 사

---

1) 이 장은 이규식 (2013), 『의료보장과 의료체계』 (제3판)의 제13장을 의료보장이론에 따라 전면적으로 수정하였다.

2) 다른 장에서는 가급적 건강보험제도로 표현하였으나, 이 장에서는 제도의 역사를 다루었기 때문에 건강보험통합 이전의 제도는 모두 의료보험으로 표현하였다.

3) 「생활보호법」은 1961년에 제정되었지만, 시행령은 1969년 11월에 제정되어 이때부터 실효를 거두었다.

회보장제도의 도입을 위하여 '사회보장심의위원회'를 설치하였다[4]. 1962년 7월 국가재건최고회의 박정희 의장은 내각에 대한 지시각서를 통하여 사회보장제도를 확립토록 지시하여 1963년 「사회보장에 관한 법률」, 「산업재해보상보험법」, 「의료보험법」 등이 최고회의를 통과하였다[5].

2. 의료보험 실시 이전 단계

1) 법 제정과 의료보험제도의 실시 지연

1963년 12월 「의료보험법」이 최고회의를 통과하였지만 당시의 경제 여건은 의료보험제도를 실시할 계제가 아니었다. 사회보장심의위원회가 의료보험제도의 도입을 위한 연구를 진행하는 과정에서 1962년 10월 의료보험제도의 필요성과 국민들의 부담능력을 살펴보기 위하여 서울시에 소재하는 1,000가구를 무작위로 추출하여 1개월 간의 상병상태 등을 조사하였다. 조사결과 전체 조사가구의 2/3가 질병을 앓는 가구원이 있었으며, 이 중 2/3가 치료를 받았는데, 치료받은 사람들의 80%가 약국을 이용한 것으로 나타났다(의료보험연합회, 1997). 그리고 당시의 1인당 국민소득은 94.4달러(당시 환율은 130 : 1)였고, 국민 1인당 의료비 지출은 66원 70전 정도였다(김정렴, 1990). 이 때 사회보험방식의 의료보험제도를 도입할 경우, 관리운영비가 의료비를 초과할 수 있기 때문에 제도 도입은 시기상조로 판단되었다.

사회보험방식의 의료보험제도를 도입하는 것이 어려웠기 때문에 희망하는 사람만 의료보험에 가입할 수 있게 하는 임의적용방식으로 방향을 바꾸게 되었다. 당시 우리나라의 상병구조가 감염병 위주였고, 국민소득이 낮아 생활하부구조가 제대로 갖추어져 있지 못했던 점을 감안한다면 이러한 정책선택은 매우 적절했다고 볼 수 있다.

WHO와 ILO가 발간한 보고서에서도 경제수준이 열악하고 감염병이 집단적으로 발생하는 상병구조일 경우 생활 하부구조 개선이 건강수준의 향상에 대한 기여도가 높다고 보았다(Normand and Weber, 1994). 따라서 후진국에서는 의료보험과 같은 개인의료

---

4) 사회보장심의위원회는 당시 장면 총리가 이끄는 민주당 정부에 의하여 1961년 3월 사회보장심의위원회 규정을 발의하여 법제처 심의를 거쳐 국무회의에 회부하였으나 5·16혁명으로 법제화 작업이 중단되었다.

5) 국가재건최고회의는 1961년 5.16 군사혁명으로 해산된 국회의 기능을 대신하도록 설치된 조직으로 1963년 12월 17일 제3공화국 수립과 함께 문을 닫았다.

의 제공보다는 경제개발에 더 많은 투자를 하여 생활하부구조를 개선하고, 보건부문에서는 공중보건사업에 투자를 하는 것이 타당하다는 것이다.

특히 사회경제적인 하부구조를 갖추지 못했음에도 불구하고 선진국의 제도를 모방하여 의료보장제도를 완비하였지만 사회보장비용의 과다로 경제성장에 지장을 주고 의료보장의 확대도 제대로 이루지 못한 남미 국가들의 사례를 볼 때, 우리나라가 1960년대 초 의료보장제도의 도입보다 결핵을 위시한 감염병 관리나 가족계획사업과 같은 공중보건사업에 주력한 것은 매우 타당한 정책선택이었다고 판단된다.

2) 임의보험시대

「의료보험법」이 대상자를 임의적용하도록 규정함에 따라 1965년 11월 우리나라에서 처음으로 '한국종합화학(호남비료주식회사)'이 근로자를 대상으로 하는 의료보험조합을 설립하게 된다[6]. 그리고 1969년 4월에는 부산에서 자영자를 대상으로 하는 '부산청십자조합'이 설립되어 비록 임의보험이지만 의료보험의 개막을 알리게 된다. 근로자를 대상으로 하는 '한국종합화학'과 지역주민을 대상으로 하는 '부산청십자조합'이 설립된 이후 [표 13-1]에서 볼 수 있는 바와 같이 임의조합은 몇 개가 추가로 설립되어 일단 임의보험시대로 접어들게 된다.

임의보험은 대상자 전원에 대한 강제가입이 아니었던 까닭에 폭넓은 위험분산 효과를 기대하기가 어려웠고, 질병을 가지고 있거나 그러한 위험이 높은 사람만 가입하는 역선택 현상이 발생하여 낮은 급여수준임에도 불구하고 조합의 재정상태가 불안정해지는 문제점이 드러났다(이규식 외, 1985).

이에 정부는 1970년 8월 「의료보험법」을 개정하여 근로자, 공무원 및 군인에 대하여 당연가입(강제가입)을 규정하였고, 자영자 및 지역주민에 대해서는 임의가입 규정을 그대로 두었다. 일반근로자는 의료보험조합을 설립하여 관리하도록 하였고, 공무원 및 군인은 정부가 설립할 의료보험에 가입하도록 규정하였으나 개정된 「의료보험법」도 시행을 위한 절차 규정의 미비와 재정확보 곤란으로 말미암아 당연가입 규정만 법에 명기한 채 실시는 유보되었다(문옥륜, 1999).

---

6) 임의조합의 시작은 1965년 전주예수병원이 중심이 된 '전주의료공제회'였으나, 정부의 인가를 받지 않고 업무를 하였다. 「의료보험법」에 근거한 임의보험조합의 첫 출발은 중앙의료보험조합(서울 종로구 소재)이다. 이 조합은 1965년 4월 23일 조합설립을 인가받았으나 조합운영이 제대로 되지 못하여 그해 11월 29일 설립인가가 취소되었다.

[표 13-1] 임의 의료보험조합의 설립 현황

근로자조합		자영자조합	
조합명	설립일	조합명	설립일
한국종합화학	1965.9.25.*	부산청십자	1969.4.28.
봉명흑연광업소	1966.3.4.*	옥구청십자	1973.3.3.
대한석유공사	1973.7.12.*	춘성의료보험	1973.10.25.
협성의료보험	1974.3.1.	거제청십자	1974.7.24.*
		백령청십자	1974.6.14.
		영동의료보험	1974.9.9.
		증평메리놀의료보험	1975.4.19.
		삼화의료보험	1977.9.17.

주 : *는 인가일임. 『의료보장과 의료체계』 개정증보판까지의 내용에서 약간의 착오가 있어 정정하였음

출처 : 의료보험연합회(1997)

3) 의료보험의 실시와 관련한 사전조치

「의료보험법」이 거의 사문화(死文化)되어 있던 1960년대와 1970년대 중반까지 우리나라 경제는 고도성장을 하고 있었다. 경제성장으로 실업이 감소하고 공중보건사업을 통하여 감염병이 통제되자 비록 의료공급 측면에서의 여건은 다소 미비하였지만 박정희 대통령은 1976년 연두기자회견에서 제4차 경제개발5개년계획은 사회개발에 중점을 둘 것[7]이며, 그 일환으로 의료보험제도를 실시할 것임을 공식적으로 천명하였다. 박 대통령의 발표에 따라 1976년 12월 「의료보험법」이 전면 개정되어 의료보험제도의 실시 기반이 마련되었다(문옥륜, 1999).

특기할 사항은 의료보험제도가 실시되기 이전에 의료보호사업을 먼저 실시하여 보험료 부담능력이 있는 계층에 앞서 저소득층, 무능력자, 무의탁자들에 대하여 의료보장을 실시하였다는 점이다. 즉, 1961년 「생활보호법」이 제정되고 1969년 11월에 동 시행령이 마련되었지만 1969년 이전에 이미 무료진료 형태의 구료사업(救療事業)이 이루어졌었다. 의료보호사업의 내실을 기하기 위하여 1976년 6월 「생활보호법」에 근거한 의료시혜 확대방안이 마련되었으며 그 세부 실시방침으로써 「의료보호에 관한 규칙」이 1977년 1월 보건사회부령 제545호로 제정 공포되어 생활보호사업과는 별개로 의료보호사업이 착수되었다(이규식 외, 1985).

7) 제5차 5개년계획부터는 명칭 자체를 경제사회발전5개년계획으로 하였다.

1977년 12월에는 「의료보호법」이 제정되어 의료보호사업이 별도의 법적 근거를 갖게 되었다. 의료보호사업에 관한 변천 과정을 요약하면 [표 13-2]와 같다. 의료보험의 당연적용에 앞서 의료보호사업을 정비한 것은 의료보장에 대한 필요도가 강한 계층부터 대상으로 하였다는 측면에서 올바른 정책 판단이었다고 하겠다. 한편 농어촌주민들의 의료문제 해결을 위하여 1976년 9월부터 저비용 구조의 의료체계를 모색하기 위하여 마을건강사업을 실시하였다[8].

[표 13-2] 의료보호사업의 변천 과정

연 도	법 규
1961. 12.	「생활보호법」 제정
1969. 11.	「생활보호법 시행령」 제정
1977. 1.	「의료보호에 관한 규칙」 제정
1977. 12.	「의료보호법」 제정
1978. 5.	「의료보호법 시행령」 제정
1978. 9.	「의료보호법 시행규칙」 제정

3. 의료보험제도의 도입과 변천[9]

사회의료보험제도는 법률만 제정한다고 쉽게 도입할 수 있는 것이 아니다. 1963년 「의료보험법」 제정 이래 14년이 지났지만 당연적용(강제 가입) 방식의 의료보험제도의 도입에 대해서 1975년말 까지만 하여도 보건사회부 고위층의 의사는 시기상조라는 입장이었다. 반면 국회 보건사회위원회의 분위기는 정부와는 대조적으로 매우 긍정적이었다. 1975년 11월 정기국회 제12차 보건사회위원회에서 위원장이 고재필 장관에게 의료보험실시를 권유하였고, 장관은 선진국들도 실패한 나라가 허다하니 시범사업을 실시하여 성과를 보고 결정하자는 입장을 밝혔다.

그러다 1975년 12월 19일 신현확이 보사부장관으로 부임하게 되자 보사부내 분위기가 달라지기 시작하였다. 그동안 복지연금국이 실무적 차원에서 준비해왔던 의료보험 실시

8) 당시에는 세계적으로 많은 후진국들이 주민들에게 저비용으로 기본적인 의료욕구를 충족하기 위하여 마을건강사업과 유사한 사업(중국에서는 맨발의 의사에 의한 농촌합작의료사업)들을 실시하여 영아사망률을 떨어뜨리고 평균수명을 높이는 효과를 거두었다.

9) 이 부분은 이규식(2022)를 요약하여 기술하였다.

계획을 취임 업무보고에서 접한 장관은 의료보험의 필요성과 실시 가능성을 인지하고 몇 차례 추가 검토 보고를 거친 다음 드디어 사회의료보험 실시에 대한 강한 집념을 표명하게 된다.

1976년 1월 15일 박대통령은 연두 기자회견에서 '제4차 경제개발 5개년계획'의 기본방향으로 사회개발에 중점을 두는 동시에 모든 국민이 적은 비용으로 의료혜택을 받을 수 있는 '국민의료제도'의 확립을 언급하게 된다[10]. 그러나 박대통령은 가입자가 보험료를 부담하는 의료보험에 대해서는 미온적 입장을 취하고 있었다. 그럼에도 불구하고 신현확 장관은 1976년 5월 6일 '제4차 5개년계획'에 포함될 '의료보장 10개년 계획'의 시안을 확정하였다. 계획 내용을 보면 1981년까지 3,122개 사업장 단위로 조합을 설립하여 2,403천명을 의료보험에 적용하는 것을 목표로 하고, 보험료는 봉급의 4~8% 범위 내에서 노사 간 협의로 결정하며, 자영자는 임의의료보험조합을 설립하여 적용한다는 것이었다(의료보험연합회, 1997).

1976년 6월 15일 박대통령은 '제4차 5개년계획'을 보고받는 자리에서 저소득층에 대한 의료혜택을 주는 방안을 지시하게 되었으며, 대통령 보고를 계기로 의료보호 우선 실시라는 조건하에 사회의료보험 실시라는 정책의지가 집약되기 시작하였다. 보사부는 청와대의 이러한 의지에 따라 의료보호와 의료보험을 1977년 1월부터 동시에 실시할 계획이었으나 의료보험은 6개월 후에 실시하기로 변경하고, 1976년 7월 초 「의료보험법」 전면 개정안을 공개하였다(의료보험연합회, 1997).

당시 경제기획원(기획재정부 전신)은 연금제도를 먼저 실시해야 한다는 입장을 견지[11]하고 있었기 때문에 보사부안(1977년 1월 의료보호, 7월 의료보험제도 실시)이 경제장관회의에서 심의가 보류되는 등의 우여곡절을 거치게 된다. 그런데 피용자의료보험이 국가경제에 결코 부담을 주지 않는다는 보사부 측의 확고한 태도에 따라 1976년 9월 13일 '국민보건향상을 위한 의료시혜 확대 방안'을 발표하고, 1976년 9월 초 「의료보험법 개정(안)」을 포함한 의료보장계획은 대통령의 최종 재가를 받게 되었다. 정부의 입장이 이렇게 정해짐에 따라 1976년 정기국회에서 「의료보험법」을 전면 개정하여 임의 가입을 당연

10) 박대통령이 언급한 국민의료제도란 의료에 접근하지 못하여 사망에 이를 수 있는 빈곤계층을 정부재정으로 보호하는 제도를 구상하였던 것으로 보인다. 이러한 추론은 이듬해 6월 15일 박대통령의 지시를 보면 어렴풋이 짐작할 수 있다.

11) 경제기획원은 연금제도는 도입 초기에 연금 지급은 하지 않고 적립금을 쌓을 수 있기 때문에 이 자금을 경제개발에 활용할 수 있다는 논리로 연금제도를 먼저 도입해야 한다는 입장을 지녔다.

가입으로 바꾸고 1977년 7월부터 의료보험을 실시할 수 있게 되었다.

정부에서 이러한 진통을 거치는 동안 보험재정을 부담할 재계와 의료공급을 담당할 의료계에서도 의견이 분분하였다. 그런데 재정을 부담할 재계를 대표하는 전국경제인연합회(전경련)는 예상 밖으로 적극적 자세로 사회의료보험의 실시를 지지하였다. 이때 전경련의 관심은 「부가가치세법」과 「지방세법」이었으며 의료보험에 대해서는 정부 정책에 적극적인 협조 자세였다.

한편 대한의학협회(현 대한의사협회)를 중심으로 한 의료계도 긍정적이었다[12]. 다만 의료계는 장차 보사부가 정할 보험수가를 둘러싼 보험급여체계와 의료계의 참여가 관심사항이었다. 정부는 경제계와 의료계의 협조가 중요하였기 때문에 의료보험 실시에 역작용을 하지 않는 한 경제계와 의료계의 요구사항을 수용하여 법 제정 및 시행과정에 반영하였다.

이러한 과정을 거쳐 1977년 7월 1일부터 500인 이상 고용사업장에서 당연 적용 방식의 의료보험을 실시하게 되었다. 개정된 「의료보험법」은 대상 인구를 직업과 지역에 따라 분리하여 적용토록 하였으며, 이에 따라 보험자인 의료보험조합도 적용대상자에 따라 독립적으로 설립하여 조합 자치주의에 기초하여 운영하였다[13]. 즉, 「의료보험법」의 적용대상자는 생활보호대상자를 제외한 전국민으로 하되 공무원, 군인, 사립학교 교직원은 별도 관리를 위해 「의료보험법」의 적용대상에서 분리하였다.

의료보험제도가 도입된 이후 오늘에 이르기까지의 변천 과정을 살펴보면 [표 13-3]과 같다. 1963년에 제정된 법이 임의가입을 규정하였기 때문에 1976년에 이 법을 개정하여 강제가입으로 바꾸었다. 또한, 개정된 「의료보험법」은 대상 인구를 직업과 지역에 따라 분리하여 적용토록 하였으며, 이에 따라 보험자인 의료보험조합도 적용대상자에 따라 독립적으로 설립하여 조합 자치주의에 기초하여 운영하였다. 즉, 「의료보험법」의 적용대상자는 생활보호대상자를 제외한 전국민으로 하되 공무원, 군인, 사립학교 교직원은 별도 관리를 위해 「의료보험법」의 적용대상에서 분리하였다. 그리고 「의료보험법」의 적용대상자도 사업장의 일반근로자를 1종 피보험자(뒤에 직장 피보험자로 개칭)로, 나머지 인구를

12) 구(舊) 동구권 국가들에서는 의사들이 추가적인 의료재정의 확보를 통하여 소득을 증가시키기 위한 목적으로 의료보험제도의 도입을 요구하는 경우도 많았는데(Normand and Weber, 1994), 한국은 보건사회부가 주도한 특징이 있다.

13) 이 원칙은 독일 건강보험제도에 적용된 것으로 독일은 오늘날에 이르기까지 이 원칙을 고수하고 있다(Busse et al., 2017).

[표 13-3] 의료보험제도의 연혁

날 짜	내 용
1963. 12. 16.	「의료보험법」 제정(법률 제1623호)
1965. 9. 25.	한국종합화학 근로자 임의 조합 설립
1969. 4. 28.	부산청십자 자영자 임의 조합 설립
1976. 12. 22.	「의료보험법」 전면 개정(법률 제2942호)
1977. 7. 1.	500인 이상 고용사업장 근로자 당연 적용 실시
1979. 1. 1.	공무원 및 사립학교 교직원 의료보험 실시(별도 법 제정)
1979. 7. 1.	300인 이상 고용사업장 근로자 의료보험 실시
1981. 1. 1.	100인 이상 고용사업장 근로자 적용 확대
1981. 7. 1.	3개 군(홍천, 옥구, 군위) 지역의료보험 시범사업 실시
1981. 12. 10.	직종의료보험(문화예술인단체) 실시
1982. 7. 1.	3개 지역(목포, 보은, 강화)에 의료보험 시범사업 추가 실시
1983. 1. 1.	16인 이상 사업장 당연 적용 및 5인 이상 사업장 임의 적용
1984. 5. 1.	목포에서 의약분업 시범사업 실시
1984. 12. 1.	청주시와 청원군에서 한방급여서비스 시범사업 실시
1987. 2. 1.	한방의료서비스 보험급여 실시
1988. 1. 1.	농촌지역의료보험 확대, 5인 이상 고용사업장 근로자 당연 적용
1989. 7. 1.	도시지역 의료보험 확대(직종의료보험을 도시지역에 통합)로 전국민의료보험 달성
1998. 10. 1.	지역조합 통합하여 공・교공단과 통합관리(재정은 분리)
2000. 7. 1.	직장조합까지 통합하여 국민건강보험공단 출범
2001. 1. 1.	직장가입자와 공・교가입자의 재정통합
2003. 7. 1.	직장가입자와 지역가입자 재정의 완전통합

2종 피보험자(뒤에 지역 피보험자로 개칭)로 구분하였으며, 2종 피보험자는 다시 지역주민을 대상으로 하는 지역의료보험과 특수직 자영자를 대상으로 하는 직종의료보험으로 구분하여 1종 대상자는 당연 적용하였고, 2종 대상자(즉, 지역주민)는 임의 적용하였다.

이러한 「의료보험법」에 의거하여 강제가입 규정이 적용되는 일반사업장에 있어서도 보험료의 부담능력, 관리운영능력 등을 감안하여 우선 1977년 7월에는 500인 이상 고용사업장을 적용 대상으로 하였으며, 1979년에는 300인 이상 고용사업장으로, 1981년에는 100인 이상 고용사업장으로 확대하는 점진적인 방법을 택하여 1988년에는 5인 이상 고용사업장에까지 당연 적용하였다[14].

14) 일부 학자들은 우리나라에서 의료보험을 대기업 근로자부터 적용시킨 것을 놓고 형평성 문제를 제기하고 있다. 그러나 이것은 보험관리기술상의 문제로 대부분의 국가에서 사용하는 불가피한 방법

정부는 「의료보험법」에서 적용을 제외했던 공무원 및 사립학교 교직원에 대한 의료보험 적용을 위해 1977년 12월에 「공무원 및 사립학교교직원 의료보험법」을 별도로 제정하고 이듬해 시행령을 만들어 1979년 1월부터 공・교의료보험을 실시하였다. 공・교의료보험은 수혜대상 범위를 꾸준히 확대하여 1980년에는 군인가족, 이듬해에는 공무원 및 사립학교교직원의 퇴직 연금수급자를 적용하였다.

지역 주민에 대하여는 후술하는 시범사업을 거쳐 1988년 1월에는 군(郡)지역주민을 당연적용하였고, 1989년 7월에는 도시지역주민을 당연적용함으로써 우리나라는 의료보험제도 도입 만 12년 만에 전국민의료보험을 달성하였다. 직종의료보험은 임의 설립에 의한 당연 적용방식을 채택, 기존의 자영자 조직을 기반으로 하여 예술인조합이 1981년 12월에 설립되었고, 이듬해에는 양곡상조합, 전국택시조합, 이미용의료보험조합 등이 설립되어 1988년까지 전국에 12개의 직종의료보험조합이 있었다. 직종의료보험조합은 1989년 7월 도시지역의료보험조합이 설립되면서 여기에 흡수되어 그 명칭도 사라졌다.

1998년 10월에는 의료보험의 1차 통합이 이루어져 지역의료보험조합과 공・교공단을 통합하여 '국민의료보험관리공단'을 설립하여 관리하게 되었다. 제2차 통합은 2000년 7월에 이루어졌는데 이때는 명칭도 의료보험을 건강보험으로 바꾸고 직장조합도 모두 통합하여 '국민건강보험공단'(이하 건보공단)이라는 단일 조직을 설립하여 오늘에 이르고 있다. 그러나 지역 주민과 직장 근로자들의 보험료 부과체계를 단일화시키지 못함에 따라 관리기구를 하나로 통합하였음에도 불구하고 직장가입자와 지역가입자라는 다른 용어로 적용자를 관리하는 모순을 빚고 있다. 관리기구를 통합한 후에도 보험료 부과체계를 단일화하지 못하여 직장과 지역의 재정운영을 분리 운영하였다. 그러다 2003년 7월부터 보험료 부과체계를 단일화하지 못한 채 보험재정을 하나로 통합하는 모순된 정책을 채택하여 오늘에 이르고 있다.

이다. 우리나라에서는 의료보험제도의 실시에 앞서 의료보호사업을 본격적으로 실시하였다는 점을 감안한다면 형평성 논의는 적절치 못하다고 하겠다.

4. 지역의료보험시범사업

1) 제1차 지역의료보험시범사업

(1) 시범사업을 위한 예비사업

의료보험을 적용하기 위해서는 소득이 제대로 신고되어야 하는데, 지역 주민은 이러한 측면에서 상당한 취약점이 있어 의료보험 적용이 미루어졌다. 그러나 근로자 계층에 대한 의료보험 적용확대는 지역 주민들로 하여금 의료보험에 대한 요구를 한층 더 강하게 하였기 때문에 정부는 지역 주민들에 대해서도 당연 적용하도록 1981년 4월 「의료보험법」을 개정하였다. 이에 따라 7개의 임의 적용 의료보험조합은 존속시킨 채 지역 주민에 대한 의료보험 확대를 위한 방안을 궁리하게 되었다.

지역 주민에 대한 의료보험을 언제 확대해야 할지 정부도 모르는 상태에서 농촌 주민의 의료욕구를 해소하기 위하여 시작한 것이 마을건강사업이었다. 마을건강사업은 한국형 의료체계를 개발하기 위하여 1976년 9월부터 1980년 8월까지 강원도 홍천군, 전라북도 옥구군[15], 경상북도 군위군의 세 곳에서 실시하였다. 이 사업의 내용은 뒤에서 상세히 설명하겠지만 주요 내용은 적은 비용으로 농촌 주민들의 기본적인 의료욕구를 충족시키기 위하여 의사가 아닌 보건진료원(Community Health Practitioner, CHP)을 양성하여 기초적인 의료를 제공하는 것이었다. CHP를 활용하는 모형은 중국이 1950년대 농민을 대상으로 한 합작의료제도에서 채택한 '맨발 의사' 모형을 발전시킨 것이었다[16]. 중국에 비교하여 국민소득도 높았고, 교육수준도 높아 CHP를 4년제 간호대학을 졸업한 간호사 가운데 선발하여 6개월의 임상교육을 거친 후에 농어촌 오・벽지 지역의 1차 의료를 담당하게 하였다. 의사가 아닌 간호사를 활용한 관계로 적은 의료비로 농어촌 주민들의 기본적인 의료욕구를 충족시킬 수 있었다. 주민들로부터 좋은 호응과 저 비용으로 기본적인 의료서비스 제공이 가능하다는 마을건강사업의 성과를 토대로 1981년부터 본격적인 사업을 추진하기 위하여 CHP를 훈련하여 전국적으로 배치하게 되었다.

한편 이 시범사업을 주도하던 연구진은 중국 농촌합작의료제도에서 볼 수 있는 것처럼 주민이 자조, 자립하는 형태로 서비스를 이용하기 위해서는 주민 스스로 재정을 조달할

---

15) 옥구군은 1994년 행정구역 개편으로 군산시로 편입되어 현재는 그 이름이 없어졌다.

16) 중국의 맨발 의사(Barefoot Doctor)는 제12장에서 이미 설명하였다.

필요가 있다고 판단하여 마을건강사업의 재정조달을 위한 특별한 시범사업을 생각하게 되었다[17]. 마침 3개 지역 가운데 옥구군에는 임의조합인 옥구군 청십자의료보험조합이 있었다. 이에 정부는 옥구군 청십자의료보험조합을 해체하고 옥구군 대야면에서 마을건강사업의 재정조달을 위한 특별시범사업을 1979년 9월부터 실시하게 된다. 옥구군 대야면의 재원조달 특별시범사업 내용은 [표 13-4]와 같다. 대야면 주민 10,590명을 대상으로 1년간 재원조달을 위한 사업으로 1인당 월 보험료를 370원으로 하고 1차 진료는 보건진료원이나 공중보건의사[18]를 주로 이용하는 환자의뢰체계를 적용한 결과 재정수지를 거의 맞출 수 있다는 결론을 얻게 되었다.

[표 13-4] 옥구군 대야면 마을건강사업의 재정조달 특별시범사업

1. 옥구군 대야면 사업의 내용
   - 대상주민 : 10,590명
   - 주민 1인당 보험료 : 월 370원(주민의 1/2은 보험료 반액 정부지원)
   - 전달체계의 실시
     1차 : 보건진료분소 6개, 보건진료소 4개, 일반의원 11개
     2차 : 도립군산병원, 씨그레이브기념병원
     3차 : 전북대 부속병원
2. 사업평가(1979. 9~1980. 8)
   - 1년간 보험급여비는 1,697만원, 갹출금징수액은 1,431만원으로 약 84%의 재정자립 달성
3. 결론
   - 1인당 보험료를 400원으로 책정하고 보험료 징수만 제대로 이루어진다면 지역 주민에 대한 보험확대의 가능성이 있는 것으로 판단(당시 직장의료보험의 보험료가 월 1인당 1,536원, 공교가 1,386원임에 비하여 400원은 매우 낮은 보험료 수준이었음)

출처 : 한국보건개발연구원(1980)

(2) 제1차 지역의료보험시범사업

농촌지역에 의료보험 확대를 어떻게 할 것인가를 고민하던 정부로서는 옥구군 대야면의 경험이 지역 주민에 대한 의료보험 확대를 위한 좋은 실마리가 되었다. 대야면의 경험

---

17) 3개 군 지역에 마을건강사업을 하면서 그 가운데 1개 마을에 대하여 재원조달시범사업이라는 시범사업 내의 또 다른 시범사업을 하였기 때문에 특별시범사업이라는 용어를 사용하였다.

18) 1979년 처음으로 공중보건의사(의사 300명, 치과의사 304명)가 배출되었다(대한공중보건의사협의회 홈페이지, 2016).

을 따를 경우, 환자의뢰체계만 잘 유지한다면 소득신고가 안 되는 농촌 주민에게 보험료를 크게 부담시키지 않고도 의료보험을 확대할 수 있다고 판단하였다.

그리하여 마을건강사업을 통하여 보건진료원(CHP)이 이미 배치된 홍천군, 옥구군, 군위군의 3개 지역 주민을 대상으로 [표 13-5]와 같은 지역의료보험시범사업을 1981년 7월부터 실시하였다[19]. 특히 1979년부터 배출한 공중보건의사들이 이미 상당수에 이르렀기 때문에 옥구군 대야면 재정조달 특별시범사업보다 더욱 유리한 조건으로 지역의료보험시범사업을 실시할 수 있었다.

제1차 지역의료보험시범사업의 특징은 보험료 부과체계와 환자의뢰체계의 실시를 들 수 있겠다. 시범지역에 거주하는 대부분의 지역 주민들은 사업자 번호가 없는 농민이었기 때문에 소득신고를 하지 않아 소득에 비례하는 보험료를 부과할 수 없는 문제가 있었다[20]. 이에 정부는 1차 시범지역 주민들의 보험료 부과를 지역사회부과방식(community rating)[21]의 하나인 1인당 정액 방식(flat rate system)으로 600원으로 하되 소득 1등급(하위 10%)의 사람에게는 월 400원, 소득 2등급(80%) 사람에게는 월 600원, 소득 3등급(상위 10%)의 사람에게는 800원으로 차등화 하였다[22]. 그런데 재정적자로 인하여 1983년부터 모든 세대에 대하여 세대기본액을 월 1,000원씩 정액으로 추가로 부과하였으며, 1985년부터는 1인당 정액을 7등급으로 구분하였다[23]. 주민의 소득 등급구분은 리·동(里洞)개발위원회에서 정하였다(이규식 외, 1986). 이러한 지역사회부과방식(community rating)은 이미 미국의 블루크로스(Blue Cross), 블루쉴드(Blue Shield), 그리고 스위스 건강보험에서 채택하고 있는 방식이다. 이 방법은 주민의 소득을 정확히 알기 어려울 때 사용하는 것으로 보험료 부과 행정을 간소화 할 수 있는 좋은 방법이다.

또 다른 한 가지 특징은 직장이나 공교의료보험에서 사용하지 않는 환자의뢰체계를 도

---

19) 1980년 3월 한국보건개발연구원(한국보건사회연구원의 전신)은 마을건강사업 결과보고서(결과보고서는 1980년 12월에 발간)에서 3개 지역(홍천, 옥구, 군위)의 지역의료보험을 위한 시범사업을 정부에 건의하게 된다(의료보험연합회, 1997).

20) 흔히 소득 파악이라는 용어를 사용하는데 이것은 잘못된 용어이다. 소득은 건보공단이 조사하여 파악할 수 있는 것이 아니며, 국세청도 주민의 소득을 조사할 수 없다. 근로자이든 자영자이든 국민은 누구나 연 1회 소득을 국세청에 신고하고 국세청은 신고된 소득의 정확도를 심사하여 소득을 확정하게 된다.

21) 지역사회부과방식에 대한 설명은 제2장 건강보험료에 대한 부분에서 하였다.

22) 홍천군은 1등급 10%, 2등급 70%, 3등급 20%로 하였다.

23) 옥구군에서는 소득등급을 5등급으로만 구분하였다.

입하였다는 점이다. 즉, [표 13-5]에서 볼 수 있는 바와 같이 환자의뢰체계를 전달체계라는 명칭으로 3단계로 의료를 이용하도록 하였다. 정부는 3단계 환자의뢰체계를 실시하는 것을 전제로 보험료를 대폭 낮출 수 있었다. 이때 책정된 600원 수준의 보험료는 당시 직장근로자 보험료의 1/4, 공무원의 1/3 수준으로 매우 적은 금액이었다[24]. 그런데 환자의뢰체계를 직장가입자나 공무원들에게는 적용하지 않으면서 시범지역 주민에게만 적용하자 시범지역 주민들은 차별대우로 여겨 거부반응을 보였다. 이에 정부는 지역 주민을 달래기 위하여 1983년부터 환자의뢰체계를 폐지시켜 시범사업이 재정적자를 일으킨 원인이 되었다.

[표 13-5] 1차 지역의료보험시범사업의 설계

1. 시범사업설계를 위한 기초 자료원 : 옥구군 대야면 사업
2. 3개 지역의료보험시범사업의 설계(보건사회부, 1981. 5)
   - 보험료 : 3등급으로 하여 월 평균 보험료를 1인당 600원으로 책정함
     1등급(10% 주민) : 400원, 2등급(70~80% 주민) : 600원, 3등급(10~20% 주민) : 800원
   - 국고지원 : 관리운영비 전액
   - 전달체계실시 :
     1차 --- 보건기관(보건소, 보건지소, 보건진료소) 및 의원
     2차 --- 시도립병원 및 민간병원
     3차 --- 종합병원
   - 환자배분에 대한 설계
     - 외래환자의 75%를 보건소 및 보건지소(35%), 보건진료소(40%)에서 수용
     - 입원환자의 42%를 의원에서 수용
     - 환자배분의 근거는 옥구군 대야면 시범사업의 실적을 토대로 함
3. 시범사업 평가
   - 외래환자의 75%를 보건기관에서 수용한다는 계획이 주민 반발로 차질을 빚게 됨에 따라 재정적자 문제 발생
   - 이 문제를 정부는 지역주민의 보험료 부담능력 결여로 판단 내림

출처 : 보건사회부(1981)

24) 옥구군 대야면의 보험료가 1인당 370원이었는데 시범지역에서 보험료를 600원을 한 것은 당시 시범사업을 설계하는 정부 당국의 입장에서는 재정적자를 내지 않기 위하여 파격적으로 높여 책정한 보험료라 하겠다.

[표 13-6] 2차 지역의료보험시범사업의 설계

1. 2차 시범사업 설계를 위한 기초 자료원 : 1차 시범사업지역
2. 시범사업의 설계
   - 1인당 월 보험료 : 강화(689원), 보은(688원), 목포(1,265원)
   - 보험료 부과방법 : 수익자부담원칙과 능력비례원칙 혼합(소득 7등급, 자산 7등급)
   - 국고지원 : 관리운영비 전액
   - 환자배분에 대한 설계 : 외래환자의 48.5%를 보건기관에서 51.5%는 병의원에서 수용
3. 시범사업의 평가
   - 환자들의 의료이용에 대한 오판으로 보험료를 낮게 책정
   - 시범사업기간 중 계속 적자

출처 : 보건사회부(1982a)

2) 제2차 지역의료보험시범사업

정부가 시범사업을 단일모형으로 운영하여서는 합리적인 지역의료보험 모형을 도출하기 어렵다는 판단에서 1982년 7월부터 경기도 강화군, 충청북도 보은군, 전라남도 목포시의 3개 지역에서 제2차 시범사업을 실시하였다. 제2차 시범사업의 내용은 [표 13-6]에서 볼 수 있는 바와 같이 의료이용에서 환자의뢰체계를 유지하는 것으로 설계를 하여 보험료를 낮게 책정하였다.

그러나 제2차 시범사업은 두 가지 내용에서 1차 시범사업과 차이가 있었다. 첫째는 보험료 부과체계를 지역사회부과방식으로 하되 1차 시범사업에서 채택한 정액제 방식을 버리고 당시 일본 지역의료보험[25]에서 사용하고 있던 4요소 방식을 채택하였다. 보험료 부과에서 4요소 방식이라는 것은 [표 13-7]에서 볼 수 있는 바와 같이 지역 주민에게 부담시킬 보험료를 먼저 경제적인 능력을 기준으로 하는 응능할(應能割)과 수익자 수에 비례

[표 13-7] 제2차 지역의료보험시범사업의 보험료 부과 4요소 방식 설계

구분	부과 대상	등급
응능할(경제능력부분)	소득	7등급
	재산	7등급
응익할(수익자부담부분)	가입자 균등	1인당 정액
	세대 균등	세대당 정액

25) 일본은 지역의료보험을 국민건강보험(國保)이라는 명칭을 사용한다.

하는 응익할(應益割)로 나누었다. 경제능력에 비례하는 응능할은 소득과 재산으로 구분하였다. 먼저 한 지역에 소요될 총재정액을 추계한 다음에 이를 1/2씩 양분하여 응능과 응익 부분으로 나누고, 응능할 내에서 소득부분과 재산부분은 지역의 사정에 의하여 분할하여 보험료를 부과하였다. 소득부분은 소득세와 농지세 자료를 토대로 7개 등급으로 구분하였고, 재산부분은 토지 및 건물에 대한 재산세 자료를 근거하여 7개 등급으로 구분하였는데, 목포시에서는 소득은 13등급, 재산은 10등급으로 보다 세분화하였다(이규식 외, 1986). 응익할 내에서 세대 균등부분은 해당지역의 모든 세대에 동일한 금액으로 하였고, 가입자 균등부분도 해당지역 안에 있는 사람이면 모두 동일한 금액의 보험료를 부과하였다. 강화군과 보은군에서는 세대 균등액은 500원이었고, 가입자 균등액은 1인당 250원이었다. 목포시는 세대 균등액은 1,000원, 가입자 균등액은 1인당 500원으로 하였다(이규식 외, 1986).

1차 시범사업에서 정액제가 너무 단순하여 가난한 사람과 잘 사는 사람 간의 부담에 차이가 없다는 비판으로 인하여 제2차 시범사업에서는 부과방법을 복잡하게 만들었다. 이 방법이 1차 시범사업지역의 보험료 부과체계보다는 다소 복잡하지만 역시 지역사회부과방식에서 벗어나지 못하고 있다. 지역사회부과방식을 사용하는 한, 방법을 복잡하게 할수록 행정비용만 많이 소요될 뿐 주민의 경제적 부담능력에 따른 보험료 부과는 불가능하다. 이러한 우둔한 짓을 한 것은 건강보험의 연대성 원리가 경제능력으로 보험료를 부과할 때만 달성 가능하다고 해석하여 경제력을 평가하기 어려운 지역 주민을 무리하게 등급으로 나누어 행정만 복잡하게 만들었다.

경제능력 부분의 7등급도 너무 단계가 적다는 비판이 많아 강화에서는 1983년부터 소득 14등급, 재산 10등급으로 등급을 늘렸고, 목포시에서는 1985년부터 소득 26등급, 재산 23등급까지 등급을 늘렸다[26](이규식 외, 1986). 이미 앞의 제2장에서 설명한 바와 같이 지역사회부과방식을 토대로 보험료를 정액방식(flat system)으로 부과하여도 사회연대를 달성할 수 있음에도 불구하고, 소득이나 재산으로 보험료를 부과해야만 사회연대가 달성될 수 있다는 집착으로 소득신고도 안 하는 사람을 대상으로 소득을 7등급에서 무려

26) 시범사업이 끝나고 1988년 농촌지역에 의료보험이 시작될 때는 모든 조합의 부과방식이 통일되어 소득이나 재산에 대해서는 7등급으로 하였고, 1989년 도시지역에서는 15등급으로 하였다. 그러다 점차 등급이 세분화되어 통합 전에는 모든 조합에 대하여 30등급으로 세분화하고 자동차에 대해서도 5등급의 보험료를 부과하였다. 한편 능력비례보험료의 비중은 전체 조합 평균이 1989년에 44.4%였으나 형평이 계속 강조됨에 따라 1995년에는 63.8%로 증가하였다(의료보험연합회, 1997).

30등급으로 세분화시켜 행정을 복잡하게 하고 보험료를 납부하는 피보험자(가입자)들을 혼란시킨 부작용도 있다.

그리고 제2차 시범사업은 제1차 시범사업과는 달리 목포시에서 의약분업에 대한 시범사업을 몇 개월 실시[27]하여 도입 가능성을 검증하였다. 의약분업은 1977년 7월 의료보험제도가 도입된 이래 약사회 측의 일관된 요구였다. 보험제도가 없을 때는 약국이 국민들의 가장 손쉬운 치료처가 되었는데 의료보험제도로 환자들의 본인부담이 낮아지면 환자들은 약국을 외면하고 병·의원을 찾게 될 것이며, 그 결과 약국은 경영의 타격을 받게 될 것이라는 전망에서 약사회 측에서 꾸준하게 의약분업을 요구하였다. 그래서 정부는 제2차 시범지역 가운데 의원과 약국이 어느 정도 있어 의약분업이 가능하다고 판단되는 목포시를 대상지역으로 1984년 5월부터 의약분업 시범사업을 실시하였다. 목포시에서 실시된 의약분업 시범사업은 임의분업에서 시작하여 강제분업도 해보는 등의 우여곡절 끝에 의약분업은 시기적으로 이르다는 판단으로 중단하게 되었다.

3) 지역의료보험시범사업의 평가

지역의료보험시범사업이 목표로 해야 할 가장 중요한 것은 보험료 부과방법의 개발과 보험재정의 자립을 통한 제도의 지속가능성을 검증하는 것이었다. 그러나 지역의료보험시범사업은 두 가지 목표에서 모두 실패했다고 볼 수 있다.

첫째, 보험료 부과방법 개발의 실패 과정을 살펴보기로 한다. 지역주민이 소득을 제대로 신고하지 않는 상황에서는 제1차 시범지역에서 택한 정액방식의 보험료 부과방법이 타당하다. 소득을 제대로 알지 못하는 상황에서 정액방식은 건강을 기준으로 하는 사회연대이기 때문에 사회보험의 보험료 부과방법으로 타당성이 있다. 그러나 당시에는 소득기준이 아니면 사회연대가 어려운 것으로 생각하여 정액방식을 보험료 부과방법으로 받아들일 수 없어 제2차 시범사업에서는 일본에서 채택하고 있는 지역보험의 부과방법을 원용하였다. 이때 제1차 시범지역의 보험료 부과방법도 정액제를 등급제로 바꾸어 합리적인 보험료 부과방법의 개발에 실패하였다. 특히 이때 도입한 건강보험료 부과에서 재산이나 자동차 그리고 가입자당 정액의 응익방식은 건강보험 통합 이후에도 잔존하여 현재의 보험료 부과체계가 모순을 면치 못하게 만들었다. 즉, 지역 주민의 소득을 제대로 알지 못하는 상황에서 마치 보험자가 주민의 소득을 알 수 있는 것처럼 인식하여 능력비

27) 의약분업 시범사업은 목포시에서 1984년 5월부터 12월까지 8개월간 강제분업형태로 이루어졌었다.

례부과체계를 도입하여 부과체계가 사회연대에 역행하는 모순을 만들었다. 앞에서도 언급한 바와 같이 보험료 부과를 1차 시범사업과 같이 하든 2차 시범사업과 같이 하든 소득신고를 하지 않는 지역 주민에게 지역사회부과방법을 택하는 것은 불가피하다. 지역사회부과방법은 경제능력을 기준으로 하는 것이 아니기 때문에 단순한 방법이든 복잡한 방법이든 사회연대가 능력기준이 아니라 건강을 기준으로 이루어진다는 점이다. 지역사회부과방법의 원리를 이해하지 못하고 시범사업을 시작한 당시 우리나라의 의료보험지식으로는 당초부터 합리적인 보험료 부과체계 개발은 기대할 수 없었다고 하겠다.

둘째는 시범사업의 설계 잘못으로 지역의료보험의 타당한 모형 검증에 실패하였다. 제1차 시범사업이든 제2차 시범사업이든 핵심 내용은 한국형 의료체계(마을건강사업) 개발 시범사업을 지역의료보험시범사업과 연계시켜 제대로 된 지역의료보험모형을 설계하지 못하였다는 점을 지적할 수 있다. 즉 1980년 3개 군 지역에서 마을건강사업을 끝내고, 보건진료원(CHP)을 활용할 수 있는 의료체계를 구상하고 이 제도를 지역의료보험에까지 접목시키고자 함에 따라 지역의료보험시범사업은 시작부터 실패가 예고되었던 것이었다. 즉 당시의 마을건강사업의 목적과 내용이 의료보험의 목적과 전혀 달라 두 사업을 연계할 수 있는 성격이 아닌데도 불구하고 무리하게 두 사업을 연계함에 따라 지역의료보험시범사업은 실패할 수 밖에 없었다.

당시 정부는 농촌 경제력이 매우 낮은 것으로 판단하여 농촌 주민에게 보다 빨리 의료보험제도를 적용하기 위해서는 낮은 보험료를 책정해야 한다는 생각에 빠져 있었다. 그리고 대야면에서 실시되었던 재정조달 시범사업이 이러한 정부의 욕구를 잘 충족시켰던 것이다. 그런데 문제는 대야면이라는 좁은 지역에서는 시범사업이라는 통제된 실험에 주민들이 잘 호응을 하였다. 즉 대야면 주민들이 보건진료원이나 공중보건의를 1차 진료처로 활용하는 환자의뢰체계에 잘 따랐던 것이다. 대야면 사업은 마을건강사업으로 의료보험사업과는 성격이 전혀 다르다. 마을건강사업은 의사가 없는 오벽지 주민들에게 보건진료원(CHP)을 활용하여 최저 수준의 1차 의료를 제공하는 것이었다. 여기에서 주된 인력인 보건진료원(CHP)은 의사가 아닌 간호사로 그 기능은 오 · 벽지의 무의촌지역에서 몇 가지 제한된 종류의 의약품으로 설사나 감기와 같은 통상적 질환에 대한 응급적 대응이나 하도록 교육을 받은 인력이다. 보건진료원에 주민들의 호응이 높았던 것은 이들이 근무하는 지역은 의사는 고사하고 약국도 없어 가정상비약를 구하기도 힘들었다. 이러한 지역에서 몇 가지 전문의약품까지 구비하여 최소 수준의 1차 의료서비스를 담당하였으니 주민의 환영을 받을 수 있었다. 그러나 의료보험은 최저 수준의 1차 의료를 제공하는 것이 아니라 의사가 제공하는 의료를 의원이나 병원에서 이용할 수 있도록 제도가 고안되어 마을건강사업과는 전혀 다른 차원의 사업이다. 지역의료보험시범사업은 마을건강사업과는 전혀 다른 각도로 사업에 접근해야 하는데 1차 외래를 보건진료원이나 공보의가 75% 제공하고 나머지 25%를 의원에서 공급하는 방식이라 주민들이 호응하기 어려웠다. 특히 보건진료원이나 공보의를 지역의료시범사업에서 1차 의료의 중추 기능을 담당하도록 한 설계부터 잘못된 것이었다. 뿐만 아니라 주위의 공무원이나 근로자들에게는 환자의뢰체계를 적용하지 않고 원하는 병・의원을 처음부터 마음대로 방문할 수 있는데, 시범사업 지역주민만 환자의뢰체계를 적용하여 1차는 주로 보건기관을 이용하라고 통제하자 지역 주민들은 차별 대우로 여겨 반발하였던 것이다. 주민의 반발로 환자의뢰체계를 폐지하게 되자 시범지역의 의료이용이 당초 설계보다 훨씬 많아지게 되었다. 거기에 더하여 주민들이 진료비가 낮은 보건기관을 외면하고 병・의원을 바로 찾게 되자 의료비는 급증하였고 보험료는 당초에 낮게 책정하였기 때문에 일시에 올릴 수도 없어 시범사업은 재정적자의 수렁에서 빠져나올 수가 없게 되었다. 즉, 정부가 1개 면지역에서 의료보험과 성격이 전혀 다른 마을건강사업의 의료이용 경험을 바탕으로 안일하게 보험료를 낮게 책정하였고, 한 번 낮게 책정한 보험료를 재정적자가 발생했다고 갑자기 인상시키기도 어려워 시범사업은 재정적자와 씨름하다 시간만 허비하는 결과를 빚었다(이규식 외, 1986).

특히 해당 지역의 주민들은 지역의료보험을 시범사업으로 받아들이는 것이 아니라 의료보험의 확대 조치로 받아들였기 때문에 시범사업을 중단시킬 수도 없었다. 결국 시범사업에서 정부는 막대한 재정적자를 경험함에 따라 지역 주민들에 대한 의료보험의 확대는 정부의 재정지원 없이는 불가능하다는 판단을 내리게 되어 지역 주민에 대한 의료보험 도입은 시범지역을 빼놓고는 언제 이루어질지 기약하기 어려웠다. 그런데 흥미로운 점은 지역의료보험시범사업의 설계 담당자들은 재정적자가 발생한 원인도 제대로 분석하지 않고 지역 주민의 부담 능력 결여로 예단(豫斷)하고 부담 능력을 벌충하기 위하여 직장조합의 적립금을 활용하자는 의료보험 통합방안을 제시하여 그 이후 사회적 논란만 야기하게 되었다.

5. 전국민의료보험 확대

1) 전국민의료보험을 위한 의료보험 통합일원화 제안

시범사업의 재정적자가 심해짐에 따라 다른 지역에 의료보험을 확대 적용하는 것이 매우 어렵게 되었다. 그러나 정치권의 관심은 지역의료보험의 조기 확대에 집중되었다. 당시만 하여도 국민에게 보편적으로 제공할 수 있는 유일한 복지제도가 의료보험이었기 때문에 지역주민에 대한 확대가 관심사가 될 수밖에 없었다. 1977년부터 근로자들에게 적용된 의료보험이 근로자들의 의료수요를 증가시켜 의료의 시장가격이 상승하게 되었다. 그런데 정작 의료수요를 증가시킨 근로자들은 보험의 적용을 받아 낮은 보험수가마저도 본인부담분만 부담하는데 반하여 지역 주민들은 높아진 시장 의료수가를 적용받게 됨에 따라 의료보험에 대한 욕구가 강해질 수밖에 없었다. 더욱이 의료보험 적용을 받지 못한 지역 주민들은 의료기관들이 통제된 보험수가로 입게 된 손실을 보험증이 없는 지역 주민에게 덮어씌워 시장의 관행수가가 높아졌다는 식으로 받아들여 의료보험에 대한 욕구는 더욱 강해졌다.

당시 정치권은 시범사업을 통하여 주민의 보험료 부담 능력이 없다고 판단하였기 때문에 지역의료보험 확대를 위해서는 다른 재정원이 필요하였다. 그런데 정치권은 정부의 재정지원을 통한 지역의료보험의 확대는 국가 경제 사정을 고려할 때 어렵다고 판단하여 당시 흑자를 내는 직장의료보험의 적립금을 활용하면 정부의 재정지원 없이도 전국민의료보험이 가능하다는 단순한 생각에서 의료보험의 통합일원화를 주장[28]하게 되었다(보건사회부, 1982b).

제2차 지역의료보험 시범사업을 출발시킨 해인 1982년 보건사회부는 여당인 민정당과 공동으로 대통령에게 정부 재정지원 없이 전국민의료보험을 달성할 수 있는 방안으로 소위 「한국형 의료보장방안」을 건의하게 된다. 특히 민정당은 1980년 광주민주화 운동을 무력으로 진압하고 출발한 제5공화국의 출범 직후 공포분위기가 가시지 않은 상태에서 실시된 1981년 총선거에서 압도적인 다수당이 되었으나 1985년 선거는 안심할 수 없었기 때문에 민심을 얻기 위한 방안의 하나로 전국민의료보험이 절실하였다. 그리하여 보건사회부를 독촉하여 「한국형 의료보장방안」을 대통령에게 보고하고 승인을 받고자 하였던 것

28) 통합일원화는 이미 1980년 10월 당시 보건사회부 장관이던 천명기에 의하여 주장되었다(이규식, 2012).

이다(이규식, 2012).

그러나 보건사회부와 여당이 공동으로 마련한 통합일원화 보고를 받은 대통령은 통합 이후의 재정에 대한 질문을 하게 된다. 즉 통합은 직장근로자 조합의 잉여적립금으로 해결한다고 하더라도 통합 후 1년만 지나면 직장조합의 흑자는 고갈되고, 지역주민들에게 제대로 보험료를 부과·징수하지 못한다면 국고 지원을 하거나 직장근로자들의 보험료 인상이 불가피할 것인데 그에 따른 대책이 있느냐는 것이었다. 통합을 보고한 보건사회부와 여당의 대책이 확실하지 못한 것을 파악한 대통령은 당시의 어려운 국가 경제 사정에서 의료보험 확대가 용이하지 못하다는 점을 들어 의료보험을 단계적으로 확대하는 것이 좋겠다고 하면서 통합 논의의 유보를 지시함에 따라 전국민의료보험을 위한 통합 논의는 당분간 가라앉게 되었다.

2) 국고지원에 의한 전국민의료보험 확대

그러나 1987년 대통령 선거를 앞둔 집권당으로서는 정권 재창출을 위해서 지역 주민의 가장 큰 욕구인 의료보험의 확대가 절실하였다. 특히 1985년 총선거에서 여당인 민정당은 호남지역에서 전멸하였으며, 서울에서는 22개 선거구 가운데 겨우 10석만 당선되어 1982년에 우려하던 일들이 현실로 다가왔다. 그렇지만 여당도 지역의료보험을 확대할 뾰족한 방법이 없어 전전긍긍할 수밖에 없었다.

특히 1970년대 말의 무리한 중화학공업화 추진과 유신체제에 대한 국민적인 저항운동 등으로 경제 상황이 좋지 못하였는데, 1980년 광주민주화 운동의 진압과정에서 무리로 국가 이미지도 나빠져 수출마저 부진을 면치 못하였었다. 이러한 상황에서 국고지원을 통한 전국민의료보험은 생각하기도 어려웠다.

그러다 1981년 독일 바덴바덴에서 서울 올림픽 유치가 결정되어 광주민주화 운동의 진압 과정에서 발생한 부정적 국가 이미지를 상쇄하게 됨에 따라 수출이 늘기 시작하였다. 그리고 1980년대 중반의 일본 엔화 강세[29]에 따른 원화의 저평가, 국제 금리 인하, 국제 유가 하락이라는 3저 현상으로 1986년 상반기에 우리나라는 역사상 처음으로 무역수지 흑자를 기록하게 되었다(이규식, 2012). 당시 경제 전문가들이 무역수지 흑자가 일시적

29) 일본 엔화 강세는 1985년 9월 미국 뉴욕의 프라자 호텔에서 5개국(미, 일, 영, 독, 불) 재무장관들이 모여 국제수지의 세계적인 불균형(global imbalance)을 타개하기 위하여 무역수지 흑자국인 독일과 일본의 환율을 강제적으로 절상시키도록 결정한 '프라자 협정'에 따른 결과였다.

인 것이 아니라 앞으로 지속될 것으로 전망[30]함에 따라 정부는 국민복지정책에 대전환을 하게 된다. 당시 정부는 재집권을 위한 「국민복지종합대책」을 1986년 9월에 발표하였다. 주 내용은 1988년 1월에는 농촌지역, 1989년 1월에는 도시지역 주민을 대상으로 국고지원을 통하여 의료보험을 확대하고 동시에 1988년 1월부터 국민연금제도를 도입한다는 것이었다. 국고지원 방식은 주민을 소득수준을 기준으로 4분위로 나누어 최저 4분위 소득자에게는 보험료의 1/2을 지원하고 차상위 4분위 소득자에게는 보험료의 1/4을 지원한다는 것이었다.

이와 같은 정책에 따라 1988년에는 농촌지역 주민에게 의료보험이 확대되었고, 1989년 7월(당초 계획보다 6개월 지연됨)에는 도시지역 주민에게 의료보험이 확대되어 의료보험제도를 시작한 지 12년 만에 전국민의료보험을 달성함으로써 경제의 압축성장과 함께 전국민의료보장의 압축적 달성이라는 세계적인 기록을 남기게 되었다.

3) 전국민의료보험과 통합일원화 논쟁

우리나라의 의료보험 전개 과정을 설명하는데 빼 놓을 수 없는 사건이 의료보험의 관리체계를 둘러싼 논쟁이다. 논쟁의 주요 쟁점이나 배경 등은 생략하고 여기서는 통합논쟁의 흐름만 간략히 기술키로 한다[31].

의료보험의 관리를 조합방식으로 하는데 대하여 1976년도의 법 개정 당시에는 큰 논란이 없었다. 다만, 1963년 「의료보험법」의 제정 당시에는 당연 적용이냐 임의 적용이냐는 문제를 갖고 논의하였으나 당시의 경제 여건상 당연 적용은 어렵다고 판단하여 임의 적용으로 정하였다. 그러나 1977년 의료보험제도를 당연 적용시키기에 앞서 관리방식을 조합방식으로 할 것인가 국가공영방식(영국 NHS제도와 같이 국가 재정으로 운영)으로 할 것인가에 대한 논의가 있었으나 공영방식으로 할 경우 정부 재정부담 문제, 의료공급의 국유화 내지 사회화에 따른 혼란문제, 보험료 인상의 용이성 문제, 의료비 지출의 증가 우려 등의 여러 가지 예상되는 문제로 인하여 공적 성격을 띠는 민간기관으로 하여금 조합을 설립하여 의료보험제도를 실시하였다(의료보험조합연합회, 1982).

의료보험을 도입할 초기에는 조합을 사업장 단위로 설립하였기 때문에 한 조합이 관리

---

30) 1986년에 무역수지 흑자 43억 달러에 이어 올림픽이 열린 1988년에는 113억 달러 등으로 계속 흑자를 기록하게 되었다(한국경제 60년사 편찬위원회, 2010).

31) 통합논쟁, 통합의 성취, 통합에 대한 평가는 이규식(2012), 『건강보험통합 평가와 개혁방향』, 계축문화사에 상세하게 기술되어 있다.

하는 적용자의 수가 적어 위험 분산 기능이 제약되거나 소규모 단위로 인한 경제성 미흡 등의 문제가 제기되었다. 이에 정부는 1980년 7월부터 소규모 조합들을 통폐합하기 시작하여 종래 603개의 직장조합을 423개로, 그리고 1981년 5월에는 185개로 통폐합하였다(보건사회부, 1982b).

한편 보건사회부는 1981년부터 지역의료보험 시범사업을 실시하여 지역 주민을 위한 합리적인 보험제도를 모색하게 된다. 그런데 앞에서 본 바와 같이 시범사업의 설계를 매우 비현실적으로 하여 시범사업은 재정적자만 내었다.

지역의료보험 시범사업이 재정적자를 내었는데 적자의 상당 부분은 제도 설계의 잘못에 기인하였음에도 불구하고 당시 보건사회부는 이를 지역 주민의 부담 능력 결여로 치부하고, 이를 국고지원이 아닌 직장조합의 적립금으로 해결하려는 엉뚱한 발상이 의료보험 통합일원화로 발현되어 1982년 11월 2일 대통령 보고로 공식화되었다.

지역 주민의 보험료 부담능력이 부족하면 응당 정부 지원으로 해결해야 함에도 불구하고 의료보험을 하나로 통합일원화하자는 방안을 제시함에 따라 직장 근로자들은 통합일원화에 반대함에 따라 통합 안이 제시된 이후 통합을 둘러싼 극심한 찬반 논쟁이 전개되었다. 1982년 11월 대통령 보고 후 의료보험 확대가 용이하지 않게 됨에 따라 통합 논쟁은 잠잠하였으나 1988년 농촌 주민에 대한 지역의료보험이 확대되자 농촌 주민의 보험료가 높다는 점을 들어 통합일원화 논쟁은 재연되었다. 직장가입자는 사용자가 보험료의 1/2을 부담하는데 농촌 주민은 사용자가 없어 보험료가 높기 때문에 통합을 한다면 농민들의 보험료를 낮출 수 있다는 엉뚱한 생각에서 통합일원화 논쟁이 재연되었던 것이다. 1989년에는 통합일원화법이 국회를 통과하였으나 대통령의 거부권으로 통합이 불발로 끝나고 1993년 문민정부인 김영삼 정부가 집권하자 통합 문제가 또 다시 제기되었다. 문민정부에서도 통합이 이루어지지 못하게 되자 김대중 대통령 후보는 선거 공약으로 통합일원화를 내세워, 1998년 대통령 취임과 함께 통합추진위원회를 구성하고 2000년 7월 건강보험조직을 통합하기에 이르렀다[32].

4) 의료보험제도의 도입에 영향을 미친 요소

우리나라에서 의료보험제도 도입에 영향을 미친 요소는 여러 가지가 있겠지만 중요한

32) 의료보험의 통합에 관한 논쟁과 평가는 이규식(2012), 『건강보험통합 평가와 개혁방향』에서 상세하게 기술되어 여기에서는 생략하였다.

것으로 다음의 다섯 가지를 들 수 있다(이규식, 2000).

첫째, 국내의 전문가 집단으로 1959년 보건사회부 의정국장 윤유선에 의하여 주도된 '건강보험제도 도입을 위한 연구회'의 활동을 위시하여 1962년에 구성된 사회보장심의위원회의 노력이 영향을 미쳤다고 하겠다. 구(舊) 동구권 국가들에서는 의사들이 추가적인 의료재정의 확보를 통하여 소득을 증가시키기 위한 목적으로 의료보험제도의 도입을 요구하는 경우도 많은데(Normand and Weber, 1994), 우리나라의 전문가 집단은 그러한 의미보다는 사회복지의 증진이라는 차원에서 의료보험제도의 도입에 앞장섰다고 하겠다. 의료보험제도의 도입과 관련하여 의료계나 제약계에서 전혀 의견 표시가 없자 당시 보건사회부장관이었던 신현확은 섭섭함을 표시(병원협회지 1976년 7월호)하였다는 기사를 볼 때 의료전문가 집단이 소득증대를 위하여 의료보험제도의 도입을 추진한 것 같지는 않다.

둘째, 정치지도자에 의한 의사결정을 들 수 있다. 1962년부터 실시된 3차례에 걸친 경제개발계획이 성과를 얻어 국민생활이 개선됨에 따라 1977년부터 시작되는 제4차 계획부터는 교육이나 의료와 같은 사회분야에 대한 발전계획에도 정책적인 관심을 보여, 1977년부터 의료보험제도를 도입하기로 정치지도자가 의사결정을 한 것이 결정적인 요소라 하겠다. 특히 당시 보사부장관이었던 신현확의 확고한 의지는 의료보험 도입의 결정적인 요인이었다. 의료보험의 도입을 둘러싸고 경제기획원이 처음에는 국가주도형을, 다음에는 주식회사 방식을, 또 그 다음에는 미국형 방식을 제시하면서 의료보험 도입에 대해 부정적 입장이었던 당시의 정황을 감안할 때, 보사부장관의 확고한 리더십이 없었다면 의료보험제도가 도입되기 어려웠을 것이다(의료보험연합회, 1997). 물론 여기에 대하여는 1972년 10월 유신을 단행한 박정희 정권이 정권의 정통성 문제에 대한 비판을 호도하기 위하여, 그리고 남・북간의 체제경쟁에서 이기기 위하여 국민들에게 복지제도로써의 의료보장제도를 제시하였다[33]는 의견도 있다.

셋째, 사회정책에 대한 국제적인 흐름에의 편승도 한 요소가 되었다. 1970년대 많은 개발도상국가들의 관심은 경제성장에서 건강을 포함하는 사회적인 목표로 바뀌었으며(Green, 1992), 우리나라도 이러한 흐름에 편승하여 의료보장제도를 도입한 측면도 있다고 하겠다.

---

33) 1972년 10월 유신을 단행하기 직전인 7월에 7・4공동성명을 발표하는 등으로 남・북간의 교류를 시작하면서 체제경쟁이 본격화됨에 따라 북한의 무상의료체제에 대응하기 위하여 의료보험제도가 필요하였다는 의견이 있으나, 제도 도입에 대한 초기 단계에서 박대통령이 취한 소극적 자세를 본다면 북한을 의식한 도입이라는 주장은 호사가들이 지어낸 이야기라 하겠다.

넷째, 국제기구의 권유도 주요한 요소로 제시할 수 있다. 서유럽 선진국들은 국제기구(ILO)를 통하여 노동자 권익의 보호라는 명분하에 후진국들에게 사회보험도입에 대한 권고를 하였으며 우리나라의 경제성장은 바로 이러한 권고를 실천하는데 좋은 계기가 되었던 것이다. 국제기구의 권고에 대하여 한편에는 노동자의 권익보호라는 측면이 있지만 다른 측면에서는 당시 우리나라 국제경쟁력의 주 원인이 값싼 인건비에 있었기 때문에 인건비 상승의 유도를 통한 경쟁력 약화를 기도하고자 사회보험제도의 도입을 권유하였다는 시각도 있다.

다섯째, 1977년에 의료보험제도가 도입될 수 있었던 결정적인 계기는 역시 경제성장으로 의료보험제도의 도입이 적기가 되었다는 정책적 판단이라고 하겠다. 1963년 「의료보험법」을 제정하고도 당연 적용의 시기를 늦춘 것은 당시의 상병구조, 의료비 수준, 국민적 욕구 등을 감안할 때 의료보장제도의 도입보다는 공중보건사업이나 가족계획사업에의 투자가 국민건강수준 향상에 더욱 기여할 것이라는 정책판단이었으나, 1977년의 경제상황이나 상병구조 등은 의료보험제도 도입이 시기적으로 합당하다고 판단한 정책적 결정이 중요하였다.

5) 전국민의료보험의 조기 달성이 가능하였던 요인

우리는 만 12년 만에 의료보험제도를 전국민에게 확대 적용하여 세계 어느 국가에서도 볼 수 없는 압축적 성과를 거두었다. 의료보험의 조기 확대가 가능했던 것은 다음과 같은 배경이 작용하였다고 여겨진다(이규식, 2000).

첫째, 우리 국민들의 평등 지향적 이념이 전국민의료보험의 조기 달성을 가능케 하였다고 볼 수 있다. 우리나라는 급속적인 경제성장을 이루는데 있어 그 전략의 하나로 개인의 경제적인 인센티브를 자극한 측면이 있다. 그 결과 국민경제가 급성장한 것과 동시에 개인 간 부의 편차가 심해져 형평을 추구하려는 경향이 강하였다. 자신의 행동은 남보다 많은 부(富)를 추구하면서 한편에서는 다른 사람과 비교하여 가난하다는 생각이 지배하여 이념적으로는 형평을 추구하는 모순된 사고구조가 평등 지향적 이념을 형성하여 전국민의료보험의 조기 달성이 가능하였다고 볼 수 있다.

둘째, 정치지도자들도 국민들의 평등 지향적 성향을 인지하였기 때문에 조기에 전국민의료보험이라는 정책결정이 가능하였다고 여겨진다. 비록 1980년대에 권위주의 정부가 통치하고 있었지만 형평을 추구하는 국민의 욕구를 외면할 수 없어 전국민의료보험을 조기에 달성할 수 있었다.

셋째, 우리나라의 급속적인 경제성장이 전국민의료보험의 조기 달성에 기여하였다. 특히 1986년 우리나라 역사상 처음으로 무역 흑자를 기록함에 따라 당시의 위정자는 국민들의 복지를 위하여 국고지원을 하는데 대한 자신감을 가지게 되었고 이것이 전국민의료보험을 조기에 달성하도록 작용하였다. 특히 지역 주민에 대한 의료보험 적용은 시범사업까지 하였지만 특별한 방법을 찾지 못하였다. 그러다 1986년 무역수지 흑자로 지역 주민들의 보험료 일부를 국고로 지원할 수 있게 됨에 따라 전국민의료보험이 가능해졌다.

넷째, 정치적인 이해관계로 인하여 전국민의료보험이 조기에 달성된 측면이 있다. 1986년은 제5공화국시대로써 정권의 정통성 문제가 계속 제기되는 가운데 1987년 12월에는 대통령선거를 치러야 하는 상황이었다. 대통령 선거에서 집권 여당이 재집권을 위하여 국민들에게 환심을 살만한 정책을 제시할 필요가 있었으며, 이것이 바로 지역 주민에 대한 국고지원을 통한 의료보험의 확대 정책이었던 것이다.

다섯째, 의료보험의 통합논쟁도 전국민의료보험의 조기 확대에 기여한 측면이 있다. 의료보험을 통합하자는 이유의 하나가 전국민의료보험의 조기 달성이었다. 1980년대 초반의 국가재정 형편상 국고지원을 통한 지역의료보험 확대는 불가능하다고 판단되어 상부상조를 통한 보험확대 방안인 의료보험통합을 주장하였고 이를 달성하기 위하여 당시 제도의 불형평성(지역 주민에 대한 보험의 미실시에 기인)에 대한 강한 비판을 하였다. 정부는 이러한 비판을 막기 위하여 전국민의료보험을 서두른 측면도 있었다.

여섯째, 의료서비스를 제공할 수 있는 의료공급이 빠르게 확충됨으로써 전국민의료보험의 조기 확대가 가능하였다. 의사인력 양성을 기준으로 볼 때 의료보험제도가 도입된 직후인 1978년 의과대학은 16개에 입학정원은 1,870명이었으나 1988년에는 의과대학이 32개, 입학정원이 2,880명으로 늘어났다. 그리고 병상수를 기준으로 하면 1978년 58,047개이던 것이 1988년에는 120,678개로 늘어났다. 특히 민간자본이 중심이 되어 의료공급이 확충됨에 따라 의료보험 확대로 인하여 예상되는 수요 증가를 무난하게 흡수할 수 있어 전국민의료보험의 장애요인을 없앤 것도 중요한 요인이 되었다.

일곱째, 사회보험방식을 채택하였기 때문에 전국민을 조기에 건강보험에 적용할 수 있었다(문옥륜, 1992). 1977년 의료보험제도를 도입할 즈음에 정부 일각에서 조세방식에 의한 의료보장제도를 거론하였는데 만약 조세방식을 택하였더라면 당시의 우리나라 경제

여건과 조세부담률을 감안하였을 때 전국민에게 의료를 보장하는 시기는 훨씬 늦어졌을 것이다. 특히 조세로 의료보장을 하였다면 의료공급도 정부재정으로 충당해야 하기 때문에 적기에 의료공급이 가능하지 못하여 전국민의료보장의 조기 달성은 불가능하였을 것이다.

여덟째, 의료보험을 운영하는 원칙이 일관되게 전국민의료보험을 지향하고 있었다는 점이다. 전국민의료보험을 조기에 달성키 위하여 저보험료, 저급여, 저수가라는 일관된 정책을 사용하였다. 지역주민의 소득신고가 제대로 되지 못하는 상황에서 급여수준을 높이고 수가를 높였더라면 그만큼 보험료 부담이 커질 수밖에 없어 지역주민에 대한 보험료 부과징수가 용이하지 않아 지역의료보험의 확대는 불가능하였을 것이다. 보험제도 도입 이후 일관되게 저보험료 정책을 유지함으로써 전국민의료보험의 조기 달성이 가능하였던 것이다. 또한, 조합방식으로 보험제도를 설계하였음에도 불구하고 정부가 조합에 자율을 부여하기보다는 정부주도형으로 보험제도를 운영한 것도 전국민의료보험의 조기 달성에 기여한 측면이 있다. 즉, 조합들은 재정상태에 따라 제공할 수 있는 부가급여도 제대로 제공할 수 없었으며, 대표이사의 선임이나 조합연합회 임원 선임도 모두 정부의 의도에 따름으로써 자율적인 운영은 거의 불가능하였다. 이러한 획일적인 정부주도형 운영이 전국민의료보험을 조기 달성하는데 기여하였다. 그런데 이러한 일관된 저보험료에 기인한 저급여 정책이나 정부주도형 운영방식이 의료보험 통합의 명분을 주기도 하였다[34].

제2절 의료보장제도의 특징과 문제점

이 절은 제1부의 의료보장제도의 기본 이론에 나오는 [그림 1-1]의 구도에 따라 우리나라 의료보장제도의 특징과 문제점을 설명하기로 한다.

---

34) 통합을 주장하는 논리의 하나가 의료보험을 통합하면 보험료 인상 없이, 국고지원의 추가 없이도 보험급여 개선이 가능하다는 주장(김용익, 1994)이 있었다. 또 다른 주장은, 의료보험을 조합방식으로 관리하면서도 정부의 획일적인 지침에 따라 운영을 하고 있는데, 이럴 바에는 차라리 통합을 하는 것이 보다 타당하다는 주장도 등장하였다.

1. 의료보장의 기본이념과 원칙

우리나라는 의료보장제도를 도입하면서 기본권 보장이라는 보편적 이념을 설정하지 못하고 오늘에 이르고 있다. 제2차 세계대전 이후 모든 산업화 국가들이 의료보장제도를 기본권 보장이라는 이념에 기초하여 전국민의료보장을 수립하였는데 우리나라는 시혜적인 차원에서 의료보험제도를 도입하였고[35], 전국민의료보험은 국민들의 갈망과 경제의 지속적인 성장의 결과로 이루게 된 것이다. 즉 경제개발계획을 통하여 산업혁명을 시작할 당시의 국민 1인당 소득은 100 달러가 채 안되어 춘궁기만 되면 굶주림으로 죽는 아사자(餓死者)가 부지기로 발생하는 국가였다. 그러다 1962년부터 시작된 경제개발 5개년 계획으로 절대빈곤에서 벗어나게 되자, 이제는 국민에게 복지 시혜를 주어야 한다는 생각에서 의료보험제도를 1977년부터 시작하게 되었다.

기본권 보장이란 이념에서 의료보험제도를 실시하였다면 포괄적 서비스(comprehensive services)와 최소수준(national minimum) 원칙을 지켰을 것인데, 시혜적 차원에서 실시됨에 따라 포괄성 원칙이 없었고, 또한 보험의료의 적정 가격보다는 공급자의 협조를 토대로 한다는 인식으로 저수가가 일반화되었고, 저수가로 인하여 공급의 위축을 방지하기 위하여 두 가지 비급여(선택진료, 상급병실)가 허용되어 오늘에 이르게 되었다[36].

2. 재정조달

1) 대상자의 관리

건강보험을 전국민에게 적용하기 전에는 적용의 우선순위 설정을 위하여 [표 2-4]와 같은 집단을 구분할 필요가 있었다. 적용대상자 집단의 구분은 적용의 행정적 편의성, 보험료 부과・징수의 용이성과 같은 기술적 측면이 고려되는 것이다. 그러나 전국민을 의료보

35) 전국민건강보험을 달성한 1989년 보건사회부가 펴낸『보건사회』(현재의 보건복지백서)를 보면 다음과 같이 기술하고 있다.「... 저소득층의 부담을 덜어주고 복지혜택을 골고루 나눈다는 뜻에서 여러 가지 재정상 어려움을 무릅쓰고...」라고 기술하여 전국민의료보장이 국민의 기본권을 보장하게 되었다는 기술은 전혀 없고, 복지혜택이라는 기술만 하고 있다(이규식, 2015).

36) 선택진료제는 2018년 1월부터 폐지하고 선택진료제 폐지에 따른 의료기관의 수익 감소를 보전해주기 위하여 '의료질평가지원금' 제도를 신설하였다. 3판까지는 일반비급여가 허용된 것으로 기술하였으나 이것은 필자의 착오였다. 당시의 비급여는 불법적인 임의비급여로 사법적 처벌 대상이었으며, 이 제도는 2007년 말로 완전히 사라졌다.

험에 적용하게 되면 대상자는 단지 피보험자와 피부양자의 두 가지로 구분하면 된다.

그런데 우리나라는 보험료를 단일 기준으로 부과하지 못하는 관계로 대상자를 직장가입자와 지역가입자로 구분하고 직장가입자는 또다시 가입자와 피부양자로 구분하고 있다. 이제 [표 13-8]에서 가입자 현황을 보면 직장가입자가 70% 이상을 차지하고 있다. 그리고 직장가입자는 가입자(즉, 피보험자)보다 피부양자가 더 많은 기현상을 2018년까지 나타내고 있다.

「국민건강보험법」 제5조(적용자) ②항에서는 피부양자는 직장가입자에게 주로 생계를 의존하는 사람으로서 보수나 소득이 없는 사람(배우자, 가입자 및 배우자의 직계 가족이나 형제·자매)으로 규정하고는 ③항에서 피부양자 자격의 인정 기준, 취득·상실시기 및 그밖에 필요한 사항은 보건복지부령으로 정하도록 규정하였다. 법에서는 직장가입자에게 주로 생계를 의존하는 사람으로 보수나 소득이 없는 사람으로 한다고 규정하고도 보건복지부령에서 소득이 많은 피부양자도 허용하여 피부양자가 가입자보다 많은 비정상적인 상태에 있었다. 그러다 2018년 보험료 부과체계를 개편하면서 직장 피부양자 가운데 소득이 많은 사람은 지역가입자로 전환하기 시작함에 따라 2020년에 와서 직장가입자가 피부양자보다 겨우 많아졌다.

[표 13-8] 연도별 직장가입자와 지역가입자 수 (단위 : 천명)

구 분	1995	2000	2005	2010	2015	2020
직장(계)	21,559	22,404	27,233	32,384	36,225	37,150
가입자	7,166	7,268	9,746	12,764	15,760	18,543
피부양자	14,393	15,136	17,487	19,620	20,465	18,607
지역가입자	22,457	23,492	20,159	16,523	14,265	14,195
세대수	7,225	8,215	8,384	7,940	7,653	8,590

출처 : 건보공단, 건강보험 주요통계

2) 의료급여의 분리 관리

우리나라는 1977년 의료보험제도를 도입할 때부터 의료급여와 의료보험제도를 분리 운영하였다. 처음에는 의료보호제도로 하였다가 2000년 김대중 정부에서 국민기초생활보장제도를 만들면서 의료보호제도를 기초생활보장제도로 흡수하여 의료급여라는 명칭으로 제도화되었다.

의료급여는 수혜자가 보험료를 부담하지 않는 공적부조제도이고, 건강보험은 수혜자가 보험료를 부담해야만 수급권이 발생하는 사회보험이기 때문에 두 제도를 분리하여 운영하는 것이 원칙적이다. 그런데 문제는 의료급여 적용자의 수가 너무 적어 공적부조제도로써 역할을 제대로 하지 못하고 있다는 점이다. 2020년 기준으로 우리나라의 상대적 빈곤 인구는 가처분소득 기준으로 15.3%로 추정되고 있는데(김태완 외, 2022), 의료급여 적용자는 인구의 2.9% 정도에 불과(국민건강보험공단, 건강보험심사평가원, 2022)하여 의료급여에 적용받아야 할 빈곤인구 약 12.4%(소위 차상위 계층으로 부르고 있음)가 건강보험에 편입되어 지역가입자로 간주되는 문제가 있다.

초기에는 의료보험을 조합으로 분산하여 관리하였기 때문에 두 제도의 분리 운영은 불가피하였다. 그러나 2000년 7월 건강보험제도를 통합하여 하나의 관리조직으로 전국민을 묶은 이후에도 의료급여를 분리 관리하고 있는 것은 공적부조와 사회보험은 분리되어야 한다는 형식논리에 지나치게 매몰된 사고에 기인하는 것이다. 특히 뒤의 [표 13-13]에서 건강보험에 대한 국고지원이 2020년 9조 2천여억 원에 이를 정도로 방대하기 때문에 의료급여를 건강보험과 굳이 분리 운영할 필요가 없다[37]. 그리고 앞의 제11장에서 유럽 8개국의 경험을 보면 저소득층도 건강보험의 테두리 안에서 관리하고 이들의 재정을 국고에서 지원하는 것을 볼 때 공적부조와 사회보험을 분리하는 형식논리는 재고할 때가 되었다고 하겠다.

3) 보험재정 및 위험 분산

의료보험제도의 설계에 있어서 매우 중요한 과제는 가입자의 보험료 부담을 공평하게 하여 재정을 원활하게 조달하고 이를 공동으로 사용하여 위험 분산을 통하여 사회연대를 이루도록 하는 것이다. 우리나라는 1977년 의료보험제도를 도입하면서 이러한 원칙에 따라 소득을 제대로 신고하여 보험료의 원천징수가 가능한 임금근로자와 신고가 어려운 비임금 소득자로 구분하여 보험조합을 구성하는 다 보험자(복수 기금-복수 지불자) 방식을 채택하였다.

조합에 의한 다 보험자 방식은 위험 분산 기능이 개별조합에 한정되기 때문에 전국민을 하나의 위험집단으로 하여 전국민적 연대를 하자는 건강보험 통합 주장을 국민들이

37) 2020년 의료급여 재정이 약 9조 원 정도로 건강보험의 국고지원과 거의 같다(국민건강보험공단, 건강보험심사평가원, 2022).

받아들여 1999년 2월 임시국회에서 통합법인 「국민건강보험법」이 통과되고 2000년 7월을 기하여 모든 보험자가 하나로 통합되었다. 「국민건강보험법」은 근로자와 지역가입자간에 보험료 부과를 동일한 기준으로 할 것을 규정하였다. 그러나 단일보험료의 부과체계 개발을 위한 연구[38] 결과 단일보험료 부과는 현실적으로 어렵다는 보고서가 제출됨에 따라 1999년 정기국회에서는 단일보험료 부과를 명시한 「국민건강보험법」을 시행도 하지 않고 개정하여 근로자는 임금을 기준으로 지역가입자는 소득, 재산, 가구원수 등을 기준으로 보험료를 부과할 수 있도록 하여 보험료 부과체계를 이원화시켰다. 건강보험의 통합으로 재정 사용을 단일화하여 위험 분산 측면에서는 형식적인 국민연대를 이루었으나 재정 부담에서는 전국민적인 연대를 불가능하게 만든 문제가 있다.

4) 보험료 부과

(1) 통합과 보험료 부과체계

건강보험이 통합되기 이전에는 직장 및 공교의료보험과 같은 임금근로자에 대해서는 임금액을 기준으로 정률의 보험료를 부과하고 있었으며, 징수는 직장단위로 원천 징수하였다. 지역의료보험은 소득신고가 어려운 농어민이나 자영자로 구성되어 가입자 소득을 정확히 알기 어렵기 때문에 불가피하게 앞의 [표 13-7]에서 사용하였던 경제능력을 평가하는 항목을 세분화하고 세대당 정액과 가구원당 정액이라는 복잡한 방법으로 보험료를 부과하였다. 통합 전의 지역의료보험 보험료 부과의 특징은 가입자의 경제능력에 비례하여 보험료를 부과하는 능력부담원칙과 수혜자에게 정액(flat system)으로 부과하는 수익자 부담 원칙을 병행하였다. 보험료 징수는 보험조합이 세대별로 직접 징수하였다.

통합 후에도 직장근로자와 지역가입자들의 보험료를 분리하여 부과하는 원칙은 그대로 유지하였지만 구체적인 방법은 변경하였다. 먼저 직장가입자에 대해서는 통합 이전에는 표준보수제도에 의하여 임금을 53개 등급으로 나누어 보험료를 부과하였는데, 1985년 표준보수월액제를 개정하여 최고등급인 53등급부터는 매 10,000원 단위로 반올림하여

38) 이 연구는 노인철 외(1999)에 의하여 이루어졌으며, 현재의 소득구조로는 소득기준 단일보험료 부과체계를 개발하는 것은 어렵다는 결론을 내리고 있다. 다만, 자영자에 대하여 신고소득이나 추정소득을 사용한다면 가능하지만 신고소득은 하향신고 경향으로, 추정소득은 당사자가 수용하지 않으려는 속성 때문에 단기적으로 자영자는 소득과 재산에 대하여 보험료를 부과하는 것이 필요하다는 결론을 내리고, 소득에 의한 단일 부과체계의 개발은 중장기 과제로 넘기고 있다.

보험료를 부과하도록 상한선을 철폐하였다. 통합 이후에는 총보수제도로 바꾸었다. 총보수제도는 보험료의 부과를 과세소득에 대하여 할 수 있다는 이점이 있는 반면에 연말에 소득 정산과 함께 보험료도 정산해야 하는 번거로움이 있다. 우리나라는 총보수제도를 택한 후에도 2006년도까지는 100개의 표준소득등급표를 사용하여 변이형 총보수제도를 실시하였다. 그러다 2007년부터 표준보수제도를 폐지하고 명실 공히 총액보수제도로 바꾸었다. 그리고 보험료 부과의 소득상한제를 부활시켜 직장가입자의 보험료 부과의 소득상한선은 7,810만원으로 직장가입자 1인당 평균보험료의 거의 23배(2017년 기준)에 이르고 있다. 2018년 7월부터 직장가입자의 보험료 상한기준을 변경하여 '보수월액보험료'의 상한은 전전(前前)연도 직장 평균 '보수월액보험료'의 30배 이내로 하였다. 그런데 2012년 9월부터는 이 보험료와 별개로 종합소득액이 연간 7,200만원을 초과하는 직장가입자에 대해서는 초과분에 대하여 추가로 소득월액보험료를 부과하였다[39]. 그리고 '소득월액보험료'의 상한은 전전(前前)연도 소득월액보험료 평균의 15배 이내로 설정하였다. 독일의 보험료 상한선이 현재 1.2배임을 감안한다면 우리나라는 직장가입자 가운데 소득이 높은 계층에 대하여 거의 징벌적 수준으로 보험료를 부과하고 있다.

지역 주민에 대해서 통합 전에는 지역사회부과방식으로 능력비례보험료와 인두정액방식의 기본보험료를 병행하였다. 그리고 능력비례보험료의 부과도 소득신고의 부정확성으로 인하여 전국적인 동일 기준을 마련하는 것은 무리가 있다고 판단하여 시·구·군이라는 기초자치단체 내에서 상대적 경제력을 비교하여 30등급으로 구분하였다. 통합 전의 소득기준보험료란 신고소득액에 보험료율을 적용한 것이 아니라 지역별로 소득의 상대순위를 기준으로 등급을 구분하였다. 능력비례보험료 부과를 상대적인 등급으로 구분하는 이러한 방식이 지역사회부과방법의 특징이다[40]. 따라서 같은 소득의 사람이 서울과 같은 대도시에 있을 때와 농촌의 군지역에 있을 때 소득등급이 달라지는 특징이 있었다. 즉, 같은 사람이 이사를 하여 거주지역을 바꾸게 되면 상대적 등급이 달라지기 때문에 보

39) 직장가입자로서 근로소득 외 종합소득에 대한 보험료인 소득월액보험료 부과는 초과 종합소득금액에 대해 직장가입자 보험료율의 1/2을 적용하여 사용자 부담분은 제외시킨다.

40) 외국에서는 지역사회부과방법으로 가입자 1인당 정액보험료를 부과하는 것이 보편적 방식이다. 우리나라에서는 지역사회부과방법을 제대로 이해하지 못하였기 때문에 1인당 정액방식은 소득재분배 기능이 없어 사회보험에서는 사용할 수 없다고 착각하였다. 이러다 보니 보험료 부과에 상대등급의 소득비례방식을 도입하고는 직장보험료의 부과와 유사한 것으로 착각을 하였다. 상대등급의 소득비례라는 것도 지역단위로 등급을 책정하기 때문에 지역사회부과방식을 복잡하게 변형시킨 것에 지나지 않는다는 점을 당시에는 이해하지 못하였다.

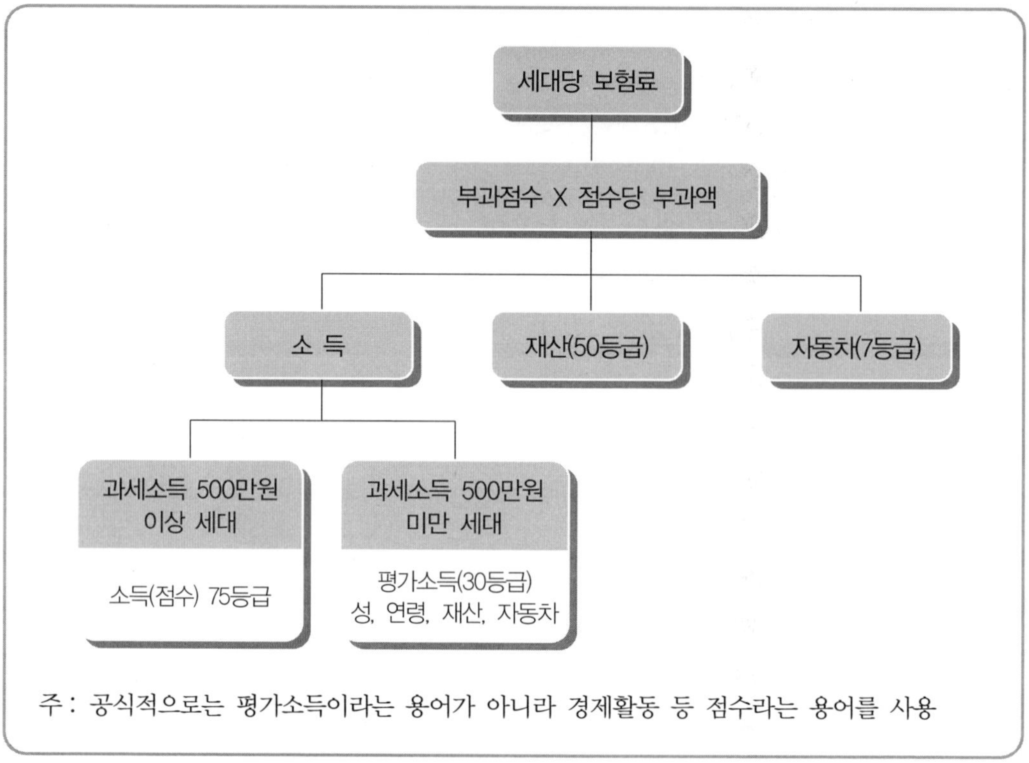

[그림 13-1] 통합이후 지역가입자의 보험료 부과 틀(부과체계 개편 전)

험료 부과액이 달라지는 것이 지역사회부과방법이다.

통합 후 지역가입자에 대한 보험료 부과는 개념이 완전히 달라졌다. 지역가입자들의 보험료 부과기준이 전국 단위로 통일되어야 하기 때문에 상대소득 개념이 아니라 절대소득의 개념이 필요하였다. 그러나 현실은 절대적인 단일 기준의 소득 자료를 얻을 수 없었기 때문에 임의적으로 절대소득을 만드는 모순을 저질렀다. 통합 후에 지역가입자에게 부과하는 보험료 산출기준은 [그림 13-1]과 같이 매우 복잡하다. 먼저 지역가입자의 보험료를 부과하는 기준은 소득, 재산, 자동차의 세 가지로 각 항목별로 등급을 나누고 등급별로 점수를 부과하여 세대별로 점수를 산정하고, 세 가지 점수를 합하여 총점을 산정하여 부과점수로 하여, 이 부과점수에 점당 부과액을 곱하여 보험료를 산출하는 절차를 거친다. 2013년 12월 기준으로 지역보험료의 구성을 보면 재산보험료가 39.2%, 자동차 보험료가 5.5%, 과세소득보험료가 27.9%, 평가소득 보험료가 27.4%를 차지하고 있다.

지역가입자에 대한 보험료 부과체계는 많은 문제점을 갖고 있다. 지역주민의 소득이 제대로 신고되지 못하는 현실에서는 대만과 같이 정액보험료를 부과해야 함에도 불구하고 능력비례원칙을 고집하여 소득, 재산, 자동차 등에 보험료를 부과하고 있다. 이 방법은 다음과 같은 많은 모순을 가지고 있다.

첫째, 소득을 발생시키지 못하는 재산에 보험료를 부과하는 문제이다. 재산은 대부분이 주거용인데 여기에 보험료를 부과하는 것은 어불성설이다. 통합 전에 부과한 재산보험료는 지역주민이 거주하는 지역 안에서 부담능력의 상대적인 위치를 알기 위한 척도였는데 통합 후에는 재산을 절대소득으로 환산한 문제가 있다. 그러다 보니 재산보험료의 산출방법이 전혀 논리성도 없으며 심각한 역진성의 문제가 있다. 지역가입자들의 재산 상태를 보면 [표 13-9]와 같이 재산이 없는 사람들이 71.8%나 된다. 재산이 없으면 재산보험료를 부과하지 않아야 하는데 이들의 전·월세를 재산으로 간주하여 재산보험료를 부담하는 우를 범하고 있다. 재산을 소득으로 환산하는 것은 불가능하다. 그럼에도 보험료를 부과하려니 재산과표액을 기준으로 50개 등급을 나누고 등급별 점수를 부여하여 보험료를 부과하고 있다. 이 과정을 보면 합리성은 전혀 찾아볼 수 없고 보험료 징수에만 맹목적으로 몰두하고 있는 것 같다. 불가피한 여건(신고소득의 과소와 같은 사정)으로 재산에 보험료를 부과할 경우라도 재산의 예상수익률을 따졌더라면 그나마 모순을 줄였을 텐데 그러한 논리도 없이 난수표와 같은 등급별 점수를 매겨 보험료를 부과하고 있다.

[표 13-9] 가입자별 재산분포 현황(2013년 기준) (단위 : %)

재산액	재산 없음	5천만원 이하	5천~1억원	1~3억원	3억원 이상
직장 가입자	56.9	13.4	12.4	13.3	4.0
직장 피부양자	76.2	9.8	6.3	6.4	1.3
지역가입자	71.8	11.4	6.6	7.1	3.1

출처 : 건보공단, 내부자료

[표 13-10]에서 재산의 기대수익률을 기준으로 재산보험료율을 계산해 보면 재산이 적은 사람들에게는 과히 보험료 폭탄이라고 볼 수 있을 정도의 높은 보험료가 부과되고 있다. 2015년 기준으로 한국은행 기준 금리가 연간 1.5%이며, 시중은행의 1년간 정기예금 금리가 통상 1.5~2.0%로 되어 있어, 여기서는 연간 2%를 재산의 예상수익률로 가정하여 보았다. 예상수익률 2%를 적용하여 현재 보험료와 대비하여 보험료율을 산정해 보면 재산 1등급에서는 무려 85.4%라는 높은 보험료를 부과하고 있다. 그리고 재산가액이 높

아질수록 보험료율이 낮아지는 심각한 역진 현상도 나타나고 있다. 예상수익률을 3%로 상향하더라도 1등급에서는 보험료율이 무려 57.0%나 되며, 24등급에서도 21.6%가 되는 엄청난 보험료율을 보이고 있다. 이와 같은 모순된 부과체계로는 재정조달의 공정성(financing fairness)은 결코 달성할 수 없다.

[표 13-10] 재산보험료의 모순(2015년 기준)

등급	재산금액(만원)	구간 중앙값 (만원)	월 기대 수익(원)		현재보험료[1](원)	보험료/기대수익(%)[2]	
			2% 적용	3% 적용		2% 적용	3% 적용
1	100~450	275	4,583	6,874	3,916	85.4	57.0
24	18,300~20,400	19,350	322,500	483,750	104,308	32.3	21.6
50	300,000 이상	300,000	5백만원	750만원	262,550	5.3	3.5

주 : 1) 현재보험료는 등급의 점수에 점당 부과액 178원을 곱하여 산출함
2) 2015년 한국은행 기준 금리는 1.5%임

둘째, 연간 소득 신고액이 500만 원 이상인 지역 주민은 신고소득에 바로 보험료율을 적용하면 될 일을 신고소득액을 75개 등급으로 구분하고 난수표와 같은 등급별 점수를 책정하여 다시 점당 환산금액을 적용하여 보험료를 부과하고 있다. 이렇게 한 이유는 보험료를 더 많이 부과하겠다는 의도에서 이루어진 행위로써 다른 큰 문제가 도사리고 있다. 지역가입자의 소득에 대하여 점수화시켜 부과하는 보험료를 [표 13-11]에서 실제 신고한 소득에 대한 보험료율로 환산해 보면 역진성이 심각하다. 저소득층의 보험료는 무려 10%가 넘는 높은 요율을 적용하는데 반하여 1억 5천만 원 이상의 고소득자는 보험료율이 불과 2.8%에 불과한 역진성을 보인다는 문제이다. 또 다른 문제점은 국세청의 소득자료를 믿지 못하여 등급으로 구분하여 보험료를 부과하는 것으로 국가 행정상의 문제를

[표 13-11] 지역가입자의 과세소득 보험료의 역진성(2015년 기준)

등급	소득 구간(만원)	구간 중간값	월 소득 (천원)	점수	점당 금액 (원)	월 보험료(원)	보험료율 (%)
1	500 ~ 600	550	458.3	380	178	67,640	14.8
27	3,860 ~ 4,100	3,980	3,316.6	1,124	178	200,070	6.0
50	15,000 ~ 15,800	15,400	12,833.3	2,020	178	359,560	2.8
75	49,900 이상	49,900	41,583.3	11,625	178	2,069,250	5.0

지적할 수 있다. 즉, 국가의 기본적인 정책인 조세정책을 정부의 다른 부처인 보건복지부가 불신한다는 것을 지적할 수 있다.

셋째, 소득 자료가 없거나 소득 자료가 있어도 과세 소득금액이 연간 500만 원 이하인 세대에 대해서는 소득점수표를 사용하지 않고 가입자의 성, 연령, 재산 및 장애정도를 감안한 평가소득표라는 한국식의 보험료 부과방법을 개발하여 사용하고 있다[41]. 평가소득은 보험료 납부 대상세대가 인정하는 것이 아니라 보험료의 징수기관이 소득을 추정하여 부과하는 것으로 대상자의 실소득과 차이가 있으며, 대상자가 인정할 수 없는 것을 부과자(건보공단)의 잣대로 부과하는 것은 다른 나라의 사례에서도 찾아볼 수 없다.

넷째, 직장가입자는 근로소득을 기준으로, 지역가입자들은 소득, 재산, 자동차 등을 기준으로 보험료가 부과됨에 따라 직장에서 퇴직 후 연금을 수급하는 지역가입자들은 연금액, 재산, 자동차 등에 보험료가 부과됨에 따라 직장에 근무할 때보다 더 많은 보험료를 내는 문제가 있다. 통합을 할 때 명분의 하나가 재정을 통합함에 따라 직장에 다닐 때는 보험료를 많이 내도 지역가입자가 되면 소득이 줄어들기 때문에 적게 내게 되어 생애 소득재분배가 된다고 주장하였으나(차흥봉, 1997), 통합 이후 현실은 생애 소득재분배가 아니라 역분배가 되는 문제가 있다. 심지어 어떤 퇴직자는 보험료 때문에 아파트를 파는 일까지 벌어져 퇴직자들의 생활을 더욱 어렵게 하고 있다.

다섯째, 피부양자 인정이 차별적이다. 직장가입자에게는 피부양자를 인정하여 재산이 많은 부모도 보험료 없이 무임승차할 수 있는데 반하여[42] 지역가입자는 피부양자 제도가 없어 평가소득의 산정에 가구원 수가 포함되고 재산이 많은 부모와 함께 거주하면 부모의 재산도 모두 보험료 부과대상이 되는 모순이 있다. 이러한 모순이 바로 재정조달의 공정성을 해치고 있다.

---

41) 공식적으로는 생활수준 및 경제활동 참가율 점수라는 복잡한 용어를 사용하고 있다. 여기서 평가소득을 한국식이라 표현한 것은, 보험료 징수자가 대상자의 소득을 자의적인 방법으로 평가하여 보험료를 부과하고 있기 때문이다. 보험료도 세금과 유사한 성격을 갖고 있기 때문에, 세금 징수자가 대상자의 소득을 평가하는 제도는 한국에서만 볼 수 있다. 소득은 모두 신고를 통하여 과세부과자의 확인으로 확정하여 세금을 부과하는 것이 원칙인데, 세금과 같은 성격의 보험료를 부과자가 대상자의 소득을 연령, 성을 따져 평가한다는 것은 우리나라만이 택하는 기상천외의 방법으로 많은 문제를 가지고 있다.

42) 그렇다고 직장가입자의 부모 재산을 보험료 부과대상으로 하자는 의미는 아니고, 직장가입자와 지역가입자 간의 보험료 부과방식의 차등화에 따른 공정성 측면에서 문제의 하나로 무임승차자를 논의한 것이다.

(2) 보험료 부과체계의 개편

지역가입자에 대한 보험료 부과체계에 대한 비판이 끊어지지 않자 정부는 2018년 6월 2단계에 걸친 개편안을 발표하였다. 1단계 개편안은 2018년 7월부터 시행하고 2단계 개편안은 2022년 7월부터 시행하도록 계획하였다. 주요 내용을 살펴보면 연간 소득 신고액 500만원 이하 세대에게 적용하던 평가소득방법은 폐지하고 자동차도 배기량 1,600cc 이상의 승용차로 사용 연수 9년 미만에 한정하여 부과하고, 2단계에서는 배기량 기준이 아니라 4,000만원 이상 승용차만 부과대상으로 하였다. 소득 기준보험료는 연간 신고소득 100만원 이하 세대는 정액으로 13,500원을 부과하고, 그 이상 세대는 97등급표를 적용하여 보험료를 부과하기로 하였다. 그리고 2단계에서는 연간 신고소득 336만원을 기준으로 정액 17,460원을 부과하고 그 이상 세대는 직장가입자와 같게 정률로 부과하기로 하였다.

재산보험료는 1,200만원 이상의 재산에 대하여 부과하되 등급은 60등급으로 늘렸다. 2단계에서는 등급표는 그대로 사용하되 5,000만원 이상의 재산에 대해서만 부과하도록 하였다.

피부양자 기준도 강화하여 연간 소득 4,000만원 이하 또는 재산 9억원 이하를 피부양자로 인정하던 것을 소득 3,400만원 또는 재산 5억4천만원에서 9억원 이하이면서 연소득이 1,000만원 이하로 낮추었다. 2단계에서는 소득 2,000만원, 재산 3억6천만원으로 제한하였다. 그리고 형제자매는 몇 가지 예외 사항을 제외하고는 원칙적으로 피부양자에서 제외시키도록 하였다.

직장가입자에 대해서도 근로소득 외 소득이 연간 7,000만원이 넘으면 초과액에 대하여 보험료율의 1/2을 적용하여 추가 부담시키던 소득월액보험료를 2018년 7월부터는 근로소득 외 금액을 3,400만원으로, 2단계 개편에서는 2,000만원으로 하향 조정하여 고소득 근로자의 범위를 확대하였다.

개편안이 평가소득을 폐지하는 등 현재의 문제점을 상당히 개선하고 있지만, 2022년이 지나도 소득이 발생하지 않는 자동차와 재산에 대하여 부과하는 보험료를 존속시켜 근본적인 문제는 해결하지 못하고 있다. 그리고 소득보험료는 당장이라도 정률 부과하면 될 것을 2022년 이후로 미룬 것도 문제점이라 하겠다.

5) 재정 현황과 국고지원

우리나라 건강보험재정은 보험료가 주 수입원이며 「국민건강보험법」 제108조(보험재정에 대한 정부지원)에 의거하여 국고에서 보험료 예상수입의 14%까지 지원할 수 있도록 규정하고 있다. 그리고 「국민건강증진법」 부칙은 2022년 말까지 한시적으로 보험료 예상수입의 6%까지 건강증진기금에서 지원하도록 규정하고 있다.

건강보험에 대한 국고지원은 국민복지종합대책의 하나로 1988년부터 농어촌지역에 대하여 보험확대를 위한 조치였다. 1988년 농촌지역에 의료보험을 확대할 때 국고지원액은 지역보험 재정의 26.3% 수준이었다. 농민단체를 위시한 시민단체들은 근로자들은 사용자가 보험료의 50%를 지원하는데, 지역주민에 대하여 정부가 26.3% 수준만 지원하는 데 대하여 농민들은 보험료 납부 거부 운동을 통하여 조직적으로 항의하게 되었다. 노태우 정부는 1988년 6월 이러한 보험료 납부 저항에 굴복하여 국고지원을 50%로 올리겠다는 약속과 함께 이를 소급 적용하겠다는 발표를 통하여 농민의 반발을 무마하였다. 그러나 이 약속은 지역보험의 재정이 어려울 때만 지켜졌고 지역보험에 대한 국고지원금은 항상 40% 이하에 머물러 있었다.

지역보험조합이 갖는 재정적 문제로 인하여 보험급여의 확대가 어렵다고 생각한 사람들은 보험급여의 확대를 위해서라도 보험재정의 통합이 중요하다고 생각하여 통합을 추진하였다. 또한, 통합을 추진한 많은 사람들은 지역조합의 재정문제를 지역 주민의 저소득에 기인하는 것으로 오판하여 통합을 통하여 지역 주민들의 부담을 덜어주어야 한다고

[표 13-12] 건강보험 재정 현황 (단위 : 억원, %)

구 분	1998	2000	2001	2003	2009	2014	2016	2020
수입(A)	78,491	95,294	116,423	168,231	311,817	505,155	564,865	751,115
지출(B)	87,092	105,384	140,511	157,437	311,849	447,515	531,496	736,187
보험급여비	68,070	90,321	132,447	149,522	301,461	428,275	504,254	711,652
수지차액	−8,601	−10,090	−24,080	10,794	−32	57,640	33,369	14,928
수지율(B/A)	110.9	110.6	120.7	93.6	100.0	88.6	94.1	98.0
누적수지	30,359	9,189	−18,109	−14,922	22,586	82,203	169,801	177,713

주 : 2014년 누적수지는 2014년 2월 26일 기준 누적 법정준비금임

출처 : 2011년까지는 보건복지부 보도자료(2011.11.15), 건보공단 보도자료(2012.1.6.), 2014년 이후 자료는 건강보험통계연보

생각하였다[43]. 그러나 2000년 7월 건강보험을 통합한 직후인 2001년 건강보험은 종래 적립해 둔 적립금을 전부 소진하고도 누적 적자가 무려 1조 8천억 원에 달하는 재정 위기를 겪게 되었다. 보험재정이 [표 13-12]와 같이 계속 적자를 나타냄에 따라 정부는 보험료를 인상하고, 2002년부터 담배에 대하여 건강부담금을 부과하여 보험재정으로 사용하는 등의 조치와 함께 「국민건강보험재정건전화특별법」을 2002년 1월 제정하여 국고지원을 확대하여 재정안정을 이루었다. 이 법은 2006년 말에 시효가 끝나는 한시법이었기 때문에 정부는 「국민건강보험법」과 「국민건강증진법」의 개정을 통하여 건강보험재정에 대한 정부지원을 [표 13-13]과 같이 계속하고 있다. 2000년도에 1.5조원 규모이던 것이 2002년에는 3조원에 이르렀고, 그 이후 정부지원은 지속적으로 증가하여 2016년에는 7.1조원, 2020년 9.2조원을 넘고 있다. 건강보험의 통합이 국고지원을 없앨 수 있다는 논리는 허구로 끝나고 통합은 가입자뿐 아니라 재정관리자의 도덕적 해이를 초래하여 보험재정을 위협하였다.

[표 13-13] 건강보험에 대한 국고지원 현황 (단위 : 억원)

구분	1990	1995	2000	2002	2006	2010	2015	2020
정부지원총액	3,639	7,553	15,527	30,139	38,362	48,615	70,974	92,152
국고지원	3,639	7,553	15,527	25,747	28,698	37,984	55,789	73,351
담배부담금	-	-	-	4,392	9,664	10,631	15,185	18,801

출처 : 건보공단, 심평원(2021), 건강보험통계연보

6) 건강보험재정과 경상의료비

경상의료비가 GDP에서 차지하는 비율을 보면 [표 13-14]와 같이 매년 증가하여 2020년에는 8.4%나 되었다. 2005년에서 2010년 사이에 경상의료비의 비중이 1.3%포인트 증가한 것에 비하면 2010년에서 2020년 사이의 2.5%포인트 증가로 증가 속도가 큰 변화 없이 빠른 문제가 있다. 한편 경상의료비 재정의 구성을 2020년 기준으로 보면 공공재정이 62.6%, 건강보험재정은 50.6%로 공공재정의 비중이 취약하다. 그러나 2015년과 비

43) 특히 정치권에서 통합 주장은 주로 농어촌지역 출신 국회의원들에 의하여 강하게 제기되었는데, 이들의 생각은 통합을 하게 되면 지역주민 특히 농민들의 보험료가 대폭 인하되는 것으로 기대하였다. 그러나 통합은 그러한 기대를 충족시키지 못하게 되고 재정불안정 문제만 심화시켰다(이규식, 2012).

교하면 건강보험재정이 무려 7.6% 포인트가 증가하여 보장성이 증가한 것으로 보인다. 문제는 건강보험재정이 7.6% 포인트 증가하였으나 가계부담은 불과 5.9% 포인트 밖에 감소하지 않아 건강보험재정 증가분 만큼 가계부담 완화로 연결되지 않는다는 점이다. 그리고 민영보험의 재정 비중이 2015년 6.4%이던 것이 2020년에는 8.5%로 매우 빠르게 증가하는 문제가 있다.

7) 민영의료보험

한편, 재정의 조달에서 빼놓을 수 없는 요소가 민영보험에 의한 조달이다.

우리나라는 건강보험 급여서비스와 비급여 서비스가 혼합되어 제공되기 때문에 민영보험은 추가형 민영보험이 혼재된 보완형 민영보험 형태의 실손보험이다. 보완형 민영보험은 제대로 관리하지 못하면 건강보험의 급여로 제공되는 서비스 이용에 영향을 미친다. 즉, 보완형 민영보험에 가입하여 비급여서비스를 이용할 때 본인부담이 거의 없어지기 때문에 도덕적 해이가 심각해져 건강보험서비스의 동반 이용을 증가시켜 보험재정을 위협하는 문제가 있다. 유럽 국가들은 보완형 민영보험의 확산에 매우 신중하게 접근하여 덴마크 등 수개 국가에서만 볼 수 있다(Sagan and Thomson eds,, 2016).

우리나라의 민영의료보험 가입자 수 및 보험지급액으로 보면 다음과 같다. 김남순 외(2015)는 설문조사를 통하여 국민의 72%가 민영보험에 가입되고 있다고 발표하였다. 최근 보험연구원에서 민영보험인 실손보험의 실태를 연구하고 있다. 이태열(2019)은 실손보험 가입자가 2018년말 기준으로 3,421만 명으로 건강보험 적용자 5,107만 명의 67.0%

[표 13-14] GDP와 경상의료비의 구성 (단위 : %)

	1998	2000	2005	2010	2015	2020
경상의료비/GDP	3.7	3.9	4.6	5.9	6.7	8.4
정부+의무가입보험/경상의료비	52.4	53.9	59.4	60.9	58.9	62.6
건강보험재정/경상의료비	37.9	38.3	43.3	44.4	43.0	50.6
가계직접부담/경상의료비	45.2	43.6	37.7	34.0	33.7	27.8
민영보험재정/경상의료비	1.4	1.6	1.9	4.3	6.4	8.5

주 : 의무가입보험에는 건강보험, 자동차보험, 산재보험 의료비 포함. 정부 지출은 공중보건사업비 포함.

출처 : 보건사회부 · 한국보건사회연구원(2021, 2022), OECD Health Statistics으로 전면 조정함

에 이르고 있다고 밝히고 있다[44]. 그리고 민영보험이 경상의료비에서 차지하는 비중은 2020년 8.5%로 되어 있다. 가입인구에 비하여 민영보험 재정이 차지하는 비중은 상대적으로 적은 편이다. 참고로 [표 2-3]에서 주요 국가들의 민영보험 현황을 보면 프랑스가 2000년 기준으로 국민의 90%가 가입하여 경상의료비의 12.6%를 사용하고 있었다.

3. 의료서비스 구매

건강보험에서 의료서비스 구매와 관련되는 과제는 급여 패키지의 설정과 관리, 진료비의 청구와 심사, 마지막으로 진료비 지불이 있다.

1) 급여 관리

(1) 급여 결정과정

건강보험의 급여 패키지는 「국민건강보험법」 제41조(요양급여), 제44조(비용의 일부부담), 제49조(요양비)의 규정에 따라 설정되고 급여 관리가 이루어진다. 건강보험의 요양급여로는 질병, 부상, 출산에 대한 요양, 약제 또는 치료재료의 지급, 의료시설에의 수용 및 간호, 이송 등이 해당된다.

건강보험의 급여는 원칙적으로 포괄적이어야 한다. 포괄적이어야 한다는 것은 임상적으로 유효한 서비스는 모두 제공해야 한다는 의미인데 우리나라는 재정상의 이유로 많은 서비스가 비급여로 제외되고 있어 항상 보장성 문제가 제기되고 있다. 우리나라는 임상적 유효성이 있는 서비스에 대하여 필요도는 정하지 못하고 대신 비급여로 이용이 이루어짐에 따라 보장성이 낮아질 수밖에 없는 구조적 문제가 있다.

새로운 보험급여 항목을 결정하는 과정은 의료행위와 의약품 및 치료재료에서 약간의 차이가 있다. 먼저 새로운 의료행위와 새로운 치료재료[45]는 신의료기술평가위원회(한국의료연구원에서 운영하는 보건복지부 위원회임)에서 안전성과 유효성 등을 따져 평가를

---

44) 보험연구원의 자료에 의하면 2020년에는 3,496만명 가입에 가입율은 66.5%로 2018년보다 약간 낮아졌다.

45) 새로운 치료재료는 새로운 의료기술에 수반하기 때문에 신의료기술평가위원회에서 안전성과 유효성 평가를 하게 된다. 신의료기술 평가와 건강보험등재 절차는 이규식(2024), 보건의료정책(제3판), 제13장에 상세한 설명이 있다.

하게 된다. 여기서 승인된 의료행위 및 새로운 치료재료는 건강보험심사평가원(이하 심평원)의 행위전문평가위원회의 경제성 및 재정적정성을 평가한 후에 보건복지부의 건강보험정책심의회(이하 건정심) 의결을 거쳐 급여로 등재된다.

의약품과 유사등재 치료재료는 식품의약품안전처에서 안전성과 유효성을 판단한 다음에 심평원의 약제급여평가위원회와 치료재료전문평가위원회에서 경제성 및 재정적정성을 평가한 후에 보건복지부의 건정심 의결을 거쳐 급여로 등재된다.

의약품을 급여로 제공하기 위하여 전문의약품은 2000년 7월부터 의약분업제도를 통하여 제공하고 있다. 다만 의사나 약사가 없는 농어촌 지역에 한하여 약국에서 임의로 조제할 수 있도록 허용하는 예외적인 조치로 약국의료보험[46]이라는 특이한 제도를 실시하고 있다. 동시에 약사가 없는 지역에서는 의사가 직접 조제하는 것도 예외적으로 허용되고 있다.

2020년 기준으로 건강보험에 등재된 급여항목의 수를 [표 13-15]에서 볼 때 진료행위 수는 7,858개 및 의약품 수는 23,589개로, 1977년 건강보험이 도입될 때 비하여 진료행위는 10.3배, 의약품 수는 8.0배가 증가하여 국민이 건강보험에서 얻게 되는 의료혜택은 그만큼 확대되었다.

[표 13-15] 보험수가표에 등재된 진료항목과 약품수의 변동 (단위 : 종)

	1977	1988	1999	2008	2014	2017	2,020
진료항목	763	1,186	3,289	6,309	6,832	7,495	7,858
의약품	2,961	11,817	12,090	15,223	15,734	21,399	23,589

주 : 2013년 10월 기준 EDI 기본코드(5자리) 항목수임, 이규식(2013), 『의료보장과 의료체계(제3판)』에 게재된 수치를 정정함(과거 발표 자료를 심평원이 통일을 기하여 수정하였기에 변동된 자료로 일괄 수정하였음). 의약품 수는 2016년부터 생산규격단위로 변경함에 따라 품목수가 갑자기 많아짐.
2014년 이후 수치가 2020년 열람 시 수정 되었기에 개정판은 수정된 수치를 게재
출처 : 심평원 홈페이지(2018년 4월 3일 및 2020년 3월 27일 열람)

(2) 한방의료의 보험급여

우리나라는 양방과 한방이 분리되어 있기 때문에 1984년 12월부터 청주시 및 청원군

46) 의사가 없는 지역은 의사 처방 없이도 약국에서 약사의 임의조제를 보험급여로 인정하고 있다. 임의조제는 상당히 제한적으로 이루어지고 있는데 약사가 1회에 조제・투약할 수 있는 의약품의 품목수는 4품목 이내로 하고 투약 기간은 3일 이내로 하고 있다. 약국의료보험의 시작은 1989년 10월 1일부터였다.

에서 한방급여서비스 시범사업을 거친 후에 1987년 2월부터 보험급여에 포함시켰다. 급여내용은 진찰, 입원, 침, 뜸, 부항의 시술행위로 제한하였다. 그러다 한의계의 요구로 1996년 7월 총관도수법이, 2001년 1월에는 치매검사, 인성검사, 현훈검사가 급여로 추가되었고, 문재인 케어가 실시되면서 2019년 4월부터 한방물리치료의 일종인 추나요법이 급여로 추가 등재되었다.

한편 한방의 약제급여는 1984년 12월 시범사업 때부터 단미 엑스산제 68종으로 조제할 수 있는 56개 처방으로 하여오다가 1990년부터 56개 혼합 엑스산제가 추가되었다. 그리고 비급여로 기성 한의서의 처방 등을 근거로 하는 한방생약제가 있다. 이와 같은 한방약제는 의약품과 같이 식약처의 안전성과 유효성 검사를 거쳐야 한다. 그리고 수진 시 본인부담률은 양방과 같이 의원, 병원 등 의료기관의 종별에 따라 다르다.

(3) 수진 시 본인부담률 제도의 도입

의료이용의 남용을 막고 의료보험재정을 보호하기 위하여 의료서비스를 제공받을 때 수진자가 진료비의 일부를 부담하도록 하고 있는데 진료종류에 따라 차이가 있다. 우리나라에서 채택하고 있는 본인부담제도는 정액제와 정률제가 혼합되어 있을 뿐만 아니라 요양기관의 종류, 그리고 요양기관이 위치하는 지역이 도시지역인지 농촌지역인지에 따라 차이가 있어 매우 복잡하다. 그리고 6세 미만의 어린이, 65세 이상 노인, 희귀난치성 질환, 특정 암환자 등에 대해서는 본인부담률을 낮게 책정하는 등 복잡한 구조를 갖고 있다.

(4) 요양비

요양비 제도는 부득이한 사유로 요양기관과 유사한 기능을 수행하는 기관에서 질병, 부상, 출산 등에 대하여 요양을 받거나 요양기관 이외의 장소에서 출산한 때에는 요양급여에 해당하는 금액을 현금으로 지급하는 제도이다. 과거 분만비는 요양비와 별도로 하였지만 통합법인 「국민건강보험법」 제49조(요양비)에서는 분만비를 요양비 속에 포함시켜 같은 범주로 다루고 있다.

(5) 부가급여

요양급여 이외에 대통령령으로 정하는 급여를 부가급여로 하고 있다. 「국민건강보험법」 제50조(부가급여)에는 요양급여 외에 대통령령으로 정하는 바에 따라 임신·출산 진료비, 장제비, 상병수당, 그 밖의 급여를 실시할 수 있다(법 개정 2013.5.22.)라고 규정하고 있으나 시행령에는 상병수당 및 장제비에 대한 명기가 없어 사문화되어 있다. 한편 상병수당 지급을 위하여 2022년 7월 4일부터 근로자가 많은 6개 시・구지역에서 시범사업을 실시하고 있다.

(6) 본인부담액 상한제

진료비의 일부를 본인이 부담함에 따라 피보험자의 부담이 과중해지는 것을 방지하기 위하여 본인부담액 상한제를 실시하고 있다. 그리고 본인부담금 상한액은 가입자의 소득수준 등에 따라 정하도록 하고 있다. 진료비 본인부담금이 일정액을 초과하는 경우에 대해서는 이를 건강보험에서 부담해 주는 제도가 본인부담금 보상금으로써 법 제44조(비용의 일부부담)에 상한선 및 보상금을 규정하고 있다.

(7) 건강검진

「국민건강보험법」 제52조(건강검진) 및 시행령 제25조(건강검진)에 따라 피보험자와 피부양자에 대하여 건강검진을 실시하여 예방에 주력하고 있다. 건강에 대한 국민들의 관심도가 높아지고 있어 정부는 2008년 3월 21일 「건강검진기본법」을 제정(시행은 2009년 3월)하였고, 이 기본법에 따라 2011~15년간 '제1차 국가건강검진종합계획', 2016~20년간 '제2차 국가건강검진종합계획'을 실행하였으며 2021년부터 '제3차 계획'을 시행하고 있다. 건강보험에서는 이와 같은 국가의 기본계획에 맞추어 일반건강검진, 생애전환기 건강진단, 암검진, 영유아건강검진을 실시하고 건강검진의 사후관리 및 건강검진기관에 대한 질 평가 등을 하고 있다.

(8) 장애인에 대한 특례

「국민건강보험법」 제51조(장애인에 대한 특례) 및 시행규칙 제26조(장애인보장구에 대한 보험급여기준 등)에 의거하여 「장애인복지법」에 의하여 등록된 피보험자나 피부양자에 대해서는 보장구를 보험급여로 제공하도록 규정하고 있다.

(9) 요양급여를 제공하는 진료지정기관

「국민건강보험법」 제42조(요양기관)는 요양급여를 제공하는 기관으로 보건기관(보건소, 보건의료원, 보건지소, 보건진료소), 의료기관(양 · 한방포함한 병 · 의원), 그리고 약국과 한국희귀 · 필수의약품센터로 규정하고 있다. 우리나라는 계약 방식을 택할 경우 의료기관이 의료보험요양기관 계약을 기피할 우려 때문에 요양기관을 보험자가 강제로 지정하는 방식을 택하고 있다[47]. 그런데 요양급여를 제공키 위한 의료서비스의 가격은 요양기관과 보험자가 계약하는 방법을 택하고 있다. 강제지정 방식은 수가계약제와 합치되기 어려운 제도이다. 즉 수가계약을 하려면 요양기관도 계약제를 하여 보험수가를 수용하기 어려운 병 · 의원들은 계약을 하지 않고 전적으로 자비부담 환자만을 보는 것을 허용하여야 한다. 건강보험제도를 도입하고 있는 대부분의 국가들은 보험자가 의료기관과 계약방식을 맺고 있다. 우리나라는 계약제로 하면 의료기관들이 수가 인상을 위하여 단체로 요양기관 계약을 거부할 것을 우려[48]하여 강제로 지정하는데 단체 거부는 공정거래에 위반되기 때문에 법적 처벌을 한다면 계약방식을 유지하지 못할 이유가 없다. 그리고 공공병원과 비영리법인병원은 세제상의 혜택을 받기 때문에 계약을 거부할 수 없도록 「국민건강보험법」에 명시하여도 무방하다.

(10) 보험급여의 문제점(이규식, 2022)

우리나라 건강보험의 가장 큰 문제점은 건강보험에서 비급여를 허용하고 있는 문제이다. 1977년 보험제도 도입 이후, 비급여는 선택진료와 상급병실로 제한되었다. 선택진료와 상급병실제는 의료보험제도가 실시되기 이전부터 있던 제도라서 불가피하게 존속되었다. 그 외에 보험급여로 등재되지 않은 서비스를 임의적으로 제공할 경우, 불법으로 간주되어 제공자는 처벌을 받았다.

그런데 1977년 의료보험을 시작할 때, 의료이용을 줄이기 위하여 보험급여항목을 상당

47) 1977년 의료보험이 시작될 때는 계약방식으로 요양기관을 선정하였다. 그러다 1979년 공교의료보험이 도입되면서 공무원이나 교직원이 전국에 흩어져 있어 계약방식으로는 의료서비스 제공에 문제가 생길 수 있었다. 그리하여 불가피하게 당연 지정방식으로 바꾸었다. 그 후 의료기관이 많아져 무의면이 없어짐에 따라 계약방식으로 전환이 가능해졌으나, 그때는 의료기관이 저수가에서 벗어나기 위하여 계약을 악용할 우려가 있어 당연 지정방식을 계속 유지하고 있다.

48) 건강보험제도 실시 초기에는 계약제와 함께 재정안정을 위하여 저수가 정책을 택하였다. 그러나 지금은 수가가 상당히 현실화되었고 진료비의 청구가 간편하여졌기 때문에 계약제를 하더라도 저수가나 진료비 청구를 이유로 요양기관 계약을 기피하는 의료기관은 없을 것이다. 그러나 일부 시민단체 등에서 요양기관 계약제가 되면 의료의 영리화가 이루어진다고 반대를 하여 계약제로 전환하지 못하고 있다. 그러나 계약제와 의료의 영리화는 아무런 관계가 없다. 오히려 비급여의 용인이 의료의 영리화를 촉진시키고 있다.

히 포괄적으로 하였다. 따라서 1977년부터 사용한 '진료수가기준액표(수가표)'를 작성하면서 서비스 행위를 포괄적으로 하였기 때문에 의료기관들이 서비스를 제공하면서 '진료수가기준액표'의 어느 항목을 적용해야 할지 고심하는 경우가 많았다. 이와 같은 의료현장의 애로사항을 해결하기 위하여 '진료수가기준액표'에 등재되지 않은 서비스의 경우, "분류되지 아니한 항목과 비슷한 진료행위는 가장 비슷한 분류 항목에 준용하여 산정할 수 있도록 하였다. 그런데 준용하는 제도가 애매하게 운영되었다. 의사는 준용을 제대로 하였다고 진료비를 청구하지만 진료비를 심사하는 곳에서는 다른 각도로 판단하여 부당청구로 취급되어 진료비가 삭감되는 일이 일어났다. 준용의 기준이 명확하지 못함에 따라 의료기관은 준용 제도에 대한 불만이 많았다. 이 문제를 해결하기 위하여 2000년 7월 건강보험을 통합하면서 보험급여의 확대는 물론 「국민건강보험법」에 준용하는 제도 대신에 비급여를 허용하는 방법을 택하였다[49]. 그리고 비급여이기 때문에 수가를 건강보험에서 정하기 어려워 의료기관이 자율적으로 정할 수 있게 하였다. 이때부터 비급여 서비스는 의료기관이 영리화할 수 있는 창구가 되어 건강보험제도의 지속가능성을 위협하는 지경에 이르게 되었다.

2) 진료비의 청구 · 심사

건강보험 요양기관이 환자에게 요양급여에 관련된 서비스나 의약품을 제공한 후에 그 비용은 심평원에 청구를 한다. 심평원은 심사가 끝나면 건보공단에 심사 결과를 통보하고, 건보공단은 요양기관에 진료비를 지불하게 된다. 심평원은 지역별로 지원을 두고 병원급 이하 의료기관이 청구한 진료비를 심사하며 그 보다 상급인 의료기관의 진료비는 본원 심사부에서 심사하고 있다. 심사 과정은 먼저 전산점검을 통하여 수가 적용, 행위코드의 정확성을 검사하고, 다음 단계로 전산심사를 하는데 여기서는 심사기준 적용, 의약품 허가사항의 준수 등을 따지며, 마지막 단계로 각종 지표를 종합한 전산 프로그램을 활용하여 일반심사를 하게 된다. 전산을 통한 일반심사에서 정밀 검사가 필요하다고 인정되는 청구에 대해서는 심사요원이 전문심사를 하게 된다. 2015년 기준으로 일반심사가 83.7%이며, 16.3%만 전문 심사요원에 의한 전문심사가 이루어졌다.

---

49) 통합 이전에 존재하던 비급여는 대부분의 사회보험을 실시하는 국가에서 제공하고 있는 내용으로 업무 또는 일상생활에 지장이 없는 단순피로 및 권태, 주근깨 · 사마귀 등 피부미용을 위한 성형, 비뇨기과 일부, 친자확인 진단, 치과보철, 한방 관련 서비스 등이었다.

[표 13-16] 2012년 7월에 시행된 DRGs 내용

진료과	상병명	분류항목 수
안과	수정체 수술	12(소절개 6, 대절개 6)
이비인후과	편도 및 아데노이드 절제술	4
외과	충수절제술	12(단순 6, 복강경 6)
	서혜 및 대퇴부 탈장 수술	21(단순 9, 복강경단측 3, 단순양측 7, 복강경양측 2)
	항문 수술	11(복수항문 2, 기타 3, 치핵절제 3, 주요항문수술 3)
산부인과	자궁수술	11(자궁적출 6, 자궁 및 자궁부속기 5)
	제왕절개	7(단태아 4, 다태아 3)

3) 진료비 지불제도

우리나라는 의료보험제도가 시작되던 1977년 이래 오늘에 이르기까지 의료기관에 대한 진료비는 행위별수가를 기준으로 지불하고 있다. 행위별수가제를 운영하기 위해서는 수가표가 있어야 한다. 수가표에는 점수제와 금액제의 두 가지 종류가 있다. 보험제도 실시 초기에는 점수제로 하다 1981년 7월에 금액제로 변경하였다. 국민건강보험으로 통합되고 난 이후인 2001년 1월부터 자원 투입에 근거한 상대가치수가제(RBRVS)로 되면서 점수제로 환원되었고, 서비스 항목도 대폭 늘어났음을 [표 13-15]는 보여주고 있다.

행위별수가제도가 갖는 문제점을 개선하기 위하여 입원진료비는 DRGs로 바꿀 것을 1994년 1월에 구성된 의료보장개혁위원회에서 결정하였다. 이 결정에 따라 DRGs제도를 도입하기 위하여 1997년 2월부터 시범사업을 실시하였다. 시범사업 결과를 토대로 2001년부터 DRGs를 전면적으로 실시할 예정이었으나 의약분업 파동에 밀려 실시가 연기되었고, 그 이후 의료계의 반대로 2002년 1월부터 희망 의료기관에 대해서만 실시하게 되었다. 2012년 7월부터 정부는 의료계의 반대를 무릅쓰고 7개 질병군에 대하여 DRGs 제도를 전면적으로 실시하였다. 2012년 7월부터 실시한 DRGs의 분류를 보면 [표 13-16]과 같다.

진료비는 행위별수가표에 의거하여 단일가격을 적용하되 의료기관의 종류에 따라 다른 가산율을 적용해주고 있다. 가산율의 크기는 2025년 현재 상급종합병원에 대하여 15%, 종합병원 10%, 병원 5%, 의원급에 0%로 하고 있다. 가산율을 의료기관에 따라 달리 적용하는 것은 자본비용을 보상한다는 의미가 있다. 한편 DRGs에서는 같은 질병 코드에 대하여 의료기관 종별로 점수를 달리하는 방식으로 가산율의 의미와 유사하게 운영하고

있다.

미국의 Medicare에서 적용하는 DRGs와 우리나라에서 실시되는 DRGs는 상당한 차이가 있다. 미국의 병원은 어탠딩제도(attending system)에 의하여 운영되기 때문에 병원에는 의사가 고용되어 있지 않고 병원 밖에서 개업을 하되 병원과는 계약을 맺어 환자를 입원시키고 있다. 따라서 미국의 DRGs에는 의사의 인건비가 제외되어 있다. 반면 우리나라는 병원구조가 폐쇄형 형태(closed system)로 되어 의사가 병원에 고용된 상태이기 때문에 DRGs 수가에 의사의 인건비도 모두 포함되어 있다. 미국에서 의사들은 행위별수가로 진료비를 상환받기 때문에 DRGs 제도를 도입하여도 의료서비스의 질 저하 문제가 그리 심각하지 않으나 우리나라는 의사 인건비가 모두 포함되기 때문에 만약 DRGs 수가가 적정하게 책정되지 않으면 서비스의 과소 제공이라는 질 문제가 발생할 우려가 있다.

4. 서비스 공급의 체계화

1) 서비스 공급의 체계화를 위한 시도(試圖)

(1) 1차 의료 제공과 마을건강사업

우리나라에서 의료공급을 체계화하려는 첫 시도는 중국의 농촌합작의료체계[50)]를 참고한 '마을건강사업'이었다. 마을건강사업은 중국 농촌지역에 배치되었던 '맨발 의사'와 유사하게 오・벽지 지역에서 1차 의료를 담당할 보건진료원(CHP) 제도를 개발・배치하기 위하여 실시되었다. 이 시범사업을 실시하게 된 배경을 먼저 살펴 볼 필요가 있다. 우리나라는 사업장 근로자에 대하여 의료보험을 도입하기에 앞서 1972년 「국제경제대한(對韓)원조협의체」(The International Economic Commission for Korea, IECOK)에 군립병원 설립을 위한 소요자금을 차관으로 지원해 줄 것을 요청하였다. 이 요청에 따라 미국 국제개발처(USAID)는 타당성 조사를 하게 되었다. 미국 국제개발처는 타당성 조사 결과, 한국에서는 농촌지역에 병원을 짓는 것보다 비용절약형 보건의료체계를 수립함이 타당하다는 결론을 맺고, 우리 정부에 농촌에 적합한 비용절약형 의료체계를 위한 시범사업을 권유하였다(한국보건개발연구원, 1980)[51)].

---

50) 이 모형에 대한 구체적 설명은 제12장의 중국의 의료체계 전환에서 이미 하였다.

51) 당시의 사정으로 볼 때 농촌지역에 군립병원을 짓더라도 의사인력 확보 문제, 주민들의 지불능력으

미국 국제개발처의 권유를 수용하여 우리 정부는 미국의 차관으로 '마을건강사업'이라는 시범사업을 실시하게 되었다. 정부는 '마을건강사업'을 수행하기 위하여 한국보건개발연구원[52]을 1976년 4월에 설립하고 그 해 9월부터 강원도 홍천군, 전라북도 옥구군, 경상북도 군위군에서 시범사업을 실시하여 1980년 8월에 끝을 맺게 된다[53].

당시 '마을건강사업'의 내용은 보건진료원(CHP)을 양성하여 이들에게 기초적인 1차 의료를 맡기고, 여기에서 진료가 어려운 환자는 보건지소나 의원 등에 후송하여 주민들을 자기 거주지역 내에서 손쉽고 값싸게 1차 진료를 이용할 수 있는 체계를 구축하는 것이었다. 보건진료원은 간호사 중에서 선발하여 6개월간 1차 진료에 관한 교육을 시켜 주민에게 서비스를 제공할 수 있게 하였다.

시범사업 결과 주민들의 반응이 좋았기 때문에 정부는 1980년 12월 「농어촌보건의료를위한특별조치법(소위 농특법)」을 제정하여 보건진료원의 지위를 법적으로 인정하고 농어촌 오지지역에 대하여 보건진료원을 배치하였다. 이에 앞서 정부는 1978년 12월 「국민보건의료를위한특별조치법」을 제정하여 1979년부터 의과대학을 졸업한 의사 가운데 군의관으로 입대하고 남은 인력을 군 복무 대신에 의사가 없는 무의면 지역에 배치하여 국민들의 의료공백을 메우기 위한 공중보건의사제도를 출발시켰다. 이 법은 1980년 「농특법」을 제정하면서 그 내용을 통합하고 폐기하였다[54].

(2) 환자의뢰체계와 진료권 설정

1977년 의료보험제도의 도입은 의료서비스의 제공체계에 대한 논의를 촉발시키는 계기가 되었다. 즉, 의료보험제도를 유지하면서 의료서비스 제공체계를 종래와 같이 자유방임제로 둘 것인가 아니면, 보험제도와 합치되는 새로운 틀을 만들 것인가가 일찍부터 논의의 대상이 되었다. 양재모는 『사회보장 창시에 관한 건의』(1961)에서 의료보험제도의

로 인한 의료수요의 부족 등으로 병원 운영이 불가능하다는 판단이었다. 그리고 당시의 한국은 저개발국가로서 앞의 주 7에서 설명한 바와 같이 저비용의 의료체계를 개발하는 것이 현실적이라고 미국 국제개발처는 판단한 것 같았다. 당시는 후진국에 대하여 이와 같은 유사한 사업들이 주민의 건강수준의 향상에 기여한다는 근거들이 많았다(제9장 참고).

52) 한국보건개발연구원은 1982년 가족계획연구원과 통합되어 한국인구보건연구원으로 되었고, 다시 1990년에는 한국보건사회연구원으로 발전하였다.

53) 이규식(2008), 『의료보장과 의료체계』에서 이 부분의 날짜에 대한 기술에 착오가 있어 수정하였다.

54) 『의료보장과 의료체계』 개정증보판까지는 이 부분의 기술에서 법령의 명칭, 날짜 등에 착오가 있어 수정하였다.

도입과 함께 의료공급체계의 새로운 틀로써 소위 전달체계와 진료권 개념의 도입을 제안하였다. 그러나 이 제안은 당시로는 큰 필요성을 느끼지 못하여 하나의 정책의견으로 끝나고 말았다.

정부는 의료전달체계[55]를 개발하고 이에 따른 진료권을 설정하기 위한 연구를 1981년 10월부터 한국인구보건연구원(현 한국보건사회연구원)에 의뢰하였다. 한국인구보건연구원은 서울대학교 병원연구소와 협력을 통하여 연구를 수행하여 1982년 『전국보건의료망편성을 위한 조사연구』(전편연구) 보고서를 발간하였다. 이 보고서에 의하면 의료전달체계는 1차(소진료권내에서 의원급), 2차(중진료권 내에서 500병상 이하의 병원이나 종합병원급), 3차(대진료권 내에서 500병상 이상의 대학병원 또는 700병상 이상의 대형병원)로 나누고 진료가 단계적으로 이루어지도록 하였다. 진료권은 전국을 12개의 대진료권과 104개의 중진료권을 두는 방향으로 하고 소진료권은 읍·면·동을 중심으로 하도록 하였다.

2) 의료전달체계의 실행

(1) 의료전달체계의 실행

그 뒤에도 『전국보건의료망편성을 위한 조사연구』는 수정을 거친 연구보고서가 발간되어 의료전달체계(referral pathway 또는 patient pathway)는 1989년 7월 1일 전국민의료보험 실시로 실행을 보게 되었다. 실행 단계에서 진료권은 생활권을 토대로 변경하여 140개의 중진료권과 8개의 대진료권으로 나누었다. 환자의뢰체계는 2단계로 되어 의료기관은 1, 2차가 합쳐져 1차 의료기관이 되고 대학병원이나 대형병원은 3차 의료기관으로 하였다. 환자는 반드시 중진료권 내에서 1차 의료기관을 이용해야만 하고 1차 진료의사의 소견서 없이는 3차 진료를 받을 수 없게 제한하였다. 그리고 3차 진료도 자신이 속한 대진료권지역의 의료기관만 이용하도록 제한하였다. 1995년에는 대진료권으로 진료지역을 구획하는 것이 국민의 의료이용을 불편하게 한다는 이유로 8월부터는 대진료권을 철폐하고 중진료권의 1차 진료 의사의 소견서만 있으면 전국의 어떤 3차 의료기관도 이용할 수 있도록 하였다.

---

55) 1982년 당시에 이미 환자의뢰체계(referral pathway)를 의료전달체계로 잘못 사용하여 오늘에 이르게 되었기 때문에 이 책에서도 의료전달체계라는 용어를 이하에서 사용하도록 한다.

(2) 건강보험통합과 진료권 폐지

1998년 10월 지역의료보험이 통합되어 조합이라는 관리 단위가 없어지게 됨에 따라 중진료권을 설정하여 진료지역을 제한하는 것이 논리적으로 모순이었다. 왜냐하면, 과거에는 조합단위로 보험료가 부과되기 때문에 의료기관이 적은 농촌지역은 그만큼 의료기관 선택의 폭은 좁아지는 불편함은 있지만 보험료를 적게 부담할 수 있기 때문에 진료권의 설정이 필요하였다.

그런데 지역조합이 통합되어 소득이나 재산이 같으면 보험료가 전국적으로 동일한데, 의료이용은 진료권에 묶여 지역단위로 제한되는 것은 모순이었다. 그래서 1998년 10월에는 중진료권을 주민들의 의료이용을 불편하게 한다는 명분으로 폐지하여 진료권 제도는 완전히 철폐되고 말았다. 다만 3차 의료기관의 이용만 종래와 같이 의사소견서가 없는 경우에는 제한하는 환자의뢰체계가 되었다.

3차 의료기관의 명칭을 2009년부터 상급종합병원으로 바꾸고, 500병상 이상의 대학병원과 700병상 이상의 대형 종합병원 가운데서 정부가 정하는 기준에 합당한 기관을 지정하고 있다. 2023년 12월에 지정된 진료의뢰서 없이는 자유롭게 이용을 할 수 없는 상급종합병원(제5기 상급종합병원 지정)은 전국에 47개소가 있다.

진료권의 폐지는 지역의료의 붕괴를 초래하는 엄청난 사회적 문제를 일으키고 있다. 진료권 폐지에 이어 2004년 KTX의 개통으로 전국이 일일생활권이 되자 지방의 환자들이 서울을 위시한 수도권으로 몰려들기 시작하였다. 환자가 수도권으로 몰려들자 의사들도 환자를 따라 수도권으로 몰려들게 되었고, 1989년 서울아산병원, 1994년 삼성서울병원의 개설로 대형병원이 등장하게 되었고, 기존에 있던 세브란스를 위시한 대학병원들은 분원까지 개설하기 이르렀다. 수도권의 대형병원의 등장과는 달리 지방에는 의사를 구하기 어려워, 응급이나 소아, 산부인과 분야는 의료공백이 발생하는 심각한 문제가 일어나고 있다.

5. 건강보험의 스튜어드십

우리나라는 건강보험의 스튜어드십에 대하여는 거의 무관심하다. 건강보험이 보편적으로 전국민을 적용함에 따라 관심은 오직 보장성 제고와 원만한 재정관리에 초점을 두고 있다. 건강보험에 보장성도 좋지만 의료체계가 지향하는 목표(건강, 반응성, 재정의 공정성)를 달성하기 위해서는 스튜어드십의 확립이 중요하다. 스튜어드십에서 중요한 것은 올바른 목표를 설정하고 윤리성을 갖춘 관리로 생각할 수 있다. 그런데 우리는 보험료 부과체계에서부터 가입자를 만족시키지 못하고 있으니 반응성과 같은 목표는 생각하기도 어렵다. 건강보험을 통하여 국민들의 건강수준을 향상하고 건강의 형평성을 달성하기 위해서 올바른 스튜어드십의 확립이 중요하다.

참고문헌

국민건강보험공단, 건강보험심사평가원 (2022), 『2021년 의료급여통계연보』.
국민건강보험공단, 건강보험심사평가원 (2015), 『건강보험통계연보』.
김남순 외 (2015), 『의료이용 합리화를 위한 실태분석과 개선방안』, 한국보건사회연구원, 제5장.
김용익 (1994), 『의료보장체계 통합일원화의 필요성과 대안』, 행정쇄신위원회, 12월.
김정렴 (1990), 『한국의 경제정책 30년사』, 중앙일보사.
김태완 외 (2022), 『2022년 빈곤통계연보』, 한국보건사회연구원.
노인철 외 (1999), 『소득기준 의료보험료 부과체계 개발에 관한 연구』, 한국보건사회연구원.
문옥륜 (1992), 『의료보장정책연구』, 서울: 신광출판사.
문옥륜 (1999), 『한국의료보험론』, 서울: 신광출판사.
보건복지부, 한국보건사회연구원 (2022), *OECD Health Statistics*.
보건사회부 (1981), 『제2종 의료보험시범사업세부계획』, 5월.
보건사회부 (1982a), 『제2종 의료보험 추가시범사업 세부지침』.
보건사회부 (1982b), 『한국형 국민의료보장 방안』, 1982. 11.
양재모 (1961), 『사회보장제도 창시에 관한 건의』, 보건사회부(미간행).
엄장현 (1960), 『의료보험제도 도입에 관련된 제 문제에 관한 견해 및 예비권고』, 보건사회부(미간행).
의료보험조합연합회 (1982), 『의료보험관리운영체계-현행제도 채택배경과 일원화 주장』, 1982. 12.
의료보험연합회 (1997), 『의료보험의 발자취』.
이규식 (2000), 의료보장정책의 형성과 문제점, 『보건행정학회지』, 10(1): 57-94.
이규식 (2008), 『의료보장과 의료체계 (개정증보판)』, 서울: 계축문화사.
이규식 (2012), 『건강보험통합 평가와 개혁방향』, 서울: 계축문화사.
이규식 (2013), 『의료보장과 의료체계 (제3판)』, 서울: 계축문화사.
이규식 (2015), 『보건의료정책-뉴 패러다임』, 서울: 계축문화사.
이규식 (2019), 『의료보장론 (개정판)』, 서울: 계축문화사.
이규식 (2022), 『국민건강보험의 발전과 과제』, 서울: 계축문화사.
이규식 외 (1985), 『전국민 의료보험실시를 위한 제도 연구』, 한국인구보건연구원.
이규식 외 (1986), 『지역의료보험 시범사업 종합평가 및 재정안정화방안』, 한국인구보건연구원.
이태열 (2019), 실손의료보험제도 현황과 평가, 실손의료보험제도 현황과 개선방안 정책세미나, 보험연구원, 9월 5일.
차흥봉 (1997), 의료보험제도의 통합방안, 국회보건복지위원회, 1월 28일(미발간).
한국경제 60년사 편찬위원회 (2010), 『한국경제60년사』.
한국보건개발연구원 (1980), 『보건시범사업 종합평가보고』, 1980년 12월 발간.
Green A (1992), *An Introduction to Health Planning in Developing Countries*, Oxford:

Oxford University Press.
Normand C and Weber A (1994), *Social Health Insurance-A Guide Book for Planning*, Geneva: WHO & ILO.
Sagan A and Thomson S eds. (2016), *Voluntary Health Insurance in Europe*, European Observatory in Health System and Policies, Copenhagen: WHO Europe.
WHO (2000), *The World Health Report 2000-Health Systems: Improving Performance*, Geneva: WHO.
http://www.hira.or.kr/main.do (2018.4.3. 및 2022.3.27. 열람)
http://www.kaphd.org/contents/history (2016.7.13. 열람)

제14장
의료개혁

제1절 의료개혁[1]의 필요성

1990년대 이후 의료분야의 세계적 추세는 의료개혁이었다. 건강보험을 실시하는 서유럽 국가 중 네덜란드와 독일이 2000년대 들어 개혁의 성과를 얻고 있다. 동유럽의 구 공산 국가들에서도 의료개혁이 중요한 정책과제가 되어 있다. 의료개혁은 의료서비스의 재정조달과 의료제공체계에 대한 개혁(reform of the financing and delivery of medical services)을 의미한다.

우리나라도 2000년 7월 의약분업과 건강보험통합이라는 일대 개혁조치를 취하여 의료체계의 형평성과 효율성을 제고하고자 하였다. 두 가지 개혁정책 가운데 건강보험통합은 세계적인 통합 방향과는 다르게 우리 식으로 추진함에 따라 당초 추구하였던 목적 달성에 실패하였을 뿐만 아니라 국민에게 큰 부담을 주고 의료비 증가를 가속화시켜 건강보험의 지속가능성을 위협하고 있다. 의약분업은 의(醫)와 약(藥)의 분리 제공을 통한 의약품 오남용 방지라는 목표에 집중하였더라면 성과를 거두었을 것인데, 약제비 절감, 알권리 및 의약서비스 향상, 제약산업 발전 및 유통구조 개선과 같이 너무 많은 목표를 설정하는 과욕을 보여 보험재정 파탄을 일으키면서 성과가 제한된 부작용을 보였다[2].

의료개혁의 목표로 전통적인 형평과 효율에서 나아가 WHO(2000)에서는 건강, 반응

---

1) 의료보장국가에서의 의료보장제도에 대한 개혁은 의료개혁과 같은 의미이기 때문에 의료보장개혁이라는 용어를 사용하지 않고 의료개혁이라는 용어를 사용하였다.

2) 의약분업에 대한 평가는 이규식과 김정덕(2012), 그리고 건강보험통합에 대한 평가는 이규식(2012)에 상세히 기술되어 있다.

성, 공정한 재정을 제시하고 있다. 그리고 의료체계의 효율적 작동을 위하여 전략적 구매(strategic purchasing)를 통한 경쟁이라는 스튜어드십/거버넌스의 새로운 틀을 제시하고 있다. 이제 우리나라도 새로운 시각에서 의료개혁을 해야 할 필요성이 있음을 살펴보기로 한다.

1. 건강보험의료의 이념적 성격 정립과 개혁

우리나라는 1977년 사회의료보험을 도입한 이후 지금까지 건강보험의료의 이념적 성격에 대하여 고민한 적이 없다. 의료는 의료보장제도가 도입되기 이전에는 일반적인 상품과 같이 취급되어 시장에서 성립되는 가격을 토대로 소비자에게 배분되었다. 그런데 의료가 기본권으로 전국민이 의료보장을 받게 되면 제1장 제2절에서 설명한 바와 같이 소비자 시장이 없어지기 때문에 소비자인 환자는 구매자 기능을 할 수 없다. 따라서 이때는 보험자가 구매자가 되고 환자는 이용자 기능만 하게 된다.

그런데 우리나라는 경제성장으로 여유가 생겼으니 국민에게 시혜적 차원에서 전국민의료보험을 실시한다는 정도로만 생각하다 보니, 의료보장제도의 도입이 의료서비스 배분을 위한 의료시장에 미치는 영향은 다만 의료이용도가 그 전보다 조금 증가할 것이라는 안이한 생각으로 대처하게 되었다. 그러다 보니 의료서비스의 배분을 환자의 수요를 토대로 하는 시장에 맡겼고 그 결과 서비스 이용에서 도덕적 해이로 인한 과다이용이 누적되어 보험의료비가 급증함에 따라 이제는 건강보험제도의 지속가능성을 위협하는 위험한 수준에 이르고 있다. 의료서비스 배분을 위한 소비자 시장이 없으면 서비스 배분은 수요가 아니라 필요도를 기준으로 배급(rationing)하여야 한다. 따라서 의료보장시대에는 의료의 이념을 기본권 보장에 맞추어 설정하는 것이 중요하며 또한 필요도가 서비스 배분을 위한 기준이 된다는 점을 명심해야 한다. 필요도를 충족시키기 위해서는 거기에 합당한 공급능력이 갖추어져야 하기 때문에 의료계획은 필수적이다.

보험급여의 일반적인 원칙은 임상적으로 안전하고 유효한 서비스는 모두 급여로 포함하는 포괄성이다. 그런데 포괄성을 수요를 토대로 보장하려면 엄청난 재정이 필요하다. 그러나 필요도 접근을 통하여 포괄성을 유지하려면 서유럽 국가들과 같이 정부나 보험자가 먼저 필요도를 정하고 우선순위를 설정(priority setting)하는 등의 정책이 필요하다. 그리고 필요도 충족을 위해서는 의료계획을 통한 공급능력(capacity)이 확보되어야 하고, 의료이용은 계층적 지역주의 모형(hierarchical regionalism)을 토대로 단계적으로 할 수 있도록 관리되어야 한다. 우리나라는 포괄성만 생각하고 필요도는 감안하지 않은 상태에서 보험급여를 확대하려다 보니 의료이용량이 증가하여 보험재정만 늘어나고 보장성은 높아지지 않는 문제가 있다. 서유럽 국가들이 우리보다 보장률은 높지만 의료이용률이 낮고, 고가장비를 통한 서비스 제공이 제한된다는 사실은 필요도와 우선순위를 설정하고, 의료계획을 통한 공급과 의료이용의 관리가 있기 때문이라는 점을 생각하여야 한다(이규식, 2021).

특히 의료보장제도가 도입되면 의료의 사회화가 된다는 점을 명심하여야 한다. 미국이 1935년 「사회보장법」을 제정하면서 의료보장을 포함시키려 하였으나, 미국 의사회가 의료의 사회화가 된다는 반대에 부닥쳐 좌절되었음을 상기할 필요가 있다. 건강보험의료의 이념적 성격을 정립하고 수요가 아닌 필요도 접근과 함께 의료계획을 통한 합리적인 정책의 수립을 위하여 지금까지와는 전혀 다른 새로운 패러다임이 요구된다.

2. 국민의 건강 향상과 개혁

건강 향상을 위한 의료서비스의 효율적 생산과 합리적 배분에 많은 사람들이 관심을 갖는다. 의료서비스를 효율적으로 생산하기 위해서는 의료인력, 시설, 장비, 의약품 등 관련 분야의 효율성이 동시에 이루어져야 하기 때문에 의료서비스의 효율화란 매우 어려운 과제이다. 또한 의료서비스는 소비자가 만족할 수준의 질과 안전성이 보장되어야 하며 이를 위한 재정의 공정한 조달이 이루어져야 한다.

의료서비스를 효율적으로 생산한다고 해서 건강수준이 향상된다고 말하기는 어렵다(Feldstein, 2005). 그 이유는 건강이 의료서비스에 의해서만 결정되는 것이 아니라, 다른 요인들에 의해서도 결정되기 때문이다. 그럼에도 불구하고 대부분의 국가에서는 건강수준을 향상시킬 적극적인 정책을 사용하기 보다는 의료서비스의 재정조달과 제공체계에 더 많은 노력을 기울이고 있는 것이 현실이다.

따라서 향후 의료개혁의 가장 주된 과제는 의료서비스의 효율적 생산과 함께 국민들의 건강수준을 향상시킬 수 있는 정책에 초점을 둔 새로운 패러다임이라 하겠다. 우리나라는 1977년 사회의료보험제도가 도입된 이후 국민들의 의료이용이 꾸준히 증가하여 2020년 기준으로 외래이용은 세계 1위가 되었고 입원은 세계 2위 국가[3])가 되었다. 그리고 의료이용의 증가가 소득계층이나 지역의 구분 없이 이루어져 의료이용 측면에서 형평성은 달성되었다고 볼 수 있다.

그런데 지역별 기대여명을 보면 대도시지역과 농촌지역 간에 격차가 크고 같은 지역 내에서도 소득수준에 따라 큰 격차가 있음을 볼 수 있다(이규식, 2018). 즉, 기대수명과 의료이용의 형평성은 상반되는 결과로, 의료이용에서 지역 및 소득계층 간에 차이가 없으나 건강격차는 지역 및 소득계층에 따라 크게 나타나고 있다.

이러한 사실은 우리나라 보건정책 패러다임이 건강수준의 향상을 의료이용을 통하여 달성하고자 한데 있기 때문이라 하겠다. 따라서 국가 보건정책의 패러다임을 의료이용보다 건강을 향상시킬 수 있는 방향으로 전환을 위한 개혁이 요구된다.

3. 건강보험 스튜어드십 정립과 개혁

우리나라는 지금까지 건강보험제도의 스튜어드십에 관하여 고민한 적이 없다. 다만 2000년 7월 건강보험의 관리조직을 분산된 조합에서 단일의 건보공단으로 통합한 관리 구조의 개혁만 있었다.

스튜어드십에 대한 고민이 없다 보니 건강보험의 비전과 목표 설정이 뚜렷하지 못하고, 장기적 계획도 없는 문제가 있다. 지금까지 건강보험의 비전이나 목표는 단지 보장성 강화를 내세우면서 재정의 안정성이란 다소 상충되는 목표를 설정하였다. 장기 계획도 보장성을 몇 %까지 높이느냐를 놓고 보험료 인상과 비급여의 급여화에 초점을 두었다. 건강보험에서 건강 향상이 목표로 제시되지 않음에 따라 의료이용의 형평성은 달성하였지만 건강형평성은 달성하지 못하고 있음은 앞에서 이미 언급하였다. 그리고 서유럽 국가들은 의료개혁에서 반응성 제고를 강조[4]하는 가운데 환자의 권한이라든가, 의료의 질, 환자 안전 등의 정책에 상당한 비중을 두고 있지만 우리는 반응성이란 용어 자체를 의료

---

3) 병원입원 전체로 할 때는 세계 2위이고, 급성기 진료에 한정할 경우, 일본, 포르투갈에 이어 3위에 있다.

4) 유럽 각국이 의료개혁에서 반응성을 강조하게 된 것은 서비스 배분이 시장에서 이루어진다면 시장에서 공급자가 살아남기 위해서는 소비자의 기호나 소비자의 취향 등의 우선적 가치로 하여야 한다. 그런데 의료보장제도가 서비스를 필요도를 토대로 배급하기 때문에 공급자가 소비자를 고려할 필요가 없어진다. 이와 같은 의료배급제에 따른 문제점을 극복하기 위하여 보험자(구매자)가 시장을 대신하여 소비자의 권익을 위시한 반응성 제고라는 개혁에 노력하게 된다. 이와 같은 것들이 스튜어드십에서 다루어진다(이규식, 2021).

정책에서 찾아볼 수 없다. 재정조달의 공정성 목표는 보험료 부과체계가 공평하게 설계되어야 하는데 이 문제 역시 목표에서 제외되고 있다. 재정의 공평성 가운데 재난적 의료비 부담은 유독 강조되고 있는 실정이다.

건강보험의 효율적인 거버넌스 구조가 될 수 있는 경쟁원리도 무시되고 있다. 이 문제는 재정을 하나로 통합하고 보험급여 관리마저 건보공단이라는 하나의 관리체계 속에 묶어두었으니 경쟁원리를 도입할 여지가 없다. 서유럽의 의료개혁에서 두드러진 형태는 재정은 중앙기금을 만들어 하나로 통합하였지만 재정관리(급여관리)는 다원화시킨 단일 기금–복수 구매자 형태의 거버넌스 구조를 만들어 형평과 효율을 동시에 추구하고 있었다. 형평은 단일 기금을 만들어 성취하고, 효율은 복수 구매자를 경쟁시킴으로써 달성할 수 있었다. 과거에는 구매자인 보험자는 공급자가 청구한 진료비를 단순히 심사하여 지불하였기 때문에 수동적인 구매자 역할에 그쳤고, 의료체계의 효율성 제고는 공급자 역할로 넘겨 보험자(혹은 정부)는 '명령과 통제'라는 전통적인 계층제 행정의 틀로 관리하였던 것이다. 그러나 서유럽 국가들의 개혁은 국민들에게 구매자를 선택할 수 있도록 거버넌스 구조를 만들어 구매자가 공급자들을 경쟁시켜 의료체계를 끌고 갈 수 있게 하는 전략적 구매행동을 할 수 있도록 만들었다. 이와 같은 전략적 구매는 새로운 스튜어드십으로 과거의 명령과 통제에 의한 관리방식이 아니라 계약과 경쟁을 통하여 의료체계의 효율성을 높일 수 있게 만들었다. 전략적 구매에서는 의료체계의 효율성 제고라는 책무를 공급자에게 떠넘기는 것이 아니라 구매자가 적극적으로 책임을 맡게 되는 것이다(WHO, 2000).

스튜어드십에서 고려해야 할 점은 규제에 관한 것이다. 규제란 정책을 집행하는데 영향력을 행사할 수 있는 수단으로 중요하다. 규제는 의료체계에 관여하는 모든 사람들의 행동을 다스리는 규정으로 인센티브와 역 인센티브를 통하여 관련자들이 모두 따르도록 하는데 그 역할이 있다. 무엇보다도 스튜어드십과 규제는 뗄 수 없는 관계라는 인식이 중요하다. 스튜어드십을 작동하는 중심 도구는 규제이며, 규제는 윤리성과 효율성을 전제하고 있다는 점을 상기할 필요가 있다. 우리나라는 규제에 대하여 합당한 이론을 정립하지 못한 까닭에 규제가 행정 편의적으로 이루어져 이해관계자(stakeholder)가 승복하지 못하는 문제도 있다.

건강보험제도를 새로운 패러다임으로 운영하기 위해서는 관리방식을 전통적인 관료적 행정체계를 버리고 새로운 공공행정(new public management, NPM) 방식인 스튜어드십으로 전환하는 개혁이 요구된다.

4. 건강보험통합과 의약분업 실패 극복을 위한 개혁

건강보험통합과 의약분업의 실패는 여러 가지 문제를 남겼다. 이를 구체적으로 열거하면 다음과 같다.

첫째, 2000년 개혁정책의 실패가 낳은 가장 큰 문제는 보험재정 지출의 급증이라 할 수 있다. 앞 장 [표 13-12]에서 본 바와 같이 2000년 10조 5,384억 원에서 2001년 14조 511억 원으로 1년 동안에 보험재정 지출이 무려 33.3%가 증가하였다. 그리고 보험급여비는 9조 321억 원에서 13조 2,447억 원으로 무려 46.6%가 증가하였다. 한 해 동안 보험재정이 33.3%, 보험급여비가 46.6% 증가하였다는 사실만으로도 건강보험통합과 의약분업은 실패한 개혁정책이다. 문제는 2001년 이후에도 보험재정의 지출 증가세가 멈추어지지 않고 있다는 사실이다. 즉, 2009년도에 보험재정 지출이 31조 원이던 것이 2020년에는 무려 75조 원으로 11년 동안에 거의 2.4배가 증가하여 서유럽이나 일본에서는 볼 수 없는 현상이 일어나고 있다.

둘째, 통합에 따른 조직의 관료화와 독점적 지위로 인한 관리의 비효율 문제이다. 통합 직후에 보험재정의 증가는 의약분업으로 불가피한 측면이 있다고 하더라도, 2001년 이후에도 재정증가가 멈추어지지 않는 것은 재정과 조직을 통합하여 관료화를 부채질함에 따른 비효율에 기인한다고 볼 수 있다. 1990년대 이후 서유럽 국가들의 건강보험 개혁을 보면 재정은 단일화하되, 사용은 분권화시켜 사용 조직들 간의 경쟁을 통하여 의료비를 효율적으로 관리하는 것이었다. 그런데 우리나라는 조직을 통합시켜 재정조달과 사용을 건보공단이라는 거대한 보험관료집단에 맡겨 관리의 효율성을 상실하게 만들었다[5].

셋째, 1998년 2월에 제정된 「국민건강보험법」에서 비급여를 허용한데다, 2001년 상대가치수가제도의 도입은 보험급여체계를 흔들게 됨에 따라 혼합진료가 뿌리내리는 계기가 되었다. 혼합진료의 허용이란 제2장에서 설명한 급여 제공의 포괄성 원칙을 위배할 뿐만 아니라 의료의 영리화라는 문제를 야기한다. 비급여는 의료기관이 가격을 자율로 책정할 수 있어 진료비 증가를 부채질하고, 의료의 영리화를 야기시키는 중요한 요인이 되고 있다[6].

---

5) 이 문제는 이미 이규식(2012)의 건강보험통합평가에서 지적하였다.

6) 임의비급여제도는 진료비 증가의 요인이 되고 환자들의 본인부담을 과중시킨다고 판단하여 2007년 7월 25일 「보건복지부령」 제408호에 의거 요양급여기준을 개정하여 임의비급여를 전면적으로

넷째, 급여구조를 변화시키고, 진료권을 폐지하여 대도시로 환자가 몰리면서, 수도권 병원의 비대화가 심각해지고 있다. 다행히 선택진료는 폐지시켰지만 상급병실제도와 비급여 제공 등으로 대형병원이 유리한 측면이 있었는데, 통합 이후 진찰료 차등화가 추가되어 대형병원이 더 유리하도록 만들었다. 특히 통합 이후 공식적으로 용인된 비급여제도는 대형병원들이 거대 자본력으로 신의료기술을 빠르게 도입할 수 있도록 하였다. 그러한 상황에서 진료권의 붕괴에 따른 환자의 수도권 집중은 수도권의 대형병원들로 하여금 환자를 수용하기 위하여 제2, 제3의 병원을 건립하는 등으로 성장에 집중할 기회를 제공하게 되었다. 수도권의 대학병원들은 국립대학병원인 서울대병원이 분당의 제2병원에 이어 시흥에 제3병원을 추진하고 있고, 세브란스병원은 강남병원에 이어 용인에 제3병원을 갖고 있으며, 인천 송도에 제4병원을 짓고 있다. 고려대병원은 구로병원에 이어 안산에 제3병원을 갖고 있으며, 이어 과천 및 남양주에 새로운 제4, 제5병원을 추진하고 있다. 가톨릭대병원은 여의도에 이어 의정부, 은평구, 인천에 이르기까지 5개의 병원 집단을 형성하고 있다. 한양대병원은 구리에 제2병원이 있으며, 경희대병원은 강동지역에 제2병원이 있다. 아산병원은 인천 청라지구에 제2병원 건립을 추진하고 있다.

수도권지역의 대학병원들이 제2, 제3의 병원을 짓게 됨에 따라 병상수가 증가하지만, 의료계획이 없으니 보건복지부는 수도권 지역의 적정 병상수의 여부도 알지 못하고 있다. 의과대학 입학 정원은 2003년의 3,058명이 현재까지 고정되어 있어 증설하는 병상수를 따라 가기 어렵게 되어 있다. 특히 수도권 대형병원들은 필요인력을 먼저 확보하다보니, 지방에 갈 의사들이 모자라 지방의 의사부족 문제는 심각해지고 있다.

건강보험통합에 따른 이러한 문제를 단순하게 의사부족에 원인이 있다고 판단한 윤석열 정부는 의과대 입학 정원의 65.4%나 되는 2,000명을 2025년도에 증원시키겠다는 조치를 취하다, 이에 반발하는 의과대학생 및 전공의의 전면 파업으로 중대한 의료위기를 맞게 되었다. 이와 같은 문제는 의료계획의 부재가 낳은 문제로 의료개혁이 왜 필요한지를 말하고 있다.

5. 인구고령화와 개혁

노인인구는 건강의 허약으로 젊은 인구에 비하여 더 많은 의료비를 사용하게 된다. [표

불허하여 불법 진료로 함에 따라 2007년 말로 사라졌다.

14-1]에서 노인인구 비율과 노인들이 사용하는 의료비 지출의 비율을 보면 시간이 지날수록 노인인구가 사용하는 의료비의 비중이 높아짐을 알 수 있다. 2000년만 해도 노인인구 비중은 6.9%였으며, 노인들이 사용하는 의료비 비중은 17.5%로 노인인구 대비 의료비 비중이 약 2.5배였으나, 2015년에는 3.0배로 그 배율이 증가하였다. 2020년에는 비율이 2.7배로 떨어졌으나 노인의료비가 42.3%나 되어 노인의료비의 심각성은 더욱 높아지고 있다. 따라서 노인의료비를 줄일 수 있는 대안을 찾지 않는다면 후 세대는 노인의료비 문제로 고통을 받거나 건강보험제도가 없어지는 우울한 사회가 될 것이다.

[표 14-1] 노인인구와 의료비 비율

(단위 : %)

구분	2000	2005	2010	2015	2020
노인인구비율	6.9	8.7	10.7	12.8	15.7
노인의료비 비율	17.5	24.4	32.4	37.8	42.3

주 : 노인인구비율은 연앙 인구임
출처 : 건보공단 통계연보

인구고령화로 재원을 부담할 젊은 인구층이 줄어들고 있어서 건강보험의 근본적인 개혁 없이는 건강보험제도의 지속가능성을 보장하기 어렵다. 특히, 현재의 재정조달구조를 보면 주로 젊은 인구층의 임금세(payroll tax) 중심의 보험료에 의존하고 있다. 건강보험의 보험료 수입 구조를 보면 약 80%를 직장가입자가 부담하는 것으로 되어 있다. 그리고 직장가입자의 약 80% 정도가 20~49세 층으로 구성되어 있어 건강보험이 젊은 근로자들의 임금소득에 의존하는 꼴이다. [표 14-2]에서 장래 인구구조를 보면 의료비를 많이 사용하는 65세 이상의 노인인구 비중은 매년 증가하고 있는 반면에 보험료를 부담할 20~

[표 14-2] 인구구조 변화 추계

연도	0~14세 (A)	15~64세 (B)	65세 이상 (C)	20~49 (D)	D/C(명)	B/C(명)
2015	13.8	73.4	12.8	45.7	3.6	5.7
2020	12.6	71.7	15.6	43.0	2.8	4.6
2025	12.1	68.0	20.0	38.7	1.9	3.4
2030	11.5	64.0	24.5	36.1	1.5	2.6
2040	10.8	56.4	32.8	31.5	1.0	1.7

출처 : 통계청(2016), 장래인구추계

49세 인구 층의 비중은 감소하는 문제가 있다. 2040년이 되면 20~49세 층 인구와 65세 이상 인구의 비중이 거의 비슷하여 현재의 임금기준 보험료에 안주한다면 약 20년 후에는 건강보험제도 없이 살아가야 할 암담한 시대가 될 것이다.

6. 자본주의 변화에 대응하는 개혁

자본주의의 변화에 따라 서유럽 국가들은 끊임없이 의료보장제도를 변화시켜 왔다. 그런데 우리나라는 1950년대 서유럽에서 복지국가를 형성하는 과정에서 고안된 틀을 그대로 사용하여 오늘날과 같이 의료기술이 급격히 발전하고 인구가 고령화되는 사회에는 잘 맞지 않는 문제가 있다.

서유럽 국가들에서는 인구고령화가 본격화되고 경제의 황금시기가 끝나자 제2차 세계대전 직후에 고안된 의료보장제도에 대하여 개혁을 시작하여 관리된 경쟁 이론이 등장하고 이를 실천하기 위한 구체적인 방안으로써 전략적 구매가 등장하였다. 그리고 개혁의 목표를 형평과 효율성의 추구라는 단순한 목표에서 한 단계 더 나아가 건강, 소비자 반응성, 재정조달의 공정성에 두었다. 급성질병의 치료에서 만성질병 관리의 시대로 진입함에 따라 건강관리에서 의료의 역할이 축소되었다. 그리고 건강관리에 새로운 패러다임이 등장하여 신공중보건으로서의 건강증진의 중요성이 강조되고 만성질병 관리를 위하여 통합의료, 질병관리 프로그램(DMPs)과 같은 다양한 접근전략이 대두되었다. 그 뿐만 아니라 증가하는 의료비를 통제하기 위하여 1990년대에 의료의 구매이론이 대두되었고, 커뮤니티 케어를 개발함에 따라 병상 수의 감축이 이루어져 국민들에게 불편함을 견디어 낼 것을 요구하고 있다.

우리나라도 1980년대 서유럽 국가들이 겪었던 문제들에 직면하고 있어 건강보험제도를 개혁하여 새로운 대안을 마련하지 못하면 의료체계의 지속가능성을 담보할 수 없다. 의료기술의 빠른 발전은 의료비 지출을 가속적으로 증가시키고 있다. 특히 민간 자원 중심의 의료공급 구조와 혼합진료를 인정하는 급여구조가 어우러져 신의료기술이 급속적으로 확산되고 보험재정이 빠르게 증가하여 건강보험제도를 위협하고 있다.

의료비의 빠른 증가로 보험료를 올려도 건강보험의 보장률이 높아지지 않는 문제도 생기고 있다. [표 14-3]에서 건강보험의 보험료율은 2004~2020년 사이에 58.4% 인상하였는데 보장률은 6.5%의 향상에 그치고 있다는 것이 제도가 위기에 처한 징표라 하겠다.

[표 14-3] 건강보험의 보장률과 보험료 비교 (단위 : %)

	2004	2006	2008	2010	2012	2014	2016	2018	2020
보장률	61.3	64.5	62.6	63.6	62.5	63.2	62.6	63.8	65.3
근로자 보험료율	4.21	4.48	5.08	5.33	5.80	5.99	6.12	6.46	6.67

주 : 보장률 = 건강보험부담/(건강보험부담+법정본인부담+비급여본인부담)
환자 의료비 부담실태조사가 2004년부터 이루어졌음
출처 : 건보공단 환자 의료비 부담 실태조사 및 건강보험통계연보

7. 정책방향 설정과 의료계획

의료보장제도가 도입되면 환자는 의료구매자가 아니라 단순한 이용자가 되며, 의료의 구매자는 보험자가 된다. 의료보장제도가 도입되면 필요도 접근을 통하여 의료이용을 관리하여야 한다. 필요도 접근을 위해서는 공급자 조직의 위계화와 그에 상응하는 계획이 요구된다.

대부분의 의료보장 국가는 의료계획을 수립하여 의료이용에 대한 적절한 통제와 함께 의료이용에 부합하는 인력계획과 시설계획을 수립한다. 의료이용에 대한 통제는 보험에서 진료일수 제한으로 나타난다. 미국과 같은 국가도 Medicare나 Medicaid는 입원일수를 우선 150일로 제한하는 등의 조치를 취하였다(이규식, 2015a). 또한 일정기간 입원을 하였는데도 임상적으로 개선이 없으면, 병원에서 가정으로 돌려보내 지역사회 자원을 이용한 홈 케어(혹은 커뮤니티 케어)와 같은 서비스로 대처하도록 하여 국민들의 의료비 부담을 경감시키려 노력한다. 그리고 완치가 되지 않은 만성질병으로 입원하는 것을 방지하기 위하여 미국은 물론 독일과 같은 서유럽 국가들도 AEP(appropriateness evaluation protocol)나 ACSC(ambulatory care sensitive conditions)와 같은 평가도구를 개발하여 급성질병이 아니면 입원을 제한하는 조치를 취하기도 한다(신의철 외, 2016). 북유럽의 덴마크나 스웨덴과 같은 국가는 이미 1980년대부터 만성질병으로 입원하는 것은 특별한 경우가 아니면 제한하였다. 그 대신 가정에서 의료와 돌봄서비스를 통합적으로 제공하기 위하여 지역사회를 기반으로 하는 커뮤니티 케어를 개발하였다(이규식 외, 2019). 이와 같은 방식으로 병원 입원을 지역사회에서 수행하기 때문에 2020년 기준으로 덴마크, 스웨덴, 노르웨이, 핀란드 등은 인구 1,000명당 급성기 병상 수가 우리나라의 1/3~1/2 수준에 불과하다(보건복지부, 한국보건사회연구원, 2022).

따라서 우리나라도 필요도 접근으로 패러다임을 바꾸고 의료계획을 수립하여 필요도를 뒷받침하기 위한 개혁이 필요하다. 그리고 의료개혁을 통하여 현재 병원 중심으로 되어 있는 의료공급체계를 지역사회 기반으로 하는 체계로 바꿀 수 있는 장기적인 방향 정립이 필요하다.

8. 영리적 의료 공급행태 불식과 개혁

건강보험제도에서 제공하는 의료는 기본권 개념으로 접근해야 하며, 그렇게 되면 의료의 영리적인 공급행태는 생각하기 어렵다. 특히 우리나라는 모든 의료기관이나 약국 등을 건강보험의 요양기관으로 당연 지정하고 있기 때문에 영리적 의료 공급행태는 상상할 수 없다. 그러나 실제 의료의 영리적 행태는 지나칠 정도가 되어 있다. 의료가 영리적 행태를 띠게 된 데는 건강보험제도를 도입하면서 건강보험의료의 이념을 제대로 설정하지 못하였기 때문이다.

건강보험을 시혜적 차원으로 도입함에 따라 건강보험에서 제공하는 의료의 가격을 비현실적으로 낮게 책정하여 의료기관의 정상적 경영을 어렵게 하였다[7]. 그러나 2000년 7월 의약분업을 도입할 때 의료계의 강력한 반발에 부닥쳐 몇 차례의 수가인상[8]을 통하여 많이 현실화되었다. 그리고 앞에서 언급한 바와 같이 「국민건강보험법」 제정을 통하여 비급여를 허용함에 따라 의료기관들은 민간이냐 공공이냐 구분 없이 어느 결에 영리적 공급행태에 젖어 들게 되었다.

전국민건강보험이 달성된 이후에라도 건강보험의료의 이념을 제대로 정립하여 건강보험 서비스에서 포괄성 원칙과 함께 필요도 접근을 하고 의료계획을 수립하였더라면 의료공급에서 영리적 행태를 보이기 어려웠을 것이다. 그런데 전국민건강보험을 달성하고도 여전히 과거와 같은 정책을 답습함에 따라 의료기관은 영리적 행태를 버리지 못하고 오

---

7) 1977년 건강보험제도를 도입 당시의 저보험료 정책이 저수가를 낳게 한 직접적인 원인이지만, 의료기관에 비현실적인 수가를 강요할 수 있었던 명분은 시혜적 정책이라는 좋은 명분에 따른 비자발적 협조의 강제화라 할 수 있겠다.

8) 1977년을 기준시점으로 의료수가와 소비자물가지수를 100.0으로 하여 증가율을 비교해보면, 1996년까지는 소비자물가지수가 높았으나, 그 이후에는 의료수가지수가 약간 높다가, 의약분업을 앞두고 의료수가를 인상하여 2000년 4월의 의료수가지수는 594.70, 소비자물가지수는 513.48이었다. 4월에 뒤이어 7월과 9월 그리고 2001년 1월로 이어지는 네 차례에 걸친 의료수가의 인상으로 2001년 1월의 의료수가지수는 740.57, 소비자물가지수는 546.82가 되어 의료수가지수가 높았다. 따라서 의약분업을 기점으로 저수가로 부르기는 어렵다.

히려 심화시켰다.

여기에 더하여 실손보험의 보급 확대는 의료기관의 도덕적 해이를 일반화시키고 있다. 의료기관들은 실손보험가입 환자들의 부담을 걱정할 필요가 없게 되어 비급여 서비스의 제공이나 고가장비를 이용한 의료서비스를 마음대로 제공할 수 있어 의료기관의 영리성을 부추기게 되었다. 이와 같은 영리적인 활동은 공공병원에서도 일반화되고 있다는 점에서 문제가 심각하다. 의료기관의 영리적 행태를 개혁하지 않고는 건강보험의 지속가능성을 보장하기 어려운 지경에 이르고 있다.

9. 보험료 부과체계의 모순과 개혁

건강보험통합과 관련한 가장 큰 문제는 보험재정을 하나로 사용하면서 보험료 부과를 단일화하지 못한 것이다. 재정을 통합하여 단일 재정을 조성하여 공동으로 사용하면서 보험료 부과방식은 직장근로자와 지역가입자 간에 다른 방법을 적용하는 것은 사회연대를 파괴하고 재정조달의 공정성을 해치는 것이다. 보험료 부과체계와 관련된 문제는 이미 제13장 제2절에서 상세하게 설명하였으니 여기서는 추가적 설명은 생략한다.

그런데 건강보험 이념의 하나인 사회연대와 관련하여 보험료 부과체계는 많은 문제를 간직하고 있다. 즉, 직장가입자의 보험료 부과의 상한선을 보면 보수월액보험료는 평균보험료의 30배, 소득월액보험료는 평균보험료의 15배 수준으로 매우 높다. 건강보험에서 보험료의 상한선이 이렇게 높다는 것은 사회연대를 넘어 부자에 대하여 징벌적 보험료 부과라는 인식을 주고 있다.

건강보험료 부과/징수에서 여러 가지 모순이 가입자들의 민원으로 표출된다. [표 14-4]에서 건강보험 가입자들의 민원현황을 보면 2020년 보험료 부과/징수와 관련하여 4천 5백만 건, 보험료 부과와 밀접하게 관련된 자격관리가 3천 3백만 건으로 합계 7천 8백만 건 이상의 민원이 제기되고 있다. 이와 같은 대량 민원은 건강보험 가입자의 반응성(responsiveness)을 떨어뜨리는 문제가 있다. 또한 대규모 민원처리를 위하여 건보공단 지사는 다른 업무를 제대로 하기 어려운 지경에 이르고 있어 제도의 비효율성 문제도 야기된다.

[표 14-4] 건강보험 민원내용 (단위 : 천건, %)

연도	계	자격관리	보험료부과/징수	보험급여	기타
2001	55,988 (100.0)	25,890 (46.2)	22,904 (42.9)	7,194 (12.9)	-
2008	54,560 (100.0)	22,533 (42.3)	19,212 (35.2)	4,801 (8.8)	8,020 (14.7)
2010	69,350 (100.0)	27,551 (39.7)	28,503 (41.1)	3,894 (5.6)	9,402 (13.6)
2012	71,167 (100.0)	27,426 (38.5)	30,205 (42.4)	4,456 (6.3)	9,080 (12.8)
2015	90,080 (100.0)	31,556 (35.0)	35,699 (39.6)	8,236 (9.1)	14,589 (16.2)
2020	103,583 (100.0)	33,022 (31.0)	44,622 (43.1)	7,713 (7.5)	18,166 (17.5)

주 : 2020년 부과징수에서는 징수업무에 민원이 많음. 기타는 건강지원, 장기요양 관련임
출처 : 건보공단, 내부자료

10. 미국형 의료체계의 답습

우리나라는 의료보장국가이기 때문에 의료의 소비자 시장이 존재할 수 없다. 따라서 의료의 소비자 시장을 인정하고 있는 미국의 의료체계나 의료정책을 답습하여 실시하는 것에 주의를 기울여야 한다. 그런데 우리나라에서 의료정책 분야에 종사하는 전문가들은 미국에서 석사나 박사학위를 받아 미국의 시장형 의료체계나 정책에 상당히 익숙하다. 그러다 보니 우리나라 전문가들 대부분이 의료의 소비자 시장이 존재하고 있는 미국 의료정책의 합리주의 접근법이나 신보수주의 접근법을 답습하려고 한다(이규식, 2024). 그러다 보니 의료보장제도는 규범적 접근에 의하여 사회연대나 인간의 기본권 보장을 위하여 도입된다는 개념이 없다. 그리고 의료보장제도의 도입으로 의료의 사회화가 이루어지는 점에 대한 인식도 없는 실정이다. 그 단적인 사례가 의료보장을 위한 의료가 공공재가 된다는 점에 대한 부인이다.

미국의 합리주의 접근법에 의한 의료정책은 의료를 경제재로 간주하고 다만 의료시장은 경쟁이 불완전하거나 시장실패가 적용되기 때문에 의료서비스 배분을 의료시장에 맡기되 정부 개입으로 시장의 문제를 보완할 수 있다고 믿고 있다. 의료보장제도는 Feldstein의 주장대로 의료가 기본권이라는 규범에 따라 강제가입을 법률로 뒷받침하며 의료서비

스 배분을 시장수요에 맡길 수 없다는 원칙에 따라 필요도(needs)를 토대로 배급하는 것이 핵심이다. 따라서 건강보험이 제공하는 의료는 공공재가 되기 때문에 공공의료를 별도로 정의하지 않는 것이다.

그런데 우리나라에서 정책을 다루는 관료나 정부 정책에 자문을 하는 전문가 그룹은 전국민을 커버하는 건강보험제도가 없는 미국의 정책 이념인 합리주의적 접근법을 벤치마킹하고 있으니 전국민을 의료보장제도로 커버하는 우리나라의 의료정책과는 정합성(整合性)이 떨어져 정책의 혼선이 일어나 우리가 직면하는 여러 가지 문제를 해결하는 열쇠(key)가 될 수 없음을 명심할 필요가 있다(이규식, 2024). 가장 큰 문제는 의료이용의 과다이다. 수용성을 넘는 의료이용은 공급체계에 과부하(過負荷)를 일으키는 문제가 있다.

정책수립가나 정책을 자문하는 전문가 집단이 보편적인 의료보장제도가 없는 국가의 의료에 대한 이념을 토대로 정책을 수립할 것이 아니라 소비자 시장이 없는 것을 전제로 하는 유럽의 의료정책을 토대로 하여야 현실과 정책의 정합성이 생겨 오늘날 우리나라 의료분야의 여러 가지 문제에 적절히 대응이 가능할 것이다. 예컨대 최근 논의되는 묶음형 지불제도(bundled payment)나 책임의료조직(Accountable Care Organizations, ACOs)의 도입을 강구하겠다는 것이 대표적 사례에 속한다. 묶음형 지불도 유럽에서는 하나의 만성질환을 관리하는 질병관리프로그램(DMPs)에 적용하는데 반하여 미국은 질병에 관련없이 병의 에피소드에 따른 묶음형 지불을 적용하고 있어 차이를 보이고 있다. 현재 우리나라 의료에서 발생하는 문제에 대한 근본적 처방은 규범적 접근이라는 유럽 의료보장국가들의 정책패러다임을 토대로 하는 전환이 중요하다.

제2절 의료개혁의 기본방향

1. 의료개혁의 기본원칙

의료개혁은 전통적인 개혁의 목표인 형평과 효율에서 한 단계 나아가 WHO가 2000년에 주장한 건강, 반응성, 공정한 재정조달을 추구하는데 목표를 두도록 한다. 반응성과 재정의 공정성은 전통적 목표인 형평과 효율을 모두 포괄하는 개념이다.

2. 건강보험 개혁의 기본 이념과 원칙의 확립

의료개혁에서 가장 핵심적으로 다루어야 할 점은 우리나라 건강보험제도 도입의 이념 설정이다. 현재와 같이 건강보험의료를 '공공성이 강한 사적재화'로 간주하고 공공의료를 공공의료기관이 생산하는 의료로 한정하여서는 어떠한 개혁도 성과를 거두지 못할 것이다. 서유럽 국가들은 제2차 세계대전 이후 국민의 기본권 보장이라는 이념을 토대로 건강보험제도를 전국민에게 적용하였다. 우리나라도 기본권 보장이라는 이념을 설정하지 않는다면 지금과 같은 수요접근이 지속될 것이다.

올바른 이념 설정이 없으면 의료계획도 수립하지 못할 것이며, 공급체계의 위계화와 같은 원칙을 확립하기도 어려워진다. 건강보험 역시 원칙 없이 운영되어 의료이용은 세계에서 가장 많이 하면서, 건강보험의 보장성은 항상 낮은 수준에 머물게 되는 문제가 생기고 의료의 영리화는 피할 길이 없을 것이다. 이와 같은 결과는 초고령사회를 지탱하기 어렵도록 의료비 부담을 높여 의료체계의 붕괴를 가져올 수도 있을 것이다.

3. 세계적인 개혁 추세의 반영

사회제도란 각 국가가 처한 여러 가지 경제·사회여건에 맞추어 적절하게 고안되어야 한다. 그러나 정책 틀을 만드는 기본원칙은 서로 공유하는 것이 제도의 효율성을 높이는데 기여한다. 특히, 세계화가 이루어질수록 사회제도도 서로 벤치마킹하여 유사성을 갖게 된다. 이미 1997년 Ham은 세계 각국의 의료개혁의 방향이 하나로 수렴되고 있다는 수렴가설(convergence hypothesis)을 제시하였다(이규식, 2007a). 또한 Busse, Schreyögg and Gericke(2006) 등이 2000년대의 세계 각국의 의료개혁을 살펴보니 보험재정의 조달은 중앙집중화하고 재정의 사용은 분권화하고 있음을 발견하였다.

질병금고로 분권화된 사회보험국가에서는 재정조달은 중앙집중화(중앙기금의 마련)를 통하여 형평성을 제고하고, 사용(서비스의 구매)은 분권화를 통하여 효율성과 책임성을 제고하고 있다. 특히 분권화에서 중요한 것은 구매자(보험급여 관리자)들을 경쟁시키는 전략적 구매라는 관리구조(스튜어드십 또는 거버넌스)를 택하고 있다는 점이다. [표 14-5]에서 서유럽 건강보험국가 8개국 가운데 6개 국가의 재정관리 현황을 제시하고 있는데, 오스트리아를 제외하고는 5개 국가가 중앙기금을 설치하여 재정을 단일화하고 이를 질병

[표 14-5] 사회의료보험의 중앙기금 및 분권화된 기금에 대한 배분방법

국가	징수 및 기금운영	중앙 기금	구매자 기금	중앙기금 배분방법
오스트리아	개별질병금고의 독자적 운영	없음	21	개별기금에 대한 재정조정
벨기에	사회보장국 및 국민보험원에서 징수, 경쟁적 기금이 구매	1	7 (선택가능)	중앙기금의 30%를 재분배 (연금수급자, 장애인, 미망인, 연령, 성, 실업률, 소득, 사망률, 가계구성수 등을 감안)
프랑스	국립건강보험기금(CNAM)이 징수하여 적립, 비경쟁적 기금이 구매	1	3	연령, 성 등을 보정한 인구수별 배분 (일반기금이 인구의 85%를 커버)
독일	질병금고가 징수하여 중앙기금에 적립	1	202 (선택가능)	연령, 성, 장애 등을 보정한 인구수별 배분
룩셈부르크	질병금고연합회가 징수하여 적립, 비경쟁적 기금이 구매	1	9	중앙기금(건강보험기금연맹)이 일부 기금의 적자를 다른 기금의 잉여로 보전하는 위험기금보유
네덜란드	정부가 재정의 50% 징수, 중앙기금 운영	1	19 (선택가능)	연령, 성, 약제비, 질병군 등을 보정한 인구수별 배분

주 : 징수 및 기금 운영은 약간 수정함. 구매자를 선택할 권리를 부여한 국가의 구매자 수는 달라지고 있음. 예컨대 2020년 독일은 구매자가 105개로 줄어들었음.
출처 : Thomson, Foubister and Mossialos(2009)

금고에 배분하여 사용의 효율화를 기하고 있다.

[표 14-5]에서 제외된 국가는 이스라엘과 스위스인데, 먼저 이스라엘을 보면 질병금고가 4개에 불과하고 1개의 대형 질병금고가 국민의 55%를 커버하고 있어 중앙기금의 필요성을 느끼지 못하고 있다. 스위스는 주(canton) 단위로 철저히 분권화되어 있으며, 보험료는 주(canton)별로 1인당 정액의 community rating 방식으로 하되 연령을 감안하여 3단계 정액으로 부과하고 있어 중앙기금이 재정을 조정할 필요성을 느끼지 못하기 때문이다.

제3절 의료개혁의 내용

1. 의료계획의 수립

의료보장제도에서 필요도 접근은 시장 접근이 아니기 때문에 의료계획은 불가피하며 모든 의료보장국가들은 계획을 수립하고 있다.

1990년대 이후 전략적 구매에 의한 관리된 경쟁 모형이 등장하면서 계획의 필요성이 어느 정도 줄어들고는 있으나 여전히 의료보장 국가는 의료계획을 실시하고 있다. 그러나 우리나라는 지금까지 필요도 설정을 통한 의료계획을 한 적이 없다.

시장에 의존할 수 없는 건강보험 의료분야에서 계획이 없다 보니 의료정책이 지향할 목표도, 의료체계의 발전방향도, 국민의 건강을 향상시킬 공중보건의 발전방향도, 의료자원의 수급계획도 없는 상태가 되었다. 그리하여 OECD에 속한 거의 모든 국가들이 병상을 줄이는데 우리만 늘어나고 있고, 의료이용에서 임상적 개선효과가 없는 장기 입원은 엄격히 제한하는데 우리만 진료일수 제한을 철폐하는 등의 모순된 정책이 곳곳에서 나타나고 있다. 이와 같은 문제를 고치기 위한 의료개혁을 추진하기 위해서는 의료정책이 지향해야 할 목표는 무엇이며, 의료분야의 문제는 무엇이며, 장애요인(bottleneck)은 어느 부분에 있으며 이를 해결하기 위해서는 어떤 순서로 문제에 접근해야 할지 등을 포함한 장기적 계획이 반드시 수립되어야 할 것이다.

2. 치료위주에서 건강관리 및 건강증진 중심의 패러다임 전환

건강수준 향상에 의료가 기여하는 몫이 예상보다 적다는 것은 이미 잘 알려진 사실이다. 1969년 ALS 연구가 발표된 이후, 건강 결정에 의료서비스가 기여하는 정도가 10% 내외에 불과하다는 점이 널리 알려졌다(US Public Health Services, 1993; US Department of Health Services, 1995; McGinnis, 2002; Boufford, 2003)[9]. 의료서비스가 건강에 작용하는 영향력이 매우 적은데도 불구하고 우리나라를 비롯한 대부분 국가들이

9) 건강에 대한 의료서비스의 기여에 관한 내용은 필자의 저술(2018) 『보건의료정책(개정판)』 제3장에 상세하게 설명되어 있다.

보건/예방사업비를 경상의료비의 5%도 안 되게 사용하고 대부분을 의료서비스를 위하여 사용하고 있다[10].

향후 보건정책의 패러다임은 치료보다 질병을 원천적으로 예방할 수 있도록 공중보건과 건강증진을 지향하는 방향으로 이루어져야 한다. 이와 관련하여 정부가 수행하여야 할 역할은 다음과 같다(Torrens and Breslow, 2002).

첫째, 건강위해요인으로부터 국민을 보호하는 일이다. 건강보호는 주로 규제적인 성격이 강하기 때문에 정부가 하지 않으면 민간에서는 할 수 없는 특성이 있다.

둘째, 공중보건의 임무는 주민들이 건강해질 조건을 보장하는 것이다. 나아가 정부의 기능은 보건서비스의 필요도 사정(assessment), 정책의 개발(policy development), 그리고 정책의 보증(assurance)에 있다.

셋째, 건강증진과 관련하여 민간의 참여를 이끌어내는 전략을 마련하는 일이다. 정부는 계획을 수립하고 개인의 생활습관 변화를 유도하는 일과 같은 역할은 민간이 할 수 있어야 한다(Torrens and Breslow, 2002).

넷째, 정부는 예방이나 건강증진과 관련하여 인프라를 구축하여야 한다. 인프라에 속하는 것으로 공중보건이나 건강증진에 대한 법령의 정비, 전문인력의 양성, 정보체계나 조사체계를 구비하고 커뮤니케이션 향상과 감독기능 수행, 건강위해(감염병이나 기타) 요인에 대한 조사, 사업의 평가와 적절한 개입(intervention) 등을 들 수 있다(Gostin, Boufford and Martinez, 2004).

보건사업에서 가장 중요한 조직은 일선에서 주민을 상대하는 보건소이다. 보건소는 지역주민들의 건강상 문제를 파악하고 추진전략을 수립하며, 사업을 실천하고, 모니터링을 통하여 사업의 효율성을 제고하고 결과를 평가하는 기능을 수행해야 하는데 현재는 이 모든 분야의 기능이 취약하다. 따라서 공중보건을 강화하고 건강증진을 제대로 추진하기 위해서는 보건소의 개혁이 중요하다(이규식, 2007b). 보건소가 현재와 같이 진료업무에 치중하던 것을 주민의 건강관리에 전념할 수 있도록 하고 진료는 보건지소에서 전담하도록 개혁이 이루어져야 한다.

진료서비스에 대한 보건소의 자원 집중은 그만큼 다른 서비스의 제공에 대한 자원배분

---

10) 치료를 위한 의료비 사용이 생명 연장과는 거리가 있지만 삶의 질 향상을 위하여 지출하는 측면도 있다. 예컨대 고관절 수술, 백내장, 정신질환 치료에 대한 지출은 생명연장보다는 삶의 질과 관련된다(Figueras et al., 2004).

을 어렵게 하는 문제가 있다. 저소득층을 위한 진료서비스도 보건소가 담당할 것이 아니라 건강보험이나 의료급여제도의 급여구조를 개혁하거나 보건지소가 담당하도록 해결해야 한다.

보건소가 지역 단위로 주민들의 건강을 관리하고 건강증진사업의 중심적 위치를 갖기 위해서는 사업내용과 사업방식을 혁신하여야 한다. 사업내용으로는 공중보건과 건강증진에서 담당하고 있는 기존 업무에 추가하여 주민들의 생활안전 관리, 가정폭력의 예방과 같은 업무도 포함시켜야 한다. 그리고 세계화로 인한 변종 바이러스 확산이 감염병 관리의 중심이 되기 때문에 평소에 이러한 감염병에 대처하는 훈련도 중요하다. 사업방식에 있어서도 보건소는 전문인력의 부족을 외주방식으로 전환하여 대처할 수 있는 창조적 혁신이 필요하다. 건강보험에서 의료서비스를 건보공단이 직접 제공하는 것이 아니라 의료기관에 서비스 제공을 위탁한 것처럼 이제 보건소도 지역 내 자원을 활용하는 외주방식을 적극 모색하여야 한다. 그러기 위해서는 보건소는 보건사업 전반에 대하여 기획하고, 사업을 계약하고, 계약이 완료되면 사업의 성과를 평가하는 능력을 갖추도록 하여야 한다.

3. 의료체계의 효율성 제고를 위한 개혁

우리나라는 지금까지 건강보험의 보장성 제고에만 노력을 집중하여 왔다. 의료체계의 효율성이라는 주로 미시적인 효율성에 집착하여 민간의료기관의 경영효율성에 자족하여 왔다. 의료기관의 미시적 효율성도 중요하지만 거시적 효율의 중요성을 망각하여서는 안 될 것이다. 보험진료비의 급속한 증가로 인한 경상의료비 증가와 같은 문제는 거시적 효율성의 결여로 파생되는 문제인 것이다. 거시적 효율성을 제고하기 위한 정책들을 열거하면 다음과 같다.

1) 구매자 간의 경쟁 강화를 위한 전략적 구매의 실현

의료의 효율성 제고는 결코 정부의 획일적인 관리로는 달성할 수 없고 경쟁을 통하여 가능함을 인식하여야 한다. 경쟁도 일반 시장에서의 경쟁과는 다른 형태의 경쟁을 생각해야 한다. 의료서비스의 구매는 보험자가 담당하기 때문에 보험자(즉 구매자)를 경쟁시켜 효율성을 높일 수 있다. 이 과제는 이미 제6장에서 상세히 언급하였기 때문에 자세한 설명은 생략하기로 한다. 구매자 간의 경쟁이 없으면 공급자를 경쟁시킬 기전이 없기 때문에 의료체계의 효율성을 제고하기 위해서는 구매자간 경쟁이 필수적이고 이를 위해서는 구매자를 선택할 수 있는 시스템을 만드는 것이 중요하다.

2) 의료 제공방식의 재구성

우리나라의 상병구조는 만성질병 구조로 되어 있는데 의료공급체계는 급성기 질병에 적합한 구조로 되어 있어 의료비 관리의 효율성을 상실하는 문제가 있다. 만성질병의 경우 1차에서부터 3차에 이르는 서비스가 통합 제공(integrated care)될 필요가 있으나 공급자 하나, 하나가 독립되어 중복 검사나 중복 진료 등의 비효율성 문제가 있다.

의료의 효율성을 제고하기 위해서는 구매자(보험자)와 의료공급자 간의 계약을 통한 구매자와 공급자 간의 경쟁, 구매자 간의 경쟁, 그리고 공급자 간의 경쟁이 중요하다. 그런데 의료공급자가 보험자와 계약을 맺는데 보다 효율성을 유지하는 방법의 하나는 공급자단을 구성하는 것이다.

공급자단 구성의 한 가지 방법은 미국의 통합의료와 같이 하나의 조직이 1, 2, 3차 서비스를 동시에 제공하도록 조직 내에 일반의나 가정의, 병원, 종합병원 등을 포함하는 것이다. 이 방법은 자발적으로 환자의뢰체계를 갖추기 때문에 문지기 기능도 해결하며 의료의 효율성 제고에 기여할 수 있게 될 것이다.

또 다른 형태의 공급자단은 1차 의사를 중심으로 하여 방문간호사, 요양보호사, 물리치료사 등이 1차 의료 팀을 조직하는 것이다. 이 방안은 1차 의사가 문지기 기능도 수행하면서 의료와 돌봄서비스를 통합 제공할 수 있는 기전도 만들 수 있을 것이다. 이 방법은 만성질병을 갖는 노인들을 병원에 입원시키지 않고 지역사회에서 돌볼 수 있다는 이점이 있다. 이 방법은 북유럽 국가에서 지역사회 단위로 의료와 요양서비스를 통합 제공하는 커뮤니티 케어를 개발하여 병상 수를 줄이는 등의 효과를 나타내고 있어 고령사회를 대비할 수 있는 좋은 모델이 되고 있다. 우리나라는 보험급여 구조나 지불제도의 문제로 통합의료나 커뮤니티 케어의 개발이 쉽지 않다. 따라서 공급구조의 개혁이 가능하도록 건강보험의 급여 구조를 조정하고 지불방법도 바꾸어야 한다.

3) 1차 의료 강화 및 의료와 돌봄서비스의 통합제공

만성질병은 한 사람의 의사가 지속적으로 관리하고 필요한 서비스를 조정해 줄 단골의사가 필요하지만 이러한 인력의 결여로 서비스의 이용이 필요도를 초과하여 과잉 이용되는 경향이 있다. 우리나라의 인구구조나 상병구조를 볼 때 1차 의료를 강화하고 의료와 돌봄(요양)서비스를 지역사회에서 통합하여 제공함으로써 병원 의료를 대체하여야만 의료비의 절감이 가능해질 것이다. 정부가 추진하는 단골의사(주치의) 등록제와 같은 방법도 대안이 될 수 있지만 오늘날의 모형은 1차 의사가 단독 개원하여 주치의 기능을 하는 모형이 아니라 다양한 인력(전문의, 간호사, 물리치료사 등의 요법치료사, 영양사 등)이 참여하는 통합모형에서 1차 의사의 역할을 찾고 있다.

이 제도에서는 다양한 전문인력이 참여하며, 이러한 인력 가운데 중심적인 역할은 1차 의사가 하게 된다. 1차 의사의 역할은 질병 관리의 조정자(care coordinator) 기능과 함께 만성질병을 갖는 환자가 스스로 질병을 관리할 수 있게 교육시키는 기능도 한다. 1차 의사가 이와 같은 조정자 기능을 수행하기 위해서는 의과대학의 교육과 의사 훈련방법을 바꾸어야 한다.

4) 응급의료서비스의 합리적인 제공

의료서비스 공급에서 가장 기본적인 서비스가 응급의료인데 우리나라에서는 이 분야가 매우 취약한 문제가 있다. 응급의료서비스가 제대로 제공되지 못하는 이유는 응급의료를 다룰 전문인력의 부족, 응급의료의 수익성 문제, 그리고 응급의료의 제공체계(delivery system) 문제 등이 있다. 대형병원의 경우에는 응급실이 입원을 위한 대기실로 그치는 경우도 많다. 이러한 문제에 적절하게 대처하기 위해서는 의료체계 전반에 걸친 개혁이 필요하다.

이러한 개혁과제의 실천과 함께 응급의료를 전담할 적정 인력의 양성, 응급인력별 담당 서비스의 설정, 응급의료기관의 설립에 정부의 공공재정 투입 및 응급의료의 수익성 보장과 같은 조치가 따라야 한다. 응급의료는 그만큼 외부효과가 크기 때문에 이 분야만큼은 정부의 개입이 절실한 곳이다. 그리고 응급환자의 신고 및 이송이 체계화되어 신속하게 이루어지도록 응급의료 정보체계의 확립과 응급환자 분류체계와 임상진료지침과 같은 미시적인 측면도 준비해야 할 것이다.

5) 의료자원의 적정성 유지

의료자원 가운데 중요한 것이 병상과 의료인력이다. 우리나라의 급성기 병상은 과잉되어 있는데 인력은 부족한 현상이 나타나고 있다. [표 14-6]에서 2020년 기준으로 우리나라 인구 1,000명당 총 병상 수는 OECD 국가 중 가장 많다. 지금까지 병상 수에서는 일본이 우리나라보다 항상 많아 1990년의 경우 우리나라의 3배에 가까웠고 2018년만 하여도 우리나라 보다 많았는데, 그 동안 지역의료계획을 통한 병상 수 감축 정책이 효과를 나타내어 드디어 2020년에는 우리나라보다 적게 되었다. 우리나라의 병상 수는 세계 제1위임에도 불구하고 계속 증가함에 따라 의료비 증가를 부채질하는 요인이 되고 있다.

[표 14-6] 한국과 OECD 간 의료인력 비교(2020) (단위 : 명)

구 분		한국	OECD		
			평균	최소	최대
인구 1천명당	임상의사수	2.5	3.6	2.4(멕, 폴란드)	5.3(오스트리아)
	임상간호사수	7.9	9.4	2.9(멕시코)	18.0(스위스)
	총 병상 수	12.7	4.3	1.0(멕시코)	12.7(한국)

주 : 의사에는 한의사 포함, 간호사에는 간호조무사 등 포함.
출처 : 보건복지부, 한국보건사회연구원 (2022), OECD Health Statistics

한편 [표 14-6]에서 2020년 기준으로 의료인력을 OECD 국가와 비교하면 우리나라가 매우 적음을 알 수 있다. 즉, 인구 1,000명당 임상의사는 2.5명으로 OECD 국가 가운데 멕시코 다음으로 적은 숫자를 보이고 있다. 그리고 임상간호사도 인구 1,000명당 7.9명으로서 OECD 평균 9.4명에 비하여 모자라고 있다.

의료체계의 거시적 효율성 제고를 위해서는 의료자원의 적정 배치가 중요하다. 총 병상 수를 감축하는 정책과 함께 의사 및 간호인력의 증원이 필요하다. 병상 수의 감축을 위해서는 중소병원의 M&A를 법적으로 허용하는 등의 조치로 과잉병상의 퇴출구조 마련이 필요하다. 간호인력의 증원을 위해서는 유휴 간호인력을 적극 활용하는 정책이 필요하다. 또한 간호조무사의 재교육을 통한 활용책 등이 검토되어야 한다. 의사인력의 부족에 대해서는 의사보조 인력(physician assistants, PAs)의 양성이나 의과대학 입학생을 증원하는 과제를 검토하여야 한다.

6) 지역사회 중심의 통합서비스 제공체계 구축

의료기술의 발전과 같은 환경 변화는 의료체계의 발전에 지대한 영향을 미치고 있다. 의료기술이 발전하기 이전에는 의원(의사 사무실) 중심의 의료체계를 형성하였다. 20세기

초반에도 중산층 이상의 사람들은 병이 나면 집에서 의사의 왕진 진료를 받았다. 1920년대 이후부터 현대 의학이 발전함에 따라 점차 의료 공급자의 중심이 병원으로 이동하여 1950년대 이후 의료체계는 병원 중심으로 변화되었다. 병원 중심의 의료체계는 급성질병이 중심일 때 매우 효율적인 체계였다. 그러나 상병구조가 만성질병으로 바뀐 오늘날에는 병원 중심의 의료체계는 많은 비용을 요구한다.

특히 만성질병은 현재의 의료지식으로는 완치가 불가능하며, 복합만성질병(multi-morbidity)으로 발전하는 무서운 질병이 되고 있다. 현재의 병원 중심 의료체계는 단기간에 완치가 가능한 급성질병에 적합하다. 그리하여 만성질병 중심으로 상병구조가 바뀐 이후 미국이나 유럽 지역에서는 두 가지 방향으로 의료체계를 전환시키려고 노력하고 있다[11]. 그 방법은 앞의 의료 제공방식의 재구성에서 이미 언급하였기 때문에 여기서는 두 번째 방식인 북부 유럽 지역의 커뮤니티 케어를 중심으로 간략히 설명하기로 한다.

북유럽 국가들은 커뮤니티 케어(community care)를 개발하여 가정에 있는 고령환자들에게 의료와 돌봄서비스를 통합 제공하는 시스템을 운영하고 있다. 이 제도는 만성질병을 갖는 환자가 입원할 경우, 심각한 상황이 아니면 단기간에 퇴원시켜 가정에서 주치의 지도하에 방문간호사가 질병 관리를 하면서 홈 헬퍼(home helper)의 도움을 받아 환자의 어려움을 도와주도록 하고 있다. 커뮤니티 케어의 대상자가 되면 간호사와 홈 헬퍼가 중심이 되어 개인의 필요도를 사정(needs assessment)[12]하여 의료 및 돌봄서비스의 종류별 방문 횟수를 결정하게 된다. 의료서비스는 방문간호사가 환자 가정을 찾아 의료적 문제를 발견하면 즉시 주치의에게 연락을 취하여 처방을 받게 된다. 방문간호사는 의사의 처방에 따라 필요한 의료적 처치를 하는데 이러한 서비스 제공을 원격의료라 여긴다. 원격의료는 환자와 주치의 사이에 이루어지지만 환자가 의사가 사용하는 의료용어도 모르고 처방전을 받아도 어떻게 할지 모르기 때문에 방문간호사가 환자를 대신하여 주치의와 원격으로 소통을 하게 된다. 원격으로 연락하는 방법은 전화가 가장 주요 수단이며, 전화로 소통이 어려우면 스마트 폰으로 방문간호사가 환자 상태를 사진이나 동영상을 찍

---

11) 통합의료의 제공은 미국과 같이 1, 2, 3차 의료를 통합 제공하는 방법과 유럽과 같이 의료와 돌봄을 통합 제공하는 방법이 있다(Nolte and McKee, 2008; 이규식, 2018).

12) 여기에 언급하는 필요도 사정은 앞에서 설명한 공중보건사업에서 보건서비스의 필요도 사정과는 다르다. 공중보건사업에서 하는 필요도 사정은 지역사회가 필요한 보건사업의 우선순위를 정하기 위하여 단체를 대상으로 하는 사정이고, 커뮤니티 케어에서 하는 필요도 사정은 수혜 개인을 대상으로 하는 사정이다.

어 의사에게 보내어 의사의 처방을 받아 의료서비스를 제공한다. 만약 의사가 원격으로 정확하게 환자의 상태를 파악하기 어려우면 방문간호사에게 환자를 자신의 오피스로 오게 요청한다[13]. 가정에 있는 노인들의 건강상 문제는 거의 만성질병으로 방문간호사의 설명을 듣고 의사가 처방을 낼 수 있다. 북유럽의 덴마크, 스웨덴 등의 국가들은 커뮤니티 케어를 통하여 병원의 입원을 대체하기 때문에 병상 수가 우리나라의 1/5수준 정도에 불과하지만 큰 어려움이 없이 만성질병을 관리하고 있다. 덴마크는 커뮤니티 케어를 제공하기 위하여 지역사회단위로 Visitation이란 사무실을 운영하고 있다. 스웨덴은 보건소(primary health care center)에서 커뮤니티 케어를 담당한다(이규식 외, 2019).

우리나라도 커뮤니티 케어를 제공하기 위하여 2019년 1월부터 지역사회통합돌봄사업이라는 명칭으로 지자체에 대하여 선도사업을 공모하는 절차를 거쳐 8개 지자체를 선정하고 6월부터 사업을 시작하였다. 커뮤니티 케어를 실행하기 위해서는 의사와 방문간호사의 참여가 필수적이다. 그런데 간호사는 참여의사가 분명하지만 의사의 참여를 이끌어 낼 제도적 장치가 안 되어 있다. 의사의 지도감독을 매우 제한적으로 해석[14]함에 방문간호사가 환자 가정에서 제공할 수 있는 의료적 처치는 거의 없는 실정이다. 이와 같은 환경에서 커뮤니티 케어는 실행하기 어렵다. 현재 대부분의 지자체가 실시하고 있는 통합돌봄사업은 북유럽의 커뮤니티 케어와 전혀 다른 성격이 되어 병상 수 감축도 못하고 재가 노인들의 의료적 욕구도 제대로 해결하지 못하고 있다(이규식 외, 2019). 북유럽에서 실행되는 커뮤니티 케어와 같은 사업이 제대로 작동되기 위해서는 「의료법」의 개정이 절실히 필요하다.

7) 새로운 의료관리 방식의 도입

1990년대 이후 서유럽 각국에서는 의료체계의 성과(performance)를 제고하기 위하여 의료체계의 성과 측정(measurement of performance) 노력, 성과와 연계한 진료비 지

13) 북유럽 국가들도 의사의 시간비용이 높아 왕진진료는 생각도 못하고 있는 실정이다.

14) 유럽 국가들은 우리나라와 달리 의사의 처방이 있으면 방문간호사가 환자 가정에서 주사는 물론 마취가 필요하지 않은 간단한 수술과 같은 의료행위가 가능하다. 그러나 우리나라는 의사의 지도감독을 엄격히 해석하여 같은 공간(병원) 안에서 의사의 처방에 따라 하는 주사나 물리치료 같은 의료행위로 제한하고 있다. 따라서 병원 밖에서 방문간호사가 주사를 놓거나 물리치료사가 요법치료 등의 의료행위는 불법으로 간주되기 때문에 유럽과 같은 커뮤니티 케어의 제공이 불가능하다.

불(P4P), 의료의 질 관리를 위한 의료기관 인증제도 도입, 신의료기술의 도입을 신중하게 하도록 의료기술의 평가(technology assessment), 소비자들의 만족도와 관련된 반응성(responsiveness) 제고를 위한 노력을 하고 있다. 우리나라는 최근에 신의료기술의 평가와 의료기관 인증제도의 도입이 이루어졌으나 아직은 초보적인 단계를 벗어나지 못하고 있다. 의료체계의 성과를 향상시키기 위한 개혁이 다양한 방향에서 이루어져야 할 것이다.

4. 의료의 영리성 배제를 위한 개혁

건강보험의료에서 영리성 배제는 매우 중요하다. 민간자본에 의하여 설립된 의료기관이더라도 건강보험 환자를 보는 한 공공의료에 속하여, 정부가 보험의료의 관리만 잘하여도 의료기관이 의료서비스 제공을 통하여 영리를 얻을 수 없다. 건강보험의 원리는 보험에서 제공하는 급여서비스는 가격을 원가 기준으로 책정하여 민간이 설립한 의료기관이라도 보험급여만 제공해서는 초과이윤을 얻을 수 없도록 하는 것이다. 그런데 2000년 건강보험이 통합된 이후 어떤 이유인지 비급여가 공식적으로 인정되고 수가를 의료기관이 자율로 책정할 수 있게 되었다. 그렇다 보니 모든 의료기관이 비급여서비스를 제공하여 초과이윤을 획득할 수 있게 됨에 따라 영리 위주의 경영이 이루어질 수 있게 되었다(이규식, 2024). 공공의료기관도 민간의료기관과 경쟁에서 살아남기 위해서는 의사인력의 확보라든가, 고가의 신의료기술의 도입을 위한 재정확보를 위하여 영리를 생각하지 않을 수 없는 구조가 되어 있다.

따라서 의료의 영리성 배제는 민간의료기관 만이 아니라 공공의료기관에도 해당되는 개혁 과제에 속한다. 일각에서는 의료의 공익성을 높이기 위하여 공공병원의 확충을 주장하고 있다. 공공의료기관의 확충은 공공의료에 대한 개념이 오도되어 등장하였던 논리이다. 공공의료란 공공의료기관이 생산하는 의료가 아니라 공적재정으로 생산되는 의료(publicly funded health care)를 의미한다. 따라서 건강보험의료가 공공의료가 된다(이규식, 2013b, 2015b).

민간의료기관이 생존을 위하여 영리를 생각하고, 공공의료기관도 영리 위주의 진료행태를 통하여 병원이 수입을 높여야 이름난 의사를 구하여 민간병원과 경쟁에서 살아날 수 있다. 따라서 공공병원을 확충한다고 문제가 해결되는 것은 아니다. 의료기관이 영리

위주에서 벗어나기 위해서는 의료기관이 영리 중심으로 운영하게 된 원인부터 살펴볼 필요가 있다. 영리 중심 경영이 이루어진 원인은 보험급여서비스의 가격 구조에 기인하고 있다. 보험급여로 제공되는 의료에서 행위료에 대한 수가가 낮은데 비하여 영상검사료나 검체검사료는 수가가 높다. 그리고 보험급여에서 비급여가 법적으로 허용되어 있다. 의료기관으로서는 경영수지를 맞추기 위하여 비급여를 제공하고 상대적으로 수가가 유리한 검사를 많이 제공하도록 건강보험수가의 인센티브구조가 형성되어 있다. 따라서 의료의 영리성 배제를 위한 첫 번째 방법은 정부가 공공병원을 건립할 것이 아니라 건강보험의료의 이념을 제대로 정립하여 비급여를 없애고, 보험급여 수가구조에서 행위료와 검사료(영상 및 검체검사)의 상대가치에서 균형을 이루는 수가구조의 개혁을 함으로써 보험급여서비스만 제공하고도 병원 경영이 가능하도록 보장하는 정책이 중요하다.

두 번째 방안은 의료자본의 사회적 효율을 유지하는 방향으로 정책을 수립하는 것이 중요하다. 예컨대, 진료비지불에서 경상운영비는 행위별수가로 보상하고 자본비용은 별도의 방법으로 보상토록 하는 방안도 있다. 경상운영비는 인건비, 소모품비, 의약품비 등이 여기에 속하며 자본비용은 건물의 신·증축비, 장비의 구입비 등이 속한다. 인건비는 행위별수가로 보상함으로써 의료인들의 공급 의욕을 장려하여 공급의 효율성을 기하되, 자본비용은 정부나 보험자가 별도의 기준으로 보상함으로써 자원의 이중투자를 방지하고 불필요한 검사를 방지하는 효과를 거두어 효율성과 공공성을 동시에 얻을 수 있을 것이다.

세 번째 방법은 의료인력을 수련시키는 훈련비와 병원의 연구비를 건강보험수가와 분리시켜 별도로 보상하는 방법이다. 대부분의 서유럽 국가들의 사례를 보면 의사 훈련비용은 보험수가와 별도로 의료기관에 보조하고 있고, 연구비 역시 종합병원급 이상이면 별도로 지원하고 있다. 건강보험의료가 국민의 기본권 보장이라는 이념이 확립된다면 당연히 의사수련비와 연구비는 별도로 보조되어야 할 것이다.

네 번째 방법은 수많은 개인 병원들을 비영리법인으로 전환하는 방법이다. 개인 병원은 사실상 영리병원과 같다. 법인 병원이 되면 투자가 개인에 의하여 이루어지더라도 개인이 마음대로 처분하기 어렵고, 병원의 진료수입을 원장이 자유롭게 사용하기 어렵다. 개인 병원이 법인화를 꺼리는 것은 병원을 처분할 때 투자비용을 전혀 회수할 수 없는 것도 한 요인이다. 법인화 되더라도 투자비용의 일부를 초기 설립자가 회수할 수 있는 방안을 허용한다면 법인화가 쉬울 것이다.

5. 건강보험료 부과체계의 개혁

전국민이 동일한 보험재정을 사용함에 따라 건강보험의 사회연대성 원리를 실천하고 생애 소득재분배를 이루도록 하기 위해서는 보험료 부과체계가 모든 국민에게 동일해야 한다. 사회보험에서 사회연대를 기할 수 있는 방안은 능력을 기준으로 하는 소득기준보험료와 건강을 기준으로 하는 정액보험료 방식이 있다. 정액보험료 방식은 소득신고에 문제가 있을 경우 보완하는 방안에서 그쳐야지 정액부과를 기본으로 하는 것은 곤란하다.

소득을 기준으로 보험료를 부과하여 충분한 재정을 마련하기 어려울 경우, 소비를 기준으로 보충하는 방법으로 보험료를 부과하고, 필요시에 정액보험료로 보충하는 방안도 고려되어야 한다. 즉, 소득기준보험료가 우선적이며, 차선으로 소비를 기준으로 부가가치세 등을 활용하는 보험료를 부과하고, 차차선으로 정액보험료를 고려하여야 한다.

그리고 보험료 부과 단위에 대한 문제를 검토하여야 한다. 지금까지 보험료 부과에서 직장가입자는 세대 단위로 피부양자 제도를 두었고, 지역가입자도 보험료 부과를 할 때는 세대 기준으로 하는데 피부양자 제도를 인정하지 않아 개인 단위인지, 세대 단위인지 명확하지 않다. 보험료 부과를 소득 기준으로 하고 소비로 보완할 경우에는 당연히 개인 단위로 보험료를 부과 관리하여야 한다.

소득을 기준으로 보험료를 부과할 때 임금소득만 기준으로 한다면 앞에서 본 바와 같이 보험료 부과 원천이 적어 고령사회에서 건강보험제도가 붕괴될 우려가 생긴다. 따라서 지역가입자의 보험료 부과에 사용하는 종합소득을 기준으로 하여야 한다. 종합소득에는 사업소득, 근로소득, 연금소득, 금융소득 그리고 기타소득이 포함된다. 그리고 분리과세되는 일용근로소득도 부과대상이 되어야 한다. 퇴직소득과 양도소득은 소득발생이 일회적 성격이 짙어 보험료 부과대상 소득으로 하기 어려운 측면이 있다.

소득만을 기준으로 할 경우 지역가입자 가운데는 보험료를 전혀 내지 않는 무임승차자가 생길 수 있다. 이러한 무임승차를 방지하고 직장가입자와의 형평을 도모하기 위해서는 현재 직장가입자의 최저보험료와 유사하게 정액보험료를 부과하는 방안이 고려되어야 한다. 부과체계를 소득기준으로 통일한 경우 만약 재정이 부족해진다면 보완책으로 국고지원의 확충이나 소비를 기준으로 하는 추가적인 보험료 부과방안을 고려할 수 있다. 보험료를 소비세 기준으로 부과할 때의 이점과 문제점은 이미 제2장에서 설명하였다.

6. 건강보험 급여체계의 개혁

1) 건강보험 의료시장의 개혁

건강보험의 급여구조를 개혁하기 위해서는 건강보험 의료시장의 구조를 제대로 파악하여야 한다. 건강보험 의료시장에 소비자 시장은 없음을 인식하여야 한다. 그런데도 현재와 같이 이용자의 수요에 의료이용을 맡기면 가격에 무감각한 이용자의 도덕적 해이가 극심해져 의료이용이 높아지고 이로 인하여 보험재정이 감당할 수 없다. 우리나라의 본인부담률이 유럽 국가들에 비하여 훨씬 높은데도 불구하고 의료이용률이 세계에서 가장 높은 이유는 이용자의 수요에 의존하여 시장에서 거래가 되도록 방치하였기 때문이다. 따라서 건강보험제도에서는 수요접근을 하여서는 급여관리가 불가능해지고 유럽 국가들과 같은 높은 보장률도 불가능하다.

건강보험 의료시장은 필요도(needs)를 토대로 서비스를 배급해야 한다. 필요도 접근을 위해서는 필요도의 우선순위가 설정되어야 한다. 필요도의 우선순위에 따라 의료를 가장 효율적으로 충족시켜주기 위하여 공급자 조직의 위계화와 의료계획을 요구한다. 필요도 접근을 위해서는 제5장의 [그림 5-1]에서 설명한 바와 같이 공급자의 위계화와 환자의뢰체계(referral pathway)에 따르는 의료이용이 요구된다. 필요도의 우선순위에 따라 1차, 2차, 3차 의료가 정해진다. 그리고 공급자들도 공급능력이 가장 낮은 1차 의료기관에서부터 시작하여 공급능력에 따라 2차와 3차 의료기관을 정해 공급자의 위계적 체계를 갖춘다. 1차 의료기관에서는 초음파나 CT 검사와 같은 행위는 제공할 수 없고 1차 의료만 제공하도록 한다. 2차 의료기관에서는 1차 의료의 제공을 포함하여 초음파나 CT 검사와 같은 2차 의료행위를 제공할 수 있도록 한다. 3차 의료기관에서는 1차, 2차 의료는 물론 고도의 기술을 요하는 서비스까지 포함한 포괄적인 서비스를 제공할 수 있도록 하여 건강보험의 포괄성 원칙은 3차 의료기관에서 달성할 수 있도록 해야 한다. 의료이용을 이와 같이 체계화하여야 비급여가 없어지고 보장률을 80% 이상 높일 수 있다. 동시에 의료이용자의 도덕적 해이도 방지하고, 의료기관의 영리적 행태도 방지 가능하다.

건강보험 의료시장은 소비자 시장은 없으나 공급자 시장은 존재하여 구매자인 보험자와 공급자인 의료기관이 시장을 형성한다. 그리고 건강보험 의료의 가격은 구매자와 공급자 모두가 중요하기 때문에 협상을 통하여 결정한다. 구매자는 가급적 낮은 가격으로 서비스 구매를 원하고, 공급자는 가급적 높은 가격을 받고 서비스 공급을 원한다. 가격이 너무 높으면 보험재정이 압박을 받게 되며 보험료 인상이 필요해진다. 반면 가격이 너무 낮으면 의료공급자가 의료기관 경영에 어려움을 겪게 되고, 결과적으로 의료서비스의 질(환자 안전 포함)을 낮추는 문제가 생긴다. 따라서 보험의료의 가격은 구매자인 보험자와 공급자인 의료기관이 협상을 통하여 적정한 질을 보장할 수 있는 수준으로 결정하여야 한다. 지나치게 보험재정만 강조하게 되면 질 확보에는 문제가 생기게 된다.

구매자인 보험자와 공급자인 의료기관 간의 협상으로 가격을 책정하게 되면, 의료이용자인 국민들의 의견이 서비스 제공 과정에 반영될 길이 없어지는 문제가 생긴다. 의료이용자인 국민들의 의견이 서비스 제공 과정에 반영될 수 있는 길은 건강보험의 거번넌스 구조를 바꾸어 경쟁이 가능하도록 만들어야 한다. 거번넌스 구조는 독일이나 네덜란드와 같이 단일 재정-복수구매자 시스템으로 할 때 가능해진다. 우리나라는 단일 재정-단일 구매자 시스템을 유지하여 소비자의 의견이 반영될 길이 없다. 정부는 건정심에 소비자를 대표하는 시민단체 대표를 넣고 공익 위원을 넣으면, 소비자의 의견이 반영되는 것으로 알지만 그와 같은 장치로 일반 국민의 의사가 반영되기 어려워[15] 반응성을 높이기는 어렵다. 의료이용자로 하여금 구매자를 선택하도록 보험 관리구조를 고치고, 이용자로부터 선택을 받지 못하는 구매자는 퇴출시키도록 할 때 소비자의 의견이 반영되어 의료체계의 반응성이 높아진다. 그와 함께 소비자의 권익을 높일 수 있는 여러 가지 제도적 장치의 마련과 함께 건강보험의 스튜어드십에 근본적인 개혁을 하지 않으면 건강보험 의료시장의 구조적 문제는 해결이 불가능할 것이다.

이러한 문제는 건정심이라는 단일 기구로는 해결 불가능하다. 건강보험 스튜어드십의 근본적인 개혁을 위하여 건정심을 해체하고 독일의 G-BA와 같은 기구를 새로 조직할 필요가 있다. 이 기구에서 공급자 대표와 보험자 대표가 수가를 비롯한 중요한 보험관련 문제를 논의하고 협상을 할 수 있어야 한다. 이 기구에 여러 부서를 두어 필요도(needs)를 토대로 보험급여를 결정하는 과제, 비급여를 관리하는 문제, 의료서비스 간의 상대가치의 형평성 달성에 관한 과제, 급여서비스의 원가를 산정하여 수가 협상 자료를 산출하는 과제, 장기적인 의료계획이나 건강보험의 발전계획에 대한 과제, 의료의 질을 관리하는 과제 등의 업무를 관장하도록 해야 한다. 이렇게 할 때 현재 건보공단이나 심평원의

---

15) 우리나라의 시민단체나 소비자 단체는 대표성에 문제가 있다. 많은 시민단체 및 소비자 단체는 이러한 단체의 설립을 주도한 사람들이 대표자가 되어 임기도 없이 독단적으로 운영하고 있어 의료이용자의 의견을 대표한다고 보기는 어려움이 있다.

구조 개편과 함께 업무의 조정도 필요하다.

2) 급여관리 활동의 전개

보험자의 급여관리 활동으로 중요한 것이 만성질환에 대응하기 위한 질병관리 프로그램의 도입과 함께 건강보험 가입자들의 과잉 이용을 관리하는 일이다. 독일의 질병금고는 만성질환자들을 위한 질병관리 프로그램을 도입하여 의료비 관리에 성과를 얻고 있다.

우리는 보건소와 건보공단 지사가 협력하여 우리 나름의 질병관리 프로그램을 운영할 필요가 있다. 건보공단이 소유하고 있는 주민의 건강에 관한 정보를 토대로 주민을 건강위험도에 따라 분류하여 건강한 주민에게는 일반적인 건강행태를 유지하도록 교육하고, 만성질환 위험군에게는 그에 합당한 건강서비스를 제공하고, 만성질환자에게는 방문서비스를 제공하는 등의 맞춤형 서비스를 통하여 주민을 건강하게 관리해야 한다.

주민의 만성질환을 관리하려면 지역사회의 개업의사와의 협력이 필요하다. 만성질환자나 고위험군의 파악은 건보공단이 담당하고, 일반인에 대한 보건교육, 건강증진과 같은 업무는 보건소가, 만성질환 고위험군의 관리는 건보공단이 지역단위로 개업의사의 협력을 받아 관리하고, 만성질환에 이환된 사람은 지역의 개업의사에게 등록시켜 관리한다면 합리적인 의료이용이 이루어질 수 있을 것이다.

특히 만성질환의 관리를 북유럽 국가들과 같이 커뮤니티 케어로 할 경우, 방문간호사가 주치의 처방에 따라 제공 가능한 서비스를 명확히 하여야 한다.

제4절 건강보험의 스튜어드십 개혁

1. 서 론

우리나라는 1977년 건강보험제도를 도입한 이래, 건강보험의 관리에 대하여 고민한 적이 거의 없었다. 다만 일본의 의료보험 일원화 논쟁에 자극을 받아 1980년부터 건강보험을 통합하자는 주장이 제기되어 2000년 건강보험이 통합될 때까지 통합논쟁을 벌이다 다른 개혁은 거론조차 할 수 없었다. 우리가 통합논쟁을 벌이고 있을 때인 1990년대 서유럽의 건강보험국가들은 우리나라보다 규모가 작은 질병금고를 통하여 건강보험을 관리[16]하면서도 통합을 거론한 것이 아니라 중앙기금을 만들어 전국민연대를 강화하고 질병금고를 보험급여 관리자 역할을 부여하여 효율성을 높일 수 있도록 하였다.

서유럽의 건강보험을 택한 국가들은 1990년대 의료개혁을 통하여 ① 경쟁원리의 도입(1986년 네덜란드의 데커보고서), ② 스튜어드십에 대한 논의(1990년대 거버넌스에 대한 논의와 2008년 조지아 트비리시에서 개최된 제58차 유럽지역위원회의에서 Stewardship/governance를 논의), ③ 1996년 WHO는 류블랴나 헌장(Ljubljana Charter)을 통한 반응성에 대한 제안, ④ 2000년 WHO는 World Health Report 2000을 통하여 전략적 구매에 대한 제안 등을 통하여 다양한 개혁을 시도하였다.

이제 우리나라도 건강보험의 스튜어드십을 확립하여 경쟁원리의 도입, 전략적 구매, 반응성과 같은 내용이 담긴 개혁을 이루어 의료체계의 성과를 개선할 필요가 있다.

2. 비전 설정

우리나라 건강보험의 스튜어드십을 위해서는 다음과 같은 개혁 과제를 거론할 수 있다. 첫째는 건강보험의 비전을 설정하는 일이다. 스튜어드십에서 가장 으뜸가는 과제가 비전의 설정과 장기적인 전략 계획의 수립이다. 우리는 건강보험제도를 도입한 이래 지금까지 스튜어드십이라는 용어조차 사용하지 않았으니 비전이나 장기 계획은 존재할 수 없었다. 의료보장제도의 비전으로서는 UN이 추구하는 UHC(universal health coverage) 달성에 두고 UHC를 통하여 국민들의 건강향상과 행복 추구를 제시할 수 있다. 비록 UHC는 세계 어느 국가도 달성하지 못한 이상적인 모형이지만 UN의 결의를 통하여 전 세계 국가들의 지향하는 비전이 되고 있다[17]. 우리나라도 UHC를 비전으로 설정하는 것이 전혀 이상하지 않다. UHC를 비전으로 설정하기 위해서는 의료보장의 이념 정립이 중요하다. 의료보장의 이념을 제대로 정립하지 못할 경우, UHC를 왜 비전으로 설정하는지

16) 1998년 우리나라는 건강보험 조합수가 공교공단을 합하여 373개였던데 반하여 독일은 482개, 벨기에 109개, 네덜란드 29개로 우리나라보다 조합 당 적용인구 규모가 작으나, 프랑스는 17개로 우리나라보다 조합 당 적용인구 규모가 큰 특징이 있다(표 11-3 참고).

17) UHC와 UHIC(universal health insurance coverage)가 다르다는 점은 제9장에서 설명하였다. Universal Health Coverage를 위해서 전국민의료보장(UHIC)이 가장 중요한 과제이기는 하지만 전국민의료보장이 달성되었다고 UHC가 이루어졌다고 할 수는 없다.

설명하기 어려워진다. 의료보장을 시혜적 차원으로 여길 경우, 형편에 맞는 급여라는 저보험료, 저급여 구조가 타당하다는 주장이 제기되기도 하고, 반대로 포괄적 급여를 무상으로 보장해야 한다는 극단적인 주장이 제기될 수 있다. 기본권 보장이 이념으로 확고하게 자리매김을 할 경우, 건강보험의료는 필요도를 토대로 제공하는 공공재가 되고, 보장의 수준은 필요도를 어느 수준으로 정하느냐에 좌우된다. UHC 달성이라 하여 의료이용을 무한대로 허용하는 것이 아니라 필요도만큼 보장하는 것이 중요하다. 서유럽의 복지국가들이 우리나라에 비하여 의료이용도가 1/2~1/3 수준에 불과하다는 것은 필요도를 국가가 부담할 수 있는 수준으로 정하여 관리하기 때문이다.

둘째는 비전에 맞추어 의료보장의 목표 설정이 이루어져야 한다. UHC를 지향할 경우, 의료보장정책은 의료정책과 구분할 필요가 없어진다. 따라서 의료보장정책의 비전으로 UHC를 제시한다면, 이러한 비전에 합당한 목표로 건강(수준 및 형평성), 반응성(수준 및 형평성), 재정조달의 공정성을 설정할 수 있다. 우리나라의 경우에는 의료보장의 정책 목표로 보장성 제고만 내세우고 있을 뿐 반응성이나 재정조달의 공정성은 아예 거론조차 하지 않고 있다. 그러다 보니 건강보험 재정을 통합하고도 직장가입자와 지역가입자의 보험료 부과체계를 달리하여 재정부담의 공정성을 저해하는 문제를 낳고 있다. 그리고 구매자의 전략적 구매활동과 같은 노력은 아예 시도도 하지 않는 문제가 있다.

셋째는 목표 달성을 위한 장기 계획의 수립이 필요하다. 장기 계획에는 설정된 목표를 달성하기 위한 시간 계획을 수립하여 제공할 의료서비스의 구성과 공급 방법, 이렇게 구성된 서비스의 공급을 위한 재정 및 자원계획 등이 제시되어야 한다. 그리고 목표 달성에 장애가 되는 요소를 찾아 이를 제거하기 위한 계획도 포함되어야 할 것이다. 또한 장기적 목표 달성을 위하여 정부의 규제와 지원의 종류와 범위와 같은 내용도 포함시켜야 한다. 의료보장제도의 비전을 제대로 설정하지 못하니 장기 계획은 엄두도 내지 못하고 있다. 그러한 결과 의료이용이 세계적인 수준으로 높음에도 불구하고 이용률이 매년 증가하는 문제가 있다. 의료공급에 대한 장기발전계획이 없으니 여전히 병원 중심의 의료체계에서 벗어나지 못하여 병상수가 세계에서 가장 많음에도 불구하고 매년 늘어나고 있어 심각한 문제를 야기하고 있다. 그뿐만 아니라 건강보험에서 비급여를 용인하여 혼합진료[18]가 이루어짐에 따라 공공병원이든 민간병원이든 구분 없이 비급여를 통한 영리적 공급행태에

18) 혼합진료란 건강보험에서 급여서비스와 비급여서비스를 같이 제공하는 진료행태로 제8장 주 19에 잘 설명되어 있다.

서 벗어나지 못하고 반응성은 생각도 못하고 있다.

3. 건강보험의 규제 개혁[19)]

우리는 규제에 대한 이해가 부족한 문제가 있다. 스튜어드십의 개념은 정부로 하여금 의료체계가 전반적으로 윤리적인 바탕에서 작동하며, 재정적인 효율성을 추구하도록 만드는데 있는 것이다. 이와 같은 스튜어드십을 작동시키는 중심 도구는 규제이며, 규제는 윤리성과 효율성을 전제하고 있다는 점을 상기할 필요가 있다. 우리나라에서는 의료를 기본권 개념으로 인식하는 것이 아니라 '공공성이 강한 사적인 재화로 인식'하면서, 의료분야는 시장경쟁이 허용되기 어려운 영역으로 간주하는 모순된 행동과 함께 규제를 당연시하고 있다. 서유럽의 경우, 의료보장제도가 제공하는 의료란 공공재라는 인식하에 정부의 감독 책무(supervisory responsibility)라는 스튜어드십의 내용으로 규제를 하고 있다.

그런데 우리나라는 건강보험에서 제공하는 의료도 사적재화로 간주함에 따라 의료분야 스튜어드십의 정책방향 설정도 제대로 하지 못한 채 규제를 하게 됨에 따라 규제가 윤리성과 효율성을 전제로 이루어지는 것이 아니라 행정 편의적으로 이루어지는 문제가 있다. 행정 편의적 규제란 규제가 왜 필요한지 이론과 원칙 없이 이루어져, 규제가 있어야 할 곳에는 규제가 없고, 규제가 없어야 할 곳에는 규제가 이루어지는 것을 말한다. 그 결과 효율성은 물론 윤리성도 상실하는 문제를 야기한다. 국민들에게 보다 안전하고, 양질의 의료서비스를 제공하기 위해서는 먼저 건강보험의료에 대한 이념을 설정하고 그에 따라 규제의 이론과 원칙을 정하고, 실행하여야 한다.

규제 가운데 의료체계의 효율성을 가장 제약하는 것이 요양기관 당연지정제이다. 모든 의료기관을 건강보험 요양기관으로 강제 지정함에 따라 보험자가 의료서비스를 전략적으로 구매할 방안을 고안할 수 없게 만들고 있다. 보험자가 구매 전략을 수립하여 공급자를 경쟁시키는 활동은 보험자가 지향하는 방향으로 의료체계를 이끌어 의료체계의 성과를 효율적으로 높일 수 있는 제도적 장치임에도 불구하고 마치 경쟁이 의료민영화를 이끌 것이라는 근거 없는 논리로 전략적 구매활동은 도입할 엄두도 내지 못하고 있다. 그 결과 의료체계의 성과 향상은 공급자의 책무로 간주하여 정부나 보험자는 명령과 통제로 공급

---

19) 이 부분은 필자가 저술한 『보건의료정책』 제10장 내용의 일부를 수정하여 게재하였다.

자를 규제함에 따라 공급자의 의지만 꺾는 문제를 낳고 있다. 그뿐만 아니라 만성질병이 지배하는 고령화 사회를 맞이하여서도 원격의료와 같은 서비스 제공의 효율성을 높일 수 있는 장치를 이해당사자의 반대에 봉착하여 도입할 수 없는 문제도 발생하고 있다.

건강보험의 스튜어드십과 관련하여 규제의 필요성, 방법 등에 관하여 이론을 정립하고, 규제가 제도의 도덕성과 효율성을 제고할 수 있는 방향에서 새로이 정립되어야 한다. 현재 실시되는 규제로 가장 강력한 것은 보험급여 범위의 설정과 수가 결정에 대한 정부의 개입이다. 사회보험제도로 의료를 보장하는 한 급여범위와 수가 결정에 정부의 규제는 불가피하다. 그렇다면 급여범위의 확대, 특히 신의료기술의 급여 결정에 있어서는 의료기술평가(HTA)를 활용하여 규제의 도덕성은 물론 효율성도 발휘할 수 있는 논리적인 틀을 만들어야 한다. 수가도 보험재정만 생각하여 결정할 것이 아니라 가격인 보험수가가 의료공급에 미치는 영향도 동시에 고려하여 항목 간의 균형이나 외국의 수가 수준과 비교하는 등의 논리가 마련되어야 공급자들이 수긍하게 된다. 공급자들이 보험 수가에 수긍하지 못하면 과잉진료와 같은 공급자의 도덕적 해이라는 부작용이 초래된다.

규제에서 중요하게 다루어야 할 분야가 보험급여로 제공되는 서비스의 질이다. 의료서비스의 질에는 감염관리나 환자안전이 반드시 포함되어야 한다. 이러한 질 관리에 중요한 역할을 하는 요소가 바로 보험수가라 하겠다. 2015년에 발생한 메르스 사태나 2017년에 발생한 이대목동병원의 신생아 사망사건은 모두 감염관리가 제대로 되지 못하는데서 발생하였다. 보험수가에 감염관리비나 환자안전에 대한 관리비용이 포함되지 않는 한 이러한 비극적인 사건은 항상 발생 가능하다.

4. 건강보험 거버넌스 구조의 개혁

1) 건강보험 통합시스템의 문제점

우리나라는 1977년 건강보험을 도입하면서 전국민을 동시에 적용하는 것이 불가능하기 때문에 의료보험조합을 설립하여 단계적으로 적용하였다. 그러다 2000년 7월에 모든 조합을 하나의 건보공단으로 통합하게 되었다. 건강보험의 통합은 조합 규모 문제는 해결하였지만, 전국민을 하나의 조직에서 관리함에 따라 조직의 관료화와 독점적 지위로 인한 관리의 비효율 문제가 일어났다. 특히 보험조직이 하나로 통합됨에 따라 보험자 간의 경쟁이 사라지게 되었으며 의료서비스 구매를 건보공단이 독점적으로 함에 따라 전략적 구매를 할 수 있는 기회도 사라지게 되었다.

건강보험제도가 공영제 의료에 비해 장점이 될 수 있는 것이 보험자의 자율적인 책무성을 토대로 보험관리를 할 수 있는 가능성인데, 통합체계는 자율성이 가능한 보험관리를 명령과 통제형 방식으로 전환시켜 비효율을 자초하게 된 문제가 있다.

조합방식으로 건강보험제도를 운영하는 서유럽 국가들을 보면 건강보험 조직을 통합한 것이 아니라 재정만 통합하여 중앙기금을 운영하여 위험분산을 확대하고, 조합 간 재정 격차 문제를 해결하였다. 그리고 보험자 간의 경쟁과 구매 기능을 활용하여 공급자들을 경쟁시켜 의료체계의 효율성을 달성하려는 개혁을 시도하였다. 그런데 우리나라는 조직을 통합시켜 건보공단이라는 거대한 보험관료집단을 만들어 보험자의 구매자 기능을 독점화시켜 전략적 구매 기능을 상실하게 만들었다.

건강보험 급여관리에서 효율성을 높일 수 있는 길은 현재와 같은 단일 구매자에서 벗어나 복수 구매자로 만들고 의료이용자인 국민들에게 구매자를 선택할 권리를 부여하여 구매자가 전략적 구매활동이 가능하도록 경쟁 시스템을 도입하는 것이다. 건강보험에서 전략적 구매가 가능하기 위해서는 다음과 같은 2단계 전략이 필요하다.

2) 건강보험의 구조개혁

(1) 제1단계 : 현행의 관리체계를 유지

현재와 같은 위계 구도에 의한 건강보험의 관리방식으로는 관료화를 심화시키고, 조직 간의 업무의 명확성이 결여되어 관리비용만 많이 소요되는 문제가 있다. 현재의 관리체계에서는 공단지사, 지역본부, 공단본부로 3단계로 구조화되어 있다. 먼저 공단본부의 기능은 복지부의 정책기능과 겹치는 문제가 있다. 그리하여 보험자로서의 위상이 모호하다. 공단지역본부 또한 그 위상이 불명확하다. 지역본부는 지사의 보고를 단순 취합하여 본부로 보고하는 기능에 한정하고 있으며, 업무의 자율성이라고는 거의 없다. 공단지사는 보험료 부과 징수 업무와 민원처리 업무에 거의 대부분의 시간을 보내고 가입자에 대한 적극적인 서비스나 급여관리 업무는 엄두도 내지 못하고 있다.

이와 같은 정체성이 모호한 관리체계를 전면적으로 바꾸어야 한다. 먼저 공단본부는 중앙기금 역할을 수행하여야 한다. 동시에 건강보험제도 내에서 경쟁원리가 작동할 수 있는 메커니즘을 만들어야 한다. 공단지역본부는 필요 없는 조직이니 해체시켜도 무방하다. 중요한 것은 공단지사의 기능이다. 공단지사가 구매자 기능을 할 수 있도록 기능을 전환시킨 후 가입자에게 공단지사를 선택할 수 있는 권리를 부여하고 지사를 경쟁시켜야 한다. 단, 지사 선택권은 연 1회로 한정하여 부여한다. 공단지사는 책임경영이 가능하도록 재정관리에 대한 책임을 지도록 한다.

중앙기금인 공단본부는 보험재정을 지사(구매자)에 배분할 때 가입자의 수에 비례하여 배분하되, 독일이나 네덜란드에서 택하고 있는 방식으로 가입자의 성, 연령 등을 고려하여 위험에 비례하도록 해야 한다. 지사는 배정받은 재정으로 가입자들이 이용한 진료비를 의료기관에 지불하도록 한다.

공단지사(구매자)는 중앙기금(공단본부)으로부터 배정받은 재정을 모두 지출하고 부족할 경우에는 가입자들에게 1인당 정액보험료를 추가로 부과 징수하도록 하고, 남을 경우에는 가입자들에게 특별건강진단과 같은 특별한 서비스를 제공하도록 한다.

가입자들은 추가 특별서비스를 제공하는 지사를 선택할지, 정액의 추가보험료를 부담시키는 지사를 선택할지를 매 1년 단위로 결정하여 지사를 바꿀 수 있다. 이렇게 할 경우 공단지사(구매자)는 가입자들을 확보하기 위해서 급여관리에 많은 노력을 할 것이며, 가입자들에게 친절은 물론 민원발생을 근원적으로 해결하기 위한 여러 가지 서비스 프로그램을 전개할 것이다. 지사의 급여관리를 위해서는 공급자들을 경쟁시키고, 가입자의 과다 의료이용을 예방하기 위한 건강증진이나 질병관리 프로그램의 작동과 같은 다양한 노력을 할 것이다. 이와 같은 전략적 구매 기능을 살리기 위해서는 요양기관계약제가 중요하다. 요양기관은 계약을 중앙기금과 하는 것이 아니라 공단지사(구매자)와 하도록 한다. 다만 수가계약은 현재와 같이 공단본부와 의료기관 단체와의 단체계약으로 한다.

구매자들에 의한 경쟁모형을 도식화하면 [그림 14-1]과 같다. 국세청이 보험료를 징수하여 공단본부로 이관하고, 공단본부는 이를 구매자인 공단지사에 가입자 수에 비례하여 배분하고, 가입자는 선택한 지사의 재정운영 결과에 따라 추가보험료를 정액으로 부담하거나, 특별서비스를 받을 수 있도록 한다.

이렇게 구매자의 분리를 통한 경쟁을 도입할 경우, 공단본부인 중앙기금의 역할도 정부와 다르게 명확해질 수 있다. 중앙기금이 갖는 재정의 배분을 위한 산식의 개발, 가입자에게 구매자인 지사 선택을 돕기 위한 정보의 제공, 특히 가입자에게 각 지사와 계약한 의료기관에 관한 정보의 제공, 공단지사의 성과 평가에 따른 인사고과 등의 많은 새로운 업무가 생기게 된다.

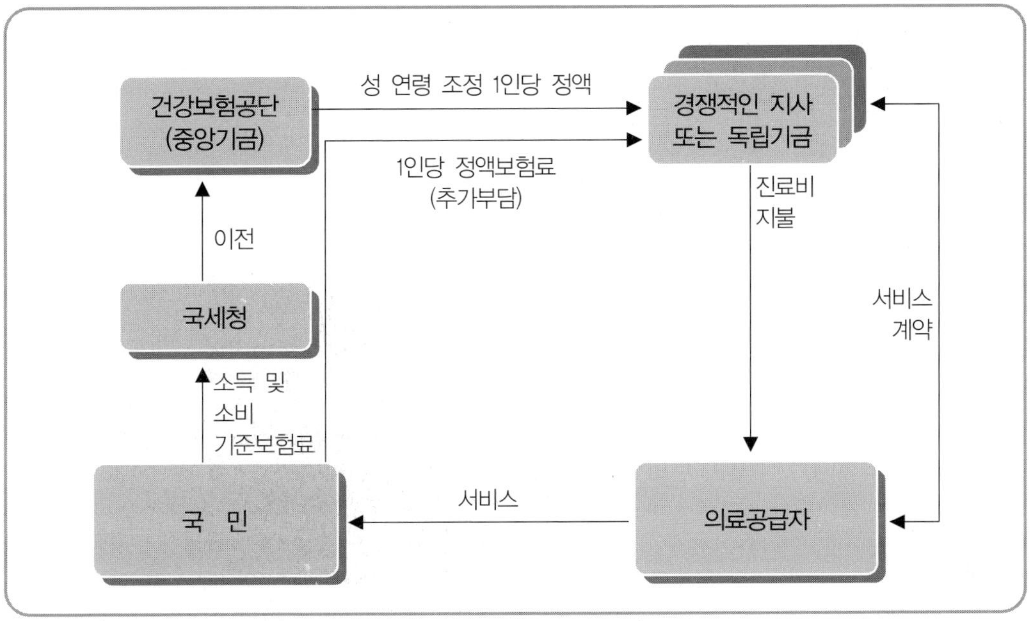

[그림 14-1] 건강보험의 경쟁모형(제안)

보험료 부과체계만 개혁하고 거버넌스 구조를 고치지 않으면 공단 인력은 과잉이 되어 인력 감축 압력이 들어올 것이다. 부과체계 개혁으로 인한 공단의 유휴인력은 구매자인 지사를 경쟁시키게 될 경우 대부분 지사에서 흡수가 가능하다. 이럴 경우 사용되는 관리비보다 절감되는 보험급여비가 더 크고 감소되는 민원으로 인하여 국민에게 돌아가는 편익은 더욱 클 것이다.

(2) 제2단계 : 지사를 독립기금으로 분립

비록 지사에 대하여 재정관리 권한을 부여하여도 현재의 관리체계로 경쟁의 효과를 얻기에는 한계가 생긴다. 그리고 지사에 대한 선택권 부여가 현행 체계에서 어려워질 수도 있다. 현재의 관리체계는 결국 재정관리 책임이 건보공단 이사장 1인에게 집중되기 때문에 지사에 따라서 급여관리 등에 소홀하여 경쟁의 효과가 제한될 수 있다.

제2단계에서는 지사를 독립기금인 재단법인으로 분리시켜 완전한 구매자로서 기능이 가능하도록 한다. 그리고 경쟁을 보다 강화시키기 위하여 중앙기금이 조달하는 재정 규모는 전체 보험재정의 70%만 하고 나머지는 구매자인 독립기금이 가입자들에게 정액으로 보험료를 부과 징수케 한다. 가입자들은 정액보험료의 크기를 토대로 구매자(기금)를 선택할 수 있을 것이다.

제1단계는 소극적으로 공단지사가 배정받은 재정을 절감하도록 경쟁시켰지만, 제2단계는 적극적으로 구매자를 독립기금으로 분권화시키고 구매자 간의 경쟁을 통하여 의료비 관리를 보다 효율적으로 하는데 있다. 제2단계의 이점은 건보공단은 중앙기금으로 역할을 하도록 두고 지사를 구매자로 독립시켜 전략적 구매가 가능하도록 하는데 있다. 제2단계에서는 심평원을 중앙기금인 건보공단과 통합하여 중앙기금이 구매자에게 재정을 합리적으로 배분할 수 있도록 하는 것과 동시에 의료의 질 관리 등의 기능을 강화할 수 있도록 유의하여야 한다.

5. 요양기관계약제의 도입

건강보험제도 내에서 전략적 구매를 하기 위해 필수적으로 도입해야 할 제도는 요양기관계약제이다. 계약제는 제2단계에서 도입되어야 한다. 건강보험의 경쟁모형에서 핵심역할은 구매자인 보험기금이 해야 하는데 구매자는 가입자의 재정관리 대리인 역할을 하여 공급자와 의료시장에서 경쟁할 수 있어야 한다. 이러한 관리 방법은 가입자의 진료 대리인 기능을 하는 의료공급자들을 합리적 대리인이 되도록 유도하는 방안이 된다.

구매자(보험기금)와 요양기관 간의 계약은 1년 단위로 하고 계약의 연장은 계약이 만료되기 1개월 전까지 결정하도록 한다. 계약제를 하면 구매자는 의료의 질이 높은 의료기관과 계약을 할 것이며, 그 지표는 의료기관 인증 여부가 될 것이다. 그리고 진료비를 부당 청구하는 의료기관은 계약에서 제외시켜 합리적인 급여관리가 가능토록 할 수 있을 것이다.

한편 의료공급자도 건강보험수가에 불만이 있을 경우, 건강보험제도권 안에서 과잉공급이나 고가 의료의 제공과 같은 행태로 수지를 맞추지 말고, 건강보험과 계약을 하지 않는 비계약병원이 되어 자유롭게 일반 환자를 볼 수 있게 해야 한다. 비계약병원은 보험급여가 적용되지 않기 때문에 수가를 자율적으로 책정할 수 있어야 한다.

건강보험의 구매자와 의료공급자가 완전하게 계약방식으로 서비스를 공급할 경우에는 심사평가원의 기능이 달라져야 함에 유의하여야 한다. 계약제가 된다면 보험에서 제공하는 의료서비스는 비계약병원이 제공하는 서비스와 경쟁관계가 된다. 이때 보험자는 의료 질의 유지가 절대적으로 중요한데 질 관리를 심평원이 담당해야 한다. 의료 질을 유지하기 위하여 구매자(보험기금)는 인증을 받은 의료기관에 대해서만 계약하고 인증을 획득하지 못한 병원은 계약에서 제외시키도록 해야 할 것이다.

계약제 실시의 전제조건은 계약이 구매자(독립기금)들과 개별 의료기관 간에 이루어진다는 점이다. 그런데 우려되는 일은 의료기관들이 수가계약에서 유리한 위치를 차지하기 위해 담합하여 단체로 계약을 거부하는 경우이다. 보험수가를 인상시키기 위하여 모든 의료기관이 담합하여 집단으로 요양기관 계약을 거부한다면 경쟁의 효과가 나타나지 않기 때문에 정부는 의료기관이 담합하는 행위에 대해서는 철저하게 감시해야 한다. 또한 구매자들이 수가를 낮추기 위하여 담합하는 행위도 할 수 없도록 철저히 감시해야 한다.

그리고 가격에 대한 협상은 중앙기금(건보공단)과 의료기관 대표 간의 단체계약으로 하고, 요양기관으로 참여 여부는 요양기관이 독자적으로 결정하는 개별계약을 하도록 해야만 수가의 표준이 이루어지고, 담합을 예방할 수 있을 것이다.

일부에서는 요양기관계약제가 실시되면 부자들은 민영보험에 가입하여 비계약병원을 이용하기 때문에 건강보험이 붕괴된다는 가설을 주장하며 요양기관계약제를 반대한다. 특히 부자들이 민영보험 가입을 위하여 정치권에 로비를 하여 대체형 건강보험제도를 도입하기 위하여 「건강보험법」을 개정을 할 것으로 염려하고 있다. 대체형 건강보험이 도입되면 부자들은 거의 건강보험에서 탈퇴하여 건강보험제도는 붕괴한다. 그렇기 때문에 이러한 염려는 지극히 비합리적이다[20]. 대체형은 독일이 소득 상위 10% 계층에만 허용하고 있고, 독일외의 국가로 대체형 건강보험을 도입한 국가는 오스트리아(특정 직종 종사자), 아이슬랜드(건강보험 적용이 되지 않는 사람), 스페인(공적재정을 적용하지 않는 공무원) 등으로 특수한 조건에 있는 사람만 대상으로 할 뿐 전국민을 대상으로 하는 국가는 전혀 없다(Sagan and Thomson eds., 2016)는 점에서 대체형 민영보험의 도입은 있을 수 없다. 요양기관계약제와 건강보험계약제는 전혀 다른 제도이다.

요양기관계약제가 되면 대형 유명병원들이 계약을 기피하여 일반수가를 받을 것이기 때문에 일반 국민들은 진료 받을 곳이 없어 건강보험제도가 붕괴한다는 주장을 펴지만, 이것 역시 근거 없는 주장에 불과하다. 전국민이 건강보험에 가입되어 있기 때문에 대형 유명병원이라도 건강보험 환자를 진료하지 않는다면 그 의료기관은 환자가 부족해져 운

20) 현재 보험료 구조를 보면 중산층 이상의 사람들은 자신들이 이용하는 의료비 보다 보험료를 훨씬 많이 내고 있다. 그렇기 때문에 대체형 건강보험제도가 도입되면 중산층 이상의 사람들은 건강보험에서 탈퇴하고 민영보험에 가입하는 것이 유리하다. 그래서 대체형 건강보험제도를 택하면 사회보험은 붕괴한다. 따라서 전국민을 대상으로 대체형 건강보험제도를 택하는 나라는 없음을 명심할 필요가 있다.

영될 수 없는 구조이다. 만약 요양기관계약제를 도입하여 부유한 계층이 비계약병원을 이용하게 되면, 그들은 건강보험료는 보험료대로 내고 자비로 비계약병원을 이용하게 되기 때문에 건강보험재정이 그만큼 절약되어 오히려 일반국민들을 위한 건강보험의 보장성을 향상시킬 수 있는 이점이 있다. 요양기관계약제를 실시할 경우 상급종합병원은 진료권을 설정하고 중앙기금이 직접 계약하여 상급종합병원 이용에 어려움이 없도록 유의해야 한다.

6. 전략적 구매 기능의 도입[21)]

우리나라는 서유럽이 의료개혁을 단행한 1990년대 이전의 건강보험 운영 행태에서 벗어나지 못하고 있다. 보험자의 역할도 서유럽에서는 2000년대 들어 전략적 구매자 기능으로 전환하려는 노력을 보이는데 반하여 우리는 의료개혁 이전의 질병금고가 수행한 수동적 역할에서 벗어나지 못하고 있다. 그러다 보니 의료체계의 효율성 제고는 의료공급자의 책무로 간주되어 정부나 보험자가 공급자를 명령과 통제로 규제하는 범위를 벗어나지 못하는 문제가 있다.

의료를 공공성이 강한 사적재화로 간주하면서, 민간자본이 지배하는 공급체계에서 의료체계의 효율성 제고의 책무를 민간공급자에게 넘기는 것이야 말로 정책의 모순이 아닐 수 없다. 따라서 우리나라도 의료체계의 효율성 제고의 책무를 민간공급자에게 떠넘기는 것이 아니라 보험자가 구매 기능을 통하여 실천할 수 있도록 체계화하여야 할 것이다.

구매자(건강보험의 급여 관리자)가 전략적 구매 행위를 실행하기 위해서는 거시적 및 미시적인 조치가 필요하다. 먼저 거시적인 조치로 다음과 같은 네 가지가 필요하다.

첫째, 대상 인구의 필요도를 측정하는 일이다. 의료보장제도는 필요도를 토대로 서비스를 제공하는 것이다. 따라서 보험에서 구매하는 서비스 양은 필요도에 기초하여야 과다이용이나 과소이용을 방지할 수 있다.

둘째, 전략적 구매를 위하여 건강보험 적용자인 국민들의 역량 강화가 필요하다. 건강보험 적용자인 국민을 대신하는 건강보험 급여 관리자인 구매자의 책무성을 강화하여야 하고, 국민에게는 구매자와 공급자를 선택할 수 있는 권한을 부여하여야 한다. 구매자의 책무성은 신의료기술을 보험급여로 결정하는 과정에서 의료기술평가(HTA)와 같은 합리

---

21) 이 부분에 대한 상세한 설명은 필자가 저술한 『보건의료정책(개정판)』 제10장에 수록되어 있다.

적인 방법의 채택이 요구된다. 그리고 HTA가 끝났더라도 신의료기술을 모든 의료기관에 바로 보험급여로 적용할 것이 아니라 신의료기술 적용 모델 의료기관을 지정하여 대략 3~5년간 모델 의료기관에만 시술을 허용하여 효과성과 효율성을 평가한 후에 전국으로 확대 적용하는 방안을 채택할 필요가 있다. 그리고 국민들의 역량 강화의 한 방안으로 구매자 조직의 이사회에 일반 시민의 참여를 보장하고, 환자 권리에 관한 입법과 옴부즈맨 제도를 적극 활용하여야 한다.

셋째, 전략적 구매를 위해서는 정부나 보험자의 건강보험에 대한 스튜어드십을 강화해야 한다. 스튜어드십에서 의료정책의 목표를 설정하고 이를 실행할 의료계획을 수립하는 것이 중요하다. 그러한 다음에 정책목표를 건강보험의 구매 결정과 연결시켜야 한다. 정책목표를 구매를 통해 수행하기 위해서는 규제의 틀을 재정리하여야 한다. 여기에는 구매자와 공급자 사이에 계약을 위한 규정(rule)과 함께 제공될 의료서비스 질의 표준, 진료비 지불을 위한 충족요건, 가격 결정을 위한 협상에 대한 규정, 분쟁이 발생할 때의 소송 규정, 정보의 공개, 모니터링과 평가, 의료기관 인증 등이 포함된다.

넷째, 건강보험의 거버넌스 구조의 개혁이다. 전략적 구매를 위해서는 건강보험 거버넌스 구조를 단일 기금-복수 지불자(혹은 구매자로서 급여관리 업무를 전담)로 전환하는 것이 중요하다. 단일 지불자(구매자)라 하여 전략적 구매활동을 하지 못한다고 단정하기는 어려우나, 가입자가 지불자(구매자)를 선택하지 않을 경우, 구매자가 굳이 공급자를 경쟁시키고 공급자를 구매자가 원하는 방향으로 끌고 갈 노력을 기울일 필요가 없어진다. 단일 구매자의 나태한 행동을 방지하기 위해서는 복수의 구매자(일명, 급여 관리자)를 갖추는 것이 전략적 구매를 위하여 올바른 시스템이 될 것이다.

이상과 같은 거시적인 조치를 토대로 다음과 같은 미시적인 조치가 필요하다.

첫째, 구매자와 공급자 간에 의료서비스 제공을 위한 계약이 요구된다. 복수의 구매자는 수 많은 공급자들과 서비스 제공을 위한 계약이 원활하게 이루어지도록 하기 위하여 계약시스템을 체계화하여야 한다. 이를 위해서는 요양기관계약제가 필수적인 조치가 된다. 그리고 건강보험의 적용자인 국민에게는 구매자와 공급자를 선택할 수 있는 기회를 제공하여 전략적인 구매가 가능한 틀을 만들어야 한다.

둘째, 의료서비스 구매자에게는 공급자를 움직일 수 있는 인센티브와 역 인센티브가 주어져야 한다. 이 인센티브 구조를 갖고 구매자가 원하는 방향으로 움직이는 공급자에게는 인센티브를 그리고 역행하는 공급자에게는 역 인센티브인 페널티를 부여한다면 의료체계의 성과를 향상시킬 수 있을 것이다.

셋째, 의료공급자와 계약을 맺기 위해서는 공급자의 자격을 사전에 설정하는 것이 좋을 것이다. 여기에는 자격(certification)이나 인증제(accreditation)를 통하여 공급자의 진입을 규정하는 것이 타당하다. 그리고 구매자와 계약을 맺게 될 공급자는 공공의료기관이냐 민간의료기관이냐에 따른 차별을 두어서는 안 될 것이다. 만약 구매자가 공급자의 조건으로 의료기관인증을 택할 경우, 인증을 받은 의료기관이냐 여부가 중요해진다.

넷째, 질 향상과 관련하여 임상진료지침서(guidelines)나 임상절차(protocols)를 제정하고, 진료의 표준 설정, 그리고 성과에 따른 지불(P4P)이 이루어지도록 해야 할 것이다. P4P가 이루어지기 위해서는 활동기준의 지불(activity-related)에서 산출물을 토대(outcome-based)로 하는 지불방식으로 전환이 필요하며 계약에 포함되어야 한다.

다섯째, 계약이 원활하게 이루어지고, 건강보험 적용자인 국민들이 구매자와 공급자 선택을 용이하게 할 수 있도록 중앙기금인 건보공단은 국민들에게 구매자와 공급자에 대한 충분한 정보를 제공하는 것도 중요하다.

7. 반응성 제고를 위한 정책

우리나라 의료체계에서 거의 언급되지 않고 있는 부분이 반응성이다. WHO에서 논의되는 반응성에는 사람에 대한 존중과 환자 중심의 두 가지가 있다. 사람에 대한 존중은 개인이 의료체계와의 접촉(interaction)에서 필요한 윤리적인 차원에 대한 것으로 환자 품위에 관한 존중, 개인의 자율성에 대한 존중, 비밀에 대한 존중이라는 세 가지가 있다. 두 번째는 환자중심 차원에 대한 것으로 필요도에 대한 즉각적인 주목, 기본적인 안락함, 사회적인 지원 네트워크에 대한 접근성, 치료처나 치료 의사의 선택권이라는 네 가지가 거론되고 있다.

이상의 일곱 가지 가운데 현재 제대로 지켜지는 것은 환자 개인의 의료정보에 대한 보호와 치료처 선택권 보장이라고 하겠다. 특히 개인정보는「개인정보 보호법」제정을 통하여 보호되기 때문에 개인정보가 지나치게 강조되어 국민의 건강을 관리하는데 필요한 사업들이 제대로 실행되지 못하는 부작용을 초래하는 문제도 있다. 또한 개인의 인권이 지나치게 강조되어 격리와 같은 조치가 제한을 받는 반응성과 역행하는 사례도 일어난다는 점이다. 또 하나 반응성과 결부되어 잘 지켜지는 것은 치료처나 치료 의사에 대한 선택권 허용이다. 치료처 선택권도 지나치게 잘 보장이 되어 환자의뢰체계를 유지할 수 없는 문제마저 일으키고 있다. 반응성과 역행하는 또 다른 사례는 의료기관에서 기본적인 안락함이 결여되고 있는 문제가 있다. 환자 면회가 언제든지 자유롭게 이루어지다 보니[22] 병원에 대기실이 거의 없는 문제나 병상의 안락함과 입원 환자의 식사가 조악한 문제와 같은 반응성에 역행하는 사례가 오히려 많은 문제가 있다.

반응성과 관련하여 의료분야에서 소비자 중심주의가 대두하는 추세가 있다. 소비자 중심주의는 의료기관 선택과 진료과정 결정에서 환자의 발언권이 보다 커지는 것을 의미한다. 소비자 중심주의의 일환으로 등장하는 것이 환자권리의 강화 내지는 선택권의 보장이다. 소비자의 선택권은 우리나라에서 지나치게 보호되고 있으나, 환자권리 측면에서는 아직도 많은 문제가 있다.

반응성 제고를 위해서는 구매자의 전략적 구매활동을 강화한다는 차원에서 요양기관계약제를 실시할 필요가 있다. 전략적 구매활동과 요양기관계약제라는 두 가지 정책이 제대로 실행될 경우, 구매자는 원하는 방향으로 의료체계를 끌고 갈 수가 있어 반응성을 제고시킬 수 있을 것이다. 반응성 제고를 위한 또 다른 제도상의 조치는 의료기관인증을 받은 의료기관과 구매자가 계약을 하는 방법이다. 의료기관 인증제를 제대로 실시할 경우 환자안전의 실현으로 환자권리를 보호하는 방안의 하나가 이루어질 것이다.

8. 의료저축계좌제도 도입을 통한 제도 보완

우리나라는 건강보험제도를 도입하면서 지금까지 수요접근을 하여 의료서비스를 배분하여 왔다. 의료이용의 관리를 위하여 수요를 토대로 하는 관리방식을 당장 필요도 접근으로 전환한다는 것은 거의 불가능에 가깝다. 그러나 의료이용을 현재와 같이 방치한다면 보험재정 부담이 과중하여 건강보험제도의 유지가 위협을 받을 수 있다.

수요접근이라는 시장형을 유지하면서 의료이용을 관리할 수 있는 길은 역시 시장형 원리를 활용하는 수밖에 없다. 그 방안으로 생각할 수 있는 것은 싱가포르에서 채택하고 있고, 중국이나 러시아에서 원용하고 있는 의료저축계좌를 활용하는 방법이다. 모든 의료이용에 저축계좌제도를 도입하는 것이 아니라 비교적 비용 부담이 적은 외래의료에 한정

22) 코로나 사태를 겪으면서 자유면회가 제한되는 바람직한 일이 일어났다. 이러한 면회제한은 코로나 사태가 해결되더라도 유지되는 것이 바람직하다.

하여 적용하는 것이다. 현재 부담하는 보험료의 일정부분(전체 의료비에서 차지하는 외래 의료비 비율정도)을 개개인이 개설하는 저축계좌에 강제 저축시킨 후에 외래의료비는 저축계좌에서 인출하여 지불토록 하는 방안이다. 외래 진료의 수가나 진료비 심사와 같은 절차는 현재와 같이 유지하되 재정 부담만 건강보험재정에서 하는 것이 아니라 개인의 저축계좌에서 부담하도록 하는 것이다. 그렇게 한다면 외래 이용이 상당히 억제되어 의료비를 줄일 수 있을 것이다. 개인이 의료이용을 억제하여 저축계좌에서 일정 수준 이상 적립이 이루어지면 일반저축과 같이 인출하여 자유롭게 사용할 수 있게 허용한다면 의료이용의 관리가 가능할 것이다.

의료저축계좌는 사회보험방식이 아닌 시장형 접근이다. 어차피 건강보험제도를 수요접근이라는 시장형을 유지한다면 의료이용 관리도 시장형으로 하는 것이 정책적 조화를 이루게 된다. 의료저축계좌가 시장형이라 도입할 수 없다면 건강보험제도도 수요접근을 버리고 필요도 접근을 하여 의료이용의 관리에서부터 보험자가 철저히 관리하여 사회보험과 정책적 조화를 기하도록 유의해야 할 것이다.

참고문헌

국민건강보험공단 (2015), 2014년 건강보험료 부담 대비 급여비 분석 결과.

보건복지부, 한국보건사회연구원 (2022), *OECD Health Statistics*.

신의철 외 (2016), 『신포괄수가제 하에서 적정입원 관리방안 연구』, 건강보험심사평가원, 건강복지정책연구원.

이규식 (2007a), 의료에 대한 이념과 정책, 『보건행정학회지』, 17(3): 106-128.

이규식 (2007b), 보건의료정책 패러다임의 전환, 『대한보건연구』, 33(증간호): 21-43.

이규식 (2012), 『건강보험통합 평가와 개혁방안』, 서울: 계축문화사.

이규식 (2013a), 『의료보장과 의료체계(제3판)』, 서울: 계축문화사.

이규식 (2013b), 공공병원과 정책의료, 『이슈 페이퍼』 제7호, 건강복지정책연구원.

이규식 (2015a), 『보건의료정책-뉴패러다임』, 서울: 계축문화사.

이규식 (2015b), 메르스 대책과 보건의료정책 패러다임 전환, 『이슈 페이퍼』 제14호, 건강복지정책연구원.

이규식 (2018), 『보건의료정책(개정판)』, 서울: 계축문화사.

이규식 (2021), 『의료보장과 구매이론』, 서울: 계축문화사.

이규식 (2022), 『국민건강보험의 발전과 과제』, 서울: 계축문화사.

이규식 (2024), 『의료개혁 무엇을 어떻게?』, 서울: 투나미스.

이규식, 김정덕 (2012), 『의약분업의 역사와 평가』, 서울: 계축문화사.

이규식, 양명생, 지영건 (2010), 『건강보험급여와 수가제도의 변천과정과 문제점』, 건강복지정책연구원.

이규식 외 (2017), 『고령사회를 대비한 노인의료비 효율적 관리방안』, 국민건강보험공단, 건강복지정책연구원.

이규식 외 (2019), 『커뮤니티 케어: 이론과 정책』, 건강복지정책연구원.

통계청 (2016), 장래인구추계.

Auster R, Leveson I and Sarachek D (1969), The production of health, an exploratory study, *Journal of Human Resources*, 4(Fall): 411-436.

Boufford JI (2003), Assuring the public's health in the 21'st century, ASTHO-NACCHO 2003 Conference, in *The Future of Public's Health in the 21st Century*, Institute of Medicine of The National Academy, Washington DC: National Academy Press.

Busse R, Schreyögg J and Gericke CA (2006), *Health Financing Revisited*, Washington DC: World Bank, Chapter 9.

Feldstein PJ (2005), *Health Care Economics* (6th), Albany, NY: Thomson Delmar Learning.

Figueras J, McKee M, Cain J and Lessof S (2004), *Health Systems in Transition:*

Learning from Experiences, European Observatory on Health Systems and Policies, Copenhagen: WHO Europe Office.

Fox DM (1986), *Health Policies Health Politics: the British and American Experience 1911–1965*, Princeton: Princeton Univ. Press.

Gostin LO, Boufford JI and Martinez (2004), The future of the public's health: vision, values and strategies, *Health Affairs*, 23(4) July/August: 96-107.

Ham C (1997), *Management and Competition in the NHS*, Shepherdess Walk, London: Radcliffe Medical, CRC Press.

Lee KS and Yang IS (2022), *Development of National Health Insurance and Policy Agenda in Korea*, Seoul: Yonsei University Press.

Melhado EM (1998), Economist, public provision, and the market: changing values in policy debate, *Journal of Health Politics, Policy and Law*, 223(2): 215–263.

McGinnis JM et al. (2002), The case for more active policy attention to health promotion, *Health Affairs*, 21: 78-93.

Nolte E and McKee M (2008), Integration and chronic care: a review, In: Nolte E and McKee M eds. *Caring for People with Chronic Conditions, A Health System Perspective*: 64–91, European Observatory on Health Systems and Policies Series, Berkshire, England: Open University Press.

Sagan A and Thomson S eds. (2016), *Voluntary Health Insurance in Europe*, European Observatory in Health System and Policies, Copenhagen: WHO Europe.

Thomson S, Foubister T and Mossialos E (2009), *Financing Healthcare in the European Union*, European Observatory on Health Systems and Policies, Copenhagen: WHO Europe.

Torrens PR and Breslow L (2002), The evolution of public health: a joint public-private responsibility, In: Williams SJ and Torrens PR eds. *Introduction to Health Services* (6th) : 162-176, NY: Delmar Thomson Learning.

U.S. Department of Health Services, Public Health Services (1993), *The Core Function Project*.

U.S. Department of Health Services (1995), *Healthy People 2000*, Midcourse Review and 1995 Revisions.

WHO (2000), *The World Health Report 2000–Health Systems: Improving Performance*, Geneva.

https://commentlog.tistory.com/entry/한국인–평균–수명–기대–수명–최신–정보로–알아보는–건강한–삶의–비결 (2025.5.11. 열람)

| 찾아보기 |

【ㄱ】

가격탄력성 91
가격통제 156, 158, 260, 264
가입자 균등액 621
가정방문의료 225
가족수당 26, 27, 29, 31, 77
가치기반 의료체계 213
가치재 321
간접세 75, 78, 88
감가상각비 393, 519, 522
강제저축 300, 594
개방형 (병원) 63, 175, 180, 188, 202, 203, 205, 206, 420, 452, 487, 499, 512
개인 초과액 502
거버넌스 19, 57, 59, 79, 144, 151, 271, 272, 283, 289, 290, 375, 410, 494, 536, 583, 662, 665, 675, 691, 694, 697, 701
거시적 효율성 435, 679, 682
건강격차 401, 454, 664
건강결정요인 218, 452, 454
건강도시 사업 548
건강만들기운동 219
건강보호 219, 336, 346, 348, 362, 450, 678
건강부담금 77, 644
건강생산함수 409
건강세 45, 472, 477
건강일본 21 219, 220
건강장 220, 358
경기변동 32, 79, 88, 89, 207, 310, 388
경상운영비 80, 170, 180, 209, 210, 393, 484, 499, 509, 523, 583, 587, 686
경제공황 25, 33, 199, 388, 394
경제보장 26
경제안정 32
계약모형 135, 152
계약의사 191, 193, 197, 296, 519
계층적 지역주의 54, 227, 228, 396, 397, 663
계층제 151, 187, 392, 645
계획경제 66, 400, 407, 550, 558, 559, 568, 570, 571
계획된 경쟁 406
고시가제도 263

고정비용 211, 499
골수천자 172
공공서비스 226, 289, 387
공공의료 (기관) 48, 68, 74, 125, 126, 222, 252, 277, 341, 342, 347, 348, 355, 357, 357, 359, 482, 557, 560, 588, 675, 685, 685, 702
공공재 44, 47, 48, 49, 125, 128, 130, 320, 386, 387, 391, 392, 417, 548, 692, 693
공교의료보험 618, 636
공무인원보험 315
공비의료제도 569, 571, 572, 578
공영의료제도 (공영제) 18, 19, 44, 56, 57, 58, 59, 65, 73, 89, 131, 134, 143, 151, 155, 156, 192, 272, 274, 281, 346, 359, 406, 413, 415, 419, 420, 471, 473, 695
공적부조형 68, 74, 75, 77, 355, 356
공적서비스 26, 31
공정가격 169, 261, 262, 266
공제사업 25, 309
공제조합 82, 296, 306
공중보건 26, 76, 87, 115, 117, 118, 192, 217, 218, 219, 220, 240, 329, 332, 345, 350, 370, 374, 386, 398, 430, 441, 446, 450, 452, 453, 454, 516, 536, 546, 548, 555, 556, 560, 570, 573, 677, 678
공중보건법 344, 387
공중보건의사 555, 617
공평성 18, 56, 138, 278, 395, 665
과학적 발전관 573
관리된 경쟁 16, 272, 278, 279, 281, 406, 413, 418, 489, 492, 494, 504, 509, 669, 677
관리의료 179, 182, 212, 328, 339, 422, 482, 586
관행수가 169, 625
교차보조 43, 93, 95, 99
구매이론 17, 109, 135, 137, 138, 141, 146, 151, 280, 283, 406, 435, 669
구매자-공급자 분리 127, 134, 140, 414, 427, 459, 464
구매자-공급자 통합 134, 135, 136
구빈법 295, 308, 309, 360, 387
구빈제도 30, 309, 311, 386
구역병원 354, 374, 449, 556
구역의사 197, 306, 370, 455, 472, 556
국민기초생활보장제도 634
국민기초연금 34
국민복지종합대책 627, 643
국영약국 465
국영의료제도 15, 18, 60, 157, 193, 195, 198, 320, 345, 346, 359, 360, 363, 364, 392
권력이양 414
규제된 경쟁 279, 492
규제의 경제이론 394, 412
균일갹출 311
근거중심의료 233, 236, 238, 547
금액제 171, 172, 652
급여 패키지 118, 364, 483, 550, 575, 578, 580, 646
기계유지 모형 67
기금소유 일반의 433, 436, 438, 439, 440
기능 위주 예산제도 499
기본급여 280, 491
기본보험료 637
기술적 효율성 409
기초생활보장제도 30, 32, 34, 634

【ㄴ】
내부시장 16, 18, 135, 138, 150, 184, 272, 278, 281, 282, 377, 396, 406, 407, 413, 417, 427, 431, 432, 433, 434, 435, 436, 437, 440, 459, 463, 464, 549
네거티브 제도 159, 557, 563
노공보험 102, 277, 315
노동보험의료제도 568, 569, 571, 572, 578
노령연금 31
노인부조 30
노인장기요양보험(제도) 116, 259
농촌합작의료제도 568, 569, 570, 571, 573, 578, 579, 616
뉴딜정책 25, 26, 388
능력비례보험료 621, 637

【ㄷ】
단골의사(주치의) 등록제 680
단체협정 171
담배부담금 78, 644
대리인 17, 122, 123, 151, 167, 286, 414, 698
대야면 617, 618, 623
대처 수상 405, 407
대체금고 475
대체조제 161, 264
대체형 건강보험제도 699
데커 개혁안 66, 97, 280, 489, 492, 496, 501
도덕적 해이 34, 53, 54, 60, 62, 90, 121, 122, 129, 183, 255, 276, 500, 598, 644, 645, 662, 672, 688, 688, 694
도시근로자기본의료보험 575, 578, 581
도시주민기본의료보험 575, 578, 580
도이머이 581, 582
도제제도 295
동원형 사회 66
동종조합 25, 42, 82, 190, 191, 193, 196, 209, 277, 309

【ㄹ】
레이건 대통령 405
류블라냐 헌장 284

【ㅁ】
마을건강사업 611, 616, 617, 623, 653, 654
마을보건요원 581, 582
맨발의 의사 569, 570, 576, 611
메이지유신 329, 330
모성수당 27, 29
모자보건서비스 374
목적세 19, 77, 78, 79, 88, 366, 404, 473, 553
무갹출 연금 31, 34
무상의료제도 20, 66, 360, 543, 581, 582, 588, 589, 592, 598
무이용 보너스제도 477
무임승차(자) 88, 105, 641, 687
묶음형 지불(제도) 212, 213, 511
문지기(기능/제도) 58, 67, 124, 182, 220, 221, 228, 229, 230, 330, 421, 448, 455, 484, 485, 488, 510, 521, 535, 556, 566, 680
미시적 효율(성) 435, 679
민간비영리병원 482, 522, 523
민영의료(회사) 126, 154, 391, 447, 448, 459, 461, 462
민영진료소 454
민영화 126, 208, 343, 346, 404, 406, 407, 413, 414, 418, 457, 460, 462,

571, 590, 591

【ㅂ】

바이마르 공화국 199, 305, 323
반독점법 484
반사회주의법 298, 299
반응성 17, 59, 129, 135, 138, 139, 141, 143, 144, 151, 232, 248, 271, 272, 273, 276, 282, 283, 284, 285, 286, 287, 289, 365, 377, 399, 400, 406, 407, 410, 416, 418, 419, 427, 503, 538, 546, 548, 549, 656, 661, 664, 669, 672, 674, 689, 691, 692, 693, 702, 703
배급경제 16, 59, 66, 67, 543, 544, 547
배급제 48, 66, 67, 406, 407, 418, 419, 482, 581
배분적 효율성 409
배합의 효율화 409
법정급여 29, 110, 111, 280, 411, 515, 563
베버리지 보고서 35, 36, 37, 44, 52, 119, 311, 319, 320, 322, 325, 326, 351, 360, 360, 362, 390, 397, 471
변동예산제 187
병원 자율화 정책 585
병원신임제도 523
병원정보시스템 290, 509
보건의료기본법 257
보건진료원 337, 569, 616, 617, 623, 653, 654
보수월액보험료 637
보완형 (민영의료)보험 93, 95, 326, 558, 645
보편적 건강보장 116, 117, 321, 400, 401
보편적 원칙 55
보험수리 (연구) 37, 85
보험재정공동사업 106
복지국가 346, 385, 389, 390, 669, 692
복합만성질병 124, 547, 548, 683
본인부담 특례 586
본인부담 한도액 458, 467
부가가치세 78, 161, 349, 366, 372, 479, 552, 687
부가급여 110, 112, 361, 362, 411, 486, 490, 494, 495, 499, 502, 503, 632, 648
부과방식 85, 284, 621
분권화 18, 62, 65, 74, 135, 141, 184, 336, 340, 341, 343, 348, 348, 365, 375, 407, 413, 414, 418, 419, 456, 459, 505, 506, 507, 536, 546, 547, 549, 551, 552, 560, 560, 571, 572, 574, 666, 675
분만급여 109, 110, 115, 339
분만비 110, 648
분배적 정의 321
블레어 정부 421, 435, 450
비영리(법인)병원 206, 327, 335, 482, 650, 686
비용토대상환방식 178
비정규 영역 101, 102, 103, 104, 105, 106
비합리적 대리인 17, 122, 123, 167, 280
빈곤조사 310

【ㅅ】

사고보험 328
사용자 책임법 299
사치성 서비스 52
사회 지원 네트워크 286
사회갈등 모형 321, 392, 395
사회개혁가 299, 300
사회계약 325

사회민주주의 390, 391, 392, 394, 395
사회보장기본법 26, 30, 322
사회보장법 26, 38, 212
사회보장심의위원회 608, 629
사회보험세 552, 553
사회보험진료보수지불기금 333
사회부채세 479
사회입법 298, 299, 300, 301
사회적 이전비용 404
사회적 재화 44, 319, 320, 391
사회적 효율(성) 410, 686
사회정책 299, 300, 309, 314, 319, 332, 346, 359, 629
사후적 분배 283
산업재해보상보험법 608
산업혁명 112, 209, 297, 299, 300, 302, 303, 309, 310, 322, 330, 385, 386, 387, 633
산재수당 27, 38
상급종합병원 58, 254
상대가치 172
상설 1차 센터 221, 224, 228
상호공제조합 15, 42, 82, 201, 209
상호보조 100
상환제 132, 133, 134, 137, 209
생활보호 30
서비스급여 109, 110, 111, 112, 116, 304
선별계약 484
선불상환제 179
선택진료 52, 106, 633, 667
성과에 따른 지불 457, 702
세계건강증진회의 220
세계인권선언 44, 278, 319, 320, 322, 324, 326, 360, 385, 397, 401, 471, 543
세대 균등액 621
세마쉬코 모형 16, 20, 59, 66, 360, 397, 400, 407, 543, 544, 545, 546, 549, 550, 551, 552, 557, 558, 559, 560, 565, 568, 581
소강사회 573
소극적 집단주의 390, 391, 392, 394, 395
소득기준보험료 491, 637, 687
소득보장 27, 49, 61, 303
소득비례보험료 481, 493, 495, 496, 501, 505, 516
소득역진성 79, 91
소득월액보험료 637, 642
소득재분배 34, 35, 50, 51, 78, 84, 85, 88, 637, 641, 687
소비세 75, 76, 78, 88, 283, 349, 552, 553, 687
소비의 비경합성 48
소비의 외부효과 50, 51
소비자 권리 285
소비자 보호 418
소비자 운동 285
소비자 주권 285, 416
소비자 중심주의 285, 287, 416, 703
수급권 28, 40, 81, 635
수동적 구매 138, 139, 140
수요창출 17, 122, 410
수지균등 원칙 28, 41
쉬몰러 299
스톡홀름 모델 463
스튜어드십 16, 19, 56, 59, 138, 144, 147, 151, 152, 155, 271, 272, 273, 274, 278, 282, 283, 284, 288, 289, 407, 410, 417, 418, 536, 656, 662, 664, 665, 675, 689, 690, 693, 694, 701
시몬스 계획 492
시민참여 287, 416, 548

시장실패 391, 392, 417
신공공행정 151, 373, 463
신공중보건 220, 452, 669
신농촌합작의료제도 578
신의료기술 16, 55, 373, 421, 451, 527, 528, 585, 667, 669, 685, 694, 700
신임제도 154, 492, 519
신자유주의 16, 19, 278, 343, 385, 390, 393, 394, 395, 396, 396, 404, 405
(신)환자진료보증(제도) 229, 460
실거래가제도 263
실업수당 27, 38, 101, 102, 103, 352
쌍방독점 155

【ㅇ】
아담 스미스 387
안전도시 548
알마아타 (선언) 321, 337, 398, 399, 401
약가표 170
약국의료보험 647
약전 330
약제급여 60, 110, 111, 115, 648
약제급여평가위원회 647
약제비 128, 159, 161, 262, 263, 447, 459, 459, 497, 525, 564, 587, 676
양육수당 31
업무위임 414
엔토벤 280, 282, 489
엘로이 캐버스 법 335, 344
역사학파 299, 300
역선택 28, 43, 100, 354, 489, 583
영리병원 61, 62, 77, 93, 154, 222, 223, 224, 326, 327, 335, 367, 393, 431, 442, 450, 482, 488, 522, 523, 574, 686
예방급여 111
예산제 65, 183, 184, 185, 186, 187, 209, 210, 432, 464, 484, 502, 578
오바마 개혁 320
옴부즈맨 144, 378, 416, 538, 564, 701
완전적립방식 394
외부효과 49, 50, 51, 118, 392, 417, 681
요양급여 109, 110, 111, 115, 646, 648, 649, 650
요양기관계약제 126, 254, 696, 698, 699, 701, 703
요양보험제도 486, 515
우등재 52
우애조합 25, 190, 191, 193, 195, 196, 197, 209, 295, 302, 311
원격의료 236, 290, 291, 683, 683
원호제도 29
위생 역학적 모형 544, 546, 548
위생개혁(보고서) 112, 113, 310, 387
위험 분산 28, 33, 43, 56, 57, 73, 74, 96, 97, 100, 106, 181, 194, 195, 276, 277, 278, 296, 357, 410, 553, 579, 584, 593, 628, 635, 636
위험 선택 100, 182
위험 혼합 100
위험구조조정 411, 516, 524
위험조정(기금/액) 106, 343, 404, 481, 490, 493, 496, 497, 497, 501
유사 의약품 266
유사 효능군 266
유예된 임금 40
유효수요 388, 391
음성적 지불 184, 543, 546, 557, 560, 567
응능할 620
응익할 621
의료계획 48, 119, 144, 145, 152, 155, 208, 222, 223, 228, 246, 248, 251,

254, 257, 364, 374, 421, 566, 593, 662, 663, 667, 670, 671, 675, 677, 688, 689, 701
의료과오 232, 236, 538
의료급여 30, 76, 109, 115, 116, 634, 635
의료기관인증 702, 703
의료기술평가 55, 121, 373, 694, 700
의료배급제 60, 131, 184
의료보호 76, 607
의료비 보장 49, 82, 114
의료사회화 46, 360
의료소비자 433, 490
의료연합 200
의료영상저장전달시스템 290
의료저축계좌 59, 68, 271, 703, 704
의사유인 수요가설 167
의약분업 106, 183, 248, 263, 266, 330, 622, 661, 666, 671
의약품가격규제계획 262
의약품 급여 157, 161
의제 329
인구보건 220
인두제 60, 62, 128, 160, 179, 181, 182, 183, 191, 193, 194, 195, 196, 197, 198, 199, 200, 202, 213, 305, 355, 361, 362, 373, 374, 410, 420, 432, 456, 457, 487, 488, 500, 502, 510, 547, 564, 577, 578, 586
일당진료비(제도) 65, 174, 175, 176, 178, 180, 209, 210, 327, 420, 421, 465
일반사회기여금 45, 326, 473, 477
임금기준 보험료 78, 82, 83, 467, 473, 495, 550, 551, 669
임금세 26, 79, 85, 86, 89, 297, 668
임상의료구매단 237, 265, 441, 442, 448
임상진료지침 485, 501, 681
임의분업 622
임의비급여 633, 666
임의조제 647

【ㅈ】

자본재 231
자본투자 87, 222, 247, 324, 327, 393, 519, 522, 565, 585, 587
자비부담병상 56, 61, 62, 75, 92, 93, 345, 356, 363, 441, 448
자산조사 30, 36, 40, 104, 354, 597
자연권 324
자연독점 392, 417
자원기준상대가치 173, 185
자유방임 123, 124, 242, 245, 299, 309
자유방임(경제) 303, 309, 310, 385, 387, 388
장기요양서비스 116, 120, 460, 481, 486, 494, 515, 596, 599
장애수당 27
장애연금 561
장제비 110, 111, 112, 304, 306, 331, 354, 649
재난의료 223, 225
재단법인병원 440, 441
재산보험료 638, 639, 642
재정 자율화 정책 587
재정관리 대리인 698
재정조정(사업) 97, 411, 481, 516, 524
저가구매인센티브제 263
적립기금 302
적립방식 41, 85
적자재정 481
전략적 계획 140, 271, 289
전략적 구매(자) 17, 18, 123, 138, 150, 328, 400, 413, 414, 415, 419, 440,

442, 662, 665, 669, 675, 677, 679, 691, 694, 695, 696, 698, 698, 700, 701
전문 간호사 238
전문의 외래(진료)센터 556
전문의약품 366, 647
전신(電信)의료 290
전자의무기록 236, 290, 337
점수제 167, 168, 169, 652
정보의 비대칭성 17, 122, 405, 583
정액보험료 83, 104, 477, 481, 490, 491, 494, 495, 496, 500, 502, 503, 637, 639, 687, 687, 696, 697
정액원칙 36, 82
제2세대 개혁 398, 400
제3세대 개혁 400
제3의 길 437
제3자 지불(제도) 132, 133, 137, 141, 484
조제료 160
존 로크 319
중앙기금 18, 45, 96, 97, 156, 274, 280, 281, 284, 343, 404, 411, 477, 481, 488, 490, 491, 493, 495, 497, 514, 516, 529, 530, 532, 536, 551, 665, 676, 695, 695, 696, 696, 699
지방공영(의료)제도 15, 18, 61, 359, 368, 371, 472
지방소득세 372
지방소비세 456
지불준비금 79
지식기반사회 290
지역거점병원 223
지역사회 간호사 437, 448
지역사회보건 439, 570
지역사회부과 (방식) 83, 84, 496, 618, 620, 621, 637
지역사회책임모형 570
지역의료보험시범사업 616, 617, 618, 619, 622, 623
직인조합 25, 42, 295, 296, 302, 309
직접세 75, 76, 88
직종의료보험 614, 615
진료권 154, 224, 255, 257, 431, 463, 654, 655, 667
진료대리인 122, 280
진료보수 54, 192, 196, 202, 355, 456, 535
진료의뢰서 54, 124, 130, 223, 224, 227, 229, 230, 367, 523, 566, 582, 585, 656
진료지침 145
질 관리 176, 182, 183, 213, 236, 258, 280, 289, 492, 524, 527, 552, 685, 694, 698
질병관리 프로그램 229, 421, 501, 590, 599, 669, 690, 696
집단개원 279, 367
집단복지 모형 321, 392, 395
징세권 75, 207, 300

【ㅊ】
차등정률제 161
참조가격(제도) 161, 260, 264, 524, 526
채드윅 112, 310, 387
책임경영기관 365, 405, 435
책임의료조직 213
처방의약품 161, 194, 263, 265, 265, 338, 369, 441, 458, 467, 511, 564, 597
처방전달시스템 290
처방조제장려금 263
처방지침 260
처방한도제 525

청십자의료보험조합 617
초과이윤 126, 685
총보수(제도) 83, 637
총액계약(제) 65, 154, 184, 185, 421, 483, 535
총액예산제 154, 175, 183, 184, 185, 186, 211, 525, 577
최소기준 27, 29, 50
최소보장(원칙) 29, 38, 41, 50, 52, 53
최소수준(원칙) 18, 39, 52, 56, 118, 126, 154, 332, 392, 633
최저 보험료 101
최저임금(제) 311, 477, 584, 585
추가보험료 347, 490, 531, 696
추가형 (민영의료)보험 93, 94, 328, 461, 558, 575, 645
추정된 필요도 40
출산수당 304
치료재료전문평가위원회 647

【ㅋ】

카르텔 280, 395
케인스(경제학) 25, 360, 388, 390, 391
클린턴 대통령 279, 404

【ㅌ】

통신의료 290
통원의료 221, 236, 519, 520, 521, 536
통합(연계)서비스 446, 447, 682
통합의료(체계) 223, 249, 279, 397, 400, 421, 422, 435, 437, 438, 501, 520, 525, 564, 599, 669, 680
통합일원화 625, 626, 627, 628
투자자본 262
특별세 37, 57, 77, 78, 326
특정기능병원 222

【ㅍ】

판매가격 표시제도 263
페론주의 312
평가소득 641, 642
폐쇄형 (병원) 180, 188, 199, 202, 203, 206, 452, 487, 512, 529
포괄성 (원칙) 36, 37, 55, 104, 106, 109, 119, 332, 662, 663, 666, 671, 688
포괄적 급여 52, 118, 119, 227, 355, 386, 692
포괄평가부분 180
표준급여 494, 495, 498, 499, 502
표준보수제도 82
표준소득등급 83, 284, 637
표준소매가제도 263
표준회계법 211
프랑스 혁명 298, 306
필요면장 405

【ㅎ】

한국형 의료보장방안 625
항목별 예산(제) 86, 156, 183, 184, 186, 211
행위전문평가위원회 647
혁신적 신약 266, 528
현금급여 36, 37, 38, 50, 61, 62, 64, 109, 110, 112, 295, 296, 297, 304, 305, 306, 332, 369, 378, 515, 524, 561
현물급여 50, 52, 53, 54, 55, 110, 111, 116
협력의료 221, 229, 459, 599
협상가격 484
호주형 DRGs 523, 525
혼합경제 389
혼합진료 106, 666, 669, 692

홈 케어 257, 670
환산지수 171, 172, 185, 521
환자권리 151, 287, 378, 416, 462, 538, 548, 564, 703
환자안전 462, 694, 703
환자의뢰체계 75, 123, 124, 221, 226, 227, 228, 229, 230, 242, 348, 397, 399, 487, 523, 556, 585, 588, 589, 599, 617, 618, 619, 623, 654, 655, 656, 680, 688, 703
환자진료보증제도 459, 460, 461
획득 권리 40
효율감시제도 524
후불상환제 179
후원자 (기능) 192, 280, 418
힐러리 404

【A】
accreditation 144, 145, 373, 547, 702
activity-based payment 181
ACSC 670
ÄDEL 개혁 459, 460
AEP 670
Agency for Integrated Care, AIC 599
Alma-Ata 321
ALS 연구 677
ambulatory care 91, 92, 220, 221, 368, 459, 519, 521, 525, 536, 565

【B】
barefoot doctor 569, 616
Bentham 387
Bevan 363
Bhore Report 397
Blue Cross 210, 618
bundled payment 212, 213, 501, 511

【C】
Capio 462
capitalization 85
care coordinator 681
care plan 229
CareShield Life 594
Central and Eastern Europe(CEE) 16, 544
central fund 274
Certificate of Need(CON) 405
certification 145, 702
Chadwick 112, 310, 387
Commonwealth of Independent States(CIS) 544
Clinical Commissioning Groups(CCGs) 237, 441
clinical guideline 485
closed panel doctor 196
collective welfare model 321
commissioning 438, 441
community health practitioner(CHP) 569, 616
community rating 328, 477, 490, 496, 618, 676
concerted action 171
continuum of care 396, 400
contract model 65, 132
convergence hypothesis 675
County Council 197, 208, 238

【D】
deferred wage 40
defined contribution method 394
diagnosis procedure combination(DPC) 180
diagnosis related groups(DRGs) 172

diagnosis treatment combination(DBCs) 180, 499
disability-adjusted life years(DALYs) 120
Disease Management Programs(DMPs) 223, 421, 527, 535
dispensary 589
district health care model 560
Doi Moi 581

【E】

Economic Security Bill 26
economizing model 321
efficiency audits 524
ElderFund 594
Eloy Chaves Act 335
Employers' Liability Act 299
enrolled nurse(EN) 241
Enthoven 279, 280, 281, 377, 396, 406, 432
Euro Health Consumer Index 287, 288, 504

【F】

Federal MHI Fund 555
feldsher-midwife post(FAPs) 556
flat system 82, 311, 621, 636
Foundation Trust 440

【G】

G-BA(Federal Joint Committee) 227, 481, 483, 516, 520, 527, 689
George 310, 311
GP Fund holder 184, 433
Great Society 321
Grey list 265
global public good 49
Guaranteed Health Care Package(GHCP) 111, 489
Gulf Cooperation Council(GCC) 588

【H】

Health Consumer Powerhouse 287, 288, 504
health field 220
health technology assessment(HTA) 55
healthcare resource groups(HRGs) 181
Healthwatch 441
Healthy Japan 21 219
hierarchical regionalism 54, 227, 396, 663
human right 49, 320

【I】

ICB 444
ICP 444
ICSs 444
ILO 원칙 35, 36, 38
inalienable right 319
Industrial Code 307
informal payment 543, 557
integrated model 63, 134

【K】

Keynes 360, 388

【L】

Lalonde 220, 358
line-item budget 86, 211, 547
Ljubljana Charter 284, 691
Local Health Service(LHS) 61
Locke 319

【M】

machine maintenance model 67
managed care 179, 398, 586
managed competition 16
Medical Home 213
Medical Savings Accounts(MSAs) 67, 68, 593
Medifund 594
Medisave 593, 594, 594, 598, 600
Medishield 594, 595
merit goods 321
metabolic syndrome 220
millennium development goals(MDGs) 120
minimum standards 27
mobilized society 66
morbidity-based risk structure 97, 480

【N】

National Health Service(NHS) 60, 73
national minimum 15, 50, 94, 633
natural right 324
neoliberalism 390
new NHS 438, 439, 450
new right 390, 393
Newly Independent States(NIS) 544
NHS Direct 224
NHS Trust 128, 405, 433, 434, 435, 436, 438, 439, 440, 441
NICE 265, 441, 450
Nightingale 113
no claim bonuses 477
nominal premium 477

【O】

Ordinance of 4 October 1945 325

【P】

panel practices 191
parastatal organization 275
patient pathway 54, 75, 227, 655
pay-as-you-go 85
payment by results 181
payroll tax 26, 82, 345, 668
pesthouse 452
planned markets 406
polyclinic 549, 556, 557
population health 143
price caps 260
Primary Care Groups(PCGs) 438
Primary Care Trusts(PCTs) 440
Primary Health Care(PHC) 284, 321, 356, 398, 401
prospective payment system 179
Public Health Objectives 218, 452
purchaser-provider integrated model (public integrated model) 134
purchaser-provider split model (public contract model) 135, 463

【Q】

quasi-market system 365

【R】

rationing 48
rationing (system) 131
referral pathway 54, 124, 227, 655, 688
Regional Health Service(RHS) 61, 347, 348, 366, 368
regulated competition 279
Resource Based Relative Value Scale(RBRVS) 173
Rural Cooperative Medical Scheme(RCMS)

568

【S】

sanitary–epidemiology, Sanepid Model 544
SARS 572
Schmoller 299
Semashko 모형 386
Smith 307, 387
social conflict model 321
socialized medicine 46
standard health care package 494
stewardship 56, 57, 144, 155, 247, 415, 691
Stockholm Model 463
stop–loss 90, 91, 92
strategic purchasing 138, 662
structured competition 279
stylized model 152
Subsidiary State 346
substitute fund 475, 515

【T】

telemedicine 290
Territorial MHI Funds 550, 551, 555
The Health of the Nation 450
Thiqa plan 591

【U】

Universal Declaration of Human Right 320
universal health coverage(UHC) 321, 325, 400, 691
universal health insurance coverage (UHIC) 401, 402

【V】

village doctor 569, 576

【W】

walk–in center 221, 224, 228, 449
Weber 74, 80, 81, 82, 84, 85, 90, 92, 98, 99, 100, 101, 104, 106, 116, 117, 118, 119, 120, 159, 168, 169, 173, 178, 187, 189, 321, 358, 359, 408, 608, 613
Working for Patients 184, 404, 432, 433

▧ 저자 이규식은

경북대학교 화학과를 졸업하고, 연세대학교 경제학과에서 경제학석사를
미국 University of Hawaii에서 경제학으로 Ph.D.를 받았다.

1987년 2월까지 한국인구보건연구원(현재 한국보건사회연구원)에서
의료보험연구실장을 역임했으며,
1987년 3월부터 2013년 2월까지 연세대학교 보건행정학과 교수로 재직하였다.
1992~95년간에는 한국의료관리연구원 부원장을 겸직하기도 하였다.
대학에서는 보건과학대학장과 보건환경대학원장의 보직을 역임하였다.
2009년 9월 의료기관평가인증추진위원회 위원장을 거친 후
2010년 11월부터 2012년 6월까지 의료기관평가인증원장을 역임하였다.
현재는 연세대학교 보건행정학과의 명예교수이며 (사) 건강복지정책원구원의
원장으로 일하고 있다.

학계에서는
한국보건경제학회장, 한국보건정보교육학회장, 한국보건행정학회장,
한국사회보장학회장을 역임하였다.

주요 연구보고서로는
전국민의료보험 실시를 위한 제도연구
건강보험급여와 수가제도의 변천과정과 문제점
Strategic Study for Social Health Insurance in the Sultanate of Oman 등이 있다.

주요논문으로는
의료에 대한 이념과 정책(보건행정학회지)
의료체계의 반응성과 의료개혁(사회보장연구)
보건의료정책패러다임의 전환(대한보건연구)
의료보장정책의 형성과 문제점(보건행정학회지)
보건의료체계의 발전과 성찰(보건행정학회지)

주요저서로는
건강보험통합 평가와 개혁방향
의약분업의 역사와 평가
의료보장과 의료체계
보건의료정책 - 뉴 패러다임
커뮤니티 케어 이론과 정책
의료보장과 구매이론
국민건강보험의 발전과 과제
Development of NHI and Policy Agenda in Korea 등이 있다.

의료보장론 〈제4판〉 값 36,000원

2016년 8월 31일 제 1 판1쇄 발행
2019년 1월 25일 개정판1쇄 발행
2023년 6월 20일 제 3 판1쇄 발행
2026년 1월 10일 제 4 판1쇄 발행

저 자 : 이 규 식
발 행 인 : 주 영 일
발 행 처 : **계 축 문 화 사**

서울특별시 종로구 통일로12길 16-17
우편번호 03029
TEL : 735-2257 · 738-9746
FAX : 723-9025
E-mail : gyechuk@hanmail.net
홈페이지 : http://gyechuk.co.kr
1973. 10. 31 등록번호 제300-1973-8호
ISBN 978-89-5629-869-6 93510